CONGRÈS MÉDICAL

DE

FRANCE

3ᵉ SESSION

TENUE A BORDEAUX

Du Lundi 2 Octobre au Samedi 7 Octobre 1865

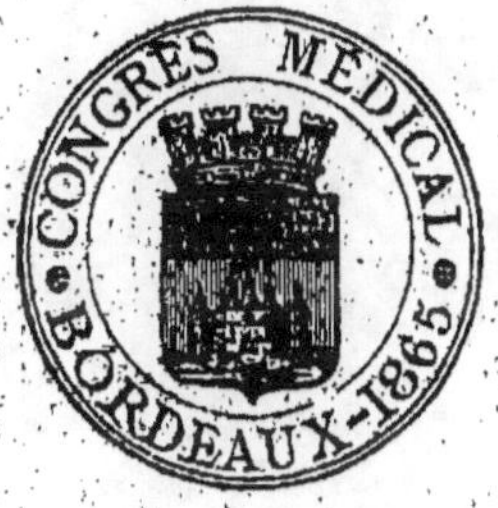

PARIS

J.-B. BAILLIÈRE ET FILS

LIBRAIRES DE L'ACADÉMIE IMPÉRIALE DE MÉDECINE

rue Hautefeuille, 19.

LONDRES	MADRID	NEW-YORK
HIPP. BAILLIÈRE.	C. BAILLY-BAILLIÈRE.	BAILLIÈRE-BROTHERS.

LEIPZIG, E. JUNG-TREUTTEL, 10, QUERSTRASSE

1866

CONGRÈS MÉDICAL

DE FRANCE

3ᵐᵉ Session, tenue à Bordeaux.

Congrès médico-chirurgical de France, 1re session, tenue à Rouen du 30 septembre au 3 octobre 1863. In-8, 416 pages, 5 planches et vignettes. Rouen ; Paris, J.-B. Baillière et fils (1864) . . . . 5 fr.

Table des matières : — Circulation nerveuse, par le docteur Maire (du Havre). — Kélotomie dans les cas de gravité extrême des accidents généraux de l'étranglement herniaire, par le docteur Goyrand (d'Aix). — De la divulsion des épiphyses, par le docteur Foucher. — De la fève du Calabar, par le docteur Giraldès. — De la syphilis contractée par les ouvriers verriers dans l'exercice de leur profession, par le docteur Viennois. — Des ulcères de l'estomac à la suite des excès alcooliques, par le docteur E. Leudet. — Nouvelles considérations pratiques sur la ménorrhagie et ses rapports avec l'hématocèle péri-utérine, par le docteur Raciborski. — Observation de goître exophthalmique traité avec succès par l'hydrothérapie, par Gilbert d'Hercourt. — De la valeur des écrits des aliénés au point de vue de la séméiologie et de la médecine légale, par le docteur L.-V. Marcé. — Des restaurations buccales, par M. Préterre. — De la présence des gaz dans le système circulatoire des femmes en couches, par le docteur E. Hervieux. — De l'endémie goîtreuse des rives de la Seine, par le docteur Vingtrinier. — De la formation du type dans les variétés dégénérées, ou nouveaux éléments d'anthropologie morbide, pour faire suite au Traité des dégénérescences dans l'espèce humaine, par le docteur Morel, etc.

Congrès médical de France, 2e session, tenue à Lyon du 26 septembre au 1er octobre 1864. In-8 de xxviii-688 pages. Lyon ; Paris J.-B. Baillière et fils (1865) . . . . 9 fr.

Questions traitées dans ce volume : 1° Concrétions sanguines, par MM. Th. Perrin, Lavirotte, Perroud, Gayet, Jacquemet, Courty. — 2° Affections paralytiques, par MM. Duménil, Teissier, Bouchard, Carre, Chabrier, Corne. — 3° Phthisie pulmonaire, par MM. Gourdin, Leudet, Hugues, Monin, Rambaud Chatin, Bondet, Boucaud, Boudant, Martinenq. — 4° Ankyloses, par MM. Palasciano, Delvre, Philipeaux, Pravaz. — 5° Système osseux, par MM. Aubert, Marmy, Desgranges, Ollier. — 6° Diérèse, par MM. Philipeaux, Verneuil, Jacquemet. — 7° Consanguinité, par MM. Hervier, A. Rodet, E. Faivre, Gubian, Jutet, Sanson, Dionis, Carrières, Anderson-Smith. — 8° Parasites, par MM. Bertolus, Rodet, Diday, Gailleton. — 9° Syphilis, par MM. Rollet, Diday, Viennois. — 10° Forceps, par MM. Cam. Bernard, Chassagny, Bouchacourt, Berne, Debauge, Raffacle, Boucaud. — 11° Psychiâtrie, par MM. Mundy, Motet, L. Turck, D. Brunet, Bulckens, Arthaud, Carrier fils, Morel.

BORDEAUX, IMPRIMERIE G. GOUNOUILHOU, RUE GUIRAUDE, 11

CONGRÈS MÉDICAL

DE

FRANCE

—◆—

3ᵉ SESSION

TENUE A BORDEAUX

Du Lundi 2 Octobre au Samedi 7 Octobre 1865

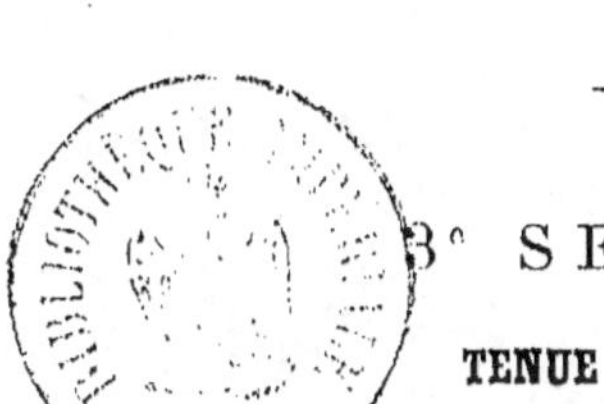

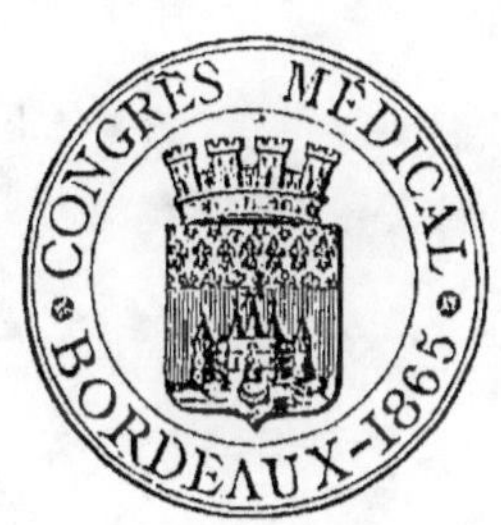

PARIS

J.-B. BAILLIÈRE ET FILS

LIBRAIRES DE L'ACADÉMIE IMPÉRIALE DE MÉDECINE

rue Hautefeuille, 19.

LONDRES	MADRID	NEW-YORK
HIPP. BAILLIÈRE.	C. BAILLY-BAILLIÈRE.	BAILLIÈRE-BROTHERS.

LEIPZIG, E. JUNG-TREUTTEL, 10, QUERSTRASSE.

—

1866

AVANT-PROPOS

Au mois de décembre 1864, plusieurs médecins appartenant aux divers corps savants de Bordeaux, se réunirent spontanément pour s'occuper de recueillir l'héritage du Congrès médical de Lyon. Pour associer plus directement le corps médical bordelais à la réalisation de ce grand projet, celui-ci fut convoqué tout entier à élire au scrutin une Commission exécutive, et de ce suffrage universel sortirent dix-huit noms sympathiques, aussi dévoués aux progrès de la science qu'à l'honneur de la médecine bordelaise. Aussitôt organisée, la Commission exécutive nomma son bureau et se réunit plusieurs fois pour arrêter les statuts suivants :

ARTICLE PREMIER. — Un Congrès médical sera ouvert à Bordeaux le 2 octobre prochain et durera six jours.

ART. 2. — Il sera exclusivement scientifique.

ART. 3. — L'entrée aux séances sera libre et gratuite.

ART. 4. — Le Congrès se composera de membres fondateurs et de membres adhérents.

ART. 5. — Les membres fondateurs appartiendront au corps médical de Bordeaux et paieront une cotisation de 10 francs.

ART. 6. — Seront membres adhérents les médecins étrangers à Bordeaux qui en feront la demande à M. le Secrétaire général de la Commission exécutive.

Ils seront exonérés de toute contribution pécuniaire.

ART. 7. — Les membres du Congrès, fondateurs ou adhérents, auront seuls droit de prendre part aux discussions.

ART. 8. — Les travaux scientifiques du Congrès se composeront : 1° de communications écrites, ou verbales, répondant à des questions posées d'avance ; 2° de communications dont le choix est laissé à l'initiative des membres.

Art. 9. — Les membres du Congrès, fondateurs ou adhérents, qui désireraient présenter au Congrès une communication écrite ou orale sur l'une des questions du programme ou sur un autre sujet, doivent l'adresser (*in extenso* ou sous forme de résumé), à M. le Secrétaire général, rue Victor, 1, avant le 15 septembre prochain.

Afin de donner plus d'animation aux séances du Congrès et plus de temps aux communications, dont le choix devait être laissé à l'initiative des membres, la Commission exécutive limita à six le nombre des questions du programme :

I. *Du rhumatisme.*
II. *De l'expectation dans les maladies aiguës.*
III. *Des formes malignes du furoncle et de l'anthrax.*

> (Des faits bien observés démontrent qu'il existe dans nos pays, en dehors de toute infection charbonneuse, une forme très grave du furoncle et de l'anthrax amenant la mort par un état général particulier. Étudier ces accidents généraux, leur nature, leurs conditions de développement, leur prophylaxie et leur traitement. Indiquer les pays où des observations semblables ont été faites).

IV. *De la mort subite à la suite des traumatismes et dans l'état puerpéral.*
V. *De la suppression des tours, au double point de vue de la morale et de la société.*
VI. *Des parasites de l'homme, tant internes qu'externes, et des moyens qu'il convient d'employer pour les détruire.*

Le 12 février 1865, les statuts et le programme des questions furent immédiatement portés à la connaissance du public, au moyen d'une circulaire adressée à toutes les Sociétés savantes, et à toutes les notabilités médicales de la France et de l'étranger.

L'accueil empressé que la Commission exécutive avait reçu du corps médical de Bordeaux, elle le rencontra auprès de toutes les grandes administrations. Le Conseil municipal vota une subvention de 2,000 francs, le Conseil général une somme de 1,000 francs, et M. le premier Président mit à la disposition du Congrès les salles du Palais de Justice. Le corps médical bordelais fut aussi ému qu'honoré de ces importantes et si généreuses décisions : la Commission s'empressa d'en remercier M. Henry Brochon, maire de Bordeaux, M. le comte de Bouville, préfet de la Gironde, et M. Raoul Duval, premier président.

Bientôt après, M. Péreire, président de la Commission d'administration des chemins de fer du Midi, fit savoir que les membres du Congrès médical de Bordeaux profiteraient d'une remise de 50 0/0 sur tout le parcours des lignes du Midi. Nos instances auprès d'autres Compagnies n'eurent pas le même succès, et la Compagnie du Midi fut la seule qui comprit que ceux qui abandonnent leur famille et leur pays pour s'occuper de la santé de l'homme, avaient autant de droits à sa générosité que ceux qui exploitent l'engraissement des diverses espèces animales.

Au 15 septembre, un grand nombre de médecins avaient annoncé leur intention, les uns de répondre aux questions du programme, les autres à des questions qui leur étaient plus familières. Chaque jour voyait grossir la phalange des médecins distingués appartenant aux Facultés, aux Écoles de médecine, aux Sociétés savantes des départements les plus éloignés. Ce n'étaient pas seulement des adhésions isolées s'élevant au chiffre de 300 qui arrivèrent à la Commission, mais les adhésions des Sociétés de médecine de France les plus autorisées qui envoyaient 23 délégués pour les représenter.

Au moment où le troisième Congrès médical de France allait s'ouvrir, la Commission se réunit encore pour arrêter les dernières dispositions relatives à son organisation. En présence du nombre des travaux envoyés, elle prit les décisions suivantes :

1° Le Congrès médical tiendra deux séances par jour : la première, à une heure de l'après-midi ; la seconde, le soir, à sept heures et demie ;

2° Le bureau se composera d'un Président, de huit Vice-Présidents.

d'un Secrétaire général, de six Secrétaires des séances. Leur nomination se fera au scrutin secret;

3° Le Président sera choisi parmi les membres fondateurs ou adhérents présents;

4° Le Président pourra limiter, s'il y a lieu, le temps accordé à chaque orateur;

5° Tout travail doit être lu par son auteur, et après avoir été connu de la Commission;

6° Si un auteur est absent, son travail sera renvoyé à la Commission de publication, qui décidera s'il doit être publié;

7° Pour les questions libres, les membres étrangers occuperont les premiers la tribune, mais en suivant l'ordre du jour adopté pour chaque séance par la Commission exécutive;

8° Pour les questions du programme, ceux qui traiteront la question telle qu'elle a été posée parleront les premiers;

9° La discussion aura lieu à la fin de chaque séance, après toutes les communications des divers orateurs;

10° Le Congrès terminé, la Commission d'organisation reprendra possession de son autorité, pour procéder à la publication des actes du Congrès;

11° Tous les Mémoires présentés ou lus au Congrès seront déposés, immédiatement après chaque séance, entre les mains du Secrétaire général. Ils sont la possession du Congrès;

12° Les internes et internes adjoints des hôpitaux et hospices de Bordeaux font partie de la famille médicale; ils recevront des cartes du Congrès, mais ils n'auront pas droit de prendre la parole;

13° Les journalistes de la presse politique et médicale auront des places réservées;

14° Le volume spécial du Congrès sera donné gratis aux membres fondateurs et aux archives des Sociétés de médecine qui auront envoyé des délégués.

Pour que les Congrès médicaux devinssent définitivement constitués, il était indispensable que le vœu exprimé par le bureau du Congrès de Lyon fût entendu : c'était de voir fixer à l'avance le siége des sessions. La commission exécutive de Bordeaux renouvela ce vœu dans les journaux de médecine; elle a été assez heureuse pour voir son appel entendu. Du Congrès de Bordeaux sont nés celui de Strasbourg, pour l'année 1866, et le Congrès international de Paris, pour l'année 1867.

Enfin, le troisième Congrès médical de France s'ouvrit

le 2 octobre, dans la magnifique salle des assises du Palais de Justice, en présence des principales autorités de la ville et du département, et d'un nombre considérable de médecins. L'ordre adopté dans la publication des Actes de ce Congrès, nous dispense de donner des détails que l'on trouvera dans les procès verbaux d'une exactitude si remarquable.

Nous ne terminerons pas cet avant-propos sans parler de la dernière journée du Congrès, que la Commission exécutive n'avait pu mentionner dans son programme. Grâces encore à la Compagnie du Midi, qui sait si bien mettre les ressources de sa puissance au service de l'intelligence et du cœur, un rendez-vous était donné à tous les membres du Congrès, au nombre de deux cents, pour le 8 octobre, à Arcachon, où les attendait la fête la plus gracieuse et la plus splendide.

La presse politique de Bordeaux, qui a ouvert si généreusement ses colonnes aux travaux journaliers du Congrès, les journaux de médecine de Paris qui avaient détaché de leur rédaction d'aimables représentants, dont les plumes sont aussi habituées à nous instruire qu'à nous charmer, ont donné de cette fête mémorable des détails que tous ont pu lire avec intérêt.

Nous devons donc nous borner à rappeler les deux principaux discours qui ont été prononcés à la fin du magnifique banquet donné dans la salle féerique du Casino d'Arcachon.

M. le docteur E. Soulé, médecin principal de la Compagnie, et qui, par une attention délicate, avait été chargé de la représenter près du Congrès, s'est exprimé ainsi :

Messieurs, en me désignant pour présider cette réunion confraternelle, la Compagnie a voulu lui conserver un caractère tout médical, en faire une fête de famille.

L'honneur qu'elle m'a fait, bien supérieur à mes services, me laisse profondément reconnaissant.

Je porte, en son nom, un toast au Congrès médical de Bordeaux.

Ce sera, Messieurs, un souvenir qui ne s'effacera jamais de notre esprit et de notre cœur, que celui de cette imposante solennité scientifique. Il vivra autant que les traces laissées dans notre histoire médico-chirurgicale par le passage des professeurs célèbres, des praticiens éminents que Bordeaux a eu le bonheur de posséder quelques jours dans son sein.

Pourrions-nous, en effet, Messieurs, oublier, au milieu des impressions diverses qui nous ont agité, celle que nous a laissée la voix éloquente qui, dans une brillante discussion, nous a tenu sous le charme de cette diction si pure et si élégante, laquelle a réveillé chez nous de si doux souvenirs? Qui de nous, en effet, ne s'est senti rajeuni de plus de 20 ans, en retrouvant toujours la même, toujours aussi pittoresque, l'improvisation du célèbre chef d'école de la Faculté de médecine de Paris?

Pourrions-nous oublier que, pendant plusieurs jours, de nombreux confrères, cédant à l'amour sacré de la science, ont abandonné leur labeur quotidien pour consacrer leur temps au culte de notre art et faire profiter l'humanité du fruit de leur pratique et de leurs veilles?

1865 sera donc, Messieurs, une année heureuse pour nos annales médicales.

Nous devons un souvenir aux confrères que le devoir a empêché de prendre part à nos travaux. Je suis votre interprète en exprimant les regrets auxquels vous vous associez.

Arcachon, lui aussi, Messieurs, gardera le souvenir de la visite que le Congrès a bien voulu lui rendre. Sa renommée, et surtout sa rapide évolution, il les doit à l'intelligence et à la grandeur de vues qui a présidé à ses destinées. Mais il en rapporte une partie aux sympathies justifiées dont l'honore le corps médical.

Aussi est-il heureux de vous avoir offert sa part d'hospitalité.

Au Congrès médical de Bordeaux, à ses présidents et à son secrétaire général, le docteur Charles Dubreuilh, à qui revient l'honneur d'avoir provoqué cette grande manifestation médicale!

M. le docteur Gintrac père, président du Congrès, a répondu :

Messieurs, il est impossible de se livrer à l'étude sérieuse d'une science sans reconnaître l'indispensable nécessité de s'éclairer des travaux des devanciers et des contemporains. L'histoire, la tradition, l'érudition font connaître les recherches des premiers. Les contemporains instruisent par leurs écrits et par les communications verbales. L'utilité de ce dernier genre d'enseignement a fait naître une multitude de réunions ayant pour objet le progrès des sciences. Mais ces Sociétés, ces Académies, qui sont comme des centres lumineux, ont des priviléges de constitution; elles ont quelque chose d'officiel dans tous leurs actes, qui en éloignent l'aisance, la liberté, l'imprévu, et y créent une certaine uniformité.

Or, l'esprit humain aime assez le changement, il veut du nouveau; il se complaît aux rapprochements et aux contacts inattendus.

D'ingénieux moyens ont été trouvés pour satisfaire à ce besoin, pour entretenir, pour attiser sans cesse le feu sacré. Parmi ces moyens figurent en première ligne ces rendez-vous scientifiques, ces rencontres confraternelles où viennent momentanément, mais chaleureusement, se traiter des affaires purement intellectuelles.

Les Congrès, fondés en diverses contrées et surtout en France, sont devenus une occasion excellente de se voir, de se connaître, de s'apprécier, d'échanger ses idées, ses réflexions, en un mot d'apprendre et de juger. La médecine, qui n'était pas étrangère aux Congrès scientifiques provinciaux, a voulu avoir ses assises propres, et l'institution que ce louable projet a fait éclore vient, pour la troisième fois, de montrer ce qu'elle a de vie, d'intérêt, d'utilité.

Le Congrès médical de France comptera, j'ose l'espérer, la session bordelaise de 1865 au nombre de ses meilleures années. Par une fortune inespérée, il s'est ouvert en présence d'un professeur éminent, auquel d'un commun accord a été décerné le titre de président d'honneur. Notre illustre confrère, qui ne devait passer parmi nous qu'un instant, y a été comme enchaîné de jour en jour par l'attrait toujours croissant de vos séances; et comment aurait-il pu s'éloigner, lorsque maintes fois les points de la science qu'il a éclairés par d'impérissables travaux venaient le provoquer et l'exciter à développer de nouveau des doctrines bien connues sans doute, mais toujours écoutées avec intérêt et profit? Qu'il reçoive donc l'expression de notre affectueuse et sincère gratitude.

Que pourrais-je dire en ce moment des communications nombreuses et si remarquables qui ont été faites pour répondre aux questions variées du programme, et des expositions pour ainsi dire hors cadre qui sont venues émailler agréablement et utilement nos séances? Les comptes-rendus qui seront imprimés reproduiront toutes les lectures faites, et traduiront avec une extrême fidélité les discussions provoquées et leurs résultats. Ils donneront une idée de l'importance de notre Congrès.

Ce n'est pas à nous, aujourd'hui surtout, qu'il appartient d'en parler; mais ce que je puis dire avec une bien vive satisfaction, c'est l'empressement avec lequel nos confrères de Paris et des départements sont venus, par leur présence, par leurs discours souvent éloquents et toujours empreints d'un grand savoir, concourir au succès de la session bordelaise. Je leur paie, au nom des promoteurs du Congrès, le juste tribut de notre reconnaissance. Confondus sur les mêmes bancs, nos honorables collègues de la ville ont montré la même ardeur.

Nous avons vu accourir à la tribune, ceux-ci déjà mûris par une longue et fructueuse expérience, ceux-là jeunes encore, mais décelant, par des expositions savantes et des travaux pleins d'actualité, leur valeur présente et future. Tous ont rivalisé de zèle, tous ont animé, vivifié, enrichi nos séances. Aussi, quelle semaine, Messieurs, nous venons de passer! Sept heures de séance par jour, et cependant séances toujours trop courtes pour les sujets multipliés qui devaient les remplir!

Après cette vaillante, cette laborieuse semaine, un délassement était bien nécessaire. Il vous a été généreusement offert. C'est à Arcachon, annexe de Bordeaux, que devait se clore la session.

Ne vous y trompez pas, Messieurs, nous sommes encore ici sur le terrain médical. Nous pouvons y puiser d'heureuses inspirations en contemplant ce que la nature et l'art y ont réuni d'utile. Une magicienne a touché de sa baguette habile et puissante ce sol naguère inculte et à peu près inconnu; elle l'a fécondé, elle l'a embelli, elle l'a rendu de plus en plus salutaire. C'est cette fée bienfaisante qui vous a convié elle-même à venir visiter et admirer les merveilles de cette terre à la fois promise et obtenue; c'est elle qui a voulu nous réunir dans cette enceinte. Grâces lui soit rendues. Vous emporterez, Messieurs, l'image séduisante de cette magnifique station, où l'eau est presque froide en été et l'air presque chaud en hiver. Vous conserverez le souvenir des services qu'elle peut rendre aux moments les plus opposés de l'année.

Je me résume, Messieurs, comme s'il s'agissait encore d'une dissertation lue en pleine tribune, et je suis sûr de ne pas trouver ici de contradicteurs. Remercîments sincères à la Compagnie des chemins de fer du Midi pour la splendide fête qu'elle nous donne aujourd'hui, remercîments que voudra bien lui transmettre l'estimé, le digne représentant qu'elle a choisi! Honneur et gratitude aux savants confrères qui, par leur zèle, ont assuré le succès du Congrès de Bordeaux! En particulier, hommage cordial à notre célèbre et cher confrère M. le professeur Bouillaud!

Il ne nous appartient pas d'apprécier les brillants résultats du troisième Congrès médical de France. Ces résultats, chacun les jugera dans ces Actes, qui continuent la collection des Congrès de Rouen et de Lyon. Que maintenant des esprits inquiets ou chagrins critiquent cette belle institution! La science a ce privilége particulier, que son vol, non seulement ne peut pas s'interrompre, mais qu'il s'accélère sans cesse; elle voit de plus loin et de plus haut que ceux qui veulent l'entraver. C'est, dit Cuvier, la seule, de tous les autres enfants du génie de l'homme, qui ne peut supporter de limites à ses succès et à ses espérances.

Bordeaux, 25 juin 1866.

COMPOSITION

DE LA

COMMISSION EXÉCUTIVE

MM.

AZAM, professeur à l'École de Médecine.

COSTES, rédacteur en chef du *Journal de Médecine de Bordeaux*, professeur à l'École de Médecine.

BOISSEUIL, membre de la Société de Médecine.

BAUDRIMONT, professeur à la Faculté des Sciences.

DENUCÉ, professeur à l'École de Médecine.

DUBREUILH (CHARLES), professeur de l'École d'accouchement, membre de la Société de Médecine.

DÉGRANGES, secrétaire général de la Société de Médecine.

DUPUY, président de la Société de Médecine.

GINTRAC (HENRI), professeur à l'École de Médecine.

LACAUSSADE, médecin à l'hôpital Saint-André.

LEVIEUX, vice-président du Conseil d'hygiène.

MÉRAN, rédacteur en chef de l'*Union médicale de la Gironde*, membre de la Société de Médecine.

MONTALIER, médecin adjoint à l'hôpital Saint-André, vice-président de la Société de Médecine.

MABIT, professeur à l'École de Médecine, président de l'Association médicale.

MOUSSOUS, médecin honoraire de l'hôpital Saint-André.

ORÉ, professeur à l'École de Médecine.

REIMONENQ, membre de la Société de Médecine.

SARRAMÉA, médecin à l'hôpital Saint-André, membre de la Société de Médecine.

BUREAU DE LA COMMISSION

Président .... Dr COSTES.
Vice-président .... Dr DUPUY (J.).
Secrétaire général .... Dr DUBREUILH (CHARLES).
Second Secrétaire .... Dr AZAM.
Trésorier .... Dr MONTALIER.

COMPOSITION

DU

BUREAU DU CONGRÈS.

MM.

Président d'honneur . . . . BOUILLAUD (Paris).

Président . . . . GINTRAC PÈRE (Bordeaux).

Vice-Présidents . . . .
- BOUTEILLER (Rouen).
- BROCA (Paris).
- COMBAL (Montpellier).
- DESGRANGES (Lyon).
- FOLLIN (Paris).
- COSTES (Bordeaux).
- DUPUY (Bordeaux).
- MABIT (Bordeaux).

Secrétaire général . . . . CHARLES DUBREUILH (Bordeaux).

Secrétaires des séances . . . .
- DELMAS (Bordeaux).
- FLORNOY (Bordeaux).
- LANELONGUE (Bordeaux).
- AZAM (Bordeaux).
- PÉRY (Bordeaux).
- MARX (Bordeaux)

LISTE

DES

MEMBRES ADHÉRENTS ET FONDATEURS

DU CONGRÈS MÉDICAL DE BORDEAUX.

MM.

ALMÉRAS, docteur en médecine, chirurgien en chef de l'Hôtel-Dieu d'Étampes (Seine-et-Oise).

AMBLARD, docteur en médecine, secrétaire de la Société de Médecine d'Agen.

ARNOZAN, pharmacien, inspecteur général de salubrité à Bordeaux.

AUDOUI, pharmacien à Bordeaux.

AUPHAN, docteur en médecine, inspecteur des Eaux d'Ax (Ariége).

AVRARD, docteur en médecine à la Rochelle (Charente-Inférieure).

AYMARD, pharmacien à Bordeaux.

AYNARD, docteur en médecine à Bordeaux.

AZAM, professeur à l'École de médecine de Bordeaux.

BARDY DELILLE, chirurgien en chef de l'hôpital de Périgueux.

BARINCOU, docteur en médecine à Cambes (Gironde).

BARRET, docteur en médecine, délégué de la Société de Médecine de Toulouse.

BARRÈRE, docteur en médecine à Sauterne (Gironde).

BARTHE, docteur en médecine à Saint-Émilion (Gironde).

BATBIE, docteur en médecine à Seyches (Lot-et-Garonne).

BAUDRIMONT, docteur en médecine, professeur à la Faculté des sciences à Bordeaux.

BAZIN, docteur en médecine, médecin en chef de l'Asile des aliénées à Bordeaux.

BÉCHADE, docteur en médecine à Tonneins (Lot-et-Garonne).

BÉCHADE, docteur en médecine à Miramont (Lot-et-Garonne).

BÉCHADE, docteur en médecine à Saint-Macaire (Gironde).

BENSSE, docteur en médecine à Bordeaux.

BERMOND, docteur en médecine à Bordeaux, ancien chirurgien de l'hôpital de Saint-André.

BERNADET, docteur en médecine à Barsac (Gironde).

BERTET, docteur en médecine à Cercoux (Charente-Inférieure).

BERTILLON, docteur en médecine à Paris, inspecteur des eaux d'Ussat (Ariége).

BETBEDER, docteur en médecine à Bordeaux.

BIERMONT (DE), docteur en médecine à Bordeaux.

BILLIÈRE, docteur en médecine à Veyrac (Lot)

BITOT, professeur à l'École de Médecine de Bordeaux.

BLOT, docteur en médecine, secrétaire et délégué de la Société de Médecine de Tours.

BOISSARIE, docteur en médecine à Sarlat (Dordogne).

BOISSEUIL, docteur en médecine à Bordeaux.

BOISSET, pharmacien à Bordeaux.

BOISSIER, inspecteur de l'établissement thermal de Lamalou-le-Haut (Hérault).

BONNECAZE, médecin à Saint-Pé (Hautes-Pyrénées).

BONNEFIN, docteur en médecine à Bordeaux.

BONNEFOY, docteur en médecine à Langon (Gironde).

BONNET, docteur en médecine à Bordeaux.

BONNET DE MALHERBE, docteur en médecine à Cauterets (H.-Pyrénées).

BOUDANT, professeur à l'École de Médecine de Clermont-Ferrand.

BOUILLAUD, professeur à la Faculté de Médecine de Paris.

BOURCART DE GUEBROHLLIER, délégué de la Société de Médecine du Haut-Rhin, à Colmar.

BOURGEOIS, docteur en médecine à Étampes (Seine-et-Oise).

BOURSIER, docteur en médecine à Bordeaux.

BOUTEILLER, docteur en médecine, secrétaire et délégué de la Société de Médecine de Rouen.

BOYNIES, docteur en médecine à Sainte-Foy (Gironde).

BRACHET, docteur en médecine à Aix-Savoie, délégué de la Société de Médecine de Chambéry.

BRAME, professeur de chimie à l'École de Médecine, et délégué de la Société de Médecine de Tours.

BRICHETEAU, docteur en médecine à Paris.

BROCA, professeur agrégé à la Faculté de Médecine de Paris.

BROCHARD, docteur en médecine à la Tremblade (Charente-Inférieure).

BUISSON, docteur en médecine à Bordeaux.

BURGUET, docteur en médecine, médecin adjoint des prisons à Bordeaux.

CABOY, docteur en médecine à Bordeaux.

CALVO, docteur en médecine, médecin de la maison de justice à Paris.

CARON, docteur en médecine, délégué de la Société de Médecine pratique de Paris.

CASSOULET, docteur en médecine à Bordeaux.

CAUSSADE père, docteur en médecine à Bordeaux, ancien médecin de l'hôpital Saint-André.

CAUSSADE fils, docteur en médecine à Bordeaux, médecin de l'hôpital Saint-André.

CAZENAVE, docteur en médecine à Bordeaux.

CAZENAVE (Édouard), docteur en médecine à Paris.

CÉLÉRIER, docteur en médecine à Brannes (Gironde).

CHABERT, pharmacien à Bordeaux.

CHABRELY, professeur suppléant à l'École de médecine de Bordeaux.

CHAPELLE, docteur en médecine à Bordeaux.

CHAPELLE, docteur en médecine à Angoulême.

CHAPANNE, docteur en médecine à Saint-Fort-sur-Gironde.

CHASSINAT, docteur en médecine à Hyères (Var).

CHATARD, médecin adjoint des hôpitaux à Bordeaux.

CHATIN, médecin de l'Hôtel-Dieu à Lyon.

COMBAL, professeur à la Faculté de Médecine de Montpellier.

COPPINGER, docteur en médecine à Bordeaux

CORNET, pharmacien à Bordeaux.

COSTES, professeur à l'École de Médecine de Bordeaux.

COURSSERANT, délégué de la Société médicale du Panthéon de Paris.

COURTY, professeur à la Faculté de Médecine de Montpellier.

CRÉBESSAC, docteur en médecine à Tonneins (Lot-et-Garonne).

CRÉZONNET, docteur en médecine à Bordeaux.

CUIGNEAU, docteur en médecine à Bordeaux.

DALCHÉ, docteur en médecine à Sainte-Livrade (Lot-et-Garonne).

DARRÉ, docteur en médecine à Bordeaux.

DARAIGNES, docteur en médecine à Hagetman (Landes).

DAUDIRAC, docteur en médecine à Cauterets (Hautes-Pyrénées).

DEALIS DE SAUJEAN, docteur en médecine à Miramont (Lot-et-Garonne).

DÉGRANGES, secrétaire général de la Société de Médecine de Bordeaux, ancien médecin de l'hôpital Saint-André.

DEHOUS, docteur en médecine à Valenciennes (Nord).

DELAYE, docteur en médecine à Toulouse.

DELISLE, docteur en médecine à Aiguillon (Lot-et-Garonne).

DELMAS, docteur en médecine, directeur de l'établissement hydrothérapique de Longchamps (Bordeaux).

DESCOSTER, docteur en médecine à Beaujeu (Rhône).

DESMAISONS, docteur en médecine, directeur de la maison de santé de Castel-d'Andorte, au Bouscat (Gironde).

DESSORT, pharmacien à Bordeaux.

DELVAILLE, docteur en médecine à Bayonne.

DENUCÉ, professeur à l'École de Médecine de Bordeaux.

DESGRANGES, ancien chirurgien en chef de l'Hôtel-Dieu, professeur adjoint à l'École de Médecine de Lyon

DEVALZ, docteur en médecine à Sainte-Foy (Gironde).

DIDAY, secrétaire général et délégué de la Société impériale de médecine de Lyon.

DIMBARRE, inspecteur des Eaux de Cauterets, représentant l'Association médicale des Hautes-Pyrénées à Tarbes.

DRILLON, docteur en médecine à Castelnau (Gironde).

DUBERTRAND, médecin à Bègles (Gironde).

DUBOURG, docteur en médecine à Marmande (Lot-et-Garonne).

DUBOUÉ, docteur en médecine à Pau.

DUBREUILH père, docteur en médecine à Bordeaux.

DUBREUILH (Charles), professeur de l'École départementale d'accouchements de Bordeaux.

DUBREUILH (Léonidas), docteur en médecine à Bordeaux.

DUCHESNE, docteur en médecine, délégué de la Société de Médecine de Rouen.

DUCOURNEAU, docteur en médecine à Hagetman (Landes).

DUCROS, docteur en médecine à la Réole (Gironde).

DUCROS, docteur en médecine à Langon (Gironde).

DUMESNIL, professeur suppléant de l'École de Médecine, délégué de la Société de Médecine de Rouen.

DUPONT, docteur en médecine à Bordeaux, ancien médecin de l'hôpital Saint-André.

DUPONT, médecin-vétérinaire, membre du Conseil d'hygiène et de salubrité à Bordeaux.

DUPOUY, docteur en médecine à Bordeaux.

DUPRADA, docteur en médecine à La Réole (Gironde).

DUPRÉ, professeur à la Faculté de Médecine de Montpellier.

DUPUY (Joseph), président de la Société impériale de Médecine de Bordeaux, ancien chirurgien de l'hôpital Saint-André.

DUPUY (Paul), professeur à l'École de Médecine de Bordeaux.

DURAND, docteur en médecine à Bordeaux.

DURAND, médecin en chef de l'hôpital thermal militaire de Vichy.

DUVIGNAUD, docteur en médecine à Bordeaux.

ESCHAUSIER, docteur en médecine à Bordeaux.

ESPAGNE, professeur agrégé à la Faculté de Médecine de Montpellier.

FALIN, docteur en médecine à Paris.

FARGEAUD, docteur en médecine à Saint-Léonard (Haute-Vienne).

FAURE (John D.), correspondant de '' The Lancet '' de Londres.

FAURÉ, pharmacien-chimiste à Bordeaux, membre du Conseil de salubrité.

FAYOLLE (DE), docteur en médecine à Rauzan (Gironde).

FEAUGAS, docteur en médecine à Meilhan (Lot-et-Garonne).

FEREIRA (DA CRUZ), docteur en médecine au Brésil.

FERRAND, docteur en médecine à Mer (Loir-et-Cher).

FERRIER, docteur en médecine à Pauilhac (Gironde).

FISCHER, docteur en médecine à Paris.

FLEURY (DE), professeur suppléant à l'École de Médecine de Bordeaux.

FLORNOY, docteur en médecine, chirurgien adjoint de l'hôpital de la Maternité.

FLURIN, docteur en médecine à Cauterets (Hautes-Pyrénées).

FOLLIN, professeur agrégé à la Faculté de Médecine de Paris.

FONTAN, docteur en médecine à Luchon

FORT, docteur en médecine à Paris

FOURNIER, docteur en médecine à Angoulême.

FURNIWAL, membre du Collége royal de Médecine de Londres, médecin de l'hô-
    pital Saint-Marc.

FUSTER, professeur à la Faculté de Médecine de Montpellier.

GALLARD, médecin des hôpitaux, délégué de la Société médico-chirurgicale et de
    la Société d'observation de Paris.

GARAT, docteur en médecine, médecin de l'hôpital des Enfants à Bordeaux.

GAUDEIN, chirurgien major de la marine (Vichy).

GELLIE, docteur en médecine, médecin des Prisons à Bordeaux

GERVAIS fils, docteur en médecine à Bordeaux.

GIGOT-SUARD, docteur en médecine à Levroux (Indre).

GINTRAC père, directeur de l'École de Médecine de Bordeaux.

GINTRAC fils, professeur à l'École de Médecine de Bordeaux.

GIRALDES, chirurgien des hôpitaux, délégué de la Société médicale d'émulation
    de Paris.

GOUET, docteur en médecine à Cauterets.

GOURDIN, docteur en médecine à Paris.

GUÉPIN, docteur en médecine à Bordeaux.

GUILLAND, président et délégué de la Société médicale de Chambéry (Savoie).

GUILLOT-HUGON, pharmacien à Bordeaux.

GYOUX, docteur en médecine à Saint-Jean-d'Angély (Charente-Inférieure)

HAMEAU, médecin-inspecteur de la station médicale d'Arcachon (Gironde).

HÉDOUIN, médecin de l'hôpital Saint-Lazare à Paris.

HIGGINS, docteur en médecine à Paris.

HIRIGOYEN, docteur en médecine à Bordeaux, ancien chirurgien de l'hôpital
    Saint-André.

JACQUEMET, professeur agrégé à la Faculté de Médecine de Montpellier.

JEANNEL, professeur à l'École de Médecine de Bordeaux.

JOUBERT, docteur en médecine à Bourg (Gironde).

KOCHENDOERFFER, médecin de l'hôpital Maximilien à Saint-Pétersbourg.

KORT, docteur en médecine à La Brède (Gironde).

LABADIE DE LALANDE, docteur en médecine à Bordeaux.

LABAT, professeur suppléant à l'École de Médecine de Bordeaux.

LABATUT, docteur en médecine à Bordeaux.

LACAUSSADE, médecin de l'hôpital Saint-André de Bordeaux.

LACHAZE, docteur en médecine à Bordeaux.

LACLAVERIE, médecin à Bordeaux.

LACOMBE, docteur en médecine à Sainte-Livrade (Lot-et-Garonne).

LACOSTE, docteur médecin à Pau.

LACOURTIADE, docteur en médecine à Blaye (Gironde).

LAFARGUE, docteur en médecine, médecin aux rapports à Bordeaux.

LAFORÊT, docteur en médecine à Sainte-Eulalie-de-Larzac (Aveyron).

LAFORGUE, professeur à l'École de Médecine de Toulouse.

LAHENS, docteur en médecine à Bordeaux.

LAMARQUE, docteur en médecine à Montpont-sur-l'Isle (Dordogne).

LAMÈNIE, docteur en médecine à Bordeaux.

LANNELONGUE, docteur en médecine, chef interne de l'hôpital Saint-André de Bordeaux.

LAPEYRÈRE, docteur en médecine, représentant la *France Médicale*, Paris.

LARIVIÈRE, médecin principal à l'Hôpital militaire de Bordeaux.

LAROYENNE, chirurgien de l'Hôtel-Dieu de Lyon.

LARRET, docteur en médecine à Bordeaux.

LAURENT, médecin adjoint de l'asile d'aliénés de Saint-Yon (Rouen).

LE BARILLIER, médecin adjoint de l'hôpital Saint-André à Bordeaux.

LE BRET, médecin-inspecteur des Eaux de Barèges (Hautes-Pyrénées).

LEVIEUX, vice-président du Conseil d'hygiène et de salubrité de la Gironde.

LIMOUSIN, docteur en médecine à Bergerac (Dordogne).

LINAS, docteur en médecine, représentant la *Gazette médicale hebdomadaire* de Paris.

LONGET, professeur à la Faculté de Médecine de Paris.

LUGEOL fils, docteur en médecine à Bordeaux.

MABIT, professeur à l'École de Médecine de Bordeaux.

MACARIO, docteur en médecine, directeur de l'Établissement hydrothérapique de Serin, à Lyon.

MAILHO, pharmacien à Bordeaux, membre de la Société de Médecine.

MAILLEZ, délégué de la Société de Médecine pratique de Paris.

MALICHECQ, docteur en médecine à Mont-de-Marsan.

MANEC, docteur en médecine à Montpezat (Lot-et-Garonne).

MARTIN, pharmacien à Bordeaux.

MARTINENQ, docteur en médecine à Grasse (Var).

MARX, docteur en médecine à Bordeaux.

MAYAUDON, médecin à Bordeaux.

MENON, docteur en médecine à Tonneins (Lot-et-Garonne).

MÉRAN, docteur en médecine, rédacteur en chef de l'*Union médicale de la Gironde*

MERCIER, délégué de la Société médicale du Panthéon à Paris.

MEURE, pharmacien à Bordeaux.

MIALARET, médecin à Bassens (Gironde).

MICÉ, professeur à l'École de Médecine de Bordeaux.

MONTALIER, docteur en médecine, médecin adjoint à l'hôpital Saint-André.

MOUCHET, docteur en médecine à Agen.

MOURA, docteur en médecine à Paris.

MOUSSAUD, docteur médecin à Niort.

MOUSSILLAC, docteur en médecine à La Réole (Gironde).

MOUSSOUS, docteur en médecine à Bordeaux, ancien médecin de l'hôpital Saint-André.

MUSSET, docteur en médecine à Sainte-Terre (Gironde).

NÉGRIÉ, docteur en médecine à Bordeaux.

NIOX, docteur en médecine à Bordeaux.

NOZEILLE (DE), chirurgien de 1re classe de la Marine à Saint-Louis (Sénégal).

OLLIER, chirurgien en chef de l'Hôtel-Dieu de Lyon.

ORÉ, professeur à l'École de Médecine de Bordeaux.

ORLIAC, docteur en médecine à Agen, délégué de la Société de Médecine.

PAILLÉ, docteur en médecine à Castres (Tarn).

PAPILLAUD, docteur en médecine à Saujon (Charente-Inférieure).

PARIS, docteur en médecine à Angoulême.

PAULET, docteur en médecine à Bordeaux.

PÉCHOLLIER, professeur agrégé à la Faculté de Médecine de Montpellier, délégué
    de la Société de Médecine et de Chirurgie pratique.

PERRENS, pharmacien, professeur suppléant à l'École de Médecine de Bordeaux.

PERRIN, docteur en médecine à Bordeaux, ancien médecin de l'hôpital Saint-André.

PERRIN, secrétaire général et délégué de la Société médico-pratique de Paris.

PERROUD, docteur en médecine, médecin de l'Hôtel-Dieu de Lyon.

PÉRY, docteur en médecine, médecin adjoint des hôpitaux à Bordeaux.

PHILIPPE, ancien chirurgien en chef de l'Hôpital militaire à Bordeaux.

PIALLA, docteur en médecine à Saint-Genis-Laval (Rhône).

PIÉCHAUD, docteur en médecine à Bordeaux.

PONTY, chirurgien de la marine à Rochefort.

PONTY, docteur en médecine à Laurière (Haute-Vienne).

PRAT, pharmacien à Bordeaux.

PRAVAZ, directeur de l'Établissement orthopédique à Lyon.

PUTÉGNAT, docteur en médecine à Lunéville (Meurthe).

PUYDEBAT, docteur en médecine à Bordeaux, ancien chirurgien de l'hôpital
    Saint-André.

RAIMBERT, docteur en médecine à Châteaudun (Eure-et-Loire).

RANCÉ, docteur en médecine à Aiguillon (Lot-et-Garonne).

REBEL, docteur en médecine à Sainte-Livrade (Lot-et-Garonne).

REIMONENQ, docteur en médecine à Bordeaux.

RÉGIS, docteur en médecine à Auterive (Haute-Garonne).

RENAUD, docteur en médecine à Loches (Indre-et-Loire).

RENCONTRE, médecin à Portets (Gironde).

RENNE, docteur en médecine à Bergerac (Dordogne), agrégé libre de Strasbourg.

RIBELL, docteur en médecine à Barcelone (Espagne).

RICARD, docteur en médecine, vice-président du Conseil d'hygiène à Angoulême.

RICHER, docteur en médecine à Bordeaux.

RIQUARD, docteur en médecine, médecin adjoint des hôpitaux à Bordeaux.

ROLLET, ancien médecin principal de l'Hôpital militaire à Bordeaux.

ROUGIER, docteur en médecine à Arcachon (Gironde).

ROUSSET, professeur à l'École de Médecine de Bordeaux.

ROUSSELOT, docteur en médecine à Périgueux.

ROZAT, docteur en médecine à Bordeaux.

ROZIER, docteur en médecine à Bordeaux.

SAINT-PIERRE, professeur agrégé à la Faculté de Médecine de Montpellier, délé-
    gué de la Société de Médecine et de Chirurgie de Montpellier.

SALES-GIRONS, rédacteur en chef de la *Revue médicale* à Paris.

SALET, docteur en médecine, médecin adjoint à l'hospice des Aliénées de Bordeaux.

SALVIAT, docteur en médecine à Bordeaux.

SAMONDEZ, docteur en médecine à Fauguerolles (Lot-et-Garonne).

SARRAMÉA, docteur en médecine, médecin de l'hôpital Saint-André de Bordeaux.

SEGAY, docteur en médecine, chirurgien de l'hospice des vieillards.

SÉGNY, docteur en médecine à Périgueux.

Société impériale de Chirurgie de Paris.

Société de Médecine et de chirurgie pratique de Montpellier.

Société de Médecine de Lyon.

Société de Médecine d'Indre-et-Loire.

Société de Médecine d'Agen.

Société de Médecine de Strasbourg.

Société de Médecine de Saint-Étienne et de la Loire.

Société de Médecine de Toulouse.

Société médicale du Haut-Rhin.

Société médicale d'observation de Paris.

Société de Médecine de Rouen.

Société médicale du Panthéon de Paris.

Société médicale d'émulation de Paris.

Société médico-pratique de Paris.

Société médicale de Chambéry.

Société médico-chirurgicale de Paris.

Société des Sciences médicales de la Moselle.

Société de médecine pratique de Paris.

SOLLES, docteur en médecine à Bordeaux.

SORBETS, docteur-médecin à Aire.

SOULÉ père, docteur en médecine à Bordeaux, ancien médecin de l'hôpital Saint-André.

SOULÉ fils, docteur en médecine, médecin principal des Chemins de fer du Midi à Bordeaux, ancien chirurgien de l'hôpital Saint-André.

SOUS, docteur en médecine à Bordeaux.

TARRAS, docteur en médecine à Pau.

TARTIVEL, docteur en médecine, représentant l'*Union médicale de Paris*.

TEISSIER, professeur à l'École de Médecine de Lyon.

TESSEREAU, docteur en médecine à Paris.

TILLOT, docteur en médecine, inspecteur des Eaux de Saint-Christau (Basses-Pyrénées.)

VAN HOLSBECK, docteur en médecine à Bruxelles (Belgique).

VELPEAU, professeur à la Faculté de Médecine de Paris.

VERDO, docteur en médecine à Marmande (Lot-et-Garonne).

VERGEZ, docteur en médecine à Tarbes, ancien professeur agrégé à la Faculté de Montpellier.

VERNEUIL, professeur agrégé à la Faculté de Médecine de Paris, médecin des hôpitaux.

VEYRINE-LARUE, docteur en médecine à Lavaur (Tarn).

VIENNOIS, docteur en médecine, membre de la Société des Sciences médicales à Lyon.

VILLENEUVE, docteur en médecine à Bordeaux.

VITRAC, docteur en médecine, chirurgien de l'hôpital de Libourne (Gironde).

VOVARD, docteur en médecine à Bordeaux.

WARIN, médecin des hôpitaux, délégué de la Société des Sciences médicales de la Moselle à Metz.

WILLEMAIN, docteur en médecine à Strasbourg, inspecteur adjoint des Eaux de Vichy, président et délégué de la Société de Médecine de Strasbourg.

PREMIÈRE JOURNÉE

Lundi 2 octobre

A UNE HEURE DE L'APRÈS-MIDI.

—

Ouverture du Congrès. — Discours de M. le Dr Costes, président de la Commission d'organisation.

DU RHUMATISME

(Question du programme.)

MM. Henri Gintrac (Bordeaux). *Physiologie pathologique du rhumatisme.*

Perroud (Lyon). *Des hémorrhagies dans le rhumatisme aigu.*

Macario (Nice). *Des diathèses en général, et en particulier de la diathèse rhumatismale.*

Bonnet de Malherbe (Paris). *Traitement du rhumatisme par les eaux thermales.*

Delmas (Bordeaux). *Coup d'œil général sur la nature, les causes et le traitement du rhumatisme, et en particulier de l'emploi de l'hydrothérapie dans cette affection.*

Aug. Durand (Lunel). *Note sur le traitement du rhumatisme goutteux et de la goutte, à Vichy.*

—

SÉANCE DU SOIR

A SEPT HEURES ET DEMIE.

—

Résultats des élections. — Discussion sur la question du rhumatisme. — M. Bouillaud.

MM. Gigot-Suard (Levroux, *Indre*). *Des rapports réciproques de l'herpétisme et de la tuberculisation.*

Verneuil (Paris). Communication orale : 1° *Emphysème à la suite d'ablation de tumeurs adénoïdes du sein*; 2° *Abaissement considérable du voile du palais après une angine violente. Section des muscles abaisseurs du voile du palais.*

CONGRÈS MÉDICAL DE FRANCE

TROISIÈME SESSION, TENUE A BORDEAUX

(1865)

Le lundi 2 octobre, à une heure de l'après-midi, le Congrès médical de Bordeaux a été ouvert dans la salle des Assises du Palais de Justice, en présence d'un grand nombre de médecins venus de tous les points de la France et de l'étranger. Aux places d'honneur, on remarquait principalement M. le général sénateur Daumas, Monseigneur le cardinal Donnet, M. le comte de Bouville, préfet de la Gironde, M. Brochon, maire de Bordeaux, et M. le professeur Bouillaud.

Aux places réservées, étaient des représentants de la presse scientifique et politique : MM. les Drs Diday, rédacteur en chef de la *Gazette médicale de Lyon*; John Faure, de *The Lancet*, de Londres; Linas, de la *Gazette hebdomadaire*; Tartivel, de l'*Union médicale*; Lapeyrère, de la *France médicale*; Moura, de la *Revue scientifique*; et des rédacteurs de la presse bordelaise.

La séance était présidée par M. le Dr Costes, ayant auprès de lui les membres de la Commission d'organisation.

M. Costes a ouvert le Congrès par le discours suivant :

« MESSIEURS,

» A l'aspect d'une si nombreuse assemblée de médecins venus de tant de points de l'empire, le corps médical de Bordeaux, dont je suis heureux d'être en ce moment l'organe, ne peut s'empêcher d'être fier de voir tant de savants confrères qui ont bien voulu répondre à son appel. Aussi je m'empresse de vous dire en son nom : Soyez, Messieurs, les bienvenus.

» C'est au nom de la science, c'est pour contribuer à ses progrès que vous êtes tous réunis. — Nous n'en sommes pas moins reconnaissants envers vous tous, — vous d'abord, Messieurs les professeurs et agrégés des Facultés, que nous voyons briller au premier rang ; vous aussi, Messieurs les délégués des Sociétés médicales de Paris et de la province, que nous sommes heureux de voir en si grand nombre parmi nous ; envers vous tous enfin, praticiens qui, vous dérobant aux travaux de votre clientèle, avez voulu aussi venir nous faire part des fruits de votre savante pratique. — Nous avons encore à nous féliciter de la présence des représentants de la presse médicale de Paris et de Londres. Grâce à ces organes, l'écho de nos travaux retentira au loin.

» Si nous sommes fiers des présents, nous avons même à nous enorgueillir des absents. Ainsi, M. le docteur Ribell, médecin français à Barcelone, l'un de nos premiers adhérents, nous fait part de ses regrets. A son ardent amour de la science qui le pousse vers nous, il oppose la rigueur du devoir. Au milieu d'une épidémie meurtrière qui fait des centaines de victimes, au risque de tomber parmi elles, il préfère tenir haut et ferme le drapeau de l'honneur médical ; il ne quittera pas son poste. Nous ne pouvons que féliciter ce digne confrère de continuer ainsi les traditions des médecins français.

» Pas un Congrès médical ne s'ouvrira désormais sans rendre hommage à l'initiative des médecins de Rouen. Réunir les médecins pour s'occuper de leur science, en élucider les points obscurs, c'était une idée trop heureuse pour n'être pas accueillie. Elle l'a été avec ardeur par tous les médecins de la France. Si elle a été d'abord embrassée par les médecins de Lyon, puis vivement adoptée par nous, elle le sera successivement par tous les centres scientifiques, et promet des fruits abondants.

» Partout on n'aura pas, comme à Lyon, à agiter d'importantes questions, fruits des travaux d'une initiative locale. Pour nous, voisins d'une station maritime importante, après avoir entendu parler du climat d'Arcachon, nous aurons, grâce à la générosité de la Compagnie des chemins de fer du Midi, nous aurons à vous montrer, à vous faire apprécier cette belle plage, ce séjour éminemment hygiénique, et nous en rapporterons des souvenirs qui ne manqueront pas de bénéficier à nos malades.

» Rendons grâces donc à ces généreux administrateurs qui ont si bien compris et voulu favoriser nos vues médicales.

» Nous devons aussi, Messieurs, un profond sentiment de reconnaissance, pour la sympathie qu'elle nous ont témoignée, à nos administrations locales. Toujours favorable au corps médical, à ce qui peut donner quelque éclat scientifique à la ville qu'il administre avec tant de succès, M. Brochon, notre maire, nous a fait accorder par le Conseil municipal une libérale et généreuse allocation, et M. le préfet, à son tour, pour favoriser le Congrès, a obtenu pour nous du Conseil général une place honorable au budget départemental. Grâces soient rendues à ces honorables magistrats.

» M. le maire a déploré qu'un monument appartenant à la cité, digne d'elle et de nous, ne lui permît pas de nous donner asile ; mais ce n'est pas en vain que nous avons eu recours au chef de la magistrature judiciaire : c'est à la bienveillance du premier président de la Cour impériale de Bordeaux, M. Raoul Duval, que nous devons la faveur de vous accueillir dans ce palais.

» Nous sommes fiers et reconnaissants, Messieurs, de voir, comme une marque de sympathie pour notre œuvre, briller à la tête de nos principales autorités Mgr le cardinal Donnet, ce prélat toujours favorable aux idées généreuses, et M. le général sénateur Daumas, monté aux premières dignités de l'État et par les travaux du champ de bataille et par les travaux de l'esprit. Cette solennité est rehaussée de leur présence.

» Je suis heureux, Messieurs, de pouvoir vous annoncer que notre programme sera rempli. Les questions qui le composent ont offert assez d'intérêt pour que chacune d'elles soit traitée même par plusieurs confrères.

» Mais les Mémoires laissés à l'initiative de chacun sont en bien plus grand nombre et embrassent des objets bien différents. Leur abondance même nous fait craindre d'avoir à nous imposer peut-être la privation de les entendre tous en entier, et nous obligera à prier les auteurs de s'en tenir aux conclusions. Qu'ils se rassurent toutefois ; ils n'y perdront rien, ni nous non plus. La lecture de ces travaux dans nos Actes et à tête recueillie leur fera reprendre tous leurs droits.

» Ce qui constitue, à notre avis, le grand fruit des Congrès, c'est le rapprochement de toutes les opinions. La médecine n'est pas tellement comprise dans un seul système, qu'on ne puisse à quelques égards y trouver une sorte d'éclectisme. Or, c'est de la discussion des questions diverses, où chacun tend à faire prédominer ce qu'il croit être la vérité, que résulte le grand intérêt de la multiplicité des esprits.

» Il est à désirer que les questions qui paraissent les plus importantes deviennent le sujet de sérieuses discussions. A cet égard, je crois que nous devons être rassurés. Nous voyons ici de si brillants athlètes, des esprits faits aux joutes oratoires et dont la science aussi bien que l'indépendance se prêteraient mal à laisser passer sans critique ce qu'ils croiraient être une erreur. La controverse existera donc et sera vive autant que brillante. Avec des représentants d'écoles diverses, s'il est vrai qu'il y ait des écoles, nous sommes assurés d'intéressants débats.

» Vous avez hâte, sans doute, de les voir s'ouvrir, Messieurs, et je ne veux pas en retarder le moment. Aussi, avant de vous inviter à constituer votre bureau définitif, je ne dirai plus qu'un mot. Ce sera pour vous remercier de nouveau d'être accourus à notre voix. »

Aussitôt après ce discours, qui a été vivement applaudi, on a procédé aux élections du bureau définitif du Congrès. Pendant le dépouillement du scrutin, qui s'est fait dans une salle voisine, les travaux ont commencé par les lectures sur la première question du programme.

1

PHYSIOLOGIE PATHOLOGIQUE DU RHUMATISME,

Par M. Henri GINTRAC.

Le rhumatisme est un de ces états morbides qui ont souvent agité dans le monde médical la presse, les écoles, les académies et les sociétés savantes. C'est un sujet d'un intérêt incontestable mais d'une solution difficile; il touche aux questions les plus fondamentales de la médecine. Aussi, étiologie, nature, siége, coïncidences, complications et traitement, sont devenus, dans ces dernières années, l'objet de nombreuses et ardentes discussions. Les médecins les plus éminents ont soutenu des opinions très diverses; ils ont invoqué l'observation, et l'observation s'est souvent montrée docile à leurs vues systématiques; de là, le vague, l'incertitude jetée sur les doctrines qui depuis un demi siècle ont eu cours dans la science. Je n'ai point la prétention de résoudre ces difficultés et de constituer la théorie définitive du rhumatisme; je veux seulement mettre en relief quelques circonstances qui font de cette maladie un état complexe, une sorte de Protée, d'où il résulte qu'elle échappe aux classifications absolues, et qu'elle doit plutôt se retrouver en des points variés du cadre nosologique.

L'étude du rhumatisme est extrêmement vaste, et je suis obligé de m'imposer d'étroites limites. Aussi ne m'occuperai-je que de la physiologie pathologique de cette affection. N'est-ce pas, du reste, de tous les chapitres de son histoire, le plus important, le plus controversé, et cependant le plus propre à diriger le praticien dans la détermination du traitement?

La physiologie pathologique, en effet, a pour mission d'examiner le mode d'action des causes morbifiques sur l'organisme; de rechercher quels organes, quels éléments solides ou fluides sont modifiés, quels changements sont introduits dans les actes intimes des tissus et dans leur vitalité propre. C'est la physiologie pathologique qui, étudiant la généalogie des phénomènes organiques altérés par l'état morbide, et s'éclairant de la connaissance des connexions normales des organes, de leurs influences réciproques, du lien sympathique qui les associe, des synergies qui les enchaînent, parvient à distinguer les altérations primitives et essentielles de celles qui sont secondaires et consécutives, permettant ainsi de remonter aux conditions premières de l'évolution morbifique. Instituer la physiologie pathologique du rhumatisme, c'est donc rechercher l'origine et le siége primordial de cette maladie, c'est établir les modifications immédiates qu'elle entraîne dans les parties affectées, c'est apprécier les changements qu'elle produit dans les forces de la vie générale et locale, c'est reconnaître ses envahissements successifs dans les diverses régions de l'organisme, c'est en un mot essayer de résoudre un des problèmes les plus considérables de pathogénie.

On s'est servi du mot *nature* pour exprimer ces divers ordres d'idées, de recherches et d'appréciation. Si ce mot *nature* comprenait ce qu'il y a d'absolument occulte dans le rhumatisme, c'est à dire son essence intime, ce serait une ambition trop grande que de vouloir pénétrer un tel mystère, et le silence serait commandé par la raison et la prudence; mais si par *nature* on entend le mode de lésion ou d'affection auquel appartient le rhumatisme, l'état vital ou organique, ou plutôt les lésions vitales et organiques qui paraissent présider à la production de ses espèces ou de ses formes, il est permis, ce me semble, de se livrer à quelques recherches sur cet intéressant sujet.

En comparant les opinions principales émises par les auteurs sur la nature du rhumatisme, je constate une grande divergence. Voici quelques-unes de leurs conclusions.

Le rhumatisme est une inflammation véritable — c'est une phlegmasie de nature spéciale — c'est une simple fluxion — c'est une affection *sui generis* sans caractère phlegmasique — c'est une maladie générale, forme ou mode de la fièvre catarrhale — c'est un état diathésique particulier.

Toutes ces opinions ont pour base des observations plus ou moins exactes, mais chacune d'elles ne considère le sujet que sous un point de vue restreint et dès lors incomplet. En médecine clinique, il faut envisager les objets autrement qu'en théorie. Les théories et les systèmes font de la synthèse, quelquefois ils engendrent des conclusions que leur trop grande généralité rend erronées. Cette manière de procéder a nui dans beaucoup de questions de pathologie, mais jamais elle n'a eu autant d'inconvénients que lorsqu'il s'est agi du rhumatisme. Cette affection, d'après chacune des catégories dont je viens de rappeler l'expression abrégée, serait toujours la même, pouvant être classée sous un titre unique et n'ayant qu'une seule origine. C'est là que réside évidemment l'erreur.

Le rhumatisme n'est pas une affection toujours identique avec elle-même; il présente des formes et des modes très variés.

Selon sa marche plus ou moins rapide, sa date récente ou ancienne, il se divise en aigu ou chronique. Le rhumatisme aigu peut être sans fièvre ou avec fièvre; ce dernier (pyrétique) sera intense ou léger.

Le rhumatisme chronique existe avec fièvre ou sans fièvre; ce dernier (apyrétique) tantôt s'accompagne de gonflement des parties affectées, tantôt est exempt de cette circonstance.

De là, la division du rhumatisme en six espèces :

1° Rhumatisme aigu pyrétique intense;

2° Rhumatisme aigu pyrétique léger;

3° Rhumatisme aigu apyrétique;

4° Rhumatisme chronique pyrétique;

5° Rhumatisme chronique apyrétique avec tuméfaction des parties affectées;

6° Rhumatisme chronique apyrétique sans tuméfaction.

Examinons rapidement les caractères principaux de chacune de ces variétés. Et d'abord, du *rhumatisme articulaire aigu pyrétique intense.*

Parmi les causes qui le produisent, il en est une qui les domine toutes, c'est le froid, et surtout le froid humide. Aussi le rhumatisme est-il à juste titre considéré, dans la tradition médicale populaire, comme une maladie barométrique. Se développant sous les mêmes conditions atmosphériques que la plupart des maladies inflammatoires, n'est-il pas permis de soupçonner, par suite de l'analogie de la cause, une certaine analogie de nature?

Interrogeons les symptômes locaux et généraux, les lésions anatomiques, les états morbides qui accompagnent ou compliquent le rhumatisme.

Autour de l'articulation affectée, c'est une douleur profonde, térébrante, atroce (Sydenham), qu'exagère la plus faible pression, le simple toucher, le moindre mouvement actif ou communiqué;-c'est une augmentation de chaleur sensible pour le médecin et le malade, sensible aussi pour le thermomètre; c'est une teinte rosée (*subruber* de Sydenham), une rougeur plus ou moins vive (roséole rhumatismale). C'est une tuméfaction assez étendue, rénitente, un peu élastique, résultant d'un afflux sanguin ou d'une sécrétion anormale de la membrane synoviale. Ces symptômes ne se retrouvent-ils pas ici tels qu'ils apparaissent dans les affections inflammatoires?

Quant aux phénomènes généraux, ils ne sont pas moins expressifs; ils consistent en un appareil fébrile très prononcé, une excitation de tout le système capillaire cutané, un accroissement de température de la peau, une altération particulière du sang que les anciens avaient signalée, que les modernes ont constatée et que tous les auteurs ont à peu près décrite dans les mêmes termes. « Quando rhumatismo laborantibus vena secatur, dit » Van Swieten, invenitur quod cruoris emissi pars rubra, sero » innatans, tegatur alba, dura, crassa, rigida pelle, fere instar » corii porcini. Hunc cruorem vocant sanguinem pleuriti, eorum » quoniam talis crusta in hoc morbo fere semper invenitur. » (*Comment. in Herm.*, Boerrhavii. *Aphor.* t. V, aph. 1491). Sydenham, à son tour, compare le sang du rhumatisant à celui du pleurétique. « Ut pote qui pleureticorum sanguini tam ut similis quam ovum ovo. » M. Piorry considère l'altération du sang comme un des éléments du rhumatisme d'où le nom d'*hémiarthrite*. M. Bouillaud a étudié avec soin les caractères physiques du sang dans le rhumatisme; il le regarde comme un type du sang inflammatoire; il a décrit avec détails le caillot ferme, rétracté, à bords renversés, nageant dans une sérosité abondante, recouvert d'une couenne épaisse et consistante. Mais le sang n'est pas seulement altéré dans ses propriétés physiques; il présente encore des modifications dans sa composition, et surtout un accroissement notable de l'élément fibrineux. (7, 8 et même 10 pour 1,000, Andral et Gavarret; — 5, 8, Becquerel et Rodier). Or, cette élévation du chiffre de la fibrine se retrouve surtout dans la pneumonie, dans les maladies essentiellement inflammatoires. Pour prouver jusqu'à quel point l'histoire du rhumatisme se confond sous ce rapport avec l'histoire des grandes phlegmasies, je rappellerai la phrase suivante de MM. Andral et Gavarret: « Dans la pneumonie comme dans le rhumatisme, la fibrine croît

avec l'intensité du mal et décroît avec elle. » Donc, les phénomènes généraux comme les phénomènes locaux concourent à
faire admettre une identité de nature entre le rhumatisme et les
maladies inflammatoires.

Mais le rhumatisme n'appartient pas seulement aux membranes synoviales. M. Bouillaud ne l'a-t-il pas suivi dans sa dissé-
mination à travers les tissus qui enlacent le cœur? Et puisque
nous sommes assez heureux pour voir au milieu de nous l'auteur
de cette loi de coïncidence si souvent confirmée, qu'il me soit
permis, Messieurs, de payer solennellement à ce professeur
illustre un nouveau tribut d'admiration. Si donc le rhumatisme
se développe en même temps que l'endocardite, la péricardite,
la pleurésie, la pneumonie, la méningite, pourquoi serait-il
d'une nature différente?

L'anatomie pathologique fournit des notions non moins précieuses à recueillir. Que la mort survienne dans le cours d'un
rhumatisme aigu, on constate de l'injection, du ramollissement,
des ulcérations de la membrane synoviale, des épanchements de
sérosité épaisse, lactescente, de liquide purulent, des dépôts
fibrineux, des exsudations pseudo-membraneuses dans les cavités
articulaires. Macquet (Recherches cliniques sur l'inflammation
des membranes séreuses et synoviales. Thès. de Paris, 1850), et
M. Auburtin (Recherches cliniques sur l'arthrite rhumatismale)
en ont donné des exemples nombreux. Si le rhumatisme passe à
l'état chronique, il entraîne des dégénérescences de tissus, des
altérations profondes qui témoignent d'une origine réellement
phlegmasique. C'est ce qu'a démontré M. Richet dans son
Mémoire sur les tumeurs blanches, couronné par l'Académie de
Médecine en 1851; il affirme qu'une des causes efficientes les
plus fréquentes des synovites chroniques est le rhumatisme
articulaire aigu. Il n'est pas de chirurgien, dit-il, qui n'ait reçu
dans ses salles des individus envoyés d'un service médical comme
atteints de tumeurs blanches consécutives à un rhumatisme.
Tous ces malades ont commencé par avoir des jointures douloureuses simultanément ou successivement, et ce n'est qu'après un
traitement plus ou moins long et plus ou moins énergique, que
la maladie première, obligée, devant le traitement qu'on lui
oppose, de céder le terrain et de reculer, se replie sur elle-même
pour venir concentrer tout ce qui lui reste de force sur un seul

point, et elle choisit de préférence une des articulations dont la synoviale offre le plus d'étendue, le genou. Ainsi, les lésions anatomiques accusent une nature véritablement inflammatoire dans leur principe générateur.

Pour affirmer ce génie inflammatoire, invoquerai-je l'utilité des émissions sanguines et devrai-je m'écrier avec Hippocrate et beaucoup de médecins : « Naturam morborum curationes ostendunt? » Je me permettrai de dire qu'on a beaucoup trop abusé de cet aphorisme. Et ne s'agit-il pas, en effet, d'une maladie que M. Bouillaud, avec l'école physiologique, guérit avec les saignées abondantes et répétées, mais que déclarent traiter avec le même succès M. Briquet à l'aide du sulfate de quinine, Martin Solon avec le nitrate de potasse, M. Gendrin avec les mercuriaux, Brigth, Twidie et Copland par le colchique, Requin avec l'opium, etc., etc.? Toutes ces doctrines invoquent à l'appui de leurs théories les bons effets du traitement que ces théories conduisent à préférer. Cette formule implique un cercle vicieux.

Donc, le rhumatisme articulaire aigu pyrétique intense, par ses causes, ses symptômes, ses caractères anatomiques, doit être rangé dans la classe des maladies franchement inflammatoires. Telle était l'opinion de Baillou, Cullen, Boerrhaave, Sydenham, Pinel, Bichat, Broussais; c'est celle qu'ont soutenue dans leurs ouvrages Forget et M. Cruveilhier; c'est aussi celle qu'ont défendue à l'Académie de Médecine, en 1850, MM. Bouillaud, Piorry et Rochoux.

Plusieurs objections ont été faites contre l'opinion que je viens d'émettre. Je ne veux pas les dissimuler.

On a dit : Le rhumatisme n'est pas une inflammation franche, il n'en a pas l'un des caractères essentiels, la fixité. Il ne laisse après lui aucune altération de tissu, il ne se termine point par suppuration. L'état du sang n'a point l'importance qu'on lui attribue.

1º Le rhumatisme n'est pas une inflammation franche, il n'en a pas l'un des caractères essentiels, la fixité.

Considéré d'une manière générale, le rhumatisme est en effet d'une grande mobilité; mais dans la forme dont je m'occupe actuellement, il a une moins grande tendance à se déplacer, il s'apesantit davantage sur les articulations, et ne les abandonne qu'après avoir parcouru plusieurs de ses périodes.

Mais l'inflammation exclut-elle la mobilité?

La mobilité dans les maladies n'est pas un phénomène rare qui échappe à une interprétation raisonnée, à une analyse physiologique. Elle n'est point essentiellement capricieuse et vagabonde, une sorte d'être mystérieux et nomade, ne sachant où se reposer; elle n'est point un vice, une humeur circulant partout, ne pouvant se fixer nulle part. Du temps de nos pères, ces rêveries avaient cours dans la science; de nos jours on ne saurait avouer des croyances semblables. Rien, en effet, dans la nature n'est imprévu, ou abandonné au hasard; tout a sa cause, sa raison d'existence. Y aurait-il une exception pour l'économie humaine? Évidemment non. Les phénomènes pathologiques sont régis par des lois, comme les phénomènes physiologiques; ces lois sont au fond les mêmes, et presque toujours elles sont susceptibles d'être prévues, établies, calculées même, autant du moins que peut le comporter une science de la nature de la médecine.

L'inflammation ne se présente pas toujours avec tous ses caractères; elle est constituée par divers éléments, lesquels se succèdent, se lient, s'enchaînent, formant un tout pathologique parfaitement distinct et déterminé. Elle se compose de deux temps ou de deux degrés : le premier consiste dans une simple exaltation des mouvements organiques de la partie affectée; il se caractérise surtout par l'afflux des humeurs et la lésion de la sensibilité. C'est une modification dynamique, une véritable fluxion. Dans le second degré, au contraire, le tissu offre une modification physique, une lésion d'organisation. Que l'inflammation se maintienne à l'état de fluxion, elle pourra se déplacer; qu'elle dépasse cette période, elle deviendra nécessairement fixe. Entre ces deux états cependant, il n'est possible de voir qu'une différence d'intensité, et nullement une différence de nature. Donc, l'inflammation n'exclut point la mobilité.

Comment expliquer cette mobilité rhumatismale? Une articulation d'abord malade cesse de l'être, une autre devient souffrante en son lieu et place : quelle interprétation donner à ce fait? Y a-t-il simple succession, ou existe-t-il entre ces deux phénomènes un rapport de cause à effet? L'analogie de nature des tissus envahis, la diffusion de l'influence morbide qui exerce une action identique sur les diverses parties du corps, une sorte de révulsion organique qui s'effectue d'une articulation à l'autre, telles sont les circonstances qui rendent compte de cette apparente migration. Aussi n'est-il pas rare de voir l'inflammation d'une séreuse quitter son siége primitif pour se porter sur un autre plus ou moins éloigné, et conserver, malgré ce déplacement, ses caractères essentiels. Bricheteau a publié l'observation d'un homme qui fut tour à tour, et sans intervalle appréciable, atteint de péritonite, de péricardite et de méningite. J'ai vu à l'hôpital Saint-André, dans mon service de clinique, un malade successivement atteint d'arthrite des deux genoux, de péritonite, de pleurésie, et succomber par suite d'une méningite. A la nécropsie je constatai une phlegmasie réelle de ces diverses séreuses. Si une inflammation, sans changer de nature, se transporte d'une membrane séreuse à une autre appartenant à un appareil différent, n'en peut-il pas être de même, et à plus forte raison, pour des synoviales qui offrent une identité absolue d'organisation et de fonctions?

2° On ajoute que le rhumatisme n'est pas une inflammation franche, parce qu'il ne laisse aucune trace de son passage dans les organes qu'il a occupés, parce qu'il n'offre point une des terminaisons de l'inflammation franche, la suppuration.

M. Grisolle, dans son *Traité de Pathologie* (t. II, p. 973), affirme que dans six autopsies qu'il lui a été permis de faire depuis trente ans, les jointures, qui le matin même de la mort étaient encore le siége de douleurs violentes, ne présentaient ni injection ni rougeur; les surfaces articulaires étaient blanches, lisses, polies sans gonflement, et les parties fibreuses, de même que les autres parties molles, ne présentaient aucune altération. Ces faits, ajoute-t-il, l'autorisent à conclure que le rhumatisme articulaire aigu ne laisse, du moins dans la majorité des cas, aucune lésion sur les surfaces articulaires.

Je ne me permettrai pas de contester le talent d'observation du professeur de clinique de la Faculté de Paris, ni la vérité des faits sur lesquels il appuie son opinion; mais en présence des exemples nombreux fournis par MM. Bouillaud, Andral, Cruveilhier, Auburtin, Aran, Piorry, qui démontrent d'une manière incontestable l'existence de lésions articulaires plus ou moins graves à la suite du rhumatisme, je me demande si ces six observations ne constituent précisément pas des exceptions dans l'histoire de l'anatomie pathologique du rhumatisme.

M. Bouchut (*Leçons cliniques*, — *Union médicale*, 1865, p. 355), a bien constaté dans les articulations la présence d'un liquide trouble, d'aspect purulent, produit sous une influence rhumatismale; néanmoins, il rejette la possibilité d'une terminaison du rhumatisme par suppuration; il dit, qu'alors même que le microscope lui ferait reconnaître dans ce liquide articulaire morbide des corpuscules que l'on peut appeler purulents, il persisterait dans la même opinion, parce que ces mêmes corpuscules y ont été rencontrés à l'état normal; qu'ils ont été considérés comme de simples leucocythes, et qu'il est impossible au microscope d'établir une différence entre ces leucocythes et les globules purulents; enfin, il ajoute que ces corps granuleux de Glüge, ou corpuscules pyoïdes, peuvent bien être une transformation des cellules épithéliales normales des séreuses articulaires.

Avec de tels raisonnements, il est permis de tout nier, même les choses qui tombent sous nos sens. Une articulation est le siége d'une phlegmasie qui dure un certain temps. A la nécropsie on trouve une synoviale altérée, rouge, épaissie, recouverte de fausses membranes, un épanchement purulent; le microscope fait reconnaître la présence du pus dans ce liquide. Repousser tout caractère inflammatoire, c'est être décidé à ne rien accepter. Certainement, autant que qui ce soit, j'estime la sévérité dans les études cliniques; j'use d'une certaine méfiance quand il s'agit d'agréer un fait insolite; je ne suis pas de ceux qui professent à l'égard du microscope une confiance absolue pour la détermination du diagnostic; cependant, quand une observation directe, aidée des moyens de précision que les sciences physiques et chimiques nous fournissent, me démontre l'existence d'un fait clinique ou d'une lésion anatomique, je les accepte alors même que mon esprit aurait eu quelque désir de les repousser.

Chomel, Requin, Valleix, prétendent que chaque fois que du pus a été trouvé dans une articulation, le rhumatisme avait offert quelque complication de phlébite, d'infection purulente.

La terminaison du rhumatisme par suppuration avait été depuis longtemps observée par des auteurs qui, à cette époque, n'avaient pas soupçonné l'importance de leurs observations.

Toutefois, comme elles pourraient, par quelque défaut de détails, prêter à la controverse, je les passerai sous silence. Je préfère ne citer que des exemples parfaitement authentiques, ne redoutant aucune critique sérieuse, et qui démontrent d'une manière évidente ce mode de terminaison du rhumatisme. Parmi ces exemples, je rappellerai plus particulièrement ceux fournis par MM. Bouillaud (*Traité clinique du rhumatisme articulaire*, 1840); Parise et Mascarel (*Rhumatismes terminés par suppuration, — Bulletin de la Société anatomique*, n° 9, 1840); Martin Solon (*Académie de Médecine*, 21 mai 1850); Calvy (*Thèse*, 1845, p. 34); Andral (*Rhumatisme articulaire aigu, terminé par la mort huit jours après son invasion, — Académie de Médecine*, 6 août 1850); Trousseau et Lasègue (*Rhumatisme articulaire aigu terminé par suppuration, — Union médicale*, 1850, p. 413); Macquet (*Recherches cliniques sur l'influence des membranes synoviales, — Thèse de Paris*, 1850, p. 98); Ripoll (*Gazette des hôpitaux*, 1850, p. 318); Fleury, de Clermont, (*Gazette médicale*, 1850); Marotte (*Société médicale des hôpitaux de Paris, —* séance du 12 février 1851); Guillot (*Société médicale des Hôpitaux*, 12 février 1851); Becquerel (*Rhumatisme aigu terminé par suppuration, — Société médicale des hôpitaux*, 21 juillet 1851); E. Gintrac (*Gazette des Hôpitaux*, 1852, p. 34, — *Journal de Médecine de Bordeaux*, 1852); Auburtin (*Thèse*, 1852, — *Considération clinique sur l'arthrite rhumatismale*); Leflaive (*Moniteur des Hôpitaux*, 1853, p. 657); Archambault (*Rhumatisme aigu suppuré, — Union Médicale*, 1854, p. 63); Criado (*Thèse de Paris*, 1860); Camuel (*Thèse de Criado*, Paris 1860); Lulon (*Thèse de Criado*, Paris 1860); Leudet (*Archives de Médecine*, juillet 1862); Lebert (*Traité d'anatomie pathologique et Traité de pathologie*).

Lorsque des hommes éminents dans la science, et qui font autorité par leurs travaux, publient des faits empreints de ce cachet d'exactitude que l'on est si heureux de retrouver dans les œuvres médicales, on ne peut s'empêcher de considérer ces faits comme l'expression de la vérité.

La suppuration est rare dans le rhumatisme, j'en conviens; mais peut-être trouvera-t-on la cause de cette rareté dans la nature même des tissus affectés, lesquels sont denses, serrés, dépourvus de cette organisation cellulo-vasculaire qui est la condition la plus favorable à la suppuration. N'est-ce pas une loi confirmée par l'observation, que les organes sont d'autant plus disposés à la suppuration qu'ils se rapprochent davantage des parenchymes. Si cette aptitude est grande chez ces derniers, elle est moins prononcée pour les muqueuses, la peau et les séreuses; elle devient une exception de la part des membranes fibro-synoviales. Aussi lorsque le rhumatisme se porte des synoviales sur le péricarde ou la plèvre, n'est-il pas rare de voir la sécrétion se modifier d'une manière sensible. De trouble qu'il est dans les articulations, ce liquide devient ailleurs séro-purulent, et même purulent.

Le rhumatisme, dans son trajet des articulations à la plèvre et au péricarde, aurait-il changé de nature, constituant une inflammation fausse pour la synoviale qui ne suppure pas, et une inflammation vraie pour le péricarde et la plèvre qui suppureraient? Personne, je le pense, ne voudrait soutenir une telle opinion. Les phlegmasies ont des caractères communs; le terrain sur lequel elles se développent leur imprime des traits distinctifs; elles n'en restent pas moins des phlegmasies. Le rhumatisme serait alors une inflammation de nature spéciale, par suite de l'organisation des membranes synoviales.

L'absence de la suppuration serait-elle un motif légitime pour refuser au rhumatisme une origine phlegmasique?

La formation du pus n'est pas le cachet obligé de l'inflammation. Personne ne met en doute la nature inflammatoire de la pneumonie, et cependant elle se termine par résolution, par hépatisation, et rarement par suppuration. Or, le poumon est constitué par ce tissu cellulo-vasculaire qui favorise la formation du pus. Combien d'exanthèmes cutanés, qui sont de nature inflammatoire et qui n'entraînent pas de suppuration? Les muqueuses qui s'enflamment n'ont-elles pas souvent pour produit une abondance d'exhalation, sans sécrétion purulente?

Que la terminaison du rhumatisme par suppuration soit rare, je l'admets; mais qu'elle soit impossible, je le conteste, à moins de mettre en doute des observations recueillies avec soin par des médecins instruits, consciencieux, exempts de toute idée systématique. Nier ou invoquer l'existence d'une autre maladie, c'est préférer des théories arbitraires à des études cliniques sérieuses, sans lesquelles on s'égare dans d'infructueuses hypothèses. Donc la terminaison du rhumatisme par suppuration, bien qu'exceptionnelle, n'en est pas moins un fait acquis à la science.

3° On ne s'est pas borné à refuser à l'altération du sang sa signification pathologique; on a même contesté la réalité de cette altération, en accusant d'inexactitude les analyses qui avaient été faites de ce liquide.

M. Parchappe (séance de l'Académie de médecine, 4 juin 1850) admet bien que la prédominance de la fibrine dans le sang est, par sa coïncidence avec les phlegmasies, un fait considérable qui peut être légitimement regardé comme un des indices de la diathèse inflammatoire. Mais il pense que les méthodes d'analyse quantitative sur lesquelles on s'est appuyé laissent beaucoup à désirer pour l'exactitude des résultats. Ainsi, dans la détermination des globules, on n'a point fait attention que les globules dans le sang contiennent une quantité considérable d'eau d'organisation qu'ils perdent par là et dont on ne tient plus tard aucun compte. Ainsi, dans la détermination de la quantité de la fibrine, on rapporte cette quantité à la totalité du sang, tandis qu'on devrait, pour apprécier exactement l'état du sang, rapporter la quantité de la fibrine à la quantité du plasma, source unique de la fibrine. La prédominance de la fibrine est donc loin d'avoir, d'après M. Parchappe, l'importance qui lui est assignée.

Cette objection n'est que spécieuse. Si la présence de la fibrine dans le sang ne se découvrait qu'avec difficulté et à l'aide de procédés complexes, on pourrait concevoir des doutes; mais rien n'est plus simple que l'extraction de la fibrine du sang; rien aussi n'est plus positif que l'appréciation de sa quantité; et lorsque des observateurs comme MM. Andral et Gavarret, Becquerel et Rodier, un grand nombre d'autres médecins, ont constaté la prédominance de la fibrine dans le rhumatisme, et lorsque nous-même, à l'hôpital Saint-André, avons maintes et maintes fois retiré, fait dessécher et pesé la fibrine dans ce genre de maladie et en avons parfaitement déterminé la proportion, il me paraît impossible que les erreurs présumées aient été commises.

MM. Trousseau et Pidoux rattachent l'augmentation de la fibrine du sang dans le rhumatisme à une irritation sécrétoire de la membrane interne de cet appareil vasculaire. C'est une simple conjecture qui peut reposer sur quelque chose de vrai dans certaines circonstances, mais qui probablement ne saurait être toujours justifiée.

Ainsi, quelle que soit la valeur apparente des objections que je viens d'examiner, je n'en conclus pas moins que le rhumatisme aigu pyrétique intense est de nature inflammatoire.

Sous le nom de *rhumatisme aigu pyrétique léger*, je range cette forme de rhumatisme qui se caractérise par les phénomènes suivants : Au début, fièvre continue qui offre, surtout le soir et la nuit, des exacerbations, sentiment de lassitude et d'endolorissement par tout le corps, chaleur de la peau, souvent sueurs abondantes, éruptions exanthématiques aiguës de formes diverses (érythème urticaire, scarlatine, roséole, ou encore sudamina, miliaire, etc), rougeur de la langue, soif vive, bronchite sans altération du parenchyme pulmonaire, impulsion vive du cœur. A mesure que la fièvre s'établit, des douleurs occupent un certain nombre d'articulations; elles s'accompagnent de gonflement sans rougeur de la peau. Mobiles et irrésolubles par essence, ces douleurs errent capricieusement d'un lieu à un autre; loin de s'attacher au point qui les a vu naître, elles reviennent à l'improviste à celui qu'elles avaient déserté, et en disparaissent sans retour après une durée dont l'incertitude ne peut être comparée qu'à l'irrégularité de la marche. Elles disparaissent même quelquefois avant la cessation de la fièvre; celle-ci ne cède qu'au bout de deux, trois, même quatre semaines, et se termine par quelques phénomènes critiques (sueur abondante, épistaxis, flux intestinal). J'ai remarqué chez quelques sujets, pendant la convalescence, une anémie très grande que n'expliquait ni la durée de la maladie ni le traitement employé.

Cette forme de rhumatisme aigu pyrétique léger représente ce que l'on a décrit sous le nom de *fièvre rhumatismale*. Au milieu de tous les phénomènes morbides, il est un appareil dont le trouble domine celui de tous les autres, c'est l'appareil circulatoire. La fièvre qui forme le caractère le plus continu et le plus remarquable de cette variété ne paraît pas symptomatique; en effet, elle ne marche point parallèlement avec les déterminations locales, elle les précède souvent, ne se met point en harmonie avec leur augmentation ou leur diminution; il ne semble exister aucune connexion nécessaire entre l'appareil fébrile et les lésions articulaires. La fièvre forme en quelque sorte un élément capital primitif, indépendant de la phlegmasie locale. M. Bouillaud donne son adhésion quelque peu restrictive au mot *fièvre rhumatismale;* il accorde que l'affection articulaire ne constitue pas toute la maladie et n'en est qu'un élément; il ne nie pas qu'une fièvre plus ou moins violente puisse persister alors que tous ou presque tous les symptômes dépendant de l'affection articulaire ont disparu; mais cette fièvre inhérente au rhumatisme, M. Bouillaud la rattache à l'existence d'une péricardite ou endopéricardite. Du reste, l'appareil circulatoire n'est-il pas, avec les articulations, le lieu d'élection des manifestations rhumatismales?

Ces phlegmasies articulaires seraient-elles franches, du genre de celles que Stoll appelait *jenninæ?*

Dans cette variété, l'inflammation rhumatismale a des caractères tout particuliers; elle apparaît instantanément, atteint souvent en quelques heures son maximum d'intensité, se dissémine sur les diverses régions du corps, parcourt successivement la plupart des articulations, frappe le cœur, la plèvre et les poumons, et se termine souvent par métastase ou délitescence, quelquefois par résolution; elle n'entraîne jamais de suppuration. Ces phlegmasies locales, en quelque sorte superficielles, fugaces, incomplètes dans leur développement, inégales dans leur intensité, irrégulières dans leur marche, ne paraissent avoir en quelque sorte d'inflammatoire que l'écorce; elles sont comme une ébauche imparfaite de la phlegmasie qui accompagne le rhumatisme aigu pyrétique intense; elles se trouvent réduites à l'état de fluxion, et doivent être considérées comme d'une nature spéciale. Ce caractère particulier des phlegmasies articulaires avait été signalé par Stoll et Franck; mais il l'a été dans ces dernières années, et avec une certaine insistance, par Chomel, Requin et Valleix; il est accepté aujourd'hui par un grand nombre de médecins. Cette dernière opinion me paraît justifiée dans un grand nombre de cas de rhumatisme, surtout dans la forme aiguë pyrétique légère. On a raison de dire que le rhumatisme n'est pas plus une inflammation des articulations, que la variole et la rougeole sont des inflammations de la peau, que la fièvre typhoïde est une inflammation du tube digestif. La phlegmasie n'est que la manifestation symptomatique d'une cause morbide générale. Donc, le rhumatisme, dans la forme que j'appelle *aiguë pyrétique légère,* se compose de deux éléments distincts : une affection générale fébrile, que l'on peut comparer à la fièvre catarrhale, mais qui peut aussi, dans quelques circonstances, résulter d'une excitation ou d'une irritation de la membrane interne du cœur et des vaisseaux; et une lésion locale, consistant en une congestion vasculaire, une sorte de fluxion erratique. Le premier élément constitue essentiellement la maladie; le second est une simple détermination dont le siége peut varier, et même manquer, sans que pour cela l'affection générale perde son caractère rhumatique.

Le *rhumatisme aigu apyrétique* est une affection locale quant à ses manifestations; il offre une douleur vive augmentée par la pression ou le mouvement, de la tuméfaction ou de la rougeur; il ne provoque point de retentissement général dans l'économie; le pouls n'est pas accéléré, et la température de la peau demeure à peu près normale. On a peu ici à redouter quelques coïncidences du côté de l'appareil circulatoire. Le caractère phlegmasique est parfaitement admissible; mais il s'agit moins d'une inflammation franche et forte, que d'une sub-inflammation. Ce rhumatisme tend à devenir chronique plus facilement que celui qui est accompagné de fièvre, et souvent, malgré son peu d'intensité apparente, il oppose aux moyens de l'art une grande résistance.

Le *rhumatisme chronique peut être accompagné de fièvre;* les exemples n'en sont pas communs. C'est un type qui mérite d'être signalé : il consiste en des douleurs fixées sur quelques articulations, presque continues, accompagnées de gonflement, de chaleur, quelquefois de légère rougeur. L'état inflammatoire, spécial si l'on veut, mais non moins réel, des parties affectées établit une grande analogie entre ces manifestations et celles du rhumatisme aigu; de plus, il existe une fièvre presque continue avec de légères rémissions le matin, et exacerbation le soir. Cette exacerbation se fait reconnaître par l'augmentation de fréquence du pouls et une chaleur âcre de la peau; il n'y a que rarement du froid et des frissons, et rarement aussi une sueur générale. J'ai vu des cas dans lesquels cet état, véritablement cruel, et rebelle à tous les moyens de l'art, a duré plusieurs mois, et même plusieurs années. Cette variété, pour ainsi dire mixte, tient à la fois du rhumatisme chronique par son ancienneté et la lenteur de sa marche, et du rhumatisme aigu par l'intensité de ses symptômes et l'appareil fébrile dont il s'entoure.

Le *rhumatisme chronique apyrétique* est extrêmement commun. Il se partage en deux grandes divisions; tantôt les parties affectées présentent une tuméfaction plus ou moins considérable, tantôt elles en sont exemptes.

Le *rhumatisme chronique apyrétique avec tuméfaction* se présente sous deux formes distinctes : il peut se montrer de prime abord avec ses caractères propres; c'est la variété dite chronique primitive et décrite en France par MM. Charcot, Trastour, Vidal et Plaisance; en Allemagne, par Rokitanski, Gurlt et Fœrster. Plus souvent il est la conséquence d'un rhumatisme aigu. Dans ce dernier cas, la fluxion qui s'est opérée sur les articulations, l'injection vasculaire qui a pénétré les divers tissus, la persistance du travail dont l'irritation rhumatismale était la source, ont entraîné des modifications de texture dans les synoviales et leurs replis, dans les capsules fibreuses, dans les ligaments, dans le tissu cellulaire ambiant, qui sont devenus la source d'engorgements chroniques, de déformations, de raideur, de semi-ankyloses, et enfin de tumeurs blanches. N'est-ce pas encore dans cette variété de rhumatisme que pourraient être rangés ces exemples d'arthrites chroniques sèches dont Deville en 1846 et M. Broca en 1850 ont tracé l'histoire avec une grande sagacité; arthrites chroniques sèches qui entraînent des lésions graves dans les articulations et qui amènent souvent comme résultat définitif soit une ankylose soit une luxation.

Sous ces deux formes, le rhumatisme chronique, par les transformations successives et les altérations profondes qu'il détermine dans les tissus, pourrait, si on n'avait pas égard à son origine, être placé dans la classe des lésions organiques.

Le *rhumatisme chronique apyrétique sans gonflement* n'affecte pas seulement les articulations, mais encore la continuité des membres, le tronc, fréquemment la tête; et lorsqu'il occupe cette région il donne lieu à des céphalées souvent très opiniâtres. Il se caractérise par un seul symptôme, la douleur; il ne détermine ni chaleur, ni rougeur, ni gonflement. Aussi la cessation de la douleur est-elle le signal de la terminaison de la maladie; de là les rapports de ce rhumatisme chronique apyrétique sans gonflement avec la névralgie.

Rien n'est plus facile sans doute pour le nosologiste que d'établir d'une manière générale entre ces deux genres d'affections des différences notables d'expression phénoménale, de marche, de terminaison. Ces différences reposent sur des faits réels. Mais si la distinction du rhumatisme et de la névralgie en deux modes pathologiques séparés se justifie par certains traits dissemblables de leur physionomie, on ne peut méconnaître entre eux une véritable affinité. Si l'on peut facilement montrer en quoi se distinguent le rhumatisme chronique et la sciatique, on aurait quelque difficulté de préciser les caractères différentiels de la névralgie sciatique proprement dite et de la sciatique qu'on appelle rhumatismale. On peut voir sans doute dans le rhumatisme un principe spécial parcourant au hasard diverses régions de l'organisme, et qui, en se portant sur un nerf, donnerait lieu à une exagération de la sensibilité. On peut différencier ce cas de celui où l'hyperesthésie naîtrait pour ainsi dire sur place et sous une autre influence; même alors les éléments d'une distinction des douleurs en rhumatismales et nerveuses, ne sont ni bien clairs ni bien positifs. Les unes ont une certaine tendance à se déplacer, les autres ont un siège fixe; mais tout concourt à faire naître la pensée que la cause directe et immédiate du mal n'est pas plus locale dans le second cas que dans le premier, et que la douleur fixe, ainsi que la douleur errante, est souvent subordonnée à une modification générale de l'économie. M. Sée a étudié avec beaucoup de soin la corrélation du rhumatisme, non seulement avec les névralgies, mais encore et surtout avec les affections caractérisées par les désordres du mouvement, avec les affections spasmodiques et convulsives, et dans son Mémoire *sur la Chorée,* couronné par l'Académie de Médecine en 1851, il constate que sur 128 maladies de cette nature, 61 coïncidaient avec des affections rhumatismales; et comme conclusion générale, il arrive à ce résultat que sur deux chorées, il en est une qui dépend du principe rhumatismal, proportion éminemment considérable et inattendue.

Du reste, le rhumatisme n'affecte-t-il pas fréquemment le système nerveux en empruntant le caractère des névroses ou en simulant les phénomènes soit isolés soit réunis des maladies de l'encéphale, de la moelle et de leurs enveloppes; et les formes qu'il revêt le plus souvent sont celles de la congestion cérébrale, de l'état ataxique, de la méningite, des contractures, du tétanos, de la paralysie.

Donc, rien n'est mieux justifié que l'idée de rapprocher des maladies nerveuses le rhumatisme chronique apyrétique sans tuméfaction des parties affectées, et cette forme viendrait naturellement se ranger parmi les névroses.

Après cette recherche analytique, dans laquelle j'ai voulu donner aux principaux groupes de faits leur signification la plus rigoureuse, faudrait-il conclure que le rhumatisme n'existe pas en tant que maladie déterminée; qu'il y a des rhumatismes et non un rhumatisme? Ce serait dépasser le but. Il existe en effet un ensemble d'états pathologiques auquel doit être réservée la dénomination classique de rhumatisme; cet ensemble constitue moins un genre qu'une famille, dont les individus ont leurs attributs et leurs allures propres avec des traits communs de ressemblance et de parenté. Tous se rapprochent par la douleur, qui est leur principal symptôme; tous ont une prédilection pour les tissus fibreux, fibro-synoviaux et fibro-séreux; tous ont une tendance à se transformer les uns en les autres; ils ont des causes à peu près semblables, des coïncidences analogues; tous ont une tendance aux récidives. Par leur répétition, ils imprègnent pour ainsi dire l'organisme; ils y laissent comme un souvenir morbide qui appelle le retour des mêmes actes; en un mot, ils créent un état général que le clinicien ne saurait méconnaître et qui constitue une véritable diathèse.

Cette diathèse rhumatismale, inconnue dans sa nature intime, ne doit pas être confondue avec la diathèse arthritique ou goutteuse, malgré les ressemblances qu'elles offrent parfois et leur réunion chez un même sujet, réunion qui a pu faire croire à leur identité. Elle conduit à l'hérédité du rhumatisme, que quelques faits ont mise hors de doute.

Des considérations dans lesquelles je viens d'entrer, je crois pouvoir déduire le corollaire suivant : il existe des états morbides distincts se rattachant soit aux phlegmasies aiguës, soit aux pyrexies, soit aux lésions organiques, soit aux névroses, et qui, malgré ces différences, forment un ensemble, une famille naturelle sous le nom de *rhumatisme,* maladie susceptible de devenir dans certaines circonstances diathésique et héréditaire.

II

DES HÉMORRHAGIES

DANS LE RHUMATISME ARTICULAIRE AIGU;

PAR LE Dr PERROUD

Médecin de l'Hôtel-Dieu de Lyon, Lauréat et Membre correspondant de la Société impériale
de Médecine de Bordeaux.

Quoique les hémorrhagies ne soient pas une complication très fréquente du rhumatisme, on les observe cependant assez souvent dans le cours de cette maladie pour qu'il soit intéressant de les étudier et d'en rechercher la pathogénie et la signification.

Les quelques recherches bibliographiques que nous avons faites sur ce sujet, nous ont montré que l'on s'était jusqu'à présent peu occupé de ce point de l'histoire du rhumatisme, ce qui nous a encouragé à communiquer cette note, moins avec la prétention de combler une lacune, qu'avec le désir de signaler un *desideratum*.

Les hémorrhagies que l'on observe dans le cours du rhumatisme fébrile, et que l'on peut considérer comme une des conséquences de cette maladie, reconnaissent plusieurs modes de production et nous paraissent pouvoir être divisées en 1° hémorrhagies mécaniques, 2° hémorrhagies actives, 3° hémorrhagies passives.

1° *Les hémorrhagies mécaniques* ont été signalées depuis longtemps : ce sont celles, par exemple, qui se font par le poumon à la suite d'une de ces altérations des valvules cardiaques si fréquentes dans le rhumatisme. L'insuffisance mitrale, on le sait, est la cause immédiate, habituelle, de ces sortes d'hémorrhagies; l'embarras tout à fait mécanique de la circulation cardiaque retentit de proche en proche sur la circulation pulmonaire et sur la grande circulation ; de là, des extravasations sanguines qui peuvent se faire, soit dans le parenchyme pulmonaire, soit à la surface de la muqueuse bronchique, soit même en d'autres points de l'économie.

Nous ne nous arrêterons pas davantage sur cette première classe d'hémorrhagies.

2° *Hémorrhagies actives ou fébriles.* — Nous rangeons sous ce titre des hémorrhagies qui se produisent consécutivement à des hypérémies actives. Elles ne sont pas très rares dans le cours du rhumatisme articulaire aigu.

Cette maladie, en effet, a des rapports cliniques très étroits avec les fièvres éruptives, et surtout avec les fièvres catarrhales et les exanthèmes fébriles, à côté desquels nous n'hésitons pas à la classer; or, on sait combien sont fréquentes et combien sont généralisées, dans ces diverses fièvres, les hypérémies des principaux parenchymes et des principales muqueuses; on sait aussi que ces hypérémies franches, et le plus souvent de nature sthénique, donnent lieu quelquefois à des hémorrhagies. L'existence d'hémorrhagies dans le cours du rhumatisme aigu ne fait donc que confirmer une donnée acquise déjà à la pathologie générale.

Ces hémorrhagies peuvent se faire dans différents points de l'économie. Nous ne ferons que citer celles qui se produisent dans les méninges; on sait qu'elles sont souvent la cause de la mort, dans le rhumatisme cérébral. Mentionnons d'une manière particulière celles qui se font par la pituitaire, par la muqueuse utérine et par le rein.

Les *épistaxis* actives ne sont pas une complication très fréquente du rhumatisme articulaire aigu; nous ne les trouvons notées que chez cinq malades sur cinquante Observations détaillées, sans comprendre, bien entendu, dans cette statistique, les épistaxis mécaniques, celles qui sont dues à l'obstacle qu'une lésion valvulaire apporte au cours du sang, ni les épistaxis passives, c'est à dire celles qui sont dues à une altération grave du sang, et qui constituent un des symptômes de l'état putride.

Ainsi comprises, les épistaxis actives du rhumatisme aigu ont de grandes analogies avec celles qui se remarquent au début des fièvres exanthématiques. Ce sont des hémorrhagies peu abondantes : deux de nos malades n'ont perdu que quelques gouttes de sang; les autres ont mouillé seulement deux ou trois mouchoirs de poche environ. Chez un de nos malades, l'épistaxis s'est renouvelée avec les mêmes caractères bénins deux jours de suite.

Chez nos cinq malades, plusieurs articulations étaient envahies; mais la fièvre n'était pas très intense, le pouls battait de 100 à 116 pulsations. L'état des forces était bon; il n'y avait ni prostration, ni trop grand accablement, rien qui approchât de l'état typhoïde.

L'époque de la maladie à laquelle se manifesta l'épistaxis a varié entre le quatrième et le vingt-quatrième jour, et nous avons pu nous convaincre que cette hémorrhagie n'exerça aucune influence sur la durée totale du rhumatisme ni sur l'intensité des fluxions articulaires.

Ajoutons que nous avons vu ces épistaxis seulement sur de jeunes sujets, et qu'elles ne nous ont paru exiger aucun traitement spécial.

A côté des épistaxis, citons certaines *métrorrhagies* que nous avons vu quelquefois compliquer le rhumatisme aigu, et qui nous ont paru provoquées par cette maladie.

Ces métrorrhagies sont peu abondantes; elles durent quelques jours seulement; les malades les prennent pour leurs règles, et sont surprises de les voir paraître alors qu'elles ne les attendaient pas encore. Sont-elles de simples épistaxis utérines, comme le pense M. Gubler, ou bien s'accompagnent-elles d'un travail ovarien et sont-elles des menstruations plus ou moins complètes? C'est une question qu'il n'est pas le lieu de discuter maintenant; mais il est hors de doute pour nous qu'elles sont un véritable épiphénomène du rhumatisme articulaire aigu, et c'est à ce titre que nous nous en occupons ici.

Comme les épistaxis nasales, les épistaxis (?) utérines n'ajoutent rien à la gravité de la maladie, et n'en modifient ni la marche ni les symptômes; elles ne fournissent aucune indication thérapeutique.

Nous les avons rencontrées surtout chez des femmes jeunes et régulièrement menstruées, quinze jours, douze jours et deux jours avant l'époque où les règles étaient attendues; elles n'étaient accompagnées ni de ces coliques ni de ces douleurs lombaires qui annoncent souvent l'apparition des menstrues, et elles se manifestèrent surtout dans les premiers jours du rhumatisme.

Les chiffres suivants nous montrent que les métrorrhagies sont plus fréquentes que les épistaxis nasales dans le rhumatisme; ainsi, sur 14 rhumatismes articulaires aigus observés chez de jeunes femmes habituellement bien réglées, 3 fois nous les avons vu survenir en dehors de l'époque menstruelle, 5 fois les règles ont paru à l'époque voulue sans hémorrhagie supplémentaire, et 6 fois on ne vit survenir ni règles ni épistaxis utérines.

Pour confirmer l'analogie que nous avons établie entre les métrorrhagies dont nous parlons et les épistaxis nasales, au point de vue nosologique, nous ferons remarquer que les unes et les autres se rencontrent dans des pyrexies autres que le rhumatisme articulaire aigu. Ainsi, sur 63 femmes ordinairement menstruées d'une manière régulière et affectées de pyrexies diverses, nous avons vu 19 fois apparaître des hémorrhagies utérines en dehors de l'époque menstruelle, 27 fois les règles sont arrivées au jour où les malades les attendaient, et 17 fois elles ont été retardées ou totalement supprimées. Voici quelle part revient à chacune des fièvres sur lesquelles a porté notre observation :

	Métrorrhagies survenues en dehors des règles.	Règles parues à leur époque.	Règles supprimées ou retardées.
25 Varioles...........	10	12	3
5 Érysipèles..........	2	2	1
1 Rougeole...........	»	1	»
1 Scarlatine..........	»	1	»
1 Fièvre ortiée........	1	»	»
14 Rhumatismes........	3	5	6
5 Fièvres catarrhales...	»	5	»
7 — muqueuses...	2	1	4
4 — typhoïdes....	1	»	3

Le tableau précédent démontre que les hémorrhagies utérines peuvent survenir, comme les épistaxis, dans des pyrexies de diverse nature, et que, dans la liste de ces pyrexies, le rhumatisme articulaire aigu occupe un des premiers rangs.

La pituitaire et la muqueuse utérine ne sont pas les seules parties qui puissent se fluxionner dans le rhumatisme aigu et être le siége d'hémorrhagies actives : tous les parenchymes peuvent être affectés de fluxions et d'hémorrhagies. Les reins, en raison probablement de leur grande vascularité, y sont plus prédisposés que d'autres organes; aussi n'est-il pas rare d'observer, dans le rhumatisme aigu, de l'albuminurie comme conséquence de l'hypérémie rénale, et quelquefois même une hématurie plus ou moins grave et plus ou moins intense.

Voici un fait dans lequel cette hématurie s'est accompagnée d'hémorrhagies diverses et de symptômes assez remarquables pour que nous croyions devoir en relater ici l'histoire.

Obs. 1. — *Rhumatisme multi-articulaire aigu.* — *Teinte anémique des téguments.* — *Pétéchies multiples sur les membres.* — *Hématurie active.* — *Souffle cardiaque intermittent avec anasarque généralisé.* — *Amaurose et coma intercurrents.* — *Albuminurie vraie.*

Eugène E..., garçon cuisinier, de Dôle-en-Jura, domicilié à Lyon, entre le 16 janvier 1865 dans mon service à l'Hôtel-Dieu, salle Saint Jean, n° 19.

Ce malade a dix-neuf ans ; il est d'une médiocre constitution ; cependant il a joui jusqu'à présent d'une excellente santé.

Il y a huit jours, à la suite d'un refroidissement, il fut pris de céphalalgie, de courbature et de frissons, en même temps que se manifestait un sentiment de gêne à la gorge avec une dysphagie bien marquée. Cet état se prolongea jusqu'au quatrième jour, à partir du début ; à cette époque, amendement notable, mais apparition de douleurs dans les genoux d'abord, puis dans les coude-pieds ; ces parties s'engorgèrent rapidement. Hier, il semblait qu'il se fût produit un mieux sensible, lorsque ce matin les coudes furent envahis simultanément ; de plus, le malade a remarqué des taches rougeâtres assez nombreuses sur la partie antérieure des cuisses et des jambes, principalement autour des genoux.

Le 16 janvier, au moment de notre visite du matin, nous constatâmes l'état suivant :

Le malade est pâle et couvert de sueurs très abondantes ; la peau est chaude ; le pouls fort, à 105 pulsations ; les deux coudes sont le siége de fluxions rhumatismales avec gonflement et douleur très vive ; les articulations des membres inférieurs sont dégagées, mais on remarque des pétéchies très nombreuses, confluentes surtout dans le sens de la flexion au niveau des parties inférieures des cuisses et supérieures des jambes ; appétit diminué ; soif vive ; constipation légère. Rien de particulier à noter du côté du cœur et des poumons ; urines très colorées et donnant par le refroidissement un abondant dépôt salin blanchâtre ; filtrées et traitées par l'acide azotique et la chaleur, elles donnent un fort précipité albumineux.

Le 19 janvier, l'état du malade s'est aggravé ; la fièvre est plus intense ; le pouls est à 114 ; les urines sont toujours très albumineuses, et des douleurs très vives se font sentir dans la région lombaire. Quelques ventouses scarifiées, appliquées *loco dolenti*, diminuent l'acuité de ces douleurs ; mais la fièvre et l'albuminurie persistent avec les mêmes caractères, malgré l'administration à l'intérieur du perchlorure de fer et de la digitaline.

Le 23 janvier, le pouls est tombé de 120 à 100 pulsations, et les douleurs articulaires ont diminué sous l'influence de 50 centigrammes de sulfate de quinine administrés depuis la veille ; mais la teinte anémique des téguments est plus accentuée, et l'on constate un bruit de souffle cardiaque systolique à la base du cœur, sans douleur ni anxiété précordiales et sans irrégularité des battements.

Les jours suivants, l'état du malade s'améliore peu à peu : le pouls varie entre 100 et 112 pulsations ; les fluxions articulaires sont moins aiguës, et le bruit de souffle cardiaque diminue aussi ; le 2 février, ce bruit avait complètement disparu ; le pouls était seulement à 92 et les douleurs étaient presque nulles.

Le 3 février, l'état s'aggrave sans cause occasionnelle appréciable : pouls à 100 ; douleurs très vives dans la région lombaire ; les urines contiennent une grande quantité de sang ; on remarque un peu de bouffissure de la face. — Ventouses scarifiées *loco dolenti*. Le malade ne pouvant plus supporter le perchlorure de fer, ce médicament est remplacé par le carbonate de fer uni au seigle ergoté.

La douleur des lombes diminue rapidement ; le pouls tombe à 92 ; mais les urines continuent à être sanguinolentes ; la bouffissure de la face augmente, et apparaît une anasarque qui se généralise rapidement. Le bruit de souffle cardiaque ne se reproduit pas.

Le 18 février, les douleurs lombaires se manifestent de nouveau. — Emplâtre stibié dans les lombes.

Le 20 février, le malade accuse une cécité complète, il ne peut plus distinguer le jour de la nuit ; les yeux sont largement ouverts ; les pupilles sont dilatées et immobiles ; le regard est nul ; le faciès est celui d'un amaurotique ; pas de céphalalgie, pas de douleur périorbitaire.

A midi, l'amaurose persiste, et le malade est pris d'un accès épileptiforme très intense ; un second accès se manifeste à quatre heures du soir, et plusieurs autres surviennent pendant la nuit.

Le 21 février matin, le malade est dans le coma ; il ne répond pas aux questions qu'on lui adresse et est complètement indifférent à ce qui se passe autour de lui. Le pouls est à 124 pulsations : l'amaurose persiste. On applique un vésicatoire à la nuque, et l'on remplace la préparation ferrugineuse par 10 centigrammes d'extrait de belladone.

22 février. — Un seul accès hier ; le coma, ce matin, est un peu moins profond.

23 février. — Pas d'accès hier ; la vue est revenue et le coma s'est dissipé. Le malade répond aux questions qu'on lui adresse, mais son intelligence est encore paresseuse ; il voit, mais il ne peut lire qu'avec peine.

24 février. — Un accès hier à dix heures du soir ; un autre accès ce matin à quatre heures. — Dilatation très marquée des pupilles ; la vue est bonne ; l'examen du fond de l'œil à l'ophthalmoscope ne démontre rien de particulier.

26 février. — Pas d'accès depuis deux jours ; l'appétit est complètement revenu ; la fièvre est nulle ; l'état général bon ; mais le malade est
toujours très anémique et l'anasarque persiste.

Les jours suivants, l'état s'améliore de plus en plus, sous l'influence
d'un régime tonique et réparateur ; les douleurs disparaissent complètement ; les pétéchies, qui avaient disparu ainsi que le souffle cardiaque,
ne se sont pas montrées de nouveau. Le malade demande son exéat et
sort le 5 mars ; il est encore très anémique et pisse de l'albumine, mais
il n'a plus de fièvre et plus de douleur.

L'Observation qui précède nous montre un exemple intéressant de rhumatisme articulaire aigu compliqué d'hémorrhagies
(hématurie et pétéchies).

L'hématurie nous paraît avoir été ici la conséquence d'une
hypérémie active des reins ; les douleurs lombaires et les bons
effets des saignées locales plaident en faveur de cette opinion.
Précédée par l'albuminurie, cette hémorrhagie a été la conséquence et comme la traduction d'un degré plus avancé de la
fluxion rénale.

Quant aux accidents cérébraux qui se sont montrés sur la fin,
nous les rattachons au trouble des fonctions des reins, et nous
les rapprochons de ces phénomènes morbides que l'on rencontre
trop souvent dans le cours de certaines albuminuries, et que
l'on rapporte à l'urémie.

Les pétéchies qui se sont montrées dans ce rhumatisme, dès
le début de la maladie, sont évidemment d'une autre nature que
l'hématurie, et rentrent dans la classe des hémorrhagies passives
dont il nous reste à dire quelques mots.

3° *Hémorrhagies passives.* — Il semblerait, au premier abord,
que les hémorrhagies passives dussent être impossibles dans le
rhumatisme articulaire aigu. Cette maladie a, en effet, tous les
caractères d'une affection sthénique et ne présente pas les
signes d'un défaut de plasticité. Le sang, très riche en fibrine,
paraît avoir peu de tendance à transsuder, et il est très rare de
voir un rhumatisme aigu se compliquer d'accidents typhoïdes
ou putrides. Cependant, une observation plus attentive permet
de constater que le rhumatisme aigu amène très rapidement
l'anémie ; les malades perdent bientôt leurs couleurs, et les
téguments prennent une teinte blanchâtre, terne, quelquefois
terreuse. Cet état, qui débute souvent pendant la période d'état

du mal, persiste presque toujours bien après que la fièvre est tombée, et rend dans certain cas les convalescences longues et difficiles, alors même que le malade n'a pas été affaibli par un traitement antiphlogistique sévère et prolongé.

Cet état anémique est la source de deux phénomènes sur lesquels nous voulons insister : les souffles cardiaques et vasculaires et les hémorrhagies.

Les souffles cardiaques anémiques du rhumatisme aigu méritent une certaine attention; il est important en effet de ne pas les confondre avec les souffles occasionnés par les lésions des orifices ou des valvules du cœur, la thérapeutique de ces deux accidents étant bien différente; et cependant nous sommes convaincu que souvent la confusion est faite, et que l'on voit des endocardites dans beaucoup de rhumatismes, là où il n'y a que de l'anémie.

Souvent aussi, dans le cours d'un rhumatisme aigu, il est donné d'entendre un souffle systolique à la base du cœur, se prolongeant quelquefois dans les gros vaisseaux, souffle que l'on ne peut rattacher à l'anémie et qui est simplement un souffle fébrile. Ce bruit anormal reconnaît, il est vrai, comme le souffle anémique, pour cause déterminante, l'abaissement de tension dans le système artériel; mais cette faible tension est due, non à une diminution dans la quantité de sang en circulation, mais à la fièvre elle-même et à l'atonie dans laquelle sont les artérioles et les capillaires chez les fébricitants.

Nous avons entendu ce souffle, non-seulement chez les rhumatisants, mais encore dans un grand nombre de pyrexies, surtout dans la fièvre typhoïde, la fièvre catarrhale et les fièvres exanthématiques; il n'est pas rare non plus de l'entendre dans les inflammations viscérales, quand elles s'accompagnent de beaucoup de fièvre; c'est qu'en effet il semble toujours être en raison directe de l'état fébrile, c'est-à-dire en raison directe de la paralysie des artérioles et des capillaires sanguins. — C'est surtout dans la période d'augment et la période d'état des pyrexies qu'on l'entend, tandis que c'est dans leur période de déclin, ou pendant une convalescence longue et laborieuse, que l'on perçoit le souffle anémique.

Le second phénomène que produit l'anémie des rhumatisants et que nous devons examiner, c'est la tendance aux hémorrhagies; mais ces hémorrhagies sont différentes de celles que nous venons d'étudier; elles rentrent dans la classe des hémorrhagies passives, elles se montrent surtout dans la période de déclin du rhumatisme, elles ont une tendance marquée à se répéter, elles s'arrêtent difficilement, et elles affectent surtout la forme d'épistaxis nasales, de pétéchies ou d'ecchymoses cutanées.

Dans l'Observation précédente, nous avons vu ces hémorrhagies se montrer exceptionnellement dès le début de la maladie; en effet, les nombreuses pétéchies que portait notre malade sur les membres inférieurs nous semblent être des phénomènes asthéniques. Mais voici un exemple d'épistaxis passive succédant à un rhumatisme aigu et persistant longtemps après l'invasion de cette maladie.

OBS. 11. — *Rhumatisme aigu ayant laissé une lésion organique du cœur et un état chloro-anémique très prononcé. — Nombreuses hémorrhagies consécutives.*

Laurent V..., originaire du Piémont, chaudronnier à Lyon, entre le 18 avril 1861 à l'Hôtel-Dieu.

Ce malade a vingt-deux ans, un tempérament lymphatique et une constitution débile; il n'a aucun antécédent héréditaire.

En 1856, il contracta un rhumatisme multi-articulaire aigu, au moment des inondations du Rhône; ce rhumatisme dura quatre mois en trois poussées successives : la première de un mois; la seconde de trois semaines, et la troisième de quinze jours. Depuis cette époque, apparurent des palpitations fréquentes et faciles; le malade conserva un aspect anémique avec une teinte terreuse des téguments, et il eut une prédisposition très grande à saigner par le nez. Ces épistaxis se répétèrent fréquemment depuis 1856; la dernière fois, elles survinrent il y a trois mois; elles sont très abondantes, le sang coule souvent par jet, et plusieurs fois on a été obligé de recourir au tamponnement des fosses nasales.

Il y a douze jours, dans une rixe, le malade reçut des coups violents, vomit une grande quantité de sang et perdit connaissance; ce vomissement se reproduisit le lendemain, et puis neuf jours après; c'est alors que V... se décida à entrer à l'Hôtel-Dieu.

La première fois que nous le vîmes, il était très pâle; les téguments avaient une teinte terreuse, et la face était légèrement bouffie. — Il se plaignait d'une douleur qu'il localisait surtout au niveau du mamelon gauche.

Matité précordiale très étendue, voussure légère; battements du cœur énergiques et réguliers dans une grande étendue, accompagnés d'un double souffle; la pointe du cœur bat dans le cinquième espace intercostal un peu en dehors du mamelon ; battements à l'épigastre et sur le trajet de l'aorte abdominale ; souffle vasculaire en ces points ; pouls ondulant, très dicrote, régulier à 75 pulsations.

Le 20 avril, forte épistaxis ; le sang coule par jet et donne un caillot mou et sans couenne fibrineuse.

Des épistaxis semblables, très abondantes et asthéniques se répétèrent tous les trois, six ou huit jours, sans douleur et sans fièvre ; le malade s'affaiblit beaucoup, la teinte terreuse des téguments devint plus prononcée, la bouffissure de la face augmenta beaucoup ; mais on ne vit survenir aucun accident indiquant une gêne bien prononcée dans la circulation du sang.

Sous l'influence des toniques et des astringents, les épistaxis restèrent plusieurs jours sans se reproduire ; le malade en profita pour demander son exéat le 15 mai 1861, il présentait encore à sa sortie un double souffle cardiaque avec maximum d'intensité à la base ; le premier de ces bruits, le souffle systolique se prolongeait dans les carotides et paraissait dû à l'état anémique ; le second, le souffle diastolique était dû à une insuffisance aortique confirmée, du reste, par l'état du pouls et la forme du tracé sphygmographique.

Nous ne nous dissimulons pas que, dans le fait précédent, la lésion cardiaque ait pu avoir une certaine influence sur les épistaxis répétées que présentait notre sujet ; néanmoins, nous pensons, en raison du peu de gêne qu'éprouvait la circulation et de l'état d'anémie très prononcé de notre malade, que les hémorrhagies qui se sont produites devaient être classées plutôt parmi les hémorrhagies passives que dans les hémorrhagies mécaniques.

Nous terminons ici cette note écourtée, nous réservant de continuer plus tard, dans le champ du rhumatisme chronique, l'étude des hémorrhagies que nous venons d'esquisser dans le domaine du rhumatisme aigu, étude que nous croyons pouvoir résumer dans les propositions suivantes :

1° Les hémorrhagies doivent être comptées parmi les épiphénomènes du rhumatisme aigu.

2° Ces hémorrhagies sont souvent le résultat de la gêne qu'apportent à la circulation les lésions que le rhumatisme détermine aux orifices ou sur les valvules du cœur.

Telles sont les hémorrhagies mécaniques ; elles se produisent surtout par le poumon ou par la pituitaire.

3° D'autres hémorrhagies, dans le cours d'un rhumatisme articulaire aigu, sont le résultat des fluxions diverses que la maladie détermine, soit du côté des muqueuses, soit dans certains parenchymes.

Ce sont les hémorrhagies actives. Parmi elles, on doit citer surtout les épistaxis, les métrorrhagies, les hématuries et les apoplexies méningées.

4º D'autres hémorrhagies sont la conséquence de l'état chloro-anémique qui se montre chez les rhumatisants à une époque plus ou moins avancée de leur maladie.

Ce sont les hémorrhagies passives; elles se montrent surtout sous forme de pétéchies ou d'épistaxis.

5º Plusieurs de ces hémorrhagies sont mixtes, c'est-à-dire reconnaissent à la fois des causes différentes et peuvent rentrer dans plusieurs des catégories précédentes.

6º Les bruits de souffles cardiaques que l'on perçoit dans le rhumatisme aigu peuvent, de même que les hémorrhagies, être divisés en :

a — Souffles de cause organique, reconnaissant pour cause une lésion des orifices ou des valvules du cœur ;

b — Souffles fébriles, reconnaissant pour cause l'abaissement de tension que la fièvre amène dans les artères par suite de l'atonie des vaisseaux ;

c — Souffles anémiques, reconnaissant pour cause l'abaissement de tension qui résulte dans les artères de la diminution de la masse du sang en circulation. A cet abaissement de tension est due, en effet, la formation d'une veine fluide que les expériences de Chauveau nous ont appris être la cause prochaine des murmures vasculaires.

III

DES DIATHÈSES EN GÉNÉRAL

ET EN PARTICULIER DE LA DIATHÈSE RHUMATISMALE

Par le Dr MACARIO

Médecin à Nice.

Les auteurs ne sont pas d'accord sur la signification du mot *diathèse*. En effet, pour les uns la diathèse est une susceptibilité morbide, une disposition permanente à la maladie ; c'est la doctrine de Galien, et dès lors elle fut confondue avec la prédisposition. Mais cette doctrine est erronée, car la prédisposition n'est pas la maladie, quoiqu'elle la contienne en germe, en puissance, comme le gland contient le chêne. Dira-t-on, par exemple, d'un sujet issu de parents tuberculeux, qu'il est atteint de phthisie quoiqu'il y soit prédisposé ? Évidemment, non.

Les organiciens appellent *diathèse* l'action exubérante d'un organe qui le dispose à être affecté de maladies quelconques, et ils admettent ainsi des diathèses pulmonaire, gastrique, cérébrale, utérine, c'est à dire autant de diathèses que d'organes, ce qui est absurde. En outre, s'il est vrai que la diathèse n'est que l'irritation répétée sympathiquement sur divers organes, comment se fait-il que dans un cas l'irritation produise un cancer, dans l'autre la scrofule, dans un troisième la syphilis ?

La diathèse joue un grand rôle dans la doctrine du contro-stimulus. D'après l'école italienne, ce serait une condition maladive, soit excès de stimulus, soit excès de contro-stimulus qui survit à la cause qui l'a produite et qui s'accroît même longtemps après que celle-ci a cessé d'agir. Mais il n'y aurait alors que deux diathèses : l'hypersthénique et l'hyposthénique ; or, il est reconnu que le nombre en est bien plus considérable. En outre, d'après cette école, toutes les affections aiguës sont aussi diathésiques, ce qui est évidemment faux, comme nous le verrons bientôt.

Pour nous, la diathèse est une maladie *in toto* ou *totius subs-*

tantiæ, un état morbide général, spécial, persistant, pouvant rester latent pendant un temps plus ou moins long, qui dispose l'économie à contracter des maladies dont les manifestations, ordinairement successives et mobiles, sont identiques par leur nature, quels que soient leur forme et leur siége : répétition et succession d'actes morbides, différents par leur forme et par leur siége, et cependant identiques par leur nature.

C'est la doctrine de Montpellier, adoptée aussi par M. Baumès et M. Teissier de Lyon. Ainsi, la diathèse, comme le dit le premier de ces auteurs, est un fait, un état morbide réel, une maladie établie en cours d'évolution, et non une maladie en train de se former ; en un mot, c'est l'affection.

Mais toutes les affections ne sont pas diathésiques. Les maladies aiguës, par exemple, ne le sont jamais, sans en excepter les maladies à répétition, car elles sont de trop courte durée pour permettre à la qualité diathésique de s'établir. — Les affections diathésiques sont donc toujours chroniques, comme le dit avec raison M. Jaumes. Cependant, toutes les maladies chroniques ne sont pas diathésiques. En effet, ajoute cet auteur, une maladie peut être longue parce qu'une complication, une lésion locale irrésoluble s'opposent à sa guérison. Le fait de la chronicité dans les diathèses est tout autre ; c'est une vie nouvelle produite par l'association à long terme de l'activité hygide avec une activité pathologique. Elle diffère considérablement, comme on voit, de ce qui a lieu lorsqu'une complication, un désordre local trop avancé enraie, retarde ou empêche la guérison. Il peut y avoir ici cachexie, mais non diathèse. Ce n'est pas non plus ce qu'on observe dans les maladies chroniques qui sont entretenues par un accroissement ou une diminution du ton normal de l'ensemble. La vie nouvelle diathésique se distingue non pas seulement par la quantité, mais aussi par la qualité de l'action.

Un individu goutteux, syphilitique, vit d'une vie qui le spécialise et en fait une existence à part, et qui rappelle dans la sphère pathologique ce qu'est le tempérament dans l'ordre hygique.

Le tempérament, en effet, est l'ensemble des qualités constantes qui spécifient la vie d'un individu bien portant. Eh bien ! on retrouve les caractères du tempérament dans l'affection diathésique, puisqu'il y a également des qualités constantes qui spécifient l'économie, et par conséquent on peut définir la diathèse un *tempérament morbide*.

C'est là une expression heureuse que je croyais avoir été le
premier à trouver, lorsqu'il me tomba entre les mains un article
du professeur Jaumes sur les *Diathèses*, inséré dans les numéros
de décembre 1864 et janvier 1865 du *Montpellier médical*, où cette
expression est nettement formulée :

« En résumé, un syphilitique, un cancéreux, un scrofuleux,
etc., sont en pathologie l'analogue d'un bilieux, d'un sanguin,
d'un lymphatique, etc., en physiologie hygide. » (JAUMES).

Il n'est point de signes positifs qui puissent faire reconnaître
un état diathésique à l'état latent. Toutefois, suivant M. Teissier,
il est possible quelquefois de deviner l'existence d'une diathèse
chez un sujet qui cependant n'a présenté aucune manifestation
locale évidente. — Suivant ce praticien, en effet, les sujets diathésiques ont ordinairement des malaises vagues, des névralgies
erratiques, des migraines, de la lassitude, des modifications de
la sensibilité et de la calorification, etc. (TEISSIER, *Gazette médicale de Lyon*, 1857, page 199.)

Ce sont là des signes bien incertains auxquels il ne faut pas
trop se fier. — Quoi qu'il en soit, les diathèses exercent une
grande influence sur la marche des maladies accidentelles ; elles
leur impriment souvent leur cachet, en en prolongent la durée
et favorisent leur passage à l'état chronique.

Ainsi, par exemple, une simple bronchite qui, comme le
remarque M. Teissier, guérirait en quelques jours chez un sujet
doué d'une bonne constitution, pourra prolonger sa durée chez
un sujet à diathèse tuberculeuse, passer aisément à l'état chronique, et amener enfin à sa suite la tuberculose.

Cette même bronchite, chez un sujet atteint de diathèse
herpétique ou rhumatismale, pourra revêtir la forme d'un
catarrhe pulmonaire tenace avec expectoration pituiteuse ou
puriforme.

Chez un diathésique goutteux, enfin, elle pourra donner
naissance à des crises violentes d'asthme, comme nous en rapporterons des exemples.

L'angine, la laryngite ou un simple coryza pourront se comporter d'une manière analogue à celle de la bronchite, lorsque
ces maladies se développent chez un sujet diathésique. On

connaît la ténacité de l'angine glanduleuse chez les sujets herpétiques.

On voit par là de quelle importance est en médecine pratique la connaissance de l'état diathésique.

« Sont diathésiques les affections constitutionnelles imprimant à l'économie un cachet spécial ; ces affections, ordonnées pour la durée, sans tendance à la solution, se fortifient par la répétition de leurs actes, lesquels, continus ou intermittents et pouvant varier de forme, se rattachent à la même cause générale et font partie d'une même unité morbide. » (JAUMES, *loc. cit.*)

Quelques auteurs prétendent que les maladies diathésiques sont toujours spécifiques ; qu'elles sont constituées par la présence de principes morbides spécifiques, véritables ferments inconnus dans leur nature, mais réels, qui circulent avec le liquide sanguin.

M. Jaumes a combattu cette opinion, victorieusement à mon sens. En effet, les diathèses spécifiques proprement dites sont rares, tandis qu'il y a beaucoup de maladies spécifiques qui ne sont nullement diathésiques ; telles sont l'hydrophobie, la variole, la rougeole, la scarlatine, l'érysipèle, etc., etc.

Comme les tempéraments hygides, les tempéraments morbides ou affections diathésiques peuvent s'associer, se compliquer entre elles et former ainsi un produit complexe dont le diagnostic et par conséquent le traitement sont souvent très difficiles. La tuberculose et la scrofule, par exemple, ont beaucoup d'affinité et sont souvent associées. Il en est de même de la diathèse goutteuse et de la diathèse rhumatismale, et surtout de celle-ci et de la diathèse herpétique, au point que quelques médecins n'en font qu'une seule diathèse. Ce qu'il y a de certain, c'est que la diathèse rhumatismale et la diathèse herpétique combinent souvent leur action ou se remplacent dans leurs manifestations. C'est ainsi que les douleurs rhumatoïdes sont très communes chez les sujets herpétiques. Je connais un malade atteint à la fois depuis très longtems de lèpre vulgaire et de rhumatisme articulaire chronique, et mon ami le Dr Guéneau de Mussy a vu une éruption lichénoïde de l'avant-bras et de la main alterner avec un rhumatisme articulaire très opiniâtre à forme subaiguë. La sensibilité de la peau affectée était portée à un tel degré, qu'on ne pouvait la toucher sans arracher des cris à la malade.

Une autre fois, il a vu une arthrite passer à l'état chronique, en dépit de toutes les médications, chez une jeune fille récemment guérie, par l'usage des eaux sulfureuses et des topiques mercuriaux, d'un eczéma de la face qui durait depuis plusieurs années. — (GUÉNEAU DE MUSSY. — *Traité de l'angine glandulense;* INTRODUCTION. — Paris 1857.)

L'union de la syphilis et de la scrofule est fréquente parmi les Arabes.

Par la méthode analytique sévèrement appliquée, on peut parvenir à démêler les symptômes respectifs des diathèses ainsi associées, et poser un diagnostic précis.

On ne doit jamais oublier, lorsqu'on est en présence d'une affection diathésique, que celle-ci peut emprunter les caractères d'une autre espèce morbide, et donner le change. C'est ainsi que la diathèse herpétique peut simuler, au point de s'y méprendre, une affection nerveuse, l'hystérie, l'épilepsie, l'asthme, etc. — La syphilis est encore plus protéiforme, comme l'a prouvé M. Prosper Yvaren dans son bel ouvrage sur les *Métamorphoses de la syphilis.* — Le rhumatisme est également susceptible de revêtir plusieurs masques, comme nous l'avons vu en traitant du rhumatisme viscéral.

Pour éviter une erreur de diagnostic, il faut, comme le dit M. Guéneau de Mussy, tenir compte de la marche de la maladie, des phénomènes qui l'ont précédée ou qui l'accompagnent, remonter jusqu'aux prédispositions héréditaires, en un mot ne pas considérer l'affection actuelle comme un acte isolé, mais étudier ses rapports avec tous les phénomènes morbides qui l'ont précédée. Ces divers actes morbides ne sont, en effet, dans beaucoup de cas, que des épisodes d'une même histoire pathologique qui peut embrasser toute la vie du sujet, et dont il faut saisir le fil à travers tous les incidents qui sont venus s'y mêler. A cette étude il faut joindre celle des diverses influences qui ont pesé sur l'organisme; la solution du problème clinique exige quelquefois toutes ces données. (GUÉNEAU DE MUSSY; *loc. citato*).

Les affections diathésiques ne sont pas constamment telles d'emblée; ordinairement la qualité diathésique vient s'ajouter petit à petit et plus ou moins tardivement à l'affection, et elle imprime alors à l'individu un cachet particulier. Une seconde nature, une vie nouvelle, vie pathologique, s'est unie à l'ancienne et forme un tout à unité stable pendant assez longtemps, ayant des mœurs et des lois propres. Mais, je le répète, il est des cancers, des tubercules, des scrofules, des rhumatismes chroniques qui ne sont point diathésiques. Les cas sont rares, il est vrai, mais ils existent. — La guérison de ces maladies ainsi dépourvues de la qualité diathésique, est beaucoup plus facile à obtenir. Lorsqu'une affection diathésique guérit, la diathèse a disparu avant la maladie; car, comme l'observe M. Jaumes, guérison et diathèse s'excluent mutuellement.

Mais quel est le travail pathologique qui s'opère dans les profondeurs de l'organisme susceptible d'amener et d'établir la diathèse? Il s'opère évidemment une viciation dans l'assimilation et la rénovation organique, et partant une modification du sang.

Suivant M. Audifrent (*Abeille méd.*, 1864), le phénomène fondamental de la rénovation organique est sous la dépendance de la région affective du cerveau. Ce phénomène d'assimilation et de désassimilation propre à tous les tissus vivants, s'accomplit, dans le végétal, sous l'influence des seuls agents physiques, chaleur, électricité, lumière, etc. Dans l'animal, il exige encore une stimulation spéciale que le cerveau communique au corps par une troisième espèce de conducteurs, les *nerfs nutritifs*. L'étude des phénomènes pathologiques qui nous font assister à des altérations de la rénovation organique sous l'influence des perturbations morales, ne laisse aucun doute, suivant ce médecin, sur l'existence de ces nerfs, bien distincts des nerfs sensitifs et moteurs.

Le cerveau modifie donc le corps par les nerfs nutritifs qui entretiennent la rénovation organique; il le modifie aussi par les nerfs moteurs qui sont les agents de toutes les contractions musculaires, viscérales, vasculaires, etc. Il est à son tour modifié par les nerfs sensitifs et les vaisseaux. Or, si la rupture de l'unité cérébrale vient à s'effectuer, la réaction des viscères languit aussitôt, la rénovation organique s'accomplit mal, vicieusement, et une prédisposition morbide ne tarde pas à s'établir, laquelle prédisposition, grandissant petit à petit, finit par constituer la maladie affective, à laquelle, si l'équilibre dans les fonctions du cerveau n'est pas rétabli, viendra tôt ou tard s'ajouter la qualité diathésique.

Une des causes les plus fréquentes de la diathèse est l'hérédité. Dans ce cas, le sujet, comme le dit M. Jaumes, reçoit au moment où il est conçu une prédisposition contenant virtuellement la maladie diathésique; en d'autres termes, la qualité diathésique commence avec la maladie.

D'autres fois, la maladie n'est pas diathésique au début, elle le devient plus tard en se fortifiant, en pénétrant de plus en plus dans la constitution, en s'assimilant à l'économie entière d'une façon stable et opiniâtre. Aussi les affections diathésiques sont-elles généralement tenaces et très difficiles à guérir. — Leur guérison spontanée est cependant possible, mais elle est extrêmement rare; la physis médicatrice, contrairement à ce qui a lieu dans les autres maladies, travaille la plupart du temps à renforcer et à faire durer l'affection diathésique, et ce n'est même qu'à cette condition qu'elle profite au sujet qui en est atteint.

On doit donc s'armer de patience et de persévérance lorsqu'il s'agit de combattre une affection diathésique, car il faut transformer la constitution entière lentement et profondément viciée, détruire, en un mot, le tempérament morbide. Si on y parvient, la maladie, dépourvue dès lors de sa qualité diathésique, entre dans les conditions des maladies accidentelles, et peut par conséquent guérir. Or, pour obtenir cet heureux résultat, c'est aux moyens hygiéniques qu'il faut avant tout recourir. Viennent ensuite les modificateurs généraux, tels que les eaux minérales, l'hydrothérapie, les bains de vapeur résineuse, etc., etc.

Pour certaines diathèses, nous possédons des spécifiques énergiques. Ce sont les mercuriaux et les iodiques pour la syphilis, l'iode et ses préparations pour la scrofule; les anti-scorbutiques pour le scorbut. Ici la guérison est la règle; les diathèses rhumatismales et dartreuses guérissent encore assez souvent; mais la guérison des tubercules, du cancer, de la goutte, sont rares, exceptionnelles.

Les diathèses sont acquises ou congénitales. Les premières sont beaucoup plus faciles à détruire que les secondes. Le praticien doit tenir compte de cette condition lorsqu'il s'agit de porter un pronostic.

Lorsque le chirurgien intervient dans les affections diathésiques, il ne doit pas se borner seulement à enlever le mal local apparent, qui n'est qu'une des manifestations, mais il doit en même temps combattre énergiquement, par tous les moyens à sa disposition, l'état général. Ce n'est qu'à cette condition qu'il évitera les récidives. Ainsi, il ne suffit pas de cicatriser le chancre syphilitique, d'amputer la tumeur scrofuleuse ou cancéreuse, mais il faut encore combattre la diathèse elle-même et l'attaquer à la fois dans l'économie, car toute l'économie participe au mal.

Pour ce qui concerne le cancer, l'hydrothérapie rend de grands services comme méthode reconstituante ; elle modifie profondément la constitution, combat efficacement la diathèse, prépare ainsi les malades au succès de l'opération. Elle est encore d'une très grande utilité après l'ablation de la tumeur maligne.

Prenons encore pour exemple les névralgies : celles-ci peuvent être sous la dépendance d'une diathèse rhumatismale, goutteuse, syphilitique ou herpétique. Or, il est évident que le praticien doit tenir un compte rigoureux de ces origines diverses, car il échouerait infailliblement s'il n'avait égard qu'au symptôme apparent, la douleur, et s'il employait dans tous les cas une même médication.

Il est temps, maintenant que nous avons fait connaître ce que c'est qu'une affection diathésique, d'aborder la diathèse rhumatismale, qui doit nous occuper spécialement dans ce travail.

Le rhumatisme aigu, comme nous l'avons déjà dit, n'est jamais diathésique. Cette qualité n'appartient qu'au rhumatisme chronique, et encore tous les rhumatismes chroniques n'en sont point doués ; c'est surtout l'articulaire qui affecte les allures diathésiques.

La diathèse rhumatismale est à principe fluxionnaire mobile ; elle se développe de préférence chez les adultes, dans les pays froids, humides. Sa durée est longue ; elle permet souvent de fournir une longue carrière à ceux qui en sont atteints.

La diathèse rhumatismale produit souvent des effets singuliers par leur mobilité, la variété des tissus où ils se manifestent, et qui, comme nous l'avons vu en traitant des rhumatismes viscéraux, sont bien plus divers et multipliés qu'on ne le croit généralement.

Les manifestations de la diathèse rhumatismale sont nombreuses et peuvent induire en erreur un praticien peu attentif.

« Ce sont des affections remarquables tout à la fois par leur vivacité et par leur disposition à se déplacer, et qui, chez une même personne, dans un espace de temps assez court, un ou deux mois, par exemple, se montrent successivement sous la forme d'une douleur articulaire ou musculaire, d'une névralgie, d'une sciatique, d'une conjonctivite, d'un coryza, d'une bronchite avec suffocation, d'une pleurodynie, de palpitations, d'éruptions papuleuses, érythémateuses, vésiculeuses, etc. ; c'est elle qui se cache sous une foule de dyspepsies, d'entéralgies, de diarrhées, d'irritations de matrice, de catarrhes de vessie, d'angines, de paralysies, d'hydropisies, de chorée et autres névropathies. Rien n'est intéressant à étudier au point de vue pratique, comme cette diathèse, source de tant de souffrances, inguérissables tant qu'on se borne à attaquer les manifestations locales, et qui ne guérissent qu'après des traitements capables de modifier toute la constitution et par conséquent la diathèse. » (TEISSIER.)

M. Bossu cite, dans l'*Abeille médicale* de 1863, un homme qui chaque fois que le vent veut souffler du nord, est pris d'une diarrhée séreuse abondante, précédée de coliques survenant brusquement ; et quand le temps doit se mettre à la pluie, est pris d'hémorrhoïdes, quelquefois d'enrouement ou de toux ; ou bien, chose plus extraordinaire, il a pendant son sommeil des pollutions qui ne se produisent jamais dans d'autres circonstances. Cet homme, qui d'ailleurs est fort, vigoureux et bien portant, doit à l'affection rhumatismale qu'il porte depuis trente ans, dit-il, d'éprouver mille genres d'inquiétudes, de douleurs vagues, de dérangements fonctionnels, lesquels coïncident habituellement avec telles ou telles modifications de l'état météorologique de l'atmosphère, qu'il prédit mieux que ne le ferait le meilleur baromètre.

M. Baumès rapporte à son tour, dans son excellent livre sur les *Diathèses,* publié en 1853, l'Observation suivante :

« Un de mes clients, dit-il, sujet à une assez forte migraine depuis l'âge de puberté, commença à se plaindre, à vingt-deux ans, de maux d'estomac, de mauvaises digestions, etc., bref de gastralgie ; alors la migraine disparut. L'année suivante, au commencement de l'hiver, il se mit à tousser, à expectorer des matières glaireuses, à éprouver de l'oppression, parfois des palpitations. Dès ce moment, la gastralgie ne se fit plus sentir, les digestions redevinrent bonnes. Mais dans le courant du printemps suivant, cet individu vit paraître, sur diverses régions de la peau des membres, des dartres squammeuses par plaques circulaires, accompagnées d'une légère démangeaison. A partir du moment de cette apparition, la toux, l'oppression, les palpitations cessèrent; les moyens thérapeutiques que j'employai améliorèrent les dartres, mais ne les firent pas disparaître, et le malade, qui n'en était guère fatigué, les garda ainsi trois ans à peu près dans le même état.

» Dans le courant de l'automne qui suivit ces trois ans, automne qui fut très humide, ce sujet, que je n'avais pas revu depuis assez longtemps, vint me consulter pour une douleur forte, avec léger gonflement, qui s'était manifestée dans le genou droit et qui avait été précédée d'une douleur et d'un gonflement semblables dans le genou gauche. Le mal, dans celui-ci, n'avait duré que douze à quinze jours; mais celui du genou droit existait au plus haut degré depuis plus d'un mois, et le malade marchait avec peine quand il vint me voir. — Il m'avoua que déjà depuis longtemps, pendant qu'il avait été en proie aux diverses affections dont je viens de parler, il avait consulté, en même temps que moi, un praticien fort distingué de Lyon, qui avait toujours conseillé des moyens fort simples contre tous ces maux, sans jamais s'expliquer sur la nature du principe qui les faisait ainsi se reproduire dans diverses régions; mais que dernièrement, ayant revu ce praticien, relativement à son genou malade, celui-ci avait déclaré reconnaître actuellement que toutes les affections successives qu'il avait présentées étaient dues à un rhumatisme. »

C'était également l'avis de M. Baumès.

Ainsi, voilà un rhumatisme qui s'est manifesté tour à tour sous la forme d'une migraine, d'une gastralgie, d'une bronchite, de palpitations et d'une affection dartreuse, et enfin sous la forme la plus habituelle, de douleurs et de gonflement dans le genou.

Il n'y a qu'une affection diathésique qui puisse revêtir tant de formes, tant de masques différents.

M. Teissier rapporte l'histoire d'un sujet qui a eu un rhumatisme articulaire aigu à trente ans. Depuis lors, il n'a jamais

eu d'atteinte de cette maladie, du moins sous la même forme;
mais il a conservé des traces de lésion valvulaire de l'orifice
aortique du cœur, qui se révèlent par un bruit de souffle au
premier temps à la base et par des battements énergiques de
cet organe. La lésion valvulaire est fixe; mais le malade n'en a
pas conscience. Les indispositions qu'il éprouve se traduisent
bien quelquefois par des palpitations; mais celles-ci sont
ordinairement passagères. Ce qui domine chez ce malade, c'est
un état morbide qui se traduit tantôt par une bronchite à forme
convulsive, tantôt par une urticaire qui dure plusieurs semaines,
s'effaçant un peu le matin et reparaissant avec force le soir,
tantôt par une céphalée intense, tantôt enfin par des douleurs
musculaires apyrétiques.

Nous citons, dans l'article consacré au rhumatisme viscéral,
plusieurs Observations qui offrent les singularités pathologiques
les plus bizarres et qui reconnaissent pour cause la diathèse
rhumatismale.

Ces faits suffisent pour caractériser des états morbides
constitutionnels se manifestant par des symptômes de forme et
de siége différents, mais dépendant d'un principe identique par
sa nature.

Un fait dont les auteurs ne parlent pas et qu'engendre souvent
l'affection rhumatoïde, c'est l'anémie qui se manifeste par un
bruit de souffle cardiaque doux, musical, qu'il faut bien se
garder de confondre avec le bruit de souffle rude, plus ou moins
râpeux, produit par une lésion organique des orifices du cœur
ou des valvules, car une telle erreur serait funeste aux malades.
Un médecin qui prendrait pour signe d'endocardite le souffle
anémique, et qui conclurait de là à l'opportunité des émissions
sanguines, s'engagerait dans un cercle vicieux dont l'exté-
nuation, voire même la mort du malade, pourrait bien être la
conséquence.

La diathèse rhumatismale est plus souvent héréditaire
qu'acquise. Cette dernière est ordinairement engendrée par le
froid humide. Elle se montre généralement comme diathèse
d'ensemble; elle est à principe fluxionnaire mobile. Par sa
transmission héréditaire, elle complique plus que toute autre
d'autres diathèses, d'autres états morbides, et contribue puissamment, comme le remarque M. Baumès, à masquer ces

diverses affections, à effectuer d'apparentes transformations radicales, et à établir les états diathésiques mixtes. C'est ainsi, comme nous l'avons vu, qu'elle s'associe souvent à la diathèse catarrhale et à la diathèse herpétique.

La diathèse rhumatismale peut, lorsqu'elle se manifeste à l'extérieur, se déplacer et se porter sur des organes internes. Dans ce cas, elle peut devenir redoutable, au point d'occasionner la mort. Nous citons beaucoup d'exemples de ces terminaisons funestes. — Lorsqu'elle n'atteint qu'un petit nombre d'articulations, elle peut durer longtemps sans porter une atteinte sérieuse à la santé générale; mais il n'en est plus de même lorsqu'elle s'épuise sur un grand nombre d'articulations à la fois; il se développe souvent, dans ce cas, un état cachectique grave qui dénote que la diathèse est profonde, et le malade devient perclus, ses jointures se déforment, s'ankylosent, et il finit par s'éteindre dans une espèce de fièvre hectique et de marasme.

L'art doit intervenir dans cette diathèse avec énergie et persévérance. Le traitement doit consister dans l'application sévère des règles hygiéniques, dans le régime, le changement de climat, les modificateurs généraux qui ont pour but d'activer les fonctions de la peau, et de régulariser par conséquent l'action nerveuse du grand sympathique, de cet important système qui tient sous sa dépendance toutes les fonctions et tous les actes de la vie nutritive.

Dans les affections rhumatismales diathésiques, les fonctions cutanées sont, comme on sait, profondément altérées; de là, la diminution, l'affaiblissement de l'action expansive du système nerveux et de la circulation capillaire périphérique, la congestion et l'engouement des organes profonds, l'obstruction des vaisseaux par des sucs mal élaborés, l'amoindrissement des sécrétions tégumentaires, etc.

Or, si vous voulez ramener l'ordre dans l'économie, si vous voulez rétablir dans leur type régulier les fonctions cutanées perverties, si vous voulez, en un mot, détruire la diathèse, c'est à la peau qu'il faut surtout vous adresser. Frappez donc vigoureusement cette enveloppe, sollicitez ses fonctions allanguies, activez sa circulation capillaire, régularisez son innervation, exagérez parfois sa faculté perspiratoire, afin d'éliminer les principes devenus nuisibles à l'économie, et vous activerez ainsi la rénovation organique ; vous renouvellerez promptement la masse des humeurs, et vous obtiendrez de la sorte des guérisons éclatantes et souvent inespérées.

Vous atteindrez ce but par les eaux minérales salines ou sulfureuses, par l'hydrothérapie, et surtout par l'hydrothérapie associée aux bains de vapeur résineuse. Je le dis en vérité, je ne connais pas de moyen plus énergique que ces bains contre les rhumatismes chroniques.

On conseillera, en outre, aux rhumatisants d'aller passer l'hiver dans les climats chauds et stimulants, à Nice, par exemple, ou à Menton, Cannes, San-Remo, Naples, etc., etc.

Il n'est pas de modificateurs plus puissants que le climat ; or, le climat des bords de la Méditerranée agit, jusqu'à un certain point, à l'instar de l'hydrothérapie ; il active singulièrement les fonctions de la peau ; seulement, son action est plus lente, il est vrai, que celle produite par l'application de l'eau froide, mais il agit d'une manière permanente. Par l'hydrothérapie, l'action a lieu par un choc en retour, c'est-à-dire par la réaction. Par le fait du climat, il n'y a pas de réaction proprement dite : l'action a lieu directement sans secousse ; mais, en fin de compte, le résultat, à l'intensité près, est le même dans l'un et l'autre cas.

Lorsque le principe rhumastimal se porte sur un organe interne, tel que le cerveau, le poumon, le cœur, l'estomac, etc., il faut se hâter de le rappeler à l'extérieur, sur les régions où les manifestations de la diathèse s'étaient auparavant effectuées, ou bien encore il faut le dériver sur le tube intestinal. A cet effet, on aura recours aux purgatifs salins, au tartre stibié, aux révulsifs cutanés, aux eaux thermales salines, etc.

Outre les modificateurs généraux dont il vient d'être question, il est quelques agents pharmaceutiques qui sont reconnus efficaces contre la diathèse rhumatismale : ce sont les iodiques, l'arnica, le colchique, les feuilles de frêne, l'aconit, etc.

On ne doit rien négliger contre une affection si tenace et si rebelle, dont les conséquences peuvent être quelquefois mortelles (¹).

(¹) Extrait d'un ouvrage inédit sur le *Rhumatisme*, couronné par la Société de Médecine de Gand.

IV

TRAITEMENT DU RHUMATISME

PAR LES EAUX THERMALES,

Par le Dr BONNET DE MALHERBE,

Médecin aux Eaux de Cauterets.

Si la question du rhumatisme n'eût pas figuré dans le programme du Congrès médical de Bordeaux, quelque intérêt que cette question présente pour le médecin hydrologue, j'aurais hésité à la traiter devant vous, tant sont difficiles et complexes les divers problèmes pathologiques qu'elle soulève. Toutefois, lorsque j'ai vu que cette initiative était prise par un des promoteurs de cette réunion, lorsque j'ai vu inscrit, pour traiter la question du rhumatisme, un nom deux fois illustré dans l'École de Médecine de Bordeaux, j'ai voulu essayer d'apporter mon faible contingent dans cette discussion, autorisé que j'étais à penser que ma tâche serait considérablement restreinte par le savant confrère qui me précéderait, et voulant me borner au point qui a été spécialement l'objet de mes études et de ma pratique : l'application des eaux thermales au traitement du rhumatisme.

Déjà, à ce point de vue spécial, la question du rhumatisme a été l'objet d'une discussion approfondie dans le sein de la Société d'hydrologie. Les divers modes d'application des eaux dans le traitement de cette affection ont été parfaitement indiqués par des praticiens expérimentés, et le côté doctrinal a été hardiment abordé et traité avec cette originalité de vues qui est le caractère distinctif de son talent, par un confrère que la médecine des eaux s'honore à bon droit de compter parmi les siens. Mais malgré tout le talent avec lequel le savant inspecteur des Eaux-Bonnes a développé ses théories particulières, ayant beaucoup d'analogie du reste avec celles déjà si brillamment exposées par M. Bazin, beaucoup de ses propositions sont restées très contestables; et s'il a pu dire à bon droit que le rhumatisme était la plus *saine* des maladies, il n'a pas fait qu'elle ne soit restée l'une des plus obscures.

Au milieu des divergences qui se sont produites sur cette question et qui en ont rendu l'étude particulièrement difficile, je vous demanderai la permission de suivre la route tracée par les nosologistes les plus autorisés, et de considérer avec eux l'affection rhumatismale comme une classe naturelle de maladies qui seraient suffisamment distinguées d'avec les autres groupes nosologiques par les trois caractères suivants : 1° siége dans les organes fibreux, tels que muscles, tendons, aponévroses, ligaments, etc.; 2° mobilité, extrême facilité à se déplacer, à se transporter d'un point à un autre; 3° intermittence, c'est-à-dire alternatives plus ou moins fréquentes et plus ou moins soudaines de disparitions et de réapparitions.

Partout donc où existeront les tissus que je viens d'indiquer, le rhumatisme pourra trouver son siége. Toutefois, suivant ce siége même, qu'il ait pour objet les muscles, les tendons et les aponévroses qui les accompagnent, ou bien les articulations, il constituera deux classes distinctes : les rhumatismes musculaires et les rhumatismes articulaires, se caractérisant par des nuances particulières ayant leur importance surtout au point de vue du traitement.

Un des points qui ont été le plus discutés dans l'étiologie du rhumatisme, ce sont les *causes*. Ces causes sont de deux ordres : prédisposantes et déterminantes; leur importance respective a été diversement appréciée, et, il y a une trentaine d'années, deux cliniques importantes ayant à leur tête deux hommes considérables, l'une à l'Hôtel-Dieu, l'autre à la Charité, enseignaient à ce sujet des principes différents. Suivant la doctrine de l'Hôtel-Dieu, les causes prédisposantes, la diathèse, l'hérédité, jouaient le principal, pour ainsi dire l'unique rôle : c'était la mine souterraine et cachée qui ne se révèle à ses victimes qu'à l'instant même de son explosion; la cause déterminante, elle, pouvait être comparée à l'étincelle, qui, par elle-même, n'a pas de puissance destructive et n'a d'autre rôle que de provoquer l'explosion. Suivant la doctrine de la Charité, au contraire, il faudrait attribuer au froid humide le principal rôle, et ce serait là, en dehors de toute cause diathésique, la cause déterminante et presque constante du rhumatisme.

D'après une loi qu'il faut souvent appliquer, la vérité me semble être entre ces deux doctrines un peu extrêmes, et sans nier la loi de l'hérédité qui, là comme dans beaucoup d'autres cas, manifeste souvent sa puissance, sans nier chez certains individus une prédisposition particulière, je crois que dans la production du rhumatisme, l'influence du froid humide joue le principal rôle.

Bien que, dans ce travail, j'aie surtout en vue l'étude du traitement du rhumatisme chronique par les eaux sulfureuses, l'assemblée me permettra de lui soumettre rapidement une Observation de rhumatisme articulaire aigu, qui ne lui apprendra rien de bien nouveau, mais qui, par sa forme franche et nette, par la soudaineté de son explosion, fournit une justification à l'opinion que je suis disposé à adopter.

Au mois de juillet 1855, le jeune de B... était à Cauterets, accompagnant sa mère, qui était venue dans cette station thermale pour y soigner une affection chronique, mais peu intense, des premières voies respiratoires. Ce jeune enfant, âgé de dix ans, était dans d'excellentes conditions de santé et de constitution ; il n'avait jamais été malade ; son père et sa mère n'avaient point eu d'affection rhumatismale. Par conséquent, il ne faisait usage d'aucune des sources de Cauterets, et se livrait largement aux plaisirs de son âge. Un matin, après avoir beaucoup couru dans le parc, il se coucha, pendant plus d'un quart d'heure, sur l'herbe encore humide, et n'étant que très légèrement vêtu. Dans la soirée, il fut pris d'une fièvre intense, passa une mauvaise nuit, et je fus appelé le lendemain matin. Le petit malade avait toujours la fièvre, son pouls était largement développé et battait 125 pulsations à la minute ; il accusait de vives douleurs dans les articulations des genoux, qui étaient déjà un peu gonflés, et dans les articulations des épaules ; les poumons et le cœur, soigneusement explorés, n'offraient aucun signe anormal ; le malade n'accusait aucune douleur du côté de la poitrine.

Je me bornai à prescrire une boisson sudorifique et l'application de cataplasmes émollients sur les genoux ; je revins dans l'après-midi, et je trouvai le malade dans le même état, accusant toujours de vives douleurs dans les articulations indiquées, et se plaignant de douleurs nouvelles dans les articulations des coudes. Je ne pouvais avoir aucun doute sur l'existence d'un rhumatisme articulaire aigu, et je pratiquai immédiatement une saignée de trois palettes, qui le lendemain matin fournit une couenne très marquée. La fièvre diminua un peu, mais pendant deux jours la maladie continua sa marche envahissante, et toutes les articulations des membres, y compris celles de toutes les phalanges des pieds et des mains, furent successivement prises ; les articulations des vertèbres cervicales eurent leur tour. Dans cette situation, je crus une seconde saignée nécessaire ; mais comme il s'agissait d'un enfant de dix ans, appartenant aux classes élevées de la société, que la mère était inquiète, je voulus, avant de recourir à ce moyen, faire une consultation, et j'appelai un de mes confrères. Ce confrère était un ami de M. Legroux, qui avait beaucoup employé, dans son service de l'hôpital Beaujon, le sulfate de quinine à dose élevée, conseillé par M. Briquet dans le traitement du rhumatisme aigu ; il me proposa l'emploi de ce moyen, dans lequel je n'avais aucune raison personnelle pour avoir une grande confiance, mais qui, sous le patronage des médecins distingués qui le recommandaient, me semblait pouvoir être employé sans inconvénient. Le sulfate de quinine fut donc administré à la dose d'un gramme dans la journée, en deux fois et à six heures d'intervalle. Une céphalalgie intense, des bourdonnements d'oreilles, les principaux signes enfin de l'ivresse quinique, se manifestèrent dans la soirée ; le pouls devint plus élevé et la nuit fut mauvaise. Le lendemain, la fièvre et les douleurs articulaires étant toujours fort intenses, la seconde saignée me paraissant toujours nécessaire, et laissé libre d'employer de nouveau ce moyen, je m'empressai d'y avoir recours ; la saignée fournit encore une couenne très marquée. Le jour suivant, qui était le septième de la maladie, les symptômes commencèrent à prendre une marche décroissante ; les articulations reprirent promptement leur volume normal, et je croyais toucher au terme de la maladie, lorsque, le dixième jour, le malade, qui n'avait pas uriné depuis la veille, accusa de vives douleurs dans le bas-ventre, qui était distendu et proéminant ; la vessie avait évidemment subi l'invasion de l'affection ; elle était pleine, avait besoin d'être promptement vidée, et je pratiquai immédiatement le cathétérisme. Deux jours après, le douzième jour depuis l'apparition de la maladie, mon jeune malade était complétement guéri. Je ne l'ai pas vu depuis cette époque ; mais j'ai eu de ses nouvelles cette année, et j'ai appris qu'après être resté neuf ans sans récidive, il en a eu une l'année dernière ; mais dans quelles circonstances, de quelle intensité, de quelle durée ? c'est ce que j'ignore.

J'ai tenu à citer cette Observation, bien que le rhumatisme aigu ne soit pas le but principal de cette étude, comme un spécimen de l'arthrite franche, accidentelle, en dehors de toute condition diathésique appréciable, et en même temps comme une preuve de l'efficacité, dans le traitement de cette affection, des émissions sanguines, qui, après avoir été à une autre époque l'objet d'une faveur exagérée, sont peut-être aujourd'hui, par suite d'une réaction plus exagérée encore, trop combattues et trop délaissées.

J'arrive au point le plus important et le plus délicat de cette étude sommaire : le diagnostic différentiel de la goutte et du rhumatisme. Quelques difficultés que présente cette question, quelle que soit la diversité des opinions qu'elle a soulevées, j'ai tenu à y insister, parce que, dans la pratique, dans la pratique thermale surtout, le traitement, suivant mon opinion, doit être tout différent selon le diagnostic que l'on a porté.

Pour beaucoup de médecins, la goutte et le rhumatisme ne sont que des manières d'être, des manifestations différentes de la même maladie. C'était l'opinion de Chomel, exprimée peut-être d'une façon plus absolue par son élève et collaborateur M. Requin, que par cet éminent praticien lui-même. En effet, dans sa thèse inaugurale, où se manifestait déjà cette sagacité pratique qui fut le caractère distinctif de son talent, Chomel insistait vivement sur les caractères différentiels de la goutte et du rhumatisme. « La goutte, disait-il, occupe toujours les petites articulations, ordinairement celle du gros orteil ; le rhumatisme se montre dans les grandes articulations et les espaces inter-articulaires. L'une attaque communément dans l'âge mur, l'autre dans la jeunesse. La première survient ordinairement sans cause connue, le second est produit en général par une cause externe évidente. La première attaque de goutte ne dure quelquefois que vingt-quatre heures, le rhumatisme jamais moins de quatre jours. Enfin, on observe souvent dans les retours de la goutte une marche périodique qu'on ne rencontre que bien rarement dans le rhumatisme, et celui-ci ne détermine presque jamais, dans les fonctions des viscères, le trouble qu'on observe si souvent dans la goutte. »

Cette opinion, qui me semble la bonne, subit plus tard quelques modifications, et Chomel sembla confondre les deux affections que quelques années auparavant il distinguait si bien ; mais je ne crains pas d'affirmer que, comme cela arrive souvent, l'adepte a été plus loin que le maître, et que sur cette question l'éminent clinicien de l'Hôtel-Dieu n'a jamais été aussi absolu que le rédacteur de ses leçons, M. Requin. En cherchant à établir l'identité de la goutte et du rhumatisme, ce dernier conteste vivement cette opinion si répandue et en général si conforme à la vérité, que la goutte est la maladie des riches (Sydenham voulait que ce fût la maladie des gens d'esprit) et le rhumatisme la maladie des pauvres. « Ne semble-t-il pas, s'écrie cet auteur dans un accès d'indignation qui fait plus d'honneur à son cœur qu'à la rectitude de son esprit, ne semble-t-il pas en vérité que les riches et les puissants du siècle aient voulu, jusque sur un lit de douleur, se distinguer encore de la plèbe par le nom même de leurs infirmités! »

M. Pidoux, dont j'ai déjà cité l'opinion, veut que le rhumatisme et la goutte aient une racine commune et forment deux embranchements du même tronc; ce sont, suivant lui, les deux grandes manifestations de ce que les anciens appelaient *arthritisme.*

La plupart des médecins hydrologues d'autrefois confondaient constamment le rhumatisme et la goutte. Deux des plus éminents d'entre eux, qui ont pratiqué et écrit dans le premier quart de ce siècle, Michel Bertrand, du Mont-Dore, et Boirot-Desserviers, de Néris, citent, sous le nom de *rhumatisme goutteux,* un grand nombre de cas qui ne sont que des rhumatismes articulaires simples et dans lesquels la goutte n'a évidemment rien à voir. Pour vous prouver la constante confusion que ces auteurs font entre le rhumatisme et la goutte, conséquents du reste avec l'école qui admet l'identité de ces deux affections, je tiens à vous citer une des Observations publiées par Michel Bertrand; elle porte le n° 93 et attribue un rhumatisme goutteux à une femme de trente-cinq ans, d'un tempérament lymphatique, mariée à vingt-deux ans, et qui, à vingt-huit ans, après avoir accouché d'un cinquième enfant, alla, par un temps froid, laver du linge dans un ruisseau. La nuit suivante cette femme éprouva du frisson, un malaise général et des douleurs dans tous les membres; bientôt ces douleurs occupèrent les grandes articulations, qui devinrent gonflées. Ces gonflements, contre lesquels elle ne fit aucun remède, se dissipèrent peu à peu, mais incomplétement. La malade reprit ses occupations, sans autre incommodité que celle de ne pouvoir marcher et se tenir debout aussi longtemps que de coutume. Quinze mois après, et sans cause connue, les articulations se tuméfièrent de nouveau. Après bien des remèdes infructueux, la malade vint au Mont-Dore en 1816, etc.

Eh bien! je le demande, pour qu'un observateur aussi sagace que Bertrand, du Mont-Dore, ait vu dans une pareille affection un rhumatisme goutteux, ne faut-il pas qu'il ait été placé sous l'empire des idées de l'école qui admet l'identité de la goutte et du rhumatisme? N'est-ce pas là un cas de rhumatisme articulaire bien tranché, produit par la cause la plus habituelle de cette affection, l'influence du froid humide, cette cause agissant peu de temps après un accouchement? Est-ce qu'il y a rien là qui ressemble à la goutte?

Je crois donc essentiel, surtout au point de vue du traitement par les eaux minérales, et quelques difficultés que la question puisse présenter, de distinguer la goutte du rhumatisme. Pour arriver à ce résultat, toute théorie préconçue doit disparaître et les faits seuls doivent servir de base à la classification. Au reste, lorsque l'on croit avoir les faits pour soi, on les interprète bien plus hardiment, on est bien affermi dans ses convictions, quand on peut se placer sous l'autorité de l'illustre successeur de Chomel dans la chaire de clinique de l'Hôtel-Dieu, de M. le professeur Trousseau.

M. Trousseau, en effet, n'hésite pas à séparer très nettement la goutte du rhumatisme.

Entre ces deux affections, dit cet éminent clinicien, il y a de nombreux points de ressemblance, mais les différences sont plus grandes encore. Ces principales différences, les voici : dans la goutte, ce sont les petites articulations qui sont prises, et le plus souvent, sept fois sur dix, suivant M. Trousseau, cette localisation est plus précise, et c'est le gros orteil seul qui est envahi. Ce n'est que dans la suite que les grosses articulations peuvent se prendre à leur tour. Dans le rhumatisme articulaire aigu, la maladie envahit plusieurs articulations à la fois, et en général ce sont les grosses. Dans la goutte, la fièvre est moins intense, moins continue, moins longue que dans le rhumatisme. Dans la goutte, les douleurs sont très vives, même dans l'immobilité absolue; dans le rhumatisme articulaire, les douleurs s'apaisent quand le malade reste immobile. Dans la goutte, la convalescence est plus prompte que dans le rhumatisme. La coïncidence si fréquente des affections cardiaques avec le rhumatisme, cette grande loi de la pathologie moderne dont il faut, malgré quelques contestations intéressées, reporter l'honneur à l'illustre professeur de la Charité, cette coïncidence manque presque constamment dans la goutte. La diathèse urique est beaucoup plus fréquente dans la goutte que dans le rhumatisme, et la production des concrétions tophacées, qui est une de ses principales manifestations, appartient exclusivement à la goutte. Le rhumatisme sévit surtout dans la jeunesse et l'âge viril; la goutte est surtout la maladie de la virilité et de la vieillesse. Le rhumatisme est moins fréquent chez les femmes, mais la goutte est l'apanage presque exclusif du sexe masculin. Enfin, dans le rhumatisme, les causes occasionnelles jouent le premier rôle; la goutte au contraire est une affection essentiellement diathésique et dans laquelle la loi de l'hérédité pèse d'un grand poids.

Ces différences caractéristiques, dont j'emprunte en partie l'énumération à l'ouvrage si pratique de M. Trousseau, sont conformes à mon observation personnelle et, j'en suis sûr, à celle de la plupart d'entre vous. En face de pareilles dissemblances dont le tableau pourrait être étendu, en face de cette autorité incontestable des faits, les théories, si ingénieuses qu'elles soient, qui font du rhumatisme et de la goutte une même maladie, ne peuvent plus se soutenir, et la séparation entre ces deux affections, cette loi si essentielle dans la pratique et surtout dans la pratique thermale, reste un fait irrévocablement démontré.

Je ne puis même pas admettre l'espèce de transaction que semble indiquer la désignation de *rhumatisme goutteux*. Cette désignation, beaucoup trop prodiguée autrefois, est mauvaise, elle indique la difficulté sans la résoudre; c'est, à mes yeux, une absence complète de diagnostic, et, avec MM. Trousseau, Durand-Fardel, etc., je la repousse. Il faut, lorsque le médecin a le malade sous les yeux, qu'il puisse dire s'il a affaire à un cas de goutte ou à un cas de rhumatisme, afin que le traitement soit dirigé en conséquence. Sans admettre que ces affections puissent se transformer l'une dans l'autre, je crois que quelquefois on peut les trouver réunies chez le même sujet; mais cela constitue à la fois le rhumatisme et la goutte et non un rhumatisme goutteux, et pour les indications du traitement, c'est au médecin à choisir, à voir quelle est l'affection dominante et surtout si les inconvénients à craindre ne seraient pas plus grands que les avantages à espérer.

Pour en finir avec ces mots de *rhumatisme goutteux,* je ne dois pas oublier de signaler cette forme particulière du rhumatisme articulaire qui, au premier aspect, ressemble le plus à la goutte et dans laquelle les articulations sont gonflées, déformées et le siége de tumeurs indolentes, molles, fibreuses, qui n'ont rien de commun avec les concrétions tophacées de la goutte. C'est cette affection que M. Trousseau a si bien décrite sous le nom de *rhumatisme noueux*. Mais, je le répète, ce n'est point encore là un rhumatisme goutteux, c'est un rhumatisme articulaire d'une forme spéciale, et c'est comme rhumatisme qu'il doit être traité.

J'ai vivement insisté sur le diagnostic différentiel de la goutte et du rhumatisme; j'ai cherché à établir une séparation absolue entre ces deux affections, à repousser péremptoirement la confusion dont elles ont été longtemps l'objet, et que des pathologistes éminents tiennent à prolonger encore. Cette séparation était essentielle pour la conclusion pratique à laquelle j'arrive et que je n'hésite pas à formuler en ces termes : Les eaux sulfureuses thermales ne doivent point être employées dans le traitement de la goutte chronique; on doit y recourir au contraire pour le traitement du rhumatisme chronique, auquel elles conviennent merveilleusement.

Ce n'est pas là, vous le savez, l'opinion de mon savant confrère des Eaux-Bonnes M. le Dr Pidoux, qui voudrait qu'on atténuât l'arthritis violent et sthénique en employant les alcalins, et qu'on reconstituât l'arthritis atonique ou cachectique en ayant recours aux sulfureux. Par le mot *arthritis*, vous savez que M. Pidoux entend désigner à la fois la *goutte* et le *rhumatisme*. Eh bien ! je n'hésite pas à penser que, quelle que puisse être sa confiance dans ses théories, si l'on traitait les rhumatisants et les goutteux aux Eaux-Bonnes au lieu d'y traiter à peu près exclusivement les affections des organes respiratoires, notre savant confrère l'aurait promptement modifiée et n'aurait pas longtemps persisté à recommander ce que, dans son langage pittoresque, il appelle le traitement à bascule, une sorte de *roulement* dans l'emploi des différents moyens hydro-thermaux, mode de traitement que, pour mon compte, je repousse absolument. Tout au plus serais-je disposé à admettre par exception l'opinion d'un autre de mes collègues, très autorisé dans cette question, de M. le Dr Lambron, de Luchon, qui pense que lorsque le rhumatisme est uni à la goutte, les eaux sulfureuses ne peuvent donner quelques résultats favorables que si le rhumatisme goutteux est vague, erratique, si le malade est dans un état d'atonie, et souvent encore faut-il accroître l'alcalinité de l'eau des bains et de la boisson, en y ajoutant du sous-carbonate et du bi-carbonate de soude.

Mais, je le répète, ce n'est que très exceptionnellement que j'admettrais cette transaction, car ces mélanges ne sont guère de mon goût, et je crois qu'en général il faut employer les eaux minérales telles que la nature les fournit.

Quant au rhumatisme, soit articulaire, soit musculaire, je dirai, avec M. Durand-Fardel, que les eaux minérales à haute température sont à proprement parler les eaux spéciales pour le rhumatisme. Je désire avec lui que ces eaux soient pourvues de la meilleure installation possible, et qu'on n'y manque d'aucun des moyens accessoires dont la science hydro-thermale a démontré la nécessité. Et, à cet égard, je suis obligé de dire que nos établissements des Pyrénées laissent encore beaucoup à désirer, et que, largement pourvus par la nature d'eaux richement minéralisées, d'une température élevée, ils n'ont pas toujours attaché assez d'importance à des accessoires qui dans beaucoup de cas ont leur utilité.

Si les eaux sulfureuses convenablement administrées sont utiles dans presque toutes les affections rhumatismales, je conviendrai cependant que c'est surtout chez les individus à constitution molle, lymphatique, chez ceux dont le rhumatisme est compliqué d'une affection herpétique, qu'elles produisent les meilleurs effets. Je dois ajouter que lorsque le cœur prend part à l'affection rhumatismale, ce peut être un motif d'employer les eaux avec plus de circonspection et de ménagements, mais que dans la plupart des cas, ce n'est pas une contre-indication.

La station de Cauterets, par l'abondance et la variété de ses sources, est, sans contredit, une de celles qui peuvent réclamer le premier rang pour le traitement du rhumatisme; aussi est-ce une des affections pour lesquelles j'y ai obtenu le plus de succès. Je ne fatiguerai point une assemblée dont le temps est précieux et limité, le programme chargé, par de longs détails à ce sujet; il me suffira, après m'être plus longuement étendu sur les distinctions importantes à établir, de lui indiquer sommairement les résultats. Le point le plus important sur lequel j'appellerai son attention est celui-ci : c'est que les guérisons ont été beaucoup plus nombreuses et plus solides dans les rhumatismes articulaires que dans les rhumatismes musculaires? Est-ce parce que le rhumatisme articulaire est ordinairement plus fixe, plus limité; que le musculaire au contraire est plus mobile, plus récidivant; est-ce, d'un autre côté, que les eaux sulfureuses par leur puissance résolutive s'adressent mieux à la première forme qu'à la seconde? Peut-être doit-on faire entrer ces deux éléments dans la solution de la question.

Quant aux résultats obtenus, ils sont, je le répète, beaucoup plus favorables pour les rhumatismes articulaires que pour les rhumatismes musculaires. Je puis évaluer les guérisons pour la première forme à quatre sur cinq; pour la seconde, cela me serait impossible, en raison de l'extrême difficulté qui existe, pour faire une statistique régulière, à obtenir des renseignements des malades une fois qu'ils ont quitté les eaux.

Au reste, les résultats obtenus à Cauterets me semblent à peu près conformes à ce qui se passe ailleurs, quant à cette proportion dans la guérison des deux formes de rhumatismes. En effet, bien que M. Requin ait écrit dans la Clinique de Chomel que le rhumatisme articulaire est en général plus rebelle que le musculaire aux ressources de l'art, la plupart des médecins des eaux citent, dans leurs ouvrages, un plus grand nombre de guérisons dans les rhumatismes articulaires que dans les rhumatismes musculaires. Ainsi, M. Fontan, dans son ouvrage sur les eaux de Luchon, cite trois observations de rhumatismes guéris : ce sont trois rhumatismes articulaires; je puis faire la même remarque pour Petit, de Vichy, Boirot-Desservier, de Néris, Bertrand, du Mont-Dore.

Je pourrais appuyer ces conclusions pratiques sur un grand nombre d'Observations; mais je ne saurais oublier que les Observations, si importantes pour arriver à arrêter ses convictions et à juger un traitement, sont trop souvent publiées avec une prodigalité fatigante, et que si leur lecture dans le loisir du cabinet est souvent fastidieuse, elle deviendrait impossible devant une assemblée comme celle-ci. Je me bornerai donc, comme je l'ai fait pour le rhumatisme aigu, à vous soumettre une seule observation de rhumatisme articulaire chronique guéri par les eaux de Cauterets.

M. R..., jeune capitaine dans l'armée anglaise, âgé de vingt-huit ans, d'un tempérament lymphatico-nerveux, à cheveux blonds, peau fine et blanche, fut envoyé à Cauterets, au mois de juillet 1856, par M. le D^r

Rayer. Il était atteint, depuis plus de deux ans, d'un rhumatisme articulaire général, contracté dans l'Inde, ayant débuté par la forme aiguë et nécessité le retour du malade en Europe. Les symptômes d'acuité avaient disparu lorsque M. R... fut envoyé, dans l'été de 1855, aux eaux d'Aix-en-Savoie. Malgré leur excellente installation et l'art merveilleux avec lequel elles sont administrées, ces eaux ne produisirent aucun effet favorable. Ce fut donc après cet essai infructueux que, l'année suivante, M. R... vint aux eaux de Cauterets. Avec les conditions physiologiques que je viens d'indiquer, le malade présentait les phénomènes suivants : il y avait un amaigrissement notable, un état général cachectique ; les articulations des épaules, des coudes, des poignets, des genoux et des pieds étaient gonflées et encore douloureuses ; cette douleur s'augmentait au moindre mouvement, et le malade non seulement ne pouvait sortir de chez lui qu'en chaise à porteur, mais ne pouvait s'habiller et se déshabiller lui-même ; l'appétit était médiocre, le sommeil difficile, le pouls habituellement de 80 à 85 pulsations ; le cœur offrait un peu de bruit de souffle au premier temps. Je dois ajouter que M. R... ne put m'indiquer dans sa famille aucun antécédent héréditaire, soit goutteux, soit rhumatismal ; il n'avait aucune manifestation herpétique ; il n'avait jamais eu d'accident syphilitique grave.

Dans cette situation, et tenant compte des phénomènes sub-aigus que présentait encore le malade, je lui prescrivis les bains du Bois à 36 degrés centigrades et à la durée d'une demie-heure ; les six premiers bains ayant été bien supportés, j'eus immédiatement recours aux douches, qui, dans cet établissement, sont à faible pression, et je les fis donner en arrosoir de 38 à 40 degrés centigrades et à la durée progressive de dix à quinze minutes ; j'ajoutai à ce traitement externe l'usage de l'eau de Mahourat en boisson, à la dose progressive d'un verre à deux.

Au bout de vingt jours de ce traitement, une amélioration marquée s'étant produite, les forces du malade s'étant un peu relevées, les mouvements devenant plus faciles et moins douloureux, je le fis reposer pendant quelques jours, au bout desquels je le fis passer aux bains des Espagnols, qu'il prit à la température de 37 à 38 centigrades dans la matinée, en même temps que dans l'après-midi il faisait usage de la grande douche, portée à 40 degrés, et avec le jet unique, qui est le plus énergique.

Par un heureux hasard, je pus ajouter, pendant quelques jours, à ce traitement thermal, l'usage du *massage,* qui fut habilement pratiqué par un officier de santé des Basses-Pyrénées, qui faisait alors usage des eaux de Cauterets pour son compte. Je regrette que, par une incurie dont nous avons trop souvent à nous plaindre dans nos établissements pyrénéens, on n'ait pas profité de cette occasion pour nous assurer l'usage d'un moyen qui, dans beaucoup de cas, peut être un très utile adjuvant.

Au bout de vingt-cinq jours de ce nouveau traitement, en tout quarante-cinq jours de traitement thermal, M. R... marchait très librement avec le secours d'une canne ; les articulations avaient repris leur volume ordinaire ; les mouvements n'étaient pas encore aussi libres que dans l'état normal, mais ils n'étaient plus douloureux ; le sommeil et l'appétit étaient bons ; les forces avaient reparu. Dans cette situation, le capitaine R... retourna en Angleterre, et bien que j'eusse eu le soin de lui délivrer un certificat dans lequel j'indiquais la nécessité de lui donner un congé de convalescence, le Conseil de santé, à l'examen duquel il fut soumis, le trouva bon pour reprendre immédiatement un service actif en Angleterre, où il passa l'hiver.

L'été suivant, il revint à Cauterets sans que depuis un an il y eût eu de récidive. Toutefois, il y avait encore un peu de gêne et de faiblesse dans les articulations, et je lui fis suivre un nouveau traitement thermal, cette fois de trente jours, à la suite duquel il retourna en Angleterre complétement guéri et pouvant se livrer à tous les exercices que son âge et sa position comportaient.

J'ai eu, deux ans plus tard, de ses nouvelles ; la guérison s'était maintenue.

V

DU RHUMATISME

1re QUESTION POSÉE AU CONGRÈS MÉDICAL DE BORDEAUX, LE 2 OCTOBRE 1865.

COUP D'ŒIL SUR LA NATURE, LES CAUSES, LE TRAITEMENT DU RHUMATISME, ET EN PARTICULIER DE L'EMPLOI DE L'HYDROTHÉRAPIE DANS CETTE AFFECTION ;

Par M. le Dr DELMAS,

Directeur de l'Établissement hydrothérapique de Longchamps, à Bordeaux.

> « Enfin, tout en reconnaissant que l'hydrothérapie n'est pas un spécifique contre le rhumatisme, je crois que c'est le meilleur remède qu'on puisse lui opposer, pourvu qu'il soit mis en usage par une main prudente et exercée. Pour ma part, je n'hésiterais pas à m'y soumettre, si le rhumatisme ou la goutte venaient à m'atteindre. »
>
> (SCOUTETTEN, *Examen clinique de l'hydrothérapie.* Paris, 1846, p. 460.)

PRÉLIMINAIRES.

Du *rhumatisme*, telle est la première question posée au sein du Congrès. Placer cette question en tête de votre programme, c'était faire pressentir dès l'abord toute l'importance de cette vaste entité morbide.

Cabanis a dit quelque part : « Si la santé est le premier de

tous les biens, la médecine doit être le premier de tous les arts. »
N'est-ce pas répondre à cette belle maxime, que de s'occuper,
non pas avant tout, mais surtout, de la thérapeutique dans une
question de médecine pratique.

Il ne faut pas justifier ce récit d'un savant de l'époque, qui,
faisant une revue rétrospective de nos cliniques comparées à
celles de l'Allemagne, disait que si les nôtres étaient placées au
premier rang pour le diagnostic, elles passaient bien après celles
de nos voisins pour la thérapeutique.

Le but du présent travail est de jeter un coup d'œil d'ensemble
sur la nature et les causes du rhumatisme, pour apprécier ensuite
d'une manière plus rationnelle les méthodes thérapeutiques
conseillées dans cette affection, et d'une manière particulière
la méthode hydrothérapique.

CHAPITRE 1.

DES OPINIONS ÉMISES SUR LA NATURE DU RHUMATISME.

Trois grandes opinions se trouvent en présence pour établir
l'origine du rhumatisme :

Les uns n'y voudraient voir, avec MM. Monneret, Fleury et
Bouillaud, qu'une *inflammation franche, aiguë* ou *chronique,* occupant les séreuses.

Les autres, qu'une maladie spéciale, diathésique, qui emprun-
terait ses éléments au système nerveux pour les douleurs, aux
séreuses pour les sécrétions, au sang pour les symptômes
phlegmasiques, et aux tissus fibreux pour la localisation
organique. A cette opinion se rattachent le plus grand nombre
de savants, et parmi eux Chomel, Requin et M. Gintrac.

Les troisièmes ont accepté l'idée suivante : que des lésions dans
les actes de nutrition ayant pour résultat un développement
exagéré de l'acide urique dans l'économie, celui-ci, à son tour,
en vertu d'une prédisposition individuelle ou de causes organiques spéciales, héréditaires ou acquises, agirait tantôt sur
l'albumine ou le glycose, pour produire l'albuminurie ou le
diabète; d'autres fois causerait lui-même tous les troubles organiques observés, en se portant soit dans les reins ou la vessie,
pour produire la gravelle ou des calculs, soit dans les articu-

lations, et spécialement dans les tissus fibreux, fibroïdes, pour donner naissance à la goutte, au rhumatisme noueux, goutteux, ou au rhumatisme simple.

MM. Claude Bernard, Mialhe, Marchal (de Calvi), Pidoux, Roubeau, Frerisch, Wilson, Rose Cormach, Christison, Abeille, Chomel, Requin et Mercier, ont, les uns, admis identité entre le diabète, l'albuminurie et la gravelle; les autres, similitude d'origine, sinon de symptômes, entre la goutte et le rhumatisme.

Toutes ces opinions ont pour elles l'appui des faits.

Qui n'a observé des malades atteints une seule fois dans leur vie, sous l'influence d'une cause manifestement occasionnelle et immédiate, le froid humide et prolongé, d'une attaque de rhumatisme aigu, généralisé, à réaction fébrile intense, avec chaleur, rougeur, gonflement de plusieurs jointures, peu ou point mobile dans son évolution, et disparaissant pour toujours sous l'influence d'un traitement antiphlogistique.

Et, pour le dire en passant, de là tout à la fois la justification du traitement habile et judicieux préconisé par M. Bouillaud, si le rhumatisme affectait toujours ce type nosologique, et les reproches qu'adresse Valleix aux travaux de l'illustre clinicien; car, que de fois une première attaque de rhumatisme est suivie d'une foule d'autres à manifestations multiples ou isolées, aiguës ou chroniques, articulaires ou musculaires, pyrétiques ou apyrétiques, survenant à la moindre cause occasionnelle, et d'autres fois sans incitation préalable. Et comment alors concilier la théorie de l'inflammation franche, avec ces apparitions successives d'une même maladie, si diverse dans son aspect symptomatique, tantôt occasionnée, tantôt spontanée, et présentant souvent le vice héréditaire?

Si la théorie de l'inflammation franche est en désaccord avec nombre de faits, on pourra récuser de même cette autre opinion qui ne verrait dans les rhumatismes musculaires qu'une névrose ou une névralgie, quoiqu'il soit vrai de dire qu'on rencontre souvent des sujets atteints d'accidents morbides de nature rhumatismale, se manifestant exclusivement par le symptôme *douleur*, et s'exaspérant tantôt sous l'influence des temps orageux, comme les névroses, les névropathies, et d'autres fois se réveillant à la suite des temps pluvieux et humides, comme les névralgies proprement dites. A cette catégorie de faits se rattache l'opinion qui voudrait faire du rhumatisme musculaire une névralgie, ou de la névralgie un rhumatisme.

M. Delioux de Salignac, par exemple, dans son ouvrage : *Des principes de la doctrine et de la méthode en médecine,* a réuni, pour en faire une classe à part, sous le nom de *rhumatalgies,* le rhumatisme, la goutte et les névralgies, qui constituent alors trois genres distincts divisés en espèces.

Si les diverses opinions qui viennent d'être rapportées trouvent en leur faveur des faits à l'appui, que dire de celle qui ne verrait dans le rhumatisme qu'une manifestation détournée, qu'un défaut d'équilibre dans le travail de nutrition, si ce n'est qu'elle pourrait invoquer à son tour en sa faveur de nombreuses observations, puisées principalement dans les archives de Vichy, de Pougues et de toutes les eaux à constitution alcaline.

Du choc jaillit la lumière, et des opinions heurtées, comme celles qui viennent d'être mises en présence, doit surgir à tous les yeux la leçon suivante : c'est que l'esprit, trop enclin à la spécialisation, a fait litière de ce qui embarrassait sa route toutes les fois que cela devenait profitable à l'idée qu'il poursuivait.

Aussi, au lieu de prendre pour appui les faits exceptionnels invoqués en faveur de chacune de ces opinions, est-il plus sage de s'en référer à l'expérience et de conclure dans les termes suivants :

« Le *rhumatisme* est une affection complexe, dont les origines peuvent découler de causes héréditaires, diathésiques, de causes prédisposantes, spontanées ou acquises, et de causes occasionnelles. Son expression symptomatique peut être franchement et exclusivement inflammatoire, exclusivement névrosique, exclusivement fluxionnaire, et cette fluxion peut être simple ou spécifique, comme dans le rhumatisme goutteux ; mais dans la majorité des cas, l'affection est spéciale, et emprunte à chacun de ces éléments morbides peu ou beaucoup, suivant la cause occasionnelle, la cause prédisposante spontanée, acquise ou héréditaire, pour former un *tout,* auquel le plus grand nombre des auteurs s'accordent à donner le nom de *maladie rhumatismale.* »

Dans ces conditions, on admettra volontiers le rhumatisme succédant à une impression partielle ou générale, subite, prolongée ou permanente, du froid sec ou humide, intense ou peu marqué, et l'on s'expliquera les variétés pyrétique, apyrétique, généralisé, multiple, partiel, articulaire, musculaire.

En tenant compte des tempéraments, des sexes, des âges, on comprendra également celles où l'élément phlogistique domine, celles où les éléments fluxionnaires ou nerveux sont au premier plan, suivant que la maladie a éclaté chez un sujet sanguin, lymphatique ou nerveux, chez un adulte dans toute la force de l'âge, chez l'enfant ou chez la femme. Il n'est pas jusqu'au vice scrofuleux préexistant qui ne viendra nous fournir la raison d'être logique de la transformation de l'arthrite rhumatismale en tumeur blanche.

Lorsque le rhumatisme se manifestera indéfiniment chez le même sujet, soit à la suite de la même cause occasionnelle, soit spontanément, le vice héréditaire, diathésique, seul, pourra donner l'explication de ces fatals retours et de l'insuccès des médications les mieux combinées, si le sujet n'a pas su recourir à l'avance à une sage thérapeutique hygiénique et préventive.

Dans cette seconde catégorie de rhumatisme, on rencontrera trois classes bien tranchées :

Les *rhumatisants nerveux*, exposés à peu de dangers, souffrant constamment, physiquement peu, moralement beaucoup;

Les *rhumatisants goutteux;* les uns, déplorant leurs excès de table, et se hâtant de recommencer au plus vite sitôt qu'ils en ont le loisir; les autres, condamnés à subir tous les désordres dus aux altérations du travail de nutrition sans avoir jamais fait excès d'aucun genre.

La troisième classe est constituée par les malades atteints du *rhumatisme articulaire aigu ou chronique,* dont la description se retrouve dans tous les livres classiques.

En tenant compte de ces distinctions capitales, on peut comprendre les succès et les revers des nombreuses médications conseillées dans le rhumatisme, à l'exclusion les unes des autres.

La médication antiphlogistique de M. Bouillaud, qui admettait l'inflammation franche.

Celles : de Martin-Solon, qui consistait dans l'emploi du nitrate de potasse à haute dose et des diurétiques, en vue des mouvements fluxionnaires; de Laennec, qui préconisait le tartre stibié, comme dans la pneumonie; de Briquet, qui osait pousser le sulfate de quinine aux doses de 5 à 6 grammes par vingt-quatre heures, pour agir sédativement sur le système nerveux, et parvenir, par un détour, à juguler les symptômes inflammatoires en amendant l'élément nerveux.

De même, les succès et les revers des vomitifs, des purgatifs, des calmants, des narcotiques, des antispasmodiques, des révulsifs, des altérants spéciaux, comme les alcalins, l'iodure de potassium, le sublimé, l'arsenic; ou généraux, comme les sulfureux, les bains de vapeur, et l'emploi des eaux alcalines, sulfureuses, thermales simples ou de l'hydrothérapie.

Chacune de ces thérapeutiques, ne voyant dans le rhumatisme qu'une maladie simple dans son origine et unique dans ses éléments si divers, devait réussir nécessairement lorsqu'elle s'adressait à un cas qui leur convenait, mais échouait fatalement dans tous les autres, ou tout au moins ne pouvait suffire à terminer la guérison.

CHAPITRE II.

DES CAUSES DU RHUMATISME.

Une revue rapide des causes prochaines de la maladie rhumatismale permettra de formuler les points principaux de sa thérapeutique générale et de l'emploi de l'hydrothérapie dans cette affection.

Trois causes principales tiennent le premier rang dans l'histoire du rhumatisme :

1° L'hérédité ;

2° L'inobservation des règles hygiéniques, telles que les excès de table, l'abus des spiritueux, la vie sédentaire ;

3° L'action du froid.

L'observation d'une bonne hygiène atténuera les fâcheuses tendances de la première cause; et contre la troisième, l'hydrothérapie brillera toujours au premier rang parmi les meilleures médications conseillées dans le rhumatisme.

Les effets nuisibles du froid sont, de toute évidence, dans la génération du rhumatisme; s'il est très vrai de dire que souvent la maladie, en vertu d'un principe héréditaire d'une idiosyncrasie particulière, s'est développée de toute pièce spontanément, dans la majorité des cas, le froid a été la cause efficiente du développement de cette affection ; à plus forte raison, lorsqu'il n'existe aucun vice héréditaire, ne peut-on expliquer son apparition que sous l'influence de cette cause.

C'est une *maladie barométrique,* selon l'heureuse expression de M. Pidoux, dont l'esprit saisit aisément la cause et son mécanisme, « soustraction de chaleur animale dépassant la puissance de calorification. »

A cette cause immédiate, et la plus commune, quels moyens doit-on mettre en œuvre ? L'usage extérieur de l'eau froide.

Les peuples des régions septentrionales, dans leurs pratiques hygiéniques et journalières, en donnent l'exemple depuis des siècles en remplaçant les bains chauds et les bains turcs des pays tempérés et des tropiques par les bains russes, les bains froids, les ablutions d'eau glacée ou les frictions avec la neige au sortir d'une étuve dont la température a été portée de 40 à 60° C.

Les pratiques hydrothérapiques employées au début luttent efficacement contre les premiers effets morbides développés ; plus tard, elles agissent contre le retour du rhumatisme.

L'hydriatrie simple agit ainsi préventivement en tonifiant la peau, en la bronzant contre les variations atmosphériques. En stimulant les fonctions circulatoires et nerveuses de cet organe, elle précipite les actes ultimes du travail organique dont l'enveloppe cutanée est le siége, et de proche en proche ces oscillations fonctionnelles se répercuteront sur tous les autres actes de la fonction nutritive. Or, de ce premier effet en découlera forcément un second, l'augmentation de la calorification animale.

Si, non content de l'action du froid en lui-même, on met en jeu des températures opposées, si l'on joint à son action tonique les effets tour à tour antiphlogiste, sudorifique, altérant général, de la chaleur, on obtient des résultats remarquables dans un grand nombre de variétés rhumatismales, et bien peu échapperont à l'action multiple de ces divers procédés hydrologiques employés soit comme *médication principale* ou simplement *adjuvante* d'un autre thérapeutique, selon la variété rhumatismale traitée.

Mais il faut se hâter de sortir de ces généralités et se dérober à la tentation d'emprunter aux nombreux auteurs qui ont écrit en faveur de cette méthode thérapeutique, des faits et des opinions. Et, du reste, se borner à sa pratique, n'est-ce pas répondre beaucoup mieux à l'esprit qui doit diriger les travaux du Congrès ?

CHAPITRE III.

DES THÉRAPEUTIQUES DE LA MALADIE RHUMATISMALE.

Ayant surtout en vue l'emploi de l'hydrothérapie dans le rhumatisme, il est utile de lui donner la première place. Toutefois, pour procéder aussi rapidement que possible à la troisième partie de ce travail, il faut réduire au strict nécessaire la partie descriptive des procédés hydrothérapiques, et indiquer au fur et à mesure leur classement et leur application, suivant la variété rhumatismale.

La partie clinique de ce chapitre a pour base les observations de 149 malades atteints de rhumatisme articulaire ou musculaire, aigu, sub-aigu ou chronique, généralisé, multiple ou partiel ; 9 malades atteints de rhumatismes noueux ou goutteux, et 7 malades atteints de goutte aiguë ou chronique ; au total, 165 malades observés, dont 11 n'ayant pas suivi le traitement hydrothérapique un temps suffisant pour qu'on puisse en tenir compte ; reste 154 malades, dont on a collationné l'âge, le sexe, la variété rhumatismale, les procédés hydrothérapiques employés et les résultats thérapeutiques.

CHAPITRE IV.

DU TRAITEMENT DU RHUMATISME ARTICULAIRE AIGU, GÉNÉRALISÉ, MULTIPLE OU PARTIEL.

(35 Observations.)

Il y a lieu de tenir compte dans cette variété des divisions classiques admises par tous les auteurs.

Si le rhumatisme est pyrétique et multiple au début, recourir à un traitement franchement antiphlogistique, dont la dose se mesurera au degré d'intensité des symptômes.

Tout le monde connaît les travaux remarquables de M. Bouillaud sur le rhumatisme, et les services que peut rendre sa méthode des saignées coup sur coup dans le traitement de la forme inflammatoire de cette affection.

Le tempérament du malade est-il nerveux-sanguin? le sulfate de quinine donnera de bons résultats; y a-t-il au contraire tendance à la fluxion séreuse? on emploiera avec avantage les diurétiques et les révulsifs intestinaux. La calorification est-elle exagérée? le pouls dur, plein? le tartre stibié réussira, surtout venant après de larges émissions sanguines.

Dans tous ces cas, l'hydrothérapie est-elle applicable? Non.

Lorsque cette première période est passée, ou pendant une de ces rémissions si communes dans le cours de cette maladie, il faut l'employer.

Au début : fomentations chaudes sur les jointures avec enveloppement dans des toiles imperméables ; puis, lorsque le malade peut se mouvoir assez pour supporter un transport quelconque, on commence l'emploi des bains de vapeur humides aromatisés, suivis d'affusions chaudes sur tout le corps, donnés de la manière suivante :

Le malade entre ou on le porte dans une étuve chauffée à 30° C., qu'on élève graduellement de 35 à 38° C. ; après dix minutes de séjour, on fait une friction générale sur tout le corps avec du savon et un gant ou une brosse à chiendent, suivant la sensibilité cutanée du sujet. Cette opération faite, le malade est de nouveau enveloppé de vapeur pendant trois à cinq minutes, puis placé pendant cinq minutes sous une douche générale en pluie à la température de 35° C.

C'est là dans toute sa simplicité le traitement hydrothérapique du rhumatisme articulaire aigu; mais il est un certain nombre de modifications importantes à y apporter, suivant les cas.

Premier cas. — Le sujet est fort, sanguin, vigoureux; le rhumatisme a eu toutes les allures d'une inflammation franche due à l'action du froid, et n'a cédé qu'à un traitement antiphlogistique énergique.

Lorsque la pyrexie est éteinte et les douleurs assez amendées pour que le malade puisse supporter le transport, on commence la médication sudorifique :

Étuve à 38° C. ; durée du séjour, vingt minutes; pendant ce séjour, enveloppement des jointures malades avec des linges mouillés trempés dans l'eau froide; friction générale avec la

brosse ou le gant enduits de savon ; aussitôt après, douche générale en pluie à 35° C. pendant cinq minutes ; puis on transporte
le malade sur un lit ; là, après l'avoir essuyé et frictionné rapidement, on renouvelle les linges mouillés appliqués sur les jointures ; on l'enveloppe dans un peignoir chaud et dans deux à
quatre couvertures ; on place sur la tête une éponge imbibée
d'eau froide, et l'on fait boire un demi-verre d'eau froide toutes
les dix à quinze minutes.

Sous l'influence de cet enveloppement, une réaction puissante
s'établit ; la peau devient turgescente, et le corps ne tarde pas à
être couvert de sueurs extrêmement abondantes. Cette seconde
partie de l'opération peut durer de une à deux, trois heures. Au
sortir des couvertures, on essuie le malade avec des linges
chauds, on le frictionne vivement pour augmenter l'effet révulsif
cutané obtenu, effet si bien accusé par la coloration anormale
de la peau, puis on le rapporte dans son lit et on le couvre
modérément afin d'éviter le retour de *l'action sudorifique*.

Alors le sujet éprouve tout à la fois un sentiment de bien-être
et de lassitude générale des plus caractéristiques.

Que s'est-il passé ?

A. *Effet sudorifique*, qu'aucun médicament décoré de ce nom
ne saurait produire aussi avantageusement et à un degré aussi
énergique.

B. *Effet spoliatif et altérant*, lorsqu'on répète un certain temps
cette médication.

C. *Effet révulsif* au premier chef, par suite de l'activité insolite
imprimée à la circulation capillaire cutanée. Et comme cette
dernière action n'est limitée ni aux jointures malades, ni à la
tête, ni à la région précordiale, mais bien à la surface totale
du corps, et qu'en outre cette impulsion, acquise, a sa direction
de dedans en dehors, du centre à la périphérie, il en résulte sécurité absolue contre l'action métastatique ou la fluxion locale.

D. *Effet antiphlogistique*, par suite de l'abondance exagérée des
sueurs.

Ce bain doit être répété ainsi tous les jours ; à mesure que
l'amélioration se fait sentir, on diminue sa durée, de manière à
limiter graduellement ses effets en proportion de l'état morbide
et des forces du malade.

On peut ainsi continuer pendant une période de dix à trente

jours. Au bout de ce laps de temps, et si la guérison n'est pas complète, ce qui est rare, on n'emploie l'enveloppement après l'étuve que tous les trois à quatre jours ; lorsque tous les symptômes aigus ont disparu, on se borne à exciter légèrement la peau du sujet par un séjour de cinq à dix minutes dans l'étuve, suivi d'une douche en pluie sur tout le corps pendant dix secondes à une minute, et d'une douche en jet sur les jointures malades et le reste du corps pendant une à deux minutes. La température de ces douches est abaissée graduellement de 35 à 12° C. Il arrive souvent que cet abaissement de température a lieu même pendant la première période du traitement, celui de l'enveloppement ; mais, dans ce cas, il faut avoir bien soin de n'arriver à l'eau tempérée ou froide, qu'à mesure que les symptômes aigus diminuent franchement.

Aussitôt la douche froide donnée, le malade est frictionné vigoureusement ; puis il s'habille et va se promener au grand air ou faire quelques exercices au gymnase, suivant ses forces.

Dans la période ultime du traitement, on se borne à de simples douches générales, froides, courtes et fortes, dans le but de tonifier la peau, et surtout de lui faire perdre son impressionnabilité au froid.

Cette dernière partie du traitement, qui, pour être efficace, doit durer de quatre à dix semaines, n'est pas absolument nécessaire ; elle n'a qu'un simple but hygiénique, mais un but dont l'importance capitale n'échappera pas à tout esprit prévoyant et soucieux de l'avenir. Elle peut être inutile, cela est vrai, mais elle n'est jamais nuisible, bien au contraire, et elle peut quelquefois prévenir indéfiniment le retour de ces cruels accidents.

La seule contre-indication au traitement hydrothérapique dans le rhumatisme articulaire aigu, pyrétique et généralisé, sont les accidents aigus du côté du cœur. Il faut attendre que cette complication ait été franchement arrêtée à l'aide des antiphlogistiques.

Même observation pour ce qui concerne les complications cérébrales ; il n'en est plus de même si ces accidents se sont développés dans les enveloppes de la moëlle, parce qu'alors on peut compter sur l'effet révulsif cutané produit par les bains d'étuve et l'enveloppement, au même titre que dans les accidents congestifs de la moëlle succédant à un refroidissement profond.

Deuxième cas. — Rhumatisme à réaction fébrile intense analogue au précédent, mais avec cette différence que tout, dans les antécédents du sujet ou la marche de la maladie, indique un mouvement diathésique de nature goutteuse.

On alternera les bains de vapeur suivis d'enveloppement et de douches générales chaudes avec des bains tièdes alcalins à la température de 32 ou 35° C. de vingt à quarante minutes de durée, et l'on donnera en boisson de l'eau de Vichy attiédie.

Lorsque la période aiguë sera tout à fait passée, on fera suivre le traitement hydrothérapique suivant : à l'intérieur, eau fraîche, pure et légère à haute dose de quatre à dix verres par vingt-quatre heures ; à l'extérieur, bains de vapeur *ut suprà,* suivis de douches froides, courtes et fortes, tout à la fois toniques de l'économie entière et surtout de l'enveloppe cutanée et localement résolutives des points engorgés, s'il reste encore des traces de phlogose.

La saison venue, on se hâtera d'envoyer le sujet à des eaux alcalines, Vichy par exemple, qui, seules, peuvent être gratifiées du titre de remède spécial de la diathèse rhumatismale, alors qu'elle est confondue avec les symptômes de la diathèse urique ou goutteuse.

Le traitement hygiénique de cette catégorie de malades consistera dans l'emploi alternatif de l'hydrothérapie pendant les saisons froides ou tempérées, et des eaux alcalines pendant les saisons tempérées ou chaudes. Et à la moindre réapparition des accidents aigus et avant ou après la période pyrétique, on se hâtera de revenir aux bains de vapeur, suivis d'enveloppement et de douches chaudes. Dans ces conditions, et prise à temps, on jugulera souvent la maladie, surtout alors qu'elle aura été réveillée par l'action du froid.

Voici le résumé succinct de quelques observations qui peuvent être rangées soit dans la première, soit dans la seconde forme du rhumatisme articulaire aigu et généralisé.

OBSERVATION I. — M. P..., arrimeur, cinquante ans, tempérament sanguin, constitution forte, est adressé à l'établissement hydrothérapique de Longchamps, à Bordeaux, par M. le Dr Flornoy, le 17 juillet 1862.

Il y a neuf ans, douleurs vagues dans plusieurs jointures, aux grands froids et aux fortes chaleurs ; quatre ans plus tard, névralgie sciatique aiguë à gauche ; elle dure huit mois et résiste à un traitement des plus actifs, composé de plusieurs vésicatoires, quatre-vingts bains sulfureux et une saison à Cauterets. Sur le conseil d'un ami, M. P... prend cinq jours de rang le purgatif Leroy et se trouve guéri.

En 1862, le 21 avril, M. P.... est pris d'une attaque de rhumatisme articulaire aigu, généralisé, qui parcourt toutes les articulations moyennes. M. Flornoy est appelé : repos forcé au lit jusqu'au 3 juillet, traitement antiphlogistique et sédatif énergique. Alors, le malade pouvant faire quelques mouvements sans de trop vives douleurs et la période pyrétique éteinte, son médecin conseille le traitement hydrothérapique; il est suivi dans la forme qui vient d'être décrite. Au troisième bain, soulagement manifeste; au huitième, le malade peut aller de chez lui à la Bourse à pied, aidé d'une canne, sans trop de fatigue; guérison complète au quinzième bain ; cessation du traitement; maintien de ce bon résultat.

OBSERVATION II. — M. D..., quinze ans, tempérament lymphatique, constitution moyenne, habitant une pension ; adressé par le Dr Bitot, le 12 avril 1862.

Pas d'hérédité au dire du malade.

Au mois de mai 1860, première attaque de rhumatisme articulaire aigu, multiple, apyrétique. Retour à la santé au bout de six semaines après l'emploi des sangsues, de la tisane de frêne et de frictions sédatives et calmantes.

Deuxième attaque l'année suivante, à la même époque : même marche de la maladie, mêmes moyens.

Troisième attaque le 9 mai 1862 : même forme, mêmes symptômes, emploi du traitement hydrothérapique *ut suprà*; l'enfant ne pouvant faire un mouvement sans crier, est apporté en voiture. Durée du traitement, quinze jours; guérison.

Quatrième attaque en janvier 1863; mêmes symptômes. Traitement hydrothérapique pendant quinze jours, guérison. Depuis lors, plus de nouvelles du malade.

OBSERVATION III. — M. A...., seize ans, tempérament lymphatique, constitution moyenne, camarade d'études du précédent malade. Pas d'hérédité accusée; adressé par M. le Dr Bitot le 11 janvier 1863.

Rhumatisme articulaire aigu, apyrétique, généralisé, datant de huit jours, ayant succédé à un refroidissement violent; les deux genoux, le coude, l'épaule gauche, la plante des pieds et les talons sont le siége de douleurs vives; les articulations prises sont tuméfiées et sensibles à la pression ou au moindre mouvement. Traitement hydrothérapique *ut suprà*. Durée, huit jours ; guérison.

Il serait aisé de multiplier les exemples, si le temps le permettait; mais il nous reste encore trop à dire pour pouvoir nous arrêter plus longtemps sur ces deux formes du rhumatisme articulaire aigu, et nous nous occuperons immédiatement de la troisième.

Troisième cas. — Le sujet est d'un tempérament lymphatique et nerveux, d'une constitution affaiblie. Le rhumatisme affecte alors rarement les allures d'une inflammation franche. Souvent la pyrexie est à peine marquée; d'autres fois violente, mais sans grande augmentation de la calorification animale. Les douleurs sont sub-aiguës; les jointures, fluxionnées plutôt qu'enflammées; des sueurs profuses fatiguent souvent le malade; ou bien, tout au contraire, la peau est sèche, et le sujet est en proie à une agitation fébrile continuelle; tantôt le vice diathésique, les antécédents héréditaires, sont avérés; d'autres fois, rien dans l'idiosyncrasie du sujet ne peut expliquer l'origine du mal, si ce n'est quelquefois peut-être l'action fréquente et prolongée du froid, et surtout le séjour dans une habitation humide, basse, privée d'air et de lumière.

Dans ces cas, on ne doit pas user outre mesure des antiphlogistiques et du tartre stibié; au début, le sulfate de quinine, si le tempérament nerveux domine; les vésicatoires, les applications stimulantes ou les diurétiques, si la forme morbide est lymphatique, fluxionnaire.

La période aiguë passée, on instituera le traitement suivant : sudation légère dans la caisse, chargée de vapeurs humides, aromatisées et térébenthinées, pendant cinq à quinze minutes au plus, suivie immédiatement d'une douche générale dont la température ira, en s'abaissant, de 30 à 12° C. A peine parvenu à cette dernière température, on s'arrêtera, afin de favoriser le plus possible le mouvement réactionnel de l'organisme. On pourrait obtenir la sudation avec l'étuve, comme chez les précédents malades (¹).

Mais il est nécessaire de se borner au bain de caisse, dont l'action sudorifique est moins violente lorsqu'il s'agit d'un sujet lymphatique ou nerveux; car l'alanguissement de la peau et de

---

(¹) Les seules différences qui existent entre ces deux procédés, c'est que dans l'étuve, la tête elle-même étant environnée de vapeurs chaudes et aromatiques, celles-ci s'introduisent dans les voies respiratoires avec l'air chaud inspiré, et augmentent ainsi dans des proportions énormes l'action sudorifique qu'on cherche à faire naître; dans la caisse, la tête étant hors de l'appareil, l'air frais qui arrive au poumon est peu aromatisé; il s'ensuit que l'action sudorifique est moins violente, partant moins fatigante; en outre, on peut aromatiser et térébenthiner plus fortement les vapeurs humides dans la caisse que dans l'étuve; on peut, de même, les additionner d'un sel de soufre.

l'organisme sont souvent à craindre chez eux. Dépasse-t-on le but avec la sudation, la peau se couvre de sueurs profuses au moindre effort musculaire. Comme elle a perdu son énergie, elle ne réagit pas à la douche. Dès lors arrivent tous les symptômes connus sous le nom de *courbature générale;* d'autres fois, le rhumatisme lui-même subit une nouvelle recrudescence.

L'emploi direct de l'eau froide est rarement indiqué chez ces malades; il vaut toujours mieux le faire précéder d'un séjour de quelques minutes dans une étuve chaude aromatisée et térébenthinée.

Les eaux sulfureuses seront quelquefois nuisibles, si le malade est très-nerveux; leur effet serait alors d'exciter outre mesure l'organisme, et souvent de réveiller les douleurs.

Même observation à faire pour Néris, car, ou bien ces eaux seront employées hydrothérapiquement, et alors il n'y a pas lieu de s'en occuper d'une manière spéciale; ou bien avec leur qualité physique essentielle, c'est à dire leur température très élevée, et dans ce dernier cas elles seront nuisibles.

Les eaux sulfureuses sont tout à fait indiquées au déclin du mal, lorsque le tempérament du sujet est lymphatique : Néris lui-même rendra alors des services; mais avec cette réserve, que ces diverses eaux seront appliquées avec modération pour ne pas épuiser le sujet. Employées sagement, elles parviendront même à tonifier l'organisme à l'aide de leur action stimulante propre. Les eaux salines chlorurées conviendront également au rhumatisme à forme lymphatique, grâce à leurs effets spéciaux dans la scrofule et le lymphatisme. Pas n'est besoin d'ajouter que les eaux alcalines seront spécialement indiquées, si le vice diathésique, urique ou goutteux domine, mais avec les mêmes réserves que pour les eaux sulfureuses.

Voici une Observation appartenant à cette forme de la maladie rhumatismale :

OBSERVATION IV. — M. C..., trente ans, tempérament lymphatique, constitution affaiblie; adressé par M. le Dr Moussous, le 29 octobre 1862 :

Rhumatisme articulaire multiple, sub-aigu, à forme scrofuleuse; les genoux et les poignets sont pris; de plus, lumbago sub-aigu; l'affection date d'un an.

Au mois de mars, M. C... prend à l'établissement hydrothérapique de Longchamps, à Bordeaux, des douches et bains sulfureux pendant un mois; amélioration. Au mois de juillet, il va à Barèges; au douzième bain, crise de rhumatisme articulaire aigu, généralisé, pyrétique ; après un repos complet de quelques jours, il reprend les eaux. M. C... quitte cette station au bout de quarante jours, dans un état satisfaisant. Après deux mois de repos, son médecin l'adresse à l'établissement. État actuel : gonflement et crépitations sèches au genou droit; difficulté pour plier complètement la jointure; tuméfaction et raideur au poignet gauche; lumbago et douleur profonde au sommet de l'ischion à droite. Traitement par les bains de caisse thérébentinés pendant six semaines; très grande amélioration.

Souvent, le traitement hydrothérapique ne donne pas des résultats aussi favorables dans cette forme rhumatismale; ainsi, chez un malade adressé par M. le Dr Raffaillac le 28 janvier 1862, le traitement échoua complétement, tandis que les bains sulfureux artificiels parvinrent à le soulager considérablement.

Le rhumatisme mono-articulaire aigu exige le même traitement que le précédent. Toutefois, il est quelques indications particulières propres à cette variété de la maladie qu'il est impossible de passer sous silence.

On emploiera de préférence, pour les sudations, les bains de caisse à vapeurs humides et térébenthinées, dont l'énergie sera bien suffisante pour le but à atteindre. Ces bains seront suivis de douches générales, dont la durée et la température seront graduées comme il a été dit précédemment.

L'action locale de l'eau chaude ou froide en douche ou en application sous forme de compresses mouillées recouvertes d'une enveloppe imperméable, et la douche de vapeur seront utiles dès le début et formellement indiquées aussitôt après les sangsues. Elles auront, jointes aux sudations et aux douches générales, une *action résolutive* tout autrement puissante que les révulsifs et les embrocations antiphlogistiques ou calmantes toutes les fois qu'il s'agira d'un rhumatisme développé chez un individu fort, sanguin, en état de réagir franchement. Chez l'individu mou, lymphatique, on devra y joindre les douches sulfureuses, salées ou aromatiques. Dans le cas d'hydarthrose, les vésicatoires seront souvent indispensables, les douches et les sudations ne parvenant pas toujours seules à faire résorber le liquide.

Les eaux minérales à haute thermalité et les sulfureuses rendront des services dans ces affections; mais comme leur emploi exige, pour qu'il soit fructueux, que tout symptôme d'acuité soit passé, tandis que les sudations et les applications hydrologiques simples sont utiles dès le début et au plus fort de l'acuité du mal, il s'ensuit qu'on aura rarement l'occasion de les employer. Cependant, les eaux alcalines seraient très utiles si le vice diathésique était avéré.

L'Observation suivante permettra de juger la médication hydrothérapique dans le rhumatisme mono-articulaire aigu :

OBSERVATION V. — M. G..., quarante-un ans, tempérament sanguin, constitution forte; adressé par M. le Dr Lageol, le 8 août 1862.

Depuis trois mois, le malade se plaignait de douleurs sourdes, de gêne dans le genou droit; ces symptômes variaient avec les changements atmosphériques; il y a dix-huit jours, à la suite d'une longue marche, aggravation subite de ces symptômes; l'on constate une inflammation violente de l'article; il y a de la tuméfaction, de la rougeur, de la chaleur, et les mouvements sont très douloureux. Application de douze sangsues, suivie d'embrocations avec l'onguent napolitain; la première période aiguë passée, son médecin, au lieu de recourir à l'action résolutive des vésicatoires, conseille l'emploi de l'hydrothérapie. A ce moment, le gonflement est encore considérable, et les mouvements sont peu douloureux, mais très gênés. Douche en jet dirigée sur tout le corps pendant quelques secondes, et sur l'articulation malade pendant quatre minutes. Température de l'eau, de 35 à 12° C. graduellement. Durée du traitement, quinze jours; guérison.

Il a été établi, au début de ce travail, que parfois le rhumatisme, en vertu d'une prédisposition spéciale, pouvait, dans certains cas, se confondre avec la tumeur blanche; en voici un exemple des plus intéressants, dû à MM. les Drs Boisseuil et Dupuy :

OBSERVATION VI. — M. F..., cinquante-huit ans, tempérament lymphatique, constitution en apparence assez forte; adressé le 15 août 1864, par MM. les Drs Boisseuil et Dupuy.

Il y a trois mois, aussitôt après la disparution d'un zona, ce malade ressent une douleur vive dans le genou gauche, et graduellement apparaissent tous les symptômes d'une arthrite aiguë, bientôt suivie d'hydarthrose; en même temps, l'articulation phalango-phalangienne du médius de la main droite était le siége d'un léger gonflement avec douleur. Cette particularité fit admettre l'arthrite du genou comme de nature rhumatismale.

Les sangsues, six vésicatoires, l'iode, l'onguent napolitain, les cataplasmes émollients et les purgatifs sont employés.

Sous l'influence de ces divers moyens, il y a un léger amendement dans l'état aigu, et l'hydarthrose disparaît; mais il reste un empâtement général de toute la jointure, paraissant occuper les tissus mous;

immobilité de la rotule et de l'articulation ; légère flexion de la jambe sur la cuisse ; température de la peau élevée ; dilatation veineuse périphérique ; pas de coloration anormale ; la pression et le plus léger mouvement provoquent des douleurs intolérables ; il existe un degré considérable d'émaciation de tout le système musculaire, plus marqué au membre malade.

M. le Dr Dupuy est appelé à donner son opinion sur l'état de M. F..., Avec M. Boisseuil, il opine pour l'emploi de l'hydrothérapie, et le malade est soumis à la médication suivante :

1° *Bain de vapeur* tous les deux jours, élevé graduellement à 38° C., suivi d'un léger massage de la partie malade, d'une douche générale à 35° C. pendant deux minutes, et d'une douche locale sur l'article, à la même température, pendant cinq minutes ; au sortir de l'étuve, léger enveloppement.

2° Tous les deux jours, également *douche de Barèges* à 40° sur le genou pendant dix minutes, suivie d'un bain de même nature à 35° C. pendant trente minutes ;

3° Tous les soirs, *douche générale en pluie* à 30°, d'une minute, et *douche locale* en jet de calibre moyen, à la même température, pendant trois minutes. Ces diverses douches sont amenées peu à peu à la température de 18° C., et le temps de leur administration diminue de cinq à une minute pour la douche locale, et de deux minutes à trente secondes pour la douche générale.

Lorsque M. F... est arrivé, tout mouvement de la jointure malade était impossible ; on était obligé de le porter sous les douches et de le rapporter dans son lit ; la mensuration avait donné : du côté sain, 0m 45 de circonférence, et 0m 57 au genou malade. Après deux mois de traitement hydrothérapique, il n'y avait plus que 0m 02 de différence entre les deux genoux ; l'articulation se mouvait sans douleur ; M. F... avait à peine besoin d'une canne pour marcher, et l'économie entière s'était reconstituée d'une manière remarquable.

Passons à l'examen du traitement du rhumatisme articulaire chronique.

CHAPITRE V.

DU TRAITEMENT DU RHUMATISME ARTICULAIRE CHRONIQUE GÉNÉRALISÉ, MULTIPLE OU PARTIEL.

(25 Observations.)

Il serait oiseux de rappeler ici que les premiers succès obtenus par l'hydrothérapie portèrent sur des rhumatismes chroniques. Depuis lors, des résultats analogues extrêmement nombreux ont été relatés dans une foule d'écrits, et ce serait le cas de faire des citations, s'il n'était plus utile, plus pratique de consacrer les moments précieux du Congrès au développement de la thérapeutique de cette variété pathologique de l'affection rhumatismale.

Deux grandes méthodes thérapeutiques doivent se partager sans conteste le traitement du rhumatisme articulaire chronique :

A. La thérapeutique spécifique, qui, pour le plus grand nombre, ne comprend que les eaux alcalines;

B. Et l'hydrologie minérale ou simple, à haute ou à basse thermalité.

Les médications par l'iodure de potassium, l'arsenic, le sublimé, le colchique, ayant une action générale sur l'économie, sont utilisées quelquefois avec succès dans le rhumatisme chronique, et doivent être employées concurremment avec les médications précédentes. Les embrocations stimulantes, résolutives, calmantes, les vésicatoires, les moxas, les cautères, n'ont qu'une action isolée, locale, qui n'est pas à comparer aux précédentes méthodes thérapeutiques.

De ces deux grandes médications, la première réussira dans les cas de rhumatisme diathésique; la seconde, dans ceux qui ont pour cause l'action du froid. Et selon que le tempérament du malade sera plus ou moins sanguin, nerveux ou lymphatique, on devra choisir de préférence l'hydrothérapie ou les eaux sulfureuses ou salines.

Le sujet est-il sanguin ou nerveux? l'hydrologie simple sera préférable; le lymphatisme a-t-il imprimé son cachet à l'affection? l'hydrologie sulfureuse ou saline, douée d'une action stimulante spéciale, viendra en première ligne.

Le traitement hydrothérapique se formulera de la manière suivante dans la majorité des cas.

Tous les matins : sudations légères et courtes, dans l'étuve ou la caisse, suivant l'aptitude du sujet et la ténacité du mal, le premier de ces appareils étant plus puissant que le second. Aussitôt que le corps sera moite, douche générale en pluie et locale en jet; pendant une à trois minutes, la température sera abaissée graduellement de 30 à 12° C. Aussitôt habillé, le malade fera de l'exercice en plein air ou au gymnase, et boira, par intervalle, de deux à quatre verres d'eau fraîche dans la matinée.

Tous les sept à huit jours, la sudation sera poussée jusqu'aux sueurs abondantes.

Pendant la sudation, enveloppement des jointures malades dans des linges mouillés recouverts de toiles imperméables. Cet enveloppement local sera continué, s'il est besoin, d'une manière permanente, en ayant soin de renouveler les compresses mouillées toutes les six heures.

Tous les soirs : douche générale en pluie pendant cinq à dix secondes, et en jet pendant trente secondes à deux minutes, à la température de 30 à 12° C., selon la sensibilité organique, la puissance de réaction du sujet; le plus souvent, il faudra parvenir à donner la douche avec de l'eau à 12°, et c'est l'un des principaux buts à atteindre; mais il est quelques cas rares où il sera plus sage de rester toujours à une température plus élevée, de 18 à 24° C.

La séance hydrothérapique finie, le sujet se livrera aux mêmes exercices que le matin.

Il est bien entendu, quoique cela n'ait pas encore été dit, qu'une bonne hygiène, une alimentation saine, modérée, exempte de spiritueux, d'excitants, plus végétale qu'animale, à moins que le sujet ne soit lymphatique, viendra seconder le traitement de toutes les formes rhumatismales.

Au bout de quelques jours, on remplacera ou on alternera avantageusement les simples douches froides du soir avec la douche écossaise dite *alternative*. Cette dernière sera donnée de la manière suivante :

Jet chaud, de 35 à 48° C.; jet froid ou tiède, de 12 à 30° C.; chacun de dix à quinze secondes de durée, et répétés au maximum pendant trois à cinq minutes. On les dirigera sur tout le corps, et spécialement sur les jointures malades. On tiendra compte, dans l'application de cette douche, qui, pour le dire en passant, constitue la moitié au moins de tout traitement thermal externe, de la puissance de réaction du sujet et de la susceptibilité de son système nerveux. Chaude et froide, s'il est robuste et sanguin; tiède et chaude, s'il est affaibli, lymphatique ou facilement surexcitable.

Existe-t-il des contre-indications au traitement hydrothérapique du rhumatisme articulaire chronique? Non; ou plutôt, à moins que le sujet ne soit atteint d'une affection organique du cœur avancée, l'hydrologie simple est toujours applicable; ce qui ne pourrait avoir lieu pour les eaux alcalines, si redoutables lorsqu'il existe quelques lésions des viscères du cercle supérieur.

Voici deux exemples de rhumatisme articulaire chronique et multiples à l'appui de la proposition précédente :

OBSERVATION VII. — M. S....., quarante-six ans, tempérament nerveux sanguin, constitution moyenne ; adressé par M. le Dr Forges, de Salignac (Dordogne), le 22 août 1861. Pas d'hérédité accusée.

Il y a vingt-cinq ans, M. S..., travaillant à Paris dans un arrière magasin froid et humide, fut pris de douleurs articulaires vagues qui ne l'obligèrent à aucun traitement actif; dix ans plus tard, attaque franche de rhumatisme articulaire aigu, généralisé et pyrétique, compliquée d'une péricardite aiguë. M. Bouillaud est appelé : on saigne sept fois le malade en quarante-huit heures, et dès le premier jour, on applique successivement trente ventouses scarifiées sur la région précordiale et les jointures prises. Cessation des accidents aigus et guérison, du moins en apparence. Cependant, une fois debout, M. S..., s'aperçoit que le cœur est le siége d'un battement très fort, et qu'il est essoufflé en montant les escaliers. A la suite de cette attaque violente, il est toujours sujet à des douleurs sourdes, tenaces, chroniques, se réveillant par les temps humides, pluvieux, occupant les jointures et les gaînes fibreuses des muscles. Pendant onze ans, il parcourt successivement les stations thermales de Cransac, Luchon, Aix et du Mont-Dore, sans aucun succès; la sensibilité barométrique de la maladie est toujours la même; c'est alors que M. S... arrive à Longchamps.

A son entrée à l'Établissement hydrothérapique, toutes les jointures de la portion cervicale du rachis sont prises et ankylosées; le cou est immobile.

Le cœur offre les altérations suivantes : battements forts, réguliers, étendus; impulsion très forte, soixante-quinze par minute; bruit de souffle rude prolongé au premier temps, masquant le second et augmentant de la base à la pointe. A la percussion, on constate une légère hypertrophie de cet organe; essoufflement à la marche, pas d'œdème aux membres inférieurs.

Traitement hydrothérapique. — Comme il vient d'être décrit plus haut; durée, dix semaines. M. S... a complétement perdu sa sensibilité au froid; il n'a plus ces douleurs erratiques, si fréquentes auparavant; le cou est plus souple; mais, loin d'être guéri, ce malade est revenu trois ans après et a confirmé le maintien de l'heureuse modification apportée dans sa sensibilité organique au froid.

L'histoire du second malade est encore plus intéressante :

OBSERVATION VIII. — M. D..., trente-neuf ans, tempérament lymphatique sanguin, constitution moyenne; adressé par MM. les Drs Piotet, de Mussidan (Dordogne), et Denucé, de Bordeaux, le 20 mai 1863.

Son père n'a jamais eu ni rhumatisme, ni goutte ; mais tous ses oncles et un cousin-germain en ont été atteints ; rien à noter du côtéde la ligne maternelle.

Première attaque de rhumatisme articulaire aigu, généralisé et pyrétique, à l'âge de sept ans, compliqué d'accidents inflammatoires du côté du cœur.

De sept à trente-six ans, attaques successives sub-aiguës, modérées et apyrétiques, et chaque fois retour des accidents cardiaques aigus, et tendance aux accidents cérébraux.

Il y a trois ans, deuxième attaque franche, aiguë, pyrétique et multiple, identique à celle qui eut lieu il y a vingt-neuf ans. Il survient une endocardite, une péricardite et un délire aigus qui mettent en jeu la vie du malade.

L'année après, troisième attaque aux eaux de Saint-Sauveur, après le troisième bain ; depuis lors, réapparition à chaque variation atmosphérique, et surtout l'hiver, de douleurs articulaires généralisées, tantôt sub-aiguës, tantôt chroniques.

Il y a trois ans également, apparition d'un eczéma général, qui, en dernier lieu, se fixe au scrotum et aux jambes, d'où rien ne peut le faire disparaître ; son père, seul de tous les membres de sa famille, a présenté quelques éruptions fugaces au scrotum.

A son entrée, M. D... éprouve des douleurs sourdes dans toutes les jointures ; la marche est très pénible ; la sensibilité au froid est extrême ; le cœur est légèrement hypertrophié ; il y a un bruit de souffle léger, doux au premier temps, masquant en partie le second ; essoufflement manifeste à la marche.

Traitement hydrothérapique *ut suprà* ; durée, dix semaines ; disparition complète de l'eczéma et de tous les symptômes articulaires ; amendement considérable dans les symptômes cardiaques ; plus de sensibilité au froid.

Ce malade est revenu depuis lors, à diverses reprises, reprendre le même traitement à simple titre préventif ; mais ni les douleurs articulaires, ni l'eczéma n'ont reparu ; et si quelquefois de très brusques changements de temps ramènent quelques douleurs vagues, erratiques, vingt-quatre heures après il n'en reste plus la moindre trace. Cet heureux résultat thérapeutique se maintient depuis plus de deux ans.

Il est une forme du rhumatisme articulaire qui fournit des résultats thérapeutiques diamétralement opposés, suivant que la maladie est généralisée ou locale ; c'est celle à laquelle on doit donner le nom de *variété fibreuse.* Dans le premier cas, l'affection résiste aux meilleures médications : hydrothérapie, eaux sulfureuses, alcalines, salines. Dans le second, l'hydrologie simple réussit assez bien, sans cependant avoir une action aussi puissante que dans les autres formes du rhumatisme articulaire.

OBSERVATION IX. — M. M..., vingt-deux ans, ajusteur-mécanicien, tempérament lymphatique sanguin, constitution assez forte; adressé par M. le Dr Montalier, le 27 mai 1861.

Ce malade est sujet, par la nature de son travail, à des transitions de température; son père, marin de son état, a été rhumatisant.

Début, il y a quatre ans, de douleurs sourdes, profondes, occupant les reins et les gaînes des muscles fléchisseurs de la cuisse gauche; un peu plus tard, les mêmes accidents se reproduisent aux jointures des membres supérieurs. Après deux ou trois disparitions successives, le mal reparaît et se fixe définitivement dans les lombes, les psoas et les articulations des coudes et des épaules; toutes ses jointures sont frappées d'une immobilité absolue.

L'hydrothérapie est appliquée pendant deux mois et demi sans le moindre résultat, sous forme de sudation et de douches froides et écossaises. A la saison suivante, le malade va à Barèges; même insuccès. Et ni ces deux médications énergiques, ni les agents pharmaceutiques employés auparavant et depuis, n'ont pu réussir à sortir M. M... de cette triste position.

OBSERVATION X. — M. B..., de Sainte-Foy, quarante-cinq ans, tempérament nerveux sanguin, constitution très forte; entré à l'Établissement le 13 juin 1865. Pas d'hérédité.

Il y a sept ans, au mois de juin, traversant la Dordogne par un grand vent, dans une barque, il chavire et tombe à l'eau; il était en ce moment couvert de sueur et essoufflé par une longue marche. A peine sorti de l'eau et n'ayant pour vêtement de rechange qu'un pantalon de toile, il reste ainsi fort légèrement couvert pendant trois heures environ; durant tout ce temps, il éprouve un froid très intense; peu d'heures après, il ressent une gêne douloureuse dans les reins.

Le lendemain, rhumatisme fibreux, apyrétique, sourd, profond, occupant tout le tronc, des épaules au sacrum, et le membre inférieur gauche; la raideur est telle, malgré le peu d'acuité des douleurs, que le torse et le membre pris sont transformés en une barre rigide et inflexible; ce triste état dure trois mois sans la moindre rémission, quoique M. Broca, appelé dès le premier jour, eût eu l'heureuse idée de prescrire de grands bains très chauds pour ramener les fonctions de la peau. Ces bains déterminèrent des palpitations de cœur si fortes, qu'on fut obligé de les cesser.

L'année suivante, étant dans un champ à commander des ouvriers, les épaules couvertes d'une blouse bien échancrée, il sentit froid à la nuque, et le lendemain le cou était soudé comme le reste du rachis. Depuis lors, rien n'a pu agir pour ramener les mouvements dans cette partie.

En 1860, c'est à dire deux ans après le début des accidents, M. B...... va à Barèges. M. le Dr Vergès fait prendre des bains et des douches en colonne très fortes sur la nuque et le dos sans le moindre succès.

Il en revient dans un état déplorable; le rhumatisme a gagné les muscles frontaux et temporaux ; les sourcils sont immobiles ; le front ne peut plus se plisser. Il est survenu, un mois après le retour des eaux, une névralgie céphalique atroce, qui dure sans relâche nuit et jour pendant neuf mois. A peine repose-t-il la tête sur le coussin pour dormir, que la chaleur réveille des douleurs violentes, sur-aiguës. Une seule chose le calme, c'est l'application incessamment renouvelée de compresses froides. A la même époque également, il a été pris d'une soif extrême qui ne l'a plus quitté, ni été ni hiver ; les lèvres, la langue et le gosier sont toujours secs.

Depuis Barèges, on a essayé jusqu'à aujourd'hui, pendant cinq ans, les saignées, les vésicatoires, les purgatifs, les applications résolutives, calmantes, sans le moindre succès ; l'électricité elle-même n'a réussi qu'à ramener la mobilité dans les muscles du front.

M. Broca l'a chloroformisé et essayé, à l'aide de fortes secousses électriques et de mouvements forcés, à ramener les mouvements du cou, et cela sans le moindre succès.

Traitement hydrothérapique *ut suprà* pendant quatre semaines sans résultat, mais sans effet nuisible.

Il est à remarquer, comme d'autres exemples appartenant à cette clinique hydrothérapique le prouvent, que cette forme rhumatismale est peu ou point influencée par les variations atmosphériques

Ainsi, c'est souvent par les temps les plus chauds que la maladie se réveille ou fait des progrès, alors que les temps humides, pluvieux, froids, n'agissent pas du tout ; souvent le vice héréditaire fait défaut.

Lorsque la forme fibreuse se localise, le plus souvent elle a pour siége les gaînes musculaires ou les talons ; il est rare alors qu'elle résiste autant aux thérapeutiques du rhumatisme.

En voici deux exemples :

OBSERVATION XI. — Un de nos confrères de Bordeaux est venu à l'Établissement au mois d'octobre 1860 ; il était atteint depuis trois semaines d'un rhumatisme sub-aigu aux deux talons, rendant la marche pénible. Antérieurement, il a été plusieurs fois sujet à des attaques de rhumatisme articulaire. Trois séances hydrothérapiques ont suffi pour faire disparaître ces accidents.

OBSERVATION XII. — Mᵐᵉ N..., quarante ans, lymphatique, constitution faible ; adressée par MM. les Dʳˢ de Biermont et Paillou, le 2 juillet 1862.

Cette dame est atteinte, depuis le mois de septembre 1860, d'un rhumatisme sub-aigu fixé au talon gauche d'abord, puis aux deux ; il a résisté aux moyens conseillés en pareil cas et aux sulfureux ; la mère de la malade a été sujette à la goutte.

Traitement hydrothérapique *ut suprà*. Cette malade montre peu de constance et se retire au bout de huit jours. Cependant, ce court espace de temps a suffi pour faire disparaître la douleur du talon gauche et diminuer sensiblement celle du talon droit.

Il est impossible de ne pas dire quelques mots du rhumatisme noueux, autre variété singulière du rhumatisme articulaire, avant de donner le résumé statistique des rhumatismes articulaires aigus, chroniques, partiels ou multiples, et de clore ce long chapitre.

Quant à la goutte, nous poserons simplement des indications, et nous rapporterons deux Observations intéressantes.

La symptomatologie du rhumatisme goutteux est assez bien établie pour qu'il soit inutile de lui consacrer à cette occasion une place spéciale.

Les origines et les causes de l'affection semblent tenir le plus souvent au vice diathésique goutteux ou simplement rhumatismal, d'autres fois à la sécrétion urique déviée; quelquefois les excès de table, de spiritueux, n'y sont pas étrangers; la cause efficiente la plus fréquente est le froid.

Tout a été essayé dans cette affection sans beaucoup de succès ; les résultats heureux qu'aurait obtenus M. Gueneau de Mussy à l'aide des bains arsénicaux, résultats consignés dans le *Bulletin de thérapeutique*, ont échoué chez un des malades de l'Établissement auquel cette médication fut employée avec le concours de notre confrère M. Flornoy. Le malade auquel il est fait allusion a parcouru longtemps les stations sulfureuses et salines sans succès; l'hydrothérapie semble avoir éloigné un peu les retours aigus de l'affection.

Chez une autre malade, Mme Y..., trente-six ans, tempérament lymphatique, constitution moyenne, adressée par M. le Dr Gellic le 5 août 1861, l'hydrothérapie est parvenue, après vingt semaines de traitement, à éloigner les accès dans une proportion considérable.

Il est à désirer que d'autres travaux sur les variétés noueuses et fibreuses du rhumatisme viennent combler la lacune regrettable qui existe encore aujourd'hui dans la thérapeutique de la maladie rhumatismale.

Reste la goutte proprement dite, dont la thérapeutique hydrothérapique peut se résumer dans les points suivants :

1° Sudations fortes et longues dans la forme aiguë, suivies de douches générales ; au début, tièdes ; plus tard, froides.

2° Sudations légères, suivies de douches générales froides dans la forme chronique.

3° Dans les deux cas, eau à l'intérieur à haute dose, régime modéré à tous les points de vue, exercices musculaires fréquents.

4° A la saison, eaux alcalines.

5° Les sudations et les douches peuvent et doivent s'appliquer au summum de l'accès sans aucun inconvénient, ni primitif, ni secondaire.

6° Comme traitement hygiénique et préventif, l'hydrothérapie jointe aux eaux alcalines est placée au premier rang. Les eaux sulfureuses conviennent très rarement à cette affection, excepté peut-être dans la forme lymphatique bien avérée.

7° Le colchique est un remède d'accès et non de la maladie ; personne n'ignore ces inconvénients, lorsqu'on en fait un usage immodéré.

Voici deux exemples intéressants :

Observation XIII. — M. de L..., quarante-cinq ans, tempérament sanguin, constitution forte ; adressé le 11 septembre 1860, par M. le Dr Dénucé.

Goutte à accès aigu datant de vingt ans, héréditaire, revenant tous les dix à quinze jours, excepté l'hiver, où, sous l'influence de la mauvaise saison, les accès se suivent sans interruption, et M. de L... est obligé de garder la chambre pendant quatre à cinq mois.

Traitement hydrothérapique *ut suprà* pendant trois mois. Au début, réveil du dernier accès, qui est à peine fini depuis quarante-huit heures ; puis disparition de la maladie pendant cinq semaines ; retour d'un nouvel accès aigu ; application des sudations et des douches ; disparition de toute douleur au bout de quarante-huit heures ; cessation du traitement au bout de trois mois. Ce malade a passé l'hiver suivant sans être obligé de prendre le lit, n'ayant plus que quelques petits accès de loin en loin, de un à trois jours de durée, tandis qu'auparavant ils duraient rarement moins de dix à quinze jours.

Du reste, un traitement aussi court et borné à l'hydrothérapie ne pouvait suffire. Il aurait fallu, pour arriver à un résultat durable, y joindre l'usage fréquent des eaux alcalines et reprendre le traitement hydrothérapique tous les deux à trois mois.

Observation XIV. — M. L..., quarante-deux ans, tempérament lymphatique, constitution moyenne, entre à l'Établissement le 27 mai 1861.

Ce malade est atteint depuis 1852 d'une goutte chronique à accès sub-aigus revenant à tous les changements de temps; les articulations des mains, des doigts, des poignets et des pieds sont toutes déformées et recouvertes de concrétions tophacées; il ne peut plus se servir de ses mains pour travailler, et la marche elle-même est assez pénible.

Traitement hydrothérapique comme il a été énoncé précédemment pour la goutte chronique pendant trois mois; guérison.

Cet heureux résultat s'est maintenu; les articulations n'ont pas repris leur forme première, mais elles ont reconquis leurs mouvements; il n'y a plus la moindre douleur, et les changements atmosphériques n'ont plus d'influence. Nous avons encore constaté le maintien de la guérison il y a deux ans, dernière époque à laquelle le malade s'est présenté à Longchamps pour faire connaître son état de santé. Et comme c'était un indigent, reçu à ce titre, il est plus que probable que si l'affection avait reparu, il n'aurait pas tardé à revenir.

Il est vivement à regretter que, faute de temps et d'espace, des observations aussi intéressantes que celles qui précèdent soient écourtées, et qu'il ne soit pas possible d'en citer un plus grand nombre. On remarquera du moins que nous avons eu soin, dans le choix qui en a été fait, de prendre surtout celles fournies par nos confrères. C'était, pour nous, rendre à la fois un nouvel hommage à la vérité et au concours si bienveillant et si éclairé dont ils nous ont donné jusqu'ici tant de preuves.

CHAPITRE VI.

DES RÉSULTATS THÉRAPEUTIQUES DE L'HYDROTHÉRAPIE DANS LE RHUMATISME ARTICULAIRE AIGU, CHRONIQUE, MULTIPLE, PARTIEL, DANS LE RHUMATISME NOUEUX, GOUTTEUX ET DANS LA GOUTTE.

(76 Observations.)

Le rhumatisme noueux, goutteux et la goutte formant une classe tout à fait distincte du rhumatisme articulaire proprement dit, il est nécessaire d'en tenir compte dans le travail de statistique qui va suivre :

Sur les 149 cas de rhumatisme observés à Longchamps, il y a eu 60 cas de rhumatisme articulaire, soit 40,269 0/0. Sur ce chiffre il y a eu 57 malades ayant suivi le traitement hydrothérapique et trois qui l'ont cessé avant qu'on ait pu apprécier le résultat qu'il aurait pu produire chez eux.

L'âge, la durée du traitement hydrothérapique et les résultats thérapeutiques, sont les suivants pour chacune de ces classes :

	Age.	Durée du traitem' comptée par jour.	Guérisons.	Fortes améliorations.	Améliorations.	Insuccès.
Rhumatisme articulaire aigu multiple (28 cas)	34,392	21,807	73,076 0/0	19,230 0/0	3,847 0/0	3,847 0/0
Rhumatisme articulaire aigu partiel (7 cas)...	43,571	22, »	71,428 0/0	28,572 0/0	», » 0/0	», » 0/0
Rhumatisme articulaire chroniq. multip. (20 c.)	41,450	37,450	65, » 0/0	15, » 0/0	15, » 0/0	5, » 0/0
Rhumatisme articulaire chronique partiel (5 c.)	47, »	16,800	75, » 0/0	», » 0/0	», » 0/0	25, » 0/0

Ces 60 cas comprennent 11 femmes et 49 hommes.

La durée générale du traitement a oscillé de trois à quatre-vingt-onze jours; en moyenne, elle s'est élevée à vingt-sept jours 263 millièmes pour les cinquante-sept malades ayant suivi le traitement hydrothérapique.

L'âge des 60 malades a varié de quinze à soixante-quatre ans, et la moyenne s'est élevée à trente-huit ans 866 millièmes.

Les résultats thérapeutiques comparés à ceux de quelques stations thermales donnent les proportions suivantes :

	Guérisons.	Fortes améliorations.	Améliorations.	Insuccès.
Hydrothérapie	70,175 0/0	17,543 0/0	7,018 0/0	5,264 0/0
Baréges	57, 70 0/0	31,30 0/0		11, » 0/0
Bourbon-l'Archambault......	48, 30 0/0	49,40 0/0		2, 30 0/0
Bourbonne................	38, » 0/0	56, » 0/0		6, » 0/0
Néris................	9, 50 0/0	78, » 0/0		12, 50 0/0

Ces chiffres ont été empruntés au Rapport fait par M. Patissier au nom de la Commission des eaux minérales de l'Académie, le 5 février 1839, travail inséré dans les Bulletins de l'Académie de cette année, Bulletins 1-3, pages 505, 510 et 512.

Il est nécessaire de faire remarquer la cause de la supériorité de l'hydrothérapie sur les eaux minérales dans le traitement de la maladie rhumatismale.

On peut traiter cette maladie lorsqu'elle est récente, à l'état aigu ou sub-aigu, avec l'hydrothérapie. Les eaux minérales, au contraire, ne conviennent bien qu'à la période chronique de l'affection, à quelques exceptions près, c'est à dire alors que le mal se trouve plus ancien et, partant, plus rebelle. Si l'hydrothérapie, comme les eaux minérales, ne pouvait s'employer que dans les formes rhumathismales atoniques, lymphatiques, diathésiques, et surtout anciennes, sans aucun doute ses résultats thérapeutiques ne dépasseraient pas ceux fournis par les eaux minérales.

Les rhumatismes noueux sont au nombre de 9, dont 7 ayant suivi le traitement hydrothérapique. Ces sept observations ont donné deux guérisons, trois fortes améliorations, deux améliorations, et pas d'insuccès, pour une moyenne de traitement s'étant élevée à soixante-douze jours; les deux guérisons appartenaient à des sujets qui n'étaient pas gravement atteints.

Des 7 cas de goutte, 1 avait la forme aiguë, il a obtenu un grand soulagement après trois mois d'hydrothérapie, et 6 présentaient la forme chronique. De ces 6 cas, 1 seul a guéri; l'observation a été rapportée plus haut. Deux autres n'étaient pas malades au moment du traitement hydrothérapique et sont venus pour prévenir le retour de l'affection; n'ayant fait que quinze jours d'hydrothérapie, il y a lieu de penser que ce traitement n'aura pas dû les prémunir beaucoup pour l'avenir. Deux autres malades souffraient au moment de l'emploi de l'hydrothérapie et en ont retiré un léger soulagement. Le sixième n'a rien obtenu et a cessé au bout de quatre semaines; il est naturel d'admettre que cet espace de temps ne pouvait suffire à donner un résultat sérieux.

CHAPITRE VII.

DU RHUMATISME MUSCULAIRE AIGU, CHRONIQUE, PARTIEL OU MULTIPLE.

(89 Observations.)

La plus haute expression de ce mode pathologique de l'affection rhumatismale est sans contredit la courbature générale.

Deux à trois séances hydrothérapiques, composées de bains de vapeur suivis de douches tièdes et d'enveloppement dans les couvertures, suffisent pour faire disparaître jusqu'à la trace de cet accident. Un exemple pris entre mille en donnera la preuve:

OBSERVATION XV. — M. C..., trente ans, fort, sanguin, se présente à l'Établissement le lundi gras de cette année, et raconte ce qui suit : La veille, au sortir d'un bal où il s'était livré outre mesure au plaisir de la danse, il est saisi par l'air froid ; le lendemain matin, à son réveil, il constate avec douleur qu'il est menacé de terminer le carnaval dans son lit ; il éprouve un sentiment de courbature générale, des douleurs sourdes dans les reins, le dos, le cou et les membres qui deviennent aigus au moindre mouvement ; le pouls est fort et plein. Il s'est fait transporter en voiture.

Bains de vapeurs humides, aromatiques à 45° pendant trente minutes ; massage et friction vigoureuse avec la brosse, pendant le séjour dans l'étuve. A la fin, douche générale en pluie à 35°, de cinq minutes ; puis enveloppement dans les couvertures pendant trois heures ; sueurs abondantes ; eau à l'intérieur par demi verre tous les quarts d'heure. Le soulagement est tel, que M. C... peut s'en retourner chez lui à pied ; le lendemain matin, il revient prendre un second bain, et se déclare parfaitement guéri.

Ces guérisons étaient trop faciles à obtenir pour qu'il en ait été tenu compte dans l'étude du rhumatisme musculaire proprement dit.

Le traitement hydrothérapique du rhumatisme musculaire étant le même que celui du rhumatisme articulaire, avec cette différence qu'il faut beaucoup moins de temps pour arriver à un résultat, il sera plus intéressant de résumer immédiatement quelques Observations et d'exposer les résultats statistiques fournis par l'hydrothérapie dans cette affection à l'état aigu ou chronique.

Le traitement par les eaux sulfureuses des formes chroniques marchera de pair avec le précédent ; les eaux alcalines seront d'autant moins indiquées ici, que le vice diathésique, urique ou goutteux, est beaucoup plus rare que dans le rhumatisme articulaire.

Les agents pharmaceutiques, révulsifs, calmants, résolutifs, viennent bien après, et doivent être considérés comme de simples adjuvants à ces grandes médications.

Quant à Néris, il faut dire de ces eaux et de toutes celles qui leur ressemblent, qu'elles agissent en vertu de leur thermalité et non de leurs principes chimiques, tout à fait insignifiants ; par conséquent, on ne fait en cet endroit, comme dans bien d'autres, que de l'hydrologie simple, quel que soit le nom qu'on veuille bien lui donner. Les eaux sulfureuses n'agiraient pas autrement, si l'on en croit les auteurs du *Dictionnaire des Eaux minérales :* « Ce n'est pas à titre de médication spéciale, disent-ils, que les eaux sulfurées conviennent au rhumatisme; c'est surtout en vertu de leur température, de l'excitation particulière sur la surface tégumentaire, des conditions accessoires hygiéniques ou balnéothérapiques que quelques-unes réunissent à un haut degré, qu'elles sont réclamées dans de telles circonstances... Ces eaux partagent les applications au rhumatisme avec toutes les eaux à haute thermalité... [1]. » Et nous ajouterons : et avec l'hydrothérapie.

Voici quelques Observations empruntées à la clinique de l'établissement hydrothérapique de Longchamps, à Bordeaux :

OBSERVATION XVI. — Mme X..., femme d'un de nos confrères, tempérament lymphatique nerveux, constitution moyenne, est atteinte de douleurs rhumatoïdes très aiguës depuis dix ans, se réveillant, s'exaspérant à chaque retour des temps humides, froids ou orageux. Elle commence le traitement hydrothérapique le 12 juin 1862 pendant l'une de ces crises. Durée, deux semaines ; guérison.

OBSERVATION XVII. — M. C..., quarante ans, tempérament lymphatique sanguin, fort ; adressé par M. le Dr Segay, le 29 août 1861.

Il y a trois semaines, à la suite de l'impression d'un courant d'air froid, survient une douleur vive dans le moignon de l'épaule droite. Cette douleur va bientôt en augmentant, et le malade ne peut plus lever le bras.

Bain de caisse thérébentiné à 35° C. pendant vingt-cinq minutes, suivi d'une douche générale et locale en jet, de 35 à 12° C. et de trois à une minute, à mesure qu'on abaisse la température de l'eau à chaque nouvelle séance.

Au deuxième jour, soulagement manifeste ; au huitième, disparition complète de la douleur, retour complet des mouvements. Cessation le onzième jour ; guérison parfaite.

OBSERVATION XVIII. — Mme P..., cinquante-deux ans, tempérament nerveux sanguin, constitution sèche, entre à l'Établissement le 26 mai 1862.

Depuis vingt ans, cette malade est atteinte d'un rhumatisme de l'épaule droite ; il y a eu une série successive de passage à l'état aigu ou chronique, suivant les variations atmosphériques ; depuis un an, les mouvements du membre sont presque abolis ; elle a épuisé, sans grand résultat, tous les moyens usuels et bien d'autres encore dont il serait trop long de donner l'énumération.

Traitement hydrothérapique *ut suprà*, avec cette différence que, en dehors de la séance hydrothérapique, on enveloppe le moignon de

[1] *Dictionnaire des Eaux minérales,* par Durand-Fardel, Le Bret et Le Fort. Paris, 1860, t. II, p. 809.

l'épaule avec un linge mouillé trempé dans l'eau froide et recouvert d'une toile cirée, changé trois fois par vingt-quatre heures. Après le troisième jour de traitement, soulagement; au dixième, amélioration très prononcée; au vingtième, guérison, et cessation au bout de quatre semaines. Cette malade est venue deux ans de suite, comme elle en avait été priée, faire constater le maintien de ce beau résultat.

OBSERVATION XIX. — M. B..., trente-huit ans, tempérament lymphatique, constitution moyenne; adressé par M. le Dr H. Gintrac, le 3 mai 1865.

Il y a trois jours, à la suite d'un refroidissement, douleur extrêmement vive à l'épaule droite; impossibilité de mouvoir le bras; douleur très aiguë à la moindre pression; calorification exagérée de la partie.

Traitement hydrothérapique *ut suprà*, moins l'enveloppement du moignon de l'épaule; guérison complète au bout de huit jours. Continuation du traitement pendant deux septenaires pour consolider ce rapide résultat.

OBSERVATION XX. — M. de S..., vingt-deux ans, tempérament sanguin, constitution forte; adressé par M. le Dr Denucé, le 23 avril 1863.

Lumbago sub-aigu, datant de quatre mois, survenu à la suite d'un refroidissement; les mouvements du torse sont assez douloureux; pas d'hérédité. Même traitement hydrothérapique pendant dix semaines; guérison.

OBSERVATION XXI. — M. de R..., cinquante ans, tempérament sanguin, constitution forte; adressé par M. le Dr Dupuy, le 15 octobre 1863.

Lumbago très aigu datant de quinze jours; les mouvements sont si douloureux, que ce malade, quoique habitant de Bordeaux, est obligé de séjourner dans la maison; la même affection s'est présentée il y a trois ans.

Traitement hydrothérapique *ut suprà* dès la première séance; amélioration sensible. Au bout de trois jours, M. B... peut se lever et venir à la table commune prendre ses repas. Durée du traitement, quinze jours; guérison.

OBSERVATION XXII. — M. B....., soixante-cinq ans, tempérament sanguin, constitution forte; adressé par M. le Dr Rousset (de Caudéran), le 25 avril 1865.

Lumbago très aigu datant de quinze jours, contre lequel M. B....., en sa qualité de pharmacien, a employé sans résultat une nombreuse série de moyens. On est obligé de l'amener en voiture, tant les douleurs sont aiguës.

Traitement *ut suprà*; soulagement marqué après le premier bain de caisse; au troisième, M. B... peut faire la route à pied; guérison complète après deux septenaires.

Jusqu'ici, à quelques exceptions près, il ne s'est agi, dans les Observations précédentes, que des cas aigus ou sub-aigus du rhumatisme musculaire.

Voici une seconde série appartenant à la forme chronique de cette affection :

OBSERVATION XXIII. — M. A....., quarante-sept ans, lympathique nerveux, de constitution moyenne ; adressé par M. le Dr Sarraméa, le 15 juillet 1863.

Ce malade est en proie depuis vingt ans à des douleurs musculaires, erratiques, vagues, tenaces, variant avec le temps.

Traitement *ut suprà*, avec cette différence que les sudations sont plus courtes, moins fortes et plus rares. Durée, huit semaines ; guérison.

OBSERVATION XXIV. — M. P..., soixante ans, nerveux et de constitution sèche ; adressé par M. le Dr Bernadet, de Barsac (Gironde), le 25 mars 1864.

Rhumatisme musculaire datant de vingt ans, général, chronique, à forme nerveuse et nullement influencé par le temps, comme cela a souvent lieu dans la forme névrosique de la maladie rhumatismale.

Traitement hydrothérapique *ut suprà* pendant quatre semaines ; amélioration.

OBSERVATION XXV. — M. G..., quarante-neuf ans, fort, sanguin, entre à l'Établissement le 1er juin 1864.

Douleurs rhumatismales depuis deux ans, sub-aiguës, générales et localisées surtout aux muscles pectoraux. Cette affection s'est développée lorsque M. G... dirigeait des travaux de chemin de fer sur la ligne de Pau à Bayonne. Il lui arrivait souvent, après de longues courses à pied par un soleil brûlant, de monter tout en sueur dans une voiture découverte.

Ce malade n'a jamais ni toussé, ni expectoré ; aussi est-il difficile d'expliquer comment le médecin de Pau, qui l'a soigné, diagnostiqua une phthisie et appliqua quatre cautères énormes sur la paroi antérieure de la poitrine ; ce moyen n'ayant pas réussi à faire disparaître les douleurs, on tenta les bains de vapeur portatifs, qui échouèrent également.

A son arrivée à l'Établissement, M. G... est examiné avec soin, et rien dans l'état de la poitrine ne peut faire admettre le diagnostic précité.

Traitement hydrothérapique *ut suprà* pendant quinze jours ; guérison.

OBSERVATION XXVI. — Mme L....., trente ans, lymphatique et de constitution moyenne ; adressée par M. le Dr Marmisse, le 8 octobre 1862.

Rhumatisme chronique de l'épaule droite datant de sept mois, ayant aboli en partie les mouvements du membre, entretenu par le séjour dans une chambre basse et humide.

Traitement hydrothérapique *ut suprà* pendant cinq semaines ; guérison.

OBSERVATION XXVII. — M. C..., cinquante ans, fort et sanguin; adressé par M. le Dr Biermont, le 15 octobre 1863.

Lumbago chronique datant de dix ans; développé graduellement sous l'influence d'expositions fréquentes à des courants d'air froid.

Traitement hydrothérapique *ut suprà* pendant seize semaines; guérison complète.

Les diverses observations qui viennent d'être relatées démontrent l'efficacité de la méthode hydrothérapique dans le rhumatisme musculaire et la rapidité de son action lorsque l'affection est récente. Il est à remarquer également qu'à l'opposé du rhumatisme articulaire, le musculaire se localise dans la majorité des cas, comme on pourra s'en rendre compte dans le résumé statistique qui suit :

CHAPITRE VIII.

DES RÉSULTATS THÉRAPEUTIQUES DE L'HYDROTHÉRAPIE DANS LE RHUMATISME MUSCULAIRE AIGU, CHRONIQUE, MULTIPLE ET PARTIEL. RÉCAPITULATION GÉNÉRALE.

(165 Observations.)

Sur 149 cas de rhumatisme, on trouve 89 rhumatismes musculaires, soit : 59,731 millièmes 0/0. Sur ce chiffre, 84 ont suivi le traitement hydrothérapique, et 5 ne l'ont pas continué.

Ces 89 cas de rhumatismes musculaires se divisent en :

Rhumatisme musculaire aigu et multiple	....	8	cas.
—	—	aigu et partiel	45 cas.
—	—	chronique et multiple	18 cas.
—	—	chronique et partiel	18 cas.

L'âge, la durée du traitement hydrothérapique et les résultats thérapeutiques sont les suivants pour chaque classe de malades :

	Age.	Durée du traitem' compléé par jour.	Guérisons.	Fortes améliorations.	Améliorations.	Insuccès.
Rhumatisme musculaire aigu multiple.........	43,125	24, »	57,142 0/0	14,286 0/0	28,572 0/0	», » 0/0
Rhumatisme musculaire aigu partiel	44,044	18,333	80,952 0/0	9,523 0/0	2,381 0/0	7,144 0/0
Rhumatisme musculaire chronique multiple...	45,833	33,352	41,176 0/0	35,294 0/0	11,765 0/0	11,765 0/0
Rhumatisme musculaire chronique partiel.....	47,833	29,555	66,666 0/0	16,667 0/0	16,667 0/0	», » 0/0

Le rhumatisme articulaire se généralise le plus souvent, puisque sur 60 cas de cette catégorie 48 étaient multiples, soit : 80 0/0, dont : 58,334 0/0 pour les rhumatismes articulaires aigus généralisés, et 41,666 0/0 pour ceux à forme chronique.

Le rhumatisme musculaire est presque toujours partiel dans la forme aigue, et dans la moitié des cas lorsqu'il est chronique. Ainsi l'on trouve :

Rhumatisme musculaire partiel aigu .... 85,006 0/0 — 45 cas sur 53
Rhumatisme musculaire partiel chronique........ 50,000 0/0 — 18 cas sur 36
Rhumatisme musculaire partiel aigu ou chronique . 70,787 0/0 — 63 cas sur 89

Le rhumatisme articulaire, dans sa forme partielle, semble avoir pour lieu d'élection le genou, puisque sur 12 cas dix fois l'articulation tibio-fémorale était prise ; dont : quatre fois à droite, deux fois à gauche, et quatre fois aux deux jointures ; des 2 autres cas, une fois au coude gauche, et une fois au médius et à l'annulaire gauche.

De ces 12 cas, 11 avaient suivi le traitement et avaient fourni 8 succès, soit : 72,727 0/0 ; 2 fortes améliorations, soit : 18,182 0/0, et 1 insuccès, soit : 9,091 0/0. — Durée du traitement pour ces malades, vingt-quatre jours 363 millièmes.

Pour les 48 cas de rhumatisme articulaire, multiple, aigu ou chronique, dont 46 ayant suivi le traitement, on trouve :

32 Guérisons, soit : 69,565 0/0 ; 8 fortes améliorations, soit : 17,393 0/0 ; 4 améliorations, soit : 7,018 0/0 ; 3 insuccès, soit : 5,264 0/0. — Durée du traitement pour ces malades, vingt-sept jours 263 millièmes.

Le rhumatisme musculaire affecte presque toujours l'épaule, les reins et les talons dans sa forme partielle. Ainsi, sur 63 cas de rhumatisme musculaire, on trouve :

Rhumatisme de l'épaule, 24 cas : 16 à l'épaule droite, 6 à gauche, et 2 doubles. Ces 24 cas, dont 22 seulement ayant suivi le traitement hydrothérapique, ont donné vingt et une guérisons, soit : 95,454 0/0 ; une amélioration, soit : 4,546 0/0, et pas d'insuccès.

Lumbago, 19 cas : 13 guérisons, soit 68,421 0/0 ; 4 fortes améliorations, soit : 21,052 0/0 ; 2 améliorations, soit : 10,527 0/0, et pas d'insuccès.

Rhumatisme du talon, 7 cas : Tous étaient doubles ; il y a eu 4 guérisons, 2 fortes améliorations, 1 amélioration, et pas d'insuccès.

Rhumatisme des muscles, des cuisses, 7 cas : 3 guérisons,

1 forte amélioration, 2 insuccès, et 1 malade n'ayant pas continué le traitement.

Torticolis, 3 cas : 3 guérisons.

Pleurodynie, 2 cas : 2 guérisons.

Rhumatisme des muscles du bras droit, 1 cas : 1 insuccès.

Ces 63 cas de rhumatisme musculaire, partiel aigu ou chronique, dont 60 ayant suivi le traitement, ont donné :

46 Guérisons, soit : 76,666 0/0 ; 7 fortes améliorations, soit : 11,667 0/0 ; 4 améliorations, soit : 6,667 0/0 ; 3 insuccès, soit : 5 0/0. — Durée du traitement hydrothérapique pour ces malades : vingt et un jours 700 millièmes.

Les rhumatismes musculaires multiples, aigus ou chroniques sont au nombre de 26, dont 24 ayant suivi le traitement, dont :

11 Guérisons, soit : 45,833 0/0 ; fortes améliorations, 29,166 0/0 ; 4 améliorations, soit : 16,667 0/0 ; 2 insuccès, soit : 8,334 0/0. — Durée du traitement hydrothérapique pour ces malades : trente jours 625 millièmes.

Les 89 cas de rhumatisme musculaire comprennent 19 femmes et 70 hommes ; pour le rhumatisme articulaire, on trouve 11 femmes et 49 hommes. L'âge de ces malades a oscillé de vingt à soixante ans ; en moyenne il a été de 44,865 millièmes.

L'âge moyen des malades atteints de rhumatisme articulaire n'a pas dépassé 38,866 ; le plus jeune avait quinze ans, et le plus âgé soixante-quatre ans.

La durée du traitement hydrothérapique pour les malades atteints de rhumatisme musculaire a été de trois à cent dix-neuf jours ; en moyenne elle a été, pour les 84 malades ayant suivi le traitement hydrothérapique, de vingt-quatre jours 250 millièmes.

Pour les rhumatismes articulaires, cette même durée avait été de trois à quatre-vingt-onze jours, et en moyenne de vingt-sept jours 263 millièmes pour les 57 malades ayant suivi le traitement hydrothérapique.

L'âge des 149 cas de rhumatismes musculaires et articulaires réunis a été de quinze à soixante-neuf ans, en moyenne quarante-deux ans 449 millièmes.

La durée du traitement de trois à cent dix-neuf jours, en moyenne vingt-cinq jours 418 millièmes pour les 141 malades ayant suivi le traitement hydrothérapique.

Enfin, dans le tableau général suivant on pourra apprécier

d'un coup-d'œil les résultats comparatifs obtenus dans les rhumatismes articulaires, musculaires; dans les deux formes de rhumatismes réunies, et dans quelques stations thermales, sulfureuses, alcalines, salines et thermales simples.

| | Hydrothérapie. | | | Barèges. | Bourbon-l'Archambault. | Bourbonne. | Néris. |
	rhumatismes articulaires.	rhumatismes musculaires.	rhumatismes en général.	Articulaires et musculaires.	Articulaires et musculaires.	Articulaires et musculaires.	Articulaires et musculaires.
Guérisons............	67,857 0/0	70,175 0/0	68,794 0/0	56,73 0/0	49,44 0/0	35,52 0/0	16,66 0/0
Fortes améliorations	16,666 0/0	17,543 0/0	17,021 0/0	31,73 0/0	45,56 0/0	42,52 0/0	72,22 0/0
Améliorations......	9,522 0/0	7,018 0/0	8,511 0/0				
Insuccès............	5,955 0/0	5,264 0/0	5,674 0/0	11,54 0/0	5, » 0/0	21,96 0/0	11,12 0/0
Nombre d'observations	84 cas.	57 cas.	141 cas.	104 cas.	180 cas.	214 cas.	108 cas.

L'observation faite déjà à la page 38 de ce travail est encore à relater ici à propos du tableau ci-dessus. Dans le tableau de la page 38, il ne s'agissait que du rhumatisme articulaire. Dans celui-ci, se trouve comprise la forme musculaire de l'affection. Or cette forme est encore plus heureusement traitée par l'hydrothérapie que la précédente lorsqu'elle est à l'état aigu et sub-aigu, c'est à dire alors qu'elle est le moins rebelle ; il est donc juste de tenir compte de ces *différences pathologiques* pour apprécier comparativement l'hydrothérapie et les eaux minérales, ces dernières s'adressant plutôt à la forme chronique de l'affection.

CONCLUSIONS.

De ce qui précède, on peut tirer les conclusions suivantes :

La thérapeutique *de la maladie rhumatismale* doit être déduite des causes et des formes particulières de l'affection. Adopter une seule médication à l'exclusion des autres, serait un non-sens.

Dans le *rhumatisme articulaire aigu*, on doit employer :

A. *Forme inflammatoire :* 1° les antiphlogistiques, d'après la formule de M. Bouillaud ; 2° le sulfate de quinine ; 3° le tartre stibié ; 4° les révulsifs intestinaux ; 5° les diurétiques.

Dans le *rhumatisme articulaire sub-aigu,* on doit employer :

A. *Forme inflammatoire :* hydrothérapie.

B. *Forme diathésique :* eaux alcalines, hydrothérapie.

C. *Forme lymphatique :* eaux sulfureuses, salines, hydrothérapie.

Dans le *rhumatisme articulaire chronique*, les agents pharmaceutiques externes et internes, ayant une valeur secondaire, entreront en ligne de compte à titre de médications adjuvantes.

A. *Forme inflammatoire* : hydrothérapie.

B. *Forme diathésique* : eaux alcalines, hydrothérapie.

C. *Forme lymphatique* : eaux sulfureuses, salines, hydrothérapie.

Dans le *rhumatisme musculaire* :

A. *Forme aiguë et sub-aiguë* : hydrothérapie.

B. *Forme chronique* : hydrothérapie ; eaux sulfureuses ; thermales simples.

C. *Forme diathésique* : Eaux alcalines ; hydrothérapie.

Le froid étant la porte d'entrée du plus grand nombre d'affections rhumatismales, et l'hydrothérapie étant la meilleure méthode hygiénique et thérapeutique à lui opposer, il en résulte que son emploi devra toujours passer en première ligne lorsqu'il s'agira de prévenir ses effets pernicieux.

Dans la *goutte* :

A. *Forme aiguë* : Hydrothérapie ; révulsifs intestinaux ; eaux alcalines.

B. *Forme chronique* : Eaux alcalines ; hydrothérapie.

Les contre-indications à l'emploi de l'hydrothérapie sont la période *pyrétique* de l'affection, les complications cérébrales aiguës, et les affections organiques et avancées du cœur.

S'il existe quelques faits malheureux à opposer soit à l'hydrothérapie, soit aux eaux minérales, faits le plus souvent mal interprétés, nous dirons avec M. Durand-Fardel dans sa lettre sur le traitement de la goutte par les eaux de Vichy, adressée au professeur Trousseau : « Il ne faut pas juger une médication par le mauvais usage que l'on en peu faire, mais par les résultats que donne son emploi méthodique. »

Si dans le cours de ce travail certaines méthodes thérapeutiques ont été déplacées et mises au second rang, d'autres élevées au premier, loin de nous la pensée d'avoir cédé à une tendance irréfléchie, d'avoir été entraîné par un zèle intempestif, et de justifier ainsi ces malheureuses paroles de l'illustre Cayol s'écriant dans un moment de mauvaise humeur, de malade sans doute, que « les systèmes en médecine sont des idoles auxquelles on sacrifie des victimes humaines. »

PÉRIODE DE CINQ ANNÉES.

I. *TABLEAU SYNOPTIQUE des résultats thérapeutiques fournis par les rhumatismes articulaires, musculaires, noueux, goutteux, la goutte aiguë et chronique, traités à l'Établissement hydrothérapique de Longchamps-Bordeaux, du 1er juillet 1860 au 30 juin 1865.*

nombre de malades observés.	Femmes.	Hommes.	MALADIES RHUMATISMALES.	Durée du traitement hydrothérapique compté par semaine.	Résultats thérapeutiques.				
					Guérisons.	Fortes améliorations.	Améliorations	Insuccès.	Malades n'ayant pas continué
28	6	22	Rhumatisme articulaire, aigu, sub-aigu et multiple.	82	19	5	1	1	2
7	1	6	Id. aigu, sub-aigu et partiel	22	5	2	»	»	»
20	3	17	Id. chronique et multiple	107	13	3	3	1	»
5	1	4	Id. chronique et partiel	13	3	»	»	1	1
8	2	6	Rhumatisme musculaire, aigu, sub-aigu et multiple.	25	4	1	2	»	1
45	8	37	Id. aigu, sub-aigu et partiel	112	34	4	1	3	3
18	5	13	Id. chronique et multiple	82	7	6	2	2	1
18	4	14	Id. chronique et partiel	76	12	3	3	»	»
149	30	119	..........TOTAL....................	519	97	24	12	8	8
			MALADIES GOUTTEUSES.						
9	1	8	Rhumatisme noueux et goutteux	74	(¹) 2	3	2	»	2
1	»	1	Goutte aiguë	13	»	1	»	»	»
6	»	6	Goutte chronique	26	(²) 3	»	2	1	»
16	1	15	..........TOTAL....................	113	5	4	4	1	2

(¹) Ces deux malades étaient légèrement atteints.

(²) Sur ces trois malades, un seul était gravement atteint au moment du traitement, et lui seul a fait douze semaines de traitement, c'est à dire presque autant que tous les autres ensemble. Les deux autres ne souffraient pas à cette époque, et n'ont fait qu'un traitement préventif.

(Ces deux notes appartiennent au manuscrit. M. le docteur Méran, dont nous apprécions la bienveillance confraternelle et l'esprit d'équité à sa valeur, les avait passées sous silence, par mégarde sans doute, lorsqu'il eut l'obligeance de faire une appréciation de ce travail statistique dans l'*Union médicale de la Gironde*, t. X, p. 404; 1865).

PÉRIODE DE CINQ ANNÉES.

II. *TABLEAU SYNOPTIQUE des résultats thérapeutiques fournis par les rhumatismes partiels et multiples, aigus, sub-aigus et chroniques, traités à l'Établissement hydrothérapique de Longchamps-Bordeaux, du 1er juillet 1860 au 30 juin 1865.*

Nombre de malades observés.	Femmes.	Hommes.	RHUMATISMES PARTIELS ARTICULAIRES ET MUSCULAIRES.	Durée du traitement hydrothérapique comptée par semaine	Résultats thérapeutiques.				
					Guérisons.	Fortes améliorations.	Améliorations.	Insuccès.	Malades n'ayant pas continué
10	2	8	Rhumatisme du genou, aigu et chronique.	32	7	2	»	1	»
1	»	1	Id. au coude gauche, chronique..	1	»	»	»	»	1
1	»	1	Id. au medius et à l'annulaire gauche, aigu.............	2	1	»	»	»	»
15	4	11	Id. de l'épaule, aigu. { 10 à droite.. 2 doubles.. 3 à gauche.	40	13	»	»	»	2
13	»	13	Id. aux reins (lumbago), aigu....	29	11	2	»	»	»
7	1	6	Id. au talon, aigu et sub-aigu, tous doubles...................	16	4	2	1	»	»
3	»	3	Id. au cou (torticolis), aigu......	8	3	»	»	»	»
2	»	2	Id. aux côtes (pleurodynie), aigu..	3	2	»	»	»	»
4	2	2	Id. aux muscles des cuisses, aigu.	12	1	»	»	2	1
1	1	»	Id. aux muscles du bras droit, aigu.	2 jours 4	»	»	»	1	»
9	3	6	Id. de l'épaule, chronique { 6 à droite. 3 à gauche	29	8	»	1	»	»
3	1	2	Id. aux muscles des cuisses, chronique.................	12	2	1	»	»	»
6	»	6	Id. aux reins (lumbago), chronique	35	2	2	2	»	»
75	14	61	Total.........	223	54	9	4	4	4
74	16	58	Rhumatismes multiples (articulaires et musculaires)	296	43	15	8	4	4
48	9	39	Id. articulaires multiples.........	189	32	8	4	2	2
12	2	10	Id. articulaires partiels	35	8	2	»	1	1
26	7	19	Id. musculaires multiples........	107	11	7	4	2	2
63	12	51	Id. musculaires partiels	188	46	7	4	3	3

PÉRIODE DE CINQ ANNÉES.

III. *TABLEAU SYNOPTIQUE des résultats thérapeutiques fournis par les rhumatismes traités à l'Établissement hydrothérapique de Longchamps-Bordeaux, du 1er juillet 1860 au 30 juin 1865.*

	Rhumatismes articulaires et musculaires aigus, chroniques, partiels et multiples. 141 Obs.	Rhumatismes articulaires, aigus, sub-aigus et multiples. 26 Obs.	Rhumatismes articulaires, aigus, sub-aigus et partiels. 7 Obs.	Rhumatismes articulaires, chroniques et multiples. 20 Obs.	Rhumatismes articulaires, chroniques et partiels. 4 Obs.	Rhumatismes musculaires, aigus, sub-aigus et multiples. 70 Obs.	Rhumatismes musculaires, aigus, sub-aigus et partiels. 42 Obs.	Rhumatismes musculaires, chroniques et multiples. 17 Obs.	Rhumatismes musculaires, chroniques et partiels. 19 Obs.
Sexe féminin	20,135 %	21,428 %	14,286 %	15 » %	20 » %	25 » %	17,777 %	27,777 %	22,222 %
Sexe masculin	79,865 %	78,572 %	85,714 %	85 » %	80 » %	75 » %	82,223 %	72,223 %	77,778 %
Durée du traitement hydrothérapique, comptée par jour	25,418 »	21,807 —	22. » »	37,450 »	16,820 »	24 » »	18,333 »	33,352 »	29,555 »
Guérisons	68,794 %	73,076 %	71,428 %	65 » %	75 » %	57,142 %	80,952 %	41,176 »	66,666 %
Fortes améliorations	17,021 %	19,230 %	28,572 %	15 » %	» » %	14,286 %	9,523 %	35,294 %	16,667 %
Améliorations	8,511 %	3,847 %	» » %	15 » %	» » %	28,572 %	2,381 %	11,765 %	16,667 %
Insuccès	5,674 %	3,847 %	» » %	5 » %	25 » %	» » %	7,144 %	11,765 %	» » %

Les chiffres ci-dessus ne comprennent que les malades ayant suivi le traitement hydrothérapique : ils forment seuls les proportions des guérisons, des améliorations, des insuccès, de la moyenne de durée du traitement hydrothérapique, défalcation faite des jours de traitement fait par les 8 malades qui n'ont pas continué l'hydrothérapie. La proportion de chaque variété rhumatismale, par rapport au nombre total, est prise sur les 149 malades et sur le chiffre total de chaque classe de rhumatisme. Enfin, la proportion des sexes a été prise dans chaque classe et en y comprenant les malades n'ayant pas continué le traitement hydrothérapique.

PÉRIODE DE CINQ ANNÉES.

IV. *TABLEAU SYNOPTIQUE des résultats thérapeutiques fournis par les rhumatismes traités à l'Établissement hydrothérapique de Longchamps-Bordeaux, du 1er juillet 1860 au 30 juin 1865.*

	Rhumatismes articulaires, musculaires, aigus, chroniques, partiels et multiples. 111 Obs.	Rhumatismes articulaires et musculaires aigus, chroniques et multiples. 70 Obs.	Rhumatismes articulaires et musculaires aigus, chroniques et partiels. 71 Obs.	Rhumatismes articulaires, aigus, chroniques et multiples. 46 Obs.	Rhumatismes articulaires, aigus, chroniques et partiels. 11 Obs.	Rhumatismes musculaires, aigus, chroniques et multiples. 26 Obs.	Rhumatismes musculaires, aigus, chroniques et partiels. 60 Obs.	Rhumatismes du genou, aigus et chroniques. 10 Obs.	Rhumatismes du talon, aigus et chroniques. 7 Obs.
Durée du traitement hydrothérapique, comptée par jour ..	25.418 »	29.300 »	21.591 »	28.608 »	24.363 »	30.625 »	21.700 »	22.400 »	16 » »
Guérisons	68.791 %	61.428 %	76.056 %	69.565 %	72.727 %	45.833 %	76.666 %	70 » %	57.142 %
Fortes améliorations	17.021 %	21.428 %	12.676 %	17.393 %	18.182 %	29.166 %	11.667 %	20 » %	28.572 %
Améliorations	8.511 %	11.429 %	5.631 %	8.697 %	» » %	16.667 %	6.667 %	» » %	14.286 %
Insuccès	5.674 %	5.715 %	5.634 %	4.345 %	9.091 %	8.331 %	5 » %	10 » %	» » %

	Rhumatismes de l'épaule, aigus. 13 Obs.	Rhumatismes de l'épaule, chroniques. 9 Obs.	Rhumatismes de l'épaule, aigus et chroniques. 22 Obs.	Lumbago aigu. 13 Obs.	Lumbago chronique. 6 Obs.	Lumbago aigu et chronique. 19 Obs.	Rhumatismes des muscles de la cuisse, aigus. 3 Obs.	Rhumatismes des muscles de la cuisse, chroniques. 3 Obs.	Rhumatismes des muscles de la cuisse, aigus et chroniques. 6 Obs.
Durée du traitement hydrothérapique, comptée par jour...	20.461 »	22.555 »	21.318 »	15.615 %	40.833 »	23.578 »	28 » %	28 » »	28 » »
Guérisons	100 » %	88.888 %	95.454 %	84.615 %	33.333 %	68.421 %	33.333 %	66.666 %	50 » %
Fortes améliorations	» » %	» » %	» » %	15.385 %	33.333 %	21.052 %	» » %	33.334 %	16.666 %
Améliorations	» » %	11.112 %	4.546 %	» » %	33.334 %	10.527 %	» » %	» » %	» » %
Insuccès	» » %	» » %	» » %	» » %	» » %	» » %	66.667 %	» » %	33.334 %

Les torticolis et les pleurodynies comprennent 5 malades. 5 guérisons.

VI

NOTE

SUR

LE TRAITEMENT DU RHUMATISME GOUTTEUX ET DE LA GOUTTE

A VICHY

Par Aug^{te} DURAND (de Lunel)

Médecin en chef de l'hôpital thermal militaire de Vichy.

En ayant l'honneur de faire partie du Congrès médical de Bordeaux, nous aurions voulu nous trouver à même de pouvoir traiter *in extenso* un des intéressants sujets proposés par la Commission préparatoire, celui qui concerne le rhumatisme. Notre insuffisance et de nombreuses occupations nous en ont empêché. Mais, nous trouvant, en qualité de médecin en chef de l'hôpital thermal Militaire de Vichy, chargé d'un service où se présentent des cas très nombreux de l'une des grandes familles du rhumatisme, — le rhumatisme goutteux et la goutte ;— considérant que de grands doutes existent encore sur l'efficacité des eaux de Vichy dans le traitement de ces affections, et considérant que, à Vichy même, certains phénomènes fâcheux ont pu les faire regarder par d'honorables praticiens comme étant, dans ces mêmes maladies, plutôt nuisibles qu'utiles, nous avons cru qu'il était de notre devoir, si nous ne pouvions traiter largement la grande question du rhumatisme, d'adjoindre aux études si intéressantes qui en sont faites dans ce Congrès une simple note pouvant, par l'exposé des faits que nous avons observés dans le traitement des affections goutteuses à Vichy, édifier le Congrès sur le fort et le faible de ce traitement, devenu aujourd'hui, malgré de vives oppositions, presque classique.

Ce dont se plaignent malades et médecins, à Vichy et hors de Vichy, à propos du traitement du rhumatisme goutteux et de la goutte par les eaux de cette station, c'est, d'une part, du nombre considérable des retours d'accès pendant le traitement même ; c'est, d'autre part, de l'incertitude qui règne encore sur l'efficacité des eaux dans ces affections.

Examinons la question de la *fréquence des récidives* à Vichy. Nous affirmons la réalité de cette fréquence, de ce fait sur lequel s'appuyait Prunelle pour chasser, pour ainsi dire, les goutteux de Vichy.

En effet, voici le nombre des retours d'accès de goutte ou des recrudescences de douleurs rhumatismales goutteuses qui se sont présentés à l'hôpital thermal Militaire pendant les années 1862, 1863, 1864 et 1865 :

1862......... Sur 57 cas, 22 récidives.
1863......... Sur 54 cas, 23 récidives.
1864...... .. Sur 53 cas, 25 récidives.
1865......... Sur 59 cas, 13 récidives.

Nous dirons bientôt pourquoi, selon nous, il y a eu, relativement aux autres années, si peu de récidives en 1865.

Ainsi, il est certain que l'emploi des eaux de Vichy ramène facilement les récidives goutteuses. Nous pouvons même ajouter que, en 1863, 2 accès de goutte de première invasion se sont déclarés dans notre service chez des hommes atteints de gravelle.

Cette fâcheuse influence ne doit étonner personne, si, à côté d'une action altérante, celle qui peut ultérieurement atténuer la diathèse goutteuse, ces eaux jouissent d'une action primitive excitante, celle que nous avons mise hors de doute dans notre brochure sur les *Incidents du traitement thermo-minéral de Vichy.*

Force est donc de se tenir en garde à Vichy contre le retour des accès ou contre la recrudescence de l'affection rhumatismale goutteuse; force est, s'il se peut, d'y mettre obstacle au développement de ces récidives. Cela se peut jusqu'à un certain point. Voici, en effet, pourquoi en 1865 nous n'avons constaté que 13 récidives sur 59 cas observés, alors que dans les années précédentes il s'en était présenté le double environ.

Nous avons institué sur une grande échelle, dès la saison de 1865, une méthode fort simple dérivant de ce fait, déjà invoqué, que les eaux de Vichy sont primitivement excitantes. Cette méthode a consisté dans le coupage de l'eau minérale par de l'eau commune. Mais, ne voulant supprimer à aucun de nos malades un seul gramme de boisson minérale, de cette boisson qui, en fait, ainsi que nous le verrons bientôt, agit avec efficacité dans les affections goutteuses, nous leur avons prescrit la quantité d'eau minérale généralement prescrite à Vichy, celle de 6 à 12 demi-verres par jour, donnés progressivement ; mais nous leur avons conseillé de compléter chacun de ces demi-verres d'eau minérale par égale quantité d'eau ordinaire.

Ce mélange par moitié nous a paru généralement suffisant pour amoindrir la force de l'eau de Vichy au degré convenable pour ne pas trop exciter l'organisme et réveiller les phénomènes goutteux, en même temps que la quantité d'eau minérale donnée, la quantité ordinaire, nous a paru suffisante pour atteindre la diathèse goutteuse. Qu'importe, en effet, le coupage au point de vue de l'action, si l'eau minérale est absorbée ?

Mais nous ferons remarquer que nous n'avons fait couper l'eau minérale que chez les goutteux dont les derniers accès ont daté de moins d'un an ou chez les rhumatisants dont les douleurs étaient assez vives, et que, dans les autres cas, nous avons pu sans inconvénient donner de l'eau minérale pure.

Enfin, beaucoup de goutteux, ceux qui avaient la moindre tendance à la constipation, circonstance très fréquente, ont presque chaque jour, d'après nos conseils, mêlé a leur premier verre de boisson une petite quantité d'un sel purgatif (5 à 6 grammes de sulfate de soude ou de magnésie). C'était un révulsif et un dépuratif agissant d'une manière presque permanente dans des affections dont les accès sont généralement précédés de constipation.

Nous le répétons, nous avons eu le bonheur, par cette méthode, de réduire de moitié les récidives de goutte.

Passons à la seconde question, à *l'incertitude qui règne encore dans la science sur l'efficacité des eaux de Vichy dans les affections goutteuses.*

Avant de faire l'exposé des faits qui peuvent jeter une plus vive clarté sur ce sujet, nous allons faire connaître comment l'on procède dans les hôpitaux thermaux militaires pour obtenir la connaissance assez exacte des résultats thérapeutiques obtenus.

Au mois de mars de l'année qui suit la saison thermale, les médecins-majors des corps envoient au ministère de la guerre le bulletin de la santé des militaires de leurs corps qui ont fait usage des eaux l'année précédente, et le ministre transmet ensuite ces bulletins aux médecins en chef des hôpitaux thermaux, qui en forment le complément de leurs observations. Un grand nombre des militaires traités viennent même passer une seconde ou une troisième saison aux eaux, et rendent compte des effets obtenus.

Les effets constatés sont résumés dans les bulletins par les mots : *Guérison, amélioration, sans amélioration, aggravation et décès.*

Eh bien ! nous avons recherché les résultats consécutifs obtenus après les trois années 1862, 1863 et 1864; nous les reproduisons :

1862 : pour 44 malades dont l'état ultérieur a été connu, guéris 9, améliorés 28, non améliorés 6, décédé 1.

1863 : pour 45 malades dont l'état ultérieur a été connu, guéris 11, améliorés 22, non améliorés 12.

1864 : pour 34 malades dont l'état ultérieur a été connu, guéris 10, améliorés 20, non améliorés 3, décédé 1.

Totaux des trois années : pour 123 malades, guéris 30, améliorés 70, non améliorés 21, morts 2.

Tels sont les résultats officiels portés à notre connaissance par les médecins-majors des corps.

Nous ne pouvons pas encore produire les effets consécutifs de l'année 1865. En voici les effets primitifs :

1865 : pour 59 malades traités, 14 bons états à la sortie de l'hôpital, 43 améliorés, 2 résultats négatifs.

Nous devons maintenant faire observer que chaque saison thermale à l'hôpital Militaire de Vichy est de 38 jours et non de 21 jours, comme le sont ordinairement les saisons thermales des malades civils; ce qui peut bien expliquer ce que l'on peut appeler la richesse des résultats militaires.

Mais nous ferons remarquer aussi que généralement les guérisons ne sont manifestes qu'après l'usage de plusieurs saisons thermales, et que les améliorations sont elles-mêmes en raison directe du nombre de ces saisons.

Nous dirons enfin que les cas dits de guérison ne sont, en général, que des cas sans accès depuis dix ou douze mois; mais qu'il en est plusieurs qui sont confirmés par deux et même trois ans de calme absolu. Quant aux cas de simple amélioration, ils sont constitués, dans les cas de goutte par accès, soit par la diminution de l'intensité, soit par la diminution de la fréquence des accès, et, dans les cas de goutte ou de rhumatisme goutteux continus, soit par la diminution de la douleur ou de la gêne, soit par la disparition ou la diminution de volume des nodosités.

Nous terminons cette note en ne citant, pour abréger, que 3 cas significatifs de guérison.

M. D..., garde du génie, aujourd'hui en retraite, âgé de 52 ans, tempérament lymphatique, constitution de bonne apparence, atteint d'accès de goutte depuis dix-huit ans, a eu la constance de venir à Vichy en 1850, 1852, 1854, 1856, 1861, 1863 et 1865. C'est que ses accès étaient primitivement très intenses et très fréquents (deux ou trois par an), et que, à mesure que de nouvelles saisons étaient passées à Vichy, ils le devenaient beaucoup moins. Ainsi, il ne survint qu'un accès par an après l'année 1856. Le malade revint en 1861 et eut encore un accès au mois de mars 1862. Il reprit le chemin de Vichy en 1863 : depuis lors, il ne s'est déclaré aucun symptôme morbide, et c'est après trois ans de calme parfait que M. D... est venu, en 1865, témoigner sa reconnaissance aux eaux de Vichy.

M. B..., capitaine au 46ᵐᵒ de ligne, âgé de 49 ans, tempérament sanguin, bonne constitution, était atteint, depuis dix-huit mois, de rhumatisme goutteux, recrudescent par fréquents accès, quand il vint à Vichy en 1862. Il éprouva un nouvel accès au mois de mars 1863. Il revint prendre les eaux au mois de juillet de la même année, passa la saison sans de nouvelles épreuves, et, d'après le certificat du médecin-major de son corps, il n'avait subi aucune récidive au mois de mars 1864. Son médecin n'a pas jugé nécessaire de lui prescrire de nouvelles saisons dans les années suivantes.

M. X..., intendant militaire aujourd'hui en retraite, âgé de 63 ans, tempérament lymphatique-sanguin, gros, taille peu élevée, a éprouvé un premier accès en 1832, et a ressenti d'autres accès assez légers entre cette année et l'année 1843. A partir de cette dernière époque, ses accès prennent plus de caractère et se reproduisent tous les ans. Enfin, il en apparaît un, très grave, de trois mois de durée, en 1854. Après cet accès, M. X... vient passer tous les ans une saison à Vichy jusqu'en 1859, et dans cet espace de temps, ses récidives n'apparaissent qu'une fois par an; elles sont assez faibles et elles ne durent que quinze jours. De 1859 à 1863, le malade, quoique au même point, néglige de venir à Vichy; aussi éprouve-t-il dans l'hiver de 1863 un très violent accès qui dure encore trois mois. Mais il vient passer de nouvelles saisons à Vichy en 1863, en 1864 et en 1865, et pendant ces trois ans aucune douleur goutteuse ne s'est réveillée·

Nous nous contentons d'exposer ces faits à l'appui de notre statistique, pour démontrer que l'on obtient à Vichy, sinon toujours des guérisons absolues, du moins le maintien du calme par la persévérance dans le traitement.

En résumé, les eaux de Vichy, prises pures, se montrent généralement trop fortes dans la goutte et le rhumatisme goutteux, dont elles réveillent facilement les accès et les recrudescences. Mais il est facile de les affaiblir. Affaiblies par leur mélange avec égale partie d'eau commune, mais alors toujours données elles-mêmes aux quantités ordinaires, elles donnent lieu à moitié moins de récidives à Vichy. Les premières saisons dans cette station améliorent positivement les affections en question; mais des saisons répétées finissent par en guérir plusieurs, ou tout au moins par les maintenir avec les apparences de la guérison.

SÉANCE DU SOIR DU LUNDI 2 OCTOBRE 1865.

A sept heures et demie, M. Costes, président du Comité d'organisation du Congrès, proclame les résultats du scrutin pour la formation du Bureau définitif.

Sont nommés :

Président d'honneur :	M. le professeur BOUILLAUD.
Président du Congrès :	M. GINTRAC père.
Vice-présidents :	MM. COMBAL, de Montpellier.
	DESGRANGES, de Lyon.
	COSTES, de Bordeaux.
	BOUTEILLER, de Rouen.
	Joseph DUPUY, de Bordeaux.
	MABIT, de Bordeaux.
	BROCA, de Paris.
	FOLLIN, de Paris.
Secrétaire général :	M. Charles DUBREUILH.
Secrétaires des séances :	MM. LANNELONGUE.
	PÉRY.
	AZAM.
	DELMAS.
	FLORNOY.
	MARX.

Le Bureau constitué, M. Bouillaud, dans quelques paroles parties du cœur, remercie le Congrès de l'honneur qu'il lui a fait, et exprime le bonheur qu'il en ressent. Ses paroles sont vivement applaudies par l'Assemblée.

M. le Secrétaire général dépouille la correspondance, qui comprend des lettres de MM. Giraldès, de Paris; Warin, de Metz; Viennois, de Lyon; Ribell, de Barcelonne; Perrin, de Paris; Jacquemet et Dupré, de Montpellier. Ces honorables confrères, retenus pour divers motifs, expriment leurs excuses et leurs regrets de ne pouvoir prendre part aux travaux du Congrès.

M. le Recteur de l'Académie, MM. les Doyens des Facultés des Lettres et des Sciences, s'excusent de n'avoir pu assister à la séance d'ouverture du Congrès.

M. le professeur **Bouillaud** prend la parole sur la première question du Programme : *du Rhumatisme.*

Après avoir rendu hommage aux travaux des confrères qui l'ont précédé à la Tribune, et spécialement à celui de M. le Dr Henri Gintrac, l'éminent orateur entre en matière en déplorant la diversité des doctrines qui ont cours sur le rhumatisme dans les différentes écoles. Il prend texte de ce fait, pour exprimer ses regrets que, comme d'autres sciences, la Médecine n'ait pas atteint son unité de constitution, et qu'on soit trop souvent obligé d'appliquer aux doctrines médicales le mot célèbre de Pascal : « Vérité en deça des Pyrénées, erreur au delà. » Le but de sa vie, ajoute-t-il, a été de constituer par le seul moyen qui puisse la créer, l'exactitude clinique, cette unité qui nous échappe.

Après cette excursion dans le domaine de la philosophie médicale, l'orateur rentre dans la question qu'il a plus spécialement pour but de traiter.

Il semblerait qu'un terme spécial comme celui de *rhumatisme* dût, pour être rigoureux, s'appliquer à une maladie également spéciale, à une entité morbide essentiellement distincte des autres. Il n'en est rien cependant, et sans entrer encore dans la question de nature, et en s'en tenant à ce qu'on sait des manifestations de la maladie, on ne peut nier qu'il y ait là, comme l'indique l'étymologie même du mot *rhumatisme,* de la fluxion, comme il y en a dans les inflammations franches, dans la pneumonie, la pleurésie, etc. Donc, le rhumatisme déjà ne constitue pas une entité morbide spéciale, puisqu'il a des points d'identité avec l'inflammation.

Les distinctions à établir dans le rhumatisme regardent la forme et le fonds.

Les distinction de forme ont trait :

1° A ce qu'il n'est pas un point de l'économie qui ne puisse être le siége du rhumatisme, de sorte qu'avec un fonds identique il présentera des formes variées. Atteindra-t-il les synoviales, il y aura excès et altération de sécrétion, par suite épanchement articulaire; les nerfs, il y aura, selon leur nature sensitive ou motrice, des douleurs, des névralgies rhumatismales ou des contractures; atteindra-t-il les enveloppes du cerveau ou de la moelle, il y aura les acidents si redoutables des phlegmasies de ces organes essentiels.

2° Une autre distinction à établir regarde le degré d'intensité de la maladie.

Quant au fond, c'est toujours une fluxion attaquant des tissus identiques, de même famille anatomique, mais, comme nous l'avons vu plus haut, dans des organes divers, et variant singulièrement selon certaines circonstances.

En présence de ces variétés si nombreuses, il semble nécessaire pour constituer l'unité de la maladie, de se demander quelle en est la cause directe. Or, le type de la maladie, le rhumatisme articulaire, reconnaît pour cause le froid. C'est une vérité devenue vulgaire. Il existe certainement d'autres maladies inflammatoires des articulations, l'arthrite traumatique par exemple. Mais elles sont dues à d'autres causes que le froid, et ce dernier est seul la caractéristique étiologique du rhumatisme, de sorte qu'on ne doit pas appeler de ce nom une maladie qui n'aura pas eu le froid pour cause productrice.

Mais, dira-t-on, le rhumatisme articulaire diffère essentiellement de l'arthrite traumatique. A cela l'orateur répond qu'ils ne diffèrent pas plus entre eux que ne diffèrent la pneumonie due au froid et la pneumonie produite par un projectile, et dont personne ne s'avise de contester l'identité de nature.

Le rhumatisme est-il une diathèse? Sur cet article, où les deux principales écoles paraissent surtout en désaccord, il est jusqu'à un certain point possible de s'entendre.

Si par *diathèse* on comprend une prédisposition innée, héréditaire, à contracter une maladie, il est incontestable que le rhumatisme est une maladie diathésique au premier chef : les faits de tous les jours sont là pour le prouver.

Si par *diathèse* on entend un état général de l'économie, on ne peut nier non plus que dans certains cas le rhumatisme soit une affection diathésique. Mais ici il y a des restrictions à faire. Où trouver en effet la diathèse, c'est à dire un état général, dans le rhumatisme local, mono-articulaire, par exemple, qui présente parfois un caractère désespérant de fixité, d'inamovibilité? Où trouver l'état général dans certaines névralgies rhumatismales, souvent uniques, la sciatique, par exemple, qui restent là où elles ont pris naissance, en défiant quelquefois toutes les ressources de l'art. Le rhumatisme n'est donc pas *nécessairement* une maladie générale.

Ce n'est pas que l'école de Paris nie, tant s'en faut, les maladies générales. Toutes les fièvres sont des maladies générales. Il n'est pas, sous leur influence, de point de l'économie qui ne soit en souffrance ; même dans la fièvre intermittente, la calorification est troublée dans tout l'organisme. Mais ici encore, faute de pouvoir trouver un point limité de l'économie qui soit plus spécialement atteint, ne peut-on pas, en examinant les symptômes, trouver dans l'affection des deux grands systèmes nerveux et vasculaire dont aucun point de l'économie n'est dépourvu, l'explication de cet état général? De même pour le rhumatisme, s'il est multiple, intense, s'il porte son action sur l'ensemble des systèmes nerveux et vasculaire, on peut dire qu'il est alors une maladie générale.

Or, cette influence, soupçonnée à *priori*, a été vérifiée expérimentalement depuis qu'on a trouvé dans le cœur et les vaisseaux des rhumatisants les mêmes altérations que dans les articulations elles-mêmes.

Ici l'éminent Professeur, après un hommage rendu à l'illustre inventeur de l'auscultation, raconte la découverte de la loi de coïncidence entre le rhumatisme articulaire et les affections du cœur et des gros vaisseaux. Il dit comment cette coïncidence, d'abord inaperçue par lui, puis obscure, et enfin de plus en plus claire à mesure que les faits se multipliaient, est devenue la loi qui porte à juste titre le nom de celui qui l'a découverte et est un de ses plus beaux titres de gloire.

Sydenham et Stoll ne connaissaient pas cette loi, et cependant ils ont décrit une fièvre persistant après que les articulations sont dégagées, et qu'ils appellent *fièvre rhumatismale*. Aujourd'hui le mot de l'énigme est découvert. Cette fièvre est due à la lésion inflammatoire du cœur et des gros vaisseaux. Presque toujours, en effet, le cœur et le système vasculaire sont pris en même temps, mais c'est surtout le système artériel, l'aorte et ses divisions principales et moyennes.

Ce qui explique la simultanéité de ces lésions, c'est l'identité des tissus qu'elles atteignent et la généralisation de la *cause*. Ainsi, synoviale et séreuse du cœur, tissu fibreux des jointures et péricarde. De même pour le cerveau, pour les reins, etc., qui, eux aussi, sont susceptibles d'altérations rhumatismales.

Quelle est donc la cause unique qui produit ces diverses lésions? On a bien parlé du vice rhumatismal, même du virus rhumatismal, mais, certes, on n'en a jamais démontré l'existence. Pour M. Bouillaud, la cause unique, c'est le froid, ce que Sydenham appelait *causa evidens externa,* et que viennent aider certaines prédispositions héréditaires ou acquises, telles que des fatigues, la surexcitation générale, etc. Or, le froid est une cause qui parfois agit sur toute la surface du corps. Cependant le rhumatisme est ordinairement localisé en un point ou en quelques points limités. Si presque tous les organes sont souvent frappés, c'est que le froid peut les atteindre tous à la fois. Or, le froid produit aussi la bronchite, le coriza, l'angine, la pneumonie, la pleurésie, qu'on considère comme des inflammations franches. Si le cœur se prend, c'est que la même cause l'atteint aussi. Or, si c'est le froid qui produit le rhumatisme, celui-ci n'est pas dû à un changement dans les organes, antérieur à la cause productrice, mais c'est simplement une inflammation franche comme les autres maladies dues au froid.

Toute maladie qui n'est pas produite par le froid est appelée à tort un rhumatisme. Donc le rhumatisme est une inflammation qu'on a eu longtemps de la peine à reconnaître pour telle, parce qu'on lui avait imposé un nom particulier qui semblait impliquer une nature spéciale. C'est une dispute de mots dans laquelle on peut éviter désormais de s'engager.

Examinant rapidement les symptômes du rhumatisme articulaire, l'orateur fait remarquer que si toutes les parties composant l'articulation sont quelquefois prises, c'est surtout la synoviale qui est atteinte. Il n'en existe pas moins un état plus ou moins inflammatoire des systèmes nerveux et sanguin à l'extérieur de la jointure, qui se traduit par la turgescence, les battements dont les vaisseaux sont le siége, ainsi que par la douleur. Et ces phénomènes sont tellement *accessoires,* la douleur en particulier, que celle-ci disparaît souvent alors que l'épanchement persiste tout entier. Sydenham avait déjà fait cette remarque. On a tiré de la rareté des épanchements purulents dans le rhumatisme un argument pour nier sa nature inflammatoire. L'orateur affirme avoir rencontré des épanchements purulents. Pourquoi voudrait-on d'ailleurs qu'ils fussent ici communs, alors qu'ils sont très rares dans la pleurésie, la péricardite, maladies franchement inflammatoires? D'ailleurs, les produits de l'inflammation sont essentiellement organisables, et le pus ne l'est pas. Conclusion : tous les symptômes locaux *essentiels* du rhumatisme sont ceux de l'inflammation.

Quant aux symptômes généraux, la fièvre rhumatismale n'est autre chose qu'une fièvre symptomatique, et de la phlegmasie articulaire, et des phlegmasies intérieures du cœur et des gros vaisseaux. Qui ne sait, en outre, combien le sang dans le rhumatisme est inflammatoire ; offre une couenne épaisse, résistante ; un grand excès de fibrine? Des expériences et des analyses, faites pendant plusieurs années consécutives dans le service de M. Bouillaud, permettent d'affirmer tous ces résultats.

Donc, par ses symptômes locaux et généraux, le rhumatisme est bien une maladie inflammatoire. Pour l'orateur, c'est même le type de ces maladies. Quant à la diathèse rhumatismale, c'est l'inflammation généralisée, grâce au système nerveux, et surtout vasculaire. Ici, M. Bouillaud dit un mot des produits pseudomembraneux du rhumatisme *vasculaire,* dus sans doute à la séreuse fine qui tapisse l'intérieur des vaisseaux, produits dont il avait soupçonné l'existence et qui ont été découverts depuis d'une manière certaine.

Le rhumatisme articulaire aigu étant le type des inflammations, doit indiquer essentiellement le traitement antiphlogistique, *le seul,* affirme l'orateur, qui puisse, en effet, guérir le véritable rhumatisme articulaire avec péricardite et endocardite. Les autres moyens : vératrine, sulfate de quinine, etc., ne sont que des adjuvants des émissions sanguines et de tous les autres antiphlogistiques.

La saignée a été employée de tout temps. M. Bouillaud l'a préconisée alors que les adversaires de Broussais, sans en connaître la vraie *formule* qui était encore à naître, l'avaient accusé d'en avoir abusé jusqu'à la leur rendre odieuse.

En 1828, une illustration médicale, M. Louis, signalait l'impuissance presque absolue des saignées dans les maladies inflammatoires. Il ne savait pas que toute la question gît dans le mode d'application des saignées.

Or, c'est ce mode d'application, c'est cette *formule* des saignées *dans une juste mesure,* qui fait leur efficacité, et que M. Bouillaud a trouvée, comme il le dit, *en y pensant toujours.* Dans ce mode d'application sont *pesées* toutes les indications et contre-indications tirées des conditions du sujet, de l'intensité de la maladie, de ses complications, etc., etc.

L'orateur repousse comme ne lui appartenant pas les expressions *vicieuses* de *juguler*, de *saigner à blanc, etc.* Il a d'ailleurs prescrit dans sa vie plus de toniques que de saignées. Ce qu'il veut, dans les phlegmasies, ce sont les saignées *suffisantes,* mesurées, calculées, convenablement rapprochées et opportunes. Il affirme avoir guéri ainsi des maladies inflammatoires en tirant moins de sang que des confrères qui ne les guérissaient pas parce qu'ils ne rapprochaient pas assez les saignées. Il ajoute enfin que, à part quelques-uns de ses élèves, le monde médical ne connaît point la nouvelle méthode de saignées.

Reprenant l'opinion de Corvisart pour la combattre, M. Bouillaud croit que les émotions morales sont incapables de produire de véritables maladies organiques du cœur. Elles peuvent, comme la chloro-anémie, produire des palpitations nerveuses, mais non les lésions valvulaires, l'hypertrophie, etc. L'orateur distingue soigneusement les maladies inflammatoires de leurs produits, lesquels sont, à la suite du rhumatisme, les lésions dites *organiques* du cœur et de l'aorte. On n'a plus affaire alors à une maladie inflammatoire, mais aux résultats des transformations des produits de l'inflammation.

M. Bouillaud termine en faisant remarquer combien les complications du côté du cœur dans le rhumatisme articulaire sont peu douloureuses, comparées aux douleurs articulaires. La péricardite rhumatismale, quand elle est seule, ne produit point de douleur, et si celle-ci existe vers la région du cœur, on peut affirmer qu'elle tient à une complication de pleurésie, complication qui est assez fréquente.

Cette *insensibilité* de l'organe central de la circulation, due à ce qu'il ne reçoit pas de nerfs sensitifs, a certainement un côté providentiel, car le cœur ne pourrait supporter des douleurs pareilles à celles des articulations sans cesser momentanément ses contractions, ce qui produirait une mort foudroyante.

M. Bouillaud regagne sa place au milieu d'applaudissements unanimes et répétés. M. Gintrac se fait l'interprète du Congrès en remerciant vivement l'orateur au nom de l'Assemblée, qu'il a tenue sous le charme pendant plus d'une heure et demie.

M. le Dr Gigot-Suard donne lecture du travail suivant :

VII

DES RAPPORTS RÉCIPROQUES

DE L'HERPÉTISME ET DE LA TUBERCULISATION

Par M. le Dr Léon GIGOT-SUARD,

Médecin consultant aux Eaux de Cauterets, membre de la Société d'hydrologie
médicale de Paris, etc., etc.

> « La nature est avare des causes et prodigue des
> effets. »
>
> (MICHEL BERTRAND, *Recherches sur les eaux du
> Mont-Dore*, 1823, p. 278.)

> « Si, d'une part, la forme ou la composition élémen
> taire de l'organe ou du tissu modifie l'aspect de la
> maladie, il n'est plus contestable que les produits
> exsudés ou excrétés n'amènent à leur tour des diffé
> rences dans la forme des altérations, à toutes les phases
> de l'évolution de chaque maladie. »
>
> (VELPEAU, *Introduction du traité iconographique des
> maladies chirurgicales*, par B. Auger.)

I

Messieurs, c'est une étude bien importante que celle des lois
qui régissent l'évolution de la tuberculisation, cette redoutable
maladie à laquelle paraît s'attacher une fatalité inexorable, et
qui figure pour un cinquième dans les statistiques mortuaires des
grandes villes. Sans nier, en effet, d'une manière absolue, la curabilité de l'affection tuberculeuse dans l'état actuel de la science,
curabilité dont la nature nous fournit d'ailleurs tant de preuves,
sans contester les guérisons affirmées par des praticiens recommandables; en un mot, tout en étant croyants et confiants dans
les ressources de notre art, avouons que trop souvent nous
sommes désarmés en face d'un ennemi qui se joue de nos efforts,
qui semble défier tout notre arsenal thérapeutique. Avouons
aussi que cette impuissance tient surtout à notre ignorance des
causes premières, à notre persistance à combattre des effets, à
poursuivre des symptômes qui ne sont que les cris des organes
souffrants, les manifestations d'un principe inconnu dans son
essence, son siége, ses rapports. Nous nous efforçons de soutenir

une à une les pièces d'un édifice qui s'écroule; mais l'édifice tombe, parce que nous ne savons pas trouver les points par où pèche la base. Et cependant, n'est-ce pas là que nous devrions concentrer tous nos efforts?

Tâchons donc de soulever un coin de ce voile mystérieux; laissons les traditions de l'école, — le scalpel et le microscope nous en ont appris assez, — pour entrer dans le champ plus vaste et plus fécond des doctrines, non des doctrines spéculatives et stériles, mais de celles qui, reposant sur l'observation, peuvent nous conduire à des applications thérapeutiques rationnelles et fructueuses.

Tel est le but que je me suis proposé en vous entretenant des rapports réciproques de l'herpétisme et de la tuberculisation.

II

De tout temps on a remarqué que l'invasion de la phthisie pulmonaire coïncidait quelquefois avec la disparition de certaines lésions essentiellement mobiles, comme les fièvres éruptives, le rhumatisme, la goutte, les dartres, les flux sanguins, muqueux, etc. Aussi les anciens rangeaient-ils la répercussion des dartres parmi les causes de la phthisie. Ils avaient raison suivant certains observateurs; selon d'autres, au contraire, la tuberculisation est la cause et non l'effet de la répercussion. « Le fait de la » disparition de certaines affections coïncidant avec l'invasion » de la phthisie, dit M. Bricheteau, ne peut être révoqué en » doute, mais tout le reste n'est que conjectures hypothétiques. » On conçoit difficilement par quel mécanisme une dartre, une » rougeole, un écoulement hémorrhoïdal, leucorrhéique, etc., se » transforment tout à coup en une maladie qui doit mettre » beaucoup de temps à se développer. Ce qu'il y a de plus probable » dans tout ceci, c'est que les sujets chez lesquels se remarque » une pareille coïncidence étaient préalablement tuberculeux, » et que la plupart des phénomènes morbides de métastases et » de rétrocession sont plutôt un effet qu'une cause (¹). »

Voilà, assurément, un moyen facile d'expliquer les choses.

(¹) *Traité sur les maladies chroniques qui ont leur siège dans les organes de l'appareil respiratoire.* Paris 1852, p. 48.

M. N. Guéneau de Mussy, beaucoup plus logique, suivant moi, pense que la métastase dartreuse peut agir comme agit une bronchite, une pneumonie de cause externe, en fournissant, pour ainsi dire, un prétexte et un foyer à l'action diathésique. Il n'admet pas dans les métastases, avec les humoristes, un transport de matière morbide, théorie que personne ne défend aujourd'hui, et qui ne mérite pas la guerre qu'on lui a faite dans ces derniers temps; mais il voit un transport de l'action morbide et surtout des actions diathésiques, qui, quand on leur enlève le foyer où elles s'exercent, où la cause qui les produit s'épuise et se satisfait en quelque sorte, peuvent se porter ailleurs [1].

En considérant que la répercussion d'une dartre sur les organes de la respiration n'a pas toujours pour résultat la production du tubercule, mais qu'elle amène plus souvent la susceptibilité catarrhale des voies aériennes, des bronchites, des congestions pulmonaires, des névroses de la respiration, on est conduit à admettre que chez les sujets atteints de phthisie par métastase, la diathèse tuberculeuse préexistait, se combinant alors avec l'herpétisme, ou bien que ces deux diathèses sont identiques, et que leurs effets varient suivant plusieurs circonstances. D'ailleurs, le développement de la phthisie pulmonaire à la suite de la disparition d'une affection dartreuse, n'est point le phénomène principal, saillant, des rapports de l'herpétisme avec la tuberculisation, comme on va le voir par les observations suivantes.

III

(12 Observations prises parmi 120.)

PREMIÈRE SÉRIE.

OBSERVATION I. — M. C..., âgé de cinquante-sept ans, d'un tempérament lymphatico-nerveux, a toujours été très délicat dans son enfance. Vers l'âge de puberté, il eut au visage des dartres farineuses qui disparurent sans traitement; mais il fut pris bientôt de douleurs rhumatoïdes à la nuque et à la région dorsale, puis d'une angine glanduleuse qui a toujours persisté avec plus ou moins d'intensité, et qui s'accompagne d'une grande susceptibilité catarrhale des voies respiratoires. Souvent même le larynx est pris, à ce point que la voix s'éteint complétement. Il y a quinze ans, un engorgement des poumons nécessita l'application d'exutoires dans le dos.

[1] *Leçons cliniques sur les causes et le traitement de la phthisie pulmonaire*, p. 21.

Lorsque M. C... vint à Cauterets, je constatai, à l'aide du laryngoscope, une angine glanduleuse très développée, avec boursoufflement de l'épiglotte; des replis aryténo-épiglottiques et des cordes vocales supérieures. Il y avait aussi un peu d'aphonie et un besoin incessant de tousser et de cracher. Tout le poumon droit était le siége d'une congestion caractérisée par de la matité, la diminution et l'absence dans certains points du murmure respiratoire, du retentissement de la voix, et çà et là des râles à grosses bulles. L'état général était du reste assez bon, et les fonctions digestives se faisaient bien. Il n'y avait rien à la peau.

Le père de M. C..., qui mourut à soixante ans, fut atteint, presque toute sa vie, d'une affection herpétique siégeant au nez, et pour laquelle on lui avait fait appliquer un cautère. Sa mère, très bien portante et issue d'une famille dans laquelle il n'existait aucune maladie chronique, est morte d'une fluxion de poitrine à l'âge de soixante-deux ans.

Un frère de M. C... *a succombé à la phthisie pulmonaire*, et deux sœurs *à une affection tuberculeuse de la tête.*

M. C... a lui-même perdu deux filles, l'une *poitrinaire* à dix-sept ans, et l'autre à neuf ans d'une maladie intestinale chronique. L'autopsie a révélé des *ulcérations tuberculeuses* dans les intestins, une perforation intestinale, et des *tubercules* crus dans les poumons. Il reste deux enfants à M. C..., un fils de vingt ans, lymphatique, très souvent malade, exposé à des éruptions cutanées, toussant fréquemment, et une fille de quatre ans, qui jusqu'à présent est assez bien portante.

OBSERVATION II. — J'ai donné mes soins à un jeune homme qui est mort de *phthisie pulmonaire* à l'âge de vingt-trois ans. Ce jeune homme, de haute taille et bien constitué en apparence, eut de fréquentes éruptions cutanées jusqu'à l'apparition de l'affection pulmonaire, qui se déclara par une hémoptysie intense. Des excès de toute nature n'ont pas peu contribué à hâter le développement de la phthisie. Sa sœur, à laquelle j'ai donné également mes soins, est morte à l'âge de quinze ans d'une *méningite tuberculeuse.* Elle était beaucoup plus délicate que son frère, et pendant son enfance elle avait été atteinte d'une affection dartreuse du nez.

Le père, qui est doué d'une constitution robuste, vit encore et se porte bien; mais la mère a toujours été atteinte d'herpétisme caractérisé par de l'acné rosacea au visage, du pytiriasis au cuir chevelu, et un catarrhe utérin. Le frère de cette dame est lui-même herpétique, ainsi qu'un de ses enfants. Leur père était goutteux, et leur mère, qui a toujours été bien portante, est morte très âgée d'une attaque d'apoplexie.

OBSERVATION III. — Dans la famille X..., l'herpétisme remonte à la troisième génération, et paraît devoir être attribué à une gale négligée.

Mme X..., âgée de soixante ans, quoique douée d'une forte constitution en apparence, a toujours été exposée aux maux de tête et à des démangeaisons de la peau, jusqu'à ce qu'elle eut une affection du cuir chevelu, accompagnée d'une suppuration abondante. Aujourd'hui, cette dame est atteinte de susceptibilité catarrhale des voies respiratoires, et exposée à des vertiges et à des dérangements d'estomac. Le vice dartreux existe aussi du côté de la famille de son mari.

Mme X... a eu plusieurs enfants, ayant tous une santé délicate. Une de ses filles est morte *phthisique* à l'âge de quarante-deux ans. Celle-ci a laissé quatre enfants, deux garçons très mal portants, névropathes au suprême degré, et deux filles qui vinrent à Cauterets. La plus jeune, Mlle E..., est scrofuleuse, mais à un degré moindre que sa sœur. Elle était encore en nourrice lorsqu'elle fut prise d'une paralysie de la jambe gauche et du bras droit. Ce ne fut qu'au bout de plusieurs mois que le mouvement et la sensibilité revinrent. Aujourd'hui, le membre inférieur gauche est plus court et plus faible que le droit, ce qui détermine la claudication ; il est aussi moins développé. Le bras droit est également plus faible et plus maigre que le bras gauche. Mlle E... tousse de temps en temps ; mais l'auscultation n'indique rien du côté des poumons.

La sœur aînée, Mlle J..., âgée de vingt-trois ans, présente tous les caractères de la constitution scrofuleuse ; elle a eu de fréquentes éruptions cutanées pendant son enfance. Aujourd'hui, elle ne présente rien à la peau ; mais elle a une toux sèche et fréquente. La percussion et l'auscultation révèlent l'existence d'une congestion au sommet des deux poumons. A gauche, quelques craquements produits pendant l'inspiration font craindre l'existence de tubercules. Il y a eu, d'ailleurs, des hémoptysies fréquentes et abondantes.

OBSERVATION IV. — M. de X..., âgé de vingt-neuf ans, d'un tempérament lymphatique et d'une constitution délicate, vint à Cauterets pour une diathèse herpétique, évoluée et caractérisée par du pytiriasis très prononcé au cuir chevelu, de l'acné rosacea, une grande susceptibilité catarrhale des muqueuses aériennes et gastro-intestinale, une surdité complète des deux côtés, mais surtout à droite, enfin par une angine glanduleuse. Il a eu de fréquents accès de somnambulisme dans son enfance. L'auscultation ne révèle rien dans la poitrine. Les eaux d'Ems, d'Aix en Savoie et de Pougues n'ont produit aucun résultat satisfaisant.

La grand'mère maternelle de M. X... est morte d'une affection cancéreuse de la matrice. Sa mère, âgée de soixante-cinq ans, a été atteinte presque toute sa vie d'acné rosacea. Elle est sourde depuis vingt-cinq ans. Cette dame a eu six enfants, quatre d'un premier mari et deux d'un second. Le premier mari, très fort et issu d'un sang pur, est mort de la fièvre typhoïde. Le second mari, également très fort et bien constitué, est mort à soixante-quatre ans d'une fluxion de poitrine.

Des quatre enfants du premier mari, deux sont morts très jeunes d'*affection tuberculeuse* du cerveau ; les deux autres, deux filles, sont mortes l'une *poitrinaire* et l'autre d'un cancer de la matrice.

Des deux enfants du second mari, une demoiselle est atteinte de la même affection herpétique que M. de X...

OBSERVATION V. — Mme X..., qui eut presque toute sa vie des éruptions cutanées périodiques, est morte à un âge très avancé, laissant deux filles douées d'une santé florissante.

L'une d'elles a perdu trois enfants *phthisiques* de dix-huit à trente ans. Un quatrième, âgé de vingt-cinq ans, est aussi atteint de *phthisie pulmonaire*. Un cinquième, qui est l'aîné, présente tous les attributs de la cachexie névropathique. Tous sont nés avec une forte constitution en apparence ; mais vers l'âge de dix-huit ans, le mal a commencé ses ravages.

L'autre fille a eu trois enfants. L'aînée est morte à l'âge de vingt-cinq ans environ d'une *affection tuberculeuse* des intestins, précédée de manifestations scrofuleuses, principalement aux yeux. Un fils, âgé de trente ans, éprouve souvent des accidents du côté de l'estomac et du foie. Enfin, une autre fille, plus jeune, est exposée à des éruptions dartreuses et atteinte de catarrhe utérin avec érosions au col. Dans cette famille, la diathèse a sauté une génération.

OBSERVATION VI. — Une dame qui portait un eczéma à la face depuis très longtemps étant parvenue à faire disparaître cette affection par un traitement local, malgré ma défense, fut prise peu de temps après d'accidents dyspeptiques. Une tumeur, qui présenta plus tard les caractères du cancer, se développa rapidement dans l'estomac, et emporta la malade en quelques mois.

Cette dame laissa une fille extrêmement lymphatique, qui avait souvent des dartres furfuracées au visage. Vers l'âge de sept ans, la colonne vertébrale s'est déviée, et l'enfant a succombé plus tard à une *phthisie pulmonaire*.

IV

DEUXIÈME SÉRIE.

OBSERVATION I. — M. B..., âgé de quarante-trois ans, d'un tempérament lymphatico-nerveux, est atteint d'herpétisme caractérisé par du pytiriasis et de l'eczéma impétigineux au cuir chevelu, quelques plaques d'eczéma à la poitrine, une angine glanduleuse, et des accidents dyspeptiques. Son père est mort *phthisique* très jeune. Deux oncles du côté de son père sont morts de tumeur cancéreuse. Son grand père paternel était goutteux.

OBSERVATION II. — M. le Dr X..., âgé de trente ans, d'un tempérament nerveux, a toujours eu une santé délicate. Sa mère et un frère plus jeune que lui sont morts de *phthisie pulmonaire*.

Jusqu'à présent M. X... n'a éprouvé aucun accident du côté de la poitrine ; même l'auscultation démontre que la respiration est très pure ; mais il est atteint depuis longtemps de pytiriasis au cuir chevelu, d'eczéma au scrotum, de granulations très développées sur la muqueuse pharingienne et de dyspepsie. Sa grand'mère maternelle était elle-même herpétique.

OBSERVATION III. — M. M..., âgé de vingt-neuf ans, doué d'une constitution robuste en apparence, a joui d'une excellente santé jusqu'en 1860, époque à laquelle il fut pris de démangeaisons vives et fréquentes à la peau, accompagnées d'éruptions passagères. Déjà il était atteint de pytiriasis au cuir chevelu depuis fort longtemps.

Ayant contracté deux gonorrhées presque coup sur coup, M. M... se crut syphilisé pour le reste de ses jours, et dans cette triste perspective il consulta à peu près tous les médecins de son département. Les remèdes ne lui furent pas épargnés. Mais s'il poursuivait un mal qui n'existait pas, d'un autre côté il favorisait par une médication intempestive et des préoccupations incessantes le développement du vice dont il était atteint. En effet, le pytiriasis du cuir chevelu augmenta, et il survint une éruption de pustules d'acné dans le dos.

En 1864, l'état général s'était amélioré sous l'influence d'un traitement approprié, et les manifestations cutanées avaient presque complétement disparu, lorsque M. M... fut pris d'un crachement de sang assez abondant. L'auscultation révéla l'existence d'une congestion au sommet du poumon droit.

La grand'mère maternelle de M. M... est morte *phthisique* à l'âge de quarante-deux ans. Sa mère est atteinte depuis longtemps d'un rhumatisme pour lequel elle a été trois fois au Mont-Dore. Enfin, deux cousins germains de cette dernière sont morts également *phthisiques*.

OBSERVATION IV. — M. X..., artiste dramatique, est atteint de dyspepsie de nature herpétique et d'angine glanduleuse. L'affection de l'estomac a été précédée d'un prurigo général, qui reparaît de temps en temps et amène du soulagement du côté des organes digestifs. La maigreur est extrême et la peau sèche. Inappétence et constipation opiniâtre. Murmure respiratoire un peu faible au sommet du poumon droit. Il n'y a jamais de toux ni d'oppression.

La mère de M. X... est morte *phthisique*. Il a une sœur qui jouit jusqu'à présent d'une bonne santé, et deux frères dont l'un, doué de beaucoup d'embonpoint, est exposé au flux hémorrhoïdal, et l'autre hypochondriaque. Le père de la mère de M. X... était dartreux.

OBSERVATION V. — M. P..., âgé de trente ans, présente tous les attributs d'une santé excellente; cependant il a eu presque toujours du pytiriasis au cuir chevelu et une grande disposition à la sueur.

Vers l'âge de neuf ans il devint très maigre; une maladie de poitrine se déclara, et le médecin qui le soignait crut à une phthisie pulmonaire commençante. Mais il se rétablit, et aujourd'hui M. P... a un embonpoint considérable pour son âge. Il est atteint seulement de pharyngolaryngite granulée. Le pytiriasis du cuir chevelu persiste, ainsi que la disposition à la sueur.

La mère de M. P... est morte *phthisique*, et sa sœur a succombé à la même maladie à l'âge de vingt-un ans. Son grand père et sa grand'mère maternelle étaient catarrheux et sont morts à un âge très avancé. Il a un oncle maternel qui est également catarrheux.

OBSERVATION VI. — M. B..., âgé de vingt-huit ans, d'une forte constitution en apparence, a toujours été bien portant dans son enfance. Vers l'âge de quinze ans il fut atteint de pytiriasis au cuir chevelu et de plaques eczémateuses aux jambes. Depuis sa sortie de pension, il a toujours été exposé à une série de phénomènes morbides qui ont fortement ébranlé sa santé. Disposition très prononcée à la sueur, pertes séminales se renouvelant tous les quatre ou cinq jours; anémie, palpitations, digestion pénible, envies fréquentes d'uriner, émission de liquide prostatique à la moindre érection, maux de tête presque continuels, tendance au refroidissement des pieds, disposition aux amygdalites, granulations au pharynx : tels sont les symptômes que M. B... présentait lorsqu'il vint à Cauterets chercher un soulagement à ses misères. Son grand père maternel est mort *tuberculeux*, et un oncle, frère de sa mère, a succombé très jeune à la même maladie. Sa mère est atteinte d'eczéma et de névropathie portée au plus haut degré.

V

DISCUSSION.

Messieurs, il y a bien longtemps que, à propos de la phthisie, certains observateurs ont parlé de maladies initiales qui, par leurs dégénérations successives, préparent l'organisme au développement des tubercules; et ces véritables médecins se préoccupaient avec raison des conditions d'origine de la tuberculose pour instituer le traitement qu'ils devaient opposer à cette terrible affection. Il me suffira de vous citer Morton, dont le Traité de Phthisiologie, écrit il y a deux siècles, devrait être classique dans nos Facultés.

Je n'ai point l'intention de faire ici l'examen critique des doctrines qui se sont succédé depuis l'illustre médecin que je viens de nommer. Toutefois, permettez-moi de vous rappeler qu'avec Bayle et Laennec, une impulsion nouvelle fut donnée aux études médicales : l'anatomie pathologique et l'auscultation s'imposèrent en souveraines; dès lors l'École ne vit plus que le fait acccompli du tubercule, et se renferma dans le cercle étroit des localisations. Mais une réaction heureuse s'opère depuis quelques années : je veux parler du retour vers les idées philosophiques, les seules grandes et les seules fécondes en résultats pratiques. Ainsi, il n'est personne parmi nous qui ne connaisse les travaux de M. Pidoux sur l'origine de la phthisie pulmonaire.

La notoriété scientifique de mon honorable collègue des Eaux Bonnes, la nouveauté de sa doctrine et, je dois le dire par avance, les erreurs capitales que cette doctrine me paraît renfermer, m'imposent l'obligation d'en citer textuellement les principaux points :

« La phthisie a été mal étudiée jusqu'à présent, dit M. Pidoux, parce qu'on l'a observée comme une maladie chronique qui commence, tandis qu'elle est une maladie chronique qui finit.

» Les principes artificiels de nos nosologies, qui ne sont attentives qu'aux faits accomplis et ne considèrent en eux que les différences, ont brisé les rapports de la phthisie avec les autres maladies chroniques. On les a séparées d'elle, comme dans les maladies aiguës on sépare une espèce nosologique d'une autre, la scarlatine de l'érysipèle, et dans les chroniques, les scrofules de la]syphilis. Il faut que je justifie cette critique, sans quoi il me serait impossible de me faire entendre sur la phthisie.

» Je n'admets que trois maladies chroniques capitales : la scrofule, l'arthritisme et la syphilis. Je les appelle aussi *initiales* ou *primitives*. Ces noms indiquent que toutes les autres maladies chroniques peuvent en sortir par substitution régressive ou dégénération, soit que cette dégénération ait lieu directement, soit qu'elle se fasse par abâtardissement ou métissage. A l'autre extrémité de l'échelle des maladies chroniques, je range les maladies finales, qu'on nomme *organiques*, parce qu'elles altèrent l'organisme dans sa base. Cette base, c'est le germe développé, que je nomme *blastème*, parce qu'il est à la nutrition ce que le germe proprement dit a été d'abord à l'évolution embryonnaire.

» Entre les maladies chroniques capitales et les maladies chroniques ultimes, se place la série très nombreuse et très variée des maladies chroniques mixtes. C'est une série infiniment multiple et nuancée, comme tout ce qui fait les transitions. Elle peut conduire, par des dégradations plus ou moins régulières, des maladies chroniques capitales aux maladies finales ou organiques.

» Parmi celles-ci, la phthisie tuberculeuse occupe une des places les plus importantes. Il faut y compter aussi les cancers, les atrophies, les hypertrophies, les différents *tabes* et les hydropisies qui s'y rattachent, les névroses graves et organiques, en un mot toutes les maladies chroniques ultimes, qui ruinent l'économie par sa base, et dans lesquelles s'éteignent les générations.

» On voit que les maladies chroniques capitales sont très restreintes et bien définies; on voit aussi que les maladies finales, quoique un peu plus nombreuses et moins bien déterminées, sont encore assez limitées. Mais le nombre des maladies chroniques mixtes ou intermédiaires est considérable; il est surtout très varié.

» Ce vaste champ, compris entre les maladies initiales et les maladies ultimes, appartient tout entier à l'herpétisme.

» L'herpétisme embrasse donc toutes les maladies chroniques presque toujours incurables, quoique rarement mortelles, qui ne sont plus la scrofule, l'arthritisme ou la syphilis, et qui ne sont pas les maladies organiques ou ultimes (¹). »

Ainsi, Messieurs, pour M. Pidoux, il existe une loi générale de dégradation, et d'après cette loi, la tuberculisation, considérée dans ses rapports avec l'herpétisme, est une maladie ultime, c'est à dire qui descend de ces maladies mixtes, intermédiaires, dont le champ si étendu est occupé par l'herpétisme.

J'admets cette proposition; mais je me hâte d'ajouter que l'herpétisme peut sortir à son tour de la tuberculisation par substitution régressive, comme le prouvent les faits que je vous ai signalés précédemment, et auxquels je pourrais en ajouter tant d'autres. En effet, si je vous ai montré l'herpétisme engendrant la tuberculose par voie d'hérédité *(première série d'observations)*, nous avons vu aussi la tuberculose produire l'herpétisme avec ses formes multiples et variées *(deuxième série d'observations)*. Je conclus de là que l'herpétisme et la tuberculisation sont deux maladies initiales par rapport l'une à l'autre.

Cette première conclusion va me conduire à une seconde, plus catégorique encore.

VI

J'ai pris pour épigraphe de ce Mémoire deux passages extraits des écrits de deux hommes éminents dont le nom fait autorité dans des spécialités bien différentes, tant il est vrai que souvent les grands esprits se donnent la main, quelle que soit la distance

---

(¹) *Annales de la Société d'hydrologie médicale de Paris,* t. X, p. 74.

qui les sépare sur le terrain de l'observation : l'un est Michel Bertrand, le célèbre praticien du Mont-d'Ore, et l'autre M. Velpeau. « La nature est avare des causes, et prodigue des effets, » a dit le premier; le second s'exprime ainsi dans une publication récente : « Si, d'une part, la forme ou la composition élémentaire de l'organe ou du tissu modifie l'aspect de la maladie, il n'est plus contestable que les produits exsudés ou excrétés n'amènent à leur tour des différences dans la forme des altérations, à toutes les phases de l'évolution de chaque maladie. »

Voilà, Messieurs, la base fondamentale de la doctrine dont je vais essayer de vous donner un aperçu en vous exposant comment je conçois que l'herpétisme et la tuberculisation sont deux maladies initiales par rapport l'une à l'autre.

<h2 style="text-align:center">VII</h2>

Vous savez qu'une seule et même cause produit souvent en pathologie des effets complexes et variés. Par exemple, quelle diversité dans les manifestations de la syphilis! Tous nos tissus, tous nos organes sont exposés à ses atteintes, et il n'est pas jusqu'au jeu régulier des grandes fonctions de notre organisme qu'elle ne soit susceptible d'enrayer ou de modifier. Ainsi, depuis que les rapports intimes de l'infection vénérienne avec le système nerveux ont été mieux étudiés, des observations assez nombreuses prouvent l'existence de la folie syphilitique.

L'ubiquité est l'apanage de l'herpétisme, comme il est celui de la syphilis; et ces deux maladies offrent entre elles une telle ressemblance, au point de vue de la multiplicité et de la variété des effets, qu'un de nos collègues des eaux minérales dont le nom vous est bien connu, M. Fontan, admet l'existence d'un virus dartreux, qui tantôt reste à l'état latent, et tantôt se porte à la peau ou à l'intérieur.

Je ne suivrai pas M. Fontan sur ce terrain. Quelle que soit la nature du vice dartreux, — c'est une question que je me réserve de traiter plus tard, — je me bornerai à vous rappeler sa mobilité protéique. Ne pourrait-on pas dire de lui ce que Hufeland a dit de la syphilis : « Il n'est pas une seule maladie chronique dont il ne puisse revêtir les apparences, » ou avec M. P. Yvaren, parlant également de la syphilis : « Il peut se cacher sous les apparences symptomatiques d'une autre maladie; les mots *déguisement, travestissement, métamorphose* du vice dartreux sont l'expression fidèle des faits. »

Eh bien! Messieurs, cette mobilité dans la physionomie symptomatique de l'herpétisme, s'explique par la forme et la composition élémentaire des organes et des tissus sur lesquels il concentre ses manifestations, ainsi que par la nature des produits exsudés ou excrétés. Comme exemple, je vous signalerai les dermatoses : le prurigo, l'acné, l'herpès, l'eczéma, le psoriasis, le pytiriasis, l'activité exagérée des glandes sudoripares, sont autant de formes différentes sous lesquelles l'herpétisme se montre à la peau.

Du côté des muqueuses, ses manifestations sont moins bien définies, parce qu'elles n'ont pas été aussi bien étudiées. Nous ne connaissons guère jusqu'à présent que l'angine glanduleuse dont l'existence se rattache à l'herpétisme dans la grande majorité des cas. Et cependant, pourquoi toutes les parties constitutives des muqueuses ne seraient-elles pas, comme celles de la peau, le siége des manifestations du vice dartreux? Pourquoi le tubercule, que l'on considère avec raison comme un produit de sécrétion altérée, sans qu'on ait précisé jusqu'ici la nature et le siége de cette sécrétion, ne serait-il pas une manifestation de l'herpétisme au même titre que les productions morbides qui caractérisent les affections vésiculeuses, papuleuses, pustuleuses et squameuses de la peau? Cette opinion est d'autant mieux admissible, que les études histologiques démontrent que le tubercule n'est pas caractérisé par un élément anatomique spécifique. Selon Virchow, en effet, il est toujours une production pauvre, une néoplasie misérable dès son début, qui, d'après son développement, se rapproche beaucoup du pus, dont elle possède les petits noyaux et les petites cellules (¹). D'un autre côté, M. Edmond Martel, dans une thèse qui résume les travaux récemment accomplis en France et en Allemagne sur la structure et le développement du tubercule, arrive à cette conclusion importante : « La tuberculisation proprement dite est, comme phénomène anatomique, très voisine de l'inflammation, si elle n'en est une simple forme. »

(¹) *Path. cellulaire.*

VIII

Maintenant, Messieurs, je vais me servir d'un mot que je n'ai point employé jusqu'ici, et dont il importe de préciser la signification : je veux parler du mot *diathèse*.

Pour moi, comme pour la majorité des observateurs, la diathèse est une simple disposition au développement subséquent de telle ou telle maladie chronique, lequel s'opère soit par le fait de l'évolution successive du germe, soit par quelque cause occasionnelle venant affaiblir l'énergie vitale ou la résistance de l'organisme.

Par conséquent, la diathèse tuberculeuse consiste dans une disposition morbide héréditaire d'après laquelle une ou plusieurs parties de notre économie peuvent être envahies par les tubercules. Je dis *peuvent être envahies,* car il est incontestable que la tuberculose n'engendre pas toujours la tuberculose, et je me range complétement à l'opinion de M. Pidoux, lorsqu'il dit, en parlant de l'hérédité de la phthisie : « Si cette maladie ne se transmet-
» tait que légitimement, telle qu'elle est, et par une filiation
» directe ; si elle était, comme on le dit, essentielle, il faudrait
» désespérer à jamais de sa curabilité.

» C'est parce que l'hérédité de la phthisie devait se comporter
» à leurs yeux selon le principe fataliste de la légitimité patho-
» logique, que les numéristes et les nosologues ont perdu le fil
» conducteur dans cette question difficile. C'est aussi pour cela
» que Laennec et son école, qui regardent la phthisie comme
» une maladie essentielle et spécifique, sont sceptiques à l'endroit
» de sa cure, et font un appel désespéré à l'empirisme devant le
» fait accompli du tubercule (¹) ».

Puisque la diathèse tuberculeuse n'aboutit pas toujours au tubercule, quels sont les phénomènes pathologiques équivalents ou plutôt substitutifs qui résultent de son évolution? Ici, Messieurs, le champ s'agrandit, et si je voulais le parcourir, je devrais vous entretenir de presque toutes les affections chroniques qui frappent notre pauvre humanité; mais je ne sortirai pas des limites que je me suis tracées.

______

(¹) *Loc. cit.*, id. 85.

IX

La diathèse tuberculeuse présente, comme toutes les diathèses, deux périodes distinctes, dont la ligne de démarcation n'échappe pas toujours à l'observateur attentif : je les appelle période d'*incubation* et période d'*évolution*.

La première, pendant laquelle la diathèse est latente, peut se prolonger plus ou moins longtemps ; quelquefois même elle dure pendant toute la vie de l'individu, de sorte que la diathèse tuberculeuse saute une génération. D'autres fois elle est à peine saisissable et coïncide pour ainsi dire avec la période d'évolution.

Celle-ci se révèle par l'apparition d'une série d'actions morbides que des causes occasionnelles, dont la plupart nous sont inconnues, mettent en jeu, et qui s'exercent simultanément ou successivement sur les organes de nutrition, sur le système nerveux, le système lymphatique, la peau, le poumon, etc. Voilà pourquoi, dans une même famille entachée de diathèse tuberculeuse par filiation directe, il n'est pas rare de voir apparaître chez l'un la scrofule, chez un autre l'herpétisme, et chez un troisième la tuberculose.

La diathèse herpétique se comporte absolument de la même façon, et, pour les mêmes raisons, sa période d'évolution n'aboutit jamais à des résultats pathologiques identiques. Aussi, un herpétique peut-il engendrer un névropathe, un arthritique un scrofuleux, un tuberculeux un cancéreux, etc.

Vous le voyez, Messieurs, cet enchaînement d'idées, basé sur des faits qui se passent tous les jours sous nos yeux, me conduit logiquement à admettre que la diathèse herpétique et la diathèse tuberculeuse ne constituent qu'une seule et même diathèse dont les manifestations varient selon que son évolution se complète par la concentration de l'activité morbide sur tel ou tel système, tel ou tel organe, tel ou tel tissu.

X

Cette diathèse pouvant se manifester sur plusieurs organes à la fois, l'intensité de l'activité morbide est en raison inverse de la multiplicité des points où elle s'exerce. Ainsi, lorsque la peau, l'estomac, la muqueuse aérienne et le système nerveux se partagent les manifestations diathésiques, comme on l'observe souvent chez certains névropathes, il est remarquable que si l'action morbide augmente sur un point, les autres se trouvent dégagés d'autant.

La médecine thermale est pleine de révélations à cet égard. Combien de malades chez lesquels la disparition brusque d'une légère éruption cutanée, par suite d'un traitement externe trop actif, est suivie d'embarras gastrique, de toux, d'agitation, d'insomnie, de palpitations, de douleurs dans les muscles, etc., tandis que chez d'autres, au contraire, les mêmes phénomènes morbides disparaissent, ou au moins sont amendés, si l'éruption cutanée persiste ou augmente. Je n'oublierai jamais l'histoire d'un gastralgique auquel on avait conseillé l'usage des eaux de Plombières pendant trois années consécutives, parce que l'on regardait sa maladie comme essentielle, c'est à dire non diathésique. Lorsque, à bout de ressources thérapeutiques, les médecins lui eurent conseillé une saison à Cauterets, ce malade était dans un tel état de maigreur et de faiblesse, et la gastralgie était portée à un tel point, que j'hésitais à lui faire suivre un traitement thermal. Néanmoins, l'eau de Mauhoura en boisson et les bains du Petit-Saint-Sauveur amenèrent une guérison complète dans l'espace de trente jours. Mais je dois dire aussi que, sous l'influence du traitement, un eczéma se développa à la partie interne et supérieure de chaque cuisse. J'appris alors du malade que sa grand'mère maternelle avait succombé à la phthisie pulmonaire vers l'âge de trente-cinq ans, que sa mère était névropathe au plus haut degré, et qu'un oncle, frère de sa mère, avait des rhumatismes et des dartres. Quant à lui, il n'avait jamais rien eu à la peau. Une sœur plus jeune, que j'ai eu occasion de voir depuis, est lymphatique et menacée de tuberculisation pulmonaire.

Il est d'observation journalière à nos eaux, que la coïncidence de manifestations du côté de la peau et du système nerveux, surtout celui des organes respiratoires, avec la phthisie pulmonaire, est une circonstance favorable pour la guérison de cette maladie. Je suis heureux de me trouver d'accord avec M. Pidoux sur cette question pratique, bien que je n'accepte pas sa doctrine, comme vous venez de le voir.

L'affection que mon éminent collègue des Eaux-Bonnes appelle phthisie *consommée, absolue, au troisième degré dans les générations,* et qui, selon lui, n'offre plus d'éléments de guérison naturelle, parce qu'elle règne sans le contre-poids d'une affection moins régressive, résulte, pour moi, de la concentration exclusive, sans partage, de l'activité morbide, pendant l'évolution de la diathèse sur le système lymphatique général et celui des organes respiratoires en particulier. Et s'il est incontestable que toutes les manifestations herpétiques, telles que l'asthme, les hémorrhoïdes, les douleurs articulaires ou musculaires, les névralgies, les migraines, etc,, que M. Pidoux appelle des *ruines d'arthritisme,* constituent un frein plus ou moins puissant, suivant leur degré d'intensité, au développement des tubercules, il me paraît certain aussi que, dans ce conflit incessant, ce sont les effets d'une même cause qui se font contre-poids, tendent à s'enrayer mutuellement, à se modifier et à s'annihiler plus ou moins. Aussi, lorsque la diathèse arrive à une évolution complète, heureux ceux chez lesquels l'activité morbide, au lieu d'avoir une foyer unique, de se concentrer sur un seul organe, se divise et se porte sur plusieurs points à la fois, car ce sont autant de points d'appui offerts à la thérapeutique.

Cet antagonisme, dont la nature nous a révélé les effets salutaires, est un enseignement précieux que la médecine ne manque pas de mettre à profit dans ses applications. C'est aussi une des grandes ressources de la thérapeutique thermale.

VIII

M. Verneuil. — Messieurs, je me propose de vous faire une communication fort courte, d'abord parce que ne m'attendant pas à prendre la parole aujourd'hui, je n'ai pas eu le temps de me préparer, et puis parce que j'avais la crainte de vous fatiguer après les brillants discours que vous venez d'entendre et qui vous ont conduits dans les sphères les plus élevées de la pathologie interne. — Je veux seulement vous faire part de trois observations curieuses, trois bluettes glanées dans la pratique chirurgicale.

La première a trait à un accident opératoire qui s'est produit à la suite d'une ablation du sein. C'était chez une paysanne, jeune encore, douée d'une robuste constitution. — Une tumeur énorme s'était développée dans la glande mammaire. Elle n'avait contracté d'adhérences ni avec la peau ni avec les parties profondes; elle avait marché lentement; bref elle possédait tous les caractères d'une hypertrophie partielle du sein, avec prédominance fibro-plastique. — L'énucléation en fut assez facile, à part quelques brides profondes qui, pour être sectionnées, forcèrent à exercer quelques tiraillements sur la tumeur. L'ablation faite, pendant que je liais quelques artères, je m'aperçus tout à coup que le tissu cellulaire devenait emphysémateux. Je craignis un instant d'avoir, d'un coup de scalpel malheureux, produit une plaie pénétrante de poitrine, et bien grande fut mon émotion. Mais bientôt je me rassurai par l'exploration attentive de la plaie, et je compris que l'infiltration de gaz s'était faite de dehors en dedans et d'une façon toute mécanique, parce que les tiraillements que j'avais exercés sur la tumeur avaient agi comme une pompe aspirante. Ceci se passait au mois de mai 1864. A quelques jours d'intervalle, au mois de juin suivant, le même accident arriva de nouveau pendant l'ablation d'une tumeur adénoïde du sein. La glande mammaire était aplatie en forme de gâteau ; la dissection en fut difficile ; des tiraillements durent être exercés, et l'emphysème survint de la même façon que la première fois. Mais j'avais l'expérience du passé, et je passai outre. Je ne tentai pas de réunion, et la plaie marcha très régulièrement, tandis que chez ma première opérée, où j'avais appliqué des serres-fines, des accidents inflammatoires s'étaient développés et avaient déterminé deux abcès que je dus inciser.

Je remarque que ces deux faits d'emphysème ont compliqué l'ablation de deux tumeurs bénignes; jamais rien de semblable ne s'est produit dans l'extirpation des tumeurs cancéreuses. Cette complication serait-elle donc d'un bon augure au point de vue du pronostic ? Il ne me répugne pas de l'admettre, et cela s'explique. Les tumeurs cancéreuses, dans leur marche rapide, envahissent promptement les parties voisines; les tumeurs adénoïdes, au contraire, se développant lentement, distendent le tissu cellulaire, agrandissent ses mailles, et se disposent ainsi à se laisser pénétrer plus facilement par l'air extérieur.

Le deuxième fait que je veux vous communiquer pourrait être

intitulé . *De la* phlegmatia alba dolens, *du membre sain à la suite de l'amputation de la cuisse dans un point élevé.*

Un jeune homme avait subi l'amputation de la cuisse; son moignon était devenu conique, si bien que l'os faisait saillie à l'extérieur. Dans la pensée de combattre cette conséquence, un médecin introduisit un caustique énergique dans le canal médullaire. De là, une ostéo-myélite des plus intenses et des accidents tels que je dus pratiquer l'amputation au-dessous du petit trochanter. Tout se passa bien jusqu'au vingt-huitième jour. A ce moment survint certain empâtement du moignon; je m'en inquiétais peu, lorsqu'une douleur assez violente se produisit dans la cuisse opposée, qui devint le siége d'un œdème considérable résultant d'une phlébite à marche récurrente. Le ventre se tuméfia à son tour, l'œdème gagna les parois thoraciques, puis le poumon; des vomissements opiniâtres, incoërcibles, se manifestèrent, et la mort arriva le quarante-neuvième jour. L'autopsie ne put pas être faite.

A quelque temps de là, je pratiquai la désarticulation coxofémorale sur une jeune fille entrée à Lourcine pour un ostéosarcome du fémur gauche.

Au vingt-deuxième jour, apparition des mêmes complications que chez le précédent sujet, *phlegmatia alba dolens* du membre inférieur droit, puis dyspepsie, vomissements, signes de phthisie aiguë et mort. L'autopsie m'a révélé l'existence d'une phlébite avec caillots adhérents dans toute l'étendue des veines iliaques droites jusqu'au niveau de la veine cave inférieure. Dans la veine fémorale, le sang était simplement coagulé, mais il n'y avait aucune trace de phlegmasie.

Ces deux faits nous obligent à ajouter un nouvel accident au tableau des complications déjà bien nombreuses des amputations de cuisse; ils semblent prouver aussi que la *phlegmatia alba dolens,* considérée comme peu grave à la suite des accouchements, possède une gravité bien autre à la suite des amputations.

J'arrive, Messieurs, à ma troisième observation, qui n'est pas la moins curieuse. Tout le monde sait que les inflammations des membranes muqueuses retentissent sur les tissus subjacents; chacun a observé des paralysies du voile du palais consécutives à des angines.

Eh bien ! l'inverse peut aussi se produire, et je l'ai vu chez un

malade de l'hôpital Lariboissière. C'était un homme de trente-
sept ans qui avait été pris à diverses reprises de coryza aigu. A
l'un de ces coryzas, succéda une angine violente qui laissa après
elle un nasonnement très marqué de la voix et une gêne telle
de la déglutition, que les liquides et même les solides revenaient
par les fosses nasales.

C'est dans ces conditions que le malade me fut adressé avec le
diagnostic suivant : perforation consécutive à une ulcération
inflammatoire de la face supérieure du voile du palais. J'examinai
le malade avec soin, et je constatai que le voile du palais était
fortement tendu transversalement, qu'il touchait presque la
base de la langue, et qu'il ne se soulevait pas dans la prononcia-
tion des voyelles ni lorsqu'on le touchait ou qu'on le pinçait. De
perforation, je n'en vis point ; un follicule dilaté en avait imposé
au médecin traitant. Je remarquai en outre que les piliers antérieurs et postérieurs du voile, fortement contracturés, se dessi-
naient à la façon des piliers d'une voûte surbaissée. Contre cet
état, j'essayai les émollients, qui avaient déjà été employés; je
n'en obtins aucun résultat. Je me décidai alors à faire la section
des muscles contracturés. L'opération fut très simple et le résultat
immédiat très remarquable ; car dès le lendemain, la déglutition
se faisait avec une grande facilité; le nasonnement seul persistait. Mais huit jours après, le bénéfice de l'opération était perdu
et j'étais obligé de pratiquer un nouveau débridement. Celui-ci
fut fait très largement, et dès lors la déglutition put s'opérer
d'une façon tout à fait normale. Le malade quitta l'hôpital.
Quelque temps après, il fut pris d'un érysipèle de la face, sous
l'influence duquel les troubles de la déglutition se reproduisirent. Je le vis, et l'engageai à attendre, en lui recommandant
toutefois, si son état ne s'améliorait pas, de venir me trouver
de nouveau. Je ne l'ai pas revu, ce qui me fait supposer que les
choses sont rentrées dans l'ordre. Je parle, bien entendu, de la
déglutition seule, car pour guérir les troubles de la phonation
il faut d'autres conditions sur lesquelles je n'ai pas à m'appe-
santir.

Ce dernier fait, remarquable au point de vue de la pathogénie, du traitement que j'ai mis en usage et du résultat obtenu,
m'a paru digne de fixer votre attention.

DEUXIÈME JOURNÉE

Mardi 3 octobre

A UNE HEURE DE L'APRÈS-MIDI.

DE L'EXPECTATION DANS LES MALADIES AIGUËS

(Question du programme.)

MM. Costes (Bordeaux). *De l'expectation dans les maladies aiguës.*
Desgranges (Lyon). *De l'expectation en chirurgie.*
Diday (Lyon). *De l'expectation dans le traitement des maladies véné-*
riennes.
Gourdin (Paris). *De l'expectation.*
Discussion (Mémoire de M. le Dr Desgranges) : MM. Verneuil, Desgranges,
Broca. — (Mémoire de M. le Dr Diday) : MM. Gourdin et Diday.

SÉANCE DU SOIR

A SEPT HEURES ET DEMIE.

MM. Hameau (Arcachon, *Gironde*). *Climat d'hiver dans la forêt d'Arcachon.*
Marx (Bordeaux). *Empoisonnement par le datura.*
Chatard (Bordeaux). *Du traitement rationnel de l'hémorrhagie céré-*
brale, fondé sur l'étude des lésions anatomiques, leur étiologie et leur
nature.
Paulet (Bordeaux). *De la stomatite érythémateuse idiopathique et de*
son traitement.
Discussion (Mémoire de M. le Dr Hameau) : MM. Rollet, Bonnet de Mal-
herbe, Hameau.—(Mémoire de M. le Dr Chatard) : MM. Baudrimont,
Chatard, Bouillaud.

I

DE L'EXPECTATION DANS LES MALADIES AIGUËS

Par M. le Dr COSTES,

Professeur à l'École de Médecine de Bordeaux.

Messieurs, est-ce bien là une question à traiter devant un auditoire comme celui qui m'écoute? Si elle n'avait pas été posée par des hommes judicieux, on pourrait penser qu'elle n'offre pas assez d'intérêt pour captiver même quelques instants l'attention.

Mais en y réfléchissant un peu, et au souvenir d'une vieille expérience, on voit qu'il y a au fond une véritable question de doctrine, offrant peut-être aujourd'hui plus d'opportunité qu'à bien d'autres époques. C'est pourquoi j'ai voulu vous en dire quelques mots, que je vous prie d'entendre avec bienveillance.

Mais d'abord, ne voit-on pas que sa solution est liée à la manière d'envisager la maladie, et puis encore à la signification à donner au premier terme, l'expectation.

En effet, est-on unanime pour l'idée qu'on se fait de la maladie? Que de définitions diverses! N'en abordons que deux. Si l'on n'y voit qu'un acte de l'organisme, qui, après être troublé dans sa marche, tend à rétablir l'équilibre; si l'on est convenu de reconnaître une puissance qui veille à sa conservation, qui sait, sans l'avoir appris, par quelle voie de coordination de ses actes tout doit rentrer dans l'ordre, évidemment, il pourra y avoir une conduite à tenir, qui se traduira par cette proposition : *La nature est médicatrice.*

Que si, au contraire, la maladie ne peut être considérée que comme une lésion, une altération de la texture organique, dont on a à redouter les conséquences, et qu'il faut tout faire pour éviter : tout change, et les plus grands devoirs incombent au médecin. C'est là que la thérapeutique doit nécessairement être active.

Voilà donc la question de l'expectation dans les maladies aiguës parfaitement posée, et la Commission du Congrès, en la proposant, a voulu la voir résoudre par des faits. Bien que cette question remonte aux époques les plus reculées de la science, elle est toujours posée, et à mesure que le praticien vieillit, les faits qui viennent l'éclairer se multiplient sous ses yeux, et la question prend presque l'allure d'un lieu commun.

Je n'invoquerai pas l'histoire. Sans cela, je citerais cette lutte de Stalh et de Gedeon Harvey; je dirais les réponses de Voulonne et de Planchon à la Société de Médecine de Dijon; et puis encore, avec plus de raison, je mentionnerais les maximes des médecins célèbres, nos devanciers, F. Hoffmann, Sydenham, Boerhaave, Baglivi, Gaubius et tant d'autres, qui ont reconnu l'existence de cette force particulière qu'ils ont appelée *autocratie de la nature.*

Je pourrais encore l'établir sur des arguments puisés en dehors de la médecine proprement dite. Ne les trouverais-je pas dans ce qui se passe tous les jours sous nos yeux? Stalh n'avait-il pas déjà dit : « Si l'expectation n'est pas de la médecine, d'où vient que la crasse de gens illétrés, des forgerons, des cordonniers, des échappés des prisons, font des cures plus nombreuses et plus merveilleuses que des médecins savants? » [1] Il faut donc en convenir, grand nombre de malades, non soignés du tout, livrés à eux-mêmes, guérissent spontanément. — Et qu'est-ce autre chose que cette rêverie allemande, moins l'active surveillance? Rappellerai-je ces expériences si solennelles qu'a vues un hôpital de Paris — l'hôpital Sainte-Marguerite, — où les pneumonies ne résistaient pas, disait-on, aux doses infinitésimales? Comment la vraie médecine a-t-elle interprété ces faits? En disant qu'il en est où la diète, le repos, les boissons délayantes, l'expectation enfin, peuvent guérir, et voilà le succès, quand il y a succès.

Mais ce qu'une fausse doctrine tendait à prouver a été plus tard établi sur une observation plus scientifique. On a vu M. Barthez, l'un de nos confrères les plus éclairés, venir apporter

---

[1] « Sub finem si universalior ars expectationis non esset medicina, unde fit quod illiteratorum furfur, nempe fabri ferrarii, sutores, prædones à carceribus manumissi, celebriores longè et numerò plures perfecerint curationes quam ex medicis præcipue? » (*Ars curandi morbos expectatione,* cap. 1, p. 4.)

à l'Académie de Médecine des faits d'une haute importance. Médecin d'un hôpital des enfants, il a pu recueillir dans l'espace de quelques années des centaines d'observations de pneumonies lobaires, pneumonies franches, chez ses petits malades, dont l'expectation seule a le plus souvent triomphé. Ce Mémoire, qui offre un véritable intérêt, a été l'objet d'un rapport devant le Corps savant auquel il avait été soumis, et M. Blache s'est montré peut-être injuste envers son confrère. Qu'avait voulu établir M. Barthez dans son Mémoire? Des faits concluant à l'importance de l'expectation dans la pneumonie franche des enfants, et encore dans celle des enfants soumis à son observation dans son hôpital; et une statistique assez nombreuse, 212 enfants traités de pneumonies franches, donnait de la valeur à sa conclusion. Mais de là à établir un précepte général et absolu, la distance est grande, et M. Blache pouvait triompher facilement de son confrère en exagérant seulement ses prétentions. Et certes, ce dernier était fondé lorsqu'il disait : « *Je crois qu'on essaiera vainement de substituer l'expectation dans tous les cas aux médications actives.* » Assurément, ce ne pouvait être là la prétention du médecin de Sainte-Eugénie, et M. Blache n'était pas autorisé pour légitimer son savant rapport à dire : « Si je vous ai longuement parlé de l'expectation appliquée d'une manière générale au traitement de la pneumonie, c'est qu'on avait prétendu renverser une expérience aussi vieille que la médecine, et détrôner la saignée. » Pourquoi parler ainsi quand ce savant médecin devait aussitôt ajouter ces paroles : » Je ne nie pas que l'expectation soit indiquée dans quelques cas, surtout chez les enfants, bien plus que chez les adultes. »

Mais ce qui a été avancé de la pneumonie chez les enfants, qu'on peut guérir seulement par l'expectation, n'a-t-il pas été aussi prétendu pour cette phlegmasie chez les adultes? Ne sait-on pas ce qu'a dit l'école de Vienne à cet égard? Que faut-il donc pour légitimer de pareilles prétentions? Faire seulement une distinction dans le *degré* de la maladie. Et puis encore, selon le point de vue d'où l'on considère l'action du traitement, n'y aurait-il pas lieu aussi de le varier et de l'amener à presque rien, c'est à dire à la pure et simple expectation, à la thérapeutique de la nature, comme l'appelle Hufeland.

Permettez-moi d'établir ici une opinion à cet égard. Je n'ai jamais pensé qu'on pût juguler une maladie. Tout ce que fait le médecin par une ou plusieurs saignées, par exemple, dans les phlegmasies pulmonaires, ne saurait avoir d'autre effet que de dégager l'organe ou l'organisme, et lui permettre après de coordonner ses mouvements pour amener la solution de la maladie. Or, dans les phlegmasies légères, ne voit-on pas les phénomènes marcher spontanément vers une solution naturelle? La conduite qu'il faut tenir alors n'est-elle pas une sage et prévoyante expectation?

Si dès le début d'une pneumonie, le médecin voit déjà toutes les altérations anatomiques qui peuvent survenir, quelle ne sera pas, quelle ne devra pas être sa préoccupation pour s'y opposer; mais s'il est convaincu que la maladie peut n'être qu'une réaction efficace et d'un travail organique réparateur, « ce qui s'appuie, il faut en convenir, sur des faits incontestables»; s'il pense même avec certains pathologistes que la maladie peut être considérée comme une *fonction accidentelle* ayant pour but d'assimiler ou d'éliminer la cause morbifique, ou bien encore simplement de réparer les désordres qu'elle a produits, il n'aura qu'à surveiller sa marche, et le plus souvent à se borner à la médecine expectante. Et lorsqu'on voit des médecins que l'on devra toujours appeler grands, malgré les reproches qu'on a faits à quelques unes de leurs idées qui ont vieilli; lorsqu'on voit, par exemple, parmi eux, un Sydenham dire que la maladie n'est autre chose qu'un effort de la nature : *Nihil est aliud quam naturæ conamen*, il faut bien croire qu'il y a là une part de vérité que l'observation a découverte à ces grands esprits; et ne doit-on pas se confier quelquefois un peu à cette bonne nature que l'on nie pourtant aujourd'hui?

Et les notions si précises où l'on est arrivé maintenant pour le diagnostic de chaque période, de chaque degré, de chaque espèce, ne guident-elles pas le médecin, et n'indiquent-elles pas le moment précis où de l'expectation il doit passer à la médecine active?

Voyons donc ce qu'on doit entendre par expectation. Certes tout médecin sait que ce n'est pas une situation passive de sa part. C'est parce qu'il connaît par avance tout ce qui doit constituer le développement, l'évolution du désordre morbide, qu'il est attentif à en surveiller la marche, pour l'aider, la guider, la détourner au besoin si une déviation trop manifeste se présente. L'expectation ne doit donc jamais être et n'est jamais une froide inertie. Elle consiste, et ce n'est pas devant vous que j'ai besoin de le dire, dans l'observation attentive de la marche des maladies et dans l'attente du moment où la nature aura besoin d'être secourue ou dirigée. Mais, dira-t-on, n'est-ce pas là la conduite que tient le médecin à l'occasion de presque toutes les maladies et dans le plus grand nombre de cas? Non, sans doute. Il n'y aurait pas eu lieu alors de spécifier : dans les maladies aiguës.

Mais afin de préciser davantage ce qu'on doit entendre par l'expectation dans les maladies aiguës, disons avec un de nos savants confrères quels sont les cas où, par opposition, doit se montrer la médecine agissante. C'est entre autres, dit M. Gintrac (¹), « lorsque la cause d'une maladie est connue, qu'elle persiste et qu'elle peut être détruite; lorsque la nature se livre à des réactions tumultueuses, ou manque d'énergie ; lorsque dans le cours régulier d'une maladie, des symptômes graves et douloureux deviennent de véritables accidents, qu'un organe essentiel est affecté et que sa texture peut être promptement altérée par une funeste concentration de la vitalité; lorsque la marche d'une maladie est irrégulière, incohérente, et tend vers une fatale terminaison, ou que, menaçant de se prolonger long temps, il est posssible d'en abréger la durée. »

Or, parmi les maladies aiguës, y en a-t-il qui ne rentrent pas dans cette énumération? Il ne saurait y avoir le moindre doute. Un grand nombre s'y dérobent et doivent faire le domaine de l'expectation. La maladie, comme disait Broussais, est toujours vitale dans son commencement. — Quand ne l'est-elle plus? lui a-t-on objecté. — Mais il voulait dire qu'alors il n'y avait aucune atteinte portée à la structure des organes. Or, pour nous, dans un grand nombre de circonstances, les modifications matérielles que peuvent amener les maladies pendant leur durée sont transitoires, et tout rentre dans l'ordre avec le retour à la santé. Pour nous, les altérations anatomiques que laissent après elles les maladies se montrent comme des suites et ne viennent à leur tour jouer un rôle de cause que dans des cas déterminés. Or, dans un grand nombre de maladies aiguës, c'est moins vers

(¹) *Cours théor. et clin. de pathologie interne et de thérapie médicale*, t. 1er, p. 538-9.

la préoccupation des atteintes matérielles que vers la marche, vers les phénomènes de la maladie qui peuvent les amener, que l'attention du médecin doit être éveillée. C'est donc dans ces conditions que l'expectation attentive doit se montrer.

Au début de ma pratique médicale, que de fois j'ai eu à me défendre de cette accusation *de ne rien faire* dans un grand nombre de maladies aiguës ! J'attendais, je faisais de l'expectation, et avec quelques tisanes, le repos et la diète que j'avais souvent grand'peine à faire observer, j'obtenais de grands succès. J'aurais pu alors mériter cette boutade de Fizes contre un jeune docteur qui soutenait la thèse de la nature médicatrice : « *Juvenis tua doctrina non promittit opes; plebs amat remedia.* » Y a-t-il aujourd'hui beaucoup de jeunes médecins exposés à encourir ce reproche? Ne se prête-t-on pas davantage au goût du public qui aime les *remedia?* Disons maintenant ce que nous devons, sous ce point de vue, à notre vieille expérience.

C'est surtout dans la médecine infantile, où pourtant l'*occasio præceps* a tant d'importance, que l'expectation, à son tour, a si souvent occasion d'être mise en jeu. Et n'est-ce pas à cet âge où la force vitale, qu'on ne peut dénier, s'exerce le plus, veille avec le plus de sollicitude, et, s'accroissant de son application au développement de l'individu, se montre toujours présente? Aussi, est-ce à cet âge où le médecin peut le plus volontiers en appeler à l'expectation, mais à l'expectation la plus vigilante.

On sait que la mortalité est énorme dans l'enfance; donc, les maladies les plus graves forment son apanage, et pourtant c'est là, nous le répétons, où l'expectation a le plus de chance, parce que les maladies primitives aiguës et simples se terminent d'habitude par la guérison. Les organes gardent mieux leur intégrité. Que de fois, après la mort, on ne trouve aucune altération, et que de fois aussi une maladie parcourt ses périodes et se termine heureusement sans qu'on puisse affirmer qu'aucun organe ait été réellement lésé. On est étonné quelquefois de voir avec quelle rapidité une maladie grave, telle qu'une pneumonie, une fièvre éruptive, est suivie du retour à la santé. Enfin, en ne tenant compte que de faits comparables entre eux, il y a plus de guérisons que chez l'adulte (¹). C'est que l'énergie

---

(¹) Barthez et Rilliet, *Traité des maladies des enfants*, t. I, p. 30.

de la force vitale fournit à l'enfant d'inépuisables ressources contre l'influence délétère des maladies aiguës primitives. Leur marche naturelle, c'est à dire sans complication, est la guérison.

Mais venons aux détails. Le diagnostic précis des maladies de l'enfance est souvent incertain. Après avoir pris conseil de tout ce que l'expérience a pu apprendre, que de fois il reste un doute sur la nature du mal ! Il faut alors chercher dans quelque circonstance accessoire s'il est convenable de faire une médecine active ou expectante. Dans la grande majorité des cas, le médecin prudent préfère la dernière. C'est là notre conduite. Nous croyons d'ailleurs, comme M. Barthez, avec Hencke et Hufeland, que si jamais on doit préférer une médication expectante et passive, c'est dans bon nombre de maladies de l'enfance; et je dirai avec ce premier observateur : « Plus l'enfant est jeune, et plus la médecine expectante est applicable. »

En effet, que d'indispositions et de dérangements fonctionnels qui ne constituent pas une maladie véritable ! que d'affections bâtardes, que l'on ne peut classer dans un cadre nosologique : tantôt des vomissements avec un peu de dévoiement, qui disparaissent dans deux ou trois jours; d'autres fois une toux fréquente et pénible, sans aucun autre symptôme; un mouvement fébrile violent ou des douleurs très vives, dont la cause est inconnue; puis beaucoup d'indispositions légères et passagères, résultant de l'évolution organique, tous désordres fonctionnels qu'il faut surveiller, mais laisser passer avec de petits moyens !

Nous avons vu ce que pense M. Barthez de l'expectation dans la pneumonie lobaire. Que dirons-nous de cette conduite dans les fièvres éruptives? Combien, lorsque ces maladies ne sont pas compliquées et qu'elles ne tombent pas sur des individus à prédisposition fâcheuse, n'ont-elles pas une marche, une évolution où il n'y a qu'à se confier à l'organisme. Existe-t-il un médecin qui n'ait observé des rougeoles, des scarlatines, moins souvent peut-être des varioles mêmes, où il a dû être spectateur attentif après avoir prescrit une hygiène convenable? Mais les préceptes hygiéniques sont de la médecine, dira-t-on? Sans doute; mais n'avons-nous pas dit que l'expectation était une méthode médicale? Eh bien! c'est dans cette médecine que nous mettons le repos, la diète, quelque boisson délayante, la bonne disposition du lieu, de l'air, etc., etc.

Et dans la plupart de ces fièvres éphémères que le moindre trouble suscite dans l'économie chez les enfants, fièvres qui durent un, deux, trois jours quelquefois, et où tout rentre dans l'ordre après ces légers soulèvements, est-ce qu'il y a autre chose à faire qu'à observer, mais à surveiller? Car, ne peut-il survenir quelque écart? Or, que de surveillance, quelle sollicitude pour le médecin dans les maladies des enfants, quelles péripéties! Je dis donc : Si l'on peut tout espérer, il faut aussi tout redouter; on doit s'attendre aux accidents les plus subits et les plus graves.

C'est donc à peine assez du médecin le plus expérimenté, le plus sage et le plus judicieux pour faire dans tous ces cas ce que nous appelons de l'expectation.

Ce n'est pas seulement dans l'enfance que la médecine expectante offre son secours; on peut aussi l'invoquer chez les adultes et d'après les mêmes principes.

Parcourrai-je donc ici le cadre nosologique?

Dès qu'il ne s'agit que des maladies aiguës, nous n'avons qu'à mentionner les conditions suivantes : Les maladies aiguës tiennent à des causes qui ont agi mais ne subsistent plus; aussi pas n'est besoin de s'en préoccuper. Et dès que, d'après les notions précises de la maladie, le médecin ne trouve pas des symptômes qui, dans leur marche, leur intensité, présentent rien d'insolite; que des phénomènes ni graves ni douloureux n'éveillent sa sollicitude; toutes les fois qu'aucun organe important n'est menacé, qu'il ne se présente rien d'irrégulier, d'incohérent, qui fasse redouter une terminaison incertaine ou fatale, ou même qui fasse craindre une prolongation insolite, dans tous ces cas, le médecin peut compter sur l'autocratie de la nature. Il peut se confier à la simple expectation, et régler sa conduite en conséquence. Il peut compter qu'il agit beaucoup lorsqu'il soustrait le malade aux influences nuisibles, qu'il institue un régime approprié, l'éloignement ou l'action bien réglée des stimulants naturels qui ont sur l'organisme une si puissante influence. Mais dans la conduite à tenir, il est bien entendu que ce n'est pas toujours la maladie seule qu'il faut envisager. Ne faut-il pas tenir compte de l'état du sujet malade?

J'aurais pu entrer dans plus de détails et mentionner quelques maladies en particulier. Il en est, par exemple, dont la marche et la durée, lorsqu'elles sont à l'état de simplicité et à des degrés modérés, ne sont influencées par aucun des traitements qu'on leur oppose, et qui ont été attaquées par des moyens bien différents. Ces affections, par conséquent, rentrent assez souvent dans le domaine de la médecine expectante : telles sont l'érysipèle et le rhumatisme. Je sais que je vais soulever là des dissidences, que nous sommes loin des saignées coup sur coup, du tartre stibié, du sulfate de quinine, mais j'ai posé mes conditions.

Je sais tout ce que mon travail offre d'incomplet. Mais je n'ai pas voulu trop abuser de votre patience et dépasser la limite du temps qui devait m'être consacré. C'est pourquoi je me suis borné à ces simples considérations.

Néanmoins, du peu que j'ai avancé, il me semble pouvoir conclure avec quelque fondement :

1º Qu'il existe dans l'économie une puissance qu'on ne saurait méconnaître, qui, dans un état de santé, maintient l'équilibre et l'harmonie dans toutes les fonctions vitales; que dans l'état de maladie cette même force dirige les phénomènes vers le rétablissement de l'ordre, au moins dans les maladies aiguës et dans certaines conditions de leur existence; que c'est sur « la spontanéité curative, l'un des attributs de cette force vitale, » (¹) que le médecin peut compter à bon droit.

2º Qu'il existe donc une méthode thérapeutique qui mérite bien ce nom, bien qu'elle consiste dans l'expectation, car c'est une expectation active, éclairée et vigilante.

Je ne terminerai pas, Messieurs, sans vous rendre grâce pour la bienveillante attention que vous m'avez prêtée, vous à qui je n'avais certainement pas la prétention de rien apprendre sur le sujet qui m'est échu, et qui me fait vous dire pour mon dernier mot : Pourquoi avez-vous demandé qu'on en parlât?

(¹) Gintrac, *op. cit.*, tom. 1er, p. 534.

II

DE L'EXPECTATION EN CHIRURGIE

Par M. le Dr DESGRANGES,

Professeur de clinique chirurgicale à l'École de Médecine de Lyon.

———

Le temps est mon plus fidèle allié, disait, au XVIIe siècle, un ministre français, si mes souvenirs sont exacts. Ce qui signifiait, dans l'esprit du diplomate habile, qu'il n'y a pas de difficulté que le temps n'aplanisse, d'obstacle qu'il n'use, de situation, si mauvaise soit-elle, qu'il ne puisse changer par un secours inattendu.

Le temps, dans l'ordre moral, est le grand consolateur. Peu de douleurs résistent à son action bienfaisante, de même que les aspérités disparaissent sous l'action incessante de la goutte d'eau. Il est dans notre nature que chaque jour, chaque instant qui s'écoule adoucisse les impressions du chagrin, et s'il ne les efface pas entièrement, du moins les rend-il plus supportables.

En médecine, autant et plus que dans les affaires ou dans l'ordre moral, le temps est un auxiliaire indispensable. Nous servons la nature, nous la dirigeons, nous tâchons de la soustraire aux causes qui la font dévoyer; mais, en réalité, c'est elle qui agit, qui donne la guérison, et son action intime demande toujours un temps plus ou moins long pour arriver à ses fins.

L'expectation rationnelle est aussi utile à la thérapeutique que les moyens les plus puissants. Qu'adviendrait-il, en effet, si l'on tenait constamment un organisme malade sous l'action d'un remède héroïque; si l'on devait passer d'un agent à un autre en vue d'en combiner l'action, sans jamais laisser au patient un instant de repos. Au milieu de cette tourmente perpétuelle, l'équilibre fonctionnel ne saurait devenir stable, et après quelques avantages obtenus, le rétablissement complet serait empêché par d'interminables retards.

C'est donc à saisir le moment opportun, à resserrer l'intervention de l'art dans de sages limites, que doivent tendre tous les efforts du praticien. Le *tact médical*, don gratuit de la nature, que l'éducation développe, que l'expérience raffermit, ne saurait devenir trop tôt l'objet d'une culture attentive, pour qu'il soit de bonne heure le guide précieux qui nous dirige à travers les écueils professionnels.

Aussi, ai-je applaudi de grand cœur à l'idée de soumettre la *méthode expectante* à l'épreuve d'un Congrès, réunion solennelle dont le retentissement rayonne au loin, dont l'influence est extrême lorsque le corps médical qui l'organise et l'anime peut, comme celui de Bordeaux, montrer aux amis de la science des praticiens consommés, des professeurs érudits, des savants dont le nom figure à côté des grands maîtres.

Mon but, Messieurs, en répondant à votre appel, est de vous soumettre quelques pensées sur l'*expectation en chirurgie*, pensées qui me sont venues dans le cours d'une pratique déjà longue, au milieu des labeurs d'un grand hôpital et sous l'influence des sollicitudes du professorat. Loin de moi la prétention de tracer des règles, de formuler des préceptes : apporter mon grain de sable à l'édifice que vous élevez à la science aujourd'hui, voilà toute mon ambition.

I

La *méthode expectante*, il faut bien l'avouer, est peu goûtée dans le monde; elle y est surtout très mal comprise. Tantôt on la considère comme de l'inertie ou une preuve d'incapacité, et de là ces pérégrinations qui font frapper à toutes les portes, chercher les avis les plus divers, au risque de se perdre dans les explications techniques ou dans les simples synonymies du langage; tantôt, au contraire, l'expectation est imposée au médecin par préjugé ou par crainte; on lui demande avec instance d'attendre encore, lorsque l'indication pressante serait de ne point perdre de temps. Les prétentions des gens du monde, en médecine, sont d'autant plus grandes qu'elles sont moins fondées. Chacun veut discuter le diagnostic et surtout le traitement; *Post hoc, ergo propter hoc*, dans les complications; si le malade meurt, le médecin est coupable; s'il guérit, la nature a presque toujours les honneurs de la cure.

Plus d'une fois, sans doute, vous avez senti combien est désagréable la position qui nous est faite, comparativement à celle des hommes distingués dans les sciences ou dans les arts. Un grand peintre n'a rien à craindre d'un homme sans talent : nul ne confondra ses œuvres avec des produits sans valeur; un chanteur de mérite ne saurait redouter un choriste médiocre; un architecte de génie ne sera jamais dépassé par un simple manœuvre; seule, la médecine rationnelle, scientifique, peut être tenue en échec par l'ignorance ou l'empirisme.

Êtes-vous appelé pour une fracture, vite il faut la réduire, poser un appareil que l'on voudrait être définitif, et grande est la surprise quand vous annoncez qu'il ne peut être que provisoire à cause du gonflement qui vient en pareil cas.

S'agit-il d'une hernie étranglée, sorte de lésion traumatique où une intervention hâtive est nécessaire? Mille raisons, mille prétextes feront atermoyer. Et puis, les chirurgiens ont si bien la renommée de procéder par le fer et le feu, qu'il ne faut les appeler, dit-on, qu'à la dernière extrémité. Alors l'inflammation s'est déclarée dans le sac, et la péritonite vient terminer la scène. J'ai déjà opéré un grand nombre de hernies étranglées, et les meilleurs résultats m'ont toujours été fournis par les débridements faits dans les 48 heures.

Que dirai-je du cancer, sur lequel s'exerce avec tant de profits l'empirisme. Toutes les glandes du sein, au début, sont jugées de même nature; on les couvre d'applications, on repousse l'idée de les faire enlever, et l'on ne s'y résout le plus souvent qu'après des envahissements désastreux ou une influence déjà répandue sur la constitution entière. Il aurait fallu prendre un parti décisif; une opération hâtive aurait pu débarrasser d'un mal encore localisé, et ce moment propice a été négligé; puis enfin, quand on presse sur le chirurgien pour obtenir son intervention, les chances heureuses sont réduites, les probabilités mauvaises se sont multipliées.

Si, dans de pareilles conjonctures, le chirurgien a le regret de ne pouvoir redresser une ligne de conduite mal tracée, du moins peut-il se dire que rien ne saurait lui imposer la responsabilité des faits qu'il déplore. Mais il est des circonstances où il est tenu de prendre une décision immédiate et de supporter tout le poids d'une grave détermination. Je m'explique. Voici un membre grièvement blessé. Peut-il guérir ou doit-on l'amputer?

Ou bien, à raison des complications générales, faut-il rester dans l'inaction ? Ici, pas de règle absolue, à moins d'un écrasement complet. L'expérience, le tact médical peuvent seuls diriger à travers ce dédale. Des opérations *in extremis* ont été couronnées de succès; des blessés présentant toutes les indications d'une amputation immédiate ont guéri, malgré les péripéties les plus accidentées et les plus dangereuses. Comme exemple d'opération *in extremis* suivie de guérison, je puis citer le fait suivant :

OBSERVATION I. — Un homme de trente et quelques années a le bras gauche pris dans un engrenage, et le membre, rapidement broyé, est arraché près de l'articulation scapulo-humérale. Il est apporté à l'Hôtel Dieu plusieurs heures après l'accident, ayant perdu beaucoup de sang, soit pendant un trajet de plusieurs kilomètres, soit pendant les préparatifs du départ. A son entrée dans les salles, le blessé est exsangue, d'une faiblesse extrême, livide, l'œil éteint; il entend à peine ce qu'on lui dit, répond vaguement aux questions qu'on lui pose, et ne se rend compte ni de son état ni du lieu où il est transporté.

Plaie large, déchirée, irrégulière, avec saillie d'une longue pointe osseuse, reste de l'humérus. Hémorrhagie en nappe. Pouls précipité, petit, à peine perceptible. La vie semble près de s'éteindre.

En présence d'un état aussi grave, d'une agonie commençante, mon hésitation fut extrême : en agissant, j'avais à craindre de voir le blessé succomber avant la fin de l'opération ; en m'abstenant, la mort était certaine, et cela d'autant plus que l'hémorrhagie continuait toujours. Cette dernière circonstance fut déterminante pour moi, et je me décidai à tenter la désarticulation de l'épaule, sans plonger toutefois le malade dans l'anesthésie.

L'opération est donc pratiquée sans employer l'éther, et, chose remarquable! le patient n'a pas conscience de ce qui se passe : il ne voit rien, ne sent rien, ne fait pas le moindre mouvement, ne pousse pas le plus léger soupir. Les ligatures faites, le pansement achevé à la hâte, le malade est porté dans son lit presque inanimé, et tout fait supposer qu'il mourra dans la nuit.

Quel n'est pas mon étonnement, à la visite du lendemain, lorsque je le trouve avec l'œil vif, la parole nette, la face expressive, l'intelligence lucide. Le pouls était fréquent, mais notablement relevé; la peau était halitueuse sans chaleur fébrile exagérée. Il n'avait aucune idée ni de son entrée à l'hôpital, ni de ce qui s'était passé la veille.

Bref, l'heureux changement survenu en si peu de temps grandit, se consolide, et grâce aux toniques, grâce à une alimentation progressivement croissante, l'organisme répare les pertes en même temps que la plaie marche régulièrement à la cicatrisation. Au bout de quelques semaines, le blessé sort de l'hôpital, guéri, après avoir été aux portes du tombeau.

Le fait suivant va nous montrer un malade refusant une opération urgente, et cependant assez heureux pour guérir malgré les conditions les plus fâcheuses :

OBSERVATION II. — Un jeune homme de vingt-cinq ans environ, mêlé au mouvement insurrectionnel de la Croix-Rousse, à Lyon, en 1849, reçoit une balle au-dessus du genou, laquelle, du même coup, brise le fémur en travers, sépare les condyles et ouvre largement l'articulation. Dans le trajet de la balle, on sent plusieurs esquilles, et à travers la déchirure de la peau, fait saillie une longue pointe osseuse, extrémité terminale du fragment supérieur. — État général bon.

Tout ici indiquait une amputation de cuisse : le délabrement des parties molles, la multiplicité des esquilles, la saillie du fragment supérieur, sa forme aiguë, et surtout la séparation de condyles, ouvrant une large entrée dans l'articulation femoro-tibiale.

L'opération proposée fut énergiquement refusée, et je dus me contenter de réséquer la pointe du fragment supérieur, saillante au dehors de 5 centimètres au moins.

Les suites de cette grave blessure peuvent se résumer ainsi : suppuration abondante venant des parties molles ainsi que de l'articulation du genou; abcès circonvoisins, multiples; réaction fébrile intense. Longtemps la suppuration coule sans diminuer d'abondance, à raison même de son origine articulaire; puis enfin, la constitution résistant aux déperditions journalières, on voit l'articulation, la plaie des parties molles se remplir de bourgeons charnus; et tandis que, d'une part, l'articulation s'ankylose, de l'autre les éléments d'un cal volumineux s'amoncèlent et réunissent solidement tous les fragments de l'os brisé.

Le malade sort de l'hôpital, guéri, contre toute espérance, après six mois de traitement, libre de marcher, avec son membre raccourci et ankylosé, mieux qu'il ne l'eût fait à l'aide d'un appareil prothétique.

En résumé, les réflexions précédentes, bien qu'elles ne se prêtent pas à des conclusions générales, nous montrent cependant que l'*expectation en chirurgie,* tantôt refusée, tantôt imposée par les malades ou par leur entourage, constitue un des écueils sérieux de la pratique. En effet, le chirurgien, en pareille occurrence, ne doit-il pas modérer l'impatience des uns, vaincre la résistance des autres: lutte où sont engagés de si graves intérêts, dans laquelle, par conséquent, il ne saurait apporter une trop grande prudence; car si l'événement ne répond pas à ses promesses, on lui reproche un malheur; si la guérison survient, au contraire, après une abstention forcée, cent voix s'élèvent pour dire que le plan était mal conçu, l'opération proposée inutile: alternative double, également fâcheuse.

II

J'aborde actuellement une question limitée qui rentre naturellement dans mon sujet, attendu qu'elle a été la source d'enseignements capables d'entraîner les jeunes chirurgiens en dehors de l'expectation rationnelle : je veux dire les *résections sous-périostées*.

Déjà, en 1864, au sein du Congrès médical de Lyon, je formulai mon opinion sur les faits présentés comme devant servir de base à une *prétendue chirurgie nouvelle*.

J'examinai d'abord les *promesses théoriques*, fruit de nombreuses expériences sur de *très jeunes animaux*, et j'arrivai à conclure :

1° Que le périoste n'est pas la source unique des régénérations osseuses ;

2° Que chez l'homme, on ne fait pas, avec du périoste, pousser de l'os comme on l'entend ni partout où l'on veut ;

3° Que le périoste ne peut rien dans les amputations ni dans les fractures comminutives ; que sa conservation, dans les opérations de cette nature, les complique sans utilité.

Passant ensuite à l'étude spéciale des *résections sous-périostées*, branche importante de la chirurgie réformatrice, je dis que pour en élargir le cercle, on y avait fait entrer à tort :

1° L'ablation de séquestres dans des cas de nécrose ;

2° L'ablation de petits séquestres consécutifs à la carie ;

3° L'opération de l'évidement des os.

Plus loin, j'abordai les opérations qui semblent appartenir franchement à la chirurgie périostique, savoir : la *rhinoplastie* et l'*uranoplastie ;* mais après un examen scrupuleux des faits, après une discussion approfondie, j'arrivai à déduire que l'*utilité du périoste* est *douteuse* dans la *rhinoplastie, contestable* dans l'*uranoplastie.*

Enfin, je rappelai les faits de MM. Larghi de Verceil, Borelli de Turin et Cruz-y-Manso de Grenade, et je mis en évidence : d'une part, que des *nécroses* avaient été *méconnues* et des *résections sous-périostées* pratiquées sur l'*os nouveau ;* et d'un autre côté, que, dans les Observations citées, la *mort* avait été *deux fois* la conséquence d'une *opération irrationnelle.*

Ma conclusion dernière fut alors formulée en ces termes : *Il n'y a donc pas* jusqu'ici *de progrès réel que la chirurgie doive aux recherches modernes sur le périoste.*

Que s'est-il passé depuis cette époque? Quels faits nouveaux ont surgi dans la science? Quelle signification ont-ils? C'est ce que nous allons étudier à présent.

Nous avons d'abord un fait d'*uranoplastie,* de M. le Dr Testelin de Lille, fait qui prouve beaucoup en faveur de l'habileté de notre confrère, et que je vais résumer en quelques lignes.

OBSERVATION III. — Jeune fille de quinze ans, affectée d'une perforation palatine, large de 2 centimètres en tous sens. *Première opération,* par déplacement de *deux lambeaux muqueux et périostiques,* affrontés sur la ligne médiane, à la manière de Langenbeck. Réunion immédiate incomplète : l'ouverture première conserve le calibre d'une plume d'oie. Un an plus tard, *deuxième opération,* qui n'est pas suivie d'une occlusion parfaite; il reste encore un étroit pertuis par lequel on peut faire pénétrer un stylet mince de la bouche dans la cavité nasale. Pour obtenir la guérison définitive, il a fallu pratiquer la cautérisation actuelle, à l'aide d'un petit cautère spécialement fabriqué dans ce but. *(Bulletin général de Thérapeutique,* 1864, t. LXVII, p. 475. — Extrait du *Bulletin médical du nord de la France,* octobre 1864.)

Quel rôle ostéogénique le périoste a-t-il joué dans cette opération? M. Testelin oublie de nous l'apprendre. Ce qui le frappe surtout, c'est l'admirable « facilité qu'ont eue à guérir des incisions au fond desquelles se trouvaient des os violemment dépouillés de leur périoste. » Ainsi, dit-il, se trouve confirmée cette règle posée par Langenbeck : « que le chirurgien peut disséquer le périoste dans une grande étendue, sans compromettre l'intégrité de l'os. » *(Loc. cit.)*

Actuellement, que va nous montrer le second fait d'uranoplastie dont j'ai à parler : celui de M. le Dr Ehrmann de Mulhouse? Il va nous faire voir une fois de plus que l'occlusion des perforations palatines peut s'obtenir sans que le périoste y prenne aucune part. La malade est une « femme de cinquante deux ans, qui avait porté jusqu'à cet âge un obturateur destiné à combler une large perte de substance de la voûte palatine. Les dents s'étant ébranlées, l'obturateur ne tenait plus. M. Ehrmann pratiqua alors l'uranoplastie à deux lambeaux en forme de ponts. Une première opération ne donna qu'un résultat incomplet; la seconde tentative fut couronnée de succès. » (*Gazette des Hôpit.,* 1865, p. 11.)

Ce fait est présenté à la Société de Chirurgie, dans la séance du 28 décembre 1864, par M. Verneuil, qui parle au nom du chirurgien de Mulhouse; puis l'orateur ajoute, comme s'il pressentait une question sur le périoste : « M. Ehrmann ne s'explique pas dans son Oservation sur la reproduction de la substance osseuse; il promet à cet égard de nouveaux éclaircissements, qui seront communiqués à la Société. » *(Loc. cit.)*

Ces éclaircissements annoncés, que sont-ils? Où pouvons-nous les trouver? Je n'en connais pas d'autres, je l'avoue, que ceux fournis par M. Sédillot, dans sa communication du 1er février 1865 à la Société de Chirurgie. Voici comment s'exprime l'éminent professeur de Strasbourg : « M. Ehrmann de Mulhouse a également opéré, en mai 1864, une fissure congénitale de la voûte palatine, et *sept mois* plus tard, il constatait l'absence complète de toute régénération osseuse. Cet habile confrère a visité à Zurich le professeur Billroth, qui a déjà répété un assez grand nombre de fois l'uranoplastie pour des fissures congénitales, sans avoir constaté de reproduction osseuse sur aucun de ses malades. » (*Gazette des Hôpit.*, 1865, p. 84.)

Pour ne pas m'étendre plus longuement sur ce sujet, je puis donc terminer en répétant les graves paroles de M. le professeur Jobert de Lamballe : *La reproduction des os par le périoste est une chimère.* (Acad. de Méd., 20 juin 1865. — *Gazette hebdom.*, 1865, p. 398.)

Après cet aperçu général du rôle que peut jouer le périoste en chirurgie, il me reste à prouver, ainsi que je l'ai annoncé, que les préceptes formulés à l'occasion des résections sous-périostées, s'ils étaient généralisés et appliqués *in extenso*, porteraient une grave atteinte à l'*expectation méthodique*. La démonstration reposera sur deux faits postérieurs à mon travail soumis au Congrès de Lyon, les seuls dont se soit enrichi cet ordre d'opérations depuis un an.

Le premier en date appartient à M. le Dr Aubert (de Mâcon), qui le présenta au Congrès, où il fit sensation et fut regardé comme un argument sans réplique en faveur des résections sous-périostées; véritable *Deus ex machinâ* venu tout exprès, comme on le dit alors, pour confondre les adversaires du périoste et mettre en lumière les vertus ostéogéniques de cette membrane en dehors de la carie et de la nécrose.

Or, je prétends, au contraire, que dans le cas de M. Aubert la régénération de l'os par le périoste s'est effectuée comme dans la nécrose, et parce qu'il y avait nécrose commençante ; que si l'on avait pu temporiser, on aurait vu plus tard s'éliminer un séquestre véritable.

La question ainsi posée semblera, je l'espère, purement doctrinale, car mon intention n'est nullement de mettre en cause une détermination pratique. Le cas a paru grave à notre habile confrère de Mâcon, j'accepte son appréciation ; il a agi à un moment qui lui semblait opportun, je n'ai rien à dire contre ce que lui a suggéré son savoir et sa conscience ; il a obtenu un beau succès, j'y applaudis de grand cœur. Mais ces prémices une fois posées, sans peine et sans arrière pensée, qu'il me soit permis de discuter les conclusions pratiques trop générales qu'on a voulu tirer d'une opération bien réussie.

Je résume d'abord l'Observation de M. Aubert :

Observation IV. — Michel Duvert, dix-sept ans, cultivateur. A l'âge de sept ans, abcès à la partie inférieure de la jambe droite. En janvier 1860, phlegmon au même point avec indice d'une inflammation profonde du tissu osseux. La peau s'ouvre en plusieurs endroits ; le pied devient œdémateux. En février, fistules multiples, suppuration abondante, douleur vive, fièvre ardente, état grave.

Les os du pied paraissent sains. Le stylet pénètre facilement la substance du tibia, mais trouve le péroné lisse, résistant, denudé seulement dans un point limité.

Le tibia, suivant M. Aubert, est *frappé de carie*, l'amputation semble indiquée ; pourtant, au lieu d'en venir à cette extrémité, le chirurgien se décide à pratiquer une résection sous-périostée.

Incision longitudinale de la peau ; section de l'os par la scie à chaîne, à 10 centimètres au dessus de l'articulation. Le périoste, enflammé et très épaissi, se détache partout facilement.

Suites simples ; guérison en moins de deux mois ; régénération de l'os ; marche soutenue sans fatigue.

Anatomie pathologique. La portion d'os enlevée s'est brisée « en deux fragments au point de jonction de l'épiphyse avec l'extrémité inférieure de la diaphyse. L'os est, là, *carié dans toute son épaisseur* (je souligne) ; il est infiltré de sanie. Le tissu, compacte, altéré, et en partie détruit, ne présente plus que des lamelles friables, résultat de ce genre d'inflammation que Gerdy a qualifiée de *raréfiante.* »

« Le fragment supérieur, tranché par la scie, est remarquable par l'absence presque complète du canal médullaire et par l'épaississement du tissu compacte ; comme si, dans cette partie, l'ostéite avait produit un dépôt plus abondant de phosphate calcaire. »

« Enfin, dit encore M. Aubert, sur les faces antérieure, interne et surtout postérieure de ce fragment, on remarque dans ces seuls points où le périoste eût conservé quelque adhérence, une couche de production osseuse rougeâtre, canaliculée, évidemment de formation récente, tendant à s'étendre comme une gaîne autour de l'os malade, et donnant à celui-ci l'apparence d'un *séquestre* sur le point d'être *invaginé*. D'où provient cette *couche osseuse vivante étalée sur un os mort* (je souligne), si ce n'est du périoste qui les entourait tous les deux et n'adhérait qu'à ce tissu nouveau? » (*Gazette médicale de Lyon*, 1865, page 33.)

Avais-je donc tort de dire, il n'y a qu'un instant, que la régénération osseuse ne tenait ici ni au mode opératoire ni à l'application d'idées nouvelles, mais uniquement à ce qu'on avait agi sur un os envahi par une nécrose au début, arrivée seulement à cette période où le travail de réparation est commencé, mais la délimitation entre le mort et le vif non encore tracée. La *nécrose* ressort *évidente* de la description même de M. Aubert, description exacte que j'ai pu contrôler *de visu*.

Le périoste, enflammé, très épaissi, se détachait partout facilement. Une *production osseuse*, rougeâtre, de *nouvelle formation*, s'étendait comme une *gaîne autour de l'os malade*, donnant à celui-ci l'apparence d'un *séquestre* sur le point d'être *invaginé;* couche vivante attachée sur un *os mort,* suivant l'expression caractéristique de M. Aubert.

Mais, dira-t-on, il n'y avait pas de séquestre détaché. C'est vrai, et la raison, c'est qu'il faut un temps toujours long pour que l'élimination se fasse. Voudrait-on en conclure que la nécrose ne doit être admise que lorsque le séquestre est mobile? Ce serait évidemment raisonner comme si on voulait ne reconnaître une escharre produite par le caustique ou par le feu qu'au moment où elle est complétement isolée.

Pourquoi, pourrait-on ajouter, y a-t-il des signes de carie sur l'épiphyse? Par cette raison très générale de physiologie pathologique, qu'une inflammation intense, développée sur des tissus de constitution différente, donne des produits dissemblables. Sur ce tissu spongieux, l'inflammation produit des désordres qui, arrivés à leur plus haute expression, ont reçu le nom de carie, tandis que sur le tissu compacte elle amène des mortifications partielles qui ont reçu le nom de *nécrose*. Le point de départ est le même; les résultats seuls diffèrent, à raison de la structure variée des tissus.

Que, si l'on me demandait d'où provient l'éburnation reconnue sur le fragment enlevé au point où la scie a porté, je répondrais : « Elle tient à ce que le trait a passé dans la portion saine du tibia, là où l'ostéite n'était pas arrivée au point de produire la gangrène de l'os, ou nécrose, mais seulement des exsudations plastiques, c'est à dire l'éburnation. »

Donc, en résumé : *ostéite profonde* comme point de départ; puis, comme résultat, *carie* de l'épiphyse tibiale et *nécrose au début* de l'extrémité inférieure de la diaphyse. Après l'opération : régénération osseuse, fruit du travail réparateur qui accompagne l'*élimination des séquestres.*

Et comme preuve dernière de cette conclusion, je tiens de M. le Dr Aubert lui-même, qu'il fut appelé par un médecin de Mâcon pour assister à une résection sous-périostée, jugée nécessaire pour un cas analogue au sien; mais notre confrère, arrivé près du malade, entrevit la nécrose, conseilla d'attendre, et plus tard l'événement lui donna raison, car un séquestre se détacha spontanément, et le malade guérit sans opération.

Ainsi, le cas de M. Aubert ressemblait assez à une nécrose pour qu'une nécrose véritable y ait été assimilée, et peu s'en est fallu qu'une faute ait été commise contre l'expectation méthodique.

Le dernier fait qui doive m'arrêter est celui de M. Ollier, chirurgien en chef de l'Hôtel-Dieu de Lyon, fait dont le sujet a été présenté à la Société impériale de Médecine de cette ville, et la relation donnée à la réunion des Sociétés savantes à la Sorbonne. *Ma conviction est formelle* : il s'agit ici d'une nécrose partielle de l'humérus; la résection sous-périostée a emporté tout à la fois le séquestre encore adhérent et toute la portion d'os nouveau déjà formée.

L'Observation a pour titre : *Résection sous-périostée de la moitié supérieure de l'humérus, suivie de la reproduction de la partie enlevée.* (*Gaz. des Hôp.*, 1865, page 207.)

Nous aurions aimé à trouver le diagnostic de la maladie dans ces lignes; mais, puisque l'auteur n'a pas jugé à propos de l'y mettre, nous irons le chercher ailleurs. Sera-ce dans la note adressée à l'Institut et reproduite par la *Gazette des Hôpitaux.* (*Loc. cit.*)? Non, car j'avoue n'y pas voir un seul mot capable de fixer l'opinion de la savante Compagnie sur la nature de la maladie traitée. On lui apprend simplement que l'articulation scapulo-humérale était largement ouverte, et que des fusées purulentes s'étaient produites dans divers sens autour de l'humérus. La description de la pièce enlevée est tout aussi laconique : on se contente d'affirmer que l'os était vivant, vasculaire et nullement nécrosé.

Pour avoir quelques détails de plus, il nous faut prendre la *Gazette médicale de Lyon* (1865, page 214), lire le préambule du Mémoire, et nous voyons alors que l'on croit avoir affaire à une ostéite suppurée.

Quant aux détails saillants de l'Observation, les voici en résumé :

OBSERVATION V. — Louise Gaillard, quinze ans. Constitution chétive, débilitée. Traces multiples d'affections osseuses anciennes.

En 1857, chute sur l'épaule gauche; depuis lors, tuméfaction douloureuse de cette région.

En août 1864, tuméfaction considérable de l'épaule, abcès; le foyer ne se cicatrise pas.

État local. (Septembre 1864.) « A la partie supérieure et antérieure du moignon de l'épaule, au dessous de l'acromion, existe une plaie de 3 à 4 centimètres communiquant avec l'articulation. On voit au fond de la plaie l'humérus dénudé. Cette plaie est blafarde et laisse écouler un liquide séro-purulent. Il n'y a plus de douleurs lancinantes, mais elles ont été remplacées par des douleurs continues. » (*Gaz. médicale de Lyon*, 1865, p. 215.)

Résection sous-périostée. Ablation de 12 centimètres de la diaphyse, c'est à dire juste la moitié de l'humérus.

Anatomie pathologique. « La tête humérale est aplatie, déformée, encore recouverte de son cartilage; mais celui-ci est ramolli, inégal, et en voie de résorption sur plusieurs points. » « Le tissu de l'os n'est pas ramolli; il n'a pas subi la dégénérescence graisseuse; il présente, au contraire, des saillies, des ostéophytes de consistance comme éburnée en certains points. La surface est inégale, rugueuse, et au niveau du col chirurgical l'os est aplati d'avant en arrière. Au dessous sont des inégalités dues à des ostéophytes ou à des sillons vasculaires. Au niveau des points qu'on avait trouvés recouverts par du pus concret au moment de l'opération, l'os est plus irrégulier et plus gros dans son ensemble. » (*Loc. cit.*, p.216.)

La malade et la pièce pathologique ayant été présentées à la Société de Médecine de Lyon, j'ai pu voir de mes yeux et me convaincre par un examen attentif :

1° Que la tête humérale était tellement altérée et déformée, qu'à peine en reconnaissait-on quelques vestiges;

2° Que le fragment enlevé, pris dans son ensemble, présentait *deux parties distinctes* :

L'une, *supérieure,* constituée par un morceau d'humérus érodé, aminci, déformé, sans trace de vascularisation, donnant tout à fait l'idée d'un séquestre adhérent ;

L'autre, *inférieure,* cylindroïde, d'un diamètre supérieur à celui de l'humérus normal, commençant par un renflement circulaire sur une virole saine, réséquée, et se perdant sur la portion supérieure par des prolongements irréguliers ; cette partie constituée par du tissu osseux compacte, granuleux, empreint de sillons et creusé de canalicules vasculaires, rappelant de la façon la plus précise un os nouveau de nécrose en voie de formation. Les ostéophytes dont il est parlé dans l'Observation ne sont autres que les inégalités de l'os nouveau au voisinage du séquestre.

Au sein de la Société de Médecine de Lyon, je soutins qu'il n'y avait là qu'une nécrose, et je me fondai sur ce que le tempérament lymphatique du sujet, l'engorgement habituel de la région étaient des causes prédisposantes de nécrose ; je dis encore que la portion supérieure de l'humérus, baignée par le pus, était dans des conditions de nécrose, de même que nous voyons se détacher des séquestres après les amputations quand l'os devient saillant, ou après les fractures compliquées quand l'os est dénudé ; j'ajoutai que le périoste s'était détaché facilement pendant l'opération, parce qu'il adhère peu dans la nécrose au début ; je fis ressortir aussi que, sur la pièce même, il y avait deux parties dissemblables : l'une ressemblant à un séquestre, l'autre à un os de formation nouvelle ; je demandai enfin comment on avait pu reconnaître l'éburnation, et sur quoi on se basait pour parler d'ostéite éburnée puisque l'os n'avait pas été scié longitudinalement.

En résumé, mon argumentation tendait à établir :

1° Que, dans le début, il y avait eu *ostéite ;*

2° Que l'ostéite avait été suivie de *carie* et d'*usure* de la tête humérale ;

3° Que l'extrémité supérieure de la diaphyse s'était *nécrosée ;*

4° Que l'os *nouveau* avait été *emporté* en même temps que le *séquestre.*

M. Ollier me reprocha de soutenir une opinion subversive des idées reçues. Voir là une nécrose, disait-il, était chose inadmissible : il n'y avait pas de séquestre mobile, le périoste n'était pas décollé, et par dessus tout l'os était vasculaire.

Je répondis que la nécrose existe bien avant l'isolement du séquestre, et que la nier jusqu'à ce moment, ce serait la méconnaître ; que je n'avais jamais vu le périoste flottant dans la nécrose spontanée, ni rencontré cette particularité décrite quelque part ; que la vascularisation, nulle sur la partie supérieure du fragment enlevé, visible seulement sur la partie inférieure, rendait, pour la première, la nécrose patente, et prouvait, relativement à la seconde, bien plus en faveur d'une ossification nouvelle que d'une ostéite éburnée.

Mon dernier argument fut l'histoire d'un malade ayant avec la jeune opérée la plus grande similitude.

Observation VI. — Un jeune homme, de seize ans, entre dans mon service, à l'Hôtel-Dieu de Lyon, pour un vaste phlegmon de l'épaule.

Tuméfaction générale de la région s'étendant sur le bras ; rougeur et chaleur de la peau ; sensibilité vive au toucher ; douleurs profondes ; réaction fébrile intense.

Après plusieurs jours de cet état, ouverture d'un vaste abcès laissant à découvert l'extrémité supérieure de l'humérus, dans une étendue de 4 à 5 centimètres.

Les phénomènes inflammatoires se calment ; la suppuration diminue au bout de quelque temps ; mais il reste un trajet fistuleux conduisant toujours sur l'os dénudé.

Au bout de quelques semaines de traitement, il sort pour aller à la campagne favoriser sa convalescence.

Trois mois plus tard, il me revient avec l'extrémité supérieure de l'humérus saillante entre les lèvres de la plaie. La tête de l'os est déformée, amoindrie, presque méconnaissable. L'articulation scapulo-humérale est largement ouverte, et la suppuration toujours abondante : mobilité anormale entre l'extrémité de l'humérus et l'articulation.

État général débilité ; cependant les grandes fonctions s'accomplissent régulièrement.

J'essaie d'ébranler la pointe osseuse, bien évidemment nécrosée ; elle résiste, et j'engage le malade à attendre que le séquestre se détache.

Deux mois plus tard, il rentre à l'hôpital. L'os est mobile et peut être enlevé. L'opération est simple. Le séquestre a bien 7 à 8 centimètres de longueur. Au bout de deux mois, guérison radicale.

L'os nouveau n'est pas trop difforme, et le membre jouit de la plupart de ses mouvements.

Évidemment ce jeune garçon aurait pu subir, à un moment

donné, une résection sous-périostée et devenir une unité en
faveur de ce mode opératoire; mais ne vaut-il pas mieux pour
lui d'avoir attendu patiemment et réduit toute intervention
chirurgicale à une simple ablation de séquestre?

Des faits précédents, ainsi que de la discussion qui les accompagne, je tire les conclusions suivantes :

1º Les deux derniers *succès ostéogéniques* des résections sous-
périostées sont dus à la nécrose ;

2º La *nécrose de l'extrémité d'une diaphyse* ne demande pas, en
règle très générale, une intervention plus hâtive que celle de la
partie moyenne d'un os long : il faut *attendre que le séquestre
s'ébranle par les seuls efforts de la nature;*

3º La *pratique des résections sous-périostées*, étendue à tous les
cas de ce genre, constituerait donc *une infraction aux lois de l'expectation rationnelle.*

III

Dans cette dernière partie de mon travail, je désire présenter
quelques considérations sur un point limité des *résections articulaires*, mode opératoire remis en honneur depuis quelques
années.

Je laisse à part les résections en général, celle du coude en
particulier, qui compte déjà des succès encourageants et semble
appelée à un avenir sérieux, pour m'occuper seulement de celle
du genou, objet d'appréciations divergentes.

La résection du genou est-elle appelée à remplacer l'amputation de la cuisse? Peut-on espérer lui voir prendre une importance majeure dans la chirurgie des hôpitaux français? Oui,
répondent hardiment ceux qui acceptent sans réserve l'opinion
des Anglais; non, disent encore ceux qui ne voient pas une
similitude complète dans la manière d'interpréter les indications
chez nous et au delà du détroit.

C'est armés de la statistique, que les défenseurs des résections
combattent les hésitations nombreuses qu'ils voient autour d'eux ;
des chiffres alignés leur servent à dire que la chirurgie, en
Angleterre, est plus hardie, plus habile, plus conservatrice qu'en
France, et de là des éloges pompeux pour nos émules, et pour
nous des paroles de blâme parfois assez sévères.

Qu'est-ce donc qui peut retenir les chirurgiens français? Est-ce l'émoi produit par une résection du genou, ou les difficultés inhérentes à cette opération? Mais je ne la trouve ni plus effrayante qu'une amputation de cuisse, ni plus embarrassante qu'une amputation partielle du pied. Ce qui retient, chez nous, c'est que la statistique ne nous donne pas les mêmes résultats qu'en Angleterre. En France, les succès de la résection du genou ne dépassent pas les proportions d'une infime minorité, tandis que chez nos voisins ils constituent la règle. Cette vérité ressortirait évidente d'un travail d'ensemble, s'il était fait sur la matière; mais l'entreprendre pour cette réunion, eût été sortir du cadre que je m'étais tracé, et aborder une question longue à bien exposer. J'ai donc pensé devoir me restreindre à vous donner seulement les résultats obtenus à l'Hôtel-Dieu de Lyon. Les statistiques particulières ont leur utilité : elles peuvent toujours servir à constituer plus tard une statistique générale.

Je commence par l'unique succès que je puisse enregistrer; il appartient à M. le Dr Gayet, chirurgien en chef (désigné) de l'Hôtel-Dieu de Lyon :

OBSERVATION VII. — Le malade, jeune homme de vingt-neuf ans, « était affecté d'une arthrite chronique avec abcès et gonflement des os. Les désordres, en dépit du traitement employé, en étaient arrivés à ce point qu'il fallait choisir entre l'amputation et la résection. Comme il n'y avait pas de fistule et que la désorganisation des tissus ne s'étendait pas très loin, M. Gayet proposa cette dernière opération, qui fut acceptée par le malade, et qui fut pratiquée suivant la méthode de Syme. On a enlevé 6 centimètres d'os, mais le raccourcissement actuel du membre est de 8 centimètres.

» De nombreux accidents sont venus compliquer les suites de l'opération. Au bout de six mois, il y avait douze fistules donnant du pus. Le malade fut envoyé dans son pays, d'où, après un séjour de six mois, il est de retour depuis un mois. Trois fistules restent encore, mais le membre est très solide, et l'opéré peut faire avec une canne des marches assez longues. » (*Gazette médicale de Lyon*, 1865, p. 278.)

Le deuxième fait que je mentionnerai m'est personnel; il compte au nombre des revers :

OBSERVATION VIII. — Jeune homme de vingt-neuf ans, lymphatique, débilité, malade depuis quatre ans, à la suite d'une blessure reçue au genou gauche.

Après bien des alternatives d'amélioration et de recrudescence, le genou s'engorge, reste douloureux et rend le travail impossible.

Tumeur blanche assez volumineuse, avec empâtement fongueux de tissus périarticulaires, mouvements très limités, sans craquements dans la jointure.

Traitement varié, continué plusieurs mois, comprenant les révulsifs locaux, le bandage amidonné et les antistrumeux à l'intérieur.

Le mal résiste; la tumeur blanche fait des progrès; la constitution s'affaiblit.

A l'auscultation : murmure vésiculaire un peu faible; pas de signes pourtant de phthisie au début.

Résection du genou. Ablation de 2 centim. du fémur et autant du tibia.

Les cartilages sont altérés, amincis dans certains points, et dans d'autres envahis par des fongosités. Les ligaments croisés sont complétements devenus fongueux et vasculaires. Le tissu osseux est ramolli, rougeâtre par place, et ailleurs en voie d'altération graisseuse.

État local bon, malgré un petit abcès. Réaction fébrile, d'abord dans de bonnes limites, mais plus tard intense, avec gêne de la respiration, et finalement mort par tuberculisation pulmonaire, neuf semaines après l'opération.

A ce *revers,* j'en dois ajouter *cinq autres,* appartenant à mes collègues, et provenant d'opérations pratiquées sur des malades dans des conditions diverses.

Le *premier* est un homme de 31 ans, soumis d'abord à la résection du genou, et un mois plus tard à l'amputation de la cuisse, à cause des complications graves survenues localement.

Un *autre,* traité par la résection d'une arthrite chronique du genou, franchit heureusement les écueils des premières semaines, puis tomba dans une série de complications locales et générales qui entraînèrent la mort vers le dixième mois.

Un *troisième* a subi la résection du genou pour remédier à une lésion traumatique ayant ouvert l'articulation. Il est mort d'infection purulente au bout de quelques jours.

Le *quatrième* et le *cinquième* ont été soumis à la résection *in extremis,* pour tenter une dernière chance de salut, si faible qu'elle fût, dans un état très grave. La mort a suivi de près l'opération.

En somme, *sept opérations* et *un seul succès,* ou, si l'on veut, pour ne pas être trop rigoureux envers la résection du genou, défalquer les deux tentatives *in extremis : un seul succès sur cinq opérations.*

Que va nous apprendre maintenant la statistique sur l'amputation de cuisse pratiquée à l'Hôtel-Dieu de Lyon, c'est à dire dans les mêmes conditions? Elle nous montre certainement une longue série d'insuccès; mais, si fâcheuse qu'elle soit, elle est moins désastreuse que la résection.

Pendant une période de *treize ans,* j'ai pratiqué, pour des lésions chroniques ou accidentelles, *trente-quatre* amputations de cuisse, employant indifféremment la méthode circulaire ou la méthode à lambeaux, dans des cas de gravité très diverse, et j'ai obtenu 16 guérisons contre 18 morts. Si, pour établir une balance plus équitable entre l'amputation et la résection, nous retranchons 2 unités de ce chiffre 18, afin d'éliminer les 2 cas où l'opération a été faite dans les plus mauvaises conditions, comme nous l'avons proposé tout à l'heure pour les résections, réduites ainsi de 7 à 5, nous arrivons à avoir, sur *trente-deux amputations de cuisse, seize morts* et *seize guérisons.*

Or, ce résultat, mieux que tous les raisonnements, prouve l'innocuité plus grande de l'amputation, puisque, en dernière analyse, il nous amène à dire que *l'amputation de cuisse donne deux succès et demi sur cinq opérations,* tandis que la *résection du genou ne donne qu'un succès sur ce même chiffre de cinq opérations.*

A quoi donc peut tenir la proportion si différente des succès et des revers dans les résections, en France et en Angleterre? — A des causes multiples, sans aucun doute.

La *constitution* doit évidemment jouer un certain rôle. Il n'est point sans importance d'avoir affaire à une nature énergique, froide, phlegmatique, ou à des tempéraments nerveux, excitables, comme nous en rencontrons à chaque instant.

La *population* qui remplit nos hôpitaux ne saurait être comparée non plus sous tous les rapports aux sujets admis dans les petits hôpitaux de Londres. Chez nous, ce sont les classes les plus nécessiteuses, celles qui ont le plus souffert de la gêne, des privations ou de l'excès du travail qui vont à l'hôpital; à Londres, les petits hôpitaux sont surtout destinés aux domestiques, aux protégés des gouverneurs de ces établissements, tous gens qui vivent dans de bonnes conditions d'habitation et de régime alimentaire; de là, par conséquent, une force de résistance plus grande aux violents traumatismes.

Les *hôpitaux anglais* auraient-ils sur les nôtres une supériorité réelle? On le croirait, en vérité, en voyant avec quel enthousiasme on les vante, avec quelle ardeur on voudrait en faire passer chez nous tous les usages. On devrait, si l'on en croyait les admirateurs du système anglais, adopter les couchettes basses et dures, les lits sans rideaux, les murs blanchis à la chaux, les planchers de bois blanc soumis à des lavages périodiques, les grandes cheminées contenant un immense brasier, et surtout la ventilation perpétuelle.

Personne ne contestera qu'un petit hôpital ne vaille mieux qu'un grand, qu'une salle de quelques lits ne soit préférable à un vaste dortoir; mais vouloir nous faire revenir en arrière à une simplicité spartiate qui n'est plus dans nos habitudes, voilà l'exagération. Louer outre mesure la ventilation des salles anglaises, cette ventilation incessante, diurne et nocturne, impitoyable en hiver aussi bien qu'en été, c'est oublier que nous avons en France jusqu'à 10 degrés de froid dans la mauvaise saison, tandis qu'à Londres le thermomètre ne dépasse guère 2 ou 3 degrés au-dessous de zéro. C'est trop s'attacher au bien qu'en peut retirer un opéré convenablement placé dans une salle, et faire peu de cas des bronchites, des pleurésies mortelles que peuvent contracter tant d'autres malades plus exposés aux impressions de l'air.

Je rends justice, autant qu'aucun homme du monde, aux grandes qualités des Anglais; je reconnais la profonde justesse de leur sens pratique; mais s'ensuit-il que ce qui est bien chez eux ait la même valeur chez nous? et faut-il donc, en parlant de ce qu'ils font de bien, en conclure que nous ne sachions rien faire de correct? J'aimerais à voir les partisans dévoués des idées anglaises se rappeler que, dans ce pays, le sentiment national est porté haut, surtout en face de l'étranger, et qu'un noble sentiment est toujours un beau modèle à suivre.....

Le secret des résultats étonnants obtenus en Angleterre par la résection du genou, doit être tout entier dans la promptitude de leurs déterminations.

Les chirurgiens anglais pratiquent la résection du genou chez les enfants; nous en voyons figurer dans leurs statistiques, malgré les immenses ressources de la nature à cet âge et les résultats étonnants que peut donner une thérapeutique persévérante et bien dirigée. Je tiens de mon savant et habile collègue M. le Dr Berne, chirurgien en chef de la Charité de Lyon, hospice où sont traitées les affections chirurgicales de l'enfance, que pendant six années il n'a dû pratiquer qu'une seule amputation de cuisse, malgré le grand nombre de tumeurs blanches reçues dans son service.

On est donc en droit de supposer que les chirurgiens anglais n'épuisent pas assez les ressources de la thérapeutique et n'éloignent pas suffisamment l'heure de l'intervention opératoire, au risque, bien des fois, de manquer aux règles de l'expectation.

De même chez les adultes, la détermination d'opérer est bientôt prise. La thérapeutique anglaise est peu riche contre les tumeurs blanches du genou : deux ou trois vésicatoires, quelques frictions iodurées, de l'huile de foie de morue à l'intérieur; puis, si le mal résiste, la résection articulaire. J'ai vu, dans un hôpital de Londres, un malade pour lequel on songeait à la résection et qui n'avait qu'une tumeur blanche au début, de celles que nous guérissons tous les jours par l'usage des révulsifs locaux, du bandage amidonné et des toniques à l'intérieur. J'ai entendu à l'hôpital de Guy raconter, en la critiquant, l'histoire d'un malade soumis à la résection du genou, lequel avait pu se rendre sans peine de son lit à la salle d'opération, en franchissant à pied une assez grande distance. Ce qui prouve encore la promptitude que mettent les Anglais à recourir à la médecine opératoire, c'est la minime étendue d'os qu'il leur suffit de réséquer pour arriver aux tissus sains. Quand nous pratiquons une amputation de cuisse, nous sommes frappés de l'étendue de l'altération du système osseux : toutes les extrémités articulaires sont arrivées à l'état de ramollissement rouge ou envahies par la dégénérescence graisseuse.

La résection, si elle était tentée en pareil cas, devrait sacrifier une longue portion des os, et pourtant, dans les résections anglaises, l'ablation d'un centimètre à chaque extrémité articulaire suffit pour conduire dans la partie saine des os.

Je crois donc, sous ce rapport, que nous aurions tort de quitter nos usages pour suivre les errements anglais. Leur précipitation me semble moins bonne que notre expectation opératoire, qui certes n'est pas de l'inertie, puisque, tout en remettant à plus tard l'usage de l'instrument tranchant, nous utilisons, *intus et extra*, tous les agents de la matière médicale.

Faut-il s'étonner de voir des tendances aussi opposées en deçà et au delà de la Manche? Nullement. Notre éducation médicale, nos habitudes s'éloignent beaucoup de celles de nos voisins. En France, nous sommes tous docteurs au même titre; nos études, nos épreuves probatoires ont également porté sur la médecine et sur la chirurgie; nos goûts, les circonstances le plus habituellement, sont la cause occasionnelle d'une pratique plus spécialisée. En Angleterre, les choses ne se passent pas ainsi. Voulez-vous être chirurgien? Vous subirez des examens devant le Collége des chirurgiens, et dans la pratique, vous devrez ne faire que de la chirurgie, de par les habitudes prises et aussi de par l'esprit de corps des chirurgiens et des médecins. Préférez-vous adopter l'exercice de la médecine? Vous devrez être reçu par la Société des médecins, et vous résoudre à ne jamais tenter une opération, sous peine de soulever l'opposition des médecins dont vous transgressez la règle, et des chirurgiens sur le terrain desquels vous mettez imprudemment le pied. Dès lors, les chirurgiens ont peu le goût des moyens médicaux; ils arrivent en quelque sorte, par la force même des choses, à ne voir dans les affections chirurgicales de traitement possible qu'à la faveur de la médecine opératoire. Seuls, les *praticiens généraux* reçus par le Collége des chirurgiens et par la Société des apothicaires, peuvent à volonté faire de la médecine et de la chirurgie; mais comme ils appartiennent à un ordre secondaire, et qu'on ne les voit pas dans les hôpitaux renommés, ils demeurent sans influence marquée sur le mouvement scientifique.

Au reste, cette précipitation de la chirurgie anglaise trouve en quelque sorte son explication dans l'opinion publique. Dans ce pays d'une activité dévorante, la valeur d'un homme est surtout appréciée par l'importance de ce qu'il a ou de ce qu'il produit; or, celui qui n'a rien et ne peut plus rien produire est bien vite regardé comme une charge pour la société; l'opinion lui impose en quelque sorte d'accepter tout ce qui peut lui rendre sa force et son activité, et comme conséquence dernière elle soutient plutôt qu'elle ne blâme les entreprises hardies, aventureuses, pourvu qu'elles présentent des chances favorables.

Chez nous, le monde envisage les choses d'une tout autre façon. Le malade, l'infirme, semblent dignes d'intérêt à raison même de leur misère; un sentiment d'humanité les entoure, un esprit de charité les protége. La chirurgie subit donc à chaque instant une influence modératrice; elle peut agir, il est vrai, mais à la condition de ne jamais consulter que les intérêts des malheureux confiés à ses soins.

Enfin, est-il juste de dire que la chirurgie anglaise est plus conservatrice que la nôtre? Nous ne saurions l'admettre. Pour soutenir une semblable thèse, on rapproche les résections du genou faites en Angleterre, des amputations de cuisse pratiquées en France; puis, du plus grand nombre de guérisons, et de l'utilité plus évidente d'un membre réséqué comparé à un appui prothétique, on conclut qu'il y a plus de malades sauvés et mieux guéris au delà qu'en deçà du détroit.

Un tel mode d'appréciation pèche essentiellement par la base. Pour être équitable envers les deux pays, ce ne sont pas les résultats opératoires qu'il faudrait comparer, mais bien ceux que donne la thérapeutique générale des maladies articulaires. Or, à ce point de vue, la méthode française doit conserver, chez nous du moins, la supériorité. Que l'on prenne 100 tumeurs blanches du genou; qu'on en soumette 50 à la méthode anglaise et 50 au traitement français, et l'on verra, j'en suis sûr, que par notre manière de faire on aura moins de morts, moins d'opérations et plus de membres conservant leurs fonctions.

En résumé, des faits et des considérations qui précèdent, je puis déduire, je crois, les propositions suivantes :

1° La résection du genou, pratiquée dans un grand hôpital, s'est montrée jusqu'ici plus grave que l'amputation de cuisse.

2° Les nombreux succès dus à la résection du genou en Angleterre, tiennent à ce que l'opération y est faite dans des cas peu avancés et même sur de jeunes sujets.

3° La *chirurgie française*, dans le traitement des maladies du genou, est *éminemment conservatrice*, puisqu'elle en guérit beaucoup par l'emploi des moyens médicaux ; elle reste *fidèle* aux lois de l'*expectation rationnelle* en n'usant qu'avec réserve des *méthodes opératoires*.

IV

J'ai fini, Messieurs, et vous voici parvenus au terme de l'épreuve de patience que vous avez acceptée en daignant m'écouter. Ai-je pu vous convaincre? Je ne sais; mais, si j'y étais parvenu, j'en serais très heureux, par la force que votre sanction donnerait à mes paroles. Faire un travail critique n'est pas une chose aussi facile que l'a prétendu Boileau; s'élever contre des idées qui jouissent d'une certaine faveur, est quelquefois une entreprise périlleuse. Le critique doit s'attendre à d'inévitables représailles : ses raisons les meilleures seront laissées dans l'ombre ; son argumentation, si elle est vive et pressante, sera présentée sous un jour défavorable ; et grand sera son bonheur si l'on ne suppose pas qu'il parle ou qu'il écrive sous l'influence d'un sentiment inavouable.

En présence de jeunes confrères, riches de savoir, mais non encore éprouvés par l'expérience ; en présence d'élèves laborieux et instruits, le péril devient plus imminent encore. En effet, les impressions varient avec l'âge : jeune docteur, on écoute plus volontiers celui qui parle en novateur que l'homme qui rappelle la nécessité de discerner, entre les mille choses produites chaque jour, ce qui est bon de ce qui est nuisible ; élève, on va plus loin encore, on confond très souvent le progrès avec le mouvement, et l'on est bien près d'appeler *rétrogrades* ceux qui semblent vouloir modérer l'élan ou modifier les tendances du jour. La jeunesse, aimable défaut trop vite corrigé, nous rend sensibles à l'attrait des sciences ; l'âge mûr nous fait réfléchir aux intérêts plus graves que la science doit servir ; jeunes, l'expérimentation nous éblouit ; plus âgés, nous comprenons que le culte de la science ne légitime pas toutes les tentatives inventées par une imagination féconde ; au début de la carrière, il nous faut de l'action ; hommes sur le retour, la prudence devient la règle de nos projets et de notre conduite. Enfin, s'il m'était permis de rapprocher les faits scientifiques des grands cataclysmes de l'histoire, je dirais : « La jeunesse s'enflamme, s'enthousiasme pour le vainqueur de Cannes ; l'âge mûr, seul, comprend et admire *Fabius Cunctator*. »

Si donc, Messieurs, je soulève d'aventure quelque orage contre moi pour vous avoir parlé d'*expectation*, laissez-moi m'abriter sous votre égide. Au souvenir de la bienveillante hospitalité que nous recevons aujourd'hui, se joindra pour moi un sentiment de reconnaissance, en retour de l'appui que m'aura donné le Corps médical de Bordeaux, si bien posé dans la science, placé si haut dans l'opinion publique.

III

DE L'EXPECTATION

DANS LE TRAITEMENT DES MALADIES VÉNÉRIENNES

Par le Dᵣ P. DIDAY (de Lyon).

En face d'une maladie, le médecin ne désarme que lorsqu'il manque de moyens pour la combattre ou lorsqu'il voit plus d'inconvénients que d'avantages à la guérir. L'inaction, chez lui, n'est jamais qu'un aveu d'impuissance ou un acte de prudence.

Ni l'un ni l'autre de ces deux motifs ne devraient, ce semble, trouver d'application dans la thérapeutique des maladies vénériennes. Ici, nous manions des spécifiques : pourquoi nous défier de nos forces? Nous sommes en présence d'un ennemi accidentellement venu du dehors : pourquoi le ménager?

Et cependant, même dans le domaine des maladies vénériennes, l'expectation est parfois une loi; loi tantôt de nécessité, tantôt de libre arbitre, mais dans l'un et l'autre cas montrant, par le péril qu'il y a à l'enfreindre, à quel point cette médecine-là ressemble à l'autre, et combien il serait injuste d'imputer à ses représentants actuels l'esprit étroit et aveugle des anciens vendeurs d'antidotes, dont on s'obstine à voir en nous les successeurs.

Exposons quelle doit être, selon nous, la part de l'expectation dans le traitement de chacune des trois maladies vénériennes : blennorrhagie, chancrelle, syphilis.

§ I. — BLENNORRHAGIE.

La blennorrhagie tente le praticien par les chances de curabilité qu'elle offre durant sa première période. Et de fait, si le malade sait la découvrir et veut nous la montrer à son *début réel*, il y a lieu d'espérer beaucoup de la méthode abortive. La goutte est gluante, à peine opaline; le méat sain ; il y a sensation de chatouillement, mais non douleur; deux ou trois jours au plus sont passés depuis l'acte contagionnant... Si l'on peut réunir ces quatre conditions, le succès de l'injection abortive est presque certain, car elle n'échoue que parce qu'elle est faite trop tard, ou mal faite.

J'ai tracé ailleurs les règles de son exécution; aujourd'hui, je tenais d'autant plus à préciser les circonstances où je la juge applicable, que ce programme est une garantie d'innocuité en même temps que de succès, puisque, à ce moment, on peut, sans compromettre les chances de guérison, borner l'action du caustique à l'extrémité du canal, c'est à dire à la partie où jamais on n'a vu de rétrécissement organique exister.

Mais je suppose le malade insouciant — et ils le sont presque tous, par l'effet d'un optimisme qui survit aux démonstrations les plus exubérantes; — il a laissé la blennorrhagie s'établir; la période inflammatoire est commencée. Que faire?

Un changement louable, je le reconnais, s'est opéré dans les habitudes des médecins. Le temps n'est plus où une chaudepisse étant signalée, on déployait immédiatement contre elle toutes les ressources de la méthode jugulante, se faisant en quelque sorte un point d'honneur de lui disputer le terrain pied à pied, variant les préparations de copahu ou de cubèbe, sans autre motif de préférence pour la formule suivante que l'insuccès de la formule précédente, et brûlant le canal d'injections aussi impuissantes que douloureuses, ce qui n'est pas peu dire!

Une modification a eu lieu, je le répète. Les malades, maintenant, sont les premiers à dire : « laissons couler. » Mais la conversion n'est pas suffisante encore. Il est rare que, au bout de quinze jours ou trois semaines, le client ne perde pas patience; et il est tout aussi rare que le médecin soit plus éclairé ou plus ferme que lui. Dès que les symptômes inflammatoires commencent à décliner, on ne se croit plus tenu de persévérer dans la médication délayante, et l'on juge qu'il est temps d'en venir aux antiblennorrhagiques. Les meilleurs auteurs ne donnent pas d'autre règle, et j'ai souvent pu constater que leur pratique est d'accord avec leurs préceptes.

Or, que résulte-t-il de cette hâte?... La blennorrhagie cède à l'emploi des spécifiques; mais elle ne cède ni complétement, ni surtout définitivement. Administrez le copahu à cette période, même sous les formes les plus actives, aux doses les plus élevées; continuez-le douze, quinze, vingt-cinq jours; soutenez-en l'effet par des injections astringentes, cathérétiques, caustiques. Quelque docile que soit votre malade, quelque complaisant que puisse être son estomac, il vient enfin un moment, n'est-ce pas? où, de guerre lasse, on suspendra cette médication. Eh bien! à ce moment, triste mécompte! l'écoulement qui avait paru subjugué éclate, déborde; et ce qu'il y a de plus fâcheux, c'est que l'action curative des divers remèdes s'étant émoussée par leur long usage, il y aura désormais beaucoup moins à espérer de leur effet dans les nouvelles tentatives auxquelles il faudra nécessairement se livrer tôt ou tard.

J'ai l'habitude, dans mes conversations familières avec les clients, d'essayer de les ramener à mes vues, en exprimant par des chiffres la relation de l'agent médicateur avec l'agent morbide : « Supposez, leur dis-je, égale à 3 la force que possèdent les remèdes. Évidemment, si vous les employez au moment où la maladie est encore forte comme 4, ils en laisseront subsister un quart. Si, au contraire, vous avez le bon esprit de permettre d'abord à la maladie de s'atténuer, de s'amoindrir jusqu'à ce qu'elle ne soit plus forte que comme 3, ou même comme 2, alors sa force étant devenue inférieure à celle des remèdes, ceux-ci vaincront radicalement. »

C'est là, en effet, tout le secret de cette thérapeutique. Au lieu de s'acharner à armes inégales contre une blennorrhagie qui est encore inflammatoire, laissez-la, par l'effet du temps aidé de simples délayants, se réduire peu à peu au point où la douleur de miction et d'érection a cessé, où le mucus prédomine sur le pus dans la matière excrétée. Alors, dix jours de copahu et quelques injections d'eau et de vin suffiront pour opérer une cure radicale; et pour l'opérer — remarquez-le, Messieurs, et surtout faites-le remarquer à vos clients — sans aucune perte de temps.

Ce plan, en effet, répugne d'instinct aux malades, tous et toujours pressés de guérir. Et cependant, il n'est, en réalité, pas plus long que l'autre. Comparez sous ce rapport les deux procédés. Par l'un, par le soi-disant expéditif, vous laissez, n'est-ce pas? couler trois semaines, puis vous essayez de couper; enfin, pour avoir voulu *couper* trop tôt, vous en avez pour six semaines environ d'un traitement dans lequel doivent intervenir tous les agents de cette thérapeutique spéciale : total, neuf semaines. — Par l'autre, vous laissez paisiblement couler deux mois, puis vous coupez en huit ou dix jours : total égal, neuf semaines. — Mais sont-ce là les seuls éléments du parallèle?... Non, certes. Dans le système d'entreprises, le malade subit, avec toutes les tortures de médications énergiques et prolongées, toutes les angoisses qu'apportent des espérances incessamment suivies de déceptions; puis, en fin de compte, souvent malgré toute l'activité du traitement, un suintement persiste. — Dans le système de temporisation, au contraire, le moral n'est pas moins ménagé que le physique. Le malade attend, sans autres remèdes que quelques verres d'eau et quelques bains; et il attend plein de confiance en une promesse dont sa propre docilité lui garantit la réalisation; car s'il a été suffisamment patient, il en est bien récompensé par la facilité avec laquelle il obtient, grâce à une médication compatible avec toutes les exigences de la vie sociale, sa guérison complète et solide.

Ainsi, *attendre et encore attendre,* telle est la règle de conduite à laquelle je me sens de plus en plus rattaché par mon expérience. Ce n'est pas sans peine que j'en obtiens l'exécution en face de l'impatience des clients, qui, tout haut ou tout bas, m'accusent de *traîner* leur mal ; en face des illusions de collègues encore à l'âge où

.... l'on se flatte et croit tout obtenir ;

en face des réclames effrontées qui promettent la cure radicale en sept ou huit jours, que dis-je? en trois ou quatre... Mais la vérité est là. Après l'avoir d'abord reconnue à mes dépens, je lui ai largement donné la vérification de la pratique, ainsi que la vulgarisation de l'enseignement, et je saisis avec empressement cette occasion solennelle de la proclamer.

§ II. — CHANCRELLE (CHANCRE SIMPLE.)

Des trois maladies vénériennes, la chancrelle, à coup sûr, est celle qui paraît être le plus rationnellement justiciable d'une médication abortive. Cet ulcère, sans incubation, sans réaction sur l'organisme, a tous les caractères d'un parasite. Abandonné à lui-même, il ne dure que quatre ou cinq semaines, et s'éteint spontanément, absolument exempt de suites constitutionnelles. Quel inconvénient peut-il donc y avoir à abréger son cours, à l'étouffer sur place par la cautérisation?

Ainsi l'ont pensé tous les auteurs : ainsi moi-même je le professais et pratiquais en 1849, quand, alors, je portai la cure abortive de ces ulcères à son plus haut point de simplification et de puissance par l'emploi de la pâte de chlorure de zinc.

Mais, depuis lors, l'expérience m'a inspiré quelques doutes sur ce point. Entendons-nous, toutefois.

Je pense encore aujourd'hui, comme toujours, que détruire une chancrelle au début est rendre un service important; car ce faisant, on convertit en une suppuration indolente, restreinte, de huit à dix jours de durée, une ulcération large et douloureuse; on l'empêche de s'étendre, de se multiplier chez le malade par inoculation accidentelle, de subir la déviation phagédénique, d'engendrer le bubon, et, ce qui vaut mieux encore, de se transmettre à autrui.

Mais ces avantages sérieux ont une compensation. L'*herpès génital récidivant* est souvent la conséquence d'une chancrelle qu'on a étouffée à son début. En effet, c'est depuis que l'emploi de la cautérisation abortive s'est vulgarisé, grâce au perfectionnement de ses moyens, qu'on observe si fréquemment l'herpès, maladie autrefois à peine connue et non encore décrite.

Or, c'est sans doute aux yeux du médecin un inconvénient minime que cette éruption circonscrite de vésicules qui s'éteignent d'elles-mêmes en cinq ou six jours. Mais cette éruption se reproduit tous les mois ou tous les deux mois, la plupart du temps sans cause appréciable; mais elle persiste pendant plusieurs années; mais elle revient presque toujours au moment le plus gênant pour le malade; mais elle l'effraie bien souvent par sa ressemblance avec le début d'un véritable chancre; mais son remède curatif, à part les eaux thermales sulfureuses, où ni tous ni en toute saison ne peuvent aller, est encore à découvrir..... En faut-il davantage pour transformer en très sérieux préjudice, ce qui, pour les dermatologues, n'est qu'une petite incommodité indigne de leur attention?

Comme les clients sont généralement de cet avis, comme surtout ils renvoient toujours au médecin *qui a cautérisé,* la responsabilité de ce qui, à leurs yeux, est une conséquence de la cautérisation, je suis, j'en fais l'aveu, devenu plus réservé sur cette application de la méthode abortive. Sans jamais la refuser, j'attends quelquefois qu'on me demande de la mettre en œuvre. J'interroge un peu plus qu'autrefois sur ses antécédents et ses habitudes morbides le client qui vient me consulter pour une chancrelle naissante; et quand je le trouve dyspeptique, et surtout dartreux, non seulement je ne lui propose pas, mais je m'abtiens de détruire sa chancrelle sans l'avoir prévenu de ce qui pourra en résulter. C'est, en effet, le plus ordinairement chez les dartreux qu'on voit alors survenir, après la cicatrisation de l'ulcère vénérien, cet herpès récidivant à outrance, qui fait à la fois la désolation du malade, le remords du médecin et l'affront de la médecine impuissante.

Quelle est donc la nature, quelle est surtout la cause de cet herpès? Répondre à cette question serait ici un hors-d'œuvre, et il n'y faut toucher que légèrement, comme à tous les hors-d'œuvre. Rappelons-nous seulement les lois de l'éclosion des végétaux. Si plusieurs graines sont semées les unes à côté des autres, celle qu'on laisse se développer épuise à son profit et au préjudice des autres, la propriété nutritive du terrain. Au contraire, l'arrête-t-on dans son cours? Alors, en périssant, elle permet un certain développement aux autres graines, qui sans cela auraient avorté.

Eh bien! pour moi, les poussées d'herpès ne sont autre chose que l'éclosion imparfaite, ébauchée, des graines de chancrelle, qui, déposées lors du coït, auraient été complétement étouffées par la végétation de l'une d'elles si l'on avait laissé cette végétation suivre son cours sans entraves.

De cette étude découle la nécessité de renoncer à cautériser la chancrelle naissante, si l'on veut éviter l'herpès. Faut-il pousser la conséquence plus loin? Doit-on, en vue du même avantage, proscrire aussi le traitement par les cathérétiques, et, au contraire, provoquer, à l'aide de suppuratifs, la chancrelle à parcourir son évolution naturelle, quelle que puisse en être la durée?... Je me borne ici à poser la question.

§ III. — SYPHILIS.

En face de la syphilis, l'expectation se trouve dans une position moins avantageuse en apparence, et il semble difficile de plaider sa cause avec quelque chance de succès. Étudions cependant le cas qu'on en doit faire à chaque période de la maladie; et pour échapper à la qualification de doctrinaire, voyons les faits tels qu'ils se présentent dans notre cabinet, avec toutes leurs obscurités et toutes leurs exigences.

Un ulcère existe à la verge. Quel est cet ulcère? chancre ou chancrelle?... Pour le savoir, on peut, outre les commémoratifs, consulter utilement l'aspect, la consistance de la lésion, son inoculabilité, l'état des ganglions correspondants. Mais, remarquons-le, ces signes ne se prononcent que peu à peu. Dans l'ulcère naissant, ils sont si faiblement accusés qu'ils ne serviraient qu'à égarer le praticien, si celui-ci voulait absolument porter, à ce moment, son diagnostic sur la nature maligne ou bénigne de l'ulcère. Je le déclare donc, il m'arrive souvent, beaucoup plus souvent que je ne le voudrais, de rester pendant les six, huit ou dix premiers jours dans le doute, d'être impuissant à décider si ce que j'ai sous les yeux est un chancre ou une chancrelle.

Dans le doute s'abstenir, c'est la loi de toute médecine comme de toute morale. Mais cette loi est particulièrement impérieuse lorsque, si l'on ne s'abstient pas, on s'expose à nuire. Or, c'est bien ici le cas, puisque si vous agissez ce ne peut être qu'en donnant du mercure. Conclusion : tant que vous hésitez sur la nature de l'ulcère, demeurez expectant.

Mais allons plus loin : l'ulcère a pris les caractères auxquels on le reconnaît pour un chancre. Le chancre existe; donc la vérole est faite. Cela étant, que nous commande l'intérêt du malade?

Ici, Messieurs, des divers partis à prendre, l'expectation paraît le plus injustifiable. Une maladie dyscrasique commence sous vos yeux; elle s'annonce par son signe irrécusable; vous avez en main le spécifique qui peut l'annihiler. Et vous en ajourneriez l'emploi!

Fort bien : mais ce spécifique est un poison qui, quoique donné selon les règles, souvent reste impuissant et parfois nuit autant qu'il sert ; mais cette maladie, dans presque la moitié des cas, peut guérir spontanément. N'y a-t-il pas là de quoi arrêter quelques instants la main qui va écrire : *mercure*.

L'ennemi presse-t-il donc à ce point? Prenez au moins le temps d'étudier ses forces avant de lui appliquer la vieille tactique qui détruit une ville pour en exterminer les habitants. Ce chancre qui se développe sous vos yeux va vous donner, par l'accentuation plus ou moins forte de ses caractères, une idée de l'intensité qu'aura la maladie ultérieure. Ne vous privez donc pas sans motifs de cet indice. Si le chancre est très induré, si par son étendue ou sa situation, il cause des douleurs, gêne la marche ou l'excrétion urinaire, oh! alors, n'hésitez pas à lui appliquer le traitement mercuriel. Mais si, ce qui est le plus commun, il reste indolent, modérément induré, s'il finit sans avoir suscité d'inflammation ni de souffrance, alors respectez sa marche naturelle ; car, en vous éclairant sur la gravité future du mal, elle vous apprend sous quelle forme, à quelles doses et surtout pendant quelle durée vous devrez administrer la médication spécifique, si vous êtes forcé d'y avoir recours.

D'ailleurs, même en supposant que toute vérole requière le mercure, est-il prouvé que le traitement commencé lors de la naissance du chancre vaille mieux que le traitement commencé lors de l'éclosion des symptômes généraux? Ceci est une question à examiner. Beaucoup de médecins ont depuis longtemps pour règle de conduite de ne donner le mercure que lors de l'éruption secondaire ; et l'on ne voit pas dans leur pratique d'accidents plus nombreux, plus formidables que dans celle de leurs confrères moins temporisateurs. D'après ce que j'ai observé soit par moi-même soit chez autrui, trois mois de mercurialisation exercent une action identique sur la marche ultérieure du mal, qu'ils soient placés à son début même, pendant le chancre, ou qu'ils ne viennent qu'à sa période de généralisation ostensible : l'un et l'autre parti se valent. Or si, sous le rapport de l'efficacité, d'autres considérations militent en faveur du système temporisateur, la première, à mes yeux, celle que j'aime à répéter, c'est que l'on ne peut bien connaître l'intensité de la syphilis, et partant, savoir de quel traitement elle aura besoin, qu'en la laissant librement produire sa première manifestation locale.

Mais voici un autre motif non moins puissant, quoique d'un ordre moins élevé.

Vous pouvez bien, docteur, prescrire au client quelques mois de mercure comme condition *sine quâ non* de sa guérison. Il est à ce moment sous votre main, terrifié par la révélation d'un mal affreux; il n'a pas même relu votre ordonnance : il promet obéissance.

Mais ignorez-vous quelles influences vont l'assaillir au sortir de votre cabinet? Dans l'officine même où il se rend pour faire acte de docilité, il rencontre son premier écueil. C'est à qui le dégoûtera du mercure, à qui lui offrira un succédané merveilleux. Les livres, les journaux, les affiches, ses amis, les conversations qu'il provoque ou qui le provoquent, tout vient ébranler sa foi; et notons que les effets nuisibles du spécifique, les irritations gingivales et gastriques qui ne manquent presque jamais de se produire sous son influence, ne contribuent pas peu à donner raison aux mauvais bruits qu'on fait courir sur son compte.

Pour soutenir la confiance du client, avouons-le, ce n'est pas trop de la persistance de son mal. Or, si ce mal consiste en éruption générale, en ulcérations des divers orifices muqueux, squames des mains, croûtes du cuir chevelu; si à l'une de ces lésions qui s'éteint, il en succède aussitôt une autre; si cet ensemble de symptômes locaux s'accompagne d'un état de débilitation générale, oh! alors, tout rappelle au client le plus insouciant, le plus dominé par les préjugés, qu'il y a là une altération grave, un mal général, une viciation humorale contre laquelle un long traitement est indispensable.

Au contraire, supposons que, au moment où vous lui ordonnez le mercure, il n'ait encore que son chancre. La durée moyenne de cet ulcère est de quatre à cinq semaines, n'est-il pas vrai? De plus, le malade n'a guère songé qu'au huitième ou au dixième jour à venir vous le montrer; donc, règle générale, un mois après votre consultation, le chancre est guéri; et, règle non moins générale, le client, qui n'a été frappé que localement, ne voyant plus de mal là, croit tout fini et cesse le traitement. Vous aurez beau avertir, fulminer, faire entrevoir les conséquences. Chaque cas passé vous donne raison, il est vrai; chaque malade frappé de récidive vous apportera, avec ses papules, ses excuses et son repentir ; mais chaque nouveau chancreux retombera dans la même faute. La nature humaine est ainsi faite. Jamais tant que, à ses yeux, le mercure sera un ennemi presque aussi redoutable que la vérole, jamais le malade n'acceptera un mal présent, certain, en perspective d'un bien, d'un secours dont rien ne lui prouve l'urgence.

Or, un traitement incomplet n'a pas pour seul tort d'être insuffisant ; il a surtout celui de compromettre les traitements ultérieurs qui pourront être nécessaires, et il les compromet de deux manières : 1° en émoussant l'impressionnabilité du sujet à l'action curative du mercure ; 2° en rendant sa muqueuse buccale et son tube digestif plus sensibles à l'action irritante de ce métal.

Quelques partisans de la mercurialisation précoce font retraite sur un terrain où ils se croient inexpugnables. « Le mercure ainsi donné, disent-ils, ne prévient pas à coup sûr, nous l'avouons, les récidives de la vérole, mais au moins il les atténue et les retarde. »

Ces deux faits sont exacts, Messieurs ; mais je refuse d'y voir de bons arguments pour ma partie adverse.

« Le mercure atténue les récidives, » dites-vous. Je l'accorde ; mais voyons toutefois, sous le rapport des inconvénients, de quel côté sont les plus sérieux. L'addition du mercure ne fait-elle pas forcément en quelque sorte pencher la balance de son côté ? Ne peut-on, empruntant ici la langue algébrique, poser l'équation suivante : « Vérole atténuée, plus mercure, égale en dangers, vérole moyenne abandonnée à elle-même ?... »

« Le mercure ajourne les récidives, » dites-vous encore. Mais avec ce soi-disant avantage, vous doublez pour le client la durée de son supplice ; car puisque nous avons affaire à une maladie dont le cours ordinaire se compose de plusieurs poussées successives, dites-moi si retarder l'éclosion de chacune de ces poussées, ce n'est pas, en somme, augmenter la durée totale du mal ?

Mais le plus fâcheux effet de ces traitements hâtifs est la sécurité mal fondée qu'ils donnent au malade. Écoutez, pour terminer, cet exemple qui explique et justifie ma pensée : Un ingénieur contracte un chancre, à la fin de mars. Il part pour Paris, où de suite le chancre est reconnu et traité mercuriellement par l'un de nos premiers spécialistes. Le traitement, régulier, bien toléré, est continué quatre mois. Un mois se passe encore, et nul accident général ne paraît. L'ingénieur demande alors à son médecin s'il peut se marier : on le lui permet; s'il peut être père : on n'y voit pas d'obstacle. Bref, après six semaines de mariage, sa femme a un retard. Mais en venant immédiatement me l'apprendre, l'ingénieur m'exhibe en même temps une roséole et quelques fissures des commissures labiales. « Docteur, me dit-il, mon enfant sera-t-il malade? » Moi, considérant que, au moment de la procréation, la syphilis existait chez le père, soit en action, soit en puissance toute prête à entrer en action, je ne le rassure qu'à moitié. Et effectivement, l'enfant a eu, un mois après sa naissance, des accidents, d'intensité moyenne il est vrai, mais qui n'en ont pas moins nécessité un traitement et donné lieu à des soupçons toujours pénibles, surtout pour un homme loyal qui sait les avoir mérités.

Si vous me permettez maintenant, Messieurs, de mettre en relief le résultat de cette étude sommaire relativement aux trois maladies distinctes que nous venons de passer en revue, je vous dirai :

1º Voulez-vous guérir facilement et surtout radicalement une blennorrhagie?... Si vous n'avez pu la *couper* à l'état naissant, il faut attendre, et ne l'attaquer ensuite par les spécifiques que lorsqu'elle est redevenue aussi indolente qu'elle l'était à l'état naissant.

2º La cautérisation abortive des chancrelles contribue à produire l'*herpès récidivant des parties génitales*. La perspective de cette incommodité est un motif suffisant pour contre-indiquer l'abortion chez les sujets dartreux, lesquels y sont particulièrement prédisposés.

3º La question de savoir si l'on doit donner du mercure tant qu'il n'y a que chancre primitif, n'est qu'un des côtés de la grande question de savoir s'il faut donner du mercure à tous les syphilitiques. On n'ignore pas mes convictions sur ce dernier point, que volontairement j'ai ici passé sous silence. Pour bien rendre ma pensée à cet égard, je la formule ainsi : Sur 100 malades qui viennent me consulter pour un chancre, il en est

90 que je traite sans mercure ; et sur ces 90, quand les symptômes généraux se déclareront chez eux, il en est encore au moins 40 que je trouverai moyen de dispenser de ce puissant mais souvent inutile et toujours redoutable spécifique.

Il ressort enfin, Messieurs, de ce que j'ai eu l'honneur de vous dire, une remarque plus sensiblement afférente à la question posée devant le Congrès : c'est que, même en fait de spécifiques, il ne suffit pas, comme on le croit, que le médecin sache en approprier les formes et les doses aux divers cas ; il faut encore, il faut surtout qu'il sache quand on doit les administer, quand on doit s'en abstenir.

PROCÈS-VERBAL

de la séance de l'après-midi du 3 octobre.

Le procès-verbal de la précédente séance est lu et adopté.

La correspondance comprend une lettre de M. le Dr Putégnat (de Lunéville), qui s'excuse de ne pouvoir assister au Congrès.

Une dépêche a été reçue par M. le Secrétaire général. Elle lui annonce que M. Jacquemet, agrégé à la Faculté de Montpellier, qui devait prendre part aux travaux du Congrès, a été frappé par l'épidémie de choléra à Toulon. Transporté à Montpellier, il se trouve mieux aujourd'hui.

L'ordre du jour appelle à la tribune **M. Costes** pour la lecture d'un Mémoire sur la question proposée par le programme : *De l'expectation dans les maladies aiguës.* Des applaudissements sympathiques accueillent cette lecture.

M. Desgranges (de Lyon) prend ensuite la parole, et lit un travail ayant pour titre : *De l'expectation en chirurgie.*

La discussion suivante s'engage entre MM. Verneuil, Broca et Desgranges :

M. Verneuil. — Messieurs, dans la séance d'hier un de nos collègues a rappelé le mot de Condillac : « qu'une science bien faite avait pour conditions une langue bien faite. » Aussi, en entendant M. Desgranges donner pour titre à son travail :

De l'Expectation en chirurgie, je pensais que nous allions entendre poser les règles qui doivent guider le chirurgien dans les cas où il doit agir, dans ceux où il doit s'abstenir. Ce n'est pas ce que nous avons entendu. Le travail de M. Desgranges est une véritable croisade contre les résections, une charge à fond contre l'ouranoplastie, une exposition d'une théorie particulière sur la nécrose, un parallèle entre les Anglais et les Français ; mais il y est peu question de l'expectation proprement dite. Je passerai en revue les différents points traités par l'honorable chirurgien de Lyon. Déjà, au Congrès de cette ville, j'ai défendu les nouvelles recherches sur l'ostéoplastie périostique ; on ne sera donc pas surpris de me les entendre défendre aujourd'hui.

M. Desgranges a cité à l'appui de ses idées une observation de M. Ehrmann ; mais, dans le même article, ce chirurgien rapporte une autre observation dont la conclusion est contraire. Je ferai remarquer que M. Desgranges ne l'a pas citée. En outre, ce chirurgien a cité M. Sédillot ; mais M. Sédillot a ses idées à lui ; il n'admet pas l'ostéoplastie périostique, il ne défend que l'évidement des os. M. Sédillot critique M. Langenbeck. Mais connaît-il ses observations ? Il ne paraît pas les connaître. Pourquoi contester des faits nombreux avancés par un homme aussi éminent ? Il est vrai que M. Bilroth n'a pas réussi dans ses ouranoplasties ; M. Sédillot l'a constaté. Malgré cela, ce chirurgien croit à la méthode.

Toute la question paraît rouler sur le fait de la reproduction osseuse ; pour moi, elle est tout autre. Guérissait-on les perforations palatines avant la vulgarisation des idées de M. Ollier et leurs applications, par M. Langenbeck ? Non. On avait recours à des obturateurs. Aujourd'hui, plus de trente faits de guérison existent, faits incontestables. Devant ce résultat, qu'importe que le tissu osseux se soit plus ou moins reproduit ? M. Ehrmann lui même est l'un des partisans de la méthode ; il est à son cinquième succès.

Je dirai maintenant quelques mots de la résection du genou. Je me suis fait un peu le patron de cette opération ; je la considère comme bonne ; deux fois je l'ai pratiquée pour des traumatismes, et après trois mois et demi, mes malades se sont servis de leurs membres.

Il m'est donc bien permis d'avoir quelque prédilection pour

elle ; je dirai plus, si j'étais atteint d'un traumatisme semblable, je demanderais qu'on la fît sur moi-même. Quelle preuve plus puissante puis-je donner de ma conviction ?

M. Desgranges regrette qu'il n'existe pas sur la question de travail d'ensemble ; il n'a pas parlé du Mémoire de M. Lefort, et ce travail contient 228 Observations. A ce chiffre, il oppose *six* cas ; mais tout le monde connaît les séries. Combien d'amputations qui comptent six morts de suite ! Faudrait-il pour cela être sévère pour elles ? En chirurgie, on ne peut raisonner que sur des chiffres imposants. J'ai eu deux succès, c'est vrai, mais je ne pose aucune conclusion générale. J'attends.

Les résultats de l'amputation de la cuisse à Paris sont-ils donc si encourageants ? La mortalité est effrayante. Il est permis de tout essayer quand on ne peut guérir qu'un opéré sur 20.

La résection est grave, je le veux bien ; mais l'amputation l'est aussi, et la première a pour avantage la conservation du membre.

M. Desgranges a dit la vérité quand il a reproché aux Anglais leur facilité, peut-être trop grande, à pratiquer la résection, et leur ignorance du traitement des tumeurs blanches.

Grâce à Bonnet de Lyon, auquel je rends un public hommage, grâce à la vulgarisation de ses idées, les tumeurs blanches guérissent. J'en ai guéri à Lariboisière, comme tous les chirurgiens. La méthode de cet homme éminent a sauvé plus de cuisses que les Anglais n'ont réséqué d'articulations.

Mais si sur 100 tumeurs blanches, nous en guérissons 80, que deviendront les 20 autres ? Faudra-t-il les laisser mourir par l'expectation rationnelle, les réséquer ou les amputer ? A l'étranger, on résèque trop, je l'admets ; mais ne tombons pas dans l'excès contraire.

M. Desgranges. — M. Verneuil a pensé à tort que j'avais l'intention de poser des règles générales de l'expectation en chirurgie. Tel n'a pas été mon but. Comment un chirurgien seul, avec sa seule pratique, pourrait-il y prétendre, alors que la Société de Chirurgie, sur ces questions difficiles, réunit des faits sans poser de conclusions ? Dans une circonstance récente, M. Verneuil lui-même a demandé conseil à la Société pour un fait grave, et on ne lui a pas répondu. Dans la question générale posée par le Congrès, je n'ai eu à cœur de traiter qu'un point limité, et j'ai pensé que ce point serait écouté avec intérêt.

Si je n'ai cité qu'un fait de M. Ehrmaun, c'est que l'autre m'a échappé. C'est une rectification que j'accepte.

Quant aux faits de M. Langenbeck, je rappellerai que M. Heyfelder, pendant deux mois de séjour à Berlin, a cherché à voir un palais osseux, et qu'il n'y a pas réussi.

Pourquoi aussi reprocher à M. Sédillot de ne pas connaitre les faits de M. Langenbeck? M. Sédillot, presque Allemand, doit les connaître; l'hypothèse contraire est toute gratuite. Mais j'ai toute confiance dans ce qu'affirme ce célèbre chirurgien.

M. Verneuil me reproche d'avoir fait une charge à fond contre le périoste. Je croyais cependant être resté dans les formes scientifiques. S'il n'est pas démontré pour moi que la voûte palatine se régénère, pourquoi le croirais-je? Il est vrai qu'aujourd'hui l'ouranoplastie guérit plus souvent qu'autrefois; mais cela tient à des lambeaux mieux faits, à une méthode meilleure, sans qu'il soit besoin d'invoquer le périoste. Puis enfin, comment répondre à l'enthousiasme de ces nouvelles idées? Ne faut-il pas ébranler d'un main vigoureuse ce prétendu monument?

Passons aux résections. La statistique de M. Lefort, que M. Verneuil me reproche de n'avoir pas citée, m'est parfaitement connue; mais elle est un hymne à la résection que je n'accepte qu'avec réserve. Pour grouper ces chiffres, il fallait un sceptique. Avant de faire son travail, M. Lefort était déjà convaincu. Je ne vois pas là le gallicisme d'une critique française.

Je n'ai point condamné la résection du genou; je n'ai fait qu'émettre des réserves. Il ne faut pas brûler ses vaisseaux; demain peut-être j'aurai à la mettre en pratique. Je n'ai voulu dire qu'une chose, c'est qu'aujourd'hui la résection ne peut pas remplacer l'amputation de la cuisse. Je l'avoue, j'ai la fibre patriotique sensible. Soyons Français avant tout.

M. Broca. — En prenant la parole, je dois remercier le Congrès de l'honneur qu'il m'a fait en me nommant l'un de ses vice-présidents. Je sais que cette nomination s'adresse autant au Girondin qu'au chirurgien; mais c'est pour moi un motif de plus de vous en témoigner ma reconnaissance.

En commençant la discussion, je crois devoir prier M. Desgranges de ne voir dans ce que je vais dire rien qui puisse atteindre sa personne. Bien que je l'aie vu aujourd'hui pour la première fois, il m'était trop connu par ses travaux, pour que je ne le comptasse pas au nombre de mes amis scientifiques.

Cela dit, j'entre en matière.

Dans son travail, M. Desgranges m'a paru compter beaucoup sur les efforts de la nature. Mais qu'entend-il par ce mot? Est-ce une force protectrice, une Providence au petit pied? Je ne saurais partager ces idées. Je reconnais à la nature des lois; mais en chirurgie je ne vois que deux choses : agir, ou attendre.

Attendre n'est que surveiller. Se fier à la nature, c'est donner sa démission. Dans les cas graves, qui guérira? qui mourra? Quand faut-il attendre? quand faut-il agir? La réponse n'est pas dans le sentiment de chacun. Que peut la pratique d'un homme? que pourrait celle du chirurgien le plus répandu? C'est à la statistique seule à répondre, à elle seule à nous dicter des lois. Il est vrai que sur le point particulier que nous discutons, sur la résection du genou par exemple, elle n'est point faite, et c'est à nous de la faire. Là est la vraie science : travaillons-y suivant nos forces.

Je crois devoir défendre la statistique de mon ami M. Lefort. Il n'est point exact de dire qu'elle ait été guidée par une idée préconçue. M. Lefort était incertain; mais il était curieux de connaître, et il a cherché.

L'étude des chiffres lui a donné des résultats sur lesquels il a basé une opinion inébranlable aujourd'hui, que d'autres chiffres seuls peuvent renverser. C'est là la vraie méthode, celle du XIX° siècle, celle qui doit guider la vraie science et qui domine toutes les impressions.

Entrons dans la discussion des faits particuliers.

La question du périoste est loin de m'être étrangère, et dans une autre occasion j'ai fait son histoire; aussi, je comprends jusqu'à un certain point la résistance qu'on oppose à ces doctrines nouvelles, en présence de leur évolution officielle et académique.

Au siècle dernier, un grand homme, Duhamel, avait étudié les propriétés du périoste, mais il les avait exagérées. Le périoste seul, disait-il, pouvait reproduire l'os.

Puis est venu Troja, qui a étendu ces propriétés en obtenant à l'intérieur du canal médullaire une production osseuse.

M. Flourens enfin n'a fait que reproduire ces idées avec quelques variantes.

Avant lui, Charmeil avait démontré que non seulement l'os pouvait être reproduit par le périoste et par la membrane médullaire, mais que cette reproduction était aussi le fait de la transformation des bourgeons charnus.

Aujourd'hui, un grand physiologiste, M. Ollier, est venu communiquer à tous les corps savants des expériences très remarquables.

Si M. Flourens n'avait rien dit de nouveau, ce qu'a apporté M. Ollier était inconnu et a fait faire un pas immense à la physiologie de la nutrition. Il a démontré que le périoste enlevé et transplanté sur le même animal, avait la propriété de créer de l'os. Idée féconde qui prouve le caractère spécial de chaque blastème et qui renverse les idées de M. Virchow, d'après lequel tout l'organisme n'aurait pour origine qu'une même substance. C'est là une grande idée qui mérite les applaudissements de tous.

Qu'on ait exagéré la propriété ostéoplastique du périoste et ses conséquences, qu'on ait appliqué à l'homme, qui suppure beaucoup, qui suppure trop, le résultat d'expériences faites sur le lapin, qui ne suppure pas, je veux bien le croire; mais tout cela n'enlève rien au mérite de l'idée.

Je dirai quelques mots de l'ouranoplastie, et j'apprécierai les idées déjà émises par M. Verneuil.

Il y a longtemps que cette opération est connue, et Krimmer a réussi dans un cas en affrontant seulement la muqueuse.

Mais après ce succès unique, sont venus les insuccès, et personne n'a réussi après lui. Cependant, M. Desgranges paraît croire que les succès d'aujourd'hui ne tiennent qu'à un perfectionnement sans importance.

Mais que l'os soit reproduit ou non, qu'une aiguille enfoncée trouve de l'os ou du tissu fibreux, n'est-il pas évident qu'aujourd'hui les malades guérissent? Élève de Blandin, si habile dans l'emploi de l'autoplastie, je n'ai jamais vu réussir par lui ces opérations faites avec la simple muqueuse. Aujourd'hui, les succès sont la règle.

Il y a à peine quelques jours, j'ai réussi moi-même dans un

cas des plus compliqués. M. Desgranges, vantant les succès de la méthode américaine pour la guérison des fistules vésico-vaginales, nous a dit qu'avant ce simple procédé, cette maladie était incurable. Soyons Français, Messieurs; n'oublions pas que Lallemand et Jobert, avant eux, en avaient guéri un grand nombre.

Passons à la résection du genou. A propos de ces opérations, M. Desgranges a parlé des hôpitaux de Londres et de leur hygiène; question grave, Messieurs, à laquelle vous permettrez que le président de la Société de chirurgie accorde quelque attention. Qu'il me soit permis de dire que les conseils de la science ont été entendus, mais non pas écoutés, et qu'elle ne peut prendre la responsabilité des résultats que pourra fournir la statistique du futur Hôtel-Dieu.

Quelque méfiance qu'on veuille avoir pour les statistiques fournies par les hôpitaux de Londres, vu leur organisation spéciale, il est, croyons-nous, impossible de ne pas reconnaître la proportion plus grande de leurs succès. Ce serait nier la lumière.

Soumettons-nous, cherchons encore; peut-être trouverons-nous, nous aussi, des succès analogues dans le changement des conditions générales que nous espérons pour nos malades.

Aujourd'hui, en France, on réunit la médecine et la chirurgie dans le traitement des tumeurs blanches. Aussi, grande est la proportion des succès. Mais les Anglais n'amputent pas toujours, il ne faut point le croire. Témoin la méthode de M. Gay, qui a guéri des malades en ouvrant largement les articulations.

Du reste, comment établir une statisque sur les tumeurs blanches? Où commence, où finit cette maladie?

On ne peut chiffrer que ce qui peut être chiffré. Les opérations seules, fait matériel déterminé, peuvent s'y prêter.

Je terminerai en vous rappelant que la résection du genou est une opération toute française, faite pour la première fois par Moreau de Bar-le-Duc, et que les Anglais n'ont fait que l'appliquer plus souvent que nous.

M. Desgranges. — Je remercie M. Broca des paroles sympathiques par lesquelles il a commencé sa brillante improvisation. Si j'étais pour lui un ami inconnu, il avait en moi, qu'il le sache bien, un admirateur avoué. Qu'il me permette cependant de ne pas accepter toute sa critique.

M. Broca aime la statistique. Mais, j'en ai fait une, petite il est vrai, qui s'accroîtra, je l'espère. Il dit que sur ces points la science n'est pas faite ; mais qu'ai-je dit autre chose ? Je reconnais que le chiffre est un grand argument ; mais toute âme humaine est sujette à erreur.

M. Broca, d'autre part, comprend mes doutes et ma résistance. Il admet donc que sur ce point la lumière n'est pas faite.

Le fait sur lequel je résiste, c'est l'entrée dans la chirurgie des expériences physiologiques. Je n'admets pas qu'on puisse ainsi conclure du succès sur le lapin au succès sur l'homme.

M. Diday (de Lyon) lit un Mémoire *sur l'expectation dans le traitement des affections vénériennes.*

M. Gourdin demande la parole pour dire à M. Diday qu'il ne peut admettre comme cause constante des herpès recidivants qui se montrent très souvent sur les organes génitaux, la cautérisation de la chancrelle. Il a vu un grand nombre de fois ces petites ulcérations qui se montrent et disparaissent sans qu'on sache pourquoi, et auxquelles il était impossible d'attribuer pour cause une chancrelle cautérisée trop tôt.

M. Diday réplique qu'il ne croit pas en effet que la cautérisation de la chancrelle soit la cause unique de la production herpétique ; mais c'est pour lui évidemment la cause la plus commune, et il indique l'emploi des eaux d'Uriage comme étant le meilleur moyen de guérison à employer pour combattre cette affection, qui est excessivement gênante. M. Diday regrette que l'heure avancée de la séance ne permette pas d'engager la discussion sur les idées émises par lui dans son travail.

M. Gourdin (de Paris) donne lecture de quelques réflexions sur la question à l'ordre du jour :

IV

DE L'EXPECTATION.

Je me permettrai, Messieurs, d'examiner devant vous l'expectation au point de vue général, sans entrer dans les détails que peut entraîner la question.

Si j'agis de la sorte, c'est que je pense qu'il ne doit pas y avoir aujourd'hui plus d'*expectation* que de médecine *expectante*, attendu que l'on ne fait plus d'expectation dans le sens propre du mot.

En effet, si nous nous en rapportons à l'étymologie primitive, nous voyons que *expectation* descend, par *expectatio*, de *expectare*, attendre. L'*expectation*, dans son sens vrai, primitif, consisterait donc à observer la marche d'une maladie, et à laisser agir seule la nature, en repoussant toute intervention médicale.

Je n'ai pas besoin de vous dire que nous n'agissons jamais ainsi. Nous employons toujours une médication, quand cela ne serait que celle du repos et de la diète, ce qui est énorme. Aussi, chacun s'éloignant peu à peu de la vraie signification du mot *expectation*, est arrivé à créer une méthode sage, prudente, très rationnelle, méthode à laquelle on a donné le nom de *méthode expectante*, et qui en réalité n'est pas ce que le mot pourrait faire supposer, mais bien l'expression vraie de ce que doit être la médecine proprement dite. C'est à cause de cette confusion, que nous voyons que, pour M. Raige Delorme, le médecin expectant est celui qui observe attentivement la marche de la maladie, s'efforce en même temps d'éloigner les causes qui ont pu la produire, celles qui pourraient l'entretenir, et enfin emploie les remèdes actifs dans les cas où l'observation a appris que la marche naturelle de l'affection tend à une issue funeste. C'est aussi pour cette raison que M. Guersent, d'un autre côté, appelle *thérapeutique expectante* celle dans laquelle on n'emploie que les médications peu actives.

Très prudent dans le choix de ses expressions, M. le professeur Monneret, dont je révère hautement la science, appelle « ex-
» *pectateurs* ou *naturistes*, ceux qui professent un respect éclairé
» pour les mouvements naturels. »

Voilà déjà expectateurs et naturistes qui sont la même chose. Voici venir ensuite *le respect éclairé pour les mouvements naturels*. Mais :

Qu'est-ce qu'un *naturiste* ?

Qu'est-ce qu'un respect éclairé ? Quelles sont ses limites ?

Qu'est-ce qu'un mouvement naturel ?

Autant de questions nouvelles à discuter, et sur lesquelles il faudrait à la rigueur commencer par s'entendre ; mais comme il n'est guère facile de dire ce que *c'est qu'un respect éclairé*, et de le limiter, pas plus que de déterminer exactement un mouvement naturel, nous laisserons ces points de côté.

Quant au *naturisme*, c'est autre chose. M. Bérard, dans sa dissertation inaugurale, a traité ce sujet de main de maître. Frédéric Hoffmann, avec sa *force médicatrice*, n'exposait en réalité qu'une théorie du naturisme. Van Helmont, avec ses idées métaphysiques, ouvrit la porte au génie de Stahl, qui, avec ses idées animistes, faisait encore du naturisme, mais du naturisme poussé à l'extrême, de celui qui reconnaissait à la nature, non seulement une *force médicatrice* qui manifestait ses efforts conservateurs dans les maladies aiguës, mais une conscience de cette force.

Pourtant, pour le plus grand nombre des médecins, le *naturisme* est resté un système de médecine dans lequel on attribue à la nature des efforts dirigés vers sa conservation.

Reconnaître ces efforts en tant qu'effets de décomposition de forces et non de raisonnement de la matière, c'est une chose que nous pourrions admettre à la rigueur; mais partir de là pour nous faire assister tranquillement, les bras croisés, au spectacle de la maladie, c'est autre chose.

Je suis persuadé qu'en soulevant la question de l'expectation, la commission du Congrès n'a pas voulu demander : Quelles sont les maladies aiguës dans lesquelles il ne faut rien faire? mais bien : Y a-t-il des maladies aiguës dans lesquelles le traitement à suivre doit être composé de peu ou pas de médicaments, et où les soins hygiéniques seuls ou accompagnés d'une diète raisonnée, pourront permettre à la marche de la maladie de suivre son cours naturel et de se terminer par la guérison?

C'est donc à vrai dire une querelle de mots que je me permets de soulever devant vous. Mais si je l'ai fait, c'est que je crois être l'interprète d'une grande majorité du jeune corps médical, en demandant la radiation d'une foule d'expressions qui ne mènent qu'à des discussions souvent sans aucun fruit.

M. le professeur Bouillaud, dont l'immense talent, la profonde érudition, l'éloquence bien connue, ne peuvent pourtant pas me faire partager complétement ses vues sur certains points de thérapeutique, nous disait hier : Supprimons les mots inutiles, et les grandes discussions tomberont, parce que souvent elles ne sont basées que sur des mots. Sur ce point, je me range de grand cœur à ses côtés, heureux de partager les mêmes idées qu'un grand maître.

La médecine, dans le siècle actuel, marche (peut-être à pas un peu lents) vers sa *scientification*, permettez-moi le mot, et malgré l'opinion de notre très honoré maître M. le professeur Trousseau, elle ne restera pas toujours un art. Déjà M. Monneret la considère comme une science mêlée d'art. J'espère, Messieurs, que plus tard, l'art, qui est la partie du vaste champ des hypothèses, disparaîtra peu à peu. Rayons d'un seul coup toutes les locutions qui ne rendent pas un compte exact de la pensée; refaisons le langage scientifique médical, et nous arriverons à des solutions.

Si nous admettons une *médecine expectante*, en accordant à ce mot son sens dénaturé, c'est à dire la signification de médecine prudente, qui guette la maladie, qui la suit pas à pas, et qui intervient lorsque le besoin est, nous devons aussi admettre *une médecine agissante, une médecine animiste, une médecine vitaliste*, et même alors *une médecine homœopathique*, la charge de toutes les médecines, car par cette reconnaissance de l'une nous entraînons implicitement la reconnaissance des autres.

Est-ce là la pensée du corps médical français?

Je ne le pense pas.

Tous, nous voulons voir la médecine se constituer à l'état de science ; tous, nous la considérons comme une dans toutes les parties du monde et pour toute l'espèce humaine ; il ne faut donc pas lui mettre des entraves aux jambes.

J'avais espéré et j'espère encore que les Congrès médicaux de France doivent organiser la fusion générale. Partout où il y a du bon nous devons le prendre, le raisonner et l'appliquer au traitement des maladies. Sur la nature du mal, nous sommes encore très ignorants; c'est donc cela qu'il nous faut chercher d'abord, et ne pas nous endormir en nous payant d'un mot, comme nous le faisons en disant, par exemple : la pneumonie est une inflammation. Et si nous nous avisons de nous demander ce que c'est que l'inflammation, nous tombons dans un cercle vicieux, par la seule raison que nous n'en savons rien. Jusqu'à ces derniers temps, l'inflammation était un état constitué par certains phénomènes généraux liés à l'augmentation de la fibrine du sang, et aujourd'hui les admirables travaux microscopique de la physiologie, nous démontrent que cette fibrine en excès, que l'on nous montrait dans les saignées, n'existe pas dans le torrent circulatoire de l'homme porteur d'une maladie inflammatoire; cette fibrine que nous extrayons est dans le sang du torrent circulatoire sous deux états, et c'est par le repos et le refroidissement du sang qu'elle se forme dans la palette. Que devient alors la théorie de l'inflammation, celle d'hier? Plus rien.....

Le point capital est donc la recherche de la maladie elle-même, et lorsque nous y serons arrivés, nous n'aurons plus de divergences dans les traitements; on ne sera plus *expectant, naturiste, vitaliste* ou autre chose, on sera médecin.

SÉANCE DU SOIR DU MARDI 3 OCTOBRE.

V

NOTE

SUR

LE CLIMAT D'HIVER DANS LA FORET DE PINS D'ARCACHON

Par le Dr HAMEAU,

Médecin-inspecteur des Bains de mer d'Arcachon.

Sur le sol sablonneux des dunes rejetées de la mer et amoncelées par les vents, la forêt de pins maritimes d'Arcachon, en partie récente et en partie d'une très haute antiquité, présente des abris que l'expérience a démontré propices à la cure d'un certain nombre de maladies. J'ai fait connaître, dans un récent Mémoire adressé à la Société impériale de Médecine de Bordeaux, les principaux faits qui m'ont permis d'établir la réalité de cette action thérapeutique, ses indications et ses contre-indications, et je suis arrivé aux conclusions suivantes :

1º Le climat de la forêt d'Arcachon est sédatif du système nerveux.

2° Il met certains phthisiques dans un milieu favorable à la cure de leur maladie, et toujours à un degré quelconque d'amélioration quand il y a prédominance du système nerveux.

3° Il favorise la guérison des bronchites chroniques, dans les mêmes circonstances.

4° Il est contraire à toute maladie de poitrine chez les personnes d'un tempérament lymphatique torpide.

5° Il convient à la plupart des asthmatiques.

Quelles sont les conditions climatériques qui caractérisent cette atmosphère? Tel est le sujet de la note que j'ai l'honneur de présenter au Congrès.

Arcachon est par 44°40′ de latitude septentrionale, et 3°30′ de longitude occidentale.

Voisine de Bordeaux (60 kilomètres) et située près de l'Océan, dont elle est séparée seulement par deux lieues de forêt de pins, cette station, assise sur la rive méridionale d'une baie profonde (le bassin), appartient au climat girondin et participe aux avantages des climats maritimes de l'Europe occidentale, attiédis par le voisinage du *gulf-stream*.

On sait que, dans ces conditions, les vents dominants sont ceux qui viennent de la mer, impétueux parfois, mais toujours humides et d'une certaine mollesse; en sorte que si l'on établit des résidences dans les ondulations d'un terrain montueux, dont la constitution géologique en même temps que la culture ne permette pas à l'humidité d'être en excès, on aura réalisé une partie des exigences de la cure des affections nerveuses à forme éréthique.

Or, le quartz siliceux des dunes, prolongé jusqu'à une profondeur de plus de 50 mètres au dessous du niveau de la mer, et élevé d'autant en coteaux formant des chaînes continues d'une direction générale parallèle à l'Océan, est sans mélange et d'une perméabilité parfaite. D'autre part, les arbres résineux puisent dans l'atmosphère l'eau dont ils nourrissent leurs tiges et leurs feuilles persistantes, tendant sans cesse à diminuer autour d'eux le degré d'humidité.

La couche d'air comprise entre un tel sol et de tels végétaux est donc toujours moins humide que l'air enveloppant. Cette différence est désagréablement sensible en été, et on la reconnaît vite en hiver lorsqu'on pénètre dans les forêts de pins. Peut-être la sensation physiologique, dans ce cas, est-elle plus puissante que les instruments de précision. — J'en dirai autant pour la température; néanmoins, les appareils météorométriques et la végétation elle-même viennent ici à l'appui de la sensation.

Parmi les végétaux qui croissent spontanément dans la forêt d'Arcachon, je citerai l'arbousier, le chêne vert, l'*erica lusitanica*, le cyste. Le nombre d'arbres ou d'arbustes cultivés en pleine terre dans les jardins, et qui appartiennent aux zones plus méridionales, sont très nombreux, entre autres : l'*olivier*, acclimaté depuis plus de dix ans; le laurier-rose, le myrte, le grenadier, qui n'exigent aucun abri; l'aloès et le *mimosa dealbata*, qui n'ont été acclimatés que depuis peu; le *figuier*, qui prend des proportions considérables et se couvre d'excellents fruits.

Au dire des botanistes, des entomologistes et des savants qui ont étudié les familles animales vivant dans le bassin d'Arcachon, ce coin de la Gironde est un habitat intermédiaire à la zone tempérée de la France et à la zone méridionale de l'extrême Provence, un lieu marqué pour les essais d'acclimatation.

L'intérêt principal des observations météorologiques à Arcachon est dans leur comparaison avec celles de Bordeaux, parce qu'elles spécialisent ainsi la valeur des circonstances locales.

Guyot donne pour températures moyennes de Bordeaux :

De 1775 à 1790.... Été : 21°3 C.   Hiver : 6°2 C.

et Lamothe :

De 1822 à 1830.... Été : 22,0   Hiver : 6,3

Soit........ 21,6   6,3

La moyenne générale annuelle 13,8. Mais nous n'avons à nous occuper, dans ce travail, que des températures d'hiver, et à ce sujet je noterai la remarque très judicieuse de Jouannet :

« Quand on compare, dit-il, les tables thermométriques de Paris et de Bordeaux, on voit que la différence entre les *maxima* de ces deux villes est bien moins forte que celle de leurs *minima*. Il arrive même, en certaines années, qu'un hiver long et rigoureux à Paris soit de courte durée et très doux à Bordeaux. L'hiver de 1776 en offrit un mémorable exemple : le 29 janvier, tandis que le thermomètre descendait à — 14.5, il indiquait + 7,5 à

Bordeaux. L'hiver sévit pendant un mois à Paris; il ne dura que cinq jours à Bordeaux, et le minimum ne dépassa pas — 5,3. Bordeaux fut comme une ligne de démarcation que l'hiver ne franchit pas. » *(Statistique de la Gironde.)*

Nos tables thermométriques de la forêt comprennent deux séries : l'une de 1854-60, dont les observations sont prises à midi, à l'aide de thermomètres à l'alcool non gradués sur tige; l'autre, commencée seulement en décembre 1864, et dont les résultats auront une plus grande importance par le soin qu'on a mis dans le choix des instruments, et aussi parce qu'elle comprend les observations en *maxima* et *minima,* et que le thermomètre est observé deux fois par jour.

La moyenne générale des températures de midi pendant l'hiver (10°) serait d'après, la première série, de 3 degrés plus élevée que la moyenne des températures de Bordeaux, et cette différence reste à peu près la même pour chacun des trois mois.

Elle ne le serait que de *un* à *deux* degrés, si l'on considère les chiffres fournis par les observations plus minutieuses prises l'hiver dernier, à l'aide d'un thermomètre très sensible divisé en dixièmes. Dans l'impossibilité de contrôler suffisamment les uns par les autres les appareils des deux points d'observation — et c'est une des lacunes les plus regrettables de la météorologie, — nous accepterons pour vraie la différence de 2 degrés, qui est en effet la plus fréquente, et nous donnons le tableau II comme représentant rigoureusement les conditions thermométriques comparées de Bordeaux et d'Arcachon.

Entre la série du tableau I et celle du tableau II, on remarquera des différences considérables et absolues quant à la rigueur des hivers. Elles existent aussi bien pour Bordeaux que pour Arcachon, et montrent que les hivers de 1854 à 1860 ont été très tempérés, tandis que l'hiver dernier fut des plus rigoureux. On se souvient, en effet, de la quantité insolite de neige tombée dans la région orientale du midi de la France et en Italie. A la même époque, le froid sec qui régna dans le sud-ouest fit descendre beaucoup le thermomètre sans amener de neige.

Ce résultat, on peut l'évaluer mathématiquement en jetant les yeux sur le tableau II, qui n'est que le résumé, *en moyennes,* des tableaux mensuels publiés *in extenso* dans les deux journaux de médecine de Bordeaux.

On jugera mieux encore de la rigueur de cet hiver par le tableau IV, où j'ai réuni, pour chaque mois, les plus hautes et les plus basses températures de Bordeaux et d'Arcachon, à huit heures et à midi, et où j'ai énuméré tous les degrés observés à zéro et au dessous. De cette comparaison résulte une élévation de 1 à 2 degrés, en faveur d'Arcachon, dans les moyennes mensuelles. Dans le rapprochement des plus hautes températures, égalité au mois de février, mais supériorité de 3 degrés en décembre et janvier.

Le rapprochement des plus basses températures est en faveur de Bordeaux de 1 degré environ à midi, et en faveur d'Arcachon à huit heures du matin.

L'énumération complète des degrés pris à zéro ou au dessous pendant ce rigoureux hiver, donne :

Pour Bordeaux : à midi.... 8 fois. à 8 heures 14 fois.	Pour Arcachon : à midi.... 8 fois. à 8 heures 12 fois.

Le thermomètre à Bordeaux est descendu à —6° deux fois, et une fois à Arcachon. Enfin, on remarquera comme exceptionnelle la baisse extrême du thermomètre à minima, qui est descendu une nuit à —7°, deux fois à —5° et trois fois à —4°. Je regrette beaucoup de n'avoir aucune table analogue pour Bordeaux.

Durant ces quelques jours de grands froids, le *mimosa dealbata*, qui traversait depuis plusieurs années nos hivers sans perdre ses feuilles, a péri dans presque tous les jardins. Mais l'aloès et l'olivier n'ont pas souffert sensiblement.

Rien ne ressemble moins à ce tableau que celui de la première série, où, pendant la totalité de six années consécutives, la température n'est descendue au-dessous de 0° que six fois à Arcachon et dix-huit fois à Bordeaux, c'est à dire en moyenne une fois par an pour Arcachon et trois fois pour Bordeaux.

Dans la première série (1854-60), les extrêmes températures observées à midi ont été :

A Arcachon : la plus haute en décembre.... 17   la plus basse —1
        Id.   en janvier...... 18   id.   —1
        Id.   en février....... 20   id.   0

A Bordeaux : la plus haute en décembre.... 17   la plus basse —2
        Id.   en janvier....... 15   id.   —4
        Id.   en février....... 18   id.   —1

Et dans la dernière série (1864-1865) :

```
A Bordeaux : la plus haute en décembre.... 10  la plus basse —3
        Id.        en janvier...... 14      id.        2
        Id.        en février...... 13      id.       —2

A Arcachon : la plus haute en décembre.... 13  la plus basse —3
        Id.        en janvier...... 17      id.        1
        Id.        en février...... 13      id.       —3
```

Quelle que soit la rigueur ou la clémence de la saison, on voit d'après ce rapide aperçu que les différences entre les extrêmes de chaque mois sont de 10 à 15 degrés. Les différences diurnes sont à peines sensibles. Ainsi, tandis que les plus hautes et plus basses températures de Bordeaux et d'Arcachon sont, à midi, ce que nous venons de dire ; elles ont été à huit heures du matin (1864-65) :

```
A Bordeaux : la plus haute en décembre.... 10  la plus basse —6
        Id.        en janvier...... 12      id.        0
        Id.        en février...... 11      id.       —5

A Arcachon : la plus haute en décembre.... 11  la plus basse —4
        Id.        en janvier...... 15      id.       —1
        Id.        en février...... 11      id.       —6
```

c'est à dire de 2 degrés plus basses.

Si les extrêmes sont si rapprochées, les moyennes se confondent presque. En sorte qu'il est vrai de dire que la température du climat d'Arcachon est soumise à peu de variations, qu'elle est égale et peut servir de type au régime thermométrique du midi occidental, ou *climat maritime*.

La ville de Pau, justement renommée pour la clémence de son climat, mais plus éloignée de la mer et plus voisine des montagnes, n'offre pas ces avantages au même degré ; car d'après le Dr Ottley la température descend au dessous de glace vingt-cinq fois par an en moyenne, et le *mimimum* a pu atteindre —12° (Arcachon, —7°.) De 1854 à 1864, la moyenne d'hiver a été :

```
A Pau. ...................... 4,8  ⎫
Moyenne des maxima............ 9,6  ⎬ 9 h. du matin.
Moyenne des maxima et minima ... 5,8  ⎭
```

tandis que la moyenne d'Arcachon a été, pour la période analogue (1854-60) :

```
A Arcachon.................... 10,7  ⎫
Et à Bordeaux................. 7,6  ⎬ midi.
```

Si l'on veut comparer sommairement les moyennes d'hiver de Pau, Bordeaux et Arcachon, villes du sud-ouest, avec quelques autres prises dans la région méditerranéenne, on trouvera dans la récente publication de M. Lombard (de Genève) les chiffres suivants :

Température moyenne d'hiver :

Toulouse... 4,7
Montpellier...................... 5,8
Amélie........................... 9,5
Pau 5,9

On peut dire qu'il n'y a pas deux années consécutives sans neige à Pau, et que nous n'avons de neige à Arcachon que tous les quatre ans en moyenne. Rarement la voyons-nous plus de trois ou quatre jours sur le sol.

On est même surpris de lire dans Taylor le tableau suivant qui établirait à lui seul une profonde différence quant à la température entre Pau et Arcachon :

PAU (hiver).	1837	1838	1839	1840	1841	TOTAL.	Moyenne.
Jours de neige....	6	5	5	2	10	28	5,6
Jours de gelée....	22	19	16	14	3	74	15,0

Mais il ne faut jamais perdre de vue que les indications absolues du thermomètre sont insuffisantes pour rendre compte du sentiment de chaud ou de froid éprouvé par les êtres vivants. Les compagnons de Ross et de Parry (au pôle nord) soutenaient sans souffrances un froid de —25° en l'absence du vent, et trouvaient intolérable le froid de —15° avec la brise.

En plein hiver, à Arcachon, il existe ordinairement une différence de 1° à 2° entre les températures de l'air dans la forêt et sur la plage ; dès que le vent souffle, cette différence en faveur de la forêt monte à 2° et 3°; mais elle est ordinairement en faveur de la plage quand le temps est tout à fait calme, parce qu'alors l'agitation n'étant plus une cause de refroidissement, la nappe d'eau de mer rayonne autour d'elle son calorique plus élevé que celui de l'air ambiant.

Le régime anémologique dans la région du sud-ouest a pour caractéristique la prédominance des vents occidentaux.

Il n'en a pas été absolument de même l'hiver dernier, car le vent

de S. a soufflé 26 fois.		de N.-O. a soufflé 8 fois.
N.-E. — 17 fois.		O. — 6 fois.
S.-E. — 12 fois.		N. — 6 fois.
S.-O. — 12 fois.		E. — 3 fois.

Aussi le froid a-t-il acquis une intensité insolite. Il est vrai que dans la soirée les vents de l'ouest ont été plus fréquents.

Leur intensité, qui n'a pas été mesurée à l'aide d'appareils de précision, est toujours atténuée dans la forêt par la présence de masses d'arbres toujours verts et par la chaîne de coteaux qui les portent. Jamais d'ailleurs dans cette région les tempêtes les plus violentes ne donnent naissance à un vent comparable au mistral, ce fléau desséchant de la Provence.

L'*humidité* (hygromètre à cheveux de de Saussure) a été en moyenne, à Arcachon, de 89° à midi, ainsi répartis :

        Décembre............. . 91
        Janvier............... 90
        Février............... 88

et la moyenne à huit heures du matin, 91°, se répartit entre :

        Décembre............. 93
        Janvier............... 91
        Février............... 89

Les degrés les plus élevés de l'hygromètre ont été :

1864-65.	8 h.	Midi.
Décembre.........	98	95
Janvier...........	96	97
Février...........	96	95

et les plus bas :

Décembre.........	90	85
Janvier...........	87	84
Février...........	81	81

La ville de Pau, qui compte cependant un plus grand nombre de jours pluvieux et une plus grande épaisseur de pluie, est dans un état hygrométrique habituellement plus favorable u'Arcachon, autant du moins qu'on puisse comparer des hivers aussi dissemblables que le dernier et les précédents.

        Pau, 1853-64. — *Moyennes hygrométriques.*

        Décembre........... 83 ⎫
        Janvier............. 82 ⎬ 9 heures du matin.
        Février............. 80 ⎭

La quantité de pluie tombée à Arcachon pendant l'hiver excessivement pluvieux (1864-65) a été :

	mm.
Décembre	36,6
Janvier	137,3
Février	82,4
	256,8

Quantité répartie entre trente-cinq jours. Le ciel a été serein quarante-un jours.

Durant cette période, il y a eu à Bordeaux trente jours pluvieux et vingt-sept jours sereins.

Il est très fréquent, en effet, de voir l'atmosphère limpide à Arcachon, tandis qu'elle est obscurcie par des nuages ou des brouillards à Bordeaux, et de voir des pluies tomber en grande abondance pendant quelques heures près de la mer, tandis que la même quantité se répartit dans un temps beaucoup plus long à Bordeaux. Sous ce rapport, les résultats généraux tels que je les indique ici et tels qu'on peut les obtenir par des observations qui ne se suivent pas d'heure en heure, rendent mal la physionomie réelle d'un climat envisagé au point de vue médical.

Il tombe beaucoup d'eau à Arcachon ; le degré hygrométrique est élevé ; mais il est peu de jours où les malades ne puissent pas promener dans la forêt, et jamais, on peut dire, ils ne ressentent l'humidité.

Entre la température du milieu du jour et celle de son déclin, il n'existe pas de différence assez grande pour condenser d'une manière apparente la vapeur d'eau. On ne perçoit véritablement l'humidité que par le brouillard, et le brouillard se montre à peine trois ou quatre fois par hiver.

Les tableaux synoptiques, dans lesquels sont résumées les observations prises dans la forêt d'Arcachon, et auxquels j'ai annexé des tableaux semblables empruntés aux meilleurs auteurs qui ont écrit sur nos stations médicales voisines, permettront de se faire une idée du climat d'Arcachon, et ce que j'ai eu l'honneur d'en dire devant le Congrès autorise, si je ne me trompe, la conclusion annoncée. Les conditions climatériques de la forêt d'Arcachon appartiennent essentiellement aux climats sédatifs.

Si nous faisons entrer en ligne de compte des influences moins connues, telles que la quantité considérable d'ozone répandue dans la forêt, la verdure permanente, les émanations résineuses, nous jugerons *à priori* que l'action sédative sera très marquée.

Il est même probable que la véritable caractéristique réside dans ces conditions; mais il est plus facile de l'admettre par l'étude clinique (comme je l'ai démontré ailleurs) et par l'observation physiologique, qu'il ne l'est de le démontrer à l'aide des instruments et des réactifs.

On n'a pas déterminé encore l'électricité de l'air dans la forêt, où la présence de la matière résineuse se révèle si puissamment par l'odorat. On ne sait pas même très bien à quel état se trouve cette matière résineuse suspendue dans l'atmosphère, car on n'a pas pu la recueillir à l'état d'essence de térébenthine, et son odeur n'est pas du tout celle de cette essence, mais d'un arome particulier. — Néanmoins, la grande surface d'évaporation des corpuscules résineux sur les entailles pratiquées aux arbres et la prompte transformation de la résine transparente et liquide en résine de plus en plus épaisse, dure et opaque, par une oxydation connue, permet d'assurer qu'il y a désoxygénation permanente de l'air autour de ces arbres, et par conséquent diminution de son pouvoir excitant pour les poumons qui le respirent.

Quant à l'ozone, il existe en quantité considérable dans la forêt. Le papier de Berigny a souvent atteint les plus hauts degrés de coloration après quelques heures d'exposition à l'air. Le même papier exposé sur la plage, dans les jardins, dans les maisons ou les rues, à cent mètres seulement de la forêt, donnait peu ou point de coloration.

1864 - 65.	MOYENNES.	
	8 h.	Midi.
Décembre............	18	8
Janvier.............	19	10
Février.............	17	9
Hiver...........	18	9

La teinte a acquis son maximum en janvier et son minimum en juin. Elle est beaucoup plus forte à huit heures du matin qu'à midi. Mais je ferai remarquer que le papier observé à huit heures du matin a été en place une partie du jour précédent et toute la nuit, tandis que celui de midi n'a été que quatre heures en place. Quelle est d'ailleurs la signification de cette réaction sur le papier ioduré? Est-elle due à des acides contenus dans l'air, comme l'a soutenu M. Salmon, acides qui seraient neutralisés dans les villes par la volatilisation des produits alcalins des décompositions organiques, ou bien est-elle due réellement à la présence de l'oxygène électrisé, ainsi qu'on peut le fabriquer de toutes pièces et l'expérimenter directement sur le papier ioduré? Quoi qu'il en soit, une action si puissante sur un réactif ne peut tenir qu'à la présence d'un corps ou d'une manière d'être de l'atmosphère qui n'est pas indifférente.

Enfin, Messieurs, l'instrument le plus subtil et le plus irrécusable interrogé patiemment pendant plus de dix années, je veux dire l'observation des malades, m'a permis d'établir que l'action sédative de la forêt est réelle, qu'elle est puissante pour atténuer l'éréthisme nerveux, qu'elle est par conséquent un véritable agent thérapeutique.

Quant au climat, il est bien, de nos jours, tel qu'il était du temps de nos pères, et ce que le poète Ausone écrivait de Bordeaux, sa patrie, il l'aurait pu dire mieux encore d'Arcachon :

.... clementia cœli .
Mitis urbs, et riguæ larga indulgentia terræ;
Ver longum, brumæque leves......

Les Tableaux qui suivent répondent aux indications du texte. Ils résument, en moyenne, les conditions générales habituelles du climat d'hiver à Arcachon, et peuvent même être considérés comme complets par la diversité des documents qui ont servi à les composer. En ajoutant, au moment de l'impression, les moyennes des mois d'hiver de cette année (1865-66), c'est à dire d'un hiver pluvieux, mais très doux quant à la température, il a été possible de combler une lacune des documents communiqués au Congrès.

TABLEAUX RÉCAPITULATIFS

des observations météorologiques recueillies à Arcachon

PENDANT L'HIVER.

Tableau I.

A MIDI ET A L'OMBRE.

	ARCACHON.			Hiver.	BORDEAUX.			Hiver.
	Décembre.	Janvier.	Février.		Décembre.	Janvier.	Février.	
1854-55.	10	8	12	10,0	7	5	10	7,3
1855-56.	11	12	11	11,3	7	10	9	8,6
1856-57.	8	7	11	8,6	7	6	9	7,3
1857-58.	13	14	12	13,0	11	5	12	9,3
1858-59.	11	8	12	10,3	10	6	11	9,0
1859-60.	11	11	11	11,0	7	10	7	8,0
Moyennes.	10,6	10,0	11,5		8,1	7,0	8,0	
Moyenne totale..	....	....	....	10,7	....	....	....	7,6
1864-65.	5	9	8	7,3	4	8	6	6,0

OBSERVATIONS A PAU.

OTTLEY.				Moyenne de Max. Min.	Extrémes absolus des		WEILL.			
1854-64.	9ʰ	Min.	Max.		Min.	Max.	1862-64.	Midi.	Max.	Min.
Décembre.	5,0	3,0	9,2	6,2	— 6,6	16	Décembre.	8,4	19,0	—0,2
Janvier...	4,1	1,0	9,0	5,0	—12,8	19	Janvier....	7,3	15,0	—7,4
Février...	5,5	2,8	10,6	6,3	— 7,7	20	Février....	9,0	16,0	—4,2
Hiver	4,8	2,3	9,6	5,8	—12,8	20		8,2	16,6	—4,0

Tableau II.

1864-65.	THERMOMÈTRE. 8 h.		THERMOMÈTRE. MIDI.		ARCACHON. THERMOMÈTRE.		
	Arcachon.	Bordeaux.	Arcachon.	Bordeaux.	Minima.	Maxima.	Moyenne. Min. et Max.
Décembre.	3,2	2,2	5,3	5,0	1,8	7,6	5,0
Janvier ...	7,4	5,4	9,7	8,0	5,0	11,5	8,3
Février ...	5,0	4,7	8,7	6,7	3,0	10,0	7,0
Hiver.....	5,2	4,1	7,9	6,3	3,2	10,9	6,7

Tableau III.

ARCACHON.

	DÉCEMBRE. TEMPÉRATURE				JANVIER. TEMPÉRATURE				FÉVRIER. TEMPÉRATURE			
	Moyenne.	Haute.	Basse.	Au dessous de 0.	Moyenne.	Haute.	Basse.	Au dessous de 0.	Moyenne.	Haute.	Basse.	Au dessous de 0.
1854-55.	10	17	5	»	8	14	-1	-1	12	20	3	»
1855-56.	11	16	1	»	12	17	4	»	11	18	4	»
1856-57.	8	15	0	0	7	12	2	v	11	17	2	»
1857-58.	13	17	4	»	14	18	-1	-1,0	12	18	6	»
1858-59.	11	15	2	»	8	16	3	»	12	16	11	»
1859-60.	11	16	-1	-1,0	11	9	8	»	11	14	0	»

BORDEAUX.

	DÉCEMBRE. TEMPÉRATURE				JANVIER. TEMPÉRATURE				FÉVRIER. TEMPÉRATURE			
	Moyenne.	Haute.	Basse.	Au dessous de 0.	Moyenne.	Haute.	Basse.	Au dessous de 0.	Moyenne.	Haute.	Basse.	Au dessous de 0.
1854-55.	7	11	3	»	5	11	-4	-4,0,0,0.	10	15	2	»
1855-56.	7	14	-2	»	10	14	1	»	9	16	4	»
1856-57.	7	14	0	0	6	11	0	0,0	9	15	0	0,0
1857-58.	11	16	1	»	5	15	0	0,0	12	18	3	»
1858-59.	10	13	0	0	6	15	2	»	11	16	7	»
1859-60.	7	17	-2	-2 - 1 -1,0.	10	15	5	»	7	15	-1	-1,0.
1864-65.												
Bordeaux.	4	10	-3	-3 -1 -1,0,0	8	14	2	»	6	13	-2	-2 -2,0.
Arcachon.	5	13	-3	-3 -2 -2 -1 -1	9	17	1	»	8	13	-3	-3 -2 -1

Tableau IV.

1864-65.	BORDEAUX. 8 h. Températures les plus hautes.	BORDEAUX. 8 h. Températures les plus basses.	BORDEAUX. MIDI. Températures les plus hautes.	BORDEAUX. MIDI. Températures les plus basses.	ARCACHON. Maxima.	ARCACHON. Minima.	ARCACHON. 8 h. Températures les plus hautes.	ARCACHON. 8 h. Températures les plus basses.	ARCACHON. MIDI. Températures les plus hautes.	ARCACHON. MIDI. Températures les plus basses.
Décembre....	10	—6 —6 —4 —4 —3 —2 —1	10	—3 —1 —1 —0 —0 — —	15	—5 —5 —4 —4 —4 —2 —1	11	—4 —3 —3 —2 —2 —1	13	—3 —2 —2 —1 —1
Janvier	12	0 0 0	14	2	19	0 0 0	15	1	17	1
Février	11	—5 —3 —2 —2	13	—2 —2 —0	14	—7 —3 —3 —3 —3 —1 —0	11	—6 —3 —3 —1 —1 —0	13	—3 —2 —1
1865-66. Décembre	8	0—2 0—1 0—1 0—2 0—2 0 0	14	1	19	0 0 —1 —1	9	3	17	6
Janvier	10	1	14	6	18	0	12	1	17	8
Février					18	—2	13	0	18	3

Tableau V.

FORÊT D'ARCACHON.

MOYENNES MENSUELLES.

1864-65.	8 H. MATIN.				MIDI.				THERMOMÈTRE			Pluie.	Jours pluvieux.	Jours sereins.
	Baromètre.	Thermomètre.	Hygromètre.	Ozonomètre.	Baromètre.	Thermomètre.	Hygromètre.	Ozonomètre.	Minima.	Maxima.	Moyennes des Min. et Max.			
												mm		
Décembre	758	3,2	93	18	749	5,3	91	8	1,8	7,6	5,0	36,6	9	15
Janvier	756	7,4	91	19	756	9,7	90	10	5,0	11,5	8,3	137,3	15	10
Février	764	5,0	89	17	762	8,7	80	9	3,0	10,8	7,0	82,4	11	16
Mars	760	6,5	89	16	760	10,9	83	8	3,5	10,6	7,7	83,2	17	21
Avril	762	14,4	91	12	763	20,4	74	8	9,8	23,0	16,5	28,0	5	24
Mai	767	18,6	85	13	767	21,7	80	7	12,2	25,5	19,5	90,5	7	24
Juin	763	21,8	80	8	761	26,5	71	4	15,0	26,9	21,6	25,5	3	26
Juillet	763	21,0	86	12	763	23,7	80	7	14,5	25,1	19,7	42,0	5	24
Août	761	19,1	88	13	762	22,8	78	7	11,3	24,7	18,1	73,0	9	28
Septembre ...	766	20,0	89	9	764	26,2	77	6	10,7	28,1	19,4	0,	0	30
Octobre	755	14,5	92	13	756	18,5	84	10	8,0	20,7	14,7	180,0	14	19
Novembre	760	8,3	89	14	760	12,7	86	9	5,6	14,0	9,9	29,2	8	18

MOYENNES PAR SAISON.

	Baromètre.	Thermomètre.	Hygromètre.	Ozonomètre.	Baromètre.	Thermomètre.	Hygromètre.	Ozonomètre.	Minima.	Maxima.	Moyennes des Min. et Max.	Pluie.	Jours pluvieux.	Jours sereins.
Hiver........	759	5,2	91	18	759	7,9	89	9	3,2	10,0	6,7	256,8	35	41
Printemps....	760	13,1	88	13	763	17,6	78	8	8,5	19,7	17,5	201,7	29	69
Été.........	763	20,6	84	11	762	24,3	76	6	13,6	25,5	19,8	140,5	17	78
Automne	760	14,2	90	12	760	19,1	82	8	8,1	20,9	14,6	209,0	22	67
												mm		
Moy. annuelles	760	13,2	88	13	760	17,2	81	8	8,3	19,0	14,0	808,0	103	255

1865-66	HIVER 1865-66.													
Décembre	766	5,6	91	13	765	12,6	88	7	2,7	14,2	8,1	10,3	3	20
Janvier	765	5,7	95	14	765	11,4	92	9	3,2	12,8	8,0	56,5	9	25
Février	761	8,0	95	16	760	10,1	93	8	6,8	12,4	9,0	131,2	16	14
Moy. hivernale	764	6,4	93	14	766	11,3	91	8	4,2	13,1	8,3	298,0	28	59

VI

DE L'EMPOISONNEMENT PAR LE DATURA

Par le Dr Edmond MARX (de Bordeaux).

Messieurs, un cas d'empoisonnement par les graines du datura stramonium que j'ai eu l'occasion d'observer pendant l'été de 1864, m'a conduit à faire sur ce sujet encore peu exploré quelques recherches dont je viens consigner les résultats devant le Congrès. La relation du fait que le hasard a mis sous mes yeux me paraît pouvoir trouver avantageusement sa place au début de mon travail, parce qu'il donne une idée parfaitement exacte des phénomènes qu'on observe, et, à cause de l'emploi tardif des moyens thérapeutiques, peint bien la physionomie de l'empoisonnement dont je veux faire l'histoire.

Observation I. — *Empoisonnement par les graines du datura stramonium datant de quinze heures ; guérison.*

Je suis appelé le 4 juillet 1864, à huit heures du matin, chez le sieur J...., joueur d'orgue, pour voir son enfant, âgé de sept ans.

On me raconte qu'il a été pris, la veille au soir, à huit heures, sans cause connue, d'une extrême agitation, s'accompagnant d'une vive loquacité, sans que ce qu'il disait pût avoir de sens pour les personnes qui l'entouraient. Il n'a pas dormi de la nuit, a continué à être très agité, et a semblé à plusieurs reprises voir dans la chambre des objets qu'il cherchait à attraper quoiqu'ils n'existassent pas en réalité. Une dose de semen-contra, administrée sur le conseil d'un pharmacien, n'a pas produit d'amélioration.

L'aspect de cet enfant présente quelque chose de singulier et de tout à fait insolite ; il s'agite violemment dans son lit, se découvre, et exécute d'une façon désordonnée de véritables soubresauts. Sa face est très fortement congestionnée, il a les pupilles aussi dilatées que possible, les yeux injectés, ce qui donne à son regard une expression de fixité remarquable. Ses doigts sont crochus ; il secoue ses draps, les étreint, agite les cordons de sa chemise, s'étire les doigts, se gratte le nez, qui ne présente, pas plus que le reste de la face, aucune trace d'éruption. Il fait très souvent le mouvement d'attraper des mouches ou d'écarter un obstacle. Le pouls bat 120 pulsations, la peau est chaude, d'une chaleur âcre.

En découvrant l'enfant, on remarque qu'il présente, par instants, des convulsions cloniques, peu étendues, des membres supérieurs et inférieurs, alternant avec une roideur qui ne permet pas d'obtenir, sans un certain effort, la flexion des articulations. Il existe dans les muscles du tronc une roideur tétanique permanente qui rend impossible au malade la position assise. Il ne peut non plus se tenir debout sur le lit; quand on l'a mis par terre et qu'on cherche à le faire avancer, il fait des sauts et non des pas. La face est la seule partie du corps qui ne soit pas agitée de mouvements convulsifs.

La sensibilité est partout conservée; mais le petit malade ne voit pas les objets qu'on lui présente, ne suit pas la lumière des yeux. Il ne semble pas entendre ce qu'on lui dit, ne reconnaît pas ses parents. Il se borne à fredonner entre ses dents ou à prononcer des phrases incohérentes se rapportant à ses frères, à ses camarades d'école ou à ses préoccupations habituelles, telles que : maman va te battre, elle me l'a dit; papa y est, etc., etc...

Le ventre et l'épigastre ne sont pas douloureux à la pression ; il n'y a eu, depuis la veille, ni selles ni vomissements ; les poumons ni le cœur n'offrent rien de particulier. Pas de toux. L'enfant a uriné comme à l'ordinaire. Les parents ont constaté et je remarque des érections intermittentes.

L'apparition de symptômes aussi tranchés survenus au milieu d'une parfaite santé, et ayant atteint en douze heures une intensité aussi marquée, me fait écarter l'idée qui m'était d'abord venue d'une affection des centres nerveux, en même temps que l'agitation, la roideur, l'extrême dilatation des pupilles me font songer à un empoisonnement.

Je questionne et j'obtiens avec beaucoup de peine l'aveu des parents, qu'exerçant la veille vers le soir leur industrie aux environs du chemin de fer du Midi, ils ont arraché des mains de l'enfant une espèce de fruit vert, épineux, qu'il avait cueilli le long de la route. Mes doutes étaient levés : l'enfant s'était amusé avec une pomme épineuse, et en avait avalé les graines en quantité que je ne pouvais apprécier. Pour plus de certitude, j'envoyai le père à l'endroit indiqué, et il me rapporta une capsule de datura stramonium.

J'avais donc affaire à une intoxication par cette plante, qui se présentait à moi en pleine période d'état, puisque le poison n'avait été évacué ni naturellement ni artificiellement, et avait librement agi sur l'économie pendant quinze heures. C'est ce qui m'expliquait le caractère si tranché ainsi que l'intensité des symptômes observés, et faisait du cas qui se présentait à moi une occasion tout exceptionnelle de constater la marche naturelle de cet empoisonnement. J'en ai esquissé de mon mieux la physionomie.

Je prescrivis un éméto-cathartique pour expulser le poison. A quatre heures, l'enfant avait eu quatre vomissements, pas de selles. Les parents, malgré mon expresse recommandation, avaient jeté les matières vomies ;

ils affirmaient y avoir remarqué quelques grains semblables à ceux que je leur avais montrés le matin.

L'enfant allait mieux. L'intelligence était revenue, il reconnaissait ses parents, suivait de l'œil les objets qu'on lui présentait. La roideur musculaire avait diminué et les convulsions disparu. Le petit malade pouvait faire quelques pas en chancelant, et soutenu par sa mère, il pouvait à peu près s'asseoir sur son lit. Cependant l'agitation, quoique moins vive, persistait encore; il continuait à pincer ses draps, à faire le mouvement d'attraper ou d'écarter un obstacle; les pupilles restaient très dilatées, le pouls fréquent (112) et petit. Je prescrivis l'eau iodurée d'après le conseil de Bouchardat, et une potion opiacée à 10 centigrammes.

Le lendemain matin, tout était rentré dans l'ordre, et, sauf un peu de fatigue, le petit malade ne présentait plus de traces des symptômes très inquiétants qu'avait provoqués chez lui une collation si mal choisie.

Mon intérêt ayant été excité par le fait que je viens de rapporter en détail, j'ai recherché dans les traités spéciaux et dans les publications périodiques les cas d'empoisonnement par le datura. Pas une observation, je dois le dire, ne présente les développements dans lesquels j'ai pu entrer plus haut; aussi n'ai-je pas l'intention de les rapporter. Je me bornerai à indiquer très exactement les sources où je les ai puisées, parce que c'est de leur analyse ou de leur étude que ressortent toutes les considérations qui font l'objet de ce travail, et que j'aurai souvent à invoquer telle ou telle de ces observations à l'appui de mes dires.

BIBLIOGRAPHIE :

1° Observation de Férussac, *in Merat et Delens, Diction.*, art. *Datura*.

2° Observation du Dr Colson, relatée dans un mémoire sur le tremblement mercuriel. (*Académie de Médecine*, avril 1827.)

3° Huit cas du Dr Roques (1817), *in Manuel des contre-poisons de Chaussier*.

4° Observation de Sweine, *in Essais and observat. physiol. and litter.*, vol. II, p. 247.

5° Deux cas de Devergie, *in Médecine légale*, t. III, p. 650.

6° Fait de Du Guld, *in Journ. de Vandermonde*, t. VII, p. 330.

7° Fait de Franck de Frankenau, *in Ephemer. des cures de la nature*.

8° Fait sans nom d'auteur. *Ibidem*.

9° Dix faits de Kluyskens, *in Annales de Littérat. médicale étrangère*, t. I, p. 381.

10° Observation du Dr Meigs, *in the North American Médical and Surgical Journal*. Janvier 1827.

11° Un cas du Dr Larquet de Vassigny, *in Gaz. des Hôpitaux*, 1861.

12° Un cas d'Anderson, *in Revue de Thérapeut.*, 1861.

13° Deux cas du Dʳ Dassier, *in Compte-rendu des travaux de la Société de Médecine de Toulouse*, 1841.

14° Deux faits de Vicat, *in Toxicologie d'Orfila*, art. *Datura*.

15° Un cas de mort cité par Haller, *in Toxicologie d'Orfila*.

16° Un fait de Boerhaave cité par Flandin, *Toxicologie*, art. *Datura*.

17° Un fait dont je dois la relation à notre confrère le Dʳ Delmas, tiré de la clinique de l'hôpital Saint-André en 1857.

18° Fait du Dʳ de Soyre, *in Gaz des hôpitaux*, 8 avril 1865.

19° Fait du Dʳ Duffin, *in London Medical Gazette*, t. XV, p. 320.

En tout 39 observations.

Je ferai une exception pour le fait du Dʳ Duffin, en le relatant tout au long, parce que, outre qu'il contient assez de détails, il est suivi des résultats de la nécropsie, chose rare dans l'histoire de cet empoisonnement, puisque je n'ai trouvé que deux cas qui se soient terminés par la mort. Ce qui en augmente encore l'intérêt et l'authenticité, c'est la circonstance touchante qu'il a été observé par le Dʳ Duffin sur sa propre enfant.

OBSERVATION DU Dʳ DUFFIN. — *Empoisonnement par les graines de datura; mort; autopsie.*

Le 26 novembre, la petite D., âgée de deux ans et demi, avala sans qu'on s'en aperçût, mais sans les mâcher, plus de cent graines de stramonium pesant environ 16 grains.

Pendant plus d'une heure, rien de très remarquable; cependant, une demi-heure après l'injestion du poison, l'enfant devient plus irritable, éprouve une vive démangeaison, à la face surtout, et semble légèrement ivre. Bientôt on observe que la face se congestionne; il y a du désaccord dans les mouvements, les yeux sont injectés, les pupilles dilatées, le facies présente une expression maniaque. L'enfant fait d'inutiles efforts de vomissement; sa parole est incohérente et rapide, elle pousse des cris, s'efforce d'atteindre des objets imaginaires. Au moment où elle croit voir ces objets sans doute effrayants, elle pousse des cris de terreur, se jette en arrière, se cache la figure. Bientôt elle entre en fureur, pince, essaie de mordre.

Après deux heures et demie, l'enfant a perdu la voix, elle pousse des cris sourds qui alternent avec une toux sonore. Les muscles de la déglutition sont pris de spasmes, et la petite malade ne peut avaler. Elle n'a plus de rapports avec les objets qui l'entourent, les mouvements volontaires ont fait place à une agitation spasmodique; le pouls est imperceptible, les extrémités inférieures froides. Cet état dure trois heures, et est remplacé par le coma. Durant ces trois heures, malgré les convulsions des membres, la face est restée immobile. Pendant le coma, le pouls est très fréquent (200), il y a 100 respirations. Les évacuations sont involontaires. La mort arrive 24 heures après l'injection du poison.

Traitement. — L'émétique et le sulfate de zinc, pris à très fortes doses, expulsent une vingtaine de grains. L'huile de ricin, donnée par la bouche et en lavement, en fait rendre trente environ.

Autopsie : Membres souples, abdomen très distendu ; le sang est demi-fluide ; le cerveau et la moelle allongée ne présentent rien de remarquable. Le larynx et l'œsophage sont assez notablement injectés ; les bords de la glotte offrent un épaississement considédérable.

Rien de particulier à noter dans l'estomac et les intestins ; ils ne contiennent pas une graine de datura ; la vésicule est distendue par la bile. Il y a de l'urine dans la vessie.

SYMPTOMATOLOGIE. — La description de l'empoisonnement par le datura me paraît ressortir suffisamment des deux observations que j'ai citées tout au long, pour me dispenser d'y revenir ici. Je crois préférable de grouper les symptômes, tels qu'ils résultent des trente-neuf cas que j'ai analysés, par ordre d'appareils. Outre que j'éviterai de véritables redites, j'espère que cette partie de mon travail gagnera aussi en utilité pratique ce qu'elle risque de perdre en pittoresque. D'ailleurs, ce que j'aurai à dire plus tard de la marche de l'empoisonnement complètera ce qui pourrait paraître manquer ici.

Je ne ferai que mentionner en passant la partie que j'appellerai fantastique de l'histoire du datura, parce qu'elle se rapproche un peu de la légende et trouve mieux sa place dans l'histoire de *la Sorcière du Moyen Age* que dans un travail scientifique qui ne doit pas se piquer de crédulité.

C'est ainsi que Bouchardat, Trousseau et Pidoux rapportent que les prétendus sorciers du Moyen Age produisaient chez leurs victimes, à l'aide du datura, des hallucinations fantastiques pour les faire assister au sabbat ; que les enchanteurs en préparaient des philtres pour procurer aux amants d'imaginaires jouissances. D'après Faber, les Indiens, sous le nom de *bangues,* les Turcs et les Arabes, sous le nom de *maslac,* préparent des philtres amoureux composés avec le datura. Les femmes de l'Inde s'en serviraient pour tromper la vigilance de leurs maris. De là est venu au datura le nom populaire d'*herbe au diable, d'herbe aux sorciers.* Les faiseurs de mélodrames n'ont pas manqué de mettre à profit l'histoire de cette troupe de voleurs connus sous le nom d'*Endormeurs,* qui dépouillaient les voyageurs après les avoir endormis avec du tabac contenant de la poudre de datura.

1° *Symptômes de l'empoisonnement par le datura, fournis par le système nerveux.* — Ce sont ceux qui méritent le plus d'attention parce que, comme toutes les solanées, c'est surtout sur le système nerveux que le datura paraît porter son action.

A. *Motilité* — L'*agitation* est un des symptômes le plus fréquemment notés. Elle revêt diverses formes : tantôt elle ressemble à une légère ivresse, ou bien le malade gesticule, égratigne ceux qui l'approchent, fait des réponses grossières; à un degré plus avancé, il s'agite en proie à des mouvements désordonnés et insolites, a de l'insomnie, grince des dents, pousse des cris inarticulés, ou enfin entre en fureur et présente tous les phéno-mènes de ce qu'on appelle le délire furieux. Les *convulsions* ne sont pas rares. On a noté la prédominance des mouvements spasmodiques dans les membres, et spécialement dans les extré-mités, la face restant immobile alors que les membres sont violemment agités; d'autres fois, mais plus rarement, c'est de la *roideur* qu'on observe au lieu de mouvements cloniques (Delmas, de Soyre). Dans le fait dont nous avons été témoin, il y avait en même temps, convulsions cloniques des membres et roideur tétanique du tronc, qui empêchait le jeune malade de garder la position assise. Aux symptômes dépendant de la motilité, se rapporte la *démarche chancelante* notée dans quelques cas, et aussi cette attitude, caractéristique à mon sens, d'un malade qui, placé à terre, ne peut marcher, mais *exécute de véritables sauts.* J'ai observé ce symptôme, ainsi que le Dr Dassier dans ses deux observations.

Comme contraste aux diverses formes d'agitation signalées plus haut, notons ici qu'on a assez souvent observé l'*accable-ment*, la torpeur, le coma, et aussi un véritable *sommeil léthargique*. D'autres fois, au contraire, au déclin de l'empoisonnement, et comme symptôme favorable, il survient un *sommeil,* agité ou paisible, mais naturel.

La *paralysie* a été rarement observée. Devergie a noté la fai-blesse des jambes, Vicat la paralysie des membres, Sweine la paralysie de tout le corps.

B. *Sensibilité.* — La sensibilité est le plus souvent conservée. Une seule fois, nous trouvons notée par Vicat l'*insensibilité,* à laquelle aurait succédé la paralysie.

C. *Intelligence.* — L'intelligence est bien plus souvent atteinte.

Notons, en première ligne, les *hallucinations,* qui sont un des symptômes les plus constants; elles sont le plus souvent effrayantes : le malade a peur, a le regard fixe, cherche à éloigner de lui des objets qui n'existent pas, ou à repousser d'horribles visions; d'autres fois, il paraît vouloir saisir des mouches, des corps volants. Dans le cas de M. de Soyre, une chiffonnière faisait le geste de trier ses chiffons. On a noté, dans trois cas, une véritable *folie,* qui, au dire de Franck de Frankenau, se serait une fois prolongée dix-huit jours. Deux fois les malades ont accusé des *vertiges.* L'*abolition de l'intelligence* a été souvent observée. Dans le cas qui nous est personnel, l'enfant ne reconnaissait pas ses parents, ne répondait pas aux questions qui lui étaient adressées. Deux fois on a noté la *perte absolue de connaissance,* l'absence de rapports avec les objets extérieurs.

Le *délire* enfin a été observé sous ses diverses formes : souvent c'est un délire furieux, s'accompagnant de cris inarticulés, de paroles irritées, de gestes menaçants; d'autres fois, comme chez notre petit malade, c'est un délire tranquille, caractérisé par des phrases incohérentes, dites souvent très vite, et se rapportant, en général, aux préoccupations habituelles du sujet. Le délire peut aussi être gai, s'accompagner de paroles et de gestes extravagants, auxquels succède quelquefois la tristesse, la fureur même. Meigs a noté l'alternance de ces trois sortes de délire.

2° *Symptômes fournis par les organes des sens.*— Quelques auteurs ont signalé la perte des sens sans entrer dans plus de détails à ce sujet. Mais c'est surtout le *sens de la vue* qui est atteint ici : les pupilles sont extrêmement dilatées, souvent insensibles à la lumière; les yeux sont fixes, hagards, brillants, injectés; le regard offre une expression maniaque. Nous avons constaté chez notre malade une cécité passagère. Le malade de Férussac a été aveugle deux jours, et celui du Dr Colson quinze jours. M. Delmas a noté en même temps la cécité et la *surdité.* On a signalé le *bégaiement,* la *perte de la parole* et même de la *voix.*

Du côté de la *peau,* on a remarqué de vives *démangeaisons.* Notre petit malade en éprouvait, sans qu'aucune éruption nous les ait expliquées. Meigs en a observé qui s'accompagnaient de *pétéchies* rouges, étoilées sur la face, le cou, la poitrine. Elles durèrent onze jours.

3° *Symptômes fournis par les organes digestifs.* — D'une manière générale, les symptômes observés du côté des organes digestifs sont rares et peu caractéristiques. On a noté la *soif*, la *sécheresse de la langue et de la gorge*, que produisent d'ailleurs toutes les solanées ; la *douleur de gorge*, l'*impossibilité de la déglutition*, due à un spasme des muscles qui président à cette fonction. Dans le cas de Kluyskens, la soif a été précédée d'*aversion pour les liquides*.

Du côté de l'*estomac*, on a signalé des crampes, de la chaleur à l'épigastre, des nausées s'accompagnant du rejet d'une bave filante, des vomissements. Dans le cas de Larquet, le ventre était ballonné ; on y constatait du gargouillement. Devergie parle d'une irritation gastrique consécutive à l'empoisonnement.

Du côté des *intestins*, jamais de selles abondantes, à moins qu'elles n'aient été provoquées par les remèdes.

4° *Symptômes fournis par la respiration.* — Les *organes respiratoires* n'ont jamais rien offert de remarquable. Duffin a noté une toux sonore, une respiration accélérée coïncidant avec la fréquence du pouls ; Roques, la difficulté de la respiration ; Dassier, une respiration courte. Je n'ai, pour ma part, rien observé de semblable.

5° *Symptômes fournis par la circulation.* — L'*injection et la congestion de la face* ont été très souvent signalées, et me paraissent dignes de fixer l'attention.

Au point de vue de la *fièvre*, la peau est en général chaude ; le pouls, presque toujours fréquent, est le plus souvent petit, quelquefois irrégulier. Dans le cas de Duffin, terminé par la mort, il était devenu *insensible*, en même temps que le corps présentait du *refroidissement ;* toutefois, ces deux symptômes ont été observés par Roques, Vicat, sans que la mort s'en soit suivie.

Dassier est le seul qui ait noté la *force des battements du cœur.*

6° *Symptômes fournis par les organes génito-urinaires.* — Dassier a signalé : chez un de ses malades, l'*abondance des urines ;* chez l'autre, l'*absence d'urines, mais des sueurs abondantes ;* ce qui répond bien à la loi de balancement qui existe en général entre ces deux sécrétions.

J'ai constaté des *érections* chez mon petit malade, et Boerhaave signale la *nymphomanie* comme un des symptômes qu'il a observés dans cet empoisonnement.

DIAGNOSTIC. — Après avoir énuméré les symptômes qui se produisent dans l'empoisonnement par le datura en les groupant par ordre d'appareils, je vais maintenant faire connaître ceux qui sont de nature à fixer le diagnostic, soit parce qu'ils sont par eux-mêmes plus caractéristiques, soit parce qu'on les retrouve plus fréquemment dans les Observations des auteurs.

Si un malade présente une extrême agitation, exécute des mouvements fréquents et désordonnés; a le regard fixe, hagard, brillant; les pupilles très dilatées, la face rouge; prononce des phrases incohérentes, semble vouloir écarter des objets effrayants ou saisir en l'air des corps qui ne s'y trouvent pas en réalité; ne reconnaît pas les personnes qui l'entourent habituellement, ne voit pas les objets qu'on lui présente, et ne paraît pas comprendre les questions qu'on lui adresse; est alternativement furieux et gai; si, en outre, cet état n'est pas la suite d'une maladie datant de quelques jours, mais est survenu depuis quelques heures à peine, il me semble impossible que le médecin ne soit pas mis sur la voie d'un empoisonnement par les solanées. Si, une fois son attention éveillée, il observe que le malade a la peau chaude, le pouls fréquent; qu'il présente dans les membres des convulsions cloniques ou quelquefois de la roideur; qu'il ne peut s'asseoir sur son lit; que lorsqu'on le met à terre, il ne peut marcher, mais exécute de véritables sauts, il sera difficile que le soupçon ne se transforme en certitude. Et s'il restait encore un doute, un signe certain, presque toujours facile à se procurer, viendra le lever : je veux parler du commémoratif qui apprendra que le patient a eu sous la main ou s'est procuré à dessein, soit une solanée, soit une préparation qui en contenait, et que l'examen direct ou l'analyse chimique feront aisément reconnaître, et souvent, à leur défaut, la description de la plante par les personnes présentes. Ceci mettra pour ainsi dire le sceau à la certitude en montrant à laquelle des solanées on a affaire. Ne saurait-on même pas au juste le nom du poison, cela offrirait peu d'importance, puisque le premier traitement est le même pour toutes les solanées, et que son emploi peut fixer le médecin en faisant évacuer le poison.

Je n'entreprendrai pas le diagnostic différentiel de l'empoisonnement par le datura et des maladies du cerveau. Il se rapproche de beaucoup d'entre elles par ses symptômes nerveux si tranchés et si effrayants. Je me bornerai à signaler des circonstances qui me paraissent devoir toujours lever les doutes : le récit des commémoratifs, l'instantanéité d'accidents aussi graves et aussi caractéristiques, et enfin la recherche du poison qu'on pourra le plus souvent faire soi-même et, à défaut, confier à l'action du traitement.

MARCHE, DURÉE, TERMINAISON, PRONOSTIC. — Le premier effet et le plus constant du datura pris à dose toxique, est de produire une extrême agitation que nous avons assez longuement décrite plus haut. Puis, sous l'influence du traitement, souvent même sans traitement bien actif, cette agitation va en décroissant, et il ne reste bientôt plus au malade qu'un peu de fatigue et de courbature. Dans le seul cas de mort sur lequel nous ayons des détails, les symptômes, au lieu de décroître, ont augmenté d'intensité; à l'agitation ont succédé la paralysie et le coma; puis la mort est arrivée très rapidement. Dans les deux cas de Vicat, qui cependant ont eu une terminaison heureuse, la période d'agitation aurait été précédée de symptômes de paralysie. Ce serait dans tous les cas une marche bien exceptionnelle, puisqu'un seul auteur la signale. Il semblerait résulter de quelques faits du Dr Roques, que lorsque le poison provoque des vomissements, la période d'agitation manque et est remplacée par le coma. Pour terminer ce qui a rapport à la marche de l'empoisonnement qui nous occupe, signalons ce fait rapporté dans les Observations de Dassier, et qui est de nature à nous rendre un peu plus réservé sur le pronostic, qu'après un soulagement rapide survint une sorte de recrudescence qui n'empêcha pas cependant l'issue d'être définitivement heureuse.

La *durée* de l'empoisonnement par le datura est très courte. Généralemement au bout de vingt-quatre heures, quelquefois en moins de temps, le malade est revenu à son état à peu près normal. Les cas où la guérison s'est fait attendre trois ou quatre jours, quinze jours (Colson), dix-huit jours même (Frankenau), constituent une véritable exception, et les derniers même sont de nature à provoquer le doute. Dans le cas du Dr Duflin, la mort est arrivée en vingt-quatre heures.

La *terminaison* est presque toujours heureuse. Deux fois seulement sur trente-neuf l'issue a été fatale.

D'après ce que nous venons de dire, le *pronostic* est favorable dans la très grande majorité des cas. Ce qui nous confirme encore dans cette opinion, c'est que sur onze des cas que nous avons analysés (c'est à dire une fois sur trois et demie environ) où le traitement n'est même pas rapporté et a sans doute été bien peu actif, un seul, celui de Haller, s'est terminé par la mort. Nous croyons cependant qu'on doit un peu tenir compte, pour le pronostic, de l'intensité des symptômes, et, pour ne parler que du cas que nous avons observé, les symptômes paraissaient tellement graves, que, malgré sa terminaison heureuse, nous n'hésiterions pas, si le cas se représentait le même, à être très réservé sur le pronostic, dût l'événement nous donner encore un démenti.

ANATOMIE PATHOLOGIQUE. — Ce que nous avons dit de la rareté des cas de mort, fait pressentir que nous possédons peu de détails d'anatomie pathologique. Aussi joindrons-nous aux deux seuls cas de mort que nous avons rencontrés les résultats des nécropsies d'Orfila dans ses vivisections.

1° *Organes digestifs.* — On n'a constaté d'altération notable du tube digestif que chez un chien qui avait avalé l'énorme quantité de 16 grains d'extrait aqueux de datura, et ne pouvait s'en débarrasser par le vomissement, l'œsophage ayant été lié. L'estomac contenait 200 grammes environ d'un fluide sanguinolent; la muqueuse, d'un rouge vif dans toute son étendue, offrait près du pylore un très grand nombre de bandes ecchymotiques. La membrane musculeuse était d'un rouge vif dans les points correspondant à ces bandes. Le rectum, non altéré, était tapissé d'une matière noire, filante.

Dans le cas de Duffin, on a simplement noté de la rougeur du pharynx, de l'œsophage, sans altération de l'estomac ni des intestins.

2° *Organes respiratoires.* — Le larynx était injecté, et les bords de la glotte très épaissis dans le cas de Duffin. Les poumons étaient sains.

Chez deux chiens, les poumons étaient d'un rouge foncé livide, gorgés d'un sang noir fluide. Une autre fois, ils étaient seulement un peu recoquevillés.

3° *Sang et organes circulatoires.* — Dans le cas de Duffin, le sang était demi fluide. Chez un des chiens, il était également fluide et noir. Chez un autre, le cœur contenait des caillots, malgré la chaleur persistante du corps. Enfin, chez un chien ouvert de suite après sa mort, les ventricules ne se contractaient plus, tandis que les oreillettes battaient très distinctement. Le cœur contenait du sang fluide, celui de l'aorte était rouge vermeil.

4° *Système nerveux.* — Dans le cas de Duffin, le cerveau et la moelle allongée étaient sains; dans celui de Haller, la substance corticale était gorgée de sang, le crâne contenait des grumeaux.

Chez les chiens, les ventricules du cerveau ne contenaient pas de liquide; chez un, les vaisseaux étaient injectés et distendus; chez un autre, ils ne présentaient pas d'engorgement.

En rapprochant ces résultats nécroscopiques des symptômes morbides que nous avons longuement exposés, on peut conclure que les préparations de datura ont une action locale peu intense; mais qu'introduites par absorption dans le torrent circulatoire, elles agissent sur le système nerveux et sur le cerveau particulièrement.

ÉTIOLOGIE. — C'est presque toujours des enfants qui avalent en s'amusant, et sans en connaître le danger, les graines contenues en grand nombre dans les capsules de datura. Chez tous les adultes dont j'ai relevé l'observation, l'ingestion du poison avait été la suite d'une méprise commise le plus souvent à l'aide de substances médicamenteuses, ou en substituant l'infusion de datura à une autre qui leur avait été prescrite. Je n'ai pas rencontré de suicide par cette plante, dont les effets sont peu connus du vulgaire.

TRAITEMENT. — Les émétiques et les purgatifs ont fait presque tous les frais du traitement. Après l'expulsion du poison, on a surtout employé les boissons acidulées, les antispasmodiques, les révulsifs, les excitants, le café, les sangsues aux apophyses mastoïdes, le tout s'adressant aux symptômes nerveux divers que le médecin avait à combattre. Les émollients et les adoucissants ont trouvé peu leur indication dans ces cas, qui ne provoquent guère d'irritation locale. Dans ces derniers temps on a préconisé l'*eau iodurée* comme neutralisant la substance toxique non expulsée. Je m'en suis bien trouvé dans le cas que j'ai eu à traiter.

Au point de vue du traitement, un seul des cas que j'ai rencontrés dans mes recherches m'a paru digne d'être signalé. C'est celui d'un soldat traité par le Dr Anderson, à la suite de l'ingestion d'une quantité de confiture faite avec le fruit du datura. Ce malade prit en dix-huit heures 15 grains ou 75 centigrammes de chlorhydrate de morphine. Quoique non habitué aux narcotiques, il ne présenta pas le moindre symptôme d'intoxication par l'opium, et guérit parfaitement.

En terminant mon travail, je signale ce fait unique dans l'histoire de l'empoisonnement par le datura, comme pièce à consulter dans l'étude encore toute nouvelle de l'antagonisme entre l'opium et les solanées vireuses.

———

VII

DU TRAITEMENT RATIONNEL DE L'HÉMORRHAGIE CÉRÉBRALE

fondé sur l'étude des lésions anatomiques, leur étiologie et leur nature;

PAR LE Dr CHATARD (de Bordeaux.)

———

Messieurs, mon intention n'est pas de vous décrire d'une manière complète l'histoire de l'hémorrhagie cérébrale. Je désire seulement vous entretenir de certaines altérations des vaisseaux et de la pulpe nerveuse, que je considère comme à peu près constantes dans l'hémorrhagie cérébrale, des causes qui produisent ces lésions anatomiques, et du traitement *rationnel* des accidents qu'elles déterminent à de certains moments.

Quand on ouvre le crâne d'un sujet qui a succombé à l'hémorrhagie cérébrale, on trouve en un point de l'encéphale, le plus souvent dans le corps strié ou la couche optique, un caillot généralement renfermé dans une cavité close de toute part, dont les parois teintées de rouge sont doublées d'une couche de substance nerveuse plus ou moins fortement ramollie.

Quelle est la nature de ce ramollissement? Quel est son rôle dans la production de l'hémorrhagie cérébrale? Telles sont les questions que je vais essayer de résoudre devant vous.

Messieurs, on a beaucoup discuté sur la nature et l'importance du ramollissement que l'on observe autour du foyer hémorrhagique.

Ainsi, Rochoux, qui le considérait comme préexistant, dans tous les cas, à l'épanchement sanguin, l'attribuait à un vice de nutrition général du parenchyme organique, sans le mettre sur le compte d'une altération particulière des capillaires, vraiment impossible à séparer, disait-il, de l'altération du tissu dont ils concourent à former la composition. Nous verrons bientôt que cette impossibilité n'existait que pour Rochoux, peu familiarisé assurément avec les études microscopiques. Quoi qu'il en soit, Rochoux voyait en lui la cause mécanique et obligée de l'hémorrhagie ; aussi le désignait-il sous le nom de *ramollissement hémorrhagipore*. — Se rattachant à une opinion mixte, M. Andral pense qu'il est parfois primitif et parfois consécutif, c'est à dire tantôt cause et tantôt effet. — Lallemand le considérait comme étant toujours primitif et de nature inflammatoire. Pour moi, je crois que dans la très grande majorité des cas, il précède l'épanchement. Je pense aussi qu'il tient à la même cause qui déterminera plus tard l'hémorrhagie : je veux dire la dégénérescence des capillaires et des artères de l'encéphale. Pas assez profondément altérés pour permettre l'extravasation du sang, les vaisseaux cérébraux n'ont pu cependant suffire plus longtemps à la nutrition de la pulpe nerveuse, et les tubes nerveux se sont bientôt dissociés et ramollis. Je ne prétends pas dire, cependant, qu'il en est toujours ainsi. Je pense, au contraire, que le ramollissement est parfois consécutif à l'épanchement, et qu'il résulte alors de l'infiltration ou imbibition. C'est lorsque les artères ne présentent ni thrombose ni embolie, ainsi qu'on l'observe, par exemple, dans certaines hémorrhagies qui surviennent à la suite d'une violente congestion.

L'étude du ramollissement de la substance cérébrale n'a été sérieusement faite que dans ces dernières années. Il est bien vrai qu'en 1823, M. Rostan signalait les dangers de l'ossification des artères et son influence sur la structure et les fonctions de l'encéphale ; qu'en 1835, Gendrin reconnaissait avec lui que l'obstruction des artères du cerveau est fréquemment la cause du ramollissement de cet organe ; qu'en 1850, M. Bouchut admettait pour expliquer le ramollissement : 1° l'incrustation des parois par de la matière cartilagineuse et calcaire ; 2° des caillots fibrineux récents dans leur intérieur ; mais ces recherches restaient incomplètes, et il y avait toujours une inconnue que les travaux de MM. Durand-Fardel, Calmeil, Virchow, Lancereaux, etc., ont su enfin démêler.

C'est surtout à ce dernier auteur que revient l'honneur d'avoir bien observé et bien décrit le mode de formation et la nature de ces ramollissements cérébraux non inflammatoires. Éclairé par les belles recherches histologiques de l'illustre Virchow, de M. Robin et des autres micrographes français, M. Lancereaux a étudié la thrombose et l'embolie des artères cérébrales, et démontré que dans un très grand nombre de cas le ramollissement cérébral ne reconnaît point d'autre cause.

Soixante observations, les unes recueillies par M. Lancereaux lui-même, les autres empruntées aux journaux et recueils modernes de médecine, font la base de son travail. Sur ces soixante observations, l'auteur a constaté que le siége du foyer ramolli correspondait toujours à une artère obturée.

Aussi en a-t-il conclu qu'il existait nécessairement une relation entre le ramollissement du cerveau et l'occlusion des artères de l'encéphale.

Mais, pourra-t-on dire, quelle est la raison de ce rapport et des deux faits dont il établit la connexité ? En un mot, quel est celui qui précède l'autre ?

Voici : le ramollissement ne peut être la cause de l'oblitération artérielle dans les faits où celle-ci a pour siége soit l'une des carotides, soit l'une des artères cérébrales moyenne ou antérieure, soit encore une vertébrale ou même le tronc basilaire, c'est à dire des vaisseaux situés en dehors du foyer du ramollissement. Cela est de la dernière évidence. Resteraient les cas dans lesquels les artères du foyer lui-même se trouvent oblitérées ; mais ici encore on ne saurait conserver l'ombre d'un doute, car, ainsi que l'indiquent la plupart des observations, ou bien la paroi artérielle malade, le plus souvent athéromateuse, est la cause même de l'oblitération du vaisseau, ou bien le caillot, par son petit volume, son peu d'étendue, son défaut d'adhérence, sa dureté, ne peut être rattaché à une coagulation formée sur place, à une altération qui du parenchyme se serait communiquée à l'artère.

Ainsi, le ramollissement cérébral, je ne parle pas du ramollissement inflammatoire, tient le plus souvent à la thrombose et à l'embolie des artères et des capillaires de l'encéphale, à leur dégénérescence athéromateuse. Il survient par un manque de vitalité; les tubes et les cellules nerveuses ne recevant plus qu'une quantité insuffisante de sang, se mortifient.

Peut-il suffire, à lui seul, à déterminer l'hémorrhagie cérébrale?

Rochoux, voulant définir l'apoplexie, la désignait ainsi : « Une » hémorrhagie par rupture, suite d'une altération du tissu » propre de l'encéphale. » Le temps, j'ose le dire, a fait justice de l'opinion de Rochoux. Ne sait-on pas, en effet, que les artères et les veines peuvent traverser de vastes collections purulentes et des foyers de ramollissement, sans présenter d'altération bien sensible et sans livrer passage au sang? Les chirurgiens éminents qui me font l'honneur de m'entendre, ont insisté sur cette absence d'altération pour conseiller la ligature dans la plaie même, en cas d'hémorrhagie. Il est donc infiniment probable qu'une chose identique a lieu pour le cerveau. Il est d'ailleurs incontestable que, dans les cas de ramollissement inflammatoire, d'abcès du cerveau, toutes lésions indépendantes d'une dégénérescence vasculaire, on ne constate pas d'épanchement sanguin, et cependant les vaisseaux traversent des tissus ramollis et friables. Il en est ainsi pour les cas de ramollissement inflammatoire, ceux qui succèdent, par exemple, à la ligature des artères carotides ou à l'oblitération pathologique des gros troncs artériels de la base de l'encéphale. Pour ces motifs, je crois que le ramollissement du cerveau est incapable de produire l'hémorrhagie cérébrale. Il peut seulement la favoriser.

Quand on parcourt les nombreuses observations d'hémorrhagie cérébrale recueillies dans ces derniers temps par la science, on est frappé tout d'abord par ce fait général : l'altération à peu près constante des artères en général et des artères cérébrales en particulier.

Si l'on ouvre les artères de la base du cerveau chez les vieillards ou même chez les adultes qui viennent de succomber à l'hémorrhagie cérébrale, on trouve, dans un très grand nombre de cas, soit une infiltration granulo-graisseuse des parois artérielles, soit une infiltration calcaire, soit même parfois ces deux espèces de lésions réunies.

Infiltration granulo-graisseuse. — Ce genre de lésion a été parfaitement étudié dans ces derniers temps par deux savants de premier ordre : les professeurs Virchow et C. Robin. Dans un Mémoire communiqué à l'Académie de Médecine, le 15 mai 1856, M. Robin posait les conclusions suivantes :

1° L'anatomie pathologique des vaisseaux capillaires chez les individus ayant eu des hémorrhagies cérébrales, fait découvrir une altération particulière, constante, des parois propres de ces conduits sanguins.

2° Cette altération, commençant par les plus fins capillaires, s'étend graduellement aux conduits de plus en plus gros et spécialement aux artères, en progressant de la face interne vers la face externe des parois.

3° Cette altération chez les apoplectiques est de même ordre que celles qu'on observe dans les capillaires de tous les vieillards et même de beaucoup d'adultes ; mais elle en constitue une phase plus avancée, devenant plus ou moins tôt, suivant les individus, la cause de la rupture des vaisseaux, d'épanchement de sang, et par suite d'accidents morbides.

4° Lorsque ces accidents morbides se manifestent, l'altération existait déjà depuis longtemps, mais à un degré encore insuffisant pour faire perdre aux vaisseaux leur résistance naturelle.

5° Cette lésion consiste en une production de *granulations* ou *gouttes graisseuses* dans l'épaisseur des parois de ces conduits, de manière à remplacer graduellement une substance continue, homogène, transparente et tenace, par un assemblage de petits corpuscules graisseux, complétement contigus, et offrant d'autant moins de résistance qu'ils sont accumulés en plus grand nombre.

6° L'étude anatomo-pathologique des vaisseaux dans l'apoplexie permet d'établir une liaison très nette et de haute portée pratique entre l'état normal des vaisseaux, leur modification graduelle à mesure des progrès de l'âge, atteignant plus ou moins tôt, suivant la rapidité, cet état qui mérite le nom de *lésion morbide.*

Ces conclusions résument à merveille tout ce que nous savons sur la dégénérescence graisseuse des vaisseaux cérébraux ; aussi serai-je court dans l'histoire que je vais en tracer.

L'altération due à l'infiltration dans le tissu des artères d'éléments granulo-graisseux se montre tout d'abord à la face interne du vaisseau. On trouve alors des taches blanchâtres, isolées ou réunies, de façon à former des bandelettes plus ou moins étendues, ou des anneaux complets; mais ces taches blanchâtres paraissent être déjà le second degré de l'affection, qui, au début, consistait en un dépôt transparent lamelleux, placé sur la surface lisse de la tunique interne des artères. Cette lésion, d'abord due à l'infiltration par des globules graisseux de la couche la plus interne de l'artère, gagne de proche en proche dans la tunique moyenne, jusqu'au point d'envahir complétement toute l'épaisseur du vaisseau.

Cette partie opaque, lactescente, examinée au microscope, dit M. Follin, laisse voir une grande quantité de globules arrondis, de dimensions variables, réfractant fortement la lumière, solubles dans l'éther, enfin comparables en tous points aux éléments gras qui infiltrent les autres tissus.

Quand ces granulations se produisent en trop grande quantité, elles s'accumulent souvent, tantôt au dessous de la tunique interne, tantôt sous la tunique externe, et forment là de petites collections d'une coloration jaunâtre qu'on prendrait au premier aspect pour du pus liquide ou demi-concret, mais dans lesquelles le microscope ne fait pas découvrir trace de globules purulents.

Infiltration calcaire. — En même temps qu'elles s'infiltrent de globules graisseux, les parois artérielles s'incrustent aussi, et même beaucoup plus fréquemment, de phosphate et de carbonate de chaux. Ces produits sont d'abord disséminés sous forme de grains; mais ces grains ne tardent pas à se réunir, et de leur réunion résulte bientôt de véritables lamelles, que l'on a voulu comparer à des os, mais qui n'en sont point, car jamais on n'y a découvert les corpuscules caractéristiques des os, les *canalicules osseux.*

Quand la membrane interne des artères est simplement détruite sur certains points par le ramollissement des parties infiltrées de graisse, on constate des solutions de continuité auxquelles on a donné le nom d'*ulcération des artères.* La forme, l'étendue, la profondeur de ces pertes de substance varient beaucoup. Enfin, il n'est pas rare de voir se former à leur surface de véritables caillots fibrineux, ou thrombose, qui, par leur développement progressif, tendent à oblitérer le canal de l'artère.

Telle est, Messieurs, en raccourci, l'histoire des lésions anatomiques de l'hémorrhagie cérébrale. Je sais bien qu'il me resterait encore à parler de certaines altérations tout à fait spéciales que l'on a rencontrées dans quelques circonstances, telles que l'obstruction des capillaires cérébraux par des corpuscules de pigment, la thrombose des sinus cérébraux et l'atrophie de la masse encéphalique; mais ces conditions sont si exceptionnelles, que je crois pouvoir les passer sous silence.

DES CAUSES DE L'HÉMORRHAGIE CÉRÉBRALE.

Je les diviserai en prédisposantes, occasionnelles et organiques :

1° *Causes prédisposantes.* — En première ligne je place l'âge, dont l'influence ne peut être un instant mise en doute.

A. *Age.* — L'hémorrhagie cérébrale est très rare dans l'enfance. Selon moi, cette rareté s'explique par l'absence presque complète d'athérome (dégénérescence graisseuse et calcaire des capillaires) chez ces derniers. Dans le jeune âge, en effet, les parois artérielles sont presque toujours saines et ne contiennent ni granulations graisseuses ni incrustation calcaire, vérité qu'a expérimentalement démontrée Tiedeman. Cet auteur a trouvé qu'il y a augmentation progressive des matériaux calcaires dans les tuniques artérielles à mesure que l'individu avance en âge.

Ainsi, il s'est assuré que les cendres des artères d'un nouveau-né renferment 0,85 de phosphate de chaux; les artères saines d'un adulte, 1,25; celles d'un homme âgé, 2,77; tandis que les artères ossifiées d'un vieillard en contiennent jusqu'à 4,01.

Il ne faudrait pas croire, cependant, que l'enfance soit complétement exempte de la dégénérescence des vaisseaux artériels. Young cite un cas d'ossification de l'artère temporale chez un enfant de quinze mois. Wilson a trouvé l'aorte ossifiée chez un sujet de trois ans. M. Andral a rencontré ce même vaisseau parsemé de plaques ossiformes chez une petite fille de huit ans, et il cite en outre quatre ou cinq observations d'ossification aortique chez des sujets de huit à vingt-quatre ans. Qui sait, dès lors, si dans les quelques observations d'hémorrhagie survenue chez les enfants, cette cause n'a pas existé comme elle existe chez le vieillard et même chez l'adulte? Quoi qu'il en soit, c'est après

l'âge de soixante ans qu'on observe le plus grand nombre de cas
d'hémorrhagie cérébrale, et à partir de l'âge de vingt ans, la
proportion, d'abord très faible, va toujours croissant. C'est de
quarante à soixante-dix ans que les hémorrhagies sont le plus
fréquentes. J'explique ainsi ce fait : L'incrustation calcaire et
l'infiltration granulo-graisseuse sont infiniment communes chez
les vieillards, puisque Bichat a constaté qu'au delà de soixante
ans, sur 10 cadavres, on en trouve au moins 7 sur les artères
desquels il existe des incrustations.

Ainsi, Messieurs, l'âge, par les changements qu'il apporte
dans la texture des artères et des capillaires de l'encéphale, est
une cause prédisposante puissante d'hémorrhagie.

B. *Alcoolisme*. — L'usage abusif des boissons alcooliques, telle
est, suivant moi, l'une des causes les plus importantes de l'hémorrhagie cérébrale. Il était admis depuis longtemps que l'alcool
agit sur les tissus comme substance déshydratante, et Liebig
estimait même qu'un volume d'alcool déplace 4 volumes d'eau.
On savait aussi que les propriétés chimiques du tissu de l'estomac
sont modifiées profondément ainsi que ses fonctions vitales, et
que les cellules épithéliales ainsi que les vaisseaux capillaires
sont profondément altérés dans leur texture. Mais ce que l'on
ignorait, c'est l'absorption de l'alcool, son transport par le sang
dans le cerveau, le foie, les poumons, etc., et les ravages qu'il y
exerce. Il résulte, en effet, des expériences de Percy et de celles
beaucoup plus récentes de MM. Ludger-Lallemand, Perrin et
Duroy, ainsi que des travaux de M. Marcé, si prématurément
enlevé à la science, que l'alcool est absorbé, qu'on le retrouve
dans le sang des animaux intoxiqués, et qu'il semble s'emmaga-
siner dans le cerveau et dans le foie. MM. Ludger-Lallemand,
Perrin et Duroy ont trouvé, par exemple, que, sur 7 parties
d'alcool absorbé, le sang contient 1 partie, le foie 4 parties et le
cerveau 2 parties.

Voilà donc un fait irrévocablement acquis à la science, à
savoir : l'absorption de l'alcool, sa présence dans les principaux
viscères, et plus particulièrement dans le foie et dans le cerveau.
Reste à voir maintenant si l'alcool entraîne réellement à sa suite
des altérations dans les organes où il se tient entassé, par
exemple la dégénérescence graisseuse de ces organes.

En 1848, M. Tardieu, qu'on n'accusera certainement pas

d'incompétence, écrivait ceci : « Il est permis d'avancer que dans la mort survenue rapidement dans l'état d'ivresse, l'apoplexie pulmonaire, et surtout *l'apoplexie méningée,* sont des lésions, sinon constantes, du moins extrêmement fréquentes et presque caractéristiques. »

En 1852, M. Magnus Huss décrivait à son tour, sous le titre d'*alcoolisme chronique,* les accidents paralytiques produits lentement par une intoxication passée à l'état chronique, tandis que Carpenter signalait comme conséquences éloignées de l'abus des alcooliques l'encéphalite, l'apoplexie, la démence, etc., et que M. Falret insistait, dans sa thèse *sur la Folie,* sur les accidents cérébraux graves qui surviennent sous l'influence de cette funeste passion.

De son côté, M. Calmeil, recherchant les effets de l'*alcoolisme chronique,* nous a fait connaître que chez les sujets adonnés à l'ivrognerie, la face externe de la dure-mère se couvre de nombreuses gouttelettes sanguines ;... que les petits vaisseaux de la pie-mère sont injectés et colorés en rouge ;... que la substance grise des corps striés et celle des couches optiques sont plus rouges que dans l'état normal ;... que la pie-mère du cervelet est bien plus vasculaire encore que celle du cerveau ;... qu'elle contient beaucoup de sang ;... que la substance grise cérébelleuse offre un reflet légèrement violacé ; qu'elle est passablement injectée ;... que les *vaisseaux de la substance grise du cerveau commencent à s'incruster presque partout de petits granules moléculaires de couleur grisâtre, etc.*

Enfin M. Racle, dans une thèse de concours pour l'agrégation (1860), constate que l'usage longtemps continué des liqueurs alcooliques, détermine dans le cerveau et dans le foie une dégénérescence graisseuse d'autant plus prononcée que les malades sont depuis plus longtemps adonnés à l'ivrognerie. M. Guéneau de Mussy a aussi observé cette dégénérescence à plusieurs reprises chez des ivrognes, dans des cas où l'impossibilité d'expliquer sa présence par l'âge des malades ou par toute autre cause rendait peu douteuse l'influence des boissons spiritueuses sur sa production.

Quant à M. Marcé, voici ce qu'il pense de l'alcoolisme chronique : « L'influence de l'alcoolisme chronique sur les organes circulatoires et respiratoires est moins directe, mais n'en est pas

moins réelle »...... « On a signalé encore l'altération athéromateuse des artères et surtout de l'aorte, la *dilatation* des vaisseaux
du cerveau et surtout de tous les capillaires de l'extrémité
céphalique. » N'est-ce pas, en effet, à cette congestion des vaisseaux du nez, des joues, des lèvres, des oreilles, qu'est dû le
développement de la couperose des ivrognes ?

Dans un article remarquable du *Dictionnaire encyclopédique des
sciences médicales*, M. Lancereaux décrit ainsi les lésions déterminées dans le cerveau et le cervelet par l'alcoolisme chronique .
« A cette période (la première), le microscope permet déjà de
constater l'altération de quelques-uns des éléments anatomiques
de l'encéphalite. Dans les circonvolutions, les capillaires sont
rarement sains; dilatés et sinueux, ils présentent de distance en
distance, dans l'épaisseur de leurs parois, et en particulier au
niveau de leurs points de bifurcation, des granules grisâtres ou
jaunâtres qui réfléchissent très fortement les rayons lumineux,
et qui sont ordinairement disposés par groupes et sous forme
d'amas losangiques. Ces granules, qui accusent une dégénération de l'élément le plus important du capillaire, de ce qui
paraît être l'*élément contractile*, sont ainsi une cause de stase
sanguine et de trouble de la circulation capillaire. Sur le trajet
des parois vasculaires, dans leur épaisseur ou à leur voisinage,
existent des traînées formées de grains d'un rouge jaunâtre
provenant, selon toute vraisemblance, de la matière colorante
du sang extravasé. »

Ainsi, l'alcoolisme chronique, c'est aujourd'hui une vérité
assez bien établie, est une cause puissante de dégénérescence
graisseuse des vaisseaux capillaires de l'encéphale, et, par suite,
d'hémorrhagie et de ramollissement.

Peut-on concevoir en vertu de quelle action pathogénique
l'alcoolisme amène ainsi à sa suite la dégénérescence graisseuse ?

La réponse à cette question sortira certainement un jour de
l'expérimentation physiologique et de l'observation clinique;
mais, pour le moment, j'ai le regret de le dire, l'explication
nous échappe, et force nous est de déclarer notre impuissance
sur ce point.

2° *Causes occasionnelles*. — Ici, Messieurs, je devrais passer en
revue toute la série des causes occasionnelles invoquées par les
différents auteurs, telles que les écarts de régime, l'ivresse,

l'indigestion, le séjour dans un lieu trop chaud après le repas, le sommeil immédiatement après avoir mangé, les grands efforts musculaires, le vomissement, la défécation, le coït, les transports de joie ou de colère, etc., etc.

Qu'il me suffise de dire d'une manière générale que l'action de ces causes est essentiellement secondaire et accessoire. Je ne crois pas, en effet, qu'elles suffisent à produire l'hémorrhagie s'il n'y a préalablement une lésion dans les vaisseaux et la substance du cerveau. Plus des trois quarts des sujets frappés d'apoplexie, dit Rochoux, en sont atteints au milieu des occupations les moins fatigantes, souvent pendant le sommeil, ou bien en causant avec le plus grand calme, et sans que leur circulation soit le moins du monde activée. Cependant, ces influences ne sont pas nulles, car, ainsi que je le dirai tout à l'heure à propos de la congestion cérébrale considérée comme cause d'hémorrhagie, on voit parfois, dans les grandes chaleurs de l'été, des moissonneurs tomber dans les champs, des soldats sur les grandes routes, victimes les uns d'une simple congestion, et les autres d'une véritable hémorrhagie, sans que chez ces derniers on ait pu constater de dégénérescence vasculaire. Or, sans vouloir assimiler à l'action soutenue de cette haute température les grands efforts musculaires, le coït, les grands mouvements de colère, etc., je crois que ces causes, par l'accélération puissante qu'elles donnent à la circulation, peuvent déterminer la rupture de vaisseaux préalablement altérés. C'est là toute l'influence que je leur accorde.

3° *Causes ou conditions organiques.* — Nous avons vu précédemment que M. Robin admettait comme la cause exclusive et constante de l'hémorrhagie cérébrale cette altération spéciale des vaisseaux capillaires que nous avons désignée sous le nom de dégénérescence graisseuse, d'infiltration granulo-graisseuse, d'athérome. Cette idée, neuve dans la forme, ne l'est point en fait, car longtemps avant lui le célèbre auteur anglais Abercrombie (¹) avait dit que l'hémorrhagie tient à l'altération crétacée des vaisseaux dans la plupart des cas.

M. Serres a dit aussi quelque part qu'il a rencontré dans beaucoup d'apoplexies les artères malades; dans les cas d'hémor-

___

(¹) Abercrombie, *Maladies de l'encéphale.* Traduit de l'anglais.

rhagies tenant à la rupture des petits vaisseaux, toujours, dit-il, les gros étaient malades ; mais il n'a pu savoir si les petits l'étaient aussi : il admet le fait par analogie.

Bright [1] considère l'hémorrhagie comme due à la maladie des artères. Dans presque tous les cas, dit ce médecin, j'ai trouvé les artères malades, dilatées, demi-opaques et parsemées de points prêts à s'ossifier.

M. Bouillaud [2] croit que l'hémorrhagie cérébrale dépend, dans un grand nombre de cas, de l'inflammation chronique des vaisseaux. Pour le professeur de Paris, il est vrai, la dégénérescence des vaisseaux est toujours le résultat de l'inflammation de ces vaisseaux.

M. Andral [3] reconnaît la concomitance très grande des incrustations calcaires des artères encéphaliques et de l'hémorrhagie cérébrale, et se montre disposé à les considérer, dans quelques cas, comme la cause de cette hémorrhagie. Disons tout de suite qu'à l'époque où M. Amédée Latour recueillait les leçons du maître, on ne soupçonnait pas même les altérations des capillaires.

M. Trousseau [4], voulant s'élever contre l'usage abusif des saignées dans le traitement de l'hémorrhagie cérébrale, s'appuie sur l'existence à peu près constante de ces lésions pathologiques, et proclame, d'une manière trop absolue suivant moi, l'excellence de la médication expectante.

M. Monneret, tout en affirmant que dans un grand nombre de cas la pulpe cérébrale est saine et que l'épanchement tient alors à un véritable flux, à un *molimen hemorrhagicum,* est cependant obligé d'admettre que dans nombre de circonstances, les vaisseaux, ayant perdu leur texture normale par maladie, livrent passage au sang.

M. Nathalis Guillot [5] a réussi très souvent, par de fines injections, à retrouver le point par lequel l'artère déchirée a livré passage au sang. Il a constaté dans tous ces cas la dégénérescence athéromateuse de ces artères.

[1] *Encyclopédie des Sciences médicales,* t. 1, liv. VI, p. 240.
[2] *Nouveaux Mémoires de la Société médicale d'émulation,* t. IX, p. 163 et suiv.
[3] Andral, *Pathologie interne.*
[4] *Clinique médicale de l'Hôtel-Dieu de Paris,* t. II, p. 267.
[5] *Compendium de Médecine,* article *Apoplexie.*

M. Morel (¹), dans tous les cas d'hémorrhagie cérébrale qu'il lui a été donné d'observer, a retrouvé les altérations des vaisseaux capillaires. Souvent les artères paraissaient saines à l'œil nu, tandis que le microscope venait démontrer le contraire.

M. Schützenberger, examinant avec le plus grand soin les artères d'un certain nombre de sujets ayant succombé dans ses salles à l'hémorrhagie cérébrale, a constaté qu'elles étaient profondément altérées, que l'altération y offrait tous les différents degrés de l'athérome; que les unes ne présentaient encore que le dépôt de fibrine, tandis que les autres montraient, au milieu d'une gangue amorphe, des globules graisseux, ou bien présentaient un commencement d'ossification et de cartilaginification.

Enfin, moi-même, Messieurs, depuis que mon attention a été éveillée sur ce point, j'ai presque toujours constaté à l'autopsie la dégénérescence dont s'agit.

Ainsi, tous les auteurs qui se sont occupés sérieusement de l'étude des lésions anatomiques dans l'hémorrhagie cérébrale, ont conclu à la rupture des vaisseaux artériels et capillaires préalablement altérés. Seulement, les uns admettent que cette cause est constante et à peu près exclusive : Robin, Morel, Schützenberger, etc., tandis que les autres : Andral, Monneret, Bouillaud, etc., ne l'admettent que dans un certain nombre de cas. A quoi tient cette différence d'opinion de la part d'hommes également remarquables?

Je crois pouvoir affirmer que cela tient exclusivement à ce que les recherches nécroscopiques n'ont pas toujours été faites d'une manière complète. A l'époque où MM. Andral, Monneret, etc., écrivaient leurs précieux ouvrages, on usait peu du microscope, et personne ne s'avisait encore d'aller rechercher les altérations des capillaires; aussi se contentait-on de reconnaître les altérations des gros troncs aboutissant ou partant de l'hexagone artériel; et comme ces artères paraissent souvent saines à l'œil nu, alors que les capillaires sont profondément altérés, on en concluait que l'hémorrhagie reconnaissait toute autre cause qu'une déchirure de vaisseau. Aujourd'hui, au

---

(¹) Thèses de Paris, 1855, *Recherches sur le point de départ et les évolutions de l'athérome artériel.*

contraire, on est tellement familiarisé avec les investigations microscopiques, que chaque fois qu'il s'agit d'une hémorrhagie cérébrale ou d'un ramollissement, on s'empresse d'examiner les vaisseaux, et presque toujours, j'ose l'affirmer, on trouve pour expliquer l'hémorrhagie et le ramollissement des lésions avancées des vaisseaux capillaires.

Je ne prétends pas dire cependant que l'hémorrhagie soit fatalement due à une déchirure vasculaire survenue sous l'influence de la dégénérescence graisseuse; je reconnais, au contraire, que la congestion cérébrale active l'hypérémie, et peut suffire, quand elle est intense et prolongée, à produire l'hémorrhagie, surtout l'hémorrhagie capillaire; mais c'est l'exception. On peut admettre alors que les capillaires distendus outre mesure se sont déchirés et que le liquide sanguin s'est épanché au milieu de la pulpe cérébrale.

Messieurs, j'arrive à la partie pratique de ce travail, au traitement de l'hémorrhagie cérébrale.

Traitement de l'attaque. — Le traitement rationnel, d'après Rochoux, d'après M. Andral, et d'une manière générale d'après la très grande majorité des médecins, consiste dans les émissions sanguines. » Il faut premièrement recourir aux émissions sanguines, dit M. Andral; elles s'opposent d'abord à la continuation de l'hémorrhagie et aux congestions qui peuvent se faire; elles détruisent les inflammations qui tendent à se former autour du foyer; enfin, elles facilitent la résorption. » « La thérapeutique de l'hémorrhagie cérébrale, dit Rochoux, se réduit : 1° à combattre l'hémorrhagie, 2° à détruire l'effort qui tend à la renouveler, 3° à faciliter l'absorption du sang. » En un mot, pour ces auteurs, l'hémorrhagie cérébrale exclut l'expectation; elle réclame un traitement d'autant plus énergique que les symptômes sont plus intenses.

Telle n'est pas cependant l'opinion d'un certain nombre de cliniciens, en tête desquels il faut citer MM. Trousseau et Monneret. Pour M. Trousseau, non seulement la saignée est inutile dans la très grande majorité des cas, mais encore elle est souvent nuisible.

Il est incontestable, en effet, que l'on observe parfois, à la suite des émissions sanguines, une prompte aggravation des phénomènes apoplectiques. Tous ceux qui ont longtemps pratiqué dans les hôpitaux, ont pu observer de tels faits. Aussi M. Cruveillier, bien avant l'époque à laquelle M. Trousseau formula ses doctrines, voulant prémunir ses élèves contre l'usage abusif de la saignée, ne cessait de leur répéter : « Sans doute il faut saigner dans l'apoplexie, mais soyez circonspects. » C'est aussi mon opinion.

Les émissions sanguines sont inutiles dans la grande majorité des cas, parce qu'elles sont incapables de remplir aucune des indications recommandées par Rochoux et M. Andral.

Ainsi, la saignée ne combat pas et n'arrête pas l'hémorrhagie. L'épanchement est en effet produit; les vaisseaux se sont déchirés; les fibres nerveuses ont été dissociées, écartées; l'hémorrhagie est arrêtée; conséquemment, la saignée ne saurait combattre un *écoulement de sang* qui n'existe plus.

Dans la bronchorrhagie, dans la métrorrhagie, etc., dans les maladies où l'écoulement de sang se renouvelle à chaque instant, se produit incessamment, on comprend que les émissions sanguines, par les modifications qu'elles impriment au cours du sang, puissent combattre et faire cesser l'hémorrhagie; mais il n'en est pas de même pour l'apoplexie, parce qu'ici l'hémorrhagie est un fait accompli, qui s'est produit à un moment donné pour cesser au moment d'après.

Les émissions sanguines sont tout aussi impuissantes à favoriser la résorption du sang épanché. « Il est permis de douter, dit M. Trousseau, que les choses se passent dans les hémorrhagies cérébrales autrement que dans les autres hémor-rhagies. Pour prendre un exemple des plus simples, il est permis de douter que dans les épanchements de sang du cerveau, les choses se passent autrement que dans les épanchements de sang sous la peau. Or, dans ces derniers cas, a-t-on jamais vu les saignées générales ou locales faciliter cette résorption du sang extravasé? La majorité des chirurgiens ne proscrit-elle pas, au contraire, les applications de sangsues, qui seraient nuisibles loin d'être de quelque utilité? »

J'approuve d'une manière absolue cette opinion de l'auteur que je viens de citer, opinion professée d'ailleurs par Rochoux, tout partisan qu'il fût de la saignée. Nous sommes loin, disait cet illustre écrivain, d'avoir en notre possession des moyens actifs et nombreux pour obtenir la résorption du sang. La nature, quand elle n'est pas contrariée dans sa marche, exécute ce travail avec plus ou moins de promptitude. Peut-être serait-il plus convenable de la laisser déployer librement ses forces salutaires, que de couvrir les malades de vésicatoires, de sinapismes, de moxas, etc.

La saignée peut-elle, comme le pensait Rochoux, prévenir l'effort qui tend sans cesse à renouveler l'hémorrhagie?

Pas davantage, attendu que cet effort, ce *mollimen hémorrhagicum*, comme l'appelaient les anciens, n'existe presque jamais. Ce qui avait induit Rochoux en erreur, ainsi que tous les médecins qui l'avaient précédé, c'est l'engorgement des vaisseaux et des sinus de la dure-mère, l'infiltration de la pie-mère et de la substance cérébrale que l'on observe presque constamment chez les apoplectiques, et qu'il croyait être de nature active ou hypersthénique. Mais il est aujourd'hui démontré que cette réplétion des vaisseaux et des sinus méningiens est passive de sa nature, ou hyposthénique. Elle résulte de la paralysie des capillaires artériels, dont l'élément musculaire ou contractile a été détruit, on s'en souvient, par la dégénérescence graisseuse. Ayant perdu la propriété de se contracter, les capillaires artériels se laissent dilater par la pression sanguine, et offrent ainsi à la circulation des voies plus larges où le sang se précipite en plus grande quantité que de coutume, jusqu'à ce que, sous l'influence d'une augmentation de tension, ils se déchirent et livrent passage au sang, d'où un nouveau trouble apporté dans la circulation de cette partie de l'encéphale et un surcroît de congestion.

Je crois avoir démontré que la saignée ne combat pas l'hémorrhagie cérébrale et qu'elle ne peut favoriser la résorption du sang épanché; il me reste à voir si elle est indiquée contre l'hémorrhagie produite par la congestion cérébrale, et que j'appelle pour cela *active*.

Eh bien! je n'hésite pas à dire que, dans ce cas, l'on doit immédiatement recourir aux saignées générales. On en mesurera la quantité et le nombre sur la gravité des symptômes et les forces du sujet, en se rappelant toujours que les recherches modernes nous ont largement démontré les mauvais effets des saignées trop copieuses. Deux ou trois saignées de deux palettes chacune et pratiquées sur le bras du côté sain, suffiront le plus souvent. S'il s'agissait, par exception, d'un sujet jeune encore, d'un tempérament franchement sanguin et d'une constitution forte et pléthorique, on pourrait peut-être arriver jusqu'à quatre saignées ; mais, je le répète, il faut être circonspect, de peur d'avoir plus tard à se repentir ; non pas que j'aie une foi aveugle dans cette opinion qui veut que les saignées amènent après elles une apoplexie séreuse et hâtent ainsi la mort du malade : je suis convaincu que tout ce que l'on a écrit sur les dangers de la saignée dans l'apoplexie cérébrale pèche par l'exagération. « L'aggravation des symptômes que l'on observe parfois à la suite des émissions sanguines, » a dit M. Joire dans un Mémoire remarquable, « est la conséquence naturelle de l'hémorrhagie accomplie dans la substance même du cerveau, et dont nulle médication ne pouvait alors entraver la manifestation symptomatique. La saignée, pas plus que les révulsifs, ne pouvait empêcher ces conséquences de se produire, et elles seraient apparues sans doute au même instant en l'absence de toute médication. C'est donc une appréciation fausse et erronée de causalité, que d'attribuer la manifestation des symptômes plus graves de l'hémorrhagie cérébrale au fait même de la saignée. »

Sans doute, Messieurs, une saignée abondante pratiquée chez un sujet déjà avancé en âge et plongé dans le coma ne manquerait pas de hâter le moment fatal ; mais quel est le médecin vraiment digne de ce nom qui songerait aujourd'hui à y recourir ? Il ne saurait donc être question ici de ces cas désespérés. Restent ceux dans lesquels, conformément aux idées courantes, la saignée doit être employée.

Eh bien ! est-il vrai qu'elle soit la source de véritables dangers pour le malade ? — Pour expliquer ces fâcheux effets, on a prétendu que, sous l'influence de la saignée, les pulsations du cœur se réveillent sous le double rapport de la rapidité et de l'énergie ; que le cerveau ne tarde pas à recevoir le contre-coup de cette réaction, et qu'un épanchement toujours imminent par la turgescence sanguine de l'organe, se produit alors instantanément. Il est certain, ainsi que l'a fait observer M. Joire, qu'on ne saurait contester la possibilité rigoureuse d'une telle succession de phénomènes ; cependant, il faut reconnaître que jusqu'ici on n'a cité qu'un petit nombre d'observations à l'appui, tandis que Rochoux, MM. Andral et Bouillaud, etc., etc., ont fait connaître un grand nombre de faits dans lesquels les symptômes se sont promptement amendés par l'intervention de la saignée.

En conséquence, la saignée est bien loin d'être toujours dangereuse, et l'on peut croire que les accidents survenus consécutivement tiennent à d'autres causes.

La saignée de la jugulaire a été fortement recommandée par Valsalva. « Peut-être, » dit Rochoux, « est-elle préférable à toute autre, quand on la pratique avec les précautions que conseille cet auteur. »

J'avoue que je n'ai pas d'opinion arrêtée sur cette question.

Il n'en est pas ainsi des émissions sanguines opérées au moyen de sangsues appliquées selon la méthode de Gama au niveau des apophyses mastoïdes. J'ai vu fréquemment cet écoulement continu et gradué produire les meilleurs effets. Je n'hésiterais donc pas, après avoir pratiqué une première saignée de 300 à 350 grammes, à faire appliquer, selon la méthode de Gama, de 12 à 15 sangsues aux apophyses mastoïdes.

En résumé : l'état du pouls, la constitution et le tempérament du malade, ses antécédents et tous les commémoratifs, voilà la boussole qui devra constamment servir à diriger la conduite du médecin.

Messieurs, l'expérience a suffisamment démontré que les sujets adonnés à la boisson supportent mal les émissions sanguines. Aussi faudra-t-il s'enquérir avec soin des habitudes et du régime de vie du malade. S'il est avéré qu'il est intempérant, qu'il boit beaucoup et depuis longtemps, il faudra renoncer à toute espèce d'émission sanguine, pour n'avoir recours qu'à l'hygiène et à l'emploi de quelques révulsifs intestinaux. C'est ainsi que l'on appliquera des sinapismes sur les extrémités inférieures, en même temps que l'on pratiquera des frictions sèches sur les membres pour rappeler la chaleur, et que l'on entretiendra autour du malade une douce température. C'est pour n'avoir pas bien saisi ces indications, que certains médecins partisans outrés de la saignée se sont exposés à encourir les reproches d'avoir aggravé les accidents et même d'avoir quelque fois déterminé la mort du malade par leurs saignées intempestives.

L'âge du malade doit aussi être pris en haute considération. Il est admis que les vieillards, je parle de ceux qui ont dépassé soixante-dix ans, supportent mal la saignée. Il sera donc utile de s'en abstenir, pour ne recourir qu'aux applications de sangsues faites aux mastoïdes ou à l'anus. D'ailleurs, il ne faut pas oublier que c'est surtout chez les vieillards que l'hémorrhagie est le résultat d'une rupture des vaisseaux survenue sous l'influence de l'infiltration granulo-graisseuse, sans l'intervention de la congestion cérébrale.

Il est une particularité qu'il faudra avoir bien présente à l'esprit : c'est l'état de paresse et de quasi-paralysie des sphyncter anal et vésical des vieillards. De légers purgatifs, quelques frictions sèches sur le bas-ventre pour réveiller la contractilité endormie de la vessie ; en cas d'insuccès le cathétérisme, voilà qui complétera le traitement de l'apoplexie du vieillard.

Chez les enfants, comme il n'est pas bien démontré que l'hémorrhagie soit due à la dégénérescence granulo-graisseuse des capillaires, et qu'il est probable que la congestion joue toujours un certain rôle, on essaiera des émissions sanguines, mais avec beaucoup de réserve, car les enfants sont comme les vieillards, ils supportent assez mal les pertes de sang. Quelques sangsues appliquées aux mastoïdes ou aux malléoles suffiront dans la généralité des cas.

Il est un moyen dont je n'ai pas encore fait mention et qui paraît avoir donné des succès à bon nombre de médecins : je veux parler des applications d'eau froide ou de glace sur la tête, préalablement rasée. Peu active, selon moi, dans le traitement de l'hémorrhagie des vieillards, l'application de la glace ou tout au moins de compresses trempées dans un liquide froid, pourra être d'une grande utilité dans l'hémorrhagie des enfants. Je ne crois pourtant pas que le froid puisse convenir à tous les enfants. Il en est chez lesquels son action, d'abord déprimante, est bientôt suivie d'un mouvement fluxionnaire, et il faut craindre d'accroître celui qui existe déjà. Lors donc que le pouls de l'enfant sera petit, irrégulier, fréquent ; que son visage sera pâle, que la peau sera froide et insensible, que les mouvements seront abolis, alors même que toute l'intelligence serait conservée, on s'abstiendra et des émissions sanguines et du froid. Des sinapismes promenés sur les membres inférieurs, les grandes ventouses de Junod, l'application sur la tête d'un cataplasme émollient tiède, suivant que le pratiquait Oribase et que l'a recommandé après lui Rochoux, quelques infusions légèrement stimulantes, telles que les infusions de verveine ou de menthe, constituent le meilleur et le plus sage de tous les traitements.

Faut-il nourrir les enfants que vient de frapper l'hémorrhagie cérébrale?

La diète est généralement funeste aux enfants; aussi n'hésiterais-je pas à leur faire prendre des bouillons, quelques potages, du jus de viande, et même quelques cuillerées de vin vieux. J'ajoute que je les nourrirais d'autant plus que les symptômes seraient plus alarmants, c'est à dire que le pouls serait plus petit et la dépression des forces plus grande.

Quant à l'adulte, c'est pour lui que sont plus particulièrement indiquées les émissions sanguines. En même temps qu'on l'entourera, comme l'enfant et le vieillard, d'une douce chaleur, on évitera avec le plus grand soin, comme pouvant avoir les conséquences les plus fâcheuses, toutes les circonstances capables d'affecter péniblement son moral. Comme chez le vieillard, on veillera aussi soigneusement à entretenir la liberté du ventre par des lavements émollients et quelques légers purgatifs. Les évacuations alvines ont souvent l'avantage de faire cesser la céphalalgie dont quelques malades sont atteints et de combattre la congestion cérébrale.

Traitement prophylactique. — Messieurs, si nous pouvons peu contre une hémorrhagie cérébrale confirmée, nous pouvons du moins beaucoup pour prévenir la dégénérescence des vaisseaux que je considère comme la cause organique de cette terrible affection. On comprend que je ne veux pas parler ici de toutes ces recettes ou formules plus destinées à exploiter la crédulité publique que conçues dans le but de guérir le malade. Que pourrais-je dire, d'ailleurs, que Rochoux n'ait déjà dit sur ce point? La véritable prophylaxie de l'hémorrhagie cérébrale consiste, selon moi, dans une hygiène bien entendue. Elle consiste plus particulièrement dans la nécessité de faire comprendre aux masses que l'usage immodéré des boissons alcooliques est une des grandes causes de l'hémorrhagie cérébrale.

N'avons-nous pas vu, en effet, que l'alcoolisme chronique engendre la dégénérescence graisseuse du foie, du cœur et du cerveau? Ce que j'avance n'est point une simple vue de l'esprit; car, outre que je m'appuie sur les données de l'anatomie pathologique et de la clinique, j'ai encore pour moi la grande expérience faite par nos voisins d'outre-manche sur la fréquence des anévrismes. On sait, en effet, que les anévrismes ordinaires, si communs en Irlande, devinrent, il y a une douzaine d'années, beaucoup plus rares qu'auparavant, grâce à l'active et très efficace propagande du père Mathew, directeur de la Société de tempérance.

Je voudrais donc que, s'élevant contre l'abus des boissons spiritueuses, le Gouvernement favorisât en France la création de Sociétés de tempérance comme il en existe déjà dans divers autres pays.

———

VIII

DE LA STOMATITE ÉRYTHÉMATEUSE IDIOPATHIQUE

ET DE SON TRAITEMENT

Par le Dr PAULET (de Bordeaux.)

———

Messieurs, les Congrès scientifiques sont éminemment favorables au progrès. Créés pour quelques jours seulement, ils ne permettent point aux idées systématiques de s'organiser et d'acquérir de l'autorité; ils ouvrent aux élans de la pensée une libre carrière qui entraîne vers des recherches nouvelles et étend quelquefois les rayons de la vérité. Je vais m'associer à vos aspirations vers tout ce qui est susceptible d'ajouter aux connaissances, en vous communiquant l'observation d'une forme de stomatite érythémateuse idiopathique. Cette maladie est indiquée dans les auteurs, mais elle n'y est point décrite.

Les aphthes érythématiques de Dugès, les stomatites érythémateuses de Billard, la stomatite simple ou érythémateuse de Valleix, sont des affections bénignes et de courte durée, produites par tout ce qui irrite fortement la membrane buccale, par l'introduction dans la bouche de boissons très chaudes, de substances âcres, caustiques, par le tabac, l'accumulation sur les dents du tartre, par la dentition, etc.

Les stomatites érythémateuses, syphilitiques, scorbutiques ou mercurielles, sont également très différentes de l'affection qui est l'objet de cette observation.

Valleix, à l'occasion de la stomatite érythémateuse, dit : « Cette affection n'est point commune, car on ne peut considérer comme de véritables stomatites ces inflammations très superficielles et très bornées de la paroi buccale, qui n'exigent aucun traitement, et qui se dissipent en très peu de temps ; il en résulte que cette maladie n'a pas été étudiée avec beaucoup de soin ; que l'on ne trouve à ce sujet que des renseignements très vagues, et que plusieurs auteurs l'ont même entièrement passée sous silence : Pierre Frank, par exemple, ne s'occupe que de la glossite, et passe immédiatement aux maladies du pharynx. »

Il est d'autant plus intéressant d'attirer l'attention des observateurs sur cette maladie, qu'elle n'est point de celles qui guérissent seules, et qu'elle ferait certainement mourir si, en temps opportun, on négligeait de la combattre.

Le sujet sur lequel j'ai observé cette affection est M. Sch., riche colon de Santiago de Cuba ; il habite depuis un an Bordeaux ; il a 49 ans. Ses parents étaient forts et doués d'une santé régulière. Dans son pays, M. Sch. résidait habituellement à la campagne ; sa constitution n'a jamais été délicate ; il était actif, et résistait très bien aux fatigues ; pendant sa jeunesse, son tempérament était sanguin ; il n'a eu ni la blennorrhagie, ni la syphilis, ni le scorbut, ni les maladies de la peau, si fréquentes sous la zone torride.

Marié jeune, il a une nombreuse famille ; Mme Sch. et ses enfants sont remarquables par une bonne santé ; cependant, l'un de ses fils, devenu très gras, a une dégénérescence graisseuse de quelques fibres des muscles d'un membre inférieur, qui l'oblige à faire usage de l'appareil de M. Mathieu pour marcher.

Dans la famille Sch., le régime alimentaire était varié, sain, composé surtout de viandes, de poisson frais, de riz, de pain, de tous les légumes d'Europe, et de fruits acides et sucrés. M. Sch. n'a jamais fumé ; mais il prenait assez régulièrement des infusions préparées avec des plantes aromatiques non lavées, que l'on cueillait un instant avant de s'en servir. Cette circonstance ne doit point être omise, car Joseph Frank rapporte qu'il a vu survenir un gonflement considérable de la langue, chez une jeune fille qui s'était gargarisée avec une infusion de *daphne mezereum*.

Dupont dit qu'un jeune homme, par suite d'un pari, ayant mâché deux fois un crapaud, fut promptement affecté d'une glossite intense.

On lit dans les auteurs, qu'Ambroise Paré a observé une glossite qu'il a attribuée à l'ingestion d'une infusion vineuse de sauge non lavée, et dont les feuilles avaient probablement été en contact avec un crapaud. On suppose que le contact des scorpions, des scolopendres et des tarentules peut produire le même effet.

Il y a un an, à son arrivée à Bordeaux, M. Sch. était malade depuis dix mois; son affection avait commencé par de vives douleurs dans la bouche. J'ai constaté sur la surface interne des joues, sur la langue, sur le voile du palais, l'isthme du gosier et la voûte pharyngienne de M. Sch. des plaques discrètes, granulées, rouges comme du vin, proéminentes, d'un demi millimètre, et ayant la forme de larmes étendues, de un et deux centimètres. Entre les plaques, la muqueuse buccale était saine; seulement elle présentait quelques points rouges qui étaient le commencement de nouvelles plaques; la langue n'était point gonflée, mais ses mouvements provoquaient une vive douleur pendant la déglutition et la parole; ces plaques donnaient quelquefois du sang quand elles étaient excitées par des boissons chaudes ou par le contact des aliments solides; elles faisaient saliver beaucoup quoique les glandes salivaires ne présentassent aucune altération.

Le malade n'avait point eu la fièvre; son pouls était petit, et battait soixante fois par minute. Il avait le sens du goût modifié au point qu'il ne distinguait plus le pain de la viande, et que tout lui semblait être de la terre. Il ne prenait que des aliments liquides; il avait un pyrosis permanent, et de la diarrhée; il était très maigre; ses urines ne contenaient ni albumine, ni sucre, ni musculine, ni la substance des os; mais elles avaient une réaction acide exagérée; il était mélancolique, et d'une faiblesse extrême; son foie n'était pas proéminent; il n'avait pas de maladie des poumons ou du cœur; il avait une anémie manifeste, et paraissait menacé de mourir d'épuisement.

On ne découvrait point de tartre sur ses dents, qui étaient très blanches; ses gencives étaient minces, roses, et ne présentaient aucune trace de lésion.

Nulle part je n'ai découvert des symptômes de scorbut, de syphilis, de scrofules, de rhumatisme, ou de maladie de la peau.

Jamais les plaques n'ont été ulcérées ou couvertes de points blancs, ni de fausses membranes; elles sont toujours restées rouges et granulées; observées à l'aide d'un instrument d'optique, elles m'ont permis de reconnaître des spores continuées par des filaments tubuleux analogues à l'*oïdium albicans*, de Charles Robin. Ces filaments traversaient les cellules épithéliales, et enveloppaient les papilles vasculaires et nerveuses de la muqueuse buccale.

Cherchant à interpréter ces symptômes et à en découvrir l'unité de rapport, j'ai pensé que chez le sujet soumis à mon examen, des troubles de nutrition compatibles pendant quelques temps avec la santé, avaient produit peu à peu une altération du mucus buccal, et créé des conditions favorables au développement des spores et de leurs filaments tubuleux; que ces cryptogames, en traversant les cellules épithéliales, en enveloppant les papilles vasculaires et nerveuses de la muqueuse buccale, avaient formé les plaques érythémateuses et leur avaient donné l'aspect particulier qu'elles offraient.

L'altération du goût, la salivation, la diarrhée, l'anémie, la mélancolie, l'épuisement, m'ont paru être des symptômes secondaires.

La présence des spores et de leurs filaments tubuleux donne à cette maladie de l'analogie avec l'achorion, le microsporon, et le trichophyton de la mentagre, du porrigo et des teignes, surtout avec l'*oïdium albicans* du muguet; mais l'ensemble des symptômes de ces affections, les points blancs, la disposition des spores et des filaments tubuleux, qui recouvrent seulement les cellules épithéliales sans les traverser, dans le muguet, ne permettent point ici la confusion; d'autre part, les stomatites érythémateuses, scorbutiques, mercurielles, syphilitiques, ou de toute autre nature, sont aussi fort distinctes de cette maladie. Dans le scorbut, les gencives sont gonflées, sanguinolentes, ramollies, ulcérées; dans la stomatite mercurielle, il y a des ulcérations souvent nombreuses, couvertes d'une exsudation pultacée; les glandes salivaires sont gonflées.

Assurément, on doit se méfier du témoignage des malades et des apparences des symptômes que l'on observe, quand il s'agit de se prononcer sur les manifestations morbides qui pourraient être syphilitiques; mais quand ces témoignages sont vraisemblables, quand au lieu de la coloration *sui generis* des symptômes syphilitiques, on a une coloration rouge comme du vin, le doute serait une exagération.

Le parasitisme d'origine végétale, considéré comme élément de quelques maladies de l'homme, n'a peut-être pas encore une autorité scientifique suffisante; d'un autre côté, les instruments d'optique nécessitent une grande habitude de la part des praticiens qui en font usage; mais quand on a des travaux aussi importants que ceux que la science possède sur les parasites, quand on cherche à se soustraire aux causes d'erreurs, on ne doit point négliger d'aborder tous les points de vue qui se rattachent à une question, et de faire les investigations qui peuvent fournir des renseignements utiles.

Du reste, le cryptogame que j'ai cru voir dans les plaques que j'ai décrites serait-il une illusion, l'observation que j'ai exposée contiendrait évidemment un ensemble de symptômes qu'il serait impossible de confondre avec ceux des stomatites érythémateuses secondaires; en sorte que les plaques de la bouche dont j'ai tracé les caractères ont les attributs des états pathologiques primitifs, et jointes aux symptômes qui en dépendent, elles me paraissent constituer la stomatite érythémateuse idiopathique, signalée, mais non décrite par Valleix.

Les conditions dans lesquelles se trouvait M. Sch., sa diarrhée, son épuisement, l'impossibilité où il était de réparer les pertes qu'il faisait, autorisent certainement à admettre que la mort serait venue terminer cette scène pathologique si une médication n'eût été employée.

Quand le médecin ne trouve point de règles précises dans les annales de son art, il est obligé d'en appeler à l'analogie et à l'induction; alors je me suis souvenu de l'utilité du soluté de bichlorure de mercure ou du soluté de borax contre les champignons des teignes, de l'action des alcalins contre les dyspepsies acides; j'ai recommandé à M. Sch. de se gargariser le plus souvent possible, pendant la journée, avec la liqueur de Van Swieten additionnée de 60 grammes de sirop de gomme pour

100 grammes de liqueur, de prendre 1 gramme de magnésie calcinée toutes les fois qu'il éprouverait des douleurs d'estomac, 1 gramme de bicarbonate de soude le matin et le soir. Pendant les trois premiers jours, le malade a éprouvé de vives douleurs quand il se gargarisait; mais bien vite il a pu supporter la liqueur de Van-Swieten, et même ne pas en souffrir; les plaques sont devenues pâles et se sont affaissées, le pyrosis a cessé. J'ai remplacé la magnésie calcinée par le sous-nitrate de bismuth; j'ai ordonné des demi-lavements amidonnés et laudanisés. En huit jours la diarrhée a disparu; j'ai fait prendre une demi-heure avant les repas le sirop au vin de quinquina et d'écorce d'orange amère; l'appétit s'est réveillé, le malade a commencé à distinguer le goût des aliments. J'ai prescrit des potages gras au pain, de la viande, du poisson frais, du vin et de l'eau. Ces substances ont été très bien digérées. J'ai cessé l'usage des demi-lavements et du sous-nitrate de bismuth; j'ai laissé le malade sous l'influence du gargarisme, du bicarbonate de soude, d'une alimentation de plus en plus réparatrice; j'y ai ajouté l'huile de foie de morue, et en un mois le sujet s'est trouvé si bien, qu'il a cessé de prendre des remèdes; il est devenu fort, gras, gai; les craintes et l'affliction qu'il avait données à sa famille se sont dissipées, et pendant trois mois il a joui de la meilleure santé; mais après, les plaques érythémateuses de la langue et les dyspepsies acides ont reparu; il a recommencé à se gargariser et à prendre les alcalins; en quelques jours il a été guéri. Enfin, Mme Sch. est accouchée d'un enfant qui aujourd'hui a trois mois. Cet enfant ne présente aucun symptôme de maladie; il est dans les conditions les plus satisfaisantes : tout présage qu'il n'est entaché d'aucun vice héréditaire et que ses parents ont une constitution pure.

L'action du bichlorure de mercure sur les plaques érythémateuses de la bouche de M. Sch, le *curationes morborum ortendunt naturam*, pourraient réveiller des soupçons sur l'exactitude du diagnostic que j'ai admis dans cette Observation; mais cet aphorisme n'est pas toujours vrai, et le mercure guérit des maladies qui ne sont pas syphilitiques.

Si la philosophie défend de tirer des conclusions générales d'un fait particulier, ce n'est point enfreindre cette règle que de considérer cette Observation comme une description exacte d'une forme de la stomatite érythémateuse idiopathique, et le traitement qui a si bien réussi contre cette maladie, comme un de ceux qu'il sera utile d'opposer aux maladies de cette espèce.

Sans doute, je suis loin de penser que cette Observation fait complétement disparaître la lacune qui existe dans les auteurs sur les stomatites; mais elle sera un des éléments à l'aide desquels on atteindra ce but. En attendant, elle est un témoignage ajouté à beaucoup d'autres, des difficultés que le médecin rencontre dans la pratique, des efforts qu'il est obligé de faire pour donner à l'œuvre médicale une valeur réelle, et des services que la médecine rend chaque jour à la société.

PROCÈS-VERBAL

De la séance du soir du 3 octobre.

M. Hameau a la parole pour la lecture d'un travail *sur le climat d'Arcachon*.

M. Rollet regrette que **M.** Hameau n'ait pas plus nettement établi la différence qui existe entre la température de la forêt et celle de la plage, car il est facile de se rendre compte, en se promenant, que la chaleur est loin d'être semblable dans ces deux endroits, et dans la forêt même la température change selon les endroits où on a construit.

M. Hameau répond qu'il n'a pas parlé de cette différence, qui existe réellement, parce que le titre de son travail, qui ne s'occupait que de la ville d'hiver, ne comportait pas tous ces développements.

M. Bonnet de Malherbe désire présenter quelques observations sur les stations hivernales. Faisant observer que les études dirigées dans ce sens sont toutes d'origine moderne, il fait aussi remarquer que si les établissements de stations hivernales partagent quelques avantages des établissements thermaux, ils sont aussi des établissements industriels, et que c'est avec une extrême réserve qu'il faut aborder l'étude de ces questions, si on ne veut pas donner prise à la suspicion.

M. Bonnet de Malherbe a été surpris, en lisant les différentes publications médicales ou non médicales publiées sur Arcachon, de voir des chiffres qui semblaient publiés sous le patronage de M. Hameau, porter l'élévation de la température moyenne à 10°. Évidemment, ce doit être une erreur, puisque c'est juste la température des stations placées tout à fait au midi de l'Europe. Mais l'orateur trouve l'explication de ce fait, qui l'avait étonné, dans le travail de M. Hameau. Ce chiffre de 10° serait-il le résultat d'observations faites dans l'hiver à midi ? Dans ce cas, il y aurait là une lacune, car les observations thermométriques doivent se faire trois fois par jour : le matin, à midi et le soir, et la moyenne sera certainement alors changée.

Le point important dans ce travail, est la constatation de l'effet sédatif produit par le climat d'Arcachon. Si ce fait est exact, Arcachon aura le bonheur de posséder ce qui manque aux autres stations hivernales, car c'est le reproche que l'on peut adresser aux stations hivernales de la Méditerranée, d'être souvent trop toniques.

Ce qui prouve le mieux en faveur d'un climat, c'est sa flore naturelle, et celle que l'on peut obtenir par l'acclimatation. En effet, si un pays présente une flore pareille à celle d'un autre pays placé sous une latitude plus chaude, il n'est pas nécessaire d'accumuler des chiffres de température, l'acclimatation des plantes étant le meilleur moyen pour juger des qualités du climat.

Ainsi, d'après sa flore, d'après sa température, Arcachon offrirait des avantages que ne présentent pas toute les stations hivernales du midi de l'Europe, qui, bien garanties par les montagnes des effets du vent froid, et chauffées par la Méditerranée, produisent des effets souvent trop toniques. Arcachon pouvant offrir une plus grande variété de température suivant les endroits où l'on habite, tout en présentant les conditions climatériques des autres stations, pourrait produire également des effets sédatifs, si précieux dans certaines affections nerveuses.

Quoi qu'il en soit, M. Bonnet de Malherbe engage M. Hameau à faire des observations plus complètes des températures aussi bien nocturnes que diurnes, températures sur lesquelles les vents régnants ont certainement une très grande influence.

M. Hameau a été très heureux d'entendre les observations

présentées par une voix aussi autorisée que celle de M. Bonnet
de Malherbe dans la question de climatologie. Il connaît parfaitement les suspicions dont on peut être l'objet toutes les fois
que l'on traite une question de cette nature. Aussi a-t-il mis la
plus grande réserve dans ses communications scientifiques. C'est
aujourd'hui seulement qu'il prend la parole pour rendre compte
des études qu'il poursuit depuis dix ans, et les chiffres qu'il
vient de citer ont été choisis avec une extrême rigueur, car il
aurait pu établir les moyennes sur des années bien plus favorables que l'année dernière. Il tient à déclarer qu'en dehors des
chiffres qu'il a cités ce soir, il n'accepte aucune responsabilité
pour ceux qui ont pu être publiés dans des recueils qui n'avaient
rien de scientifique.

L'orateur donne, en terminant, quelques éclaircissements sur
les points d'anémologie sur lesquels il n'a pas cru devoir s'étendre
davantage dans son Mémoire, faute d'observations exactes, car
il ne possédait pas à cette époque les instruments qu'il a maintenant à sa disposition.

M. Marx lit un travail *sur l'empoisonnement par le datura stramonium.*

M. Chatard lui succède à la tribune, et donne lecture d'un
Mémoire ayant pour titre : *Du traitement rationnel de l'hémorrhagie
cérébrale, fondé sur l'étude des lésions anatomiques, leur étiologie et
leur nature.*

M. Baudrimont demande la parole pour faire quelques
observations, non sur le fond du travail, mais sur un détail. Il
reproche à M. Chatard de croire que l'absorption de l'alcool est
une découverte moderne. De tout temps on a su et admis que
l'alcool était absorbé; c'est un fait très simple et bien connu
que la façon dont il s'élimine. C'est également un fait très connu
que la respiration et les fonctions de la peau sont les actes
physiologiques aidant le plus à l'élimination de l'alcool. Tous
ces faits, parfaitement établis depuis longtemps, ont été décrits
dans un ouvrage publié en 1844.

M. Chatard répond qu'en effet l'absorption de l'alcool était
admise depuis longtemps; mais il affirme aussi que les physiolo-
logistes se sont longtemps demandé comment il agissait dans

l'ivresse. Ce n'est que depuis dix ou douze ans que son transport dans la matière cérébrale est un fait connu et acquis à la science.

M. Bouillaud désire présenter quelques observations au point de vue historique, pour faire revenir aux médecins français la gloire de certaines découvertes qu'on est trop disposé à attribuer aux médecins allemands. Après avoir rendu hommage au mérite du travail de M. Chatard, l'orateur ne croit pas, comme lui, que ce soit à M. Rostan que doit revenir l'honneur d'avoir signalé le premier la dégénérescence des artères comme cause déterminante des hémorrhagies cérébrales. M. Rostan, qui avait alors un service à la Salpétrière, avait bien étudié chez les vieillards un état particulier du cerveau, un ramollissement qu'il avait comparé à la gangrène sénile; mais cet état n'était pas causé par l'hémorrhagie cérébrale.

Si M. Bouillaud, qui remercie M. Chatard de l'honneur qu'il lui a fait de le citer comme ayant attribué à l'état inflammatoire des artères les dégénérescences que l'on remarque dans ces vaisseaux, a dit cela à une époque déjà reculée, et les recherches faites depuis ont justifié ce qui avait été dit alors, il est certain aujourd'hui que les dégénérescences que l'on trouve dans les artères sont bien les mêmes que celles qu'on trouve dans le cœur. Elles sont précédées par l'état inflammatoire et causées par lui, mais elles n'en constituent pas moins un état morbide particulier.

En 1828, un auteur qu'il ne veut pas nommer lut à la Société médicale d'émulation un travail sur cette question. Il considérait l'état osseux et athéromateux comme cause des hémorrhagies cérébrales, et il rapprochait ces lésions de celles décrites par le célèbre Scarpa dans les anévrismes, et sans lesquelles la maladie anévrismale ne pouvait pas se produire. Scarpa avait, en effet, décrit parfaitement tous ces désordres, et avait fait remarquer que cependant il ne se produit pas d'hémorrhagie. Les tuniques s'usent peu à peu de dedans en dehors, et la dernière étant plus résistante, plus extensible, se développe et forme le kyste anévrismal. Comment se fait-il que dans le cerveau les choses ne se passent pas de la même manière, car on ne rencontre point dans cet organe d'artères ayant présenté des poches anévrismatiques? Cela tient sans aucun doute à ce que les vaisseaux distribués dans cette région ne rencontrent pas l'appui que trouvent les artères dans les différentes parties du corps ; et quand la lésion, suite de l'état inflammatoire, est arrivée à produire une dégénérescence complète de toutes les tuniques qui composent le vaisseaux, celui-ci n'étant pas soutenu par du tissu cellulaire, et se trouvant dans un milieu qui n'offre pas de résistance, éclate, et donne lieu à l'hémorrhagie cérébrale.

Cet état avait donc été signalé dès 1829 par l'auteur anonyme, qui vint le répéter en 1846. Il pensa alors pouvoir mettre d'accord la découverte de M. Rostan, cet état particulier du cerveau décrit par ce distingué confrère et comparé à la gangrène sénile, ce ramollissement blanc, dans lequel on ne trouve pas une seule goutte de sang, avec le ramollissement rouge causé par l'état inflammatoire des vaisseaux, en assignant à ces deux états morbides une seule et même cause, la dégénérescence des artères, suite de l'état inflammatoire des vaisseaux. Dans le premier cas, le ramollissement blanc, cet état gangréneux, survient par suite du défaut de nutrition. Sans vouloir discuter la question des capillaires, la dégénérescence des artères a amené une oblitération qui empêche le sang de se porter au cerveau ; dans le deuxième cas, le ramollissement rouge reconnaît la même cause, la dégénérescence de l'artère, qui s'est rompue et a causé l'hémorrhagie cérébrale.

Ces choses-là étaient connues en France, et professées depuis longtemps quand les Allemands s'en sont emparés ; ils les ont commentées, perfectionnées peut-être ; mais le point de départ de ces connaissances est en France.

M. Baudrimont ne veut relever qu'un mot de la magnifique leçon qu'il vient d'entendre. Il ne croit pas qu'on puisse se servir du mot gangrène pour désigner l'état du cerveau dont a parlé M. Bouillaud, car la gangrène est la putréfaction du tissu cellulaire, et le cerveau n'en contient pas.

M. Bouillaud ne veut pas entamer une dispute de mots, et remercie M. Baudrimont de son observation.

M. Paulet lit un travail *sur la stomatite érythémateuse idiopathique et de son traitement*. Après cette lecture, la séance est levée, et renvoyée au lendemain mercredi.

TROISIÈME JOURNÉE

Mercredi 4 octobre

A UNE HEURE DE L'APRÈS-MIDI.

DES FORMES MALIGNES
DU FURONCLE ET DE L'ANTHRAX

(Question du programme.)

MM. Denucé (Bordeaux). *Des formes malignes du furoncle et de l'anthrax.*

Devalz (Sainte-Foy, *Gironde*). *De la malignité des furoncles et des anthrax dans la Gironde.*

Soulé (Bordeaux). *De la thérapeutique de l'anthrax.*

Raimbert (Chateaudun, *Eure*). *De la spontanéité des maladies charbonneuses chez l'homme.*

Bourgeois (d'Étampes, *Seine-et-Oise*). *Pustule maligne mortelle débutant par un bouton purulent.*

Discussion : MM. Durand (Lunel), Daudirac, Denucé, Bonnet de Malherbe, Buisson, Desgranges (Lyon), Devalz, Dupuy, Soulé, Bouillaud.

SÉANCE DU SOIR

A SEPT HEURES ET DEMIE.

MM. Brochard (La Tremblade, *Charente-Inférieure*). *De la médication maritime chez les enfants.*

Avrard (La Rochelle). *Des injections intra-utérines.*

Bitot (Bordeaux). *De l'emploi du perchlorure de fer contre le cancer.*

Lanelongue (Bordeaux). *Quelques considérations pour servir à l'histoire de l'œsophagotomie interne.*

Discussion (Mémoire de M. Avrard) : MM. Linas, Avrard, Desgranges (Lyon). — (Mémoire de M. Bitot) : MM. Dupuy, Levieux, Bitot.

I

DES FORMES MALIGNES DU FURONCLE ET DE L'ANTHRAX

Par M. le Dr DENUCÉ,

Professeur à l'École de Médecine de Bordeaux.

Pour bien comprendre l'histoire des formes malignes que peut revêtir l'affection furonculeuse, il me paraît indispensable de reprendre sommairement l'histoire de l'évolution naturelle et des conditions étiologiques de cette affection.

Le furoncle est une des trois espèces d'inflammation aiguë des glandes sébacées de la peau.

Ces trois espèces d'inflammation sont :

1° L'*acné*, qui est caractérisé par l'hypersécrétion et l'induration de la glande ;

2° L'*echthyma*, qui est caractérisé par la suppuration de la glande et la suffusion du pus sous l'épiderme qui circonscrit son orifice ;

3° Le *furoncle*, qui est caractérisé par la mortification et l'élimination de la glande elle-même.

En termes plus simples, l'acné est l'*inflammation plastique* ; l'echthyma, l'*inflammation suppurative* ; le furoncle, l'*inflammation gangréneuse* des glandes sébacées.

L'acné et l'echthyma se développent en général dans des conditions différentes, mais n'en deviennent pas moins l'un et l'autre le point de départ du furoncle par l'exagération de l'état inflammatoire qui les constitue.

Le furoncle présente trois variétés bien distinctes : le *furoncle simple*, le *furoncle phlegmoneux*, le *furoncle gangréneux* :

1° Le *furoncle simple* débute ordinairement par un prurit souvent assez vif, auquel succède une élevure rouge. Celle-ci est conique, tantôt papuleuse comme l'acné, tantôt pustuleuse comme l'echthyma, et présente constamment dans les régions pileuses un petit poil implanté à son sommet. Bientôt cette élevure augmente de volume ; la rougeur s'étend en forme de zone diffuse à la circonférence, et devient violacée au sommet. La douleur est alors pongitive et violente, puis pulsative et lancinante. La tumeur est large, acuminée ; son sommet s'ulcère par amincissement du derme, laissant voir un point jaunâtre appelé *cratère,* par lequel s'échappent d'abord quelques gouttelettes de pus, et bientôt après avec le pus la glande mortifiée. Celle-ci forme un corps jaunâtre, assez dense, de nature fibroïde extérieurement, et dans l'intérieur duquel on trouve des cellules épithéliales altérées et beaucoup de tissu amorphe. C'est ce que l'on est convenu d'appeler le *bourbillon.*

Le bourbillon éliminé laisse une excavation, une sorte d'alvéole dont le fond est régulièrement arrondi. Après sa chute, l'inflammation cède aussitôt, l'induration s'affaiblit, la rougeur diminue, la douleur cesse, et l'alvéole disparaît rapidement par le retrait même des tissus malades.

2° *Furoncle phlegmoneux :* Dans le furoncle phlegmoneux, l'inflammation éliminatrice devient exagérée. Elle se propage au tissu cellulaire ambiant. La tumeur prend la forme ovoïde et se convertit en abcès ; le bourbillon nage au milieu du pus, et, à l'ouverture de l'abcès, s'échappe avec un flot de pus et passe souvent inaperçu.

3° *Furoncle gangréneux :* C'est du côté de la peau que l'inflammation devient quelquefois excessive. La partie cutanée centrale du furoncle, au lieu de s'ulcérer graduellement, se mortifie en masse dans une certaine étendue ; une véritable escarre couronne alors le furoncle.

Le furoncle tantôt apparaît isolément sur un point du corps ; il est alors *solitaire* et se produit souvent en série ; tantôt il est *multiple* et constitue une véritable *éruption.* L'éruption furonculeuse peut être *discrète* ou *confluente.*

Lorsqu'elle est discrète, elle se présente sous l'aspect de boutons furonculeux isolés, mais voisins les uns des autres, et qui apparaissent le plus ordinairement par poussées successives.

Lorsqu'elle est confluente, elle constitue l'*anthrax.* L'anthrax débute presque toujours par un furoncle simple, quelquefois par un petit nombre de furoncles distincts, mais très rapprochés. Sur la zone rouge de ces furoncles primitifs, se développe une ceinture de furoncles nouveaux, autour desquels apparaît une nouvelle zone, qui peut devenir elle-même le point de départ d'une nouvelle production furonculeuse.

L'ensemble des furoncles ainsi développés, emprunte à leur accumulation même une physionomie spéciale.

L'anthrax, en effet, offre une tumeur saillante, mais uniformément arrondie, d'un volume variable, depuis la grosseur de l'œuf de pigeon jusqu'à celle des deux poings ou d'une demi tête d'enfant. La surface est rouge, violacée au milieu dans un assez large espace. Bientôt un certain nombre de trous ou cratères se développent vers le centre, puis se montrent successivement sur les zones périphériques, ce qui donne à l'ensemble l'apparence d'une écumoire. A un degré plus avancé, la tache violacée du centre se change en une escarre étendue. Du pus sort en abondance par les bords de l'escarre et les cratères les plus voisins; quelques gouttelettes seulement apparaissent dans les cratères les plus éloignés. L'escarre se détache, les cratères du centre s'élargissent, se donnent la main par amincissement ulcératif de la peau. Les ouvertures considérables et irrégulières ainsi produites, donnent issue à une matière grisâtre, qui comprend les bourbillons furonculeux ordinaires et une grande quantité de tissu cellulaire mortifié. La cavité qui reste après cette élimination est anfractueuse, profonde, irrégulière, et bordée par des lambeaux de peau déchiquetés, amincis et souvent percés à jour jusqu'à une certaine distance.

On comprend ce qui se passe dans l'anthrax. Les variétés phlegmoneuses et gangréneuses, qui sont rares dans le furoncle simple, deviennent ici la règle, et composent la forme type de l'anthrax.

D'une part, en effet, l'intensité de l'inflammation est multipliée par le nombre des furoncles compris dans l'anthrax, et ceux-ci, pressés les uns contre les autres, ne laissent entre leurs orifices que des portions de peau fort amincies, bientôt dépourvues de vitalité; et dans leurs profondeurs, que des cloisons de tissu cellulaire, enflammées par leur interposition même entre les furoncles et comprimées par le développement de ceux-ci. De là la gangrène de la peau, la mortification du tissu cellulaire, et une suppuration abondante produite par le travail d'élimination que cette mortification entraîne.

Dans quelques circonstances, aux furoncles primitifs ne

succède qu'une poussée furonculeuse périphérique. L'anthrax prend tout au plus le volume d'un œuf, et son évolution se fait sans augmentation nouvelle de volume. L'*anthrax* alors est *circonscrit*. Mais dans beaucoup de cas, à cette première poussée circulaire succède bientôt une deuxième, puis une troisième poussée. L'anthrax peut être alors désigné sous le nom d'*anthrax envahissant* ou *diffus*. Il prend ainsi une apparence qui ressemble assez à celle du phlegmon diffus, mais en diffère toujours par son élévation au dessus du niveau de la peau, et surtout par l'apparition sur toute sa surface de petites pustules qui deviennent autant de cratères.

Les causes qui peuvent amener le développement de l'affection furonculeuse ont une importance incontestable au point de vue des phénomènes graves qui l'accompagnent quelquefois. Nous devons, par conséquent, en présenter ici le tableau d'une manière succincte.

Ces causes sont *générales* ou *locales;* les premières se rapportent le plus souvent à une altération des fonctions de nutrition, soit que cette altération tienne à des fatigues exagérées, à une alimentation insuffisante ou mal appropriée, ou bien encore à une affection des voies digestives elles-mêmes, dyspepsie, gastrite, etc., toutes causes qui ne laissent pas subsister l'équilibre normal entre les pertes de l'économie et leur réparation; soit qu'elle succède à certaines maladies aiguës, à celles surtout qui, comme la fièvre typhoïde, ont un génie septique; soit qu'elle se rattache à une de ces affections chroniques qui amènent l'épuisement, surtout à une de ces affections encore mal définies qui, comme l'albuminurie et le diabète, sont elles-mêmes l'expression permanente d'une nutrition imparfaite.

Le rapport intime qui existe entre le diabète et l'affection furonculeuse, et qui se rattache aux rapports beaucoup plus généraux du diabète avec les affections gangréneuses, entrevu par Prout en 1840, et plus tard par Marchal (de Calvi), est devenu aujourd'hui un fait scientifique acquis pour la plupart des chirurgiens. On trouve le diabète comme origine étiologique des éruptions furonculeuses dans le tiers des cas environ. Beaucoup plus contestable me paraît la propostion inverse avancée par Wagner, qui professe que l'anthrax est souvent la cause et non le résultat du diabète. Pour ma part, je n'ai jamais constaté ce fait, et je crois que de nouvelles observations sont nécessaires pour éclairer ce point de doctrine.

Pour clore la liste des causes générales, nous devons ajouter que, dans quelques circonstances, il s'est rencontré de vraies épidémies d'éruption furonculeuse, ainsi que les relations données par Laycock, Kinglake, Hunt, Tholozan en font foi, et que dans beaucoup de pays elle règne endémiquement. Il est certain, du moins pour moi, après dix ans d'études médicales à Paris et dix ans de pratique à Bordeaux, que dans nos contrées les furoncles, les anthrax surtout, sont beaucoup plus fréquents, atteignent des proportions beaucoup plus considérables, et prennent des allures beaucoup plus graves qu'à Paris.

Quant aux causes locales, ce sont toutes celles qui amènent une irritation prolongée de la peau. Les parties du corps exposées à l'air et aux injures extérieures, telles que la figure et les mains, sont les plus prédisposées; puis viennent celles sur lesquelles frottent certaines parties du vêtement ou du fourniment, le cou, la nuque, le dos, le poignet; celles sur lesquelles le corps appuie naturellement, les fesses, les genoux; celles qui supportent les efforts constants propres à chaque profession; celles enfin sur lesquelles sont restés appliqués pendant quelque temps des topiques irritants, tels que vésicatoires, pommades fondantes, cataplasmes aigris, etc.

La gravité des affections furonculeuses offre des degrés infiniment variables, depuis la bénignité proverbiale du furoncle solitaire ou clou, jusqu'à la malignité proverbiale aussi de l'anthrax, que la tradition populaire, fidèle aux origines étymologiques du mot, confond avec les affections charbonneuses.

En quoi consiste cette *malignité*? En quoi diffère-t-elle de la *gravité* simple? Quelles sont les formes qu'elle revêt? Questions importantes que nous devons chercher à résoudre ici.

On dit qu'une affection est *grave* lorsqu'elle compromet l'existence. Lorsqu'une maladie, bénigne en apparence ou dans ses débuts, offre presque soudainement, ou d'une manière imprévue, ou d'une manière insolite, des phénomènes généraux très graves, on dit qu'elle est *maligne*. Ces phénomènes généraux graves qui caractérisent la malignité sont toujours l'expression d'une sorte d'empoisonnement général résultant de l'introduction de certains éléments septiques ou putrides dans le torrent circulatoire.

Les termes d'affection bénigne, grave et maligne, étant ainsi nettement définis, on peut dire d'une manière générale que le *furoncle simple* n'offre aucun danger, que l'*éruption furonculeuse* discrète est également bénigne et n'a qu'un inconvénient, sérieux il est vrai quelquefois, sa persistance, qui ne fléchit devant aucue médication. L'*éruption confluente*, lorsqu'elle ne dépasse pas les bornes de l'*anthrax circonscrit*, ne présente aussi qu'une gravité relative, et, même abandonnée à elle-même, guérit le plus ordinairement. L'*éruption confluente diffuse*, l'*anthrax envahissant*, donne lieu au contraire à des accidents redoutables le plus souvent mortels. Mais ce qu'il faut ajouter, c'est que les quatre formes de l'affection furonculeuse, depuis le simple clou jusqu'à l'anthrax diffus, peuvent, à un moment donné, revêtir des caractères réels de malignité.

Nous étudierons successivement les *formes graves simples* et les *formes graves malignes* de l'affection furonculeuse.

1º *Formes graves simples.* — L'anthrax volumineux, surtout l'anthrax diffus, constitue, comme nous l'avons dit, une affection toujours très grave. L'anthrax envahissant, en effet, prend rapidement des proportions considérables; il n'est pas rare de le voir en quelques jours atteindre la grosseur d'une demi-tête d'enfant et même d'adulte. Je me rappelle avoir vu avec mon collègue et ami M. le Dr Mabit, un anthrax de la nuque qui n'était pas encore limité quand le malade est mort, et qui s'étendait à ce moment du vertex à la vertèbre proéminente, et latéralement du bord antérieur de l'un des sterno-mastoïdiens au bord antérieur de l'autre, enserrant ainsi le cou dans un véritable collier. J'ai vu également chez une dame que j'ai soignée dernièrement, un anthrax qui, ayant débuté sous la forme d'un anthrax assez circonscrit au dessus de la clavicule gauche, avait successivement envahi, malgré la médication la plus énergique, l'épaule du même côté, la nuque, l'épaule du côté opposé, et n'était venu s'éteindre qu'à quelques centimètres au dessus de la clavicule droite. On comprend que lorsque l'anthrax prend de pareilles proportions, il équivaut, comme source d'inflamation, aux traumatismes les plus graves. Aussi la fièvre s'allume-t-elle, et le plus souvent avec tous les caractères de la fièvre traumatique la plus violente et la plus dangereuse : fréquence extrême du pouls, agitation, délire, coma, quelquefois stupeur immédiate et collapsus complet, et dans les deux cas, la mort le plus souvent comme terminaison fatale.

Les accidents inflammatoires ne sont pas toujours mortels. Même déjà très avancés, ils peuvent rétrocéder, lorsque surtout l'élimination des bourbillons trouve une issue à l'extérieur. Mais alors commence quelquefois une seconde série d'accidents qui peuvent également amener une terminaison fatale. L'élimination a lieu laissant un vaste foyer de suppuration. L'abondance de la suppuration d'une part, de l'autre une constitution déjà altérée avant l'apparition de l'anthrax, conduisent souvent le malade à un état d'épuisement progressif, caractérisé par l'amaigrissement, la pâleur, la perte absolue de forces, et enfin par une fièvre hectique qui traîne en longueur et se termine souvent aussi par la mort.

2° *Formes graves malignes.* — Les formes malignes que peut revêtir l'affection furonculeuse comportent deux ordres de faits : tantôt, en effet, il y a simplement passage dans le sang des fluides septiques qui accompagnent toute inflammation gangréneuse, ce qui constitue l'*infection putride ;* tantôt introduction du pus lui-même qui s'est formé autour du foyer gangréneux, ce qui constitue l'*infection purulente.*

A *Accidents malins imputables à l'infection putride.* — Ces accidents, qui se présentent fréquemment, ressemblent beaucoup aux symptômes qui caractérisent les fièvres typhoïdes graves. Ce fait, du reste, n'a rien d'étonnant lorsqu'on songe aux grandes analogies de siége que présentent les formes composées de l'affection furonculeuse et la fièvre dite typhoïde. Le caractère anatomique de celle-ci est en effet l'inflammation ulcérative et gangréneuse des glandes de la muqueuse intestinale, comme le caractère anatomique des premières est l'inflammation ulcérative et gangréneuse des glandes cutanées.

Les symptômes typhiques que peuvent présenter les éruptions confluentes de furoncle, c'est à dire les diverses espèces d'anthrax doivent être considérés dans les deux périodes d'augment et de déclin de l'affection.

Dans la première, c'est l'adynamie la plus complète, la prostration, la stupeur, l'état fuligineux des lèvres et des dents, la sécheresse de la langue, la pulvérulence des narines ; souvent éclatent des symptômes ataxiques, du délire, de l'agitation, ou du subdelirium avec de l'assoupissement. La peau devient terreuse, jaunâtre, se couvre quelquefois de pétéchies ou de sudamina ; des phénomènes abdominaux apparaissent à leur tour : nausées, vomissements, diarrhée fétide, quelquefois sanguinolente, ballonnement du ventre, etc.

Cet état peut durer plusieurs jours, quelquefois plusieurs semaines. Il est toujours des plus graves.

Parfois les symptômes cèdent, le malade entre en convalescence. Dans cette seconde période de la maladie, il survient souvent de nouveaux accidents, dont les principaux sont : *les gangrènes secondaires, les abcès* et *les paralysies consécutives.*

Dans quelques cas, en effet, au moment où la guérison se prononce, où toutes les parties primitivement atteintes sont éliminées, on voit survenir soit des escarres dans les points sur lesquels appuie le corps, soit un état gangréneux de la base des lambeaux qui bordent le foyer de l'anthrax. Ce dernier fait surtout est remarquable, et j'en citerai prochainement un exemple.

D'autre part, on a observé des abcès singuliers, quelquefois multiples, quelquefois isolés, qui, sans cause déterminante, se développent loin du siége primitif de l'anthrax. Ces abcès apparaissent le plus souvent sans frisson initial ; ils s'annoncent par un noyau dur, peu douloureux, qui passe en très peu de temps, quatre ou cinq jours au plus, à l'état d'abcès volumineux sans grande réaction, et qui contiennent un pus fétide, mêlé le plus ordinairement à des lambeaux gangrénés de tissu cellulaire. Un des siéges de prédilection de ces abcès paraît être la région génito-anale. J'en connais en effet pour ma part trois exemples : l'un qui s'est développé dans la prostate et qui s'est vidé par l'urètre ; le malade était diabétique et succomba quelques jours après ; le second, qui apparut dans la grande lèvre, chez une femme diabétique aussi, mais qui a survécu ; le troisième, dans la région sacro-anale, chez un homme qui n'était pas diabétique et qui a survécu également. Ce dernier fait prouve que ces vastes suppurations à distance ne sont pas sous l'influence exclusive de l'état diabétique. C'est au commencement de la période asthénique, presque à la fin de la période inflammatoire aiguë, et comme pour servir de transition de l'une de ces périodes à l'autre, qu'apparaissent ces abcès.

Le dernier phénomène morbide que nous ayons signalé dans cette période, est la paralysie, paralysie plus ou moins étendue, offrant beaucoup d'analogie avec ces paralysies qui se développent à la suite de beaucoup de maladies aiguës, et notamment de certaines maladies septiques, telles que la fièvre typhoïde, les affections diphthéritiques, etc. Ces paralysies sont en général passagères. Un cas de ce genre des plus remarquables s'est présenté chez un malade de mon confrère et ami M. le Dr Dupuy, malade que j'ai vu en consultation, et qui, à la suite d'un anthrax extrêmement volumineux de la région dorsale, traité par les incisions et la cautérisation au fer rouge, après bien des vicissitudes, notamment après l'apparition de pétéchies sur tout le corps, de la gangrène secondaire des lambeaux et de l'un de ces abcès à distance dont je viens de parler, finit par guérir de son anthrax, mais resta pendant plusieurs mois complétement paraplégique. La guérison s'est complétée depuis, et le malade est redevenu ce qu'il était auparavant, un des hommes les plus actifs de notre cité.

B *Accidents imputables à l'infection purulente.* — Dans quelques cas, des accidents singuliers éclatent tout à coup. Pendant le cours de l'évolution d'un anthrax, souvent peu volumineux, quelquefois même d'un simple furoncle, le malade est pris d'un frisson qui se répète plusieurs fois. Bientôt une douleur vive apparaît, tantôt dans la région thoracique, tantôt dans la région abdominale, parfois au niveau d'une ou de plusieurs articulations. La tumeur primitive devient le siége d'une tuméfaction considérable, de forme œdémateuse. La peau qui la recouvre est violacée, noirâtre. Quelques traînées, lymphatiques ou veineuses, se montrent autour; le pus, s'il a commencé à sourdre, diminue; le teint général est pâle, terreux; les traits se décomposent, des sueurs froides surviennent et succèdent aux frissons; les articulations, devenues douloureuses, augmentent de volume et se changent rapidement en arthrites suppurées. Une vive anxiété s'empare du malade. La poitrine ou le ventre sont comme étreints par une barre horriblement douloureuse; la respiration devient gênée, haletante. Parfois il se produit de la céphalalgie, du délire; mais le plus ordinairement le malade succombe avec sa connaissance, au milieu d'atroces souffrances, et trois ou quatre jours seulement après le frisson initial.

Je rapporterai très sommairement quatre faits qu'il m'a été donné d'observer, et qui prouvent que les couleurs du tableau que je viens de présenter ne sont ni chargées ni imaginaires.

PREMIER FAIT. — Il a été recueilli sur notre très regretté confrère Desbonnes. Après un mois de grandes fatigues, il constata la présence d'un petit anthrax sur la partie gauche de son menton. L'anthrax augmentant de volume, il me pria de faire une incision. Je la fis cruciale et profonde. La marche du mal ne fut pas arrêtée. La lèvre inférieure se tuméfia, présentant tous les caractères de l'anthrax envahissant ou diffus. Une consultation eut lieu avec MM. les docteurs Lahens, Reimonenq, Moussous, Mabit, tous amis du malade. De nouvelles incisions furent décidées et pratiquées. Tout à coup il survient un frisson et peu après une douleur extrêmement violente à la partie postérieure droite de la poitrine. Rien ne put calmer cette douleur, ni vésicatoire, ni applications calmantes; les frissons reparurent, le gonflement de la figure augmenta encore; la lèvre supérieure, les joues furent envahies à leur tour par une sorte d'œdème qui donnait à la physionomie un aspect horrible. L'insomnie, l'anxiété, les frissons, les sueurs froides, la gêne de la respiration, les douleurs atroces, tout cela persista sans relâche et pendant quatre jours; au bout de ce temps, le malade, affaibli et vaincu par la douleur, succomba, mais conservant la connaissance jusqu'au dernier moment. Quelques instants avant sa mort, un phénomène bizarre se manifesta : sur plusieurs points des membres, l'épiderme se souleva en forme de phlyctènes. L'autopsie n'a pas été faite. L'auscultation et la percussion avaient permis de reconnaître pendant les deux derniers jours un léger épanchement dans la plèvre droite, mais dont la quantité n'était nullement en rapport avec l'intensité de la douleur.

DEUXIÈME FAIT. — Il a été constaté sur une jeune fille de quinze ans, arrivée depuis peu de la Martinique, et soumise depuis quelques mois au régime d'une pension, auquel elle ne pouvait s'habituer. Un furoncle d'abord, et bientôt un petit anthrax, apparurent sur la joue droite, au-dessus de la commissure des lèvres. L'anthrax fut ouvert d'un coup de lancette. La maladie parut stationnaire pendant un ou deux jours, puis une nouvelle poussée eut lieu, et en même temps survint un frisson violent. M. le Dr Moussous, médecin ordinaire de la malade, m'appela alors en consultation. L'anthrax n'était pas très considérable; une douleur très vive existait vers la région épigastrique ou diaphragmatique; de plus, le genou droit était tuméfié et douloureux, ainsi que l'une des articulations phalangiennes de l'index de la main droite. Des frissons nouveaux reparurent. La douleur épigastrique ne céda à aucun remède; les articulations malades augmentèrent de volume et devinrent rapidement très considérables. Le pouls était très fréquent, très petit; l'insomnie persistante; l'anxiété, la dyspnée assez prononcées; un peu de délire survint, puis un affaissement général, et enfin la mort au bout du sixième jour après le frisson initial. Dans les deux derniers jours, l'extrémité du doigt malade s'était sphacélé, et le pus de l'articulation phalangienne tuméfiée s'était fait jour à l'extérieur.

TROISIÈME FAIT. — Un jeune homme d'une trentaine d'années, fatigué par des excès et par les atteintes fréquentes d'une syphilis ancienne, voit un furoncle se développer sur la lèvre inférieure. Je suis appelé à lui donner des soins. Il s'agissait d'un gros furoncle, ou mieux, d'un anthrax à deux ou trois cratères. Je ne jugeai pas à propos de l'inciser. Il survient des frissons, une douleur précordiale très vive, une barre abdominale intolérable, de l'anxiété, de la gêne de la respiration, quelques crachats sanguinolents, un peu de délire, de la céphalalgie, en outre, un gonflement secondaire œdémateux autour du furoncle primitif. Le malade meurt le cinquième jour après le frisson.

QUATRIÈME FAIT.—Un jeune homme de trente ans, d'une santé assez délicate, se sentait fatigué depuis quelque temps. Il a un furoncle à l'épaule droite. Il n'y fait pas attention, et continue de vaquer à ses affaires. Le furoncle devient plus douloureux; puis apparaît un frisson, que le malade prend pour un refroidissement. Une douleur en ceinture, une gêne notable de la respiration, sans lui ôter de sa tranquillité d'esprit, le décident à me consulter. Le furoncle de l'épaule était peu volumineux, d'une teinte violacée et noirâtre, mais avec son cratère caractéristique au milieu. Quelques traînées rougeâtres s'irradiaient vers le cou. Le pouls était petit, la figure grippée, le teint pâle, etc. A l'aspect du malade, au récit qu'il me fit de ce qu'il éprouvait, je compris immédiatement la gravité de son état : il mourait, en effet, le surlendemain.

Ces quatre cas ont été observés dans l'espace de sept ou huit années, par un même praticien. C'est dire qu'ils ne doivent pas être absolument rares dans la contrée que nous habitons.

Ces faits d'ailleurs ne sont pas sans précédents dans la science. Un chirurgien danois, Trude, et un chirurgien allemand, Wagner, en ont rapporté plusieurs exemples. Chose remarquable, c'est presque toujours à la face que siégeaient les furoncles ou les petits anthrax d'apparence bénigne qui ont amené ces terribles accidents. Trude considère même ce siége comme exclusif. Si trois de mes observations semblent confirmer sur ce point les idées du chirurgien danois, la quatrième prouve qu'il n'en est pas toujours ainsi, et qu'un furoncle simple de l'épaule a pu entraîner des conséquences analogues. J'ajouterai d'ailleurs que les grands anthrax des diverses régions du corps offrent souvent des phénomènes fort analogues dans leur période ultime : frissons, douleurs thoraciques ou abdominales, céphalalgie, anxiété, mais qui se perdent au milieu des symptômes inflammatoires que nous avons déjà décrits, et qui suffisent pour entraîner une issue funeste.

Ces fait bien établis, quelle est leur véritable signification ? Les quatre cas soumis à mon observation se sont passés dans ma clientèle, il m'a été impossible de faire les autopsies. Trude, plus heureux, a pu constater, dans les diverses observations qu'il a données, une phlébite faciale, qui, par la veine ophthalmique, s'était étendue aux sinus crâniens. Du pus a été trouvé sur tout ce trajet veineux.

D'autre part, les faits que j'ai rapportés offrent tant d'analogie avec les symptômes ordinaires de l'infection purulente : frisson initial, frissons répétés, douleur vive thoracique abdominale ou articulaire, arthrite purulente, etc., qu'il me paraît difficile de ne pas admettre que l'infection purulente est la cause réelle des accidents graves qui éclatent tout à coup.

Trude a été frappé cependant de la violence des phénomènes morbides, de la rapidité de la mort, qui offrent vraiment quelque chose de spécial ; il en trouve l'explication dans la phlébite des sinus au voisinage immédiat de l'encéphale.

Cette opinion sera accceptée par tous les praticiens qui ont vu la rapidité d'allures que prend en général l'infection purulente succédant aux plaies de la face et aux opérations pratiques dans cette région, surtout dans l'orbite.

Ma quatrième observation, dans laquelle le furoncle siégeait sur l'épaule, ne la contredit pas absolument. Les anthrax de la nuque, ainsi que Broca en a présenté tout récemment un exemple, peuvent, en effet, amener rapidement la mort par le même mécanisme, puisque l'autopsie a révélé la présence du pus dans le pressoir d'Hérophile. On conçoit dès lors que les furoncles d'anthrax, qui siégent au voisinage de la partie supérieure du rachis dont les riches plexus veineux sont en communication immédiate avec les sinus crâniens, puissent agir de la même façon.

Mais ce que je crois aussi, c'est que, comme je l'ai dit, l'anthrax et le furoncle étant des maladies gangréneuses, portent avec eux un germe septique, qui, comme nous l'avons vu, imprime un caractère spécial aux accidents primitifs qui accompagnent souvent l'anthrax, et ne doit pas être sans influence sur les résultats d'une infection purulente prenant sa source dans le foyer gangréneux lui-même.

En résumé, l'affection furonculeuse est une maladie d'un caractère essentiellement mauvais, constituée par une gangrène locale spontanée, qui est en général la conséquence de causes profondément débilitantes. Cette gangrène, souvent fort étendue, entraîne un travail énergique d'élimination, et, tant que ce travail n'est pas accompli, laisse dans l'économie une source de putridité. Celle-ci peut s'étendre de diverses manières à l'économie entière, et entraîner des conséquences funestes, soit en aggravant les symptômes inflammatoires qui président à l'élimination, soit en s'ajoutant aux causes d'affaiblissement et de détérioration qui lui succèdent, soit en s'associant aux phénomènes d'infection purulente que l'ouverture des vaisseaux veineux dans le foyer purulent gangréneux peut entraîner.

Comme complément de ce travail, il me paraît indispensable de présenter quelques considérations sur le mode de traitement qui peut être employé dans les divers degrés et dans les diverses formes de l'affection furonculeuse.

Je crois, en général, qu'il faut être très sobre d'incisions, du moins d'incisions simples. Le furoncle et l'anthrax sont, comme nous venons de le voir, une source d'où peuvent partir constamment l'infection putride et l'infection purulente. Le chirurgien doit autant que possible se garder de leur ouvrir lui-même la voie. Aussi, je professe depuis longtemps que l'on ne doit pas inciser le furoncle simple, sauf lorsqu'il prend la forme franchement phlegmoneuse.

Je crois également que dans l'éruption circonscrite, dans l'anthrax qui ne dépasse pas le volume d'un petit œuf, il y a avantage encore à laisser la maladie suivre son cours naturel et l'élimination se faire naturellement.

Mais lorsque l'anthrax dépasse ces proportions, lorsque surtout il suit la marche envahissante ou diffuse, le chirurgien ne peut se dispenser d'intervenir. L'indication me paraît alors très nette : ouvrir largement et en différents sens, afin de faciliter l'élimination ; inciser jusqu'au delà des limites du mal, afin d'en arrêter la marche. La grande incision en étoile, avec des rayons qui dépassent la circonférence du mal, me paraît en ce cas le meilleur mode opératoire.

Je repousse les incisions circulaires, qui entraînent toujours le sphacèle d'une grande portion de peau, et les incisions sous cutanées d'A. Guérin, dont on peut se passer dans la majorité des petits anthrax, et qui sont insuffisantes dans les grands.

D'ailleurs, toutes les incisions, dans quelque sens qu'on les fasse, offrent un grand inconvénient : c'est de laisser des vaisseaux béants dans le pus même de l'anthrax, et de faciliter les infections putrides et purulentes. Je ne dis pas que dans tous les cas l'infection purulente succède aux incisions. J'ai moi-même rapporté deux Observations dans lesquelles aucune incision n'a été pratiquée, et dans lesquelles l'infection purulente a été manifeste. Mais le chirurgien doit du moins tâcher de ne pas augmenter les chances de cette infection.

De là, l'adjonction de la cautérisation aux incisions. Cette pratique, entrée aujourd'hui dans les habitudes de la chirurgie bordelaise, me paraît devoir être acceptée sans réserves.

Seulement, les procédés varient : on a cautérisé d'avance avec la pâte de Vienne, et fait ensuite les incisions ; la cautérisation n'est pas en général très profonde, et il y a presque toujours des vaisseaux ouverts dans les incisions.

On a appliqué des caustiques puissants après les incisions, la pâte de Canquoin surtout et le cautère actuel. De bons résultats ont été ainsi obtenus.

Mais il est un dernier moyen que, pour ma part, *j'adopte d'une manière absolue*. Je fais les incisions aussi largement, aussi complétement que cela me paraît nécessaire; puis, je panse immédiatement les plaies avec des plumasseaux de charpie imbibés de perchlorure de fer à 20 degrés environ. Cela suffit, en général, pour arrêter le sang, pour le coaguler à l'orifice de tous les vaisseaux, et pour faire une cautérisation légère de toutes les surfaces incisées. La douleur n'est pas extrêmement vive. Dès le lendemain, le pus se fait jour en différents points à travers la petite escarre noire qui se forme, et qui se détache elle-même vers le quatrième jour. Je pourrais citer trois cas sur quatre dans lesquels, depuis un an environ, ce procédé m'a complétement réussi.

Une question plus épineuse, qui se présente ici, est celle du traitement convenant à ces cas de furoncles malins dont j'ai tâché précédemment de tracer l'histoire.

En présence des cas que j'ai rencontrés, j'avoue avoir éprouvé un grand embarras. Le chirurgien est, en effet, surpris par un mal insidieux, bénin jusqu'au moment où éclate le premier frisson; immédiatement, il paraît au dessus des ressources de l'art. La première fois, ne sachant sur quel terrain je me trouvais, j'ai incisé largement; la seconde fois, j'ai été plus modeste; plus tard, j'ai supprimé les incisions. Aucune modification ne s'est produite, ni par une pratique, ni par l'autre, sur l'état local. Pour ceux qui ont assisté à ces faits, l'état local devient du reste la lésion accessoire à côté d'un empoisonnement qui marche avec une rapidité presque foudroyante. Aujourd'hui cependant, après la méditation de ces faits, je n'hésiterais pas à leur appliquer un traitement énergique immédiatement après l'apparition du premier frisson. Ce traitement serait l'incision large de la tumeur et la cautérisation à blanc avec le cautère actuel, suivant les préceptes de Sédillot dans les cas d'infection purulente.

Le traitement médical doit toujours venir en aide au traitement chirurgical. L'usage des analeptiques et des toniques répond à l'indication la plus générale fournie et par les causes de la maladie, et par son évolution même. Le quinquina doit jouer ici un rôle très important. J'ai l'habitude de lui adjoindre l'alcoolature d'aconit, qui a été préconisée à diverses reprises contre les diffusions inflammatoires et l'infection purulente. Les faits de ma pratique ne me permettent d'asseoir aucun jugement définitif sur l'efficacité de ce remède, qui dans tous les cas n'a rien de spécifique à l'égard des accidents auxquels on l'oppose. Un seul point sur lequel j'appellerai votre attention, c'est l'usage des eaux alcalines, notamment des eaux de Vichy. Dans les éruptions furonculeuses discrètes, mais successives et persistantes, l'usage des eaux de Vichy soit à domicile, soit sur les lieux, me paraît fournir la meilleure médication. J'ai vu cesser de cette manière, notamment dans deux circonstances très présentes à ma mémoire, des séries de furoncles que le temps, les bains, les purgatifs, les boissons rafraîchissantes, etc., n'avaient pu arrêter.

Dans les cas où le diabète précède l'affection furonculeuse, sous quelque forme qu'elle se présente, il me paraît également indispensable de recourir à la médication alcaline et d'y joindre le régime préconisé aujourd'hui contre la glucosurie. J'ai cité dans le cours de ce travail l'Observation de cette dame qui m'a présenté un anthrax diffus allant d'une épaule à l'autre et un vaste abcès de la grande lèvre; sa santé, fort ébranlée avant l'apparition de l'anthrax par un diabète dont elle ne se rendait pas compte, s'est raffermie pendant la seconde période de son traitement, grâce à l'usage d'une nourriture substantielle, généreuse, presque exclusivement animale, aidée du quinquina et de l'eau de Vichy.

Messieurs, ces considérations sur une affection aussi vulgaire que l'affection furonculeuse, ont dû sans doute vous paraître un peu longues. Quand on a médité un sujet, on s'intéresse volontiers aux plus petites questions qu'il soulève, et l'on est fort disposé à croire que ceux qui vous écoutent peuvent en faire autant. Je crains d'avoir lassé votre patience; mais veuillez me le pardonner au nom de cette curiosité scientifique qui nous anime tous, et qui nous fait suivre quelquefois les sentiers les plus battus, ne serait-ce que pour y trouver la pierre oubliée ou perdue qui trouve sa place dans l'édifice.

II

DE LA MALIGNITÉ DES FURONCLES ET DES ANTHRAX

DANS LA GIRONDE

Par le Dr S. DEVALZ (de Sainte-Foy),

Médecin aux Eaux-Bonnes.

———

L'anthrax est une maladie très fréquente, et partant très connue. Sous le climat de Paris, on en observe de nombreuses épidémies, et chacun de nous sait que les différents services de chirurgie des hôpitaux en comptent presque constamment des exemples.

Jusqu'ici les auteurs de tous les livres classiques, Boyer, Sanson, Richerand, Nélaton, les auteurs du Compendium, M. Follin, M. Guérin dans l'un des nouveaux Dictionnaires, tous, dis-je, ont considéré l'anthrax comme une affection douloureuse, grave même, et pouvant accidentellement causer la mort, mais dépourvue de tout caractère de malignité. Une seule voix, — il est vrai que c'était celle de Marjolin, — s'était élevée pour mettre en relief la gravité particulière de l'anthrax. L'illustre chirurgien insiste beaucoup sur le pronostic de cette maladie, qu'on avait tort, suivant lui, de considérer comme toujours bénigne. Mais en aucun endroit de son article (Dict. en 30 vol.) il ne prononce le mot de *malignité* à côté du nom de l'*anthrax*. Bien plus, à l'appui de son pessimisme il ne cite que deux cas de mort. Deux cas de mort dans la pratique de Marjolin! N'est-ce pas le meilleur argument qu'on puisse donner contre la malignité de l'affection qui nous occupe? Je dois ajouter que ces deux cas ne prouvaient pas la malignité, et qu'en les citant Marjolin ne voulait pas donner une preuve de celle-ci, mais bien de la gravité. Il s'agissait de deux individus qui avaient succombé à l'inflammation de voisinage propagée à des organes essentiels à la vie. Aussi, après Marjolin, l'anthrax conserva-t-il son rang nosologique.

Les observations plus modernes n'ont rien changé à cet ordre de choses, et à Paris la vieille doctrine prévaut encore. On ne nie pas la possibilité de la mort. Telle peut être, telle a été souvent en effet la terminaison de l'anthrax; mais toujours, dans ces cas malheureux, l'autopsie a fourni des preuves qui permettent d'imputer la mort à des accidents dont la maladie n'a été que l'occasion. J'en trouve une nouvelle et éclatante affirmation dans un fait pour ainsi dire actuel, qu'un des savants chirurgiens dont vous applaudissiez hier les joûtes brillantes, M. Broca, mon cher et illustre maître, a communiqué à la Société de chirurgie de Paris le 27 septembre dernier, et dont vous avez pu lire la relation dans le numéro du 30 septembre 1865 de l'*Union médicale de Paris*, à la page 634.

S'il y a unanimité sur le pronostic, il y a aussi un accord presque parfait sur la thérapeutique. Chacun, à part cependant M. Alphonse Guérin, recommande de longues et profondes incisions, non plus seulement en croix, mais dans tous les sens, et on assure qu'appuyé sur cette solide assise, le traitement de l'anthrax par les topiques émollients les plus usuels, vient promptement à bout le plus souvent des manifestations les plus effrayantes de cette maladie, qui est en définive plus fanfaronne, passez-moi le mot, que meurtrière. Cependant la plupart des cas qui ont servi à édifier l'opinion des auteurs ont été observés dans les hôpitaux, où les malades sont soumis, malgré les plus grandes précautions, aux émanations les plus contraires à la cicatrisation. Là se présentent journellement des anthrax, où la gangrène locale, les vastes suppurations, le décollement ulcératif de la peau, la rougeur périphérique ne manquent pas de se montrer, au milieu de souffrances et souvent même de symptômes généraux qui révèlent une gravité apparente considérable. Mais comme on ne juge de la gravité d'une maladie que par les accidents dont elle s'accompagne, l'anthrax, ayant habituellement une terminaison heureuse, a conservé la réputation de bénignité relative que consacre son nom même.

C'est donc une accusation toute nouvelle que celle qui est portée contre lui en ce moment, et qui est formulée en ces termes : « Des faits bien observés démontrent qu'il existe *dans notre pays,* en dehors de toute infection charbonneuse, une forme très grave du furoncle et de l'anthrax, amenant la mort par un état général particulier. Étudier ces accidents, leur nature, leur marche, leurs conditions de développement, leur prophylaxie et leur traitement; indiquer les pays où des observations semblables ont été faites. » Une première recherche domine ici toutes les autres : c'est celle du genre de mort auquel succombent les sujets dans ces cas malheureux. En outre, il faut que ce genre de mort soit toujours le même, pour caractériser une infection particulière. Si les observations fournissent ici des preuves positives, l'anthrax rentrera de droit dans une classe spéciale de maladie.

Pendant six années, j'ai pratiqué la médecine à Sainte-Foy, petite ville située dans l'arrondissement de Libourne, à quelques lieues de Bordeaux, et sensiblement dans le même climat que cette ville. Le pays est sain, riche et populeux. Les cas de charbon y sont d'une excessive rareté; les plaies traumatiques, spontanées ou chirurgicales, et en général les affections de la chirurgie, y trouvent des conditions de curabilité excellentes. On y observe les réunions par première intention les plus complètes, et les cicatrices laissent rarement des traces visibles quand les lambeaux ont été juxtaposés avec soin.

Chaque année on voit se développer soit dans le chef-lieu du canton, soit dans les communes voisines, un grand nombre d'anthrax volumineux, de panaris anthracoïdes, et de furoncles. Ces affections sévissent principalement vers le milieu du printemps et de l'automne. Elles atteignent tantôt la nuque, tantôt les épaules, ou les régions sus ou sous-épineuses, les lombes, la cuisse, l'avant-bras ou la face, et l'ordre dans lequel j'ai placé ces diverses régions indique à peu près celui de leur fréquence relative dans l'une ou dans l'autre. Les gens du monde, effrayés par les apparences formidables qu'elles revêtent, par les souffrances horribles qu'elles causent, leur attribuent toujours une nature infectieuse, et considèrent leur apparition comme un malheur public. A peine atteint, le malade est condamné à mort. On le soigne par devoir, mais on évite de rester longtemps près de lui; l'alarme se répand au dehors, et on n'aborde plus la maison infectée qu'à de rares intervalles et avec les plus grandes précautions. Chacun s'entretient du malade, et il passe pour mort plusieurs fois avant le jour même où ses jours sont exposés. Si le médecin aide un peu à la propagation de ces bruits, les familles sont obligées de payer très cher le dévouement des gens chargés du service de leur maison, s'ils ne veulent pas rester seuls. Cette panique remonte déjà à plusieurs années; elle naquit à l'occasion de quelques faits que je vais avoir l'honneur, Messieurs, d'exposer devant vous.

Après en avoir fait l'histoire succincte, j'analyserai les diverses particularités qu'a présentées chacun d'eux. Je comparerai entre eux les genres de mort, et en ferai ressortir les analogies et les différences, s'il en existe. Nous verrons alors si le cortége des symptômes qu'ils ont offerts peut être considéré comme formant une entité particulière. Puis je chercherai à déterminer l'existence du lien physiologique qui rattache l'état général à l'état local. Enfin, je finirai par une esquisse rapide de quelques cas graves terminés d'une manière heureuse; et, de leurs comparaisons avec les précédents, je tirerai quelques déductions pratiques pour le traitement à employer dans tous les cas.

OBSERVATION I. — M. X., âgé de trente-sept ans, était un homme d'une constitution délicate; il était grand et mince, d'un tempérament très nerveux, d'un caractère fort impressionnable. Il avait une profession libérale et savait assez de grec pour traduire par le mot *charbon* le mot *anthrax*, lorsqu'il apprit qu'une maladie dont il fut atteint au mois d'octobre 1858 portait ce nom.

La tumeur avait le volume d'un gros œuf de poule et siégeait dans la région lombaire, à peu près sur la ligne médiane, au niveau des apophyses épineuses des 2e, 3e et 4e vertèbres de la région. Les trous des bourbillons se formèrent, la peau se décolla. Une incision cruciale fut pratiquée. La détersion de la plaie se fit très promptement après l'élimination des escarres, et les surfaces dénudées commencèrent à bourgeonner. Jusque là, des phénomènes inflammatoires avaient seuls servi de cortége à la lésion locale; mais à ce moment, des symptômes alarmants obligèrent son médecin à recourir à une consultation. Le médecin, en présentant le malade à ses confrères, n'hésita pas à leur dire qu'il le croyait atteint d'une affection de la famille du charbon. M. X. était au quinzième jour de sa maladie. Sa plaie, je l'ai déjà dit, était en voie de réparation, et de ce côté là il n'y avait évidemment ni danger ni nécessité d'un traitement énergique. Les voies gastriques étaient libres. M. X. prenait volontiers les bouillons et les potages qui lui étaient prescrits. La fièvre était modérée, mais sujette à des exacerbations, qui reparaissaient chaque soir, vers trois heures. Une ou deux fois par jour, il se déclarait des convulsions cloniques générales semblables à celles qu'on appelle dans le monde *attaques de nerfs,* sans aucun caractère épileptiforme. Elles n'étaient ni précédées ni suivies de raideur musculaire. On ne remarquait ni érection ni difficulté pour émettre les urines ou les matières fécales, ni aucune raideur de la tête ou du cou. M. X. était en proie à un délire tranquille, qui cessait par moments, et alors l'intelligence redevenait lucide; mais les paroles et les réflexions du malade portaient toutes l'empreinte d'une tristesse et d'un abattement invincibles. Puis le délire reparaissait tel qu'auparavant. C'était une sorte de délire extatique, pendant lequel M. X. décrivait à ceux qui l'entouraient les félicités du Ciel, qu'il disait voir entr'ouvert devant lui. Appartenant à la secte religieuse du piétisme, qui compte dans notre pays de nombreux adhérents, il était du matin au soir visité par ses coréligionnaires, qui lui donnaient leurs soins avec un grand zèle. Sa porte était constamment ouverte, et il entendait les réflexions et les lamentations de chacun à son sujet. Bien plus, souvent dans la nuit ceux qui veillaient auprès de lui s'approchaient de son lit et lui tenaient des discours dans le genre de celui-ci : Êtes-vous heureux? — Oui, répondait le malade. — Que voyez-vous? Voyez-vous le Seigneur? — Et le malade répondait par des exhortations et des prières auxquelles tous les assistants se mêlaient dévotement.

La plaie, pendant ce temps, continuait son évolution normale : elle était granuleuse, rosée, et les bords commençaient à se recoller.

Le délire ne cessa bientôt plus; l'état général ne présenta aucune autre particularité. Jamais la chaleur animale ne fut ni exaltée ni abaissée. Le pouls s'affaiblit et devint de plus en plus fréquent. Il ne se développa jamais ni raideur, ni paralysie générale ou locale, ni convulsions de la face ou du globe des yeux. Les forces diminuèrent peu à peu, et le malade succomba au vingt-huitième jour de sa maladie.

Observation II. — Au mois de juillet 1863, M. Z., un de nos confrères, Messieurs, sentit une grande démangeaison à la nuque. Il y porta la main, et, trouvant une légère saillie, il pensa qu'il allait voir se développer en cet endroit un simple furoncle. Le 11, un de ses amis, étonné de ne plus le rencontrer, se rendit chez lui et constata le développement sur la nuque d'une tumeur rouge, dure, tendue, luisante, très chaude et très douloureuse. La peau qui la recouvrait avait une couleur violacée qui s'étendait à 10 centimètres à l'entour. Dans la nuit qui suivit, M. Z., qu'on veillait pour appliquer sur son mal des compresses imbibées d'eau froide, eut beaucoup de céphalalgie, d'agitation sur son lit, et un délire tranquille qui se dissipa le matin.

Le 13 juillet, il commença à se former des trous par lesquels suintait une suppuration épaisse, et la teinte livide de la peau fit place à une coloration franchement gangréneuse. Une rougeur érysipélateuse framboisée s'étendait de l'insertion du trapèze à l'espace inter-scapulaire ; la fièvre était vive, le délire constant la nuit, mais léger; l'inappétence était absolue. Deux ou trois jours après, la peau, mortifiée dans son milieu, décollée aux limites du mal, laissait voir une vaste surface grisâtre de 10 centimètres de diamètre, formée de suppuration, de bourbillons et de débris organiques macérés. Un médecin, passant la sonde cannelée, fit quelques petites contre-ouvertures, mais pas de grande incision; on continua les applications d'eau froide et l'alimentation.

Vers le 27, le malade, après beaucoup de souffrance, accusa de vives douleurs dans les bras. On trouva un cordon dur descendant de chaque côté, dans le membre supérieur, le long du paquet vasculoso-nerveux. Presque en même temps, des souffrances non moins vives attaquaient les membres inférieurs, surtout la partie supérieure des cuisses. A cette époque, la suppuration de la plaie du cou se tarit. Les pièces d'appareil furent à peine tachées d'une sérosité roussâtre, tandis que peu de temps avant elles étaient imbibées d'un pus crémeux très abondant. Une odeur forte s'exhala des surfaces découvertes; le pouls était de plus en plus fréquent et petit; il n'y eut pas de frisson, ou il fut méconnu. L'alimentation, toujours très incomplète, devint presque impossible dans les derniers moments. Enfin, le 2 août, dans la nuit, le malade annonça qu'il se sentait disposé à dormir. On fit le silence autour de lui, et quand on se rapprocha pour voir s'il dormait tranquillement, on s'aperçut qu'il était mort.

Ces deux faits, Messieurs, me suggèrent une première remarque, qui n'a certainement échappé à aucun de vous. C'est qu'il n'y a aucune ressemblance entre le premier et entre le second genre de mort. Tandis que le sujet de l'Observation 1 succombe à des accidents généraux que dominent essentiellement les manifestations nerveuses, le second, au contraire, est emporté par un ensemble de troubles qui semblent nettement se rattacher à l'infection purulente ou à l'empoisonnement qui résulte toujours de la marche du pus à travers une grande étendue de tissus. Les douleurs qui régnèrent le long des bras, la dureté qu'on constata sur le trajet des vaisseaux huméraux, ne sont-ils pas l'indice de fusées purulentes, d'autant plus probables qu'on n'avait fait pour faire écouler les produits du vaste foyer de suppuration de la nuque que d'insuffisantes contre-ouvertures. La suppuration se fit elle-même un chemin. Cette conclusion ne laissa aucun doute à la plupart des médecins qui entourèrent le malade, et qui tous m'ont dit : M. Z. est mort d'infection purulente; et celui d'entre eux qui m'a fourni les détails de l'observation, m'a affirmé qu'il est impossible de songer à rattacher la mort à une autre cause. Quant aux symptômes généraux : fièvre, délire, inappétence, qui ne voit qu'ils étaient la conséquence inévitable du siége de la tumeur dans le voisinage de la tête, de la vaste rougeur érysépélateuse qui l'entourait, et qui occupait une si grande étendue? L'ensemble de ces divers symptômes constitue une complication grave, mais qui se rencontre aussi bien dans le phlegmon diffus que dans l'anthrax. C'est une complication commune à toutes sortes de maladies, même aux plus simples. L'observation de M. Z. prouve donc une fois de plus la gravité de la maladie qui nous occupe, mais nullement sa nature infectieuse, puisque l'infection est imputable aux ravages de la suppuration purement et simplement; on peut donc dire de M. Z. qu'il n'est pas mort de l'anthrax.

Revenons maintenant à la première observation, et voyons ce qu'elle nous enseigne. J'ai dit que je chercherais à déterminer le lien physiologique qui rattache l'un à l'autre l'état général à l'état local. Cette recherche est ici, Messieurs, d'une grande importance. Toutes les fois que la mort est le résultat d'une affection dont le caractère principal est d'avoir une manifestation anatomique extérieure, l'état particulier de la lésion locale est toujours en rapport avec la santé générale, et on peut lire sur la première les changements qui se sont accomplis ou qui se préparent dans la seconde. Les lois de l'organisation le veulent ainsi, et la pratique quotidienne le prouve. Quand une plaie simple devient en proie aux dévastations de la pourriture d'hôpital, et que le malade succombe à cette affection, les symptômes généraux que je n'ai pas besoin de rappeler ici marquent la trace profonde que ce terrible accident imprime sur l'économie entière. Aux progrès de l'une répond la gravité des autres, et toujours ce rapport apparaît étroit, inévitable. Quand un sujet atteint d'ulcère simple de la jambe fait un écart de régime ou souffre d'embarras gastrique, quels que soient le repos et le traitement du membre malade, on trouve les bourgeons charnus mollasses et violacés; une couche grisâtre membraniforme isole leurs saillies, et une ulcération linéaire décolle légèrement les bords de la plaie, suspendant ainsi pour quelques jours tout travail de réparation. Dans l'infection purulente, si la plaie se dessèche, si ses bords s'aplatissent et se déforment, si toute activité de sécrétion paraît suspendue, vous n'aurez pas besoin d'interroger le malade, il accusera de lui-même les douleurs articulaires ou parenchymateuses qui indiquent l'envahissement de l'organisme entier. Dans tous ces cas, il est facile d'apercevoir le lien physiologique dont je parlais plus haut, et on peut véritablement dire que la mort est due à celui de ces accidents qui s'est montré. Je n'ai parlé ni de la pustule maligne ni du charbon, attendu que dans ces affections l'étroite connexion qui existe entre la lésion locale et les phénomènes généraux est impossible à méconnaître.

Or, si nous nous rappelons le fait relaté dans l'Observation I, nous voyons que d'un côté le système nerveux s'agite de plus en plus ; que de l'autre, la plaie, délivrée de ses escarres, de son bourbillon et de tous les débris organiques qui la souillaient, entre en voie de cicatrisation et guérit rapidement, tandis que le malade succombe. Je vous le demande, Messieurs, peut-on donner le nom d'*anthrax* à une plaie parfaitement détergée et parsemée de bourgeons charnus de bonne nature ? Ce qui constitue l'anthrax, ce qui lui donne son apparence terrifiante, c'est la gangrène, c'est le décollement de la peau, ce sont les fusées purulentes. Mais lorsque tous ces accidents sont conjurés, et qu'il n'y a plus à leur place qu'une simple plaie, peut-on dire que cette plaie qui se répare est encore un anthrax ? Serait-ce encore un anthrax si la cicatrisation était presque complète ? Et dans ce cas, est-il possible d'admettre qu'on meure d'une affection qu'on n'a plus ?

Mais M. X. ayant succombé à des accidents généraux, il est utile d'analyser ceux-ci. Rappelez-vous, Messieurs, la bizarrerie, la singularité de ces phénomènes généraux, caractérisés seulement par du délire et par des convulsions cloniques simples sans roideur, ni du cou, ni de la tête, ni des membres, ni du tronc, sans fièvre excessive, sans dérangement notable des fonctions digestives, sans inégalité ou irrégularité dans la répartition de la chaleur animale, sans aucun des signes qui caractérisent une affection définie du système nerveux. Vous ne pouvez songer à rattacher ces signes à une méningite, soit spinale, soit encéphalique. Vous ne pouvez accuser l'anthrax de les avoir provoqués, puisqu'aucune manifestation morbide n'existait de son côté. Que conclure donc ? Ici, Messieurs, je ne crois pas qu'il y ait même la possibilité d'un doute.

Si vous voulez bien vous rappeler que le malade était très impressionnable, qu'il connaissait le nom de sa maladie et n'avait vu dans le mot *anthrax* qu'un pseudonyme couvrant honnêtement celui de *charbon;* qu'il avait souffert beaucoup et souffrait encore chaque jour de la situation d'un mal sur lequel il était constamment couché ; que, malgré les instances de ses médecins, il était du matin au soir entouré, questionné, inquiété par ses imprudents amis, qui tous demandaient à le voir et à prier à son chevet, souvent à haute voix ; si enfin vous réfléchissez qu'il ne dormait pas, qu'il gardait le lit, qu'il s'alimentait à peine, vous trouverez comme moi que son délire et ses convulsions trouvent une explication suffisante dans l'abattement d'esprit où il a été jeté par le concours de circonstances où il se trouvait, et que le séjour au lit, l'agitation fébrile, l'insuffisance de l'alimentation, le manque de repos, l'existence d'un foyer de suppuration, ont pu en 26 jours amener chez un sujet naturellement faible, un état d'épuisement tel que la mort en ait résulté. Pour moi, telle est ma conviction profonde, et si vous ne la partagiez pas, je ne comprendrais plus pourquoi le repos de nos malades est sauvegardé par nous avec autant de précaution qu'on en met à l'administration des médicaments qui leur sont prescrits.

Donc : 1º il n'y a aucun rapport entre l'anthrax de M. X. et les phénomènes généraux auxquels il a succombé; 2º les accidents nerveux sont le résultat de la panique dans laquelle contribuèrent à le jeter les circonstances particulières où il se trouvait et la tendance naturelle de son esprit. Ici encore je crois pouvoir dire : M. X. n'est pas mort de l'anthrax.

La mort de M. X. eut un grand retentissement dans notre pays, et une coïncidence malheureuse vint encore ajouter à la signification que lui donnait l'interprétation publique. Un médecin très connu et très justement estimé, celui précisément qui pansait la plaie de M. X., contracta un panaris anthracoïde à l'indicateur de la main droite, trois semaines environ après la mort du malade. Quelques jours plus tard, une des blanchisseuses qui avaient lavé le linge contaminé, eut à son tour un anthrax de l'avant-bras. Le panaris anthracoïde du Dr X. se compliqua de fusées purulentes dans les gaînes de la main, et menaça un instant l'intégrité du membre supérieur. L'affection guérit néanmoins après deux mois de souffrances. L'intervention de la chirurgie et du bistouri avait suffi pour dissiper les accidents. Quant à l'anthrax de la blanchisseuse, il guérit très bien et très vite par les soins ordinaires. Néanmoins, vous jugez de l'effet que produisirent : 1º une mort; 2º deux cas de ce qu'on appelait très haut *contagion*, et dans le monde, et dans le sanctuaire de la science locale. Ces faits malheureux ne suffisaient-ils pas pour caractériser une maladie qui ne s'était si longtemps cachée sous des dehors bénins que pour venir tout à coup éclater à Sainte-Foy dans sa véritable forme si longtemps dissimulée ou méconnue? Dans le pays, l'anthrax devint donc une variété de l'affection charbonneuse, et dans les localités voisines, on tremblait d'une invasion qui ne pouvait manquer d'être prochaine. Aussi, encore maintenant, ou plutôt, maintenant plus que jamais, l'anthrax est-il accusé d'exposer les jours non seulement du malade, mais encore de ceux qui l'entourent. Si vous êtes sûr du contraire, et que vous le préchiez bien haut, on ne vous répond rien, mais on ne vous croit pas. La crainte a des racines si profondes! Si vous leur dites que la contagion n'est pas à craindre, alors vous vous faites des ennemis, et jusqu'au dernier jour, jusqu'à l'apparition de la pellicule cicatricielle, on répond par un hochement de tête à vos rassurantes paroles. Quant aux guérisons, on ne les considère que comme une grâce particulière de la Providence. Vous allez voir, Messieurs, qu'elles sont nombreuses. Je vais vous exposer maintenant divers cas qui m'ont donné quelques notions pratiques bonnes à *indiquer*.

J'ai déjà eu l'honneur de vous dire que l'anthrax est, dans notre pays, d'une fréquence extrême. Les deux cas de mort que je vous ai cités sont les seuls qui se soient produits dans une période de six années, et cela dans un des cantons les plus populeux du département. Une petite statistique serait ici un puissant argument en faveur de ma thèse; mais je ne puis vous parler que des faits qui sont restés dans mes notes ou dans mes souvenirs. J'ai l'espoir que ceux-ci ne seront pas sans intérêt pour vous.

OBSERVATION III.— P..., âgé de soixante-quinze ans, ressent, le 18 mai 1864, à la partie postérieure du cou, une douleur cuisante; la peau est en cet endroit tendue, luisante, chaude et très douloureuse au toucher; des bosselures presque invisibles la soulèvent inégalement dans l'étendue de cinq ou six centimètres; les orifices des glandules sébacées de la région sont rendus visibles par la tuméfaction qui entoure leurs bords. La tête est dans la flexion forcée, et ne s'étend pas sans une souffrance vive. Le malade accuse une vive céphalalgie, l'insomnie, la fièvre; son pouls est à 90; l'appétit est conservé. — Cataplasmes.

Le 21, les bosselures, très saillantes maintenant et ramollies, forment une tumeur irrégulière du volume d'une orange, qui augmente visiblement d'heure en heure. La peau a des teintes livides et des marbrures violacées; la fièvre et la céphalalgie sont encore plus vives que la veille.

Il est survenu un délire continuel, beaucoup d'agitation et un grand affaiblissement des jambes, qui soutiennent à peine le malade. Je fais une incision cruciale dépassant de chaque côté la tumeur de deux à trois centimètres. Il sort de la plaie une immense quantité de sang et de pus. Celui-ci s'écoule, dans le fond de l'incision, par plus de dix ou douze canaux indiquant les ramifications du foyer. Quand cette espèce d'éponge est vidée, la peau mortifiée s'applique sur des tissus déchiquetés et infects, dont les mailles ont été macérées par le contact de la suppuration. Le fond de la plaie, tapissé de ces débris, est grisâtre, inégal, affreux à voir. Une rougeur érysipélateuse, avec saillie très prononcée, s'étend depuis la base de l'occipital jusqu'aux épaules et au milieu du dos.

Le 23, l'incision est devenue insuffisante : le mal a gagné en profondeur et en surface; les fusées purulentes se croisent en tous sens sous la peau, criblée de trous surmontés d'une gouttelette de pus. J'incise et plus loin et plus profondément dans des directions diverses; j'attaque avec le bistouri tous les tissus indurés que je rencontre, et atteins ainsi les parties les plus profondes du bourbillon, dont les éruptions se sont manifestement faites d'une manière successive, puisque la surface est en fonte, tandis que le fond est encore à la période plastique. Il s'écoule une quantité considérable de suppuration. Avec des ciseaux, je coupe tous les débris plus ou moins macérés qui se présentent, je retire les escarres, et, par une pression graduée, je fais sortir le pus que les tissus stupéfiés et dépourvus de leur élasticité naturelle sont impuissants à repousser.

Le 23, la plaie s'agrandit rapidement; la peau décollée se laisse retomber du côté du cou, et augmente encore l'étendue apparente de la solution de continuité. Les îlots de peau saine qui isolaient d'abord les clapiers se ramollissent et entrent en fonte. Le délire continue, la fièvre est à 120, l'appétit conservé.

Le 30, la plaie s'étend jusqu'aux bords postérieurs des muscles sternomastoïdiens, qui arrêtent la suppuration. La peau, décollée, déchiquetée en tous sens et amincie, forme des poches dans lesquelles s'accumule une suppuration abondante. Je suis forcé de faire quelques contre ouvertures, pour éviter de dangereuses fusées.

Le 1er juillet, tout est limité; la plaie a de la tendance à se nettoyer; la fièvre est encore forte, mais le délire a cédé.

A partir de ce jour, tout rentra dans les conditions normales. La cicatrisation se fit régulièrement. A la cinquième semaine, tout était fini. Une cicatrice de 10 centimètres marquait seule la place du mal.

Immense étendue de la lésion, gangrène locale, marche pour ainsi dire foudroyante, violence des symptômes généraux, qui tous étaient de nature inflammatoire, rien n'a manqué dans cette Observation. Une incision trop grande aujourd'hui, trop petite dans trois jours, a dû être agrandie promptement. Remar-

quez ce fait, Messieurs, il a son importance; il est l'indice d'une
particularité que j'ai déjà signalée : je veux dire le développement
successif des diverses parties du mal en vertu duquel l'apparition
des premières bosselures n'indique nullement le volume définitif
de la tumeur, car tandis que la surface suppure, le fond est à
l'état plastique, où les bourbillons du bord commencent à peine
à se former. De là l'insuffisance des premières incisions, de là
l'étonnement qu'éprouvent habituellement les chirurgiens qui,
laissant leur clientèle pour aller au loin inciser des anthrax,
apprennent bientôt que leur malade a succombé. Vous donnez
issue à tout ce qui est liquide; mais sur les côtés de la plaie, au
dessus ou au dessous d'elle, sont des bourbillons qui se forment,
des noyaux durs encore invisibles, qui, non incisés, donneront
lieu soit à des fusées purulentes, soit à la stagnation du pus, et
partant à l'infection putride ou à l'infection purulente. Si l'on
songe à la masse de détritus qui encombre la plaie, à la nécessité
de les retirer le plus complétement possible, non seulement par
le lavage, mais encore et surtout par l'excision de tout ce qui
est mortifié par la pression longtemps continuée avec la main
qui peut suppléer à l'élasticité des tissus momentanément abolie,
et faire sortir la suppuration qui se putréfie au contact de l'air et
des détritus organiques, et empoisonne le malade, ne trouve-t-on
pas là des indications qui nécessitent non seulement la présence,
mais encore les soins personnels du chirurgien? Ne faut-il pas,
pendant quelques jours, avoir toujours les yeux sur une affection
qui s'accroît successivement en profondeur et en surface, et a pu
quelquefois perforer le canal rachidien lui-même?

Le délire, la fièvre, ces deux grandes catégories de phénomènes généraux, se sont montrés chez le sujet dont j'ai eu
l'honneur de vous lire ci-dessus l'histoire (Obs. III). Les fusées
purulentes l'ont menacé, la gangrène lui a mis à nu toute la
région cervicale postérieure. Qu'a-t-il fallu pour conjurer tous
ces orages? Des incisions multipliées, successives, profondes, des
excisions fréquentes, des pressions avec la main, des lavages
répétés, et dans l'intervalle des pansements, les applications
émollientes les plus simples. Permettez-moi de croire et d'espérer
que, dans la grande majorité des cas, il n'en faudra jamais faire
plus pour enrayer la mauvaise réputation naissante de l'anthrax.

Les faits qui suivent me sont personnels, sauf celui de l'Obs. X, dont je dois la mention à mon confrère et ami le Dr Boymier, de Sainte-Foy.

OBSERVATION IV. — Le nommé G....., de Sainte-Foy, est atteint, en avril 1862, d'un anthrax de la partie postérieure du tronc. C'est un homme de soixante-un ans, d'une constitution assez forte et d'un bon tempérament.

Je vois le malade plusieurs jours après le début de la maladie. La tumeur, déjà ulcérée, est assise en partie dans la région sus-épineuse Elle est entourée d'une auréole rouge qui a environ 18 centimètres de diamètre en tous sens. Je fais deux grandes incisions en croix et une sorte de fouille dans le fond même du foyer, où je lacère, avec la pointe du bistouri, des tissus durs gorgés de pus. Ce traitement est encore insuffisant, et le lendemain, la fièvre intense qui existe encore m'oblige à faire de nouveaux délabrements. Dans l'intervalle de mes visites, je fais appliquer des cataplasmes émollients. Au bout de neuf jours, la plaie, détergée, entrait en voie de réparation, et le trente-cinquième jour la cicatrisation était parfaite.

OBSERVATION V. — La femme de M. G..... fut prise, au mois de juillet de l'année suivante 1863, en même temps que M. X., qui fait le sujet de la IIe Observation, d'un anthrax de la face postérieure de la cuisse gros comme un œuf de poule. Des incisions profondes, l'expression du bourbillon et des cataplasmes émollients, vinrent en trente-trois jours à bout de cette maladie, qui guérit très bien.

OBSERVATION VI. — Dans cette même année 1863, M. P....., de Sainte-Foy, est atteint d'un anthrax de la région sus-épineuse droite. La tumeur est grosse comme un abricot, mais très douloureuse et entourée d'une vaste auréole rouge. Il y a de la fièvre et de l'insomnie. Une incision suffit pour faire tomber les phénomènes inflammatoires. La plaie se détergea, et vingt-et-un jours après le début la cicatrisation se faisait.

OBSERVATION VII. — Le nommé V....., tonnelier, âgé de trente ans, est atteint, en juin 1862, d'un anthrax de la lèvre inférieure. La tumeur siége près de la commissure droite. Elle est grosse comme une noix, d'une couleur livide et marbrée. Deux trous qui existent à sa partie supérieure laissent voir un fond jaunâtre luisant, dur et très douloureux au toucher, qui est le bourbillon. Une céphalalgie intense et l'impossibilité de l'alimentation compliquent encore l'état local. Une simple incision, qui donne issue au bourbillon et à la suppuration, et des fomentations émollientes, déterminent une détersion rapide, et la guérison arrive en quatorze jours.

OBSERVATION VIII. — M. L. J., propriétaire, me fit appeler à quelques lieues de Sainte-Foy, et me fit voir une vieille femme indigente qui avait un anthrax dans la région lombaire. La tumeur avait une apparence si effrayante, que parents, amis, voisins, avaient abandonné la malade, qui, heureusement pour elle, avait pour voisine Mme L. J. Cette charitable dame donna ses soins à sa malheureuse voisine ; et comme elle ne trouva parmi ses domestiques personne qui voulût se charger des pansements, elle les fit elle-même. Bientôt, alarmée par les dangers que tout le monde lui faisait entrevoir, elle voulut savoir si le danger était réel, et, sans discontinuer ses soins les plus minutieux, elle se décida à me faire venir.

La tumeur avait rompu la peau ; il suffit alors de faire quelques débridements. Trois semaines après ma visite, la cicatrisation s'avançait rapidement. La malade guérit en cinq semaines.

Observation IX. — Mme E…, âgée de cinquante-cinq ans, est atteinte, au mois de mars 1862, d'un anthrax de la partie antérieure de la cuisse droite. La tumeur, livide, noirâtre, entourée de rougeur, est dure, tendue, très douloureuse. Une grande incision très profonde la ramène en quatre jours aux conditions d'une plaie simple. Après vingt-cinq jours d'immobilité, Mme E… peut recommencer à marcher dans sa chambre.

Observation X. — M. J… est pris, au mois d'août 1864, d'une douleur violente à la nuque. Un anthrax énorme apparaît bientôt. M. le Dr Boymier, à l'obligeance duquel je dois la mention de ce cas, fit des incisions profondes, des applications émollientes, et le malade guérit promptement, malgré les fâcheuses apparences qu'avait revêtues sa maladie au début.

Je pourrais encore multiplier mes citations ; elles prouveraient toutes en faveur de l'opinion que j'avance et que je proclame : *L'anthrax n'est pas chez nous une affection maligne*. Je passe sous silence un nombre considérable de panaris anthracoïdes, et je me hâte de finir, pour ne pas fatiguer plus longtemps votre bienveillante attention.

Qu'il me soit permis de faire au sujet des Observations qui précèdent une simple remarque : c'est que la peau est loin d'avoir chez tous la même épaisseur et la même résistance, fait que les chirurgiens opérateurs ont certainement noté. La grande épaisseur de cette membrane me paraît jouer un grand rôle dans l'évolution des anthrax ; quand elle ne se prête pas à la distension, elle se gangrène ; si, au contraire, elle est souple, il se forme seulement des trous par lesquels sort le bourbillon ; de là, beaucoup de variétés d'aspect, qu'on doit attribuer à une simple circonstance anatomique, et non à la nature de la maladie.

J'arrive à mes conclusions; mais avant de les poser, permettez-moi, Messieurs, de vous faire en même temps un aveu et une prière.

Si les faits dont j'ai été témoin n'avaient démontré la malignité de l'anthrax, je ne me serais pas mêlé à cette discussion et je n'aurais pas voulu fournir des matériaux qui n'auraient pu servir qu'à l'édification d'un pronostic malheureux. Le public nous entend, le public nous lit. Si, avec plus ou moins d'à-propos, nous allongeons devant ce témoin intéressé la liste déjà trop longue des affections que nous ne guérissons pas, nous diminuerons la confiance dont il nous entoure, et nous compromettrons sa sécurité en lui préparant dans les mauvais jours une de ces paniques dont je vous ai tout à l'heure esquissé le tableau. Notre rôle, si je ne me trompe, n'est pas celui-là : nous devons prévenir les alarmes tout autant que guérir les maladies.

Permettez-moi donc, en finissant, de prier ceux de vous qui croient à la malignité, de sacrifier une insignifiante précision de langage à la tranquillité des gens du monde, et de séparer à tout jamais ces deux mots *anthrax* et *malignité,* que je regrette d'avoir vus un moment rapprochés.

CONCLUSIONS.

1° Les cas de mort observés à Sainte-Foy ne sont pas imputables à l'anthrax.

2° Ils doivent être rapportés à des complications qui auraient pu se développer dans le courant d'une affection chirurgicale quelconque, et dont l'anthrax n'a été que l'occasion.

3° Il est utile de déclarer qu'aucun fait jusqu'ici publié n'établit la malignité de l'anthrax.

III

DE LA THÉRAPEUTIQUE DE L'ANTHRAX

Par le Dr E. SOULÉ (de Bordeaux).

Telle que l'a posée le Comité d'organisation du Congrès, la question relative à l'anthrax et au charbon offrirait matière à de très vastes développements. La marche de cette redoutable affection, ses symptômes, et principalement le point si important de son étiologie, se trouvent implicitement contenus dans son programme.

C'est là, du reste, un sujet qui peut être considéré comme à l'ordre du jour et indiqué aux investigations de la science. Quel est le lien mystérieux qui unit cette maladie, parvenue à un certain degré, avec le diabète? Cette dernière affection est-elle la cause de l'anthrax, ou n'est-elle que passagère et ne constitue-t-elle ainsi qu'une véritable coïncidence?

Je laisse à d'autres le soin d'aborder cette étude curieuse et intéressante. Je n'ai l'intention d'examiner dans ce travail qu'un côté de la question, la thérapeutique.

Une série de faits de la plus haute importance et qui se sont terminés d'une manière heureuse a fait naître le doute dans mon esprit, et modifié profondément mes idées à cet égard.

Je crois que la thérapeutique généralement suivie dans les cas d'anthrax malins offre des inconvénients. Je propose de lui en substituer une autre, que je vais essayer d'établir dans les lignes suivantes :

Occupons-nous d'abord de la méthode ordinaire, et tâchons d'en apprécier la valeur.

L'anthrax, quelle que soit sa gravité, débute le plus ordinairement par un bouton insignifiant et qu'on peut confondre avec un simple furoncle.

Au point de vue classique, il ne diffère de ce dernier que par le degré, et n'est, quand il se maintient dans des proportions peu étendues, que la traduction plus élevée de cette affection. La thérapeutique, dans ce cas, est la même, et soit qu'on le débride, soit qu'on l'abandonne toujours à la nature, comme le veulent certains auteurs, entr'autres M. le professeur Nélaton, sa terminaison a lieu le plus ordinairement d'une manière heureuse. Mais il n'en est pas de même lorsqu'on se trouve en présence de l'anthrax malin, gangréneux, et qu'il a atteint une vaste étendue de peau.

On voit alors survenir une fièvre vive, et une lésion locale de la plus haute gravité peut compromettre de plusieurs manières la vie du malade.

Ce sera tantôt par rayonnement, par extension même de la tumeur, que la vie de ce dernier se trouvera mise en cause. D'autres fois, après avoir subi pour ainsi dire le premier feu et avoir résisté aux accidents primitifs, le chirurgien aura la douleur de voir la fièvre de résorption anéantir les espérances qu'il avait pu concevoir, ou bien encore des manifestations purulentes multipliées s'établiront dans différents points.

Quel que soit, avons-nous dit, le degré que doit atteindre cette affection, ses débuts sont le plus ordinairement bénins et obscurs; aussi les simples émollients sont-ils les premiers moyens employés; ce n'est que lorsque la phlegmasie fait des progrès rapides et tend à prendre le caractère malin, que la chirurgie est appelée à agir d'une manière plus active et plus directe. On pratique l'incision cruciale ou étoilée, en ayant le soin de comprendre toute l'épaisseur du derme considérablement hypertrophié dans ce cas. Quelques chirurgiens, pour lutter d'une manière plus directe contre la nature septique de la tumeur, éteignent plusieurs cautères dans la surface saignante qu'ils viennent de faire.

Telle est la thérapeutique généralement suivie, et que, pour notre part, nous considérons comme insuffisante et nuisible même dans quelques cas.

Quelle est, en effet, sa conséquence, même lorsqu'on l'applique de la façon la plus consciencieuse?

Le lendemain, on trouve le plus ordinairement l'auréole inflammatoire agrandie de même que l'induration phlegmasique, ce qui rend le débridement insuffisant et amène à en pratiquer de nouveaux ainsi que de nouvelles cautérisations.

Lorsque l'affection n'est pas conjurée par cette manœuvre, la tumeur fait de nouveaux progrès, les désordres locaux s'aggravent, l'élimination s'effectue avec difficulté, et des accidents d'empoisonnement purulent terminent la scène.

C'est lorsqu'elle est appliquée à des cas de cette nature, que je trouve la thérapeutique du débridement et de la cautérisation au fer rouge insuffisante et nuisible.

C'est ce que je dois démontrer pour légitimer la préférence que je donne à une conduite opposée.

On peut considérer, dans l'évolution de l'anthrax malin, trois périodes distinctes : la première correspond au gonflement et peut être nommée *période inflammatoire ;* la seconde est celle de la suppuration et de l'élimination ; enfin, la troisième est bien certainement la plus grave, c'est celle qui est représentée par la putridité des produits éliminés et par l'action d'infection réflexe qu'ils peuvent amener sur la constitution. Or, il me paraît que l'ancienne thérapeutique répond incomplétement aux diverses indications qui naissent de cette classification.

On oppose à la première le débridement à l'aide du bistouri, qui a l'inconvénient d'être extrêmement douloureux, d'agir sur des tissus rendus plus sensibles par l'inflammation qui s'en est emparé, et enfin de ne point être suffisant lorsque la tumeur a un certain volume. En effet, les incisions, même profondes, disposées en croix et en étoile, décomposent cette dernière en autant de segments dans lesquels les qualités constituantes du tissu pathologique de l'anthrax continuent à subsister.

Enfin, un dernier reproche dont l'incision est passible, et c'est à mes yeux le plus grave : c'est de mettre des vaisseaux fraîchement divisés, et par conséquent autant de bouches absorbantes, en rapport avec un foyer d'infection, et de favoriser ainsi une terminaison funeste par résorption purulente.

La cautérisation actuelle que l'on fait succéder au débridement ne me paraît pas non plus exempte de reproches. Elle n'a pas, dans tous les cas, l'importance que certains chirurgiens lui attribuent. Son action modificative est singulièrement limitée, puisqu'elle est bornée aux surfaces saignantes que le bistouri vient de créer. Il est prouvé par l'expérience que la cautérisation actuelle a une action fort limitée et qui ne dépasse pas une couche peu profonde de la plaie.

C'est en me basant sur ces diverses considérations, que j'ai complétement modifié ma pratique à l'égard de l'anthrax gangréneux. Les faits qui ont amené ma conversion thérapeutique, et dont je donnerai tout à l'heure une analyse sommaire, sont consignés tout au long dans un Mémoire que j'ai adressé à la Société impériale de Médecine de Toulouse, et qui m'a valu l'honneur d'être admis membre correspondant par cette Compagnie savante.

Au bistouri et au cautère actuel, j'ai substitué la cautérisation potentielle pratiquée avec énergie. Je n'agis avec le bistouri que sur des tissus mortifiés. C'est de cette façon que j'aborde la première indication, c'est à dire le débridement. Tel est l'exposé du procédé que je mets en usage.

J'établis, à l'aide de la pâte de Vienne, deux longues trainées que je dispose en croix. Rien n'empêche, du reste, de les multiplier de façon à créer des incisions étoilées, si le volume de la tumeur le nécessite. Ces traînées caustiques doivent être assez larges pour amener des escarres suffisantes. Elles doivent atteindre et même dépasser la limite des tissus sains. Le lendemain, j'incise largement les escarres, que j'ai eu le soin de faire profondes.

Les principaux avantages qui me paraissent ressortir de cette pratique sont les suivants. D'abord, je supprime la plaie saignante, et par contre les chances d'absorption ; je lui en substitue une tout au moins équivalente et déterminée par le caustique potentiel, qui présente bien moins de gravité.

Je crois que tout chirurgien sera d'accord avec moi sur ce point, et si je cherche des analogies, je les trouve, en faveur de mon opinion, dans une foule d'indications chirurgicales qui témoignent de l'innocuité beaucoup plus grande des plaies faites par le caustique. N'est-ce pas par la cautérisation qu'on enlève pour ainsi dire, avec des chances certaines de succès, les loupes du cuir chevelu, dont l'opération sanglante expose à tous les dangers et à toutes les éventualités des plaies de tête? De tous les procédés de cure radicale tentés contre les varices, la cautérisation est à la fois un des plus sûrs et des plus efficaces. Enfin, la rareté des érysipèles à la suite des opérations pratiquées à l'aide des caustiques est une question définitivement jugée.

Un autre avantage que je crois résider dans mon procédé,

c'est de débrider largement et complétement la tumeur. Si la cautérisation a été faite avec assez d'énergie, on voit celle-ci, largement ouverte, présenter son contenu à l'élimination avec plus de facilité que par la simple incision primitive.

Puis enfin, cette vaste cautérisation potentielle modifie profondément les conditions de la peau et, de proche en proche, des tissus sous-jacents, dont l'élimination se trouve ainsi activée.

Après le débridement, il existe pour moi une nouvelle indication non moins importante : c'est celle de la neutralisation des produits septiques. C'est en effet dans leur existence que gît le plus grand danger. L'infection purulente, ou tout au moins putride, marque en général la fin de la scène pathologique dans ce cas. Je crois que le moyen le plus efficace de s'y opposer consiste dans l'emploi contenu et rationnel d'un modificateur puissant. Celui auquel je donne la préférence est la teinture d'iode, que j'emploie à moitié ou au tiers, suivant la sensibilité du malade.

L'ouverture qui succède à l'incision des escarres étant large et fournissant un accès facile dans l'intérieur de la tumeur, je sature celle-ci de cette liqueur éminemment antiputride, en l'appliquant concurremment en lotions, injections et applications topiques.

Sous l'influence de cette pratique, j'ai vu les tissus mortifiés s'éliminer avec plus de régularité et de promptitude, et la détersion se faire rapidement. Quant à la suppuration, elle est promptement ramenée et maintenue dans des conditions qui ne la rendent pas malfaisante pour l'économie. Les résultats obtenus à l'aide de cet agent thérapeutique dans le traitement des grands abcès froids, son efficacité et son innocuité incontestables dans les collections séreuses et les cavités closes, sont là pour légitimer les espérances que la théorie m'avait fait concevoir et pour expliquer les résultats heureux que je puis invoquer en faveur de la méthode que je préconise.

Comme tout praticien doit le faire, je donne au traitement général la part qui lui incombe en cette affaire. Le quinquina, les toniques de toute sorte, trouvent tout naturellement leur place. On doit alimenter suffisamment le malade. Une diète irrationnelle et basée sur l'appareil phlogistique qu'on observe ordinairement dans la première période de cette maladie, augmenterait bien certainement les chances défavorables.

A l'appui de la pratique que je viens de développer, je dois citer des faits. Je ne puis en présenter qui soient plus concluants que les deux qui vont suivre, et que j'extrais sommairement du Mémoire que j'ai déjà cité.

OBSERVATION I. — *Anthrax multiples de la plus haute gravité. — Diathèse purulente consécutive. — Abcès multiples jusque dans le bassin. — Guérison après les péripéties les plus variées.*

Un homme de robuste constitution, âgé de cinquante-sept ans, ayant toujours joui d'une excellente santé, d'un tempérament lymphatico-sanguin, et observant toutes les prescriptions de la plus saine hygiène, me consulte pour un petit bouton siégeant à la nuque et affectant l'apparence du furoncle le plus bénin. Le début remontait à quelques jours, et le malade l'attribuait au frottement de son col de chemise sur cette région.

Après un ou deux jours de soins simples, consistant dans l'application de cataplasmes émollients, je débride largement la tumeur, croyant par cette manœuvre débarrasser mon client de cette affection, qui jusqu'alors avait offert une marche relativement bénigne. Mais cette espérance devait bientôt être déçue. Bien loin de céder à cette thérapeutique classique et rationnelle, l'induration fit des progrès contants et prit l'aspect de l'érysipèle phlegmoneux. Toute la nuque, les parties latérales du cou, depuis l'oreille jusqu'à la clavicule, furent successivement envahies.

La partie postérieure du cuir chevelu fut également disséquée par cette phlegmasie de mauvaise nature, de sorte qu'à un instant donné un vaste décollement de la peau de ces diverses régions vint nous inspirer de légitimes appréhensions au sujet de la possibilité de reconstitution de tous ces dégâts.

Le traitement mis en usage fut celui qui était commandé par la nature même des accidents, en même temps que par les indications classiques. Je pratiquai successivement les diverses incisions que les désordres locaux nécessitaient, et m'attachai à frayer au pus et aux produits gangréneux une voie aussi commode que possible. Comme adjuvant, régime tonique et reconstituant, auquel, du reste, l'état d'intégrité des fonctions digestives se prêtait fort bien.

Après plusieurs semaines de ce traitement, alors que le malade touchait à une guérison patiemment attendue, un vaste anthrax de dimensions beaucoup plus grandes se manifesta à la région dorsale, qu'il envahit en grande partie.

Quelle devait être ici notre conduite? L'instrument tranchant me répugnait dans le traitement de cette nouvelle tumeur, qui pouvait bien ne pas être la dernière. Quelque courageux et résigné que fût du reste le malade, accepterait-il sans observations la continuation de la thérapeutique primitive?

Ces considérations me firent songer aux caustiques potentiels et au traitement que je préconise dans ce travail.

A l'aide de la poudre de Vienne, j'établis deux larges traînées disposées en croix et dépassant de quelques millimètres cette vaste tumeur, dont les dimensions ne sauraient être mieux comparées qu'à celles du fond d'un chapeau. La sensibilité fut peu marquée.

Le lendemain, j'incise bien profondément chacune des escarres, ce qui met en entier sous les yeux la masse dont l'élimination devait avoir lieu.

Les points les plus saillants et les plus caractéristiques de cette pratique furent les suivants : la tumeur fut bornée, c'est à dire qu'elle ne fit aucun progrès en circonférence, et l'élimination s'effectua avec plus de rapidité et d'ensemble que dans les cas où j'ai mis en pratique la méthode ordinaire.

A dater du jour de l'incision, les applications et les injections de teinture d'iode furent employées avec régularité.

Mais après cette deuxième victoire, tout devait être mis en question, et les jours du malade sérieusement compromis par une diathèse purulente aussi variée que grave dans les manifestations. — D'abord, abcès dans divers points de la périphérie du corps, puis plus profondément et jusque dans les cavités au voisinage de la prostate et du rectum. Cette dernière phase de la maladie fut de beaucoup plus grave. Le cathétérisme devint nécessaire pendant plusieurs jours. Enfin, et comme traduction dernière de cet état purulent, un vaste abcès s'ouvrit dans le rectum et donna issue à des flots de pus. Depuis cette époque (1859) l'état de ce monsieur a été parfait, et il jouit d'une santé des plus florissantes.

Cette Observation, si curieuse à plus d'un titre, me paraît pouvoir se résumer de la manière suivante :

Deux anthrax successifs se développent et ont une marche différente. Le premier, le plus bénin, attaqué par la méthode généralement suivie, c'est à dire par le débridement, se complique d'accidents d'érysipèle et de phlegmons périphériques. Le second, de dimensions beaucoup plus considérables, est soumis à une thérapeutique différente. L'affection semble se localiser. Quant aux manifestations purulentes qui ont suivi, elles me paraissent développées sous l'influence de la cause générale à laquelle la constitution était soumise dans ce cas. Il y a donc toujours là un point capital : c'est la marche différente des deux anthrax, sous l'influence d'une thérapeutique différente.

Aurais-je obtenu le même succès par l'usage du bistouri? c'est ce qu'on ne peut dire, mais ce qui est peu probable. J'ai en effet vu maintes fois des tumeurs de cette nature, moins volumineuses que la deuxième qui s'est manifestée en cette circonstance, traitées par la méthode ordinaire et amener un résultat funeste. Ma conviction est que le caustique potentiel largement appliqué sur cette tumeur, ainsi que sur les autres abcès qui se sont manifestés ultérieurement, a puissamment contribué au succès, s'il ne l'a déterminé en totalité.

Depuis cette époque, il m'est arrivé de traiter ainsi des anthrax de volume divers, et j'ai toujours été frappé de la simplicité de cette thérapeutique. Je cite l'observation suivante, parce que l'étendue et la nature des manifestations font du fait qui s'y rattache un exemple tout aussi concluant que celui que nous venons de signaler. Le succès a été encore ici la récompense de nos efforts.

OBSERVATION II. — *Évolution successive d'anthrax malins; cas de la plus grande gravité; diathèse purulente; graves désordres.*

Le sujet est un homme de cinquante-cinq ans environ, d'une constitution lymphatico-sanguine prononcée. Lorsque je fus appelé auprès de lui, je trouvai une maladie franchement établie. Plusieurs confrères des environs lui donnaient déjà leurs soins depuis plusieurs jours.

Je recueillis de leur bouche les renseignements suivants :

Un bouton s'était manifesté quelques jours auparavant à la partie latérale droite du cou, et avait promptement pris des proportions inquiétantes. Le premier confrère appelé diagnostiqua un anthrax, qu'il avait largement incisé et cautérisé au fer rouge.

Peu de jours après, deuxième tumeur de même nature, développée à la partie antérieure et supérieure de l'épaule du même côté, qui est attaquée par les mêmes moyens.

Deux nouvelles manifestations venaient d'avoir lieu : l'une à la région mammaire gauche, et l'autre à la partie postérieure de la nuque. Cette dernière, particulièrement grave, se compliquait d'un engorgement considérable, remontant en haut jusqu'au cuir chevelu, et tendant à contourner le cou et à s'épanouir dans la région cervicale gauche.

Lorsque je vois le malade pour la première fois, l'état général était assez bon, eu égard à la gravité extrême des désordres locaux. La partie latérale droite du cou, siége des premières manifestations, était littéralement disséquée et offrait des clapiers nombreux d'où s'écoulait une suppuration abondante, charriant des lambeaux de tissu cellulaire sphacélé.

L'épaule droite offrait des conditions à peu près analogues. Quant aux deux dernières manifestations qui avaient motivé mon intervention, elle consistaient en vastes engorgements qui offraient quelques points pseudo-fluctuants.

Je me hâtai de faire part à mes confrères du fait que j'avais observé antérieurement et des analogies si grandes que présentait celui pour lequel nous étions réunis. J'exposai la thérapeutique qui avait été suivie. Elle fut parfaitement adoptée dans tous ses éléments.

La teinture d'iode fut injectée dans tous les clapiers, et le pansement effectué avec des plumasseaux imbibés de cette substance. La pâte de Vienne fut appliquée à toutes les tumeurs qui n'avaient pas été ouvertes, les escarres largement incisées, et le modificateur immédiatement mis en usage.

Le résultat que j'avais espéré se confirma. L'iode a promptement ramené à des conditions satisfaisantes les vastes solutions de continuité que j'ai décrites, et après plusieurs péripéties, le malade est définitivement entré en convalescence.

Ici encore j'ai pu établir la différence et constater les désordres locaux, moins grands, déterminés par le caustique potentiel. Les points attaqués par le bistouri et le fer rouge ont amené des délabrements beaucoup plus persistants.

Les deux faits que je viens de signaler ont présenté tous les deux un exemple de ce que peut faire la nature lorsqu'elle est secondée par une bonne constitution, la force morale et des soins actifs et dévoués. Ils offrent, comme on a pu le voir, la plus grande ressemblance, tout en présentant quelques variantes.

Le deuxième malade a été exempt des complications internes qui ont signalé la fin de la première Observation. Mais, d'un autre côté, il a présenté peut-être encore un exemple plus éclatant de la puissance de la nature pour réparer les désordres locaux, au premier abord insurmontables. Aussi la gêne des mouvements est-elle plus prononcée. Il est vrai de reconnaître que la date *du premier cas est beaucoup plus ancienne.*

Le but de ce travail étant d'établir une méthode de traitement qui est en opposition avec la pratique généralement suivie, je dois en reprendre les traits principaux et plus caractéristiques, de façon à motiver la préférence que je donne à cette dernière.

Une indication capitale domine, pour moi, le traitement local de l'anthrax malin ; je dis traitement local, parce que je suis de ceux qui pensent que de semblables manifestations sont constamment la traduction des efforts que fait la nature pour se débarrasser d'un principe morbifique, souvent même d'une infection constitutionnelle profonde.

Cette indication si importante gît dans la modification la plus prompte et la plus rapide possible de la tumeur.

En venant donc préconiser un traitement spécial de l'anthrax, je n'ai pas la singulière prétention de modifier la thérapeutique à cet égard, encore moins d'apporter une méthode qui guérira toujours.

Mes prétentions se bornent à attaquer, à simplifier un élément de la maladie, c'est à dire la manifestation extérieure. Quant à la cause, quant à la constitution, je suis, comme les autres, dans le doute et les investigations. Avec tous mes confrères, je suis saisi de la présence de ces manifestations extérieures, de ces tumeurs de diverse nature qui se développent tout à coup chez des individus qui jusqu'alors avaient offert tous les attributs de la bonne santé. Le lien, quel qu'il soit, qui existe entre elle et la glycose, vient encore ajouter une nouvelle importance à ces accidents.

Dans mon esprit, depuis les furoncles bénins jusqu'aux éruptions gangréneuses multiples et confirmées, il y a une même cause, une cause constitutionnelle dont l'importance seule détermine le genre de production. Légère, cette disposition amènera ces éruptions furonculaires qui n'ont que l'inconvénient d'être fatigantes et que quelques personnes même considèrent comme un bienfait. A un degré plus avancé, ce sera l'anthrax et ses diverses variétés de volume et de nombre. Enfin, dans ses dernières limites, on voit apparaître la gangrène et le charbon.

Ainsi définie, la thérapeutique locale, on le voit, n'a qu'un champ limité, mais qui, cependant, peut s'élargir selon les circonstances. Je m'explique.

Le sujet chez lequel se développent des accidents du genre qui nous occupe, a deux dangers à courir : 1° il est d'abord soumis à celui qui résulte de l'intensité même de la cause productrice, laquelle quelquefois est tellement profonde, qu'elle est au dessus des ressources de l'art; 2° enfin, il est certains accidents, certains dangers qui naissent de la tumeur elle-même, *qui, par action réflexe*, ainsi que je l'ai déjà dit, devient à son tour une cause d'infection, de viciation de l'économie.

C'est contre ce dernier élément que le traitement local peut agir, et c'est dans ces bornes que j'ai voulu me limiter et que j'ai la prétention de me maintenir.

Ainsi envisagé et défini, le traitement de l'anthrax malin doit donc être essentiellement neutralisateur, et c'est la qualité que j'ai cherché plus spécialement à introduire dans la thérapeutique qui fait l'objet de ce travail.

Le traitement ordinaire ou sanglant a pour caractère plus spécial le débridement des tissus étranglés par le gonflement inflammatoire. Or, cette manœuvre sur laquelle Dupuytren insistait d'une manière particulière, et dont il cherchait à montrer l'efficacité comparative en n'incisant quelquefois que des segments de la tumeur, n'a pas, à raison même de la nature des tissus sur lesquels on agit, l'importance qu'on lui attribue. Ces derniers, en effet, sont le plus ordinairement infiltrés et réduits à un état comme lardacé. La matière purulente est disséminée dans de véritables loges ou cellules. L'incision ne peut donc avoir dans ce cas l'importance qu'elle acquiert dans son application à certaines maladies franchement suppuratives, telles que les panaris et les abcès, dans lesquelles l'évacuation d'une quantité plus ou moins considérable de pus vient joindre ses avantages à ceux de la cessation d'un étranglement quelquefois aponévrotique. Dans l'anthrax, au contraire, l'incision donne peu de détente, fort peu d'écoulement purulent, le plus ordinairement un écoulement sanguin variable dont la quantité est moins grande lorsqu'on emploie la cautérisation actuelle.

De plus, ainsi que nous l'avons dit, et nous ne saurions assez insister sur ce point, l'incision chirurgicale ouvre des voies nombreuses et actives à l'absorption, ce qui a bien son importance lorsqu'on est à la veille d'un état pyogénique abondant et le plus ordinairement d'un caractère infectieux.

Dans la méthode que je lui préfère, le chirurgien agit largement sur la peau altérée, et introduit ainsi un élément puissant de modification qui joue le rôle d'agent abortif. En l'appliquant selon les règles que j'ai exposées, on se prépare les éléments d'un débridement suffisant et une neutralisation qui agit à une profondeur d'autant plus grande qu'on a laissé le caustique plus longtemps appliqué.

Résumons en quelques propositions les conclusions de ce travail :

1° Je suis de ceux qui estiment que le traitement par le bis touri des affections du genre furonculaire est mauvais, quel que soit le degré de ces dernières.

2° Les furoncles, les anthrax bénins s'accommoderont beaucoup mieux des émollients et de la temporisation.

3° L'inflammation et les inconvénients de l'action du bistouri compensent beaucoup ici l'avantage que le chirurgien espère du débridement dans ce cas.

4° Lorsque le volume et les dimensions de la tumeur et principalement sa nature réclament une intervention chirurgicale, le bistouri est avantageusement remplacé par une autre méthode.

5° L'anthrax malin et gangréneux est la traduction d'une cause générale. Le traitement chirurgical de la tumeur doit être essentiellement neutralisateur.

6° Le procédé que je propose remplit au plus haut point cette condition, et par la succession des manœuvres que j'ai décrites, on peut dire qu'il conserve ce caractère depuis le commencement jusqu'à la fin du traitement.

7° Ses principaux avantages sont : 1° de modifier profondément et d'emblée la tumeur; 2° de n'ouvrir aucun vaisseau et par conséquent aucune porte à l'absorption; 3° enfin, de modifier les qualités de la suppuration de façon à la rendre innocente pour l'économie.

8° Le caractère spécial de la méthode généralement appliquée, c'est le débridement. Celle que je propose arrive à un but tout aussi complet et assure beaucoup mieux l'innocuité des produits purulents; elle est essentiellement modificative.

9° Quoique moins brillante, moins opératoire que l'incision sanglante et la cautérisation au fer rouge, la méthode par les caustiques doit leur être préférée, à raison des chances plus grandes qu'elle donne au malade.

I.

DE LA SPONTANÉITÉ DES MALADIES CHARBONNEUSES

CHEZ L'HOMME;

par le Dr RAIMBERT (de Châteaudun, (*Eure-et-Loir*).

Les noms d'*anthrax* et de *charbon* étaient synonymes dans l'antiquité et avaient un sens beaucoup plus général que de nos jours. Les anciens y comprenaient, sans distinction d'origine, toute tumeur inflammatoire et gangréneuse de la peau et du tissu cellulaire sous-jacent. C'était pour eux une entité morbide, une affection essentielle dont la cause dépendait d'une altération primitive des humeurs, due elle-même à des influences générales plus ou moins bien définies et auxquelles les vicissitudes atmosphériques n'étaient pas étrangères. Ils avaient reconnu à ces tumeurs plusieurs degrés de malignité ; mais ils ne surent pendant longtemps ni en distinguer les causes, ni grouper autour d'eux les phénomènes morbides, de manière à constituer des espèces ou des variétés, et encore moins reconnaître, au point de vue de cette constitution d'espèces, l'importance de quelques-uns de ces phénomènes.

Cependant, peu à peu la lumière se fit, le charbon fut d'abord distingué en simple ou bénin, et en malin ou pestilenciel, cette dernière qualification n'ayant encore qu'un sens vague de vénénosité et de malignité. Puis, celui-ci se subdivisa bientôt en charbon malin non pestilenciel et en charbon malin pestilenciel. A ces deux espèces étaient attribués les mêmes symptômes ; les différences entre elles ne s'établissaient que par l'époque de l'apparition de la fièvre, la gravité des symptômes généraux et leur plus ou moins grande malignité, l'existence ou l'absence d'une constitution pestilencielle, la manifestation des tumeurs à l'état épidémique ou sporadique. Le charbon malin non pestilenciel resta donc une affection mal définie au point de vue étiologique et symptomatique.

Les choses en étaient là, lorsque Fournier, en 1764, dans un Mémoire, intitulé : *Réflexions sur le charbon* (¹), répudiant la doctrine étiologique de Galien, indiqua pour la première fois la transmission du charbon malin par un principe provenant d'animaux atteints de la même maladie, en même temps qu'il continuait d'admettre la spontanéité de ce même charbon malin, et en rapportait l'origine au concours simultané d'une mauvaise nourriture, de la misère et des grandes chaleurs. En 1769, il exposa et développa de nouveau cette doctrine dans un second Mémoire intitulé : *Observations et expériences sur le charbon malin, avec une méthode assurée de le guérir.* Mais il résulte de la lecture attentive de ces Mémoires, que, si Fournier a su reconnaître au charbon malin une cause qui avait échappé à ses devanciers, il n'a pas su séparer le charbon dû à cette cause (pustule maligne) de celui qui naît spontanément, et que, quoi qu'il en prétende, il a continué la confusion symptomatique des auteurs qui l'ont précédé.

La voie nouvelle et féconde dans laquelle Fournier venait de s'engager était ouverte vers la même époque par des travaux importants en médecine vétérinaire dus aux Bourgelat, Lafosse, Vitet, Bredin, Chabert, etc. La maladie charbonneuse des animaux se constituait définitivement, et la propriété dont jouit cette affection de se transmettre des animaux à l'homme était désormais acquise par la constatation de faits nombreux de contagion.

Ce fut quelques années après la publication des écrits de Fournier, que, sous l'impulsion donnée par les concours institués par l'Académie de Dijon, la pustule maligne se dégagea d'une manière définitive des autres tumeurs inflammatoires et gangréneuses appelées *charbon.* Le Traité de l'anthrax de Chambon, mais surtout le Précis d'Enaux et Chaussier, établirent positivement cette séparation. On n'en a pas moins continué cependant jusqu'à nos jours de croire avec Fournier à l'existence d'un *charbon par contagion,* communiqué des animaux à l'homme dans les mêmes circonstances que la pustule maligne, et qui ne serait pas cette dernière maladie, de sorte que le virus charbonneux produirait tantôt la pustule maligne, tantôt le charbon

(¹) Richard de Hautesierck, *Rec. d'Obs. de Méd. des hôpit. milit.,* 1764.

malin. Cette manière de voir, qui fait naître deux affections différentes de l'inoculation d'un même principe virulent, se réfute d'elle-même et ne mérite pas de nous arrêter; il nous semble plus intéressant de rechercher si, comme le pensent plusieurs auteurs, d'une part la pustule maligne, affection spécifique essentiellement et primitivement locale, peut se manifester spontanément sans le concours d'un contagium; d'autre part, si, en dehors du charbon pestilentiel, il se développe chez l'homme, par l'action spontanée de la puissance des forces vives de l'organisme, une tumeur gangréneuse de nature maligne, mais distincte de la pustule maligne, dépendant de causes générales semblables à celles qui président au développement de la maladie charbonneuse chez les animaux; enfin, si cette tumeur est ou n'est pas due au principe spécifique qui constitue l'essence de cette maladie charbonneuse.

DE LA SPONTANÉITÉ DE LA PUSTULE MALIGNE.

Nous allons relater d'abord sommairement les principaux faits favorables à ce mode de manifestation de la pustule maligne; nous en discuterons ensuite la valeur.

En 1796, les pluies ayant été très rares, le ciel presque constamment serein, et la chaleur très vive dans le milieu du printemps jusqu'au milieu de l'automne dans le département des Basses-Alpes, Bayle [1] a observé, des mois de mai et juin (floréal) au mois de novembre, au Vernet et à Couloubroux, villages très froids, où on ne voit jamais de fièvre intermittente, un certain nombre de pustules gangréneuses ayant tous les caractères de la pustule maligne, et à la production desquelles la transmission par les animaux paraît avoir été étrangère.

Brensky [2] a donné la description d'une maladie connue en Pologne parmi les gens de la campagne sous le nom de *pustule noire;* il l'avait rencontrée dans le cercle de Sochaczew, contrée marécageuse non loin de Varsovie, en 1803, pendant le mois d'octobre, à la suite d'un été très chaud et très sec, et en 1805 pendant les mois de novembre et de décembre, la saison étant froide et humide.

[1] Dissert. inaug. Paris, 1802.
[2] E. Littré, traduct. d'Hippocrate, t. V.

Sa description a la plus grande analogie avec celle de Bayle ; elle n'en diffère que par la couleur des téguments.

M. Gaujot (¹) a décrit avec beaucoup de précision deux pustules malignes qui se seraient développées sur deux hommes sans aucun contact suspect, sans perception d'aucune piqûre d'insecte, pendant que l'état sanitaire de Blidah et de ses environs, où les faits se sont produits, étaient très satisfaisants.

Enfin, dans ces derniers temps, M. Devers (²) a rapporté un certain nombre d'observations recueillies dans la commune de la Benate, près Saint-Jean-d'Angély, qu'il considère comme des exemples de pustule maligne spontanée.

Examinons maintenant la valeur de ces faits et de ces observations.

La réfutation que Boyer a donnée de l'opinion de Bayle consiste en des allégations sans preuve et parfois même contraires à ce que dit cet auteur. Aussi n'est-il pas étonnant que son argumentation ait paru peu concluante.

Pour éclaircir ce point obscur et controversé, nous sommes allé puiser des renseignements dans la localité même où Bayle a recueilli ses observations, et M. le Dʳ Richaud, médecin très distingué et d'une grande expérience, à Seyne, chef-lieu de canton des Basses-Alpes, dont dépendent les communes du Vernet et de Coloubroux, a bien voulu nous les fournir.

Depuis 1830 que cet honorable médecin exerce dans cette contrée, il a observé un grand nombre de pustules malignes, et toujours, en interrogeant les malades, il est arrivé à savoir qu'ils avaient touché les dépouilles d'animaux morts du charbon ; parfois l'origine de leur affection a pu être attribuée à la piqûre de mouches qui se seraient reposées sur les cadavres de ces animaux qu'on néglige trop souvent d'enfouir.

La pustule maligne se montre toujours de mai à octobre, lorsque les troupeaux transhumants quittent les plaines de la basse Provence pour les montagnes des Alpes. Or, c'est précisément pendant ce laps de temps et dans les communes qui sont les lieux de passage des troupeaux, que Bayle a rencontré les pustules gangréneuses qu'il a décrites. Un plus ou moins grand nombre des moutons qui composent ces troupeaux meurent en

(¹) *Rec. de Mém. de Méd. chir. et pharm. milit.*, 1859.
(²) *Mém. sur la pust. malig.*, etc. (Soc. méd. d'émul. de Paris, 1864.)

route, et il n'est guère d'année sans que des bergers ne soient atteints de pustule maligne après avoir touché à leurs dépouilles.

Le père de M. Richaud, qui a exercé la médecine pendant soixante-quatre ans dans ces contrées, pensait qu'elle ne survenait jamais sans contagion. Il l'avait observée dans le même moment et sur les mêmes lieux que Bayle, et avait différé d'opinion avec lui.

Nous pouvons donc maintenant, appuyé sur ces renseignements importants, restituer aux pustules gangréneuses de Bayle leur véritable étiologie, et les considérer comme consécutives à l'action d'un contagium charbonneux.

La relation de la pustule noire par Brensky est incomplète; l'étiologie y est entièrement passée sous silence, ou plutôt il y est dit qu'on n'a pu en découvrir la cause. Cette relation ne peut donc servir à élucider la question qui nous occupe. Toutefois, en tenant compte de l'identité de cette pustule avec celle décrite par Bayle, et par conséquent avec la pustule maligne; en remarquant qu'elle se manifeste dans une localité marécageuse à la suite d'un été très chaud et très sec, conditions les plus propres à faire naître la maladie charbonneuse chez les animaux; enfin, que l'auteur affirme la manifestation primitivement locale de l'affection, n'y aurait-il pas lieu de croire que, sous le rapport de ses causes comme sous celui de ses symptômes, cette épidémie ne constitue pas une exception.

M. Gaujot, à l'exemple de beaucoup d'autres, considère la maladie charbonneuse comme une dans son principe, et donne le nom de *pustule maligne* (au lieu de *charbon*) à la lésion locale, qu'elle soit le point par où le principe septique déposé a pénétré dans l'économie, ou qu'elle résulte de l'absorption de ce principe par les surfaces pulmonaire et cutanée, et de l'altération primitive du sang, prétendant que, dans ces deux cas, les variétés que présente la lésion locale « n'ont d'autres caractères distinctifs que ceux résultant de l'intensité et de la rapidité des phénomènes d'intoxication générale. » Mais quand il s'agit de trouver à laquelle des deux origines on doit attribuer les deux pustules malignes dont il a donné les observations, il se déclare fort embarrassé, et motive ainsi son embarras : « Si nous ne voulons pas forcer l'interprétation des faits, il nous faut bien conclure au développement spontané. En effet, il n'y avait à Blidah aucun cas connu de maladie charbonneuse parmi les animaux. Les deux hommes atteints assurèrent n'avoir approché d'aucun animal malade ou mort, n'avoir manié aucune dépouille, n'avoir été piqué par aucun insecte, etc.; ils n'avaient eu aucun rapport l'un avec l'autre; et en admettant l'existence ignorée d'un foyer d'infection, comment s'expliquer que, n'ayant pas fréquenté les mêmes lieux, ils aient été atteints. D'un autre côté, si le développement de la maladie a été spontané, on ne peut guère l'attribuer à une influence particulière du climat ou d'une mauvaise hygiène, car ces deux hommes, l'un militaire et l'autre civil, vivaient dans des conditions complétement différentes. Cependant, on doit remarquer que les deux cas se sont présentés à la même époque, à deux jours d'intervalle, dans le mois d'août, ce qui leur ferait supposer une cause commune; il faut avouer alors qu'elle nous est restée inconnue. Or, dans nos deux Observations, la pustule maligne était primitive ou idiopathique; cela n'est pas douteux pour la seconde, à moins de supposer que les lésions trouvées à l'autopsie dans l'intestin, se soient formées précédemment à l'affection externe ou en même temps qu'elle, chose peu probable, attendu que les signes fonctionnels du côté des viscères abdominaux n'ont commencé à se manifester qu'à la fin de la maladie. Dans la première Observation, peut-être les symptômes généraux ont-ils accompagné le début de la pustule maligne; mais d'ailleurs, en la regardant comme consécutive, son origine par infection ne serait pas moins difficile à établir.»

Une discussion aussi lumineuse des motifs qui peuvent faire admettre ou repousser la spontanéité de la pustule maligne de chacune de ces Observations, nous porte à des conclusions tout à fait opposées à celles de M. Gaujot. Nous nous fondons d'abord sur l'état évidemment idiopathique de ces deux pustules malignes, car ni l'une ni l'autre n'a été précédée de symptômes généraux. Celle de la première Observation, qui laisse à cet égard quelque doute dans l'esprit de l'auteur, nous paraît aussi primitive que celle de la deuxième; et si l'autopsie n'a pas révélé de lésions internes, c'est que le malade a succombé moins à l'absorption du virus, qu'à l'intensité des phénomènes généraux dépendant de la gangrène et de la suppuration du tissu cellulaire dans une grande étendue et à une grande profondeur. Nous nous fondons ensuite sur la profession des malades, qui les mettait journellement en rapport avec des animaux pouvant être atteints d'affection charbonneuse sans en avoir l'apparence, sur l'habitude qu'ont les Arabes d'abandonner sur le sol les cadavres des bêtes qui meurent dans leurs troupeaux, sur l'ignorance possible de l'existence auprès de Blidah d'un foyer de contagion de cette nature, et sur la possibilité de la transmission par l'atmosphère ou les insectes du principe virulent puisé à ce foyer, d'où la manifestation des deux pustules malignes dans le même mois, à deux jours d'intervalle.

A ces considérations, nous ajouterons que le virus charbonneux, au lieu de produire, comme le pense M. Gaujot, une affection locale identique, qu'il ait été déposé dans la peau ou absorbé par la surface des membranes muqueuses, donne au contraire naissance à des tumeurs gangréneuses qui varient suivant son mode d'insertion, suivant qu'il s'est arrêté d'abord dans les tissus avec lesquels il a été mis en contact ou qu'il a pénétré primitivement et directement dans le sang. Ainsi, les éruptions extérieures qui se montrent quelquefois à la suite de l'usage de viandes provenant d'animaux charbonneux, diffèrent notablement par leurs caractères physiques de la pustule maligne; il en est de même du charbon spontané décrit par Fournier, Veyssière (¹) et Ancelon (²), si tant est que la tumeur à laquelle ils ont donné ce nom soit véritablement de nature charbonneuse.

Quant aux Observations publiées par M. Devers, comme exemples de pustules malignes spontanées, tout ce que nous en pouvons dire ici, c'est que plusieurs ont trait à l'ecthyma ulcéro-gangréneux, et que, dans le plus grand nombre, ces caractères physiques de la pustule sont décrits d'une manière si concise et si incomplète, qu'il est impossible d'en tirer un diagnostic certain. De plus, l'auteur, au lieu de faire la description de la lésion locale dans chaque Observation, renvoie à celle d'une autre Observation recueillie une ou plusieurs années auparavant. Enfin, un grand nombre de ces Observations ne sont que de seconde main, et n'offrent ni sous le rapport de

(¹) *Des maladies transmissibles des animaux à l'homme*, 1852.
(²) *Écho médical de Neufchâtel*, 1859.

leur étiologie, ni sous celui de leur diagnostic, aucune garantie. Ce n'est donc pas avec de pareils faits que la pustule maligne peut être établie.

Au reste, si la pustule maligne se développait spontanément sans l'intervention d'un agent sur la peau, pourquoi affecterait-elle donc spécialement les individus habitant la campagne, livrés aux travaux agricoles, et dont le contact avec les bestiaux, leurs débris et les produits de leurs sécrétions, est plus ou moins fréquent, et dans les villes ceux qui se trouvent dans les mêmes conditions? Pourquoi ne l'observe-t-on jamais chez les personnes qui par profession se trouvent dans des conditions tout opposées? Pourquoi cette affection occupe-t-elle, avec une constance presque absolue, les parties que les vêtements laissent à découvert.

Nous ne pouvons nous ranger à cette opinion qui établit dans un point unique de la peau, d'une étendue de 3 à 6 millimètres le plus souvent, un foyer gangréneux capable, dès le principe, d'être l'origine d'une inflammation érythémato-œdémateuse locale, et consécutivement d'accidents généraux graves, se terminant par la mort et par la production, à l'intérieur des organes, du tube digestif surtout, de pustules et d'ulcères gangréneux multiples, et qui croit que la manifestation de ce point sphacélé s'est développé spontanément, et qu'il n'a pas reçu ses propriétés virulentes et septiques au contact d'un agent extérieur doué des mêmes propriétés. Si le principe, cause de ce point gangréneux, eût existé préalablement dans l'économie, celle-ci, qui va se troubler si profondément après son apparition à l'extérieur, n'aurait-elle pas, comme dans toutes les maladies virulentes et infectieuses, annoncé la présence de ce principe avant son éruption à la surface du derme? Enfin, tandis que la gangrène est multiple dans les intestins, serait-elle donc toujours unique à la peau et la première à s'y produire?

De ce qui précède, il résulte que les faits sur lesquels on a cru pouvoir baser la spontanéité de la pustule maligne n'ont pas la portée qu'on leur a accordée, et que leur étiologie, toujours si difficile à établir, l'a été d'une manière incomplète, de telle sorte que la contagion, quoique réelle, a passé inaperçue.

DE LA SPONTANÉITÉ DU CHARBON MALIN.

L'économie devient-elle, sous l'influence de causes générales ou miasmatiques, le siége d'un travail par suite duquel s'élabore en elle un principe spécifique ou virus, et consécutivement une tumeur ayant plus ou moins les caractères de l'anthrax et de la pustule maligne. La solution de cette question ne nous paraît devoir être cherchée qu'en prenant pour *criterium* de l'intoxication de l'économie par ce principe, la manifestation de prodromes plus ou moins prononcés. En effet, lorsque nous voyons le virus charbonneux donner lieu, en pénétrant dans l'organisme par inoculation, à des accidents généraux si graves, et même à la mort, il nous semble irrationnel d'admettre que le sang puisse être infecté par ce virus sans que des troubles généraux n'en aient d'abord manifesté la présence dans ce fluide, et qu'il soit nécessaire qu'il ait fait éruption à l'extérieur pour donner naissance secondairement, et par une sorte de choc en retour, à ces mêmes troubles généraux, puis à des lésions mortelless dans les organes internes. Dans la peste, des phénomènes fébriles, indices d'une discrasie spécifique du sang, ne précèdent-ils pas l'éruption de ces tumeurs appelées *charbons?* Dans la variole, la rougeole, la scarlatine, peut-être même l'érysipèle, des phénomènes morbides généraux n'annoncent-ils pas que l'organisme souffre de la présence d'un principe plus ou moins virulent avant toute manifestation extérieure? N'en est-il pas de même lorsque le virus charbonneux a pénétré dans le sang par la surface d'une membrane muqueuse interne?

Fournier signale l'existence de symptômes avant-coureurs dans les cas de charbon malin spontané; M. Veyssière, qui dit avoir observé en Lorraine un grand nombre de charbons malins, fait l'énumération des prodromes d'après les récits de ses malades, car il n'a jamais été à même d'observer la maladie avant quelques traces de gangrène; enfin, M. Ancelon considère le charbon spontané comme une dépendance de la fièvre charbonneuse pendant le cours de laquelle il fait éruption à l'extérieur.

La concordance de ces témoignages et des symptômes principaux de la description que ces auteurs ont tracée du charbon malin spontané, leur donne une grande importance, et ne permet pas de mettre en doute la possibilité du développement chez l'homme d'une tumeur inflammatoire et gangréneuse dont les caractères physiques diffèrent et se rapprochent par quelques points de ceux de la pustule maligne. Mais cette tumeur, à laquelle certaines formes de celle-ci ont peut-être fourni plus d'un trait, et dont les caractères ont la plus grande ressemblance avec ceux que les auteurs attribuent au phlegmon diffus et à l'anthrax, est-elle véritablement charbonneuse et spécifique, comme la maladie charbonneuse des animaux? Est-elle transmissible comme celle-ci par inoculation, par virus volatil? Est-elle contagieuse, en un mot? Fournier l'a dit, mais n'en a donné aucune preuve. M. Veyssière nomme ce charbon *contagieux*, mais ne motive cette qualification par aucun exemple de transmission. Cette tumeur ne serait-elle pas plutôt un anthrax, un phlegmon diffus, qui aurait puisé dans un état dyscrasique du sang, ou dyathésique de l'organisme, son origine, sa tendance phlegmono-œdémateuse envahissante, sa disposition au sphacèle, son sphacèle même, et qui causerait promptement la mort, soit par l'énergie des phénomènes sympathiques développés — phénomènes de sidération le plus souvent — soit par la résorption des fluides altérés et plus ou moins gangréneux dont les tissus malades sont imprégnés? N'a-t-on pas fait voir dans ces derniers temps, que la polyurie, le diabète sucré, l'albuminurie, pouvaient donner naissance à des tumeurs inflammatoires très graves, qui tendaient au sphacèle ou se sphacélaient? On sait que les fièvres typhoïdes se compliquent aussi quelquefois de phlegmasies gangréneuses plus ou moins étendues; c'est à cette dernière catégorie qu'appartient la septième Observation de M. Putégnat, considérée par cet auteur comme une affection charbonneuse idiopathique ou essentielle. Il en est de même de celle de MM. Gendrin (¹) et Ancelon. Dans tous ces cas, les tumeurs extérieures ne sont que des épiphénomènes de l'affection typhoïde, et non le produit du virus charbonneux primitivement et spontanément développé dans l'organisme.

Enfin, ce qui concourt encore à rendre l'existence du charbon spontané problématique à nos yeux, c'est l'absence d'observations précises et circonstanciées de la part des auteurs mêmes

____

(¹) *Rech. sur la nature et les causes proch. des fièvres*, t. II.

qui font du charbon malin une maladie spontanée différente de l'anthrax grave. Dans les Observations de Fournier, Vidal de Cassis ([1]), de MM. Ancelon et Putégnat ([2]), nous ne reconnaissons que des anthrax accompagnés de phénomènes phlegmono-érysipélateux très intenses et plus ou moins étendus. Ils ont, par leur violence même, déterminé rapidement sur le système cérébro-spinal des accidents sympathiques mortels, ou, par leur siége, l'asphyxie.

On trouve bien encore dans tous les recueils périodiques des Observations qui portent pour titre : *Charbon* ou *Charbon malin;* mais elles sont, pour la plupart, aussi dépourvues de détails. Elles ont évidemment trait à la pustule maligne, et surtout à l'anthrax, ou à une phlegmasie d'origine variable, mais non charbonneuse.

C'est à ces dernières maladies que se rapportent les Observations de tumeurs charbonneuses très graves de la peau, coïncidant avec le diabète sucré, publiées par M. Wagner ([3]), et l'épidémie de Kiel et de ses environs, décrite par M. Weber sous le titre d'*inflammation charbonneuse du visage* ([4]), les Observations consignées par M. Nelson dans un Mémoire sur les maladies carbonculaires ([5]), enfin celle qu'a publiée la *Gazette des Hôpitaux* (1863, p. 370).

DE LA SPONTANÉITÉ DE LA FIÈVRE CHARBONNEUSE.

L'existence de la fièvre charbonneuse, comme affection spécifique spontanée, est liée à celle du charbon spontané, celui-ci n'étant qu'une manifestation secondaire d'une infection primitive de l'organisme par le virus charbonneux. Cette fièvre peut cependant se concevoir sans cette manifestation extérieure; c'est l'opinion de M. Veyssière et de M. Ancelon; ils en ébauchent l'un et l'autre une description, mais ils ne l'appuient d'aucune observation, d'aucune autopsie; les symptômes mêmes que

---

([1]) *Traité de Path. ext. et de Méd. op.*, t. 1.
([2]) *Considérat. clin. sur le charb. mal. et la pust. mal.* (*Journ. de Méd. de Bruxelles,* 1860, Obs. VII.)
([3]) *Arch. für patholog. anat.*, t. XII.
([4]) *Idem,* t. II, nouv. série.
([5]) *British med. Journal,* 1861.

chacun d'eux lui assignent diffèrent à certains égards : ce sont ceux de désordres graves des organes de l'innervation, de l'hématose et de la digestion, qui n'ont rien de caractéristique par eux-mêmes, par leur groupement ou leur succession ; de plus, leur ensemble ne s'accorde pas avec la physionomie de ceux qui résultent de l'intoxication de l'économie par le virus charbonneux à la suite de la pustule maligne. M. Mannoury, qui croit aussi à l'existence de la fièvre charbonneuse spontanée, a publié deux Observations qu'il rapporte à cette affection. Malgré le talent avec lequel il s'efforce de mettre en lumière les phénomènes morbides qui lui semblent déceler la nature charbonneuse de la maladie, l'absence d'autopsie les rend fort peu concluantes.

Si les descriptions et les faits dont nous venons de parler ne suffisent pas à dissiper les ténèbres qui enveloppent l'existence de la fièvre charbonneuse comme fièvre essentielle chez l'homme, ils émanent d'observateurs trop distingués pour ne pas être pris en sérieuse considération et ne pas devenir le point de départ de recherches nouvelles.

L'étiologie dont les auteurs font dépendre le charbon spontané, tend encore à fortifier la manière de voir que nous venons d'exposer. Ils en rapportent, en effet, l'origine à la même cause qui, d'après les vétérinaires, donne naissance à la maladie charbonneuse chez les animaux, c'est à dire à l'action de chaleurs fortes et prolongées sur un sol marécageux, et au dégagement d'effluves marématiques qui en sont la conséquence. Mais si ces conditions avaient le pouvoir d'engendrer le virus charbonneux chez l'homme, pourquoi les auteurs qui ont écrit sur les maladies des marais, des étangs, qui ont observé les effets des effluves qui s'en dégagent, ne parlent-ils pas du charbon ? Auraient-ils pris cette affection pour un anthrax ou pour la pustule maligne ? auraient-ils pris la fièvre charbonneuse pour une fièvre pernicieuse ? M. Verrheyen parle, il est vrai, de médecins qui ont décrit des fièvres intermittentes simples ou pernicieuses, accompagnées de pustules plus ou moins semblables à la pustule maligne et à l'anthrax ; mais ces pustules, ces anthrax, sont-ils de nature charbonneuse et le résultat de l'absorption de l'effluve paludéen, ou bien sont-ils la suite de la transmission du virus charbonneux puisé sur des animaux malades? car il dit aussi que Salvagnoli Marchetti, qui signale un grand nombre de ces pustules dans les marennes de la Toscane, ajoute que tous les malades avaient soigné des animaux charbonneux, manipulé, dépecé leurs cadavres, ou en avaient mangé la viande.

Ce n'est pas, en faisant ces observations, que nous voulions nier l'influence de conditions telluriques et atmosphériques particulières sur la production de certaines phlegmasies pustuleuses, œdémateuses, suppurantes ou gangréneuses de la peau et du tissu cellulaire adjacent; mais alors ces tumeurs et pustules procèdent du même principe qui a causé la maladie générale pendant le cours de laquelle elles se manifestent, principe plus ou moins septique, plus ou moins propre à engendrer la gangrène, il est vrai, mais qui ne doit pas tirer de cette propriété la qualification de *charbonneux.* C'est parce qu'on a agi jusqu'à présent d'une manière toute différente, qu'il existe tant de confusion dans l'histoire du charbon, et qu'on a donné et qu'on donne encore ce nom à des tumeurs si diverses.

S'il suffisait qu'un principe septique vînt faire éruption à l'extérieur par des taches, des pustules ecthymatiques, une tuméfaction œdémateuse, une tumeur suppurante et gangréneuse, pendant le cours d'une fièvre grave, pour être appelé *charbon,* il faudrait donc considérer comme de nature charbonneuse le purpura hémorrhagique fébrile, le typhus pétéchial, la fièvre jaune, les varioles, les rougeoles, les scarlatines qui se compliquent de ces taches, les fièvres typhoïdes pendant le cours desquelles il se fait des éruptions de pustules ecchymatiques et gangréneuses, de tumeurs inflammatoires avec suppuration et gangrène de la peau et du tissu cellulaire; cela nous paraît inadmissible quant à présent. Les principes septiques qui naissent du conflit existant entre le sol et l'atmosphère sont doués de propriétés très variables en rapport avec les conditions dans lesquelles se trouvent ces deux facteurs. Ces conditions, en raison de leur intensité plus ou moins grande, des latitudes sous lesquelles elles s'exercent, sans doute aussi des espèces animales qui y sont soumises et de circonstances particulières presque toujours insaisissables, impriment aux maladies qu'elles produisent une physionomie spéciale sur un fond commun de phénomènes symptomatiques et de lésions anatomiques qui indiquent l'altération du sang, cette physionomie spéciale qui constitue la variété des maladies dues à l'action réciproque de ces deux éléments (sol et atmosphère), comme la peste, la fièvre jaune, le typhus, la fièvre typhoïde, etc. Mais il ne nous paraît pas démontré que sous notre climat, bien qu'ils donnent naissance chez les animaux à un principe gangréneux spécifique appelé charbonneux, ils puissent le faire naître spontanément aussi chez l'homme.

Cependant, qui ne serait séduit par l'idée de voir dans ces manifestations extérieures les suites d'une affection septique générale, analogue, sinon tout à fait semblable à la peste par ses causes et ses symptômes, et d'établir avec celle-ci un rapport identique à celui qui existe entre le choléra sporadique et le choléra épidémique.

Si l'étude microscopique du sang donne ce qu'elle promet, si les bactéridies dont la découverte dans le sang des animaux atteints du sang de rate est due à M. Davaine deviennent définitivement le caractère spécifique de la maladie charbonneuse, on aura acquis le moyen de résoudre la question de l'existence de la fièvre charbonneuse et du charbon spontané chez l'homme, qui nous paraît encore pendante.

V

NOTE

SUR UN CAS DE PUSTULE MALIGNE MORTELLE

DÉBUTANT PAR UN BOUTON PURULENT

Par M. le Dr BOURGEOIS (d'Étampes).

Messieurs, encore bien que la pustule maligne ne se trouve pas au nombre des sujets qui doivent occuper notre docte réunion, elle a tant d'analogie avec une des matières de votre programme, le *furoncle malin*, dont j'ai eu occasion moi-même de m'occuper un des premiers (*Gazette des Hôpitaux*, nᵒˢ 113 et 114, an. 1863), que je n'ai pas craint de venir solliciter l'autorisation de vous lire cette Note sur un cas de pustule maligne débutant par un bouton rempli de pus. Je m'efforcerai, du reste, de ne pas abuser de vos précieux moments.

Depuis qu'une étude attentive a bien différencié la pustule charbonneuse des affections cutanées avec lesquelles on l'avait si longtemps confondue; depuis surtout l'important Mémoire d'Enaux et Chaussier, on savait que ce mal, si insidieux et souvent si grave, débutait par une sorte de pétéchie d'un rouge brunâtre, analogue à une piqûre de puce, ressemblance qui lui avait valu dans une partie de la Bourgogne, où elle est assez fréquente, le nom de *Puce maligne,* et on croyait même que telle était constamment son apparence primitive. Je pense avoir fait le premier connaître que cette tumeur pouvait se montrer, à son origine, sous forme de *papule tuberculeuse* ou de *bulle séreuse limpide* (*Traité de la pustule maligne,* Obs. VI et VII, pages de 29 à 31). circonstances rares, toutefois, car je n'ai pu en citer qu'un exemple de chaque espèce, et je ne sache pas qu'on en ait publié d'autres. Aujourd'hui, c'est une quatrième forme initiale que je viens vous signaler; et cette forme, je dois le dire, était si peu dans mes prévisions et dans celles des auteurs qui depuis un certain temps se sont occupés du mal en question, que la présence du pus, à moins que sa formation ne fût due à une inflammation phlegmoneuse secondaire, un abcès ganglionnaire par exemple, était pour tous un caractère qui devait éloigner toute idée de malignité charbonneuse en présence d'un bouton plus ou moins douteux. Il faudra donc désormais revenir un peu sur une affirmation aussi absolue, alors même qu'un tel jugement soit presque absolument vrai.

Voici, du reste, cette Observation :

Dans le mois d'août 1861, passant dans le village de Boutervilliers, je fus arrêté par la dame Jousse, femme âgée de trente-six ans, d'une excellente constitution, et fort peu sujette aux maladies. Elle ressentait depuis trente-six heures une démangeaison au bas du cou, et il s'y était même développé un petit *bouton d'humeur,* suivant son dire. A l'examen, je constatai effectivement l'existence d'une pustule de couleur jaunâtre, bien pleine, ni ombiliquée ni acuminée, régulièrement arrondie et d'un diamètre d'environ trois millimètres. Elle siégeait à quatre centimètres du bord supérieur de la clavicule gauche, entre le milieu de cet os et l'angle maxillaire. La nature du liquide qu'elle contenait ne pouvait être douteuse. Les téguments sur lesquels existait cette pustule avaient conservé leur aspect et leur teinte naturels, sauf une surface triangulaire, de couleur rosée, à base tournée vers la partie inféro-externe de la pustule et à pointe dirigée en bas. Cette surface rosée et unie avait à peu près 2 centimètres et demi d'étendue. Le tissu cellulaire sous-jacent était légèrement tuméfié, mais n'offrait pas la plus petite dureté, même au niveau du bouton. La malade ne se plaignait d'aucune douleur dans la partie affectée; elle n'y ressentait, disait-elle, qu'un peu d'engourdissement et une certaine titillation. Le pouls avait une légère accélération, et il existait un peu de céphalalgie, mais l'appétit était conservé.

En présence d'une pustule si franche, apparue dès l'origine du mal, j'hésitai à diagnostiquer une affection charbonneuse, dont la nature du léger gonflement et les symptômes rudimentaires que je viens d'indiquer m'avaient cependant donné l'idée. Je m'informai même si elle avait depuis peu perdu des bestiaux du *sang*. Elle me répondit qu'il n'en était pas mort chez elle, mais que des moutons et une ou deux vaches avaient succombé quelques jours auparavant dans la commune, sans que, toutefois, elle eût approché de ces animaux. Je manquais d'ailleurs de moyens capables d'attaquer ce mal, et je dus la quitter en lui prescrivant des compresses de fleurs de sureau, et en lui conseillant surtout d'appeler au plus vite un médecin si la tuméfaction augmentait. Le surlendemain, on vint me rechercher; elle avait été forcée la veille de faire venir un confrère du voisinage, qui, bien qu'ayant à peu près reconnu la nature du mal, n'avait pas cru devoir le cautériser. Depuis quarante-huit heures, les choses avaient bien changé de face. Une escarre sèche, enfoncée, d'un noir intense, à forme ovalaire transversale, de 2 centimètres et demi dans son grand diamètre, et d'un et demi dans son petit, ont remplacé la pustule. De nombreuses bulles remplies de sérosité brunâtre entourent cette escarre; elles sont d'autant plus volumineuses et plus foncées, qu'elles en sont plus rapprochées. Les téguments qui les supportent sont d'un rouge bleuâtre. Cette teinte, qui va en s'affaiblissant à la périphérie, occupe 6 à 7 centimètres d'étendue. Un gonflement considérable, pâle et sans chaleur, a envahi le cou, dont la dépression a disparu du côté gauche, et il a gagné la face, dont il a déformé les traits et occlus les paupières gauches surtout. Le bras du même côté et la partie correspondante de la poitrine participent à la tuméfaction; celle-ci, d'une dureté squirrheuse au centre, est mollasse dans le reste de son étendue, principalement à sa circonférence, où elle conserve néanmoins une certaine élasticité, car il est impossible d'y déterminer les enfoncements qu'on obtient par la pression dans l'œdème de l'anasarque. Pour éviter la suffocation, la malade se tient assise sur son séant. Le pouls est petit, misérable, intermittent, à peine sensible parfois. Refroidissement accompagné de sueurs glacées; le tronc seul a conservé un reste de chaleur. Vomissements bilieux depuis une douzaine d'heures. Soif inextinguible, bourdonnements d'oreilles, défaillances; pas de céphalalgie, intelligence parfaitement nette; urines rares et colorées; pas de selles depuis deux jours. Malgré l'extrême développement des accidents locaux, cette malheureuse n'accuse pas la moindre douleur dans son mal; elle n'y éprouve que de l'engourdissement.

Bien que l'état de notre malade fût des plus graves, comme j'en avais vu revenir d'aussi loin, nous ne crûmes pas devoir l'abandonner à son triste sort, et nous fîmes une large cautérisation avec la potasse caustique; des compresses imbibées d'alcool camphré furent appliquées sur la tumeur, et on la réchauffa avec des bouteilles pleines d'eau chaude. Comme moyens internes, une potion cordiale et de l'eau rouge sucrée furent administrées. Malgré ces soins, dont je ne cite que les principaux, les accidents augmentant de plus en plus, la femme Jousse succomba la nuit suivante, conservant toute sa connaissance jusqu'à son dernier moment, et ayant cessé de vomir depuis deux ou trois heures, bien qu'elle eût continué de boire.

Ce fait est une nouvelle preuve que rien n'est absolu en médecine, et que bien qu'on n'eût pas encore vu ou cité au moins une pustule maligne débutant par un bouton purulent, malgré aussi l'espèce d'antagonisme qu'on sait exister entre l'inflammation suppurative ou phlegmoneuse et le mode d'action du virus ou ferment charbonneux sur nos tissus, il eût été peut-être prudent de ne pas signaler *à priori* la chose comme impossible, la nature semblant souvent se plaire à détruire ce que nous regardons comme le mieux établi.

Dans ce cas, je n'hésite pas à l'avouer, il est possible que l'incertitude du diagnostic au début, ait pu laisser le mal devenir mortel; cependant, il est permis aussi de croire qu'une médication plus énergique n'eût peut-être pas été capable d'enrayer les symptômes d'intoxication survenus avec tant d'intensité et de promptitude. En effet, tous les praticiens familiarisés avec ce genre de mal, savent combien il est souvent difficile de porter un pronostic assuré a son égard. Telle pustule maligne accompagnée d'un énorme gonflement, guérira facilement; telle autre au contraire, qui n'aura encore produit qu'une très légère tuméfaction, et aura à peine effleuré l'organisme avant d'être vigoureusement détruite par le caustique, n'en amènera pas moins la mort, surtout si elle a quelque chose d'insolite à une période quelconque de son développement. On sait encore que cette tumeur est infiniment plus grave au cou que partout ailleurs.

Du reste, avec un peu d'attention, on ne pourra guère confondre la variété de pustule charbonneuse que je viens de décrire avec le furoncle malin; on sait, en effet, que ce dernier siége, dès son origine, dans l'épaisseur du tissu de la peau et dans la couche adipeuse sous-jacente; qu'il commence par une tumeur conique accompagnée d'une douleur plus ou moins vive, ainsi que d'une dureté primitive des parties molles où il s'est développé, et qu'alors même où il se termine fatalement, il n'acquiert jamais l'extension du bouton charbonneux. Au contraire, la vésicule remplie de pus qui peut se montrer exceptionnellement à l'origine de celui-ci, est tout à fait sous-épidermique; la dureté, la tuméfaction des chairs situées au dessous, ne sont que secondaires, et à la période où elles ont lieu, l'aspect de ce dernier mal est tellement caractéristique, que la confusion ne peut plus avoir lieu.

Je pourrais assurément, Messieurs, étendre beaucoup ces considérations; mais ce serait faire l'histoire générale de la pustule maligne, et tel n'est pas mon but. D'ailleurs, je le répète, je ne voudrais pas abuser de vos précieux instants, trop heureux que vous ayez bien voulu me permettre d'exposer devant votre imposante et savante réunion l'Observation que je viens d'avoir l'honneur de vous lire avec tous les détails qui lui sont propres.

PROCÈS-VERBAL

de la séance de l'après-midi du 4 octobre.

Le procès-verbal de la séance précédente est lu et adopté.

M. Denucé lit un travail ayant pour titre : *Des formes malignes du furoncle et de l'anthrax.*

M. Devalz lit un travail intitulé : *De la malignité des furoncles et de l'anthrax dans la Gironde.*

M. Soulé lit un mémoire intitulé : *De la thérapeutique de l'anthrax.*

M. Durand (de Lunel). — M. Denucé a parlé du traitement de l'anthrax par les eaux de Vichy : je désire faire connaître les résultats que m'a fournis ma pratique auprès de ces thermes. J'ai vu souvent l'anthrax être le résultat d'une poussée provoquée par les eaux. En 1860, M. Durand alla prendre les eaux d'Amélie pour un rhumatisme; après vingt bains, un anthrax se développa sur l'annulaire gauche; il fut bénin, et guérit en peu de jours. Revenu à Lyon, il fut pris quinze jours plus tard d'un anthrax assez volumineux à la nuque; il fut incisé crucialement et guérit en un mois. Ce fait donna l'éveil à M. Durand; il questionna ses malades et ses confrères de Vichy; il put avoir connaissance de trois faits d'anthrax apparus chez des diabétiques, et il croit que la poussée a été pour quelque chose dans leur manifestation. Maintenant, l'anthrax peut-il apparaître avant le diabète, qui en serait la conséquence, c'est ce qu'il n'oserait affirmer.

M. Daudirac. — M. Denucé annonce que les eaux de Vichy guérissent l'anthrax, et M. Durand qu'elles en provoquent l'apparition. Une explication de cette opposition me paraît nécessaire.

M. Denucé. — Je n'ai pas dit que les eaux de Vichy constituaient un traitement curatif de l'anthrax; j'ai dit que je les associais à d'autres moyens dans les cas d'anthrax chez les diabétiques et chez les personnes qui présentent des manifestations furonculeuses persistantes et rebelles. M. Durand paraît se demander si on peut admettre le diabète comme conséquence d'un anthrax; je ne le crois pas, tout au plus pourrait-on noter une glycosurie passagère et fugace.

M. Durand (de Lunel). — J'ai vu à Vichy un anthrax survenu chez un diabétique: son apparition n'a modifié en rien la quantité de sucre dans l'urine.

M. Bonnet de Malherbe. — Je n'ai pas l'intention d'entrer dans la discussion; je désire seulement voir éclaircir le fait suivant : M. Denucé emploie l'eau de Vichy dans le traitement de l'anthrax, et M. Durand nous présente les mêmes eaux comme produisant l'anthrax chez les diabétiques. L'anthrax se développe naturellement chez les diabétiques, et je ne crois pas qu'il soit le résultat de la poussée; car si on devait l'admettre, ce serait effrayant, et on devrait s'abstenir d'envoyer à Vichy les diabétiques.

M. Buisson prend la parole pour énoncer les résultats de sa pratique en ce qui concerne le traitement par les eaux de Vichy de l'anthrax et du furoncle. Pendant cinq ans, et plusieurs fois chaque année, M. Buisson a été tourmenté par une éruption furonculeuse rebelle à tout traitement. Il a alors eu l'idée d'administrer et d'employer lui-même les eaux de Vichy comme boisson ordinaire; il usait en même temps du bicarbonate de soude à haute dose et de bains alcalins. Ses malades et lui-même ont bien guéri.

Pour M. Buisson les furoncles se présentant dans les conditions dont il a parlé, c'est à dire avec une persistance désespérante à certaines époques, lui paraissent la manifestation d'un état général de l'économie; il y aurait, selon lui, diminution du sérum du sang et augmentation des matériaux solides, d'où indication des alcalins pour rétablir la fluidité du sang.

M. Durand (de Lunel). — Il ne faut pas oublier que les eaux de Vichy ont deux actions : l'une excitante, l'autre altérante. La première explique l'apparition des anthrax sous l'influence de la poussée thermale, l'autre la cure de la tendance de l'économie à produire l'anthrax ou le furoncle.

M. Desgranges (de Lyon) paie un juste tribut d'éloges aux orateurs qui l'ont précédé à la tribune, et les remercie des enseignements qui résulteront pour lui de l'audition de leurs travaux. Il constate que les faits décrits par ses honorables confrères lui paraissent constituer une série exceptionnelle tenant à des conditions locales inconnues, mais qui ne se rencontrent pas ailleurs, à Lyon en particulier. M. Desgranges constate les divergences d'opinions qui existent entre MM. Denucé et Devalz, le premier ne paraissant pas admettre la contagion de l'anthrax, le second, au contraire, ayant rapporté un fait qui tend à la prouver. La question reste donc à élucider. En outre, l'affection paraît à MM. Denucé et Soulé d'une nature maligne; M. Devalz, lui, tout en reconnaissant la gravité du mal, paraît récuser son génie malin. En ce qui concerne Lyon, on n'observe pas d'anthrax ou de furoncle malin. D'après les orateurs précédents, l'anthrax paraît avoir une tendance fâcheuse à se terminer par l'infection purulente, et se montre fréquemment à Bordeaux avec des caractères très graves. Pour trois faits de M. Denucé, on peut invoquer le siége du mal à la face comme en expliquant

en partie la gravité, car on a démontré il y a peu de temps la
tendance particulière qu'ont certaines maladies de cette région
à se terminer par phlébite; mais le troisième fait, où l'anthrax
siégeait à l'épaule, démontre bien le caractère malin de la maladie. M. Desgranges n'a jamais observé de faits analogues; il a
bien vu des anthrax se terminer par la mort, mais il n'y avait
cependant aucun caractère malin.

Pour ce qui concerne la thérapeutique de l'anthrax, les incisions ont semblé à MM. Denucé et Soulé insuffisantes pour
amener la guérison. M. Desgranges, s'en tenant encore à son
observation personnelle, assure qu'elles lui ont toujours paru
suffisantes. M. Denucé reproche aux incisions d'exposer à l'in
fection purulente; M. Desgranges croit que l'on exagère ces
craintes; cependant, comme il n'a pas vu de faits analogues à
ceux qui viennent d'être rapportés, il ne peut blâmer la thérapeutique de M. Denucé. M. Soulé veut qu'avant les incisions, on
applique des traînées caustiques sur la tumeur, et semble croire
que cette méthode lui appartient; il y a longtemps que M. Desgranges a vu user de cette pratique; il croit que l'on peut faire
quelques objections à cette manière de procéder; on peut craindre qu'une cautérisation trop étendue détruise trop de peau et
ne compromette ainsi la cicatrisation.

Un idée théorique de M. Soulé a frappé M. Desgranges.
M. Soulé croit que l'apparition de l'anthrax n'est que l'expression
d'un travail de l'organisme qui veut se débarrasser d'un principe morbifique. Il ne peut accepter cette opinion. L'anthrax se
montre bien chez des diabétiques comme manifestation de l'état
général; mais après lui, le diabète persiste. Un individu, avec
toutes les apparences de la santé, a un anthrax, où réside le
principe morbifique inconnu dont il est la manifestation. Pour
moi, j'en conteste l'existence. Si nous appliquons la théorie de
M. Soulé à la plupart des maladies, nous serons amenés à les
considérer comme des fonctions servant à éliminer des causes
morbifiques; ce seront les soupapes de sûreté de la machine
humaine. Je sais bien que l'anthrax est quelquefois une des
manifestations du diabète, mais je sais aussi qu'il peut se développer chez des gens bien portants.

On a parlé de la cautérisation; c'est ce qui réussit le mieux
dans le traitement de l'anthrax à Bordeaux. Autrefois, à Lyon,

on a été pris d'un engouement incroyable pour la cautérisation; avec elle, plus d'érysipèles, plus d'hémorrhagies, plus d'infection purulente, etc.

M. Desgranges croit nécessaire de faire de sages réserves; on voit encore, après la cautérisation, érysipèles, hémorrhagies, infections purulentes, etc., en moins grand nombre toutefois qu'après l'usage du bistouri, il faut l'avouer. Le meilleur caustique est le chlorure de zinc; mais il n'attaque pas la peau et dans les régions très vasculaires son emploi peut être suivi d'hémorrhagies.

La cautérisation peut-elle prévenir l'apparition de l'infection purulente? M. Desgranges cite un fait d'amputation où, malgré l'emploi de ce moyen fait en temps opportun, le malade succomba et présenta les lésions caractéristiques de la résorption purulente. M. Desgranges a appris beaucoup dans les communications de ses confrères; les succès obtenus justifient leur thérapeutique; mais il croit qu'on ne peut l'élever au rang de méthode générale.

M. Desgranges a vu beaucoup d'anthrax; il les a traités par l'incision, et il n'a pas eu à s'en plaindre. Furoncles et anthrax sont incisés par lui; seulement, aux incisions cruciales ou étoilées, il préfère les incisions longitudinales et parallèles; le pus s'écoule mieux, et on conserve intactes des bandes de peau qui serviront plus tard à favoriser la cicatrisation de la plaie.

M. Desgranges a vu succomber des malades atteints d'anthrax; mais la mort a été due à une inflammation trop violente ou à des phénomènes ataxo-adynamiques, à l'épuisement, et non à la résorption purulente.

M. Devalz. — Les formes malignes de l'anthrax ne se rencontrent pas seulement dans la Gironde : M. Broca a publié ces jours derniers une Observation de cette maladie.

M. Dupuy vient justifier la Commission, qui a posé la question que l'on discute. Elle voulait attirer particulièrement l'attention sur la malignité de certains anthrax, et savoir si des faits semblables étaient observés ailleurs qu'à Bordeaux. C'est à tort, selon M. Dupuy, que M. Devalz conteste la malignité de certains anthrax et furoncles.

Dans cinq ou six ans, M. Dupuy a observé plusieurs faits; en voici deux : 1er fait observé avec le Dr Burguet : Jeune fille de douze ans; apparition d'un bouton sur la lèvre supérieure; gonflement énorme, rougeur; fièvre vive. Incisions multiples pour limiter le mal, cautérisation au fer rouge. Deux jours après, mort, sans symptômes d'infection purulente. — 2° fait : A peu près à la même époque, M. Dupuy a vu une dame de quarante-cinq ans, épuisée par douze grossesses survenues en quinze ans : tout à coup, un petit bouton apparaît sur l'apophyse mastoïde. Ce bouton était entouré d'une ecchymose qui pouvait faire croire à l'existence d'une contusion. M. Dupuy crut à une affection légère et s'absenta pendant vingt-quatre heures; au retour, fièvre intense, gonflement considérable, ecchymose plus large, point de côté; râles crépitants en arrière, des deux côtés de la poitrine; sangsues; hémorrhagie abondante qui ne peut être arrêtée que par l'application des doigts sur les piqûres; les accidents locaux ne s'aggravent pas. La malade succomba sous l'influence d'une altération profonde du sang.

M. Denucé a traité fort bien la question mise à l'étude; mais il a laissé des *desiderata* inévitables; ainsi, la mort arrive bien, dans certain cas, par infection purulente; mais d'autres fois, comme dans le dernier fait que j'ai rapporté et dans ceux où on n'a pas fait d'incision, il faut chercher une autre explication.

Comme thérapeutique de l'anthrax malin, je partage la manière de voir de M. Denucé : détruire la partie malade et employer les toniques. Voici, du reste, comment M. Dupuy a agi : dans le principe, il faisait des incisions cruciales; il avait des insuccès et des cas de guérison; les cas de mort lui parurent le plus souvent dus à l'infection purulente; d'où l'idée de la cautérisation, cautérisation qu'il a été heureux de voir placée par M. Desgranges au rang qui lui convient. Comme lui, il a reconnu l'exagération des éloges qu'on lui avait adressés, et tout en admettant ses avantages, il est obligé d'avouer qu'à Bordeaux, comme à Lyon, elle peut causer des érysipèles, des hémorrhagies, etc.

M. Dupuy revient à l'exposé de sa thérapeutique. Dans le principe, incision cruciale; plus tard, la crainte de l'infection purulente lui fait ajouter la cautérisation pour clore les vaisseaux dont les bouches béantes sont prêtes à absorber le pus : l'anthrax, en effet, a des analogies avec un tissu spongieux. Dans le premier cas, où M. Dupuy employa le fer rouge, il fut en outre obligé, pour arrêter une hémorrhagie, de tamponner avec le perchlorure de fer. Il y eut plus tard gangrène de la plaie; on cautérisa de nouveau, et le malade guérit. Depuis, M. Dupuy a guéri sans cautériser. Dans un cas, M. Dupuy mit en usage la cautérisation potentielle, comme M. Soulé; la cautérisation dura vingt-cinq minutes; l'escarre fut très profonde; incision; mais le pus ne pouvait s'écouler, la cautérisation ayant fermé les pores qui pouvaient lui livrer passage. Le malade succomba. M. Dupuy est devenu plus sobre d'incisions et de cautérisations; il croit qu'il faut faire des réserves. Préciser les cas où il faut agir et ceux où il faut attendre serait trop long, et exigerait des détails que ne comporte pas une discussion. M. Dupuy a voulu faire voir quelle avait été sa pratique et quelle modification elle avait subie. S'il devait faire un choix, il adopterait la pratique de M. Denucé.

A propos des incisions, M. Dupuy dit qu'il craint qu'elles n'augmentent la gangrène en sectionnant des vaisseaux et des nerfs qui auraient peut-être échappé à la destruction et auraient entretenu la vie des lambeaux cutanés. M. Dupuy préférerait aux incisions cruciales, les incisions parallèles de M. Desgranges.

En résumé, en présence d'un anthrax, M. Dupuy croit que d'abord une temporisation vigilante, puis, au besoin, l'incision et la cautérisation, avec les tampons de perchlorure de fer, sont la meilleure thérapeutique. Quant à l'iode, préconisée par M. Soulé, il n'a pas eu l'occasion d'en faire usage.

M. Soulé remercie d'abord M. Desgranges de la modération et de l'urbanité parfaite avec laquelle il a discuté ses opinions. M. Desgranges a paru étonné des faits observés par nous; cela dépend, comme il l'a dit lui-même, de ce que nous ne sommes pas dans le même champ d'observations. Nous sommes trois chirurgiens bordelais qui, dans le même temps, avons observé des faits analogues; tout le monde sait qu'il est des moments où cela se présente. Pendant dix ans, je n'ai pas vu à l'hôpital Saint-André de pourriture d'hôpital envahir les plaies de mes opérés, puis est venue une époque où j'en ai vu beaucoup. M. Desgranges n'a pas vu de cas d'anthrax malin; nous, nous en avons vu. Il est possible que cela change pour nous et pour lui. Je ne puis que louer les paroles de M. Desgranges sur la cautérisation, trop vantée naguère par l'École de Lyon, et je m'associe à ses sages réserves. La cautérisation entraîne moins d'accidents que les incisions, mais elle n'en est pas exempte.

Je tiens à répondre à l'objection de M. Desgranges, qui pense que je crois à tort avoir trouvé un procédé nouveau dans la cautérisation. Ma méthode ne consiste pas seulement dans l'emploi de la cautérisation potentielle avec la poudre de Vienne; c'est surtout dans l'association de la teinture d'iode en lotions, injections, pansements, pour lutter contre l'action du pus décomposé; c'est l'ensemble de ces moyens qui constitue ma méthode. L'incision avec le bistouri m'a donné de mauvais résultats, et je crois qu'on peut mieux faire. M. Desgranges n'admet pas que l'anthrax soit la manifestation d'un état général de l'économie; il peut survenir, dit-il, chez des gens bien portants. Vous êtes bien obligé d'admettre une cause générale lorsque vous voyez une série d'éruptions furonculeuses, et vous voudriez faire de l'anthrax une affection locale! J'avoue que je ne puis admettre cette théorie. En lisant mes observations, on voit que, malgré les apparences de la santé, mes malades offraient, antérieurement à l'apparition de l'anthrax, quelques troubles de l'économie; mon premier malade s'étant affaibli sensiblement, une affection catarrhale avait disparu; on pourrait trouver aussi des dérangements antérieurs dans la santé du second.

M. Desgranges craint que la cautérisation cruciale ne détruise trop de peau; je n'ai rien observé de semblable : mes malades ont guéri, et la cicatrice s'est faite sans trop de peine.

Quant à ce qui a rapport aux incisions, M. Soulé ne croit pas à la supériorité des incisions parallèles : trop éloignées, elles sont inefficaces; trop rapprochées, elles exposent à la gangrène.

La fréquence de la résorption purulente après l'anthrax a étonné M. Desgranges; on peut la contester quand l'autopsie n'a pas été faite; mais on observe tout au moins l'infection putride avec tous les symptômes caractéristiques.

M. Raimbert (de Châteaudun) lit un travail sur la *spontanéité des maladies charbonneuses.*

M. Bourgeois (d'Étampes) lit une note sur une *forme inédite de pustule maligne.*

M. Raimbert prend la parole pour faire la distinction de la pustule maligne et de la pustule charbonneuse; il cite quelques faits empruntés à la pathologie humaine et à la pathologie comparée, qui viennent à l'appui de son argumentation. Pour bien des cas dont la nature n'a pas été démontrée par l'autopsie et les résultats de l'inoculation, on devrait dire *anthrax malins,* mais non *anthrax charbonneux.*

M. Bouillaud fait ressortir l'analogie qu'il y a entre les faits intéressants fournis par MM. Raimbert et Bourgeois et ceux observés par MM. Denucé, Soulé et Dupuy.

SÉANCE DU SOIR DU MERCREDI 4 OCTOBRE.

VI

DES INDICATIONS DE LA MÉDICATION MARITIME

CHEZ LES ENFANTS

Par le Dʳ BROCHARD,

Médecin des bains de mer de La Tremblade (Charente-Inférieure).

Messieurs, au moment où l'intérêt de la science nous réunit dans cette enceinte, il me paraîtrait regrettable que l'hydrologie médicale n'obtînt pas dans nos discussions la place qui lui convient. Cela serait d'autant plus fâcheux, que le corps médical de Bordeaux, qui nous a fait l'honneur de nous convier ici, est, à cause de sa réputation méritée, à cause de sa proximité de stations thermales et maritimes renommées, plus à même que tout autre corps médical de France de nous fournir à cet égard d'importantes observations. Il est un fait, Messieurs, que personne ne saurait mettre en doute aujourd'hui : c'est que l'hydrothérapie, les eaux thermales et les bains de mer doivent avant peu remplacer en thérapeutique l'arsenal pharmaceutique que l'on emploie si souvent et presque toujours si inutilement dans le traitement des maladies chroniques.

Je laisse à des voix plus autorisées que la mienne le soin d'exposer ici les ressources de l'hydrothérapie, les bienfaits des eaux minérales, et je me bornerai à vous parler de la médication maritime.

On n'a pas jusqu'à ce jour donné à cette médication l'importance qu'elle mérite; on ne l'a pas, selon moi, étudiée sous tous ses points de vue. A-t-on, par exemple, jamais spécifié d'une manière positive les cas dans lesquels ces trois médications, l'hydrothérapie, les eaux thermales, les bains de mer, devaient être employées l'une de préférence à l'autre? A-t-on jamais spécifié d'une manière précise les cas dans lesquels ces médications, si diverses et si semblables quelquefois, pouvaient être employées simultanément ou consécutivement? les cas dans lesquels elles pouvaient se suppléer? Vous savez tous, Messieurs, qu'il est telle affection nerveuse dans laquelle l'hydrothérapie réussira admirablement, et dans le traitement de laquelle la médication maritime échouera. Il existe, en revanche, des affections anémiques dans lesquelles les bains de mer, comme médication reconstituante, l'emporteront toujours sur l'hydrothérapie. Certaines affections bronchiques ou pulmonaires guériront aux eaux thermales et seront exaspérées par un séjour, quelque minime qu'il soit, sur les bords de l'Océan. Certaines affections bronchiques, au contraire, guériront rapidement sous l'influence excitante de l'atmosphère maritime. Dans d'autres cas, les bains de mer pris à l'arrière-saison formeront le complément obligé d'une saison aux eaux thermales sulfureuses ou ferrugineuses.

Il y a là, Messieurs, autant d'horizons scientifiques qui ouvrent un vaste champ à l'observation, et que je serais heureux de parcourir avec vous; mais ce serait abuser de vos instants. Parmi toutes ces questions qui se pressent en foule à mon esprit, je vous demande, Messieurs, la permission d'en traiter une qui me paraît d'une haute importance pratique : *Des indications de la médication maritime chez les enfants.*

La médication maritime est une médication tellement puissante dans l'enfance, qu'il est regrettable qu'elle ne soit pas employée plus souvent. Je pourrais même dire qu'il est regrettable qu'elle ne soit pas plus connue de la plupart des médecins qui habitent l'intérieur de la France. Il y a des praticiens, en effet, qui n'ont jamais vu la mer, d'autres qui n'ont fait que passer quelques jours près de ses bords. Peu familiarisés avec les divers agents qui constituent la médication maritime, ces praticiens demeurent toute leur vie étrangers ou à peu près étrangers à cette médication, et se trouvent ainsi, dans beaucoup de cas, privés malgré eux d'un moyen thérapeuthique doué d'une grande énergie.

Un grand nombre de personnes ne veulent voir dans les bains de mer qu'un amusement, un sujet de distractions exerçant une influence tout aussi grande sur le moral des enfants que sur leur constitution. C'est là une opinion paradoxale qui tombe d'elle-même, et que l'expérience médicale de chaque jour repousse victorieusement. Il y a longtemps, d'ailleurs, que Baglivi l'a réfuté dans son chapitre : « *De mutando aere in longis et difficillibus morbis* (¹) ». Sans doute on ne peut nier que les plaisirs, les distractions que l'on trouve au bord de l'Océan, le spectacle de la mer, si imposant pour celui qui n'en a jamais joui, n'exercent une grande influence sur l'organisme; mais en présence des faits qui se passent chaque année sur toutes nos plages, il est impossible de soutenir que les heureux effets de la médication maritime, chez les enfants principalement, se bornent à cette seule influence morale.

Pour bien comprendre toutes les ressources que possède la médication maritime, pour bien comprendre toute l'énergie dont est douée cette médication dans la thérapeutique des maladies du jeune âge, il faut, l'hiver comme l'été, faire de longues promenades sur le bord de l'Océan; il faut, chaque jour, fouler aux pieds, sur le sable de la plage, le varech, le fucus, et tous ces coquillages si riches en principes iodés et chlorurés; il faut chaque jour, voir les enfants se baigner, se promener en mer, respirer avec bonheur cette brise vivifiante qui leur donne tout à la fois de la force et de la santé.

Lorsque l'on vit ainsi sur les bords de l'Atlantique, il est difficile de ne pas se convaincre que les bains de mer constituent toujours un moyen hygiénique ou un moyen thérapeutique

______
(¹) Baglivi, *op. omnia*, Lugd. 1704, p. 387.

puissant, dont l'effet certain est d'entretenir la santé des enfants, de fortifier leur constitution ou de guérir les maladies dont ils sont atteints. Mais pour obtenir un semblable résultat, il ne suffit pas que le médecin dise à une mère de famille : Conduisez ces petits malades aux bains de mer. La médication maritime doit toujours être modifiée suivant la constitution des petits baigneurs et suivant les cas pathologiques qui réclament son emploi.

Le médecin, dans ses prescriptions, indiquera donc la manière dont les enfants devront faire usage des bains, l'heure à laquelle ils devront les prendre, le temps pendant lequel ils devront y rester. Il faudrait même qu'il indiquât toujours la localité dans laquelle on doit conduire les petits malades. Il n'est pas indifférent d'aller à Boulogne, à Nice ou à Biarritz. On comprend, en effet, qu'un enfant faible, un enfant scrofuleux, un enfant atteint de bronchite chronique, et un enfant fort et bien portant, ne doivent pas prendre les bains de mer dans des conditions identiques. On comprend surtout que le régime et l'hygiène de ces enfants sur les bords de l'Océan doivent être essentiellement différents.

Lorsque l'on a recours à une médication aussi complexe que la médication maritime, il est nécessaire d'examiner et d'étudier avec soin les divers agents dont elle se compose. C'est principalement lorsque cette médication doit être employée chez les enfants, qu'il faut faire de ce principe une saine et judicieuse application.

Les agents qui constituent la médication maritime, sont : le lieu ou le climat dans lequel on prend les bains, l'eau ou la plage, l'air ou l'atmosphère maritime.

Il est beaucoup plus important qu'on ne le croit d'envisager la médication maritime au point de vue de la climatologie, c'est à dire d'étudier les plages sous le rapport des propriétés spéciales qu'elles possèdent et qu'elles doivent aux conditions climatériques et topographiques dans lesquelles elles se trouvent placées.

On néglige trop ces considérations dans l'application que l'on fait chaque jour de la médication maritime. C'est ce qui explique les mécomptes et les accidents qui résultent souvent de l'usage si universellement répandu et en même temps si irréfléchi des bains de mer en France.

Presque tous les bains de mer ont une action climatérique

différente, particulière ; ils sont loin, par conséquent, de pouvoir être placés sur la même ligne, et sous le rapport de leur propre efficacité, et sous le rapport des effets spéciaux qu'ils produisent. En effet, lorsque deux stations maritimes sont situées sous des latitudes différentes, l'une offre aux baigneurs une chaleur atmosphérique vive, une lumière solaire intense, un terrain sablonneux sec et léger, par conséquent très chaud ; l'autre leur offre une température froide et humide, un ciel brumeux, souvent couvert, un terrain argileux, quelquefois même marécageux. N'est-il pas évident que les agents hygiéniques que je viens d'énumérer seront loin, dans ces deux climats, d'impressionner l'économie souffrante d'une manière identique ? N'est-il pas évident que, dans la première de ces stations, les actions et les réactions déterminées dans certains organismes débilités seront plus entières, plus complètes, plus fortes que dans la seconde ? Dans des conditions climatériques aussi essentiellement différentes, l'effet physiologique ou thérapeutique du bain de mer ne peut pas être le même.

Si le médecin ne doit jamais oublier l'importance qu'a le climat dans les effets physiologiques et thérapeutiques des bains de mer, il doit également toujours prendre en considération la nature de la plage sur laquelle ces bains sont pris. C'est surtout lorsqu'il s'agit d'envoyer sur le bord de la mer des enfants faibles ou des enfants malades, que le choix de la plage a une haute importance. La prééminence des plages sablonneuses pour les enfants a toujours été reconnue par les praticiens qui se sont occupés de médication maritime. « Les établissements de bains de mer les plus favorisés, a écrit il y a longtemps le Dr Pouget, sont ceux qui se trouvent au milieu ou auprès de ces masses énormes de sable connues sous le nom de *dunes fixes* ou *mobiles*. »

Lorsque les plages sablonneuses se trouvent dans un climat tempéré, loin d'un grand centre d'habitations, loin de l'embouchure d'un fleuve et sur l'*Océan même*, l'eau y est tiède, pure, riche en principes salins. Elles conviennent éminemment aux enfants, qui peuvent s'y baigner seuls sans le moindre danger, jouer, se promener dans le sable des dunes, et se livrer du matin au soir, sur la côte, à tous les plaisirs de leur âge. Il est évident que des bains pris sur une semblable plage auront sur de jeunes organisations une action qu'ils ne pourraient avoir sur les plages de la Manche. C'est précisément parce que la plage de La Tremblade réunit toutes ces conditions que je la considère comme convenant d'une manière toute particulière à l'enfance. Son peu de profondeur et le calme de ses eaux en font une des plus sûres de la côte océanique.

L'action des bains de mer varie également suivant l'air que l'on y respire. Le médecin doit toujours prendre en considération la pression atmosphérique la plus considérable à laquelle les malades se trouvent soumis sur le bord de l'Océan, la nature spéciale de l'atmosphère maritime et les propriétés éminemment variables des brises de mer.

On démontre, en physique, que sous l'action d'une pression extérieure plus grande, l'air, sous un volume donné, contient plus d'oxygène; d'un autre côté, la physiologie nous apprend que sous l'influence d'une pression extérieure plus grande, la respiration est plus active, et que l'hématose, par suite, se fait d'une manière plus complète. L'air que l'on respire sur le bord de la mer, plus chargé d'oxygène, exerce sur le corps une plus grande pression, et lui fournit, par conséquent, une quantité plus considérable d'un élément important à la vie.

L'atmosphère maritime exerce sur l'organisme des enfants une action tout aussi vive, tout aussi efficace que l'eau de mer. S'il était possible même d'isoler par la pensée les actions respectives de l'eau et de l'air de la mer, je n'hésiterais pas à accorder, dans les effets obtenus par la médication maritime, une part sinon plus grande, du moins une part égale, à l'atmosphère de la mer qu'à l'eau de l'Océan. Lorsqu'un enfant prend des bains de mer, l'eau de l'Océan n'agit sur lui que pendant un temps très limité chaque jour; l'atmosphère maritime, au contraire, agit sur son jeune organisme d'une manière incessante, et pendant le jour et pendant les longues heures de la nuit. L'eau de mer n'agit que par son contact sur l'enveloppe cutanée; l'air de l'Océan exerce à la fois son action vivifiante sur la peau et sur la muqueuse bronchique, dont la nature spéciale et l'étendue considérable donnent lieu dans le jeune âge à d'importants phénomènes de stimulation et d'absorption pulmonaires.

Plus pure, plus dense, plus lumineuse, d'une température plus constante que l'atmosphère terrestre, incessamment renouvelée par la brise et par les vents qui règnent sur les côtes, l'atmosphère maritime agit à la fois sur tous les organes et modifie profondément toutes les fonctions de l'économie. L'intensité de la lumière, si remarquable sur le bord de l'Océan, joue un rôle immense dans cette stimulation générale. Sous toutes ces influences vivifiantes, la peau se colore, se vascularise; les fonctions respiratoires se font plus facilement, les organes profonds se dégorgent, le système musculaire lui-même acquiert une énergie inaccoutumée. L'appétit, continuellement excité par l'air salé que les enfants respirent sans cesse, devient beaucoup plus vif; les fonctions digestives prennent de l'activité et régularisent les fonctions, si importantes et si souvent viciées chez les enfants, de l'assimilation et de la nutrition.

Les brises de mer, qui renouvellent sans cesse l'atmosphère des côtes, jouent un rôle important dans la médication maritime. Indépendamment de l'action spéciale qu'elles exercent sur les fonctions pulmonaires, elles donnent à l'organisme une tonicité surprenante. L'étude de ce phénomène météorologique mérite de la part du médecin une attention d'autant plus sérieuse, que, dans toutes les stations maritimes, les baigneurs sont chaque jour et malgré eux nécessairement soumis à son influence.

Il arrive souvent que les malades, faute de prendre en considération le lieu, la nature et l'air de la plage, ne retirent pas de la médication maritime tous les bienfaits qu'ils pourraient en obtenir. Sachons profiter des avantages respectifs et spéciaux qu'offrent à la pathologie et à la thérapeutique les trois mers qui nous entourent. Les rivages de chacune d'elles ont des propriétés différentes que le médecin prudent saura toujours utiliser et dont il pourra toujours tirer parti. Ainsi, lorsqu'on prend des bains de mer dans le nord de la France, à l'embouchure d'un des nombreux cours d'eau douce qui se jettent dans la Manche, sur une plage couverte de galets, dans une atmosphère froide et humide, ces bains, dans un grand nombre de cas, sont loin de produire le même effet que lorsqu'ils sont pris sur l'Océan, sur les plages sablonneuses du golfe de Gascogne. Là où les premiers n'auront apporté aucune amélioration, là où ils auront même fait du mal, les seconds feront le plus grand bien.

Il y a des cas, au contraire, et en grand nombre, je le reconnais, où l'eau profonde, houleuse, souvent froide des côtes tourmentées de la Bretagne et de certaines parties de la Manche, produira un effet plus salutaire que l'eau presqus tiède des plages de Nice ou des plages semi-méridionales de l'ouest de la France. Dans une semblable question, le médecin seul peut et doit être juge.

Ces considérations, tout en établissant l'importance de la médication maritime dans l'enfance, démontrent la diversité d'action que peut avoir cette médication suivant les lieux. Elles démontrent aussi que, pour un très grand nombre d'enfants, les plages tièdes et sablonneuses de l'Océan sont préférables aux plages froides et humides de la Manche. Dans ces contrées semi-méridionales, l'atmosphère est plus chaude, plus sèche que dans le nord de la France, sans cesse rafraîchie par une brise qui souffle de l'ouest et qui vient directement de l'Océan atlantique. Ces plages sont peu profondes, très sûres; l'eau y est tiède, la lumière plus intense, l'air même y est plus salutaire, car sur ces côtes sablonneuses, l'arome bienfaisant du pin maritime mêle toujours son parfum résineux à la brise salée de l'Océan.

Les bains de mer constituent un agent thérapeutique beaucoup trop énergique pour qu'on n'en étudie pas le mode d'action avec le plus grand soin. « S'imaginer, dit Buchan, qu'on puisse sans distinction aucune se plonger dans la mer avec avantage, ou même impunément, pour le plus léger dérangement de la santé, serait une opinion bien fausse; tous les remèdes qui peuvent faire beaucoup de bien, peuvent faire beaucoup de mal. Aussi, un moyen d'améliorer la santé si généralement employé que le sont maintenant les bains de mer, doit-il fréquemment l'être mal à propos. »

Si le célèbre praticien de la Grande-Bretagne croyait devoir tenir ce langage il y a plus d'un demi-siècle, que ne dirait-il pas aujourd'hui en voyant tous les ans des familles entières se diriger ou plutôt se précipiter vers les bords de l'Océan, sans la moindre prudence, sans le moindre souci de leur santé! Aussi que de regrets, que de mécomptes au retour d'une saison de bains de mer, et combien est grand chaque année le nombre des personnes qui, au lieu d'y trouver la guérison qu'elles avaient espérée, en rapportent, au contraire, une aggravation réelle de leurs maux? N'oublions jamais le sage conseil que donne Alibert dans son *Traité des eaux minérales* : « Les bains de mer, dit-il, sont d'excellents toniques dans les maladies chroniques qui les réclament; toutefois, il importe de ne pas trop généraliser un semblable moyen. Il y a plus d'un exemple de maux rendus incurables par leur usage peu rationnel ou empirique. » Aussi, tout en vantant avec une conviction profonde les ressources que présente l'eau de mer, suis-je loin de vouloir en faire un remède universl, bien plus éloigné encore de vouloir faire de ce remède une application trop étendue.

La médication maritime est une médication générale que l'on emploie dans la thérapeutique des maladies de l'enfance dans tous les cas où l'organisme a besoin d'être fortifié. C'est dire qu'elle est bien plus souvent applicable dans le traitement des maladies chroniques que dans celui des maladies aiguës.

On peut poser en principe général que l'on a recours à l'action stimulante des bains de mer chez les enfants toutes les fois qu'il y a chez eux diminution d'énergie de la force vitale. Cet état de l'économie se reconnaît à des symptômes de langueur et de débilité qui se manifestent dans tous les organes et dans toutes les fonctions. La médication maritime produit alors les résultats les plus heureux, que cet état de faiblesse soit inné ou constitutionnel, ou qu'il soit l'effet de la croissance ou de la maladie.

Lorsque l'on consulte les ouvrages qui ont été publiés récemment sur les bains de mer, on est frappé du nombre considérable de maladies que la médication maritime est appelée à guérir. Tout le cadre nosologique, sans exception aucune, y est passé en revue. Panacée merveilleuse, l'eau de mer guérit tout : l'hémoptysie, la phthisie pulmonaire et même les varices noueuses ou diffuses! (¹) Je n'imiterai pas ces auteurs. Je me bornerai à dire d'une manière générale que cette médication est indiquée dans toutes les affections de l'enfance où la faiblesse et l'anémie prédominent, et tous les praticiens savent combien ces affections sont longues et communes.

Au premier rang des maladies chroniques se trouvent les diathèses. De toutes les affections qui frappent l'enfance, la dia-

---

(¹) Salmon (de Royan), *Coup d'œil médico-philosophique sur l'emploi de l'eau de mer*, in-12. Saintes, p. 19.

thèse lymphatique est celle que les praticiens rencontrent le plus fréquemment dans les diverses classes de la société. Tous les médecins ont dans leur clientèle de ces enfants au teint pâle, verdâtre, dont les yeux sont cernés, les paupières rouges et chassieuses. Ces enfants, qui sont souvent d'une maigreur extrême, ont l'air ennuyé, la démarche languissante. D'autres, au contraire, ont la peau blanche et rose, des cils magnifiques, les chairs flasques, un peu bouffies; leur aspect extérieur rappelle celui des chérubins. Malheureusement, ce teint frais et rose dissimule souvent une constitution lymphatique qui se décèle aux yeux du praticien par d'imperceptibles nodosités que ces enfants présentent toujours sur les parties latérales du cou et qui roulent sous le doigt comme le feraient des noyaux de cerises. Chez un assez grand nombre de ces enfants il existe une inflammation peu intense de la muqueuse oculaire ou palpébrale; chez quelques autres on aperçoit un eczéma léger autour du nez, des lèvres ou des oreilles. Chez d'autres enfin, il existe un gonflement plus ou moins prononcé de la lèvre supérieure, un suintement, quelquefois un écoulement du conduit auditif.

Le médecin est rarement consulté pour ces affections, que les parents attribuent toujours à la croissance, et que par un sentiment d'amour-propre mal entendu, ils ne veulent jamais regarder comme l'expression pathognomonique d'un vice constitutionnel.

Chez un grand nombre d'enfants, cet état organique est héréditaire; mais chez plusieurs d'entre eux il provient des mauvais soins qu'ils ont reçus en nourrice, du régime qu'ils ont suivi pendant leurs premières années, d'une alimentation peu réparatrice ou insuffisante, ou d'une habitation dans une contrée humide. Dans cet ensemble de symptômes qui constitue le lymphatisme et qui n'est autre chose que la scrofule, bénigne ou fugace de Sauvages, tous les praticiens reconnaîtront les effets fâcheux que produit sur la constitution des enfants l'atmosphère des grandes cités, les troubles fonctionnels que l'air impur des villes détermine dans de jeunes organismes.

Si donc il est vrai de dire que l'affection scrofuleuse est le fléau de l'enfance dans les classes pauvres de la population, il n'est pas moins exact de dire que le lymphatisme, qui est le premier degré de cette affection, qui en est, en quelque sorte, la première manifestation pathologique, devient aujourd'hui le partage presque assuré des enfants appartenant aux classes riches de la société. Ce lymphatisme, quel que soit le nom qu'on lui donne, *Mal'aria urbana* (Bourguignon), *Cachexie urbaine* (Bertillon), *Scrofule bénigne* (Sauvages), devient, chez les enfants des grandes cités, le fléau de la société moderne. Il donne naissance à une foule d'affections organiques plus ou moins graves, et ne se termine que trop souvent par la dégénérescence tuberculeuse. Cet état pathologique dépend fréquemment de causes organiques qui deviennent malheureusement de plus en plus fréquentes chaque jour. Quelquefois aussi, trop souvent même pour le médecin, il est la traduction d'un état morbide ancien d'une nature spéciale que le père a légué à ses enfants comme un triste et fatal héritage.

Quelque prononcée que soit l'affection lymphatique, elle cède toujours à la médication maritime. Mais il est nécessaire pour cela que les enfants fassent *un séjour prolongé* sur les bords de l'Océan. Il faut donc que la plage sur laquelle on les conduit se trouve dans un climat tempéré, afin que ces petits malades puissent être, du matin au soir et pendant des mois entiers, soumis à l'influence bienfaisante de l'atmosphère maritime. En agissant de la sorte, on verra les enfants lymphatiques retirer un bénéfice certain des bains de mer, et l'on sera toujours assuré de voir leur constitution se modifier entièrement.

L'affection scrofuleuse doit également être mise au premier rang des maladies qui trouvent un remède sûr et efficace dans la médication maritime. C'est peut-être même la diathèse qui réclame le plus impérieusement l'usage des bains de mer chez les enfants et le séjour permanent de ces derniers sur les bords de l'Océan. La constitution scrofuleuse n'est autre chose que la constitution lymphatique exagérée, mais avec cette restriction toutefois, que la constitution lymphatique est compatible avec un état de santé en apparence satisfaisant, tandis que la constitution scrofuleuse entraîne toujours l'idée de maladie. Les enfants scrofuleux, tout le monde le sait, se reconnaissent à leur organisation délicate, à la beauté et à la transparence de leur peau, à leur teint d'une pâleur mate, à leurs cils magnifiques. Ils ont le ventre développé, la lèvre supérieure tuméfiée, les ganglions du cou engorgés; le pourtour de leur nez présente de légères excoriations; ils sont sujets à des ophtalmies et à des otites plus ou moins rebelles. Quelques-uns d'entre eux ont la tête volumineuse et sont doués d'une figure très intelligente.

Par le mot *diathèse scrofuleuse*, je n'entends pas seulement la scrofule portée à son plus haut degré, je veux encore désigner cet état pathologique alors même qu'il ne se révèle dans l'économie que par de légers symptômes. Combien d'enfants, en effet, qui ne sont pour le public et pour leurs parents eux-mêmes que des sujets faibles ou délicats, et qui, pour le praticien versé dans la connaissance des maladies du jeune âge, sont des enfants scrofuleux! Il suffit de voir leur peau blanche et transparente, leurs longs cils noirs, leur lèvre supérieure un peu tuméfiée, leurs oreilles souvent humides, pour reconnaître le vice dont ils sont atteints, pour comprendre l'urgence qu'il y a de les soumettre à un traitement spécial.

Il n'existe pas en thérapeutique de médication plus efficace dans l'affection scrofuleuse que la médication maritime. On pourrait presque dire qu'elle en est le remède spécifique. Le médecin prudent doit donc recourir à l'action médicatrice des bains de mer toutes les fois qu'il veut prévenir la scrofule chez des enfants, la conjurer lorsqu'elle commence, la combattre lorsqu'elle est déclarée. Mais, comme le fait remarquer avec beaucoup de raison le Dr Quissac, de Montpellier, c'est surtout lorsque le développement du corps n'est pas complet que l'on peut compter sur l'efficacité de cette action dans la diathèse scrofuleuse; cette période de la vie une fois passée, il s'en faut de beaucoup que les bains de mer aient une action aussi sûre, et l'on ne doit plus s'attendre à de grands effets de leur usage. La meilleure condition pour les rendre presque spécifiques dans le traitement de cette maladie, est donc, d'une part, l'âge moins avancé du sujet, de l'autre, le degré moins élevé de la diathèse.

Lorsque des enfants n'ont que de petits ganglions autour du cou, lorsqu'ils ne sont atteints que de ces accidents légers qui annoncent une prédisposition plutôt qu'une constitution scrofuleuse bien déterminée, on peut être assuré que les bains de mer réussiront et qu'ils modifieront toujours la constitution de ces enfants. J. Russel, qui le premier a parfaitement apprécié l'heureuse influence de l'atmosphère maritime dans l'affection scrofuleuse, faisait couper les cheveux de tous les enfants scro-

fuleux, même des plus faibles, qu'il traitait par l'eau de mer.
Il les exposait à l'air des côtes, le col découvert, et les renvoyait,
disait-il, avec les membres fortifiés et la contenance assurée qui
est propre à leur âge.

L'expérience vient chaque jour confirmer les préceptes du
praticien de la Grande-Bretagne. Tous les auteurs qui se sont
occupés de la pathologie de l'enfance ou qui ont traité de la
médication maritime ont vanté cette médication dans le traitement de l'affection scrofuleuse. Guersent, Gaudet, Pouget, ne
connaissaient pas de remède plus sûr, plus efficace. Le professeur Trousseau dit également que l'atmosphère maritime est un
des agents les plus énergiques qui existent contre cette affection. C'est un fait que j'ai moi-même bien souvent constaté sur la
plage de la Tremblade, et qui repose d'ailleurs sur un fait géo-
graphique important. Il suffit de consulter la carte qu'a dressée
le Dr Boudin des affections scrofuleuses en France, pour voir de
suite que les départements maritimes renferment très peu de
ces affections, et que les départements de l'intérieur en renferment un très grand nombre.

Les bains de mer combattent la diathèse scrofuleuse et sont
excessivement utiles dans les formes légères de la scrofule, si
variées, si nombreuses dans le jeune âge. Lorsque la diathèse
scrofuleuse a atteint un degré plus élevé, leur action, tout en
étant encore efficace, est moins rapide. Le Dr Gaudet et beaucoup
d'autres praticiens citent de fréquents exemples de guérison chez
des enfants qui portaient des glandes volumineuses au cou, sous
l'influence de deux ou trois saisons de bains de mer. Russel dit
également : « Le bain de mer n'améliore pas seulement l'état
général de la santé et des forces du malade, mais il facilite la
résolution des glandes engorgées et celle des tumeurs indolentes,
des articulations, lors même qu'elles ont acquis un volume
considérable et qu'elles existent depuis fort longtemps (¹). »

J'ai fait bien souvent des observations analogues, et plusieurs
fois j'ai vu des ganglions lymphatiques engorgés, que des enfants
portaient depuis longtemps au cou, disparaître avec une rapidité
qui m'a toujours surpris.

Toutes les formes de la scrofule, les scrofulides, des abcès froids

(¹) S. Cooper, *Dict. de chir. scrof.*

suppurés, guérissent avec rapidité. La cicatrisation des ulcérations scrofuleuses se fait pendant la saison des bains avec une
facilité extrême. Les engorgements ganglionnanires sont très
heureusement et surtout très promptement modifiés par le
séjour des jeunes scrofuleux au bord de la mer et l'hydrothérapie
marine. Les ganglions diminuent de volume, les ostéites, particulièrement celles des pieds et des mains, guérissent très promptement. L'amélioration se manifeste toujours au bout d'un mois,
six semaines.

La médication maritime a donc une action souveraine contre
le vice scrofuleux. Cette action est même telle, que le temps
n'est pas éloigné où les bains de mer remplaceront partout avec
le plus grand avantage les agents pharmaceutiques si habituellement employés contre cette affection.

Cette médication exerce également une heureuse influence
sur toutes les affections qui se lient au principe scrofuleux, telles
que les tumeurs blanches, les coxalgies, le rachitisme, le mal de
Pott, et qui ne sont que trop souvent l'apanage de l'enfance.
Mais, pour que cette action soit aussi complète que possible, il
faut que les petits malades habitent *une partie de l'année, toute
l'année même au bord de la mer*. Ce séjour permanent des enfants
sur le littoral leur sera beaucoup plus profitable que deux, trois,
quatre saisons consécutives de bains de mer. D'un autre côté,
les huîtres, les coquillages, le poisson que l'on trouve si facilement sur les côtes constituent une alimentation iodée et chlorurée
qui facilite singulièrement chez ces enfants l'action résolutive
que l'eau de mer exerce, en général, sur toutes les manifestations
scrofuleuses.

Les jeunes scrofuleux des grandes villes du nord et du centre
de la France devront toujours choisir les plages océaniques du
sud-ouest de notre littoral. Sur ces plages sablonneuses qu'abri-
tent d'épaisses forêts de pins, les froids de l'hiver sont peu
rigoureux, et ces enfants pourront facilement, comme le veut
J. Russel, se trouver exposés tous les jours à l'action salutaire
et fortifiante de l'atmosphère maritime.

Les enfants naturellement faibles, ceux qui ont été débilités
par une cause accidentelle, tous ceux qu'a épuisés l'atmosphère
peu réparatrice des grandes villes, éprouveront un bien-être
immédiat des bains de mer. L'atmosphère de l'Océan et l'habi-

tation à la côte donneront à tous ces petits malades une vigueur et une santé nouvelles. Ai-je besoin d'ajouter qu'il n'existe aucune médication aussi puissante que la médication maritime dans la convalescence des maladies qui ont profondément débilité l'économie?

De tous les phénomènes physiologiques qui amènent quelquefois une grave perturbation dans l'organisme des enfants, le phénomène de la croissance est un de ceux qui méritent le plus de fixer l'attention du praticien. Lorsque cet acte physiologique prend des proportions exagérées, il peut se transformer en un véritable état pathalogique, qui a souvent de funestes conséquences. Cet état pathologique guérit avec une promptitude remarquable sur le bord de l'Océan. Les bains de mer, on ne saurait trop le répéter, semblent avoir pour principal effet *le développement du corps dans le jeune âge et dans l'adolescence.*

Quoique la médication maritime soit une médication essentiellement générale, elle constitue parfois une médication spéciale qui s'adresse d'une manière plus particulière à certains organes, à certaines fonctions. Parmi les maladies qui réclament son emploi, je dois placer en première ligne les affections de l'estomac et des intestins, si fréquentes dans le jeune âge. Sous l'influence d'une constitution lymphatique ou scrofuleuse, sous l'influence d'un travail excessif ou d'une vie trop sédentaire, on voit, chez un grand nombre d'enfants, l'appétit diminuer peu à peu, puis disparaître entièrement. Les fonctions digestives tombent chez eux dans un état de langueur qui fait souvent le désespoir des praticiens.

Ces enfants éprouvent parfois des douleurs intestinales vives; ils sont sujets aux vers, à la diarrhée. Malgré les toniques qu'on leur donne à profusion, malgré l'huile de foie de morue dont on les gorge, leur appétit ne revient pas; on les voit, au contraire, maigrir de jour en jour et se dessécher. Dès que ces petits malades ont respiré l'air de l'Océan, dès qu'ils ont pris quelques bains, leur appétit renaît comme par enchantement; leurs fonctions digestives se rétablissent, leurs forces reviennent avec une rapidité inouïe. Le même phénomène a lieu chez les enfants dont les fonctions digestives ont été détériorées par une longue maladie. Il se produit également dans une infinité de cas semi-physiologiques, semi-pathologiques, qui sont propres au jeune âge et qui se caractérisent toujours par de la faiblesse et de l'anémie.

On rencontre dans toutes les classes de la société une affection dyspepsique particulière à l'enfance, à laquelle il est peut-être difficile de donner un nom exact, mais que tous les praticiens reconnaîtront aux symptômes qui la constituent. Les enfants qui en sont atteints sont les *enfants gâtés*. Ils sont très capricieux pour leur nourriture, ils ont horreur de la soupe, principalement de la soupe grasse. Leur estomac, prétendent-ils, ne peut pas la supporter; il se soulève à sa vue. Il en est de même pour la viande et pour tout ce qui constitue un bon régime alimentaire. En revanche, ces petits malades aiment beaucoup les sucreries, les pâtisseries; ils vivraient volontiers de fruits verts, de confitures, de chocolat. Ils n'ont jamais faim à l'heure des repas, par la raison toute simple qu'ils mangent sans cesse et qu'ils n'ont jamais le temps de digérer. La constitution de ces enfants est en rapport avec la dépravation de leur appétit et avec la perversion de leurs fonctions digestives. Ils sont pâles, maigres, irritables, ont les yeux caves et cernés. Quelques-uns d'entre eux sont bouffis, grâce aux aliments sucrés et féculents dont ils abusent.

Une telle dépravation de l'appétit, troublant continuellement chez ces enfants le phénomène de la nutrition, finit par altérer leur constitution. C'est ainsi qu'un enfant fort et bien portant devient, sous la seule influence de ces habitudes vicieuses, lymphatique, scrofuleux, quelquefois même phthisique. La santé de l'homme, il faut bien qu'on le sache, se ressent toujours du régime alimentaire qu'il a suivi dans son jeune âge. Tous ces troubles de l'estomac, tous ces désordres intestinaux cèdent avec une facilité remarquable à la médication maritime. Sous l'influence de quelques promenades matinales en mer ou sur la côte, ou de quelques parties de pêche sur la plage, les enfants les plus dénués d'appétit voient promptement leurs fonctions digestives se régulariser et redoubler d'activité.

Les bains de mer guérissent avec rapidité les affections vermineuses que déterminent si fréquemment dans l'enfance l'abus des fruits et des pâtisseries ou les écarts de régime. Par le ton qu'elle donne à l'économie, cette médication jouit, en outre, de la propriété précieuse d'empêcher la reproduction des entozoaires, toujours si facile et si rapide dans le jeune âge. Les huîtres et les coquillages, que les enfants mangent en général avec tant de plaisir, et qu'il faut, sur le bord de l'Océan, *leur donner en abondance,* constituent un excellent vermifuge dont l'effet tonique vient puissamment seconder chez eux l'action déjà si fortifiante de la médication maritime.

Les affections paludéennes, l'anémie et la débilité qui en sont la conséquence, guérissent promptement au bord de la mer. Mais, dans ce cas, on doit éviter avec le plus grand soin les plages situées à l'embouchure des fleuves, qui sont souvent froides, vaseuses, et qui sont quelquefois dans des conditions topographiques et climatériques peu propres à favoriser le retour de la santé chez des enfants cachectiques. Ces petits malades devront toujours être conduits sur une plage océanique chaude et sablonneuse. Là seulement ils trouveront une eau fortement salée, un air vif et pur, qui stimulent vivement leur peau et leur muqueuse bronchique; là seulement ils trouveront un soleil ardent, une lumière intense, qui exciteront et qui tonifieront toute leur économie.

Un grand nombre d'affections des voies respiratoires, excessivement communes chez les enfants, guérissent promptement sur le bord de l'Océan. Il est nécessaire, dans ce cas, de porter un diagnostic précis; car si les bains de mer et l'atmosphère maritime sont utiles dans certaines affections bronchiques, il ne faut pas oublier qu'ils sont toujours nuisibles dans les affections tuberculeuses.

La toux, qui accompagne si souvent la croissance chez certains enfants et que caractérisent une expectoration abondante et un râle sibilant prononcé, disparaît promptement sous l'influence de l'air vif et salin de l'Océan, imprégné des principes résineux du pin maritime. Chez quelques-uns de ces enfants, l'expectoration manque : la toux alors a un caractère nerveux plutôt que catarrhal, mais le résultat thérapeutique est le même. Le D'' Gaudet et d'autres praticiens citent beaucoup de faits à l'appui de cette assertion. J'en ai moi-même observé un très grand nombre (¹).

(¹) *Des bains de mer chez les enfants,* par le D'' Brochard, chevalier de la Légion d'Honneur, médecin des bains de mer de La Tremblade; ouvrage couronné par l'Académie impériale de Médecine et honoré d'une souscription du Ministre de l'instruction publique. — Paris, J.-B. Baillère, rue Hautefeuille, 19, in-12, 1864.

« Il y a, dit Buchan, une espèce particulière de catarrhe qui attaque beaucoup de monde vers la fin de l'été, spécialement dans les grandes villes. Cette maladie est caractérisée par une augmentation de sécrétion du mucus des bronches, que le malade cherche continuellement à évacuer en toussant. Cette maladie, qu'on peut appeler *catarrhe chronique,* paraît être causée par les chaleurs de l'été, qui relâchent les vaisseaux sur toute la surface interne des poumons. C'est un fait curieux et bien connu dans plusieurs provinces du nord de l'Angleterre, que les personnes qui passent leur vie à ramasser des moules et des coquillages, que leurs occupations obligent de respirer constamment l'air de la mer, ne sont jamais atteintes de rhume. On fait la même observation pour les personnes employées dans les marais salants. » Toutes les personnes qui habitent les côtes savent qu'un grand nombre de marins ne s'enrhument jamais tant qu'ils sont sur mer, et qu'ils toussent au contraire beaucoup aussitôt qu'ils sont débarqués.

On a, depuis quelques années, longuement agité la question de l'opportunité de la médication maritime dans le traitement de la phthisie pulmonaire. Les auteurs ont résolu cette question d'une manière différente. Tous ont invoqué la statistique, et les chiffres, dociles et inintelligents, ont prouvé aux uns que la phthisie suivait sa marche fatale avec plus de rapidité sur mer que sur terre, aux autres que la mortalité occasionnée par la phthisie était moins considérable dans l'armée de mer que dans l'armée de terre. De là, des conclusions entièrement opposées.

Une différence d'opinion aussi tranchée, sur un sujet si facile à étudier, provient évidemment de ce que les auteurs n'ont pas examiné toutes les données du problème qu'ils avaient à résoudre, et de ce qu'ils ont toujours considéré l'air marin isolément et abstraction faite des conditions hygiéniques et climatériques dans lesquelles les malades le respiraient. En agissant de la sorte, on a mis sur le compte de l'atmosphère maritime des causes morbigènes qui lui sont tout à fait étrangères. C'est ainsi qu'en parlant de la propriété que possèdent les voyages sur mer de hâter la marche de la phthisie pulmonaire, on n'a pas fait une assez large part aux conditions hygiéniques dans lesquelles vivent les marins, conditions qui les mettent dans l'impossibilité absolue de profiter des avantages spéciaux de l'atmosphère maritime, réputée avec raison si pure, si salubre. Croit-on, par exemple, qu'un mécanicien, qu'un gabier qui deviennent phthisiques dans le cours d'une longue traversée, ne doivent pas en grande partie le développement de la maladie qui les frappe aux conditions antihygiéniques dans lesquelles ils vivent, bien plus qu'à l'influence propre de l'atmosphère maritime? Croit-on que la santé de ces marins n'eût pas été tout autre s'ils avaient pu éviter les fatigues, les privations auxquelles ils ont été soumis, les variations de température et les intempéries atmosphériques auxquelles ils ont été continuellement exposés; s'ils avaient pu, en un mot, mener une vie conforme aux prescriptions de l'hygiène?

Ne nous empressons donc pas de donner à l'air marin des propriétés morbifiques qui sont loin de lui être inhérentes et qu'il ne possède que dans des conditions tout à fait spéciales, tout à fait accidentelles.

Il ne faut pas, d'un autre côté, se hâter d'adopter sans contrôle aucun les cures de phthisie par l'air marin qui ont été proclamées par quelques médecins. Ces succès, comme l'a dit le Dr Hameau, ne sont, bien souvent, *que des résurrections peu merveilleuses*. Certes, il y a dans la composition de l'atmosphère de l'Océan des principes précieux que l'on peut utiliser dès les premiers signes de la phthisie pulmonaire; mais il ne faut pas trop généraliser cette idée; on s'exposerait à de cruels mécomptes. Aussi, malgré les faits qui ont été cités en faveur de l'innocuité de l'atmosphère maritime dans la phthisie tuberculeuse, je persiste à soutenir *que, sur toutes les côtes du nord et de l'ouest de la France, les bains de mer et l'atmosphère maritime doivent être formellement interdits aux enfants atteints de phthisie pulmonaire;* ils ne sauraient tout au plus leur être conseillés que dans quelques localités privilégiées du Midi. Lorsque des enfants n'ont qu'une prédisposition à la phthisie pulmonaire, prédisposition qu'ils doivent le plus souvent à l'hérédité ou à un vice constitutionnel, il peut se faire que dans un climat doux et uniforme l'atmosphère maritime exerce sur ces jeunes malades un effet salutaire. L'action fortifiante de l'air marin modifiera peut-être la prédisposition tuberculeuse, pourra même, dans quelques cas, empêcher son développement fatal; mais c'est de cette manière seulement que l'atmosphère maritime peut, selon moi, avoir une influence heureuse sur la phthisie pulmonaire. Dans toute autre circonstance, et dès que les tubercules pulmonaires ont manifesté leur présence par des signes appréciables à l'auscultation, l'atmosphère de l'Océan, en France du moins, est beaucoup trop excitante et ne peut exercer qu'une action dangereuse sur la marche de cette triste maladie.

Les auteurs qui ont préconisé l'heureuse influence de l'atmosphère maritime dans les maladies tuberculeuses de la poitrine, ont évidemment confondu de simples affections de la muqueuse bronchique avec les affections propres du tissu pulmonaire lui même. C'est une erreur cependant dans laquelle Buchan recommande bien de ne pas tomber : « Les cas d'affection catarrhale, dit cet éminent praticien, où l'on doit attendre des effets salutaires de la respiration d'un air chargé de particules salines doivent être soigneusement distingués de la vraie phthisie pulmonaire, l'expérience m'ayant convaincu que *lorsqu'il existe des ulcères aux poumons,* la respiration de la mer augmente les souffrances et accélère la mort du malade (¹). »

Les anciens, qui ne connaissaient ni la percussion ni l'auscultation, ont pu se laisser tromper par la similitude de quelques symptômes généraux, et ils ont certainement pu croire que l'air marin et la navigation avaient guéri des cas de phthisie pulmonaire, alors qu'ils n'avaient fait disparaître que des affections catarrhales, comme cela se voit fréquemment. Mais les auteurs modernes qui ont répété cette assertion ont commis une erreur de diagnostic ou se sont exprimés d'une manière beaucoup trop générale, en omettant de spécifier les conditions hygiéniques et climatériques spéciales dans lesquelles cette médication pouvait et devait être employée. Que des tuberculeux se soient bien trouvés du climat de Nice, de Menton, d'Hyères, de Madère, nul ne peut le nier; mais qu'un effet semblable puisse se produire sur les côtes du nord et de l'ouest de la France, où le vent d'ouest souffle parfois avec une si grande force, voilà ce qu'il est impossible d'admettre et ce que réfute péremptoirement l'expérience médicale de tous les jours.

Lorsqu'il s'agit d'affections tuberculeuses bien caractérisées, ni les pins maritimes de nos belles plages, ni leurs senteurs amères

---

(¹) Buchan. *Obs. prat. sur les bains de mer*, p. 189.

si propres à fortifier les enfants, ne peuvent pallier l'action trop vive des vents de l'Océan, dont l'influence, dans ce cas, *est toujours pernicieuse*. Laissons donc, sans envie aucune, Nice, Menton, Hyères, offrir leur doux climat et leurs plages hospitalières aux enfants atteints de phthisie tuberculeuse. Ces petits malades trouveront là un soulagement assuré à leurs maux, et ils y vivront plus longtemps qu'ils ne le feraient sur toutes les côtes de l'Océan, sans exception aucune. Sur nos côtes, *où la brise et l'air salin vivifient les enfants,* les jeunes tuberculeux verront toujours s'aggraver leurs souffrances.

Dans une question aussi grave et aussi controversée, je suis heureux de me trouver entièrement d'accord avec le Dʳ Boudin, qui termine ainsi l'examen consciencieux qu'il fait de tous les travaux qui ont été publiés sur ce sujet : « *Si l'action curative* de l'atmosphère maritime dans la phthisie pulmonaire reste encore à étudier, *son action préventive* est aujourd'hui incontestable* (¹). »

Je suis heureux également de voir mon opinion partagée par leDʳ Foussagrives, professeur à l'École de Médecine navale de Brest. Ce praticien, auquel ses fonctions et ses travaux scientifiques donnent une grande autorité dans la question qui nous occupe, s'exprime ainsi : « Quant à ces vapeurs balsamiques, à ces principes volatils auxquels les enthousiastes des vertus curatives de la navigation ont attribué une influence toute spéciale, leur existence est aussi apocryphe que le sont leurs propriétés (²). »

S'il était besoin d'une nouvelle autorité, je citerais le Dʳ Rochard, chirurgien en chef de la Marine, qui a étudié cette question d'une manière toute spéciale, dans un Mémoire que l'Académie de Médecine a couronné, et dont voici les principales conclusions :

« Les voyages sur mer accélèrent la marche de la tuberculisation pulmonaire beaucoup plus souvent qu'ils ne la ralentissent. Cette maladie, loin d'être rare parmi les marins, est, au contraire beaucoup plus fréquente chez eux que dans l'armée de terre. Les professions navales doivent être interdites de la ma-

---

(¹) *Traité de géograph. et de statist. méd.* Paris, tom. II, pag. 655.
(²) *Traité d'hygiène navale.* Paris, 1856, pag. 337.

nière la plus rigoureuse aux jeunes gens qui sont menacés de phthisie et auxquels on a coutume de les conseiller. » (¹)

Mais si la médication maritime ne convient nullement aux enfants atteints de phthisie pulmonaire, elle convient d'une manière toute spéciale aux enfants atteints de bronchite dont les formes et la nature sont si diverses et si multipliées dans le jeune âge.

La bronchite, qui persiste quelquefois indéfiniment après la coqueluche et dont l'opiniâtreté est connue de tous les praticiens, guérit avec rapidité sous l'influence de l'air marin. Il en est de même de cette espèce de catarrhe chronique ou de bronchorrhée que l'on observe si fréquemment chez les enfants lymphatiques, et qui s'accompagne d'une expectoration tellement abondante, qu'ils en perdent souvent l'appétit. Dans ce cas, l'auscultation et la percussion ne décèlent qu'un râle muqueux à grosses bulles.

L'action seule de l'atmosphère maritime, ou cette action secondée quelquefois par les bains de mer, débarrasse ces petits malades de leur toux et de leur expectoration avec une rapidité dont il est difficile de se faire une idée.

Les battements de cœur dont se plaignent les enfants qui grandissent rapidement, et qui sont dus soit à un appauvrissement du sang, soit à une faiblesse musculaire générale ou partielle, sont quelquefois pris pour des affections du cœur commençantes. Les bains de mer et l'atmosphère maritime en font promptement justice.

Le gonflement chronique des amygdales ou de la muqueuse nasale, si communs chez certains enfants, disparaît avec facilité sous l'influence de la médication maritime. Dans toutes ces affections, les bains de mer doivent être administrés avec méthode et prudence, et la question du climat a une très grande importance.

Il y a des enfants qui sont toujours en transpiration. Afin de leur éviter une cause incessante de refroidissement, les parents les couvrent de flanelle et de vêtements chauds, oubliant le sage précepte de Bâcon : « *Vestes nimiæ, sive in lectis, sive portatæ corpus solvunt.* »

______

(¹) Influence de la navigation et des pays chauds sur la marche de la phthisie. (*Mém. de l'Acad. imp. de Méd.*, t. XX, p. 75.)

Il résulte de cette funeste habitude que ces enfants transpirent abondamment dès qu'ils se livrent aux jeux et aux plaisirs de leur âge, et qu'ils ont la peau tout en moiteur même lorsqu'ils sont tranquilles; ils ont en outre presque toujours froid aux pieds. Les bains de mer et les promenades nu-pieds sur la plage, où ces enfants marchent tantôt dans l'eau, tantôt dans le sable, activent chez eux la circulation capillaire cutanée, modifient les fonctions de la peau, et par la répartition égale et uniforme du calorique naturel qu'ils produisent dans les diverses parties de l'enveloppe cutanée, font disparaître tous les accidents dont je parlais tout à l'heure. C'est en agissant de cette manière que la médication maritime produit d'heureux résultats dans le rhumatisme chronique.

Un grand nombre d'affections qui dépendent chez les enfants et chez les jeunes gens d'un état de faiblesse prononcé de l'organisme ou d'une surexcitation nerveuse excessive, trouvent un remède assuré dans la médication maritime, surtout lorsque l'on a soin de seconder l'effet de cette médication par une hygiène convenable. C'est ainsi que l'incontinence d'urine nocturne, l'épuisement occasionné par le travail, par un mauvais régime, par des excès ou par de honteuses habitudes, la chorée, disparaissent sous l'influence des bains de mer, quelquefois même sous la seule influence d'*un séjour prolongé sur les bords de l'Océan*.

Les troubles fonctionnels de l'économie, les dérangements de la santé dus à la croissance ou au développement de la puberté chez les enfants et chez les jeunes gens des deux sexes, la chlorose, réclament de la manière la plus impérieuse l'usage de cette médication; son emploi, dans ce cas, est toujours couronné de succès.

Je ne pourrais, sans m'exposer à d'inutiles répétitions, faire une énumération complète de tous les cas pathologiques qui réclament l'emploi de la médication maritime dans l'enfance. Mais après ce que j'ai dit, il sera facile à tous les praticiens de toujours faire une application judicieuse de cette médication dans la thérapeutique des maladies du jeune âge.

Pour que la médication maritime réussisse toujours, il est nécessaire qu'elle soit considérée comme une médication sérieuse, et qu'elle soit employée d'une manière rationnelle et judicieuse. C'est dire que les bains de mer doivent être pris d'une manière méthodique. Il faut, en outre, que le climat et la plage choisis soient appropriés aux phénomènes pathologiques que l'on veut combattre. Il faut surtout, et c'est peut-être là le point le plus important, que le régime des petits baigneurs sur les bords de l'Océan ne s'écarte jamais des principes d'une hygiène sage et prudente.

Tout, dans la médication maritime, l'eau, l'air et le lieu de la plage, tout concourt donc à fortifier les enfants faibles, à guérir les enfants malades. Sûre et puissante dans la première période de la vie, c'est à dire pendant tout le temps que le corps se développe, l'action physiologique et thérapeutique des bains de mer est essentiellement tonique, et constitue dans le jeune âge la médication réparatrice par excellence. Cette médication, comme l'a judicieusement fait observer le Dr Bertillon, est un stimulant de même ordre et de même nature que l'hydrothérapie ordinaire, mais qui agit dans des conditions générales de milieu et d'exercice bien différentes, bien meilleures, qui lui donnent une supériorité relative très grande ([1]). Le praticien, en effet, ne doit jamais oublier que l'Océan offre avec libéralité à tous les petits malades que l'on envoie sur ses bords de l'eau qui les régénère, des aliments qui les fortifient, une atmosphère qui les vivifie.

Les indications de la médication maritime dans le jeune âge peuvent donc se résumer dans ces mots : la régénération des enfants étiolés des villes, par leur séjour prolongé sur les bords de l'Océan.

([1]) *Union médicale,* 1862.

VII

DES INJECTIONS INTRA-UTÉRINES

Par M. le Dr AVRARD (de La Rochelle).

Sublatâ causâ, tollitur effectus.

J'ai entrepris ce travail, de même que j'avais commencé l'étude de l'hystéropathie, sans idées préconçues. J'ai suivi le précepte que donne Stokes dans son *Traité des maladies du cœur et de l'aorte :* « Mettez-vous en garde contre ces entraînements de telle ou telle doctrine ; il n'est qu'un maître qui ne trompe jamais : l'observation intelligente de la nature. »

Tel a toujours été mon guide depuis vingt-huit ans, dans mes recherches sur l'hystérologie. Je sais que la préoccupation d'une étude spéciale grossit son importance aux yeux du travailleur ; aussi, me suis-je défendu contre cette faiblesse assez habituelle à ceux qui se laissent absorber par l'observation d'un seul ordre de faits ; cependant, la vérité de l'adage : *Timeo virum unius libri,* reste tout entière.

Mettant de côté les théories et les classifications nombreuses et variées qui ont été émises depuis trente ans, je décrirai les faits tels que je les ai vus, tels qu'ils sont, je pense. Ce qui me force à croire que je suis dans le vrai, c'est que les faits pathologiques viennent comme d'eux-mêmes et tout naturellement, sans aucun effort de raisonnement théorique, se grouper autour d'une unité morbide, d'une entité déjà admise par tout le monde, la *métrite chronique.*

Disciple de Bacon, partisan de l'*à posteriori,* je n'ai créé ma théorie de l'unité pathologique utérine qu'après avoir longtemps observé, et surtout après avoir longuement commenté mes observations : *Non ingenii humani partus, sed temporis medicina.* Oui, la vraie médecine, la bonne et saine thérapeutique, est le fruit du temps et de l'expérience, et non le produit du génie de l'homme.

La méthode de traitement que je viens faire connaître, et que je proclame la meilleure sans comparaison, m'a été inspirée ou plutôt dictée non par la théorie, mais par la pratique; elle m'a été révélée au lit du malade, par un de ces accidents terribles justement redoutés, même par les pathologistes les plus hardis. Cette méthode — dont je ne suis point l'inventeur, comme je le dirai plus loin, *suum cuique* — qui a été considérée jusqu'à ce jour par tous les médecins comme impossible, irrationnelle, et dangereuse à ce point d'être presque toujours mortelle, croit-on, est en réalité si simple, si facile et d'une innocuité tellement certaine, que je ne doute pas qu'elle soit bientôt mise en usage partout et par tous, ce travail devant avoir pour résultat, j'ose l'espérer du moins, de vulgariser la connaissance d'un moyen qui ne m'a donné que des succès depuis près de vingt ans. — Il fallait, pour arriver à ce résultat, l'invention d'un procédé qui est lui-même presque une méthode.

Ce n'est pas la stupide pensée de faire du bruit qui me guide aujourd'hui, et je n'aurais point parlé de mes longues et fastidieuses études sur l'hysthéropathie, si les résultats obtenus ne présentaient une si grande utilité. — *Nisi utile est quod facimus, stulta est gloria* (¹).

Les voies du progrès sont lentes et tortueuses; il arrive souvent qu'une vérité nouvelle se combine avec les erreurs contemporaines et leur fournit un appui passager, jusqu'à ce qu'un jour elle les renverse. « Toute idée nouvelle qui vient à se produire rencontre toujours des obstacles; accueillie d'abord avec incrédulité, elle a à lutter ensuite contre la contradiction (²) ». C'est ce qui a eu lieu pour la méthode des injections intra-utérines, à plusieurs reprises et surtout en 1840, comme je le dirai plus loin.

Par cela seul que mon opinion se présente avec la prétention de se substituer à une erreur dès longtemps accréditée, elle ne sera pas facilement acceptée, je m'y attends; mais quelque puissants et haut placés dans la science que soient ses adversaires, il faudra bien qu'ils cèdent un jour, et mon traitement s'imposera avec d'autant plus de force et d'autorité qu'il aura été combattu

---

(¹) Phèdre. — *Gaz. méd.*, 1864, p. 792. — Feuilleton du Dr Guardia.
(²) J. Guérin, Séance de l'Académie de Médecine du 6 août 1861.

avec plus d'énergie et repoussé avec plus d'opiniâtreté. Comme toutes les bonnes nouveautés, fruits d'une longue observation et de fortes études, le traitement de l'hystéropathie par les injections intra-utérines s'imposera malgré tout, et peut-être assez promptement pour que j'aie le bonheur de le voir. Telle est souvent la marche naturelle des choses.

Un des écrivains les plus judicieux de notre époque a dit, en parlant du rapport de M. Mélier sur la fièvre jaune : « Ce qui, à une époque, soulevait les plus violentes oppositions, ce qui semblait même l'antipode de la vérité, arrrive à son moment à triompher de tous les obstacles, à faire taire toute contradiction (¹). »

Pour ceux qui se rappellent la polémique soutenue en 1840 par Hourmann et Vidal de Cassis sur les injections intra-utérines, ces paroles sont tout à fait applicables à ma méthode.

L'auteur que je viens de citer a dit encore (²) : « Lorsque des idées nouvelles sont introduites dans la science, elles sont soumises à certaines lois d'évolution. On commence par les déclarer illusoires, erronées; on les combat comme tout ce qu'il y a de contraire à la vérité : c'est la preuve qu'elles sont nouvelles et qu'on ne les comprend pas encore. — Dans une seconde période, on les attribue à celui-ci, à celui-là, aux étrangers, aux morts : c'est la preuve que l'on a commencé à les comprendre et à les trouver bonnes. — Dans une troisième période, on laisse l'inventeur parfaitement tranquille, on ne parle plus de lui; mais tout le monde s'empare de ses idées et tout le monde les applique : c'est la preuve qu'elles sont bonnes et utiles aux yeux de tous. »

Puisse-t-il en être ainsi pour la méthode du double courant, à laquelle le temps est arrivé, je pense, d'accorder droit de domicile dans la thérapeutique en général, et dans le traitement des maladies utérines en particulier.

Si l'on m'accuse d'avoir un jour poussé la hardiesse jusqu'à la témérité, je répondrai que le fait qui m'a inspiré m'était offert par une malade que plusieurs de nos maîtres avaient successivement abandonnée. C'était assurément le cas de suivre mon

---

(¹) J. Guérin, *Gaz. méd.*, 1863, p. 529.
(²) J. Guérin, *Gaz. méd.*, 1861, p. 596.

inspiration : *Meliùs anceps quàm nullum.* La vie de la malade eût-elle été compromise, ce qui ne fut pas en réalité, que je ne saurais regretter ses douleurs et mes angoisses en présence de l'immense service rendu à l'humanité. Et s'il fallait enfin me justifier d'une imprudence plus apparente que réelle, j'ajouterais, comme je le dirai plus tard dans l'observation, que tous les traitements connus avaient été employés chez cette dame, et que je me trouvais désarmé en présence d'une métrite chronique qui déterminait des hémorrhagies si abondantes et si fréquentes que plusieurs fois déjà la vie avait été sérieusement compromise. Et puis, moi aussi, du reste, j'avais pris mes précautions, et je ne pensais pas qu'*une injection d'eau simple tiède faite avec lenteur à l'aide d'une sonde d'argent à larges ouvertures, passant librement dans l'orifice interne,* pourrait déterminer les accidents si effrayants que j'observai, et qui devaient forcer un esprit aussi convaincu que je l'étais de l'excellence du moyen, à chercher un procédé inoffensif. Je me mis donc aussitôt à l'œuvre, et quelques mois après, j'employais sans danger la méthode à double courant, qui, depuis lors, ne m'a donné que des succès (¹).

CHAPITRE Ier

EXPOSÉ DE LA MÉTHODE DES INJECTIONS INTRA-UTÉRINES.

Ce Mémoire n'étant qu'un extrait d'un long travail sur les maladies de l'utérus, je ne peux donner à l'exposé des motifs qu'une bien courte étendue. Cependant, comme je traite un sujet neuf, et qu'un trop grand laconisme pourrait compromettre la bonté de ma thèse, je crois nécessaire, avant d'entrer en matière, de dire brièvement comment j'ai été conduit par l'observation à la théorie de l'unité pathologique utérine.

Il est impossible d'arriver à un traitement rationnel des lésions les plus simples, *à fortiori,* à celui des maladies utérines — dont bien souvent le diagnostic doit être établi d'après les

---

(¹) Le 13 avril 1846, Sanson me livrait une sonde à double courant, que l'on pourrait appeler *diroïque,* (de δι, *deux,* et ρουσ, *courant*). On ne manquera pas probablement de lui faire subir de nombreuses modifications. Je crois que l'on aura tort, parce qu'après un si long usage, je suis disposé à la maintenir telle qu'elle est.

seuls signes subjectifs, — sans avoir étudié d'une manière complète leurs causes, leurs symptômes, leur marche, leurs conséquences, et, pour celles dont je traite en ce moment, surtout leurs complications, qui sont si nombreuses et si variées, qu'elles peuvent égarer même des hommes considérés à juste titre comme bons observateurs, ainsi que le prouve le Mémoire qui fut cause de la grande discussion sur les *déviations et engorgements de l'utérus*, à l'Académie de Médecine en 1854.

Sans cet examen sérieux préalable, on procède au hasard ; on applique sans méthode et successivement tous les moyens thérapeutiques, même les moins rationnels, sans pouvoir se rendre compte de ce qui, dans les succès et les revers, doit être attribué à la médication générale ou au traitement local.

L'empirisme est à son comble dans la thérapeutique de la pathologie utérine.

Pendant qu'en 1838, j'étais élève dans le service de Lisfranc, qui faisait dériver toute maladie utérine de l'inflammation, M. Velpeau faisait à la Charité des leçons sur l'antéversion et la rétroversion. Ce professeur, qui alors, comme maintenant encore, ne se servait presque jamais du spéculum, attribuait une importance capitale aux déplacements de l'utérus, qui, disait-il, peuvent exister indépendamment de tout travail inflammatoire, et sont la cause principale des souffrances utérines qui les accompagnent si fréquemment.

Ainsi se formèrent deux écoles : celle de la Pitié, où brillaient les doctrines organiciennes, et celle de la Charité, où l'on essaya d'appliquer à la pathologie utérine la doctrine mécanicienne.

Dans un autre travail, je m'efforcerai de faire l'histoire exacte et vraie de ces deux écoles ; ce qui me sera d'autant plus facile que j'ai été l'élève de ces deux grands maîtres. Je prouverai qu'elles ont rendu toutes deux d'immenses services, même et surtout par leurs erreurs, et qu'elles ont succombé sous les exagérations et les divergences de leurs plus zélés partisans. L'une et l'autre étaient basées sur une théorie hypothétique ; il leur manquait pour assise l'observation ; aussi leurs inventeurs n'ont-ils pu les sauver du naufrage, et malgré tous leurs efforts *in vanum laboraverunt*.

La pathologie utérine est aujourd'hui un chaos dans lequel

un grand nombre de médecins, cherchant à porter la lumière, n'ont fait, je crois, qu'augmenter l'obscurité, et bien malheureux serait celui qui se donnerait la tâche de lire tout ce qui a été écrit sur ce sujet depuis quarante ans. De gros et nombreux volumes ont été publiés, quelques-uns dans le seul but de faire admettre comme entité pathologique distincte, non pas une maladie, mais un accident, un épiphénomène, une fraction de maladie. si on peut ainsi dire ; et pour n'en citer qu'un exemple, j'indiquerai la pelvipéritonite.

La pathologie utérine est en proie à la plus complète anarchie ; rien de dogmatique aujourd'hui ; pas de méthode, pas même de système rationnel basé sur une observation plus ou moins physiologique ; mais l'empirisme partout. On cautérise à tort et à travers, souvent sans discernement, presque sans examen, quelquefois même sans diagnostic différentiel. Quel autre moyen, me dira-t-on, peut être employé contre les maladies de l'utérus? L'aveuglement est si complet, que l'un de nos confrères des hôpitaux de Paris, et des plus autorisés, croyait pouvoir me montrer, au mois de novembre 1864, *sept cas* de cancer utérin dans un service de quarante-trois lits. Six de ces femmes n'étaient très certainement pas cancéreuses, et le diagnostic est resté chez moi très douteux pour la septième. Il est vrai que pour toutes on avait employé *largâ manu* le fer rouge.

Valleix attribuait tout aux déviations ; — le professeur Cruveilhier croit à la phlegmasie chronique ; — M. Nonat, à l'engorgement péri-utérin, encore un accident pris pour une maladie ; — le Dr Chassaignac, à la mobilité de l'utérus. — M. Depaul est un peu de toutes ces opinions. — Le Dr Beau admet comme cause unique l'influence d'un état général. — Robert pensait que les granulations de la muqueuse utérine étaient la cause de tous les accidents. — Le professeur Velpeau fait tout dériver des déplacements, et croit que « les engorgements sont très rares ou imaginaires. »— M. Gibert n'admet que l'engorgement chronique, ainsi que MM. Jobert et Huguier, comme autrefois Roux et Lisfranc.

Avais-je raison de dire que la division était dans le camp médical, et que la pathologie utérine offrait le chaos le plus complet qui se puisse imaginer?

Si je voulais passer en revue les opinions de tous ceux qui ont écrit ou parlé sur les maladies de l'utérus, on verrait que les propositions les plus contradictoires, les plus singulières, et même, il faut le dire, les plus contraires à la saine observation, ont été émises, telles que celle-ci par exemple : « Je n'ai jamais rencontré, tant au bureau central qu'à l'hôpital Saint-Louis, *un seul cas de rétroversion de la matrice;* j'en ai vu deux cas en tout en ville, tandis que les antéversions, au contraire, sont très communes. » La rétroversion, cependant, est beaucoup plus fréquente que les deux variétés de déplacement en avant. Il est vrai que le chirurgien de Saint-Louis, dont le jugement était loin d'égaler l'érudition, n'avait, en raison peut-être de ses études spéciales sur *les fractures et luxations,* aucune habitude du toucher, comme je pus le constater sept ans plus tard, en 1856, sur une femme que nous examinions ensemble.

La discussion académique de 1854 sur *les déviations et engorgements de l'utérus* donna tort aux généralisateurs dans la personne de M. Beau, qui avait avancé que presque toutes les maladies de la matrice sont sous l'influence d'un état général (la dyspepsie peut-être), et que l'état local doit être considéré comme passif et secondaire. Les localisateurs alors se mirent à l'œuvre; ils multiplièrent les genres et les espèces, créèrent des entités pathologiques nombreuses, dans l'utérus d'abord, puis tout autour de l'organe, et, selon l'expression d'Aran (¹), ils émiettèrent la pathologie utérine.

Serait-il possible de démêler ce lacis inextricable et de trouver un fil d'Ariane pour s'orienter dans ce nouveau dédale? Existe-t-il un moyen terme entre une généralisation trop large et une localisation trop restreinte? Oui, très certainement; ici, comme en toutes choses humaines, *in medio stat veritas.* Quel sera donc désormais notre *criterium?* Faut-il prendre pour guide l'anatomie ou la physiologie? Chacune d'elles fournira son contingent au diagnostic.

Un mot d'abord sur les organes sexuels, dont je suppose l'anatomie normale parfaitement connue.

On a beaucoup et longuement disserté, surtout dans ces dernières années, sur les annexes de l'utérus. Il y a là, selon moi, une

(¹) Aran, *Maladies de l'utérus,* p. 76.

grosse erreur physiologique. L'appareil générateur de la femme se compose de deux organes : l'ovaire et l'utérus, aussi indispensables l'un que l'autre au grand acte de la reproduction. Puisqu'ils sont de même importance, bien qu'à des titres différents, ils ne peuvent être annexes l'un de l'autre. L'utérus a pour annexe le vagin, conduit de réceptivité du liquide fécondant, et l'ovaire a pour annexe la trompe, canal vecteur de l'ovule.

Il n'est jamais venu, que je sache, à l'idée de personne de considérer le testicule comme l'annexe de la vésicule séminale, et c'est même l'idée inverse qui a cours dans la science, à tort, selon moi. Or, le testicule est à la vésicule séminale ce que l'ovaire est à l'utérus ; la glande mâle sécrète le spermatozoïde, de même que l'ovaire sécrète l'ovule, et la vésicule séminale sert de lieu de maturation ou d'incubation au germe mâle, de même que la cavité utérine sert de lieu d'incubation au germe femelle. *L'ovaire, c'est la femme; le testicule, c'est l'homme.* L'organe qui sécrète l'ovule, c'est à dire la molécule primitive de l'espèce à reproduire, et qui, en réalité, détermine le sexe, ne peut pas être l'annexe d'un autre organe; il y a là bien évidemment dans la manière actuelle de considérer les différents organes qui composent l'appareil reproducteur, un contre-sens physiologique, et la preuve est la grossesse extra-utérine, fait anormal et extra-physiologique, j'en conviens, mais qui prouve que si l'ovule ne peut être produit que par l'ovaire, il peut se développer sans l'utérus. Donc, si l'un de ces organes pouvait être l'annexe de l'autre, ce serait le réservoir destiné au développement de la vésicule germinative produite par l'ovaire, proposition qui ne sera jamais soutenue par aucun physiologiste.

J'ai dit que l'ovaire avait pour annexe la trompe, chargée de porter à l'utérus l'ovule arrivé à maturité, et que l'utérus avait pour annexe le vagin, destiné à la transmission du liquide fécondant. C'est donc dans l'utérus que vont se rencontrer les deux principes mâle et femelle. Oui, et je ne crains pas d'affirmer, à l'encontre de tout ce qu'a dit à cet égard le savant professeur Coste, que *c'est dans la cavité utérine que se fait toujours la fécondation* NORMALE, et non dans la trompe, encore bien moins dans l'ovaire, chez l'espèce humaine.

Mes études sur l'embryologie m'ont conduit non seulement à reconnaître que la fécondation normale se fait toujours dans l'utérus, mais encore que la femme ne peut être fécondée que pendant un certain nombre de jours de la période intermenstruelle, d'où la division suivante : période ménorrhagique — période génésique ou de fécondation, dont j'ai déterminé la durée — et période hypnotique, c'est à dire de repos de l'ovaire, pendant laquelle la fécondation est impossible.

Ces propositions, qui ont aujourd'hui pour garant une observation constante de treize années, avec épreuves et contre épreuves, et qui reposent sur plusieurs centaines de cas, je pourrais dire, sans exagération, quelques milliers, puisqu'une même femme renouvelle l'expérience à chaque époque menstruelle, soit treize ou quatorze fois par an, tous les vingt-huit jours enfin, si elle est normalement réglée, ces propositions, dis-je, sont aussi certaines pour moi que la ponte mensuelle, dont elles sont du reste le corollaire.

De ces données physiologiques, il résulte que l'ovaire est réellement l'organe le plus important de l'appareil générateur, et que le considérer comme l'annexe de l'utérus, est une très grosse erreur. Oui, assurément, l'ovaire c'est la femme.

C'est de l'ovaire que part l'hystérie dans l'immense majorité des cas, peut-être même toujours, et lorsque F. Hoffmann a dit, en parlant de cette névrose : *non est morbus, sed morborum cohors,* il a émis une proposition de pathologie générale fausse quant au début de la maladie, puisqu'alors elle n'affecte qu'un seul organe, mais qui n'est, hélas ! que trop vraie si la terrible névrose, non combattue dès le début, peut suivre sa marche envahissante et porter le trouble successivement dans tous les appareils de l'organisme. C'est bien ici, plus que jamais peut-être, qu'il faut suivre le conseil du poète : *principiis obsta;* car si on n'arrête pas le mal à son début

> . . . . Serò medicina paratur
> Cum mala per longas evaluère moras (¹).

Le Créateur, en plaçant l'ovaire au plus profond de l'économie dans toutes les espèces, et par cela même à l'abri de toute agression extérieure, a démontré l'importance de cet organe, tandis que l'utérus, situé aux limites de la vie végétative et de

(¹) Ovide, *De remedio,* v. 91.

la vie de relation, n'est que trop exposé aux influences extérieures, d'où cette fréquence de lésions bien plus nombreuses encore qu'on ne le croit.

La faute commise jusqu'à ce jour par tous ceux qui ont étudié l'hystéropathie, a été de ne s'occuper en quelque sorte que du col, annexe bien insignifiant, puisque les femmes qui n'en ont plus à la suite de grossesses répétées, se portent bien, on pourrait même dire avec justesse qu'elles ne s'en portent que mieux. Pour tous les auteurs, sans exception, la pathologie utérine se résume dans les divers états organopathiques du col, et c'est à lui que s'adressent tous les moyens thérapeutiques. Or, comme je l'ai déjà dit, les maladies de l'appendice cervical ne sont le plus souvent, je ne dis pas toujours, que des états secondaires, et quelques-unes mêmes des états tertiaires, à la description desquels cependant on a consacré des volumes entiers, au grand détriment de la science. Ainsi, pour ne parler que du dernier ouvrage publié en France sur ce sujet, le Mémoire sur *les déviations utérines,* travail de compilation, occupe près de 300 pages d'un grand in-8°. Il est vrai que les observations seules remplissent 135 pages. Les auteurs se sont montrés fidèles à leur épigraphe : *Ars tota in observationibus;* oui, *sed perpendendæ sunt observationes.*

L'anatomie pathologique par les symptômes objectifs, et la physiologie pathologique par les symptômes subjectifs, considérées séparément nous mettent souvent à même, et interrogées simultanément nous permettent presque toujours de reconnaître facilement une maladie de l'appareil générateur. L'exactitude du diagnostic est, du reste, infirmée ou confirmée par le traitement, et c'est pourquoi j'ai donné pour épigraphe à ce Mémoire l'aphorisme *sublatâ causâ,* qui n'a jamais été mieux placé qu'en tête d'un tel travail, ce qu'il me serait facile de prouver par des centaines d'observations.

Il est très important de ne pas confondre le *sublatâ causâ tollitur effectus* avec le *naturam morborum curationes ostendunt,* ce qui est toujours très différent, surtout ici.

Dirigé tout d'abord dans mes étude hystéropathiques, en 1837, par le Dr Kapeler, l'ami de Récamier, dont il partageait les idées, puis par Lisfranc, dans le service duquel je passai l'année 1838, je devais tout naturellement appartenir à l'école organicienne.

Je suis en effet de ceux qui pensent que presque toutes les lésions anatomiques et physiologiques de l'utérus reconnaissent pour cause l'inflammation ; que les déplacements et les flexions sont presque toujours des altérations secondaires dues le plus souvent à une hypertrophie de l'utérus ou d'une partie de l'utérus, suite elle-même et résultat de l'inflammation, d'où la conséquence pratique que, dans l'immense majorité des cas, il n'y a pas lieu de s'occuper de ces états secondaires ou tertiaires, *sublatâ causâ, tollitur effectus*. J'en dirai autant des érosions, des ulcérations, des granulations intra et extra-cervicales, des fongosités intra-utérines, du catarrhe utérin, et aussi des différentes espèces de leucorrhée; il n'y a d'exception que pour les écoulements spécifiques.

Pendant les premières années que je fus en possession de la méthode que je viens faire connaître, mes traitements étaient presque toujours éclectiques, et j'employais simultanément les différentes espèces de cautérisation et les injections intra-utérines.

Plus tard, pensant et avec raison que les injections qui guérissaient les plaies de la muqueuse utérine devaient aussi guérir celles du col, je cessai de m'occuper des maladies cervicales, et je vis disparaître celles-ci souvent en moins de temps que celles du corps, les époques menstruelles, ou des épistaxis utérines (selon l'heureuse expression de M. Gubler) venant retarder les effets de la médication sur la face interne de l'organe. Je pus alors déblayer la nosologie utérine, véritable écurie d'Augias, et la ramener, sinon à l'unité proprement dite, au moins à un état de simplicité telle, que je n'admets aujourd'hui que deux organopathies *primitives* de l'utérus : *la congestion* et *la métrite*. Celle-ci s'offre le plus souvent à nous à l'état chronique, soit qu'elle ait débuté sous cette forme, ce qui est le plus ordinaire, soit qu'elle résulte de l'état aigu, modifié par le temps ou les traitements.

Les états *secondaires* sont : *l'hypertrophie* et *les déplacements*.

Je range sous la dénomination de *lésions tertiaires les ulcérations* et *les écoulements non spécifiques*.

Les érythèmes, les érosions, les granulations, les fongosités ne méritent pas d'obtenir une place à part dans une classification sérieuse de la nosologie utérine. On doit les mentionner comme états anormaux et ne pas en faire des entités pathologi-

ques. C'est pour des lésions de ce peu d'importance, si longuement étudiées cependant par certains pathologistes, que semble
avoir été créé le *sublatâ causâ*, car elles disparaissent très bien
et sans qu'on s'en occupe pendant le traitement de l'état primitif.

La nosologie utérine se divise tout naturellement en deux
classes. La première comprend les productions hétérogènes dont
on ne peut débarrasser les malades que par l'extirpation ou la
destruction sur place : tels sont les polypes, les tumeurs fibreuses, les cancers et les produits anormaux de conception.

La seconde renferme la métrite et ses dérivés.

Le but de ce Mémoire, qui n'est en quelque sorte qu'une page
prémonitoire, simple extrait d'un long travail sur les *maladies,
affections* et *infirmités de l'utérus,* trois choses très différentes,
étant de faire connaître les injections intra-utérines, je ne
m'occuperai pas des lésions de la première classe, qui ne peuvent être que modifiées, mais non guéries par le moyen que je
préconise. Je me contenterai, pour le moment, d'exposer quelle
est la valeur de ces injections *appliquées d'après la méthode* DU
DOUBLE COURANT aux lésions que je range dans la seconde
classe.

CHAPITRE II.

HISTORIQUE.

Après de très nombreuses recherches bibliographiques, je
crois devoir attribuer à Récolin, membre de l'Académie royale
de Chirurgie, l'honneur d'avoir fait le premier « des injections
d'eau chaude dans la matrice. » C'était le 18 octobre 1750.

Pour établir cette priorité, qui ne saurait lui être contestée, il
sera bon de jeter un coup d'œil rétrospectif et rapide sur l'histoire des maladies utérines, et d'établir avant tout que, jusque
vers le milieu du XVIIIe siècle, tous les chirurgiens et les
accoucheurs, en disant dans la matrice ou dans le col de la
matrice, n'entendaient parler que du vagin et de la vulve; c'est
là un fait connu de tout le monde, je le sais, mais que je crois
devoir rappeler et constater en commençant cet historique.

Sans remonter à Hippocrate ou à Galien, ni même seulement
à Avicenne, ce qui serait faire étalage d'une érudition parfaite-

ment inutile, je me contenterai de rappeler qu'Amb. Paré, en traitant des ulcères de la matrice, dit ([1]) : « Si l'vlcère est au profond et·s'il y avait grande ardeur et inflammation, on ferait injection avec jus de plantain, etc.; » et plus loin ([2]) : « S'il est besoin, sera fait parfum en la matrice avec choses fort odorantes; mais premièrement faut tenir le col de la matrice ouvert, ayant mis le pessaire dans le col de la matrice, etc., » et là il donne le dessin de l'instrument qu'il appelle *pessaire,* et dont la forme et les dimensions sont telles, que cet instrument ne peut pénétrer que dans le vagin et non dans l'organe que nous appelons aujourd'hui *col de la matrice.*

Si, d'Amb. Paré (1509-1592), nous passons à son disciple et traducteur Guillemeau (1550-1613), puis à Hoffmann (1660-1742), et à Mauriceau mort en 1709, sans parler de Levret, Chambon *et tuti quanti,* nous ne trouvons pas un mot qui prouve et même qui permette de supposer que ces auteurs ont fait des injections intra-utérines dans l'acception anatomique actuelle de ces mots. On lit bien, il est vrai, dans plusieurs Observations de Mauriceau, « qu'il fit faire des injections émollientes dans la matrice; » — « qu'il conseillait les injections dans la matrice à une femme avortée au terme de cinq mois et demi (Obs. CCCXXXVI); » mais c'est toujours la malade qu'il charge du soin de les faire, et il ne dit en aucun endroit qu'il les ait faites lui-même. Il est évident que quand il leur disait : « Seringuez-vous avec une décoction émolliente dans la matrice, » ces femmes ne pouvaient certainement faire ces injections que dans la vagin.

En avançant vers le xviii° siècle, nous trouvons Puzos (1686-1753), contemporain de Récolin, mais de peu d'années, et bien que Récolin dise ([3]) : « J'ai consulté feu M. Puzos sur l'objet de ces Observations avant de les présenter à l'Académie, » il est évident que Puzos ne peut avoir eu connaissance que de la première Observation, celle d'octobre 1750, puisque la deuxième est du 2 août 1753, et que Puzos était mort deux mois avant, le 7 juin. « Le célèbre accoucheur m'assura, dit Récolin, que le

[1] Amb. Paré, édit. Malgaigne, t. II, liv. XI, ch. XX, p. 267-268.
[2] *Op. cit.,* liv. XVIII, ch. LVII, p. 757.
[3] Le Mémoire de Récolin est au vol. III, p. 202, des *Mémoires de l'Académie de Chirurgie,* édit. in-4°.

procédé que j'avais suivi était nouveau, et qu'il ne doutait point de l'utilité qu'on devait retirer des injections dans les cas où je les avais faites avec succès », c'est à dire pour l'expulsion des restes d'arrière-faix.

La date de la présentation à l'Académie du Mémoire de Récolin sur *l'utilité des injections d'eau chaude dans la matrice, quand il y reste des portions d'arrière-faix après les fausses couches,* n'est pas indiquée.

Après avoir dit de quelle manière Mauriceau, Dionis, Forestus faisaient faire des injections, Récolin, pour ne laisser aucun doute dans l'esprit du lecteur, ajoute (¹) : « Mes Observations ne laissent aucune équivoque; c'est moi-même qui ai fait les injections dans la cavité propre de la matrice; » et il donne des détails tellement circonstanciés sur la manière dont il a introduit la canule, sur la disposition du col et de son orifice, sur la présentation et la forme d'arrière-faix retenue dans la matrice, et qui se laissait toucher avec le doigt par l'orifice, qui avait beaucoup de ressort, qu'il ne saurait y avoir « aucune équivoque. » Évidemment, les mots *vagin*, *orifice* et *matrice* avaient pour Récolin la même signification qu'aujourd'hui, et il est, par conséquent, démontré que Récolin est le premier qui ait fait des injections intra-utérines.

Je ferai remarquer, en passant, que si Récolin défendit énergiquement son droit de priorité « contre Mauriceau et les autres auteurs, d'avoir produit une méthode utile, qu'on ne pouvait refuser d'admettre comme nouvelle, » il me sera bien permis de dire, après avoir reconnu d'une manière aussi explicite que je viens de le faire les droits d'antériorité d'un chirurgien du XVIII° siècle, que jusqu'à moi la méthode est restée sans emploi, faute d'un procédé convenable, même dans les cas indiqués par Récolin, et avec juste raison, comme je le prouverai surabondamment en parlant des dangers des injections intra-utérines.

Pour que ce mode de traitement, aujourd'hui si simple, si facile et d'une innocuité complète, pût être employé sans danger, il fallait adjoindre à la méthode de Récolin, non pas seulement un procédé plus ou moins ingénieux, mais une autre méthode,

---

(¹) *Op. cit.*, p. 214

celle du *double courant*. Rien de plus simple, dira-t-on ! Quant à cela, j'en conviens. Mais puisque c'était si simple, pourquoi les nombreux·inventeurs du lendemain, ceux qui vont surgir de tous côtés à la révélation de ma méthode, n'ont-ils pas fait connaître plus tôt le résultat de leurs longues et fructueuses veilles, et les faits sans doute très nombreux de leur savante pratique? Ma modeste découverte ne manquera pas d'avoir elle aussi ses parasites et ses plagiaires, comme il arrive toujours dans les différentes branches des sciences humaines.

Bien que mes droits de priorité à l'emploi de la méthode du double courant, et surtout à l'instrument sans lequel elle est impossible, soient très certains et me paraissent inattaquables, j'ai cru devoir les assurer par un pli cacheté que l'Académie de Médecine a fait inscrire, dans la séance du 4 septembre 1860, sous le n° 145, 2° série. — Mon pli cacheté contient, avec le dessin de l'instrument, l'Observation du fait qui en a provoqué l'invention.

Dans une autre partie de ce travail, en parlant des applications diverses que comportent les injections intra-utérines, je ferai remarquer que Récolin ne les croyait possibles que « quand il reste dans la matrice des portions d'arrière-faix, » c'est à dire quand le col est largement ouvert. Il est vrai qu'à son époque on ne s'occupait ni des maladies, ni des affections, et encore bien moins des infirmités de la matrice ; la connaissance de ces dernières remonte à moins de trente ans.

Si j'aborde maintenant la question de la pratique contemporaine, je verrai que les injections intra-utérines ont été conseillées et employées par beaucoup de médecins. Bien que j'aie lu un grand nombre d'ouvrages sur les maladies utérines, et que mes premières études remontent à 1837, époque à laquelle j'étais attaché comme élève à l'hôpital Saint-Antoine, où nous avions dans notre seul service soixante-dix-huit lits de femmes, je n'ai point la prétention de connaître tout ce qui a été écrit sur cette branche de la pathologie depuis soixante ans. Aussi, de peur de laisser incomplète une étude historique sur la médecine contemporaine, et pour abréger ici du reste ce travail, que je me propose de reprendre ultérieurement sous une autre forme qui comportera de plus amples détails, je me bornerai à constater que si les injections intra-utérines ont été quelquefois employées, aucun médecin, jusqu'à ce jour, n'a mis en usage le procédé dont je me sers, et qui, je le répète, ne m'a donné que des succès depuis 1846. La preuve que ma méthode et mon procédé sont nouveaux, je la trouve dans les traités les plus récents sur la matière, auxquels j'emprunterai, dans le cours de ce Mémoire, les assertions les plus probantes à cet égard. Cette preuve est fournie aussi par des articles de journaux aujourd'hui très nombreux; enfin, et surtout par les discussions académiques de 1849 et 1854.

Mon intention n'est pas de faire ici la monographie de toutes les maladies dans le traitement desquelles conviennent les injections intra-utérines, mais seulement de dire qu'avec ma méthode et mon procédé il va s'opérer dans le traitement des maladies de l'utérus une révolution complète. On pourra désormais guérir toutes ou presque toutes les maladies utérines *d'origine inflammatoire*; je dis toutes, parce qu'une expérience spéciale de près de vingt ans, qui se confirme chaque jour, m'a appris qu'aucune ne reste réfractaire, le *cancer excepté*; encore ai-je pu même quelquefois atténuer les terribles effets et ralentir la marche fatale de cette affreuse maladie.

Cette proposition sera, je n'en doute pas, accueillie tout d'abord par une incrédulité générale, parce que le mot toujours, appliqué à la guérison, n'est pas médical. Je ne le sais, hélas! que trop! J'en ai vu de si nombreux exemples depuis plus de trente-un ans que j'ai commencé l'étude de la médecine! Aussi j'éprouve le besoin, sans vouloir m'engager dans une discussion philologique, de dire ce que j'entends par les mots : *maladie, infirmité, affection.*

C'est à tort, selon tous ceux qui aiment l'exactitude du langage, que l'on se sert indistinctement des mots maladie et affection. Je n'ai certainement pas la haute prétention de réformer la langue médicale, mais il serait à désirer que ceux qui se donnent la glorieuse et pénible mission de faire la science, voulussent bien s'astreindre à parler correctement en physiologie pathologique (¹).

Personne jusqu'à ce jour n'a donné une bonne définition

____

(¹) Voici un exemple qui rend bien ma pensée : Une kératite est une *maladie*, un strabisme est une *infirmité*, un cancer est une *affection*.

différentielle des états maladie et infirmité, pas même le professeur Requin, quand il a dit : « La maladie est un fait qui s'opère, et l'infirmité un fait accompli. » Quant à la différence entre la maladie et l'affection, personne, je crois, ne s'en est occupé, et cependant ces mots ne sont assurément pas synonymes, pas plus physiologiquement que pathologiquement. Leur distinction me paraît d'une très haute importance pratique en pathologie générale et surtout pour la thérapeutique utérine.

En attendant de meilleures définitions, je propose celles-ci :

La *maladie* est un état anormal curable, développé dans un organe ou dans un appareil, s'accompagnant souvent d'altération des dispositions anatomiques, et toujours de trouble des fonctions.

L'*infirmité* est une altération des formes normales, curable ou incurable, déterminant actuellement la perte d'une fonction.

L'*affection* est une lésion *totius substantiæ*, peu ou pas curable, avec ou sans efflorescence locale.

Les flexions utérines, par exemple, ne constituent à mon point de vue une infirmité que lorsqu'elles dépassent 40°, c'est à dire l'angle au delà duquel la fonction génésique est abolie. Cette vue physiologique est établie sur l'observation d'un grand nombre de femmes nullipares et multipares, qui, traitées par mon hystéromètre de leurs flexions utérines, ont pu devenir ou redevenir fécondes (¹).

Avec ma méthode et mon procédé, plus de raclage, procédé brutal et barbare, trop souvent mortel, même entre les mains de Récamier; plus de cautérisation, actuelle ou potentielle, cause si fréquente de péritonite à terminaison fatale; mais la guérison presque toujours — *le cancer excepté*. — Les faits viendront par centaines prouver que cette proposition n'est point dictée par l'enthousiasme et l'aveuglement de la paternité, mais par des succès constants et chaque jour nouveaux.

Avant d'aller plus loin, il sera peut-être bon d'examiner si la sonde utérine à double courant ne vient pas inutilement augmenter l'arsenal de chirurgie. De même que les mots nouveaux n'ont pas toujours leur raison d'être, de même certains instruments ne paraissent bons qu'à leurs inventeurs, qui sont seuls à

______

(¹) *Gaz. méd.*, 1854. — Avrard, *Du redressement de l'utérus*, p. 203, 218, 233.

s'en servir et à les proclamer utiles. Dois-je craindre qu'il en soit ainsi pour ma sonde ?

Les avantages des injections intra-utérines sont si grands et si positifs, que l'on ne saurait se passer de ce moyen sans, par cela même, déclarer incurables un bon nombre de maladies de l'utérus, presque toutes celles du corps de l'organe pour lesquelles on emploie le grattage, le fer rouge, les redresseurs, etc., etc., et le tout vainement.

L'utilité des injections intra-utérines est admise par tout le monde, et cependant on ne s'en sert que rarement, avec crainte, et je pourrais dire même que l'on ne s'en sert plus du tout à notre époque, parce qu'elles ont souvent déterminé la mort, bien plus souvent qu'on l'a dit ou écrit, car les faits malheureux ne se publient pas, et nous ne connaissons que ceux qui ne peuvent pas être tenus sous le boisseau.

Si, étant donné un procédé utile et dangereux, on peut lui conserver son utilité en faisant disparaître le danger, on aura, je crois, rendu un grand service à la science et à l'humanité. Tel est le cas de la méthode du double courant, comme le prouvera surabondamment ce travail.

« L'invention d'un produit ou d'un instrument utile à la santé est plus précieuse pour l'humanité que la découverte d'une planète. »

Avec la méthode du double courant, la guérison est certaine, plus rapide que par tout autre moyen, et le traitement n'est jamais dangereux. Elle réunit donc les trois conditions essentielles : *efficacité, célérité, sécurité*. Elle est donc certainement très utile, et même appelée à devenir bientôt indispensable, et son invention sera plus tard considérée comme un fait très heureux pour l'humanité. Non seulement la sonde est très utile par elle même en ce qu'elle permet de porter sans danger à l'intérieur de l'utérus des solutions de toutes sortes, mais aussi parce qu'elle permet de pratiquer sur la muqueuse de l'organe, également sans danger immédiat ou éloigné, des opérations (cautérisations, arrachement, excisions) trop souvent mortelles quand on ne débarrasse pas la cavité utérine des lambeaux et détritus que laisse après lui l'acte opératoire.

La méthode du double courant fait disparaître *tous les dangers* des injections intra-utérines, quand elle est bien employée; c'est là une proposition qui sera bientôt admise par tous les médecins. Aussi, je crois qu'énumérer ces dangers sera la meilleure manière de prouver l'utilité de cette méthode.

CHAPITRE III.

DANGERS DES INJECTIONS INTRA-UTÉRINES.

Récolin, et avec lui ceux de ses contemporains dont le nom est arrivé jusqu'à nous, ont reconnu les dangers des injections intra utérines, et cependant ils ne les employaient « qu'après les fausses couches, quand il reste dans la matrice des portions de l'arrière-faix, » c'est à dire quand le col est largement ouvert et que le liquide injecté peut par conséquent ressortir aussi librement que dans une injection vaginale, sauf le cas de contraction spasmodique de l'orifice interne ou d'occlusion de celui-ci par le placenta seul, ou par le sac amniotique rempli de caillots, deux cas qui ne sont pas très rares.

Tous les médecins qui ont employé les injections intra-utérines sont d'accord aussi bien sur leurs dangers que sur leur utilité ; quelques-uns même, tout en reconnaissant que l'on ne peut obtenir la guérison de certaines maladies utérines que par ce moyen, sont tellement effrayés de la gravité des accidents qui peuvent se développer et de leur rapidité, qu'ils les rejettent de la pratique, les uns d'une manière absolue, les autres ne consentant à s'en servir que comme d'une ressource extrême et tout à fait exceptionnelle.

Comme je ne m'occupe dans cette partie de mon Mémoire que des dangers des injections intra-utérines et non de leur historique, je ne crois pas devoir transcrire ici l'opinion des médecins qui ont employé ce moyen thérapeutique dans l'état puerpéral. Quelques-unes des observations publiées sont très intéressantes ; elles sont relatives à des injections iodées, belladonées, au nitrate d'argent et ont été faites directement dans l'utérus, ou médiatement par la veine ombilicale, et les résulats obtenus n'ont pas toujours été inoffensifs, alors que cependant l'orifice interne était béant ou tout au moins largement dilaté, mais facilement obstrué par les produits de sécrétion que le liquide injecté coagulait immédiatement ; c'est pour avoir oublié ce fait de la coagulation, ou plutôt sa conséquence presque inévitable, l'occlusion de l'orifice interne, que quelques médecins ont eu des accidents, même pendant l'état puerpéral.

Je me bornerai à quelques citations bibliographiques [1] :

En 1833, M. Mélier dit [2], en parlant des injections utérines : « Je remplacerais au besoin la canule très mince en argent, dont je me sers pour faire les injections dans le col, par une sonde à deux courants, afin de laver plus promptement l'intérieur du col et la cavité même de l'utérus, qui peut être plus ou moins affecté. La prudence exige que l'on ne fasse usage des liqueurs résolutives et des astringents qu'avec une extrême circonspection. »

M. Mélier avait-il eu à regretter des accidents dont il ne parle pas? Les mots « extrême circonspection » permettent de le penser.

Dans le *Journal des connaissances médico-chirurgicales* (1840, p. 22), on lit un travail du Dr Hourmann sur « *le danger des injections faites dans l'utérus.* » Il dit que chez une jeune fille de dix-neuf ans, tourmentée d'un écoulement leucorrhéique intarissable dont l'utérus était le foyer exclusif, après avoir épuisé tous les moyens habituels et pris l'avis de praticiens fort recommandables, « il se décida à porter la médication topique jusque dans le foyer même, c'est à dire dans la cavité utérine, et une injection fut pratiquée à travers le col. » La matière de l'injection était une decoction de feuilles de noyer poussée par un clysopompe. On ne dit pas par quel instrument, sonde ou canule, le liquide était porté directement dans l'utérus à travers le col, et quel était le volume de cet instrument. Remplissait-il ou non l'orifice interne, et le liquide pouvait-il sortir de l'utérus au fur et à mesure qu'il y arrivait? Quoi qu'il en fût, une partie de l'injection passa dans le péritoine par la trompe gauche, d'où une péritonite qui mit en danger les jours de la malade. Hourmann termine son travail par les réflexions suivantes : « Je pense qu'il est inutile de faire ressortir l'importance des inductions pratiques à tirer de ce fait et de ses analogues, et de proclamer bien haut comme il est urgent désormais de s'abstenir des injec-

---

[1] Papillaud, in *Gaz. méd.*, 1851, 612; Barbe, in *Gaz. des hôp.*, 1852, 326; Dupierris, *id.*, 1857, 145 ; de Lignerolles, *id.*, 1834, n° 114, et 1858, 115.

[2] *Mémoires de l'Académie de Médecine*, p. 366.

tions de l'utérus, qui peuvent ainsi tenir les femmes dans l'imminence d'une péritonite suraiguë et même d'une phlébite dont les funestes conséquences sont aisément pressenties. »

Vidal s'éleva contre ces conclusions timorées, et entreprit de démontrer l'innocuité des injections intra-utérines pratiquées avec les précautions convenables. Son appareil instrumental se composait d'un spéculum ordinaire, d'une seringue à injections uréthrales, et d'un tube en argent droit, plus long et moins volumineux qu'une sonde ordinaire de femme, et terminé par une petite boule percée en arrosoir.

Dans un travail présenté sur ce sujet à l'Académie de Médecine dans la séance du 4 juillet 1840, Vidal priait l'Académie de fixer son attention sur les quatre circonstances suivantes : 1° La petite quantité de liquide employée (4,00 environ); 2° le petit diamètre de la canule; 3° le peu de force avec laquelle l'injection était poussée; 4° le retour toujours facile du liquide par le col, en raison de la petitesse du tube.

Quelques mois après son premier travail, Hourmann en fit paraître un second (1) relatif à des *expériences nouvelles sur l'injection de l'utérus*, et dans lequel il donne une note de Robert que je résume textuellement : « En 1836-37-38, j'ai fréquemment employé les injections intra-utérines à l'hôpital de l'Oursine..... contre le catarrhe utérin chronique et contre la leucorrhée du col et du corps de l'utérus. J'ai pris toutes les précautions possibles pour éviter le passage de l'injection par les trompes. Dans ce but, je me suis servi d'un tube long et grêle terminé par un renflement olivaire percé de petits trous, auquel j'adaptais une petite seringue.

» La matière de l'injection était une légère décoction de noix de galle. Sur sept malades opérées le même jour, deux éprouvèrent seulement quelques douleurs passagères, et cinq présentèrent des symptômes effrayants; elles enduraient des douleurs si cruelles dans le ventre, qu'elles poussaient des cris perçants; elles eurent de la fièvre pendant trois à quatre jours.

» Des symptômes aussi graves m'ôtèrent l'envie de recommencer immédiatement l'emploi des injections; le catarrhe utérin de ces femmes persista. »

(1) *Journal des connaissances médico-chirurg.*, 1840, p. 139.

Quelques semaines après, Robert recommença, « mais sur une seule malade à chaque fois, et avec de l'eau de guimauve. Toutes les malades ont éprouvé des douleurs dans l'hypogastre, et ces douleurs ont duré toujours au moins plusieurs heures ; les injections n'étaient faites que tous les deux ou trois jours.

» Le plus souvent les malades n'ont éprouvé qu'une amélioration à peine sensible ; les inconvénients, joints aux résultats peu prononcés que l'on obtient par ces injections, les avaient fait abandonner la dernière année de mon séjour à l'hôpital de l'Oursine (1838). »

Comme je veux mettre dans tout son jour cette question des injections intra-utérines, et qu'Hourmann est peut-être celui qui les a le plus fortement combattues, par cela seul qu'il voulait se faire un titre de gloire de la vulgarisation d'un moyen dont il avait deviné la puissance, je crois devoir citer les réflexions dont il faisait suivre la note de Robert : « Comment interpréter ces faits ? Les plus grandes précautions ont été prises, et cependant on voit s'élever les accidents des injections intra-utérines dans une progression rapide, de la simple douleur aux désordres nerveux les plus effrayants, et enfin à l'inflammation ! et tout cela sans résultat autre qu'une inefficacité à peu près constante pour le but qu'on poursuit. »

« Depuis que l'attention est appelée définitivement sur ce point important du traitement des maladies des femmes, des cas analogues se révèlent chaque jour. Je ne pense pas cependant qu'ils se multiplient assez pour qu'on puisse jamais les compter par centaines ; il est des pratiques que la conscience, sans être trop timorée, peut interdire de répéter, quand, en outre de leurs effets curatifs très contestables, elles tiennent l'opérateur dans l'imminence de faire courir à l'opérée des dangers très réels.

» C'est ainsi qu'à l'hôpital de l'Oursine, M. Danyau ne fait qu'une injection intra-utérine, arrêté par les désordres qui s'en suivent ; que M. Gibert y renonce aussi promptement par le même motif, et que M. Michon enfin ne fait pas même un premier essai, instruit des observations de ses collègues. »

Après cette longue et sévère tirade, dans laquelle le dépit et la partialité sont par trop évidents, Hourmann cite seize Observations recueillies par lui sur des utérus détachés ou sur le cadavre entier, et huit dues à M. Briquet. Sur ce total de vingt-quatre

Observations, dix-huit fois l'injection passe dans le péritoine, et dans les six cas exceptionnels, « l'obstacle à la pénétration de l'injection dans les trompes est évident et mécanique. » « En résumant, dit-il, les conséquences qui découlent de ces faits, ne demeure-t-il pas établi, de la manière la plus formelle et la plus générale, que toutes les fois que la cavité utérine sera libre et que les trompes, exemptes de toute adhérence et saines dans leurs parois, s'y ouvriront sans obstacle, l'injection, parvenue dans l'utérus, pourra passer dans le péritoine.

» Tous ces faits démontrent qu'une simple injection vaginale, si l'on se sert du spéculum pour la diriger, pourra parvenir à l'utérus, et faire courir alors tous les risques du passage du liquide injecté par les trompes. »

Enfin, Hourmann termine son travail par ces lignes, qui semblent devoir être la condamnation du téméraire, du coupable qui oserait encore employer les injections intra-utérines : « Les injections intra-utérines soulèvent une question de thérapeutique trop grave, pour que chacun, en position de contribuer à l'éclairer, ne doive pas se hâter de fournir son contingent. On a dit que cette opération sortirait bientôt triomphante de la polémique qu'elle agite; que même elle ne tarderait pas à animer des réclames pour établir positivement quel est le premier qui l'a pratiquée; pour moi, je n'aurais ambitionné qu'une chose, c'est d'être le *dernier* qui l'ait faite. »

A l'époque où notre savant et regretté confrère écrivait cette phrase (octobre 1840), et semblait ainsi, par ses anathèmes peu philosophiques, interdire toute recherche ultérieure dans une voie qu'il n'avait pas su ouvrir, l'auteur de ce Mémoire était bien près d'inventer l'instrument destiné à rendre faciles pour tous les injections intra-utérines, tout en leur faisant perdre leur nocuité.

Le 18 août 1840, Leroy d'Étiolles communiquait à l'Académie de Médecine deux faits d'ovarite aiguë provoquée par les injections intra-utérines.

La *Gazette médicale* de 1840 contient, dans les numéros hebdomadaires de septembre et d'octobre, huit articles sur les injections intra-utérines. La polémique fut vive alors, et ceux qui, comme moi, sont les jeunes de cette époque déjà bien éloignée, peuvent se rappeler l'animation quelquefois trop ardente de ces valeureux champions dont la science regrette, hélas! depuis longtemps déjà la mort prématurée, mais *unus deficit, alter*. L'un d'eux, Duparcque, disait, en parlant de la cautérisation (¹) : « A l'amputation du col abusivement employée a succédé la cautérisation, et comme l'emploi du caustique était plus facile que celui du fer, tous les médecins, les moins habiles comme les plus expérimentés, se sont mis à l'employer, on peut dire à tort et à travers. » Que dirait-il donc aujourd'hui?

Un peu plus tard (²), ce même médecin écrivait : « La cautérisation du col de l'utérus, qui avait succédé à l'amputation de cette partie, est à son tour menacée d'être détrônée par les injections intra-utérines. Ce procédé thérapeutique est-il nouveau? Aurait-il la haute importance qu'on lui prédit? »

Il les expérimenta quatre fois avec une seringue à hydrocèle et une canule droite. Les suites furent telles, qu'il dut s'en tenir là; et après avoir parlé des expériences faites par Bretonneau, Tonnellé, Hourmann et Nélaton, il ajoute : « Tous ces résultats effrayants eussent suffi pour faire proscrire cette opération. » Il décrit alors le procédé de Vidal, puis il indique une modification apportée par lui; mais ces nouvelles expériences ne furent pas satisfaisantes, car il dit (³) : « Ces résultats doivent engager à mettre, quel que soit le procédé que l'on adopte, la plus grande attention dans l'emploi des injections intra-utérines, et j'hésite à recourir à ce moyen, si ce n'est dans les cas où la cavité utérine se trouve agrandie par un ulcère cancéreux. Lorsque j'aurai recueilli suffisamment de faits sur ce sujet, je m'empresserai d'en faire connaître les résulats. »

Duparcque n'a rien écrit depuis lors en faveur des injections intra-utérines; loin de là, car, peu de temps après (⁴), il appelait de nouveau l'attention « sur les accidents variés et nombreux que peuvent déterminer les injections utérines, » et qu'il énumère de la sorte :

1º Le passage du liquide injecté dans le péritoine, à travers les trompes utérines par aspiration;

2º Les phénomènes de réaction dus aux efforts de distension

(¹) Duparcque, *Maladies de la matrice*, t. I, Introd. xxi.
(²) Duparcque, *Gaz. méd.*, 1840, p. 597.
(³) Duparcque, *Gaz. méd.*, 1840, p. 598.
(⁴) *Gaz. méd.*, 1840, p. 656.

que les injections forcées ou abondantes excercent contre les parois utérines;

3° Les accidents nerveux et phlegmasiques qui peuvent provenir de l'impression faite par le liquide injecté ou de la présence de la canule dans l'utérus;

4° Quelle que soit la cause et le mécanisme des accidents, comme ils ne se présentent pas chez toutes les femmes soumises aux mêmes conditions opératoires, à quels signes reconnaître les prédispositions contre-indiquantes?

5° Dans le doute, la prudence est de s'abstenir, ou du moins de n'agir qu'avec la plus grande circonspection, et dans les cas seulement où ce mode de traitement est essentiellement indiqué; ces cas sont heureusement très rares.

Duparcque termine par cette phrase de Vidal, à laquelle il donne toute son approbation : « Il ne faut recourir aux injections intra-utérines que quand tous les autres moyens ont été épuisés sans résultat. »

Le Dr Guillemin (¹) cite le fait d'une femme accouchée depuis neuf mois d'un enfant mort, et chez laquelle il fit une injection de sulfate de zinc pour un catarrhe utérin très abondant; il ne dit pas avec quel instrument fut faite l'injection; il y eut un peu de péritonite à droite.

En parlant du traitement de la leucorrhée (²), Lisfranc dit : « On a beaucoup vanté, pour combattre le catarrhe utérin, de pratiquer des injections astringentes dans la matrice. Les brillants succès qu'on avait d'abord signalés ont été bientôt suivis de funestes revers; des femmes ont succombé : le liquide injecté peut, en effet, pénétrer dans le péritoine par les trompes utérines et déterminer une péritonite. Pour éviter ce malheur, on a proposé de l'introduire lentement et doucement; mais je crois avec beaucoup de praticiens, qu'on n'est pas même alors toujours certain qu'il ne parviendra pas dans la membrane séreuse qui tapisse les parois de l'abdomen; d'ailleurs, lors même qu'il n'y arriverait pas, on conçoit aisément qu'il peut produire une métrite aiguë, et consécutivement une péritonite, dont on connaît tous les dangers... L'expérience s'est prononcée sur ce point important de thérapeutique. »

(¹) *Gaz. méd.*, 1840, p. 681.
(²) *Clinique chirurg.*, t. II, p. 326.

Ce chirurgien a donc eu à déplorer des accidents graves, peut être même mortels, bien qu'il ne cite pas d'orbservations tirées de sa pratique ou de celle des autres ; aussi ajoute-t-il : « D'après les considérations qui précèdent, je rejette les injections excitantes, irritantes, astringentes, pratiqués dans la capacité de la matrice, à moins que le catarrhe utérin ne menace la vie des malades. »

Il rejette encore « les injections émollientes faites dans l'intérieur de l'utérus, parce qu'elles ne sont pas même sans danger, l'observation l'a démontré ; elles peuvent entraîner avec elles dans le péritoine des matières de sécrétion plus ou moins irritantes, et occasionner ainsi la phlegmasie de cette membrane séreuse. »

Dans la séance de l'Académie de Médecine du 15 mars 1842, le vénérable Capuron faisait un rapport favorable sur *un injecteur mobile* qui devait « permettre d'injecter dans la cavité de l'utérus une quantité de liquide plus considérable qu'on ne le peut faire par les moyens ordinaires. » Dans la discussion du rapport, dont les conclusions furent rejetées, Martin-Solon, Delens, Bégin et Velpeau firent observer « qu'en injectant un liquide dans la cavité utérine, on peut donner lieu à une péritonite mortelle ; que les injections utérines peuvent produire des accidents graves, même lorsque le col est largement dilaté. »

M. Strohl, en parlant du traitement du catarrhe utérin par les injections intra-utérines (¹), dit qu'il a expérimenté en grand ce moyen de traitement. Or, tous les détails très circonstanciés du Mémoire de M. Strohl démontrent qu'il n'a pas pénétré dans l'utérus, et que même il a mis tous ses soins à ne pas remonter jusqu'à l'orifice cervico-utérin. Il se servait d'une sonde en gomme élastique de la longueur de deux à trois décimètres, et ouverte aux deux extrémités. Le point important, dit-il, est de choisir une sonde d'un calibre tel qu'elle laisse libre un espace assez considérable pour que le liquide puisse refluer facilement entre les parois et celles du col. « La sonde à double courant présenterait certainement le plus d'avantages, mais elle aurait l'inconvénient d'exposer, par sa rigidité, à blesser la matrice. On met le col à découvert au moyen du spéculum, puis on introduit dans son ouverture la sonde, que l'on enfonce à peu près

(¹) *Abeille médicale,* 1854.

d'*un demi* à *un centimètre*. Les doigts qui tiennent la sonde en place doivent prendre un point d'appui solide sur le spéculum, *afin qu'elle ne puisse s'y enfoncer davantage.* »

Tout dans le Mémoire de M. Strohl, jusqu'à l'absence complète d'accidents, malgré la mauvaise instrumentation, tout prouve que ce praticien a fait des injections intra-cervicales et non intra-utérines; je n'en veux pour preuve que la phrase suivante : « L'orifice interne du col empêche généralement le liquide de pénétrer dans la cavité du corps de l'utérus, de sorte qu'en faisant l'injection avec prudence, et n'enfonçant pas trop la canule, de manière qu'elle dépasse l'orifice interne du col, on ne fait en réalité l'injection que dans la cavité de ce dernier. »

Les malades de M. Strohl étaient toutes des filles publiques, c'est à dire des femmes atteintes de métrite parenchymateuse, et par conséquent ayant l'orifice interne plus ou moins dilaté, toujours dilatable et par suite facile à franchir; aussi, dit-il en finissant : « Si le passage par les trompes utérines était si facile ou si la métrite se développait si aisément, j'aurais dû observer l'un ou l'autre de ces cas; mais rien. »

Cette phrase prouve d'une façon irrécusable que M. Strohl n'a fait que des injections intra-cervicales; et enfin, la preuve la plus certaine, sinon pathognomonique, c'est qu'il n'a observé ni métrite, ni métro-péritonite; il était seul alors « à croire à l'innocuité des injections intra-utérines. »

Ces trop longues citations démontrent sans réplique que le chirurgien de Strasbourg n'a jamais fait d'injections intra-utérines.

Dans un article sur les injections intra-utérines publié par les *Archives* ([1]), on lit cette phrase : « Dans l'état actuel de la science, je crois donc que ce moyen doit être rejeté, quoique sous bien des rapports il paraisse le plus rationnel pour le traitement du catarrhe utérin. » L'auteur de ces lignes semble compter sur l'avenir quand il dit « dans l'état actuel de la science; » c'est là une réserve philosophique très sage, mais hélas! trop rare, même aujourd'hui, et que l'on ne trouve pas dans la phrase suivante, empruntée à la collection hippocratique : *Quæ medicamenta non sanant, ea ferrum sanat—quæ ferrum*

([1]) *Archives de médecine*, 1843, p. 145.

non sanat, ea ignis sanat — quæ verò ignis non sanat, ea insanabilia existimare oportet.

On lit dans la *Gazette médicale* [1] une Observation empruntée aux *Annales de la Société de Médecine d'Anvers;* elle est intitulée : *Observation de mort subite à la suite d'une injection d'eau chlorurée dans la matrice.* Une femme ayant avorté à cinq mois et demi sans secours, et ayant voulu se délivrer elle-même, rompit le cordon, d'où rétention du placenta, qui ne put être extrait même avec la pince de Levret quatre jours après, bien que le col fût très mou et *encore entr'ouvert;* on fit des injections avec de l'eau tiède dans la cavité utérine; puis, le cinquième jour après l'avortement, M. Stevens fit pratiquer des injections d'eau chlorurée au moyen d'une sonde en gomme élastique portée jusque dans la matrice, à laquelle venait s'adapter la canule d'une seringue à lavement remplie d'eau chlorurée et soigneusement privée des bulles d'air qui pouvaient s'y être glissées. Le sixième jour, même traitement; le septième jour, une perte sanguine abondante s'étant déclarée (le placenta n'avait pas encore été extrait), M. Stevens pousse lui-même une injection d'eau chlorurée, en se servant du même appareil et avec les mêmes précautions que précédemment. Aussitôt la femme se jette sur son séant, les bras étendus, en s'écriant qu'elle étouffe; la tête se renverse en arrière, la face pâlit, les yeux se convulsent en haut, le regard se fixe, la respiration se ralentit, le pouls s'enfuit, et la mort a lieu tout au plus trois minutes après l'injection. On attribua la mort à l'introduction de l'air dans les veines.

Cette description est frappante de vérité pour qui a été témoin des accidents que détermine le passage d'un liquide de l'utérus dans le péritoine par les trompes. C'est bien là l'expression fidèle et vraie de ce que j'ai observé chez la malade à l'occasion de laquelle j'ai inventé la sonde utérine à double courant. Cette projection en avant des bras et du tronc, cette fixité du regard, cet étranglement de la voix qui veut appeler au secours, et *vox faucibus hæsit;* cette convulsion générale, clonique d'abord, puis pseudo-tétanique, bientôt suivie d'une résolution complète de tout le système musculaire; ce ralentissement de la respiration suivi de la disparition du pouls; les angoisses du médecin resté seul

[1] *Gaz. méd.*, 1849, p. 583.

auprès d'une malade chez qui se déclare un tel accident, ne seront bien comprises que par ceux qui ont été témoins et acteurs responsables des accidents mortels ou pseudo-mortels produits par le chloroforme.

A l'autopsie de la malade de M. Stevens, faite avec soin vingt huit heures après la mort, on constata que « les cavités droites du cœur, ouvertes sous l'eau, contenaient une grande quantité de gaz mêlé à du sang ; les cavités gauches en contenaient aussi quelques bulles. » Ce gaz n'a pas été analysé.

Est-ce bien là un exemple de mort par introduction de l'air dans les veines? Et croit-on que les sinus utérins soient bien dilatés et béants dans un cas de rétention du placenta, *sept jours après un avortement fait à cinq mois et demi,* alors qu'il n'y avait « ni inflammation ni suppuration des parois de l'utérus, » ce qui prouve sans réplique que les sinus utérins étaient oblitérés? On ne dit pas la cause de l'avortement, ce qui eût été peut-être, dans le cas actuel, très important.

Pour tout homme sérieux ayant connaissance des beaux travaux d'Amussat sur l'introduction de l'air dans les veines, il est impossible d'admettre que la mort a été déterminée par la pénétration de l'air à travers les sinus utérins. La présence de gaz dans les cavités du cœur n'est qu'un fait spécieux, dont on a singulièrement exagéré, je crois, la valeur pathologique, et qui n'eût pas pu tout seul déterminer une extinction si rapide de la vie. Non, c'est là un exemple de mort par syncope. Celle-ci ayant été déterminée par la pénétration de l'air dans le péritoine, doit être rangée dans l'ordre des actions réflexes. On pourrait également soutenir l'opinion que la mort a eu lieu par asphyxie. Chez la malade de M. Stevens comme chez la mienne, les contractions spasmodiques de tout l'appareil phonateur ont eu une expression particulière, et elles pourraient bien n'être autre chose que le phénomène signalé par M. Beau dans ses *Études sur la mort par submersion.*

Du reste, au point de vue de la question que j'examine ici, qu'importe que l'air ait pénétré par les sinus utérins ou par les trompes? que la mort soit le résultat d'une syncope ou d'une asphyxie? Ce qu'il y a de très certain pour moi, c'est qu'avec la sonde à double courant, et c'est là le fait pratique sur lequel je veux appeler et fixer l'attention, on eût évité cet accident, et d'autant mieux, que « le col de la matrice était encore très mou et encore entr'ouvert, » disposition qui est justement considérée comme devant permettre une sortie facile du liquide autour de la sonde, et partant rendre impossible son passage dans le péritoine par la trompe, qui est un canal allongé, à lumière peu considérable, et dont l'insertion à la matrice se fait par une ouverture très petite et même capillaire.

Gensoul, écrivant à Vidal ([1]), « reconnaît que ce moyen (les injections intra-utérines) est précieux ; mais il pense qu'il doit être employé en suivant toutes les règles indiquées par Vidal, qu'il doit être réservé à un nombre de cas très limité, et seulement lorsque les autres moyens thérapeutiques ont échoué. »

Gensoul profite de l'occasion « pour entretenir Vidal des injections intra-utérines pratiquées dans la fièvre puerpérale ou métro-péritonite puerpérale, si meurtrière et si souvent terminée par une phlébite des veines utérines. En réfléchissant à l'analogie, et même à la similitude qu'il y a entre l'odeur et l'aspect des détritus que l'on observe après les amputations des membres lorsque la réunion par première intention a échoué, il a eu l'idée d'employer les injections avec l'eau distillée tiède pour enlever le pus et les détritus de caillots. »

Après avoir dit que ce moyen lui a toujours donné les plus heureux résultats lorsqu'une inflammation violente, souvent accompagnée d'érysipèle, s'était développée, il ajoute : « J'ai tout lieu de croire que des injections pratiquées dans la cavité utérine, au début de la fièvre puerpérale, en diminueraient beaucoup la gravité et pourraient même en arrêter la marche. J'ignore si ce moyen a été mis en usage, mais il me paraît rationnel et *sans aucun danger*. »

Je ne parlerai pas du cas de mort relaté par le Dr Pédelaborde ([2]); je renverrai ceux qui ne le connaissent pas à la réponse incisive et victorieuse que lui fit Vidal dans le numéro suivant.

M. Bonnet, de Poitiers, dit les avoir fait employer sans succès et les avoir employées lui-même ; il n'a pas ultérieure-

<hr>

([1]) *Union médicale,* 1849, p. 574.
([2]) *Union médicale,* 1850, p. 263.

ment fait connaître le résultat, ce qui permet de croire que ses tentatives n'ont pas été heureuses.

La *Gazette médicale* de 1853, page 655, donne le résumé d'un travail de M. Pleindoux sur la *cautérisation de l'intérieur de l'utérus avec le nitrate d'argent*, mode de cautérisation adopté par l'auteur et destiné à remplacer avec avantage les injections intra-utérines, abandonnées à raison des dangers qu'on leur a reconnus.

Le Dr Olioli [1], après de nombreuses expériences sur le cadavre, pense que, pour que le liquide injecté ne passe pas dans le péritoine, il faut ne pousser dans la matrice que la quantité qu'elle peut contenir, 4 grammes environ, et ne pousser le liquide que modérément.

Valleix dit, en parlant des injections intra-utérines [2] : «Nous n'avons encore rien de positif sur ce point. Si l'on voulait mettre les injections en usage, il faudrait agir avec beaucoup de prudence, ne pas injecter le liquide trop fort et trop brusquement, et n'employer que les injections émollientes.

Le Dr Guyon, en donnant le résultat général de l'étude expérimentale qu'il a faite des injections intra-utérines, dit [3] : « Il faut que la sonde introduite ne soit serrée ni à l'orifice externe, ni surtout à l'orifice interne; si elle est introduite à frottement, si elle sent les parois, le liquide passera dans les trompes. »

Scanzoni, frappé de la variété des dimensions de l'orifice interne, de la rétention ou de l'évacuation facile des liquides qui en est la conséquence, avait conclu, et avec beaucoup de raison, que les injections intra-utérines n'étaient possibles sans accidents que chez les femmes dont les deux cavités utérines communiquaient librement.

Le Dr Aran, partisan quand même des injections intra-utérines, rejette, et avec raison, les expériences du Dr Olioli, dont j'ai parlé précédemment à sa place chronologique, ces expériences faites sur le cadavre ne prouvant rien pour ce qui se passe chez la femme vivante. Aran dit avoir fait « plusieurs centaines d'injections dans la cavité utérine, sans avoir vu une

[1] *Journal* de Martin Lauzère, 1853, p. 239.
[2] *Guide du méd. prat.*, édit. de 1853, t. V, p. 526.
[3] Guyon, *Thèses de Paris*, 1858, n° 48, p. 71.

péritonite même partielle; » il invoque l'opinion de Scanzoni et celle de Vidal, « qui n'ont jamais non plus rien observé de pareil ([1]) ».

On trouve ici un exemple bien frappant de la partialité avec laquelle parlent et jugent quelquefois les meilleurs observateurs quand ils sont dominés par une idée préconçue ou gênant une théorie.

Immédiatement après la ligne que je viens de citer, Aran dit : « Ces injections ne passent cependant pas toujours inaperçues. Il en est ainsi chez quelques femmes; mais chez d'autres, *chez la plupart même,* il y a des coliques assez vives, avec ballonnement du ventre, etc., » et là il décrit — trois pages durant — tous les accidents de la péritonite, « étreintes analogues à celles de l'accouchement — coliques avec ballonnement — coliques extrêmement vives déterminant des phénomènes nerveux, de la pâleur, du refroidissement des extrémités, de la petitesse du pouls, des accidents hystériformes, etc., etc. » Quels sont donc les symptômes de la péritonite à invasion brusque, de la péritonite traumatique, si tout ce cortége d'accidents n'a pas de valeur? Et puis, si l'on ne craignait pas la péritonite, pourquoi toutes ces précautions si minutieusement indiquées relativement au choix des instruments, au *modus faciendi,* à la température et à l'espèce du liquide, au degré d'énergie médicamenteuse à donner aux solutions, etc., etc., précautions qui vont jusqu'à exclure le nitrate d'argent « qui donne lieu à des douleurs toujours très vives, et qui est, en définitive, le seul agent dont l'emploi ait été suivi d'accidents graves » (p. 257)? On croirait vraiment qu'Aran ne connaissait pas les observations de ses devanciers. Et puis enfin, cet aveu (p. 254) . « Il est bien vrai qu'il s'est quelquefois produit des accidents très graves et même mortels à la suite d'injections dans la cavité de l'utérus; mais ils peuvent s'expliquer sans avoir recours à une pénétration hypothétique qui ne soutient l'examen ni au point de vue du fait, ni au point de vue de la réflexion. »

Le Dr Aran, qui repousse la pénétration parce qu'elle est hypothétique, se livre ici à une longue discussion, bien plus hypothétique assurément, pour prouver que la péritonite est

([1]) Aran, *Maladies de l'utérus,* p. 255.

due à une inflammation par continuité de tissu, au degré de concentration de la solution, à la température trop basse du liquide, à un travail inflammatoire latent excité par l'injection intra-utérine, à une coïncidence fortuite, car les personnes auxquelles on fait des injections intra-utérines ne sont, pas plus que d'autres, hors de la portée des causes qui peuvent donner lieu au développement d'une phlogose péritonéale spontanée.

Après avoir donné (p. 256) la description « d'un procédé extrêmement simple, qui n'expose pas à forcer la résistance des ouvertures des trompes, » (la lecture des pages 256, 57 et 58 du livre d'Aran permet de juger la bonté du procédé); il dit. (p. 469), en parlant de la métrite interne : « pour le traitement de laquelle les injections intra-utérines sont encore plus efficaces et mieux indiquées que pour le traitement de l'inflammation de la cavité du col ; » « je suis encore à voir des accidents sérieux à la suite de ces injections... Il est vrai que, ne les considérant pas comme une chose indifférente, j'ai toujours pris mes précautions en les pratiquant; » et il énumère ensuite les moyens à l'aide desquels « il a combattu les accidents douloureux. »

Enfin, pour en finir avec Aran, dont le vrai talent d'observation mérite une critique aussi sévère que loyale, parce que son opinion a dû égarer bien des praticiens, encore une citation. Du reste, *amicus Plato, sed magis amica veritas,* disait Cicéron.

Après avoir traité de la métrite interne granuleuse, — dont le traitement est une des plus belles applications de ma méthode, puisque seule elle permet de guérir cette variété de la métrite chronique sans aucun danger ni accident;—après avoir indiqué les avantages, les inconvénients et les dangers de l'abrasion par la curette, et rappelé les communications de Récamier à l'Académie de Médecine « sur des faits nombreux de perforation de la cavité utérine. dont quelques-uns suivis de mort, des cas de métrites aiguës, de métropéritonites et de péritonites, plus considérables qu'on ne pense, il parle de la modification de la muqueuse utérine, soit par le crayon de nitrate d'argent, soit par l'injection dans la cavité de l'organe d'une substance comme la teinture d'iode pure, ou le perchlorure de fer étendu de la moitié ou du quart de son poids d'eau distillée; » il ajoute : « Dire que ces injections intra-utérines sont sans danger, ce serait aller trop loin; mais lorsque le médecin ne les emploie qu'en dernier lieu et *comme ressource suprême,* il a pour excuse la nécessité du salut des malades, et j'ajoute que les succès sont assez nombreux aujourd'hui pour que des craintes exagérées ne viennent pas empêcher l'homme de l'art de recourir à un pareil moyen lorsque les autres ont échoué et *lorsque les malades sont réduites au dernier degré de la faiblesse.* »

Ainsi, pour Aran, les injections intra-utérines étaient l'*ultima ratio* de la médecine, et ce long plaidoyer en leur faveur est la meilleure preuve qu'il considérait ce moyen comme très dangereux, car bien certainement il eût trouvé des motifs meilleurs et plus probants en faveur de la méthode, si elle pouvait être défendue victorieusement alors qu'elle est mise en pratique à l'aide des procédés connus jusqu'à ce jour.

Confiant dans l'innocuité préconisée par Vidal, le Dr Becquerel a, lui aussi, employé les injections intra-utérines, et voici de quelle manière il rend compte de ses études sur ce point de pratique spéciale (¹) : « Malgré les assertions de Vidal, ces injections ont conduit la plupart des praticiens à des accidents plus ou moins graves qui sont les suivants : augmentation des douleurs, exacerbation de l'inflammation, développement d'une péritonite aiguë. Il y a quelques années, en 1850, je fis quelques esssais à l'hôpital de la Pitié, touchant l'emploi des injections intra-utérines. Je m'étais entouré des précautions les plus grandes; trois ou quatre fois, elles n'avaient été suivies d'aucun accident; mais, chez une jeune malade, une injection d'une solution de nitrate d'argent, très étendue cependant, détermina une péritonite des plus graves, à la suite de laquelle la malade faillit succomber. Je ne recommencerai pas de semblables tentatives, et tout médecin sage et prudent doit proscrire d'une manière absolue les injections intra-utérines. »

Ce langage de Becquerel est bien celui de l'expérimentateur probe et honnête, de l'observateur impartial qui, n'étant dominé par aucune théorie, s'arrête quand il s'aperçoit que mauvaise est la voie dans laquelle il s'est engagé.

Enfin, j'arrive au dernier ouvrage publié sur les maladies de l'utérus, celui du Dr Bennet. C'est bien certainement, et sans comparaison, le meilleur et le plus pratique de tous.

(¹) Becquerel, *Maladies de l'utérus,* t. I, p. 432.

Je lui adresserai cependant deux reproches : le premier, de descendre à des détails, je dirais presque à des minuties de boudoir, qui sont, tout au moins, des hors-d'œuvre dans un ouvrage dogmatique ; il est de ces conseils qui ne s'écrivent pas. Le médecin sérieux doit abandonner aux femmes de chambre et aux gardes-malades la médecine des petits moyens, surtout celle des ruelles, et s'il est obligé quelquefois de se servir de substances qui pourront tacher le linge de ses malades, il doit les employer lui-même et non les conseiller ; l'arsenal pharmaceutique est assez riche, du reste, en moyens tout à la fois actifs sur les muqueuses et inoffensifs pour les vêtements.

Le second reproche que mérite, à mon point de vue, l'ouvrage du Dr Bennet, est celui-ci. Après avoir pris pour titre : *Traité pratique de l'inflammation de l'utérus, de son col et de ses annexes,* il s'occupe presque exclusivement des maladies du col ; on dirait que pour lui, comme du reste pour le plus grand nombre des médecins, et je pourrais dire tous les médecins, la pathologie utérine presque tout entière gît dans ce pauvre petit appendice cervical dont les maladies et, dans certains cas, les affections elles-mêmes ne sont en réalité que des états secondaires ou même tertiaires ne méritant pas de fixer l'attention du pathologiste, comme je le prouverai surabondamment.

Bennet consacre moins de 40 pages, dans un volume de 600, à la métrite et à toutes ses variétés, et il en donne la raison suivante : « ([1]) La métrite interne est une forme assez rare de l'inflammation utérine ; on ne l'a crue commune que parce qu'on l'a confondue avec l'inflammation de la cavité du col, maladie au contraire très fréquente. »

Mais je n'ai pas à faire ici l'analyse du livre de Bonnet ; je veux seulement savoir ce qu'il pense des injections intra-utérines, et, à cette occasion, je lis, à la page 69, une Note du traducteur (Dr Peter), ainsi conçue : « On sait très bien que les injections intra-utérines ne pénètrent que dans la cavité du col, surtout lorsqu'elles sont pratiquées avec une force de projection modérée. »

Bennet tient pour très dangereuses les injections intra-utérines, ce qui ressort du passage suivant : ([2]) « Si les injections utérines

([1]) Bennet, *Traité de l'inflammation de l'utérus,* éd. de 1864, p. 62.
([2]) *Op. cit.,* p. 374.

étaient innocentes, elles seraient préférables, dans le traitement de la métrite interne, au nitrate d'argent solide; mais il y a des raisons pour croire qu'elles ne sont pas sans danger; c'est pourquoi je ne les emploie pas. Pendant mon séjour à Paris, *plusieurs cas de mort* survinrent par le fait de métro-péritonites dues à ces injections. Un de ces cas fut observé dans les salles où j'étais interne à l'hôpital Saint-Louis. La malade, belle jeune femme de vingt-cinq ans, portait une grosse tumeur fibreuse de l'utérus qui avait déterminé l'augmentation de volume de l'organe et entr'ouvert l'orifice interne du col. A cette époque, on essayait les effets des injections. On injecta donc chez cette jeune femme une solution astringente *dans la cavité du col,* d'où sortait un léger écoulement muco-purulent. Peu après, la malade fut prise de frissons, de fièvre, de douleurs abdominales violentes, et au bout de quelques jours elle succombait à une péritonite...... J'ai complétement rejeté comme périlleuse et inutile la pratique des injections médicamenteuses dans la cavité du corps de l'utérus. » Et cependant il dit ailleurs : «Lorsque l'inflammation méconnue et non traitée existe depuis longtemps et en est arrivée à faire pour ainsi dire partie intégrante de l'économie, il est toujours extrêmement difficile d'en triompher complétement : la ténacité est vraiment un des traits caractéristiques de la métrite chronique. »

Oui, sans doute, *non sublatâ causâ, non tollitur effectus;* une fois établie, la métrite chronique persiste indéfiniment, et je l'ai vue bien souvent conserver plusieurs années encore après la ménopause, une intensité que l'on était loin de soupçonner, et qui devient une cause fréquente d'erreur de diagnostic chez les vieilles femmes.

Si, après avoir consulté les traités spéciaux et les ouvrages dans lesquels on s'est occupé des injections intra-utérines, je fais appel à l'opinion verbale des hommes actuels, je la trouve entièrement unanime contre l'emploi d'un moyen irrationnel, dangereux, très douloureux, trop souvent mortel, et que tout le monde, du reste, a rejeté depuis longtemps. De tous ceux que j'ai interrogés ou consultés, médecins ou chirurgiens des hôpitaux de Paris, pas un n'a hésité dans le rejet absolu de ce moyen thérapeutique, et l'idée même que l'on pouvait y penser encore, après tout ce qui a été dit et fait jusqu'à ce jour, prouverait une grande ignorance des travaux de notre époque, une témérité imprudente et même coupable, un jugement faux peut-être, et que sais-je? En un mot, chacun a exprimé son opinion d'une façon et en termes dictés par les caractères de chacun.

Le 11 novembre 1864, le professeur Trousseau, en me rappelant ses nombreuses expériences sur le cadavre, à Tours, avec Bretonneau, et plus tard à Paris, en 1839 et 40, à l'Hôtel-Dieu, résumait ainsi sa pensée : « Les injections intra-utérines ne peuvent pas être faites sans danger. »

Un homme, que nous considérons tous comme le chirurgien le plus hardi de notre époque, et certainement un des plus ingénieux, s'est montré le plus violent adversaire de la méthode. Dans un entretien que j'avais avec lui, le 15 novembre 1864, à cette question, posée *ex abrupto*. Que pensez-vous des injections intra-utérines? il me lança un regard aussi surpris qu'intelligent, et me répondit : « Les injections intra-utérines ! *Brrrr !* Rien que d'y penser le froid me prend. — Ah! bast, vraiment? — *Brrr !* — Et la méthode du double courant? — Ah ! — Cette communication parut être un trait de lumière pour l'esprit si fécond qui présentait alors aux académies le lithexère. »

Le dernier trait décoché contre les injections intra-utérines est de M. Jounia (¹), qui, dans un article assez bien écrit sur un point d'obstétrique, dit, en parlant de l'hémorrhagie suite de la délivrance : « Les moyens qui me paraîtraient le mieux devoir réussir sont les injections intra-utérines astringentes; mais elles sont dangereuses. » Et ce médecin, assez prudent pour ne pas employer les injections alors que le col est béant et permettrait une libre sortie au liquide injecté, ne craint pas de « badigeonner le segment inférieur de l'utérus avec une éponge attachée à l'extrémité d'une sonde métallique et imbibée de solution de perchlorure de fer. »

Il est donc bien positif, très certain et parfaitement prouvé par les livres anciens, modernes et contemporains, même les plus nouveaux, par les discussions académiques et les opinions verbales des hommes les plus autorisés, je ne dirai pas seulement de notre époque, mais du moment où j'écris, que les injections intra-utérines ne sont employées par personne, parce

(¹) *Gaz. des Hôp.*, 1865, p. 246.

que, dans l'état actuel de la science et de l'art, elles sont complétement impossibles, et par conséquent il faut dire avec Becquerel : « Tout médecin sage et prudent doit les proscrire d'une manière absolue. »

Tel est le bilan de ce moyen thérapeutique, de cette méthode si puissante, qui n'a été repoussée jusqu'à ce jour que parce qu'il lui manquait un *modus faciendi* INOFFENSIF. C'est encore la sempiternelle histoire de l'œuf de Christophe Colomb, et je dois penser qu'il était pourtant bien facile de trouver ce moyen, car je n'avais pas trente ans lorsque j'ai fait faire ma sonde. Mais je crois qu'à notre époque de renouvellement et de progrès, les médecins s'en tiennent trop aux acquisitions et découvertes de leurs devanciers, et n'ont peut-être pas assez d'initiative.

Dans les premières années de ma pratique, j'ai tout d'abord traité par les caustiques, et quelquefois *largâ manu,* ce que j'appelais alors avec tout le monde les *engorgements de la matrice,* les *affections utérines.* Bientôt, j'observai des récidives chez des femmes traitées par moi ou par des médecins dans le talent desquels je devais avoir toute confiance (j'habitais alors Paris) : une, entre autres, me présenta une de ces métrites à répétition aussi désagréables pour le médecin que fatigantes et même dangereuses pour la malade. Le commémoratif m'apprit que cette métrite, s'accompagnant parfois d'hémorrhagies effrayantes, alternait tous les ans à peu près, depuis plusieurs années, avec un eczéma dont le lieu d'élection extérieur était l'oreille gauche, qui me présenta, en effet, quelques mois plus tard, un état et des proportions éléphantiaques que je n'ai jamais retrouvés depuis lors. L'eczéma auriculaire était à peine disparu, que la métrite se montrait de nouveau, et avec elle des hémorrhagies incoërcibles. — Nous n'avions alors (1844) ni l'ergotine, ni le tannin, ni le perchlorure de fer.

Le tamponnement du vagin me parut être, dans la circonstance, un moyen brutal qui, bien que fait méthodiquement, n'arrêtait pas l'hémorrhagie, *non sublatâ causâ, non tollitur effectus,* et qui, du reste, avait le grand inconvénient d'exciter la matrice.

C'est alors que, n'obtenant que de mauvais effets du nitrate d'argent et du nitrate de mercure, que je maniais pourtant alors depuis plusieurs années, je songeai, ou plutôt je me décidai à employer les injections intra-utérines, qui me parurent être le seul moyen rationnel et le seul capable de faire cesser la métrite chronique interne à forme hémorrhagique et à caractère eczémateux dont cette dame était atteinte depuis tant d'années.

Je dois dire que cette dame, grâce à sa parenté médicale, avait été vue et traitée par les médecins et chirurgiens les plus justement renommés de Paris, et qu'elle avait suivi sans succès les traitemens les plus variés.

Le 24 août 1844, Mme M..., nullipare, étant en décubitus dorsal sur le bord de son lit, j'introduisis, après avoir appliqué le speculum, une sonde droite en argent, n° 15 de la filière Charrière, assez petite, par conséquent, pour ne pas obturer l'orifice interne, que je traversai facilement, et je fis *lentement*, avec une seringue à piston bien mobile, une injection d'eau tiède simple. A peine avais-je fait avancer le piston d'une quantité appréciable, que Mme M... poussa un cri strident, porta la main rapidement à la région ovarique gauche, se raidit des quatre membres à la fois, lançant au loin le speculum et les chaises qui soutenaient ses pieds, et resta en syncope. Il fut aussitôt évident pour moi que l'injection avait pénétré dans le péritoine par la trompe gauche; mais la quantité d'eau introduite ne pouvant être que très minime, je ne craignais pas de voir se développer une péritonite grave, et je me demandais si la violence subie par les *ostia uterina,* et en particulier par l'orifice interne que traversait la sonde, n'étaient pas la cause principale de la syncope, qui fut complète et dura de cinq à six minutes.

J'ai vu un cas de lipothymie développé sous la seule influence du cathétérisme utérin ; j'ai rencontré quelques cas dans lesquels l'hyperesthésie de la vulve ou de l'orifice interne était telle, que le toucher ou le cathétérisme de la cavité utérine n'était possible qu'après plusieurs séances d'injections abondantes d'eau chaude dans la cavité cervicale, mais je n'ai jamais vu de syncope.

Trois jours après, les accidents abdominaux cessaient pour ne plus reparaître, et quelques mois plus tard Mme M... était complétement guérie de sa métrite chronique.

Remariée en 1847, elle a eu un enfant en 1848, et elle n'avait pas cessé de se bien porter lorsque je la vis pour la dernière fois en 1856, douze ans après son traitement.

Ainsi que je l'ai dit plus haut, les accidents déterminés chez Mᵐᵉ M... par l'injection intra-utérine m'ayant inspiré l'idée du double courant comme seul moyen de prévenir le passage des liquides dans le péritoine, je fis faire une sonde qui a subi plus d'une modification, mais que je considère aujourd'hui, en raison des services qu'elle m'a rendus dans les cas les plus variés, comme parfaite, et je crois que l'on aura tort d'en altérer le modèle.

Avec l'intervention de la sonde diroïque ou à double courant commença la seconde période de ma pratique, période qui fut éclectique et dura de 1846 à 1860.

Après avoir traité les maladies et les affections de la matrice pendant plus de quinze ans par les caustiques et les injections intra-utérines combinés, j'en suis venu à ne plus employer que les injections médicamenteuses seules, à l'exclusion de tous les caustiques actuels et potentiels, et j'obtiens depuis lors des succès tels avec cet unique moyen thérapeutique, que je guéris toutes les maladies de l'utérus, et même presque toutes les efflorescences diathésiques, *le cancer excepté*. Il va de soi que, dans le cas d'*affection* de l'utérus, la diathèse, dont l'affection utérine n'est que l'fflorescence, doit être attaquée par un traitement interne ou général, le traitement local ne pouvant avoir d'influence que sur l'organopathie utérine et non sur sa cause.

Quant aux infirmités de la matrice, le plus grand nombre (je ne dis pas toutes) étant le résultat d'une inflammation totale ou partielle de l'organe — et cette théorie est inattaquable, comme je le prouverai plus tard, *naturam morborum curationes ostendunt* — les injections intra-utérines, en guérissant la phlegmasie muqueuse et parenchymateuse, font *ipso facto* disparaître le déplacement, *sublatâ causâ, tollitur effectus*.

Je ne crois pas devoir donner d'Observations dans un travail dejà trop long; mais je puis affirmer, en toute vérité et sans aucune exagération, que je compterai bientôt par centaines les faits de versions et de flexions guéris par les injections intra utérines, surtout depuis l'invention de mon hystéromètre. On pourra m'objecter avec une certaine apparence de raison que c'est le cathétérisme et non l'injection qui a guéri. Il est vrai que mon hystéromètre agit tout à la fois comme dilatateur et redresseur ; mais avant d'avoir inventé l'hystéromètre, je ne me servais que de la sonde ; oui, dira-t-on peut-être, mais, dans tous les cas, la médication est complexe, car l'injection intra-utérine exige le passage préalable de la sonde. A cette objection, qui est la seule ayant un peu de valeur, je réponds par des milliers de faits étrangers à ma pratique, faits, hélas! trop nombreux et qui prouvent sans réplique que, dans l'immense majorité des cas, sinon toujours, les redresseurs de Simpson, de Valleix et de leurs imitateurs ont produit plus de métrites et peut-être plus de morts que de redressements. Le professeur Velpeau avait grandement raison, lorsque, dans la séance de l'Académie de Médecine du 4 juillet 1854, il disait : « Surtout, pas de corps à demeure dans l'utérus. » Non, dirai-je à mon tour, jamais de corps à demeure, même en caoutchouc vulcanisé, pas même dans le vagin, *à fortiori* dans l'utérus, parce que *ubi stimulus, ibi fluxus*. Pas de chirurgie mécanique et brutale cherchant des résultats instantanés; mais, au contraire, une chirurgie physiologique produisant des effets lents, progressifs et satisfaisants.

J'aime à croire que lorsque l'on connaîtra mon hystéromètre et les nombreux services qu'il peut rendre, on comprendra qu'on peut hardiment et sans crainte traiter les flexions utérines non pas seulement pour faire disparaître une infirmité douloureuse ou incommode, mais aussi et surtout pour faire cesser la stérilité. Le cathétérisme de l'utérus par l'hystéromètre déterminant un certain degré de traumatisme des cavités et surtout de l'orifice interne, je le fais suivre presque toujours d'une injection intra utérine, qui est d'autant mieux indiquée que la nature même et l'espèce de la maladie pour laquelle on cathétérise réclame les injections, et je puis affirmer qu'avec cette pratique je n'ai jamais observé les accidents que déterminent les redresseurs à demeure, accidents auxquels j'ai dû plusieurs fois remédier.

CHAPITRE IV.

DE LA VALEUR THÉRAPEUTIQUE DES INJECTIONS INTRA-UTÉRINES.

Après avoir démontré par l'exposition des idées anciennes, modernes, contemporaines et actuelles, que les injections intra utérines, faites à l'aide des procédés aujourd'hui connus, sont

impossibles à raison des dangers inhérents à ce moyen thérapeutique, il me reste à exposer la méthode et le procédé par
lesquels j'ai rendu possible, simple, facile et tout à fait inoffensif,
même entre des mains inexpérimentées, un agent chirurgical
d'une puissance immense. Ma thèse ne peut être démontrée que
par des faits nombreux et authentiques; nombreux, j'en ai
recueilli quelques centaines depuis que j'ai commencé l'étude de
l'hystéropathie, en 1837, et surtout depuis vingt-trois ans que je
suis livré à une pratique presque spéciale, sans compter ceux,
plus nombreux encore, dont je n'ai pas pris l'observation, mais
qui n'en ont pas moins fourni leur contingent à mon expérience;
authentiques, presque tous observés dans ma pratique privée et
loin du grand jour d'un hôpital, manquant malheureusement
de ce cachet sans lequel, à notre époque, les faits les mieux
étudiés, les observations le plus savamment recueillies, sont
systématiquement repoussés, comme l'ont prouvé quelques-uns
des discours prononcés à la tribune de l'Académie de Médecine à
propos de la discussion sur la syphilis vaccinale, et en particulier
dans la séance du 21 février 1865. « Ces faits ne présentent
aucune garantie, vous dit-on; ils ne sont pas sérieux et on n'en
saurait tirer aucune preuve certaine en faveur de la transmission de la syphilis par la vaccine. » De quel droit l'ancien
médecin de la Charité se permet-il d'envelopper ainsi d'un doute
outrageant les observations d'hommes sérieux qui n'ont certes
pas de peine à être aussi bons observateurs que lui, surtout
quand il s'agit d'un fait aussi commun que la syphilis vaccinale? Je ne sais si l'on peut hardiment élever à un demi-milliard
le chiffre des sujets vaccinés, et accepter la proportion établie
par M. Briquet « d'un cas de syphilis vaccinale sur trois millions de vaccinés; » mais, ce que je ne sais que trop, c'est que
j'ai bien vu pour ma part au moins dix cas de syphilis vaccinale,
et il n'est pas un médecin un peu répandu qui, vivant au milieu
de populations fixes et stables, comme moi dans ma petite ville
de province, n'en ait observé un certain nombre de cas.

Il y a seize ans que je suis parfaitement certain de la conta-
giosité des accidents secondaires. Une femme de soixante-neuf
ans, très saine jusqu'alors, prit de son petit-fils, âgé de sept
semaines, dont elle lavait les couches, une blépharite syphilitique dont je méconnus la nature; pendant près de trois mois, je

traitai cette femme pour une blépharite diphtéritique, mais sans aucun succès. Elle fut complétement guérie en moins de huit jours par un collyre au sublimé, secondé de la pommade au précipité blanc.

Le même accident se produisit chez la mère de l'enfant, deux mois après le début de la blépharite de la grand'mère, sous l'influence de la même cause, le lavage du linge, pendant lequel les mains avaient probablement porté sur les paupières des matières fécales diluées. Quel qu'ait été le mode de transmission, ce fut la coïncidence de deux blépharites incoërcibles avec des plaques muqueuses de l'anus chez un nouveau né qui redressa mon diagnostic.

Les médecins des hôpitaux de Paris se figurent que seuls ils voient bien et que seuls ils sont aptes à créer et à constituer la science; ils n'admettent pas que les médecins de province puissent faire avancer la médecine ou la chirurgie; aussi, les Académies et les Sociétés savantes retiennent-elles quelquefois pendant plusieurs années des travaux dont la mise au jour en temps opportun eût été d'une grande utilité pour la science, pour les médecins et pour les malades. Plusieurs faits de ce genre ont été cités au Congrès médical de Bordeaux. Si les médecins de Paris voient plus de faits que nous, ils en observent moins parce que le temps leur manque et qu'ils perdent trop tôt de vue leurs malades : *non numerandæ sunt, sed perpendendæ observationes.* Le Corps médical de province, tenu dans une tutelle exagérée, tend peut-être un peu trop de nos jours à une décentralisation qui, très bonne dans certaines limites, serait préjudiciable à la science et à la profession si elle allait trop loin; mais, ainsi va l'humanité, et surtout l'esprit français; cependant, « les excès ne sont pas la vertu. »

Quand on veut établir une médication nouvelle, et surtout réformer en même temps une partie de la nosologie, on ne doit pas, je le sais, s'en tenir à des généralités toujours insuffisantes en pareil cas. Chacun a le droit alors de demander comment ont été observés et recueillis les faits d'où sont sorties ces généralités. Des faits bien exposés, des observations rédigées brièvement, en termes clairs et précis, sont en quelque sorte un objectif pour l'esprit du lecteur, sur lequel ils produisent une impression plus nette et plus convaincante que les généralités les mieux déduites;

mais je ne peux pas admettre que l'on rédige des observations médicales comme des descriptions de botanique ou de minéralogie. J'abhorre les Observations longues et trop minutieusement détaillées, et je ne comprends pas qu'un médecin sérieux puisse, huit et dix pages durant (et des pages de 2,500 lettres), parler *de omni re scibili et quibusdam aliis* à propos d'un symptôme, d'un simple épiphénomène que l'on a élevé au rang d'entité pathologique (¹).

Les médecins du xvıı° siècle, Sydenham, Boerhaave, Morgagni; ceux du xvııı° siècle, Lieutaud, Bordeu et *tuli quanti* parmi les meilleurs ne nous ont transmis que des Observations courtes et substantielles; aussi, on lit ces auteurs avec plaisir et profit. Tout travail sur un point quelconque de médecine, cette science d'observation, la plus difficile peut-être entre toutes, doit nécessairement avoir pour base des faits bien observés et bien décrits. Je devrais donc, et telle est mon intention, appuyer sur une ou plusieurs Observations, complètes bien que laconiques, chacune des propositions du nouveau traitement que je propose de diriger contre les maladies et affections de l'utérus; mais je crois devoir retrancher toute Observation de ce Mémoire, déjà trop étendu.

J'ai dit plus haut que, depuis quelques années, j'employais exclusivement les injections intra-utérines médicamenteuses, ne me servant plus jamais des caustiques, actuel ou potentiels. Si je suis exclusif aujourd'hui, et si je ne me sers que des injections intra-utérines médicamenteuses seules, ce n'est pas que j'aie pour toujours renoncé aux caustiques, que je proscrive un moyen si précieux, qui nous rend tous les jours en chirurgie des services immenses, et qui, bien manié, peut donner la guérison dans un certain nombre de cas; non, assurément; mais j'ai cru devoir expérimenter, aussi largement que le permet la clientèle d'un seul médecin, un moyen qui m'avait paru être d'une puissance sans pareille et sans inconvénients, ce qui est aujourd'hui prouvé pour moi par une série non interrompue de succès obtenus dans le traitement des différentes lésions cervicales et utérines. Je ne connais pas, et je ne sache pas qu'il existe en thérapeutique médicale ou chirurgicale un seul moyen dont on

(¹) En ouvrant au hasard le tome II de la *Clinique médicale sur les maladies des femmes*, j'ai vu, *à la page 159*, le commencement de l'Observation XVI dont la fin est à la page 169.

puisse en dire autant. Je serai tout d'abord taxé d'exagération, je m'y attends, et je n'en serai pas fâché, parce que, la réaction arrivant, la vulgarisation de la méthode et du procédé que je préconise n'en sera que plus rapide.

J'ai posé en principe que toutes les maladies de l'utérus qui ne sont ni contagieuses ni diathésiques, dérivent de la congestion ou de la métrite aiguë ou chronique, et doivent par conséquent guérir par les injections intra-utérines, *sublatâ causâ.*

Quant aux lésions anatomiques et fonctionnelles qui sont le résultat de la contagion directe ou l'efflorescence locale d'une diathèse, elles peuvent également, les premières, disparaître, et les secondes être considérablement amoindries par les injections intra-utérines seules; mais, dans ces deux cas, on ne peut guérir qu'en faisant suivre à la malade, pendant un temps suffisant et variable, un traitement interne approprié à la diathèse accidentelle ou héréditaire. Je répéterai ici que l'affection cancéreuse, dont les manifestations cervicales et utérines sont avantageusement modifiées par les injections médicamenteuses, échappe à la curabilité; mais cependant il est possible, par des soins quotidiens, de faire cesser presque complétement les douleurs, si ce n'est celles de la période ultime, et de prolonger beaucoup l'existence. Cette dernière proposition repose sur cinq faits.

Dans mon travail sur les *maladies, infirmités* et *affections* de l'utérus — dont ce Mémoire n'est qu'un extrait — je passerai successivement en revue les différents états organopathiques dont on a chargé la nosologie utérine; j'indiquerai les nombreuses applications des injections, par la méthode du double courant, dans les cavités splanchniques, synoviales, organiques et accidentelles; je démontrerai par des faits la vérité absolue de ma théorie, et je prouverai — sans réplique valable, je l'espère — que les lésions que je considère comme des états secondaires ou tertiaires, ne sont pas des entités pathologiques distinctes, mais le résultat manifeste d'un état primitif qu'il suffit de combattre pour voir disparaître ses conséquences; *sublatâ causâ, tollitur effectus.* Je crois devoir me borner ici à dire quelques mots sur le cathétérisme utérin.

Pour faire des injections intra-utérines, il faut savoir pratiquer le cathétérisme. Or, cette manœuvre est, encore aujourd'hui, quelquefois difficile pour moi qui la pratique cependant tous les jours et même plusieurs fois chaque jour depuis plus de vingt ans.

Le cathétérisme utérin est souvent douloureux; il peut ne pas l'être du tout, comme il peut l'être assez pour déterminer une lipothymie, sans que l'on puisse tirer des phénomènes qu'il détermine la plus petite induction pour le diagnostic. Il n'est donc pas exact de dire, ou plutôt il serait dangereux d'admettre avec le professeur P. Dubois, que « le diagnostic de la métrite interne ne saurait être douteux quand le cathétérisme utérin détermine des crises nerveuses, des convulsions. » Il est vrai que l'on observe dans l'utérus, comme dans quelques autres organes, ce phénomène singulier de physiologie pathologique : le développement de la sensibilité, à la suite et comme conséquence de l'inflammation; mais cette proposition est loin d'être vraie d'une manière absolue, car j'ai vu bien souvent des utérus hypertrophiés à 10, 12 et même 0,14 de profondeur, ne pas s'apercevoir du cathétérisme. Du reste, l'insensibilité de l'utérus est un fait connu, et tout le monde sait que le cancer, quelle que soit sa variété, n'est douloureux que dans sa période ultime.

Dans la séance du 4 juillet 1854 (¹), le professeur Velpeau, après avoir rappelé que Récamier introduisait souvent de vive force ses longues curettes dans la cavité de l'utérus, distendait l'organe ou râclait violemment la surface, dit : « Tout cela ne prouve-t-il pas que l'utérus est en réalité très patient, qu'il supporte avec une extrême facilité l'action des corps étrangers, les actions mécaniques en général? Qui ne sait, d'un autre côté, qu'il jouit d'une assez faible sensibilité, qu'on peut le couper, l'inciser, le brûler, le cautériser avec les substances chimiques, avec le fer rouge, le morceler, le torturer en quelque sorte de toutes façons, sans qu'il ait, pour ainsi dire, l'air de s'en apercevoir? »

Est-il possible de savoir *à priori* si le cathétérisme utérin sera douloureux? Non, rien ne peut l'indiquer à l'avance, ni le toucher, ni même l'examen direct par le speculum.

On a beaucoup exagéré les dangers du cathétérisme utérin, et l'on a trop dit et écrit contre l'emploi de l'hystéromètre, instrument précieux quand il est bien fait. Le cathétérisme de l'utérus n'est pas plus dangereux par lui-même que le cathété-

____

(¹) *Bulletin de l'Acad. de Méd.*, p. 883.

risme de la vessie ; je devrais dire qu'il l'est moins, car il est presque impossible que la sonde utérine fasse de fausses routes, et quand elle blesse, ce n'est qu'après avoir franchi l'isthme utérin. Je suis bien obligé d'avouer cependant que le cathétérisme peut être quelquefois dangereux, puisqu'il a déterminé d'une façon non douteuse plusieurs cas de mort, et l'hystéromètre de M. Huguier, de même que la curette de Récamier, ne peut pas être porté toujours impunément dans l'utérus hypertrophié et ramolli. Ici, comme dans les maladies de tous les organes, il y a des contre-indications que le chirurgien doit comprendre et apprécier. Et puis, enfin, il faut faire la part de l'inexpérience et aussi de la mauvaise qualité de l'instrument. Ainsi, j'avouerai franchement que je suis entré deux fois, et peut-être trois, dans la cavité péritonéale, à travers le fond de l'utérus, avec l'hystéromètre d'Huguier, instrument très joli, mais défectueux, et qui a dû opérer de nombreuses perforations utérines constatées ou méconnues. Ces deux femmes n'ont éprouvé aucun accident consécutif, et cependant la pénétration avait dû être d'un centimètre chez l'une, et de 0,015 chez l'autre. Un tel accident est complétement impossible, même pour une main inexpérimentée, avec mon hystéromètre. *Primò non nocere* (¹).

Pour pratiquer le cathétérisme utérin *citò tutò et jucundè* il faut bien connaître les orifices, surtout l'interne, et c'est, je crois, une étude beaucoup trop négligée. Il faut aussi savoir reconnaître, et avant tout, les différentes espèces de déplacements que peut présenter l'utérus, surtout les flexions, et comme les symptômes subjectifs ne suffisent pas toujours pour indiquer vers quel point de l'excavation devra être dirigé le spéculum, il est indispensable d'avoir recours au toucher, moyen diagnostic que je préfère au spéculum.

L'étude des déplacements utérins, et en particulier celle des flexions, est trop vaste et trop complexe pour être traitée d'une manière incidente. Je dirai seulement que les flexions développées dans un organe sain et non hypertrophié ne produisent par

(¹) Mon hystéromètre a été présenté à l'Académie de Médecine par le fabricant, J. Charrières, le 22 août 1865. Plusieurs journaux, en en donnant le dessin, ont fait suivre celui-ci d'une note explicative tout à fait inintelligible. Sa description et l'indication des applications chirurgicales de l'hystéromètre dilatateur sont dans le n° 38 de la *Gaz. hebdomadaire* de 1865.

elles-mêmes aucun accident, et la preuve c'est qu'un certain nombre de femmes en sont atteintes sans pour cela accuser la plus petite douleur pelvienne, et quand il existe des souffrances hypogastriques, « elles sont le résultat d'un état phlegmasique chronique de l'utérus, qui les produit tout aussi bien et avec des caractères tout à fait semblables avec ou sans flexion (¹). »

Je n'ai jamais traité les antéversions et flexions par les ceintures, et je n'applique plus de pessaires depuis quinze ans au moins pour aucun déplacement utérin antérieur ou postérieur. Depuis l'invention de mon hystéromètre, je traite par cet instrument, et avec un succès constant, toutes les flexions utérines survenues postérieurement à la puberté. Quant à celles qui sont congéniales, ou qui se sont produites à une époque antérieure à l'établissement de la fonction mensuelle, je ne les traite plus, si ce n'est pour remédier à la dysménorrhée, l'observation d'un grand nombre de cas m'ayant appris que l'atrophie du col, que l'on observe toujours alors, est le signe visible d'un arrêt de développement des ovaires, cause absolue et incurable d'infécondité. Je n'ai pas encore vu de femme ayant le col atrophié être féconde; la stérilité pourrait-elle être considérée dans ce cas comme la conséquence du défaut de développement de l'appendice cervical, de l'étroitesse de l'*ostium* cervical? Je ne le pense pas, et il n'y a là, selon moi, qu'une simple coïncidence pathologique, ou plutôt tératologique, arrêt de développement des ovaires et de l'utérus.

L'orifice externe n'est pas toujours situé au centre, comme on l'a dit, de l'extrémité vaginale du col, et encore moins au centre de l'excavation. Dans sa forme normale, l'utérus représente une ligne droite qui, pendant la station, est parallèle à l'axe du détroit supérieur. Ce parallélisme de l'axe utérin et de l'axe du détroit supérieur a fait croire et dire, avec une certaine apparence de raison, que, dans l'état normal, l'axe de l'utérus présente une courbe à concavité antérieure; c'est là de l'anatomie physiologique de cabinet; ce qui est vrai, c'est que, normalement, la matrice offre un certain degré d'antéversion, puisque dans la station son axe est parallèle à l'axe du détroit supérieur et son fond incliné en avant de manière à faire avec l'horizontale

______

(¹) Becquerel, *op. cit.* t. II, p. 361.

un angle à sinus antérieur de 75° environ. (Avrard, *Gaz. Méd.*, 1854.)

Dans le décubitus dorsal, l'axe utérin est parallèle à l'axe du détroit inférieur. Dans la position normale de l'organe, alors que l'utérus ne présente aucun déplacement, total ou partiel, le col est au centre de l'excavation, et l'orifice externe, circonscrit par des lèvres de même volume et de même longueur, et non pas taillées en biseau, comme on l'écrit partout, correspond directement à la vulve, et la preuve c'est que l'extrémité libre du col est le premier point que rencontre le doigt. Ce fait n'est pourtant pas la preuve certaine d'une position normale de l'utérus, comme je l'ai dit (¹); il peut arriver, en effet, qu'il y ait une flexion du corps sur le col, celui-ci restant au centre de l'excavation, genre de rétroflexion que j'ai introduit dans la nosologie utérine.

L'orifice externe ou méat du col n'est pas toujours facile à franchir chez la nullipare, quand l'utérus est à l'état normal; mais alors on n'a que faire le plus souvent du cathétérisme. Chez la femme qui a eu des enfants, la dilatation de l'orifice externe étant en raison directe du nombre des grossesses, il est toujours facile de le franchir, même quand le col est très fongueux. Cependant, lorsque l'état strumeux de cet organe est très prononcé, qu'il est en quelque sorte diffluent et que le doigt pénètre dans sa cavité sans éprouver de résistance, il devient très facile alors, à moins d'une forte attention et peut-être aussi d'une grande habitude du cathétérisme, de faire fausse route, surtout si l'on se sert d'une sonde ou d'un hystéromètre aussi mince que celui de M. Huguier. C'est dans des cas de cette espèce que se sont produites les perforations utérines entre des mains inexpérimentées ou trop promptes, comme cela est arrivé plus d'une fois à Récamier lui-même. Il est vrai qu'il n'avait pas de criterium pour l'emploi de la curette, instrument très dangereux et fort peu utile.

La connaissance de l'orifice interne est beaucoup plus importante que celle de l'orifice externe. Cet orifice joue un rôle très important dans la physiologie et plus encore dans la pathologie de l'utérus. C'est à lui que la nature a confié le dépôt si pré-

____

(¹) Avrard, *Gaz. méd.*, 1854, p. 218, 2ᵉ colonne, et p. 219.

cieux de la fécondation ; c'est lui, sentinelle vigilante et infatigable, qui veille toujours pendant la vacuité comme pendant la grossesse. Il n'est pas un accoucheur qui n'ait plusieurs fois rencontré des délivrances rendues difficiles et quelquefois tout d'abord impossibles par la contraction spasmodique de l'orifice interne, dont la main la plus délicate et la mieux exercée ne peut franchir l'anneau constricteur, même pendant l'anesthésie, car l'orifice interne veille toujours ; alors même que le *sensorium commune* n'est plus libre, il veille encore pendant la syncope *et etiam post mortem.* J'en appelle aux accoucheurs.

Dans le fascicule qu'il a fait paraître sur l'*Art des accouchements* en 1849, le professeur P. Dubois dit (p. 155), en parlant de la surface interne de l'utérus : « Ces deux cavités communiquent très librement l'une avec l'autre, et, à proprement parler, elles n'en constituent qu'une seule. La ligne de démarcation assez arbitraire qui les sépare est représentée par le point où la cavité est un peu plus étroite que partout ailleurs : ce point rétréci est l'orifice interne. » Ces lignes donneraient à penser que M. Dubois n'a jamais pratiqué le cathétérisme de l'utérus pendant la période hypnotique de cet organe. Si, avant d'écrire, il avait regardé la Figure 65 placée par l'éditeur à la page 154, figure très bien faite au point de vue anatomique, il n'eût pas dit que les deux cavités utérines n'en constituent qu'une seule et qu'elles communiquent librement, parce que c'est là une double erreur anatomique et physiologique que je crois devoir relever, et avec d'autant plus de soin que j'ai fait sur l'orifice interne des études toutes spéciales qui me paraissent avoir une importance pratique très grande.

Dans son *Anatomie chirurgicale,* M. Richet dit (p. 796) : « Il est quelquefois difficile de pénétrer au delà de 3 à 4 centimètres, alors même que l'on a détaché l'utérus et qu'on le tient dans la main ; mais en pressant un peu dans la direction du corps, on pénètre tout à coup et brusquement, en éprouvant la sensation d'une résistance vaincue ; et si alors on essaie de nouveau d'introduire la sonde, on n'éprouve plus aucune difficulté. » Ce passage porterait à penser qu'il existe un sphincter au niveau de l'orifice interne, et, pour ma part, je l'ai cru jusqu'au moment où des recherches sérieuses m'ont prouvé qu'il n'en était rien. Il faut bien avouer qu'il était difficile de concevoir cette obturation complète et si résistante que présente l'orifice interne, à l'aide d'un simple sphincter agissant sur des parois aussi épaisses que celles de l'utérus. La structure anatomique de la partie supérieure de la face interne de la cavité cervicale et de la partie inférieure de la cavité utérine, analogue à la disposition de la face interne de la portion pharyngo-œsophagienne du tube digestif chez quelques invertébrés vivant continuellement dans l'eau, sert à comprendre cette occlusion. Il y a emboîtement réciproque des plis longitudinaux que présentent les faces antérieure et postérieure du col, précisément dans le point où existe la difficulté pour le cathétérisme.

L'orifice interne n'est pas, comme on le croit, un simple rétrécissement ou étranglement linéaire ; il présente, comme certains rétrécissements de l'urèthre, plusieurs millimètres de longueur ; en un mot, c'est un détroit, un défilé, et non pas un anneau circonscrit par un sphincter. On peut dire aussi, avec quelques anatomo-physiologistes, que l'orifice interne est un isthme (ισθμος), puisqu'il est placé entre deux cavités. A propos de l'orifice interne, je regrette de n'avoir pas le temps de discuter l'opinion de M. Hélie, de Nantes. Il me serait facile de démontrer que les belles études anatomiques de ce médecin ne prouvent pas qu'il existe un sphincter utérin. Je suis de son avis quand il dit : ([1]) « A l'orifice interne du col est un faisceau annulaire très ferme et toujours un peu saillant. » Oui, mais il suffit d'examiner la planche X de son Atlas en *oi* — 8, 10 et 12, pour voir que « le faisceau annulaire » n'est pas un véritable sphincter.

Le Dr Guyon, dans ses *Études sur les cavités de l'utérus*, après avoir longuement examiné la disposition anatomique de la cavité du col aux différents âges, dit ([2]) : « La disposition des axes de l'arbre de vie joue un grand rôle dans l'occlusion de l'orifice interne de l'utérus, occlusion que je crois permanente dans l'état sain de la cavité. » M. Guyon n'est pas tout à fait dans le vrai en parlant de la sorte : l'occlusion de l'orifice interne n'est pas « permanente, » et, selon l'époque de la période intermenstruelle à laquelle on pratique le cathétérisme, on peut constater chez la même femme trois dispositions différentes :

([1]) *Recherches sur la disposition des filres musculaires de l'utérus*, p. 8.
([2]) *Thèses de Paris*, 1858, n° 48, p. 36.

pendant les premiers jours qui suivent les règles, on peut pénétrer facilement et sans résistance dans l'utérus, s'il n'y a pas de flexion cervicale ou utéro-cervicale ni imprégnation; puis, vers la fin de la période génésique, c'est à dire du huitième au douzième jour après les règles, la sonde, en passant de la cavité cervicale dans la cavité utérine, fait éprouver la sensation d'une résistance vaincue; et enfin, pendant la période hypnotique ou de repos génésique, l'orifice interne va se rétrécissant tellement de plus en plus, jusqu'à la veille de l'éruption menstruelle, qu'il devient souvent impossible de faire alors pénétrer la sonde. C'est là un criterium de l'efficacité du traitement, le resserrement ou plutôt l'étroitesse de l'orifice interne étant le signe pathognomonique du retour à la santé, de même que sa dilatation permanente est le symptôme objectif pathognomonique de la métrite chronique.

Il est si vrai que l'occlusion de l'orifice interne est le cachet de l'état normal, que l'impossibilité ou même seulement la difficulté de pénétrer dans l'utérus pendant la période hypnotique (à part toute flexion bien entendu), m'a servi plus d'une fois à redresser mon diagnostic, alors que, par un commémoratif fait avec trop peu de soin ou par un ensemble de symptômes subjectifs déterminés par l'hystérie, j'étais disposé à admettre l'une des variétés de la métrite chronique. J'ai donc eu raison de dire que *l'occlusion physiologique* de l'orifice interne est le criterium de l'état normal de l'organe gestateur, et je crois que l'on pourrait dire avec autant d'exactitude le criterium de l'intégrité de l'appareil génital tout entier.

M. Nonat, en parlant du cathétérisme utérin, dit [1] : « Lorsque l'un des orifices est plus large qu'à l'état normal, c'est qu'il existe une métrite interne. — Mais la réciproque n'est pas vraie, et l'absence de toute dilatation n'implique pas la non existence d'une métrite interne, car nous avons observé l'exemple du contraire. » J'approuve entièrement cette seconde phrase. Quant à la première, j'aurais voulu que M. Nonat eût établi, comme je l'ai fait, une différence entre les orifices, parce que l'orifice *externe* peut être clos chez une nullipare atteinte d'une métrite parenchymateuse intense, tandis qu'il peut rester dilatable,

[1] Nonat, *Maladies de l'utérus*, p. 97.

entr'ouvert et même béant, sans qu'il y ait métrite, comme on le voit chez les femmes qui ont eu plusieurs enfants. La proposition de M. Nonat ainsi posée d'une manière absolue, aurait l'inconvénient d'induire en erreur et de conduire à un traitement au moins inutile. Mon observation a donc une réelle et très grande importance pratique.

Après avoir exposé les nombreuses difficultés du cathétérisme provenant, soit des déplacements et des déformations de l'organe, soit des modifications physiologiques et pathologiques du col et de ses orifices, il me resterait à étudier le traitement des organopathies utérines par le *cautère actuel,* traitement toujours long, souvent dangereux, quelquefois mortel, et toujours limité aux seules maladies et affections du col; — puis, le traitement par les *caustiques solides et liquides,* souvent infidèles, trop souvent dangereux aussi, et applicables seulement à un certain nombre de maladies et d'affections du col. Je devrais dire aussi quelques mots du traitement par les eaux minérales, et enfin exposer la médication par les injections intra-utérines, traitement simple, facile, toujours inoffensif, applicable à toutes les maladies, affections et infirmités de l'organe tout entier, et non pas seulement de son appendice, traitement pouvant être employé partout et par tous. Je pourrais faire le parallèle de ces différents moyens thérapeutiques, et sans considérer mon traitement comme une panacée, sans faire table rase au profit de la méthode que je préconise (l'avenir s'en chargera), il me serait très facile de prouver que le traitement par la méthode du double courant, aidée de mon procédé, est infiniment supérieur au traitement par les diverses espèces de cautérisations et à tous les moyens prothétiques inventés jusqu'à ce jour, non seulement dans les cas d'organopathies cervicales et utérines, mais aussi dans un grand nombre de cas où l'on n'emploie pas les caustiques, et entre autres, sans sortir de la région, dans l'hématocèle rétro-utérine (ou mieux ad-utérine, comme aurait dit Gerdy), maladie beaucoup plus fréquente que l'on ne croit, quelquefois mortelle, troublant, dans l'immense majorité des cas, les fonctions vésicales et rectales, et déterminant peut-être toujours la stérilité. Je n'ai pas vu une seule femme rester féconde après avoir eu même une seule hématocèle, et tous les médecins savent combien est fréquente la récidive de l'hémorrhagie ovarienne. Ce serait presque ici le cas de dire : *Abyssus abyssum invocat.*

La fonction ovarienne ou génésique est peut-être celle, entre toutes, dont les aberrations sont le plus fréquentes, et je ne sache pas de maladies qui aient été aussi souvent le sujet d'erreurs de diagnostic. J'ai vu un bon nombre de femmes chez lesquelles l'hématocèle pelvienne, suppurée ou non, était restée complétement méconnue, de même qu'il arrive si souvent pour le phlegmon iliaque puerpéral quand il s'ouvre dans le rectum ou le vagin (¹). Je dois la vie de plusieurs femmes aux injections à double courant faites dans des cavités hématiques ou phlegmoneuses pelviennes, devenues le siége d'une suppuration colliquative qui eût certainement déterminé la mort. L'injection à double courant pourra être aussi d'un grand secours dans certains cas d'abcès par congestion, d'épanchements pleuraux, péritonéaux, etc., etc.

Une telle étude m'entraînerait trop loin, et je m'arrête.

Je veux seulement, en terminant, dire un mot de la plus terrible de toutes les névroses, dans le traitement de laquelle les injections intra-utérines m'ont rendu des services à nul autre pareils. J'ai dit quelque part : *l'ovaire c'est la femme.* Plus j'avance dans la pratique médicale, et plus je m'aperçois que cette pensée est vraie. N'est-il pas en effet d'observation quotidienne que l'histérie est en raison inverse de la fécondité? Cette proposition est tellement juste, à mon avis, que j'oserais presque l'ériger en loi. Plus la période génésique aura donné de grossesses, et moins très certainement la femme présentera d'accidents hystériques.

De toutes les variétés de l'hystérie, ce Protée aux mille faces, celle que j'appelle agénésique, et qui trop souvent conduit à la plus terrible de toutes, la variété convulsive, résiste à tous les traitements les mieux compris, internes, externes, hygiéniques, moraux, intellectuels, religieux, à tout enfin; j'en appelle sur ce point à l'expérience des hommes spéciaux, qui certainement seront de mon avis quand je dirai que l'hystérie est une de ces névroses, hélas! encore trop nombreuses, que nous ne savons pas guérir, parce que nous ne connaissons ni sa cause, ni son

(¹) Avrard, *Thèses de Paris*, 1843, n° 21.

siége, ni sa marche, et la physiologie nous crie bien haut : *Non sublatâ causâ, non tolluntur effectus.*

Il existe chez la femme un immense besoin de maternité ; tel est le but de son existence, comme l'a si bien dit et démontré Burdach (²); mais les usages sociaux, et ce que l'on veut bien appeler la civilisation actuelle, s'opposant à ce que ce besoin impérieux soit satisfait, il en résulte un trouble fonctionnel génésique qui se témoigne par les accidents les plus variés, les plus effrayants, et quelquefois aussi, mais rarement, les plus graves; on ne meurt guère d'hystérie. L'expression *fureurs utérines* n'est pas physiologique. L'orgasme ovarien, plus rare chez la jeune fille que chez la femme, mais très commun chez l'hystérique à tous les âges, conduit à la fureur utérine, à la déviation des facultés génésiques, à toutes les manœuvres incroyables et désordonnées qu'inspire le besoin de génération, et dont la conséquence est presque toujours la vaginité, la métrite partielle ou totale, trop souvent l'ovarite ou la péritonite, si souvent méconnues, dites alors essentielles ou spontanées ; puis la cystite, la rectite, la néphrite, et enfin la tuberculose sous toutes ses formes. C'est bien ici le cas de répéter avec Ovide : *Principiis obsta,* car bientôt la névrose hystérique, si l'on ne s'oppose pas au début, dominera l'organisme tout entier, et la vie végétative elle-même sera tout aussi troublée et altérée que la vie de relation. Oui, très certainement la *fureur utérine,* et mieux l'orgasme génésique, a son siége dans l'ovaire, et c'est là que, véritable épine de Vanhelmont, il inocule par sa piqûre l'hystérie, dont il faut se hâter d'arrêter le développement. C'est bien le cas de dire encore, avec Ovide, dans son admirable traité *De Remedio,* que l'on croirait écrit par un physiologiste :

> Vidi ego, quod primò fuerat sanabile, vulnus
> Dilatum longæ damna tulisse moræ (v. 101).

Moi aussi, et comme tous les médecins, j'ai vu des maux, d'abord faciles à guérir, devenir incurables par suite d'un retard obstiné, et cela surtout chez les histériques.

Déterminée le plus souvent par une activité fonctionnelle exubérante de l'ovaire, l'hystérie l'est aussi, dans certains cas, par le besoin d'expulsion des mucosités épaisses que sécrète la muqueuse d'un utérus jeune, imprégné du stimulus de la sexualité. Trop souvent ces mucosités ne peuvent sortir, soit qu'il y ait rétrécissement congénital ou accidentel de l'isthme utérin, soit que le peloton muqueux ne puisse s'engager que lentement et difficilement dans un orifice interne phlogosé, vierge de toute fécondation, et par conséquent très étroit.

Dans l'état actuel de la science, ces différents états pathologiques sont trop souvent méconnus, ou, s'ils sont appréciés, on les déclare incurables, on n'ose prendre une iniative qui paraît trop dangereuse, et l'on abandonne les malades, qui finissent par succomber, comme j'en ai vu de trop nombreux exemples, aux progrès de la phlogose et de l'hypérémie génitales ; et, en effet, si l'adage *ubi stimulus, ibi fluxus,* est vrai, on peut dire avec non moins de vérité, quand il s'agit des organes génitaux, *ubi fluxus, ibi stimulus,* et, partant, toutes les conséquences érotiques et phlegmasiques de la fluxion provoquée.

Je ne crains pas d'avancer qu'il n'existe contre l'hystérie aucun moyen plus rationnel que les injections intra-utérines, car il remplit la condition physiologique indispensable à la guérison, il fait disparaître la cause prochaine en même temps que la cause actuelle du mal, ce que la pratique m'a si souvent démontré.

L'esprit se refuse à admettre une altération purement fonctionnelle des centres nerveux ; toute altération fonctionnelle est nécessairement précédée d'une lésion anatomique, tangible ou non, mais qui doit être forcément admise par induction, lors même qu'elle ne peut être constatée par les moyens d'investigation dont la science dispose ; autrement, l'on tombe dans le système suranné et ridicule de l'essentialité, dont le champ diminue chaque jour au fur et à mesure que se multiplient les agents de recherche et d'examen.

Après toutes ces considérations, pensant que l'hystérie, et surtout l'hystérie agénésique, dont j'ai vu des exemples à tous les âges jusqu'à soixante-huit, soixante-douze et même soixante-quatorze ans, sans erreur possible de diagnostic, pensant, dis-je, que l'hystérie agénésique doit produire dans l'ovaire ce que la continence produit dans le testicule, la pléthore ; forcé d'admettre une ovorrhée chez la femme comme une spermatorrhée chez l'homme, constatant chez toutes les hystériques une congestion ou tout au moins une phlogose des organes génitaux internes et

souvent externes avec augmentation quelquefois considérable de
la température, je pensai que les injections intra-utérines pourraient me rendre quelques services autant par action de voisinage
que directement; dès lors, je les appliquai au traitement de
l'hystérie et de l'ovarite, même et surtout chez les vierges.

L'action des injections intra-utérines est directe, si la névrose
a son siége dans l'utérus; elle est médiate et agit à la manière
des cataplasmes, si le point de départ du mal est dans l'ovaire.
Dans beaucoup de cas, j'ai pu faire disparaître, je ne dis pas guérir,
puisque nous ne savons pas guérir les névroses, j'ai pu, dis-je,
faire disparaître l'hystérie par les injections intra-utérines seules.
Il est bon, et c'est ce que je fais ordinairement, de joindre un
traitement interne approprié au traitement local.

L'hydrothérapie rend de grands services dans la névrose hystérique. Depuis que les années, en s'accumulant, ont grandi mon
expérience, *Eheu! fugaces labuntur anni* (¹), et que mieux éclairé
sur la valeur et la puissance immense de ce moyen thérapeutique,
je lui ai donné toute l'extension et le développement dont il est
susceptible, je n'abandonne jamais les malades, même quand
je suis appelé très tard, me rappelant cette pensée d'Ovide :

Non, quia serior ægro
Advocor, ille mihi destituendus erit (²).

J'ai obtenu par les injections intra-utérines des succès si incroyables, des guérisons si inespérées et tellement extraordinaires, que je ne voudrais pas en publier les observations, parce
que le lecteur ne pourrait s'empêcher de douter.

Enfin, je termine par ces deux pensées, la première de Sénèque :

Multum restat ad huc, multumque restabit per secula,

et la seconde de Bacon :

Multi pertransibunt et augebitur scientia.

RÉSUMÉ ET CONCLUSIONS.

1° Il existe à notre époque des dissidences très nombreuses
d'opinion en pathologie utérine.

2° On a beaucoup trop multiplié les genres et les espèces.

(¹) Horace, liv. II, chant XI, v. 1.
(²) *De remedio*, v. 109.

3° L'ovaire et l'utérus ont une importance égale dans la fonction génésique. — Considérer le premier comme l'annexe du second est une erreur physiologique.

4° Dans l'espèce humaine, la fécondation normale ne se produit que dans l'utérus.

5° Le cycle des fonctions utérines dure 28 jours, et se divise en trois périodes d'inégale durée.

6° Le plus souvent, mais non toujours, l'hystérie prend son point de départ dans l'ovaire.

7° Il existe deux organopathies primitives de l'utérus : la congestion et la métrite; deux états secondaires : l'hypertrophie et les déplacements; deux lésions tertiaires : les ulcérations et les écoulements non spécifiques.

8° Les mots *maladie, infirmité, affection,* ne sont pas synonymes, et servent à désigner des entités pathologiques très différentes.

9° La nosologie utérine se divise en deux classes : productions hétérogènes, puis l'inflammation et ses dérivés.

On combat la première par des opérations, et la seconde par des injections intra-utérines faites d'après la méthode du double courant.

10° La méthode du double courant donne : efficacité, célérité, sécurité.

11° Le cathétérisme utérin, complétement indolore pour un certain nombre de femmes, est pénible à des degrés divers pour les quatre cinquièmes environ des malades, et douloureux pour quelques-unes.

Il n'existe aucun signe clinique, objectif ou subjectif, qui puisse faire prévoir si le cathétérisme sera douloureux.

12° Le cathétérisme utérin doit toujours être précédé d'un toucher explorateur, qui indiquera s'il existe une flexion cervico-utérine, et dans quel sens.

13° L'orifice interne est un isthme et non un anneau; sa connaissance anatomo-physiologique exacte est indispensable pour pratiquer le cathétérisme.

14° Il n'existe pas de sphincter à l'orifice cervico-utérin.

15° La disposition physiologique de cet organe varie selon les phases de trois périodes fonctionnelles de l'organe gestateur.

16° L'occlusion physiologique de l'isthme utérin est le criterium de l'état normal.

17° Les injections intra-utérines, en faisant disparaître la congestion et l'inflammation chroniques de l'organe, guérissent *ipso facto* les états secondaires et les lésions tertiaires.

18° Les injections intra-utérines peuvent quelquefois, dans les cas d'hystérie agénésique, faire disparaître *seules* et sans l'adjonction d'un traitement interne la névrose génitale.

19° Toutes les *maladies* de l'utérus qui ne sont ni contagieuses ni diathésiques dérivent de la congestion ou de la métrite chronique, et guérissent par les injections intra-utérines.

20° Les injections intra-utérines faites sans la sonde à double courant peuvent déterminer des accidents graves et mortels, même chez les femmes en couches.

21° Les injections intra-utérines, pratiquées d'après la méthode *du double courant* et selon *mon procédé*, sont complétement inoffensives; — avec elles, plus de cautérisation actuelle ou potentielle.

22° Les applications de la méthode du double courant sont nombreuses.

VIII

DE L'EMPLOI

DU PERCHLORURE DE FER CONTRE L'AFFECTION CANCÉREUSE

PAR LE Dᵣ BITOT,

Professeur à l'École de Médecine de Bordeaux.

Je désire appeler l'attention du Congrès sur un nouveau moyen à opposer au cancer. J'espère que la communication que je vais faire offrira quelque intérêt à mes confrères, et, partant, qu'ils voudront bien soumettre à l'expérimentation l'agent thérapeutique auquel j'accorde quelque importance. Il y a déjà sept ans que je l'emploie. Sans le tenir au secret, je me suis cependant contenté d'en dire un mot à quelques amis. Je me suis gardé de le livrer à la publicité, par respect pour la science et pour moi-même. La science est exigeante; elle ne veut pas que ses adeptes écrivent prématurément; elle a raison. D'autre part, les ignobles figures du charlatanisme font un tel cortége à l'histoire de la cure du cancer, qu'il est bien permis à une âme honnête, sinon de trembler, du moins d'y réfléchir à deux fois avant de conseiller un nouveau moyen pour l'obtention de cette cure.

Le Congrès de Bordeaux m'a paru une occasion exceptionnellement favorable pour une communication de ce genre.

Parmi les miens, j'en ai l'intime et douce conviction, je puis parler en toute sécurité; mes intentions ne seront pas suspectées, et mes confrères étrangers voudront bien trouver dans cette marque d'estime locale une garantie suffisante pour me prêter leur bienveillante attention.

Le cancer partage avec quelques autres affections organiques le triste privilége de faire le désespoir des malades et des médecins. Les uns et les autres sont convaincus de son incurabilité. De là, découragement et terreur. La perspective de douleurs longues et atroces légitime la terreur du patient; mais le découragement, s'il est explicable pour ce dernier, n'est pas acceptable pour l'homme de l'art.

Le mot *incurabilité* n'a de droits absolus que sur le passé. Nous devons être toujours à la recherche des moyens propres à combattre les affections réputées incurables.

Aucun de nous n'a certainement oublié la magnifique discusion qui eut lieu, il y a dix ans (1854), à l'Académie impériale de Médecine de Paris, sur le diagnostic et la thérapeutique du cancer. Bien que les illustres orateurs qui y prirent part se soient beaucoup plus occupés du diagnostic que du traitement, il n'en est pas moins vrai cependant qu'ils furent unanimes pour admettre la curabilité de la terrible maladie, dont l'histoire, grâce au microscope, a subi sous le rapport de l'exactitude de si heureuses modifications. Si j'en juge des autres par moi-même, cette mémorable discussion ne contribua pas peu à ranimer le courage des praticiens. Quel appui ne trouvèrent pas alors les opérateurs dans les paroles de Velpeau, de Gerdy, d'Amussat, d'Hervez, de Chégoin, de Leblanc, de Delafond! Et celles de Barth, quel encouragement ne furent-elles pas pour tout le monde!

« L'opinion de l'incurabilité, dit-il, est désastreuse, parce qu'elle compromet les progrès de la science dans l'avenir, l'art dans le présent, et qu'elle conduit à abandonner les malades à toute l'horreur de leur position... N'y a-t-il pas lieu de compter sur les modifications de l'âge, sur les effets d'une bonne hygiène? Enfin, si le régime, si une bonne hygiène ne suffisaient pas pour modifier l'état de l'organisme, ne peut-on espérer qu'un jour on pourra découvrir un agent thérapeutique qui soit pour le cancer l'équivalent de l'iode pour la scrofule? »

Eh bien! c'est cet équivalent que j'ai cherché avec persévérance, c'est cet équivalent que nous trouverons peut-être dans le perchlorure de fer. Quelque faibles que soient mes données, elles paraîtront suffisantes, je l'espère, pour servir de point de départ à une large expérimentation.

Nonobstant la fréquence du cancer et la date déjà ancienne à laquelle remonte le début de mes recherches, on ne devra pas s'étonner de ne me voir produire qu'un très petit nombre de faits. Comme il est du devoir de chacun, je n'ai jamais sacrifié le certain à l'incertain. J'ai pratiqué l'opération; j'ai appliqué des caustiques toutes les fois que l'indication s'en est présentée; je ne me suis permis l'expérimentation par le perchlorure de fer que dans les seuls cas où les moyens ordinaires étaient inacceptables; en d'autres termes, dans les cas désespérés.

Il ne m'a été donné d'administrer cet agent à l'intérieur d'une manière convenablement suivie, et pour des cas dont la gravité et la nature maligne étaient frappantes, qu'à six femmes dont l'âge était compris entre quarante et soixante ans. L'une d'elles était célibataire, et parmi les autres, quatre étaient veuves. Toutes avaient leur mal à la région mammaire. Cinq avaient été opérées; quatre une fois, l'autre deux fois. De ces six malades, quatre ont succombé, deux ont guéri. Parmi les quatre qui sont mortes, l'une, âgée de cinquante-huit ans, accablée depuis longues années par des chagrins de famille, a succombé à un accès d'asthme catarrheux; une autre n'a suivi son traitement que trois mois environ, pour se mettre ensuite entre d'autres mains que les miennes; elle a réclamé de nouveau ma présence quelques jours avant sa mort; son épuisement était tel, qu'il ne m'a pas été possible de reprendre le traitement.

La troisième n'aurait rien négligé pour suivre mes conseils

si sa position ne l'avait contrainte à se livrer jusqu'à ses derniers jours à des travaux manuels pénibles. Après quatre mois de traitement, il y eut chez cette pauvre malade des modifications très encourageantes. Une grande partie de sa tumeur squirrheuse se détacha et fut remplacée par un bourgeonnement de bonne nature; le reste des parties indurées subit un mouvement rétrograde marqué. Malheureusement, ce mieux ne se maintint pas longtemps.

Enfin, un encéphaloïde à marche rapide a enlevé la quatrième de ces femmes. Je ne connaissais pas alors les propriétés topiques du perchlorure de fer, dont il sera question dans quelques instants.

Voici maintenant quelques détails précis sur les deux guérisons :

Mme veuve X..., grande, maigre, très impressionnable, bien réglée, n'a eu qu'un enfant, et a joui d'une excellente santé jusqu'à l'âge de trente-sept ans. A cette époque, elle constata sur son sein droit une petite tumeur très dure, qui fut pour elle un sujet d'inquiétudes continuelles. Cette tumeur, siége de douleurs brusques, lancinantes, se développa lentement, acquit le volume d'une grosse pomme, et contracta avec la peau de fortes adhérences. Arrondie dans le principe, elle finit par présenter çà et là des bosselures, des inégalités.

Les médecins consultés furent unanimes à conseiller l'ablation. L'opération fut pratiquée par le Dr Puydebat, dans le mois de septembre 1848. Le tissu de la tumeur était très résistant, d'une teinte blanc bleuâtre, et, comprimé entre les doigts, rendait un liquide d'aspect albumineux.

La cicatrisation se fit rapidement; mais peu de temps après, le mal reparut, se développa encore avec lenteur, mais sur une plus grande étendue, et se compliqua d'ulcérations et d'hémorrhagies assez abondantes. Une seconde opération fut proposée et acceptée. Je la fis dans le mois de juillet 1852, c'est à dire environ quatre ans après la première. Cette seconde tentative ne fut pas plus heureuse que l'autre : le mal repullula. Je voulais l'enlever encore, la malade recourut aux globules. En 1855, le mal avait gagné les parties profondes, faisait corps avec le grand pectoral, avait pris une grande étendue, et avait retenti sur les ganglions de l'aisselle. Les choses en étaient au point que l'opération n'était plus praticable. Ce fut l'avis formel de Nélaton.

En 1857, voyage à Toulouse pour se faire traiter par un empirique. Ce nouveau Dr Noir, au moyen d'une substance caustique ressemblant à du cirage, et dont il ne voulait pas dire la composition, détruisit une partie des grosseurs.

Chaque application coûtait à la malade quatre heures de souffrances atroces, indescriptibles. Ce cirage n'était probablement autre chose qu'un mélange d'acide sulfurique et de poudre de charbon. Le prétendu guérisseur n'osa pas attaquer la masse morbide de l'aisselle, et conseilla à la victime, dont la bourse était dégarnie, de regagner l'air natal.

De retour à Bordeaux, Mme X... me supplia de ne pas l'abandonner. Nous étions au mois d'avril 1857.

Le mal était vraiment horrible. Toute la région située entre le sternum et l'omoplate, y compris l'aisselle, était transformée en un massif de bosselures et d'ulcères, confondus en avant avec la peau et profondément non seulement avec les muscles, mais encore avec les côtes correspondantes. Les tumeurs étaient, comme primitivement, très dures à leur base, inégales, parsemées de mamelons luisants, violacés, plus ou moins prêts à passer à l'état ulcéreux. Les parties ulcérées fournissaient le liquide ichoreux à l'approche duquel le diagnostic est rarement pris en défaut. Des hémorrhagies abondantes se produisaient de temps à autre. Le membre supérieur correspondant au côté malade était énormément œdématié ; les doigts, en extension exagérée, n'obéissaient plus aux muscles fléchisseurs, preuve incontestable que quelques-unes des branches de terminaison du plexus brachial avaient été envahies par le mal. La malade avait notablement maigri, et la couleur de sa peau accusait, de la façon la plus accentuée, l'infection de l'économie, la cachexie la plus avancée.

Je fis de mon mieux pour relever son moral, et je m'efforçai de lui persuader que nous avions une ressource précieuse dans un agent découvert tout récemment. En faisant intervenir le perchlorure de fer, j'étais loin de prévoir que d'aussi heureuses modifications dussent s'effectuer pendant son emploi. Je n'avais d'autre but que d'arrêter ou de diminuer les hémorrhagies et de fournir au sang l'élément ferrique dont il manquait. Cette fois, la malade n'écouta que son médecin ; elle prit scrupuleusement chaque jour, dans un verre d'eau sucrée, de 20 à 30 gouttes de perchlorure de fer à 30°, divisées en trois doses : une pour le matin et les deux autres pour le milieu du jour et pour le soir.

Bien plus, et j'ose dire bien mieux, quand l'hémorrhagie se montrait, la malade augmentait sensiblement le nombre des gouttes. Sa confiance dans le remède contre cet accident était absolue ; il est certain qu'il lui rendait alors des services aussi prompts qu'efficaces. Dans diverses circonstances, elle l'appliqua directement sur les points d'où le sang s'écoulait ; mais jamais, administré de la sorte, le remède ne produisit des effets aussi avantageux que pris à l'intérieur. Cette solution avait encore l'avantage de calmer les chaleurs et les démangeaisons insupportables qui se développaient parfois sur le mal et ses environs. Qu'il me suffise maintenant de vous faire remarquer que l'ensemble de l'affection s'amenda de jour en jour, très lentement, mais sans aucune apparence de recrudescence. Toutes les tumeurs diminuèrent de volume, les ulcères se rétrécirent ; la peau passa à une teinte d'un jaune moins foncé ; les fonctions digestives s'exécutèrent plus facilement, et les forces revinrent peu à peu.

Après dix-huit mois environ de traitement, l'infiltration du membre avait disparu ; les saillies morbides étaient nivelées et les ulcères cicatrisés. Il ne restait que les conséquences matérielles et forcées de l'usure causée par le mal, c'est à dire une courbure latérale très prononcée et la paralysie de la plupart des muscles fléchisseurs des doigts. Mme X... reprit ses relations sociales, fit des visites à pied ou en voiture, assista à des soirées. En 1862, à la suite d'une de ces réunions, elle subit une suppression de transpiration, et succomba en quelques jours à un érysipèle.

Voici maintenant le second fait :

Mlle L..., maigre, de taille moyenne, habituellement bien portante, bien réglée, remplissant les fonctions de directrice des Postes, a été opérée par moi à l'âge de quarante-cinq ans, le 15 juillet 1858, d'une tumeur squirrheuse du sein droit. Ses parents n'ont pas été atteints d'affections cancéreuses. Elle rapportait son mal à un coup qu'elle avait reçu il y avait deux ans.

Une petite tumeur se serait manifestée à la suite de cette violence, et aurait acquis dans l'espace de deux ans le volume du poing. Elle aurait été douloureuse presque dès le début, et, dix-huit mois après, aurait contracté des adhérences avec la peau.

La cicatrisation se fit sans encombre, moitié par première intention, moitié par suppuration. Elle était terminée depuis deux mois à peine, quand la récidive apparut et se développa avec une telle rapidité et sur une telle étendue, qu'il n'était plus possible de recourir à une nouvelle opération. En peu de temps, la cicatrice, siége d'une distension particulière et d'une démangeaison intolérable, devint très luisante. La peau qui était au-dessus et au-dessous d'elle, mais surtout celle qui était en haut, devint dure, inégale, tuberculeuse, ridée, perdit de sa mobilité et de sa souplesse. Les ganglions sous-pectoraux et axillaires se tuméfièrent ; des douleurs lancinantes, brusques, plus ou moins répétées, s'ajoutèrent à cet ensemble de phénomènes physiques, et la peau de la malade revêtit le caractère ictérique de la cachexie.

Intelligente et docile, Mlle L... goûta tout ce que je pus lui dire sur les bons effets du perchlorure de fer et en accepta résolument l'usage. Elle en a pris tous les jours de 20 à 24 gouttes, divisées en trois doses, pendant douze mois consécutifs. Elle n'en suspendait momentanément l'usage que pour laisser disparaître certaines fatigues de tête ou certains troubles digestifs, tantôt constipation, tantôt diarrhée, qu'elle lui attribuait. Les phénomènes physiques restèrent quelque temps stationnaires, puis subirent un mouvement rétrograde, qui fut toujours de plus en plus significatif ; si bien qu'au bout d'un an, la malade était rassurée. — A partir de ce moment, malgré mes instances, elle n'a plus fait usage du remède que de temps en temps ; je dis malgré mes instances, parce que, pour moi, la région malade n'a pas encore repris complétement son état normal. Chez cette personne, l'administration du perchlorure de fer avait une influence souveraine et rapide sur les démangeaisons intolérables dont la région malade était parfois le siége.

Les règles, après s'être supprimées à des époques variables et pendant plus ou moins longtemps, ont fini par disparaître tout à fait. Mlle L... a aujourd'hui cinquante-et-un ans ; d'après son dire, elle jouit d'une parfaite santé.

Tels sont, Messieurs, les deux faits que je tenais à vous communiquer ; permettez-moi de les faire suivre de quelques réflexions.

Ai-je bien eu affaire à de véritables cancers ? Si j'avais pu prévoir qu'un jour ces deux tumeurs dussent me procurer l'honneur d'être écouté par une réunion imposante de confrères, certainement je n'aurais rien négligé pour prévenir le moindre doute sur leur nature ; j'aurais prié nos maîtres en micrographie de me prêter le concours de leurs lumières, et d'imprimer à mes Observations le cachet positif de l'anatomie pathologique la plus minutieuse. Cependant, nonobstant cette lacune que vous êtes en droit de signaler et que je suis le premier à regretter, n'avons-nous pas assez des symptômes pour nous édifier dans ces deux circonstances ? La récidive, l'infection ganglionnaire, l'infection de toute l'économie, constituent, ce me semble, une trinité clinique suffisante pour démontrer la malignité de l'affection. Aussi, si j'exprime un regret, n'est-ce qu'en vue de la détermination la plus précise possible des tumeurs cancéreuses, dans le traitement desquelles l'efficacité du perchlorure de fer pourra être constatée.

Mais quelle est la part qui peut être attribuée à cet agent dans les modifications avantageuses présentées par mes deux malades ?

Ces modifications ne seraient-elles pas arrivées sans son intervention ?

Je ne me fais pas illusion, et je sais très bien que lorsque les faits de guérison sont en très petit nombre, la supposition de la cure spontanée est parfaitement de mise. La réponse à ce problème appartient à l'avenir.

Cependant, il est deux points qui me paraissent acquis : l'un est incontestable et incontesté, c'est la propriété hémostatique du perchlorure de fer ; l'autre, c'est son influence sur les chaleurs, les démangeaisons intolérables qui, très souvent, se développent sur les tumeurs cancéreuses. Non seulement cet agent est capable d'arrêter l'écoulement sanguin, mais encore de le prévenir. C'est un moyen à la fois actif et prophylactique.

Il a donc une influence directe, une influence locale sur la tumeur, en s'opposant au travail fluxionnaire qui réside en elle. S'il en est ainsi, il ne répugne pas d'admettre déjà théoriquement que le perchlorure de fer puisse contrarier le développement des éléments cancéreux. A ce titre seul, il mériterait de figurer dans le traitement du cancer, car, par ses propriétés anti-congestives, s'il n'est pas assez puissant pour prévenir toute fluxion, il en diminuera au moins la fréquence et l'intensité ; il s'opposera pendant plus ou moins longtemps à la formation des ulcères et au fâcheux retentissement que leur sécrétion exerce sur les forces de l'organisme.

On comprend dès lors toute l'importance de l'emploi quotidien de cet agent à l'intérieur. Dès l'instant qu'il commence, le mal cancéreux subit bien rarement des arrêts de développement. Destructeur infatigable, il ne sommeille même pas. L'art est donc tenu de lui opposer des moyens qui le combattent incessamment, soit dans son fort même, soit dans sa jetée ; un agent auquel on reconnaîtrait la propriété de paralyser les matériaux qui alimentent le mal ne serait pas à dédaigner. Ne serait-ce pas à cette propriété anti-congestive sur laquelle j'insiste à dessein qu'il faudrait rapporter les heureux résultats obtenus dans l'érysipèle par M. Bell d'abord, et ensuite par M. Balfour ; dans les bronchites chroniques, par M. Delcau ? C'est ainsi encore que je m'explique le changement remarquable qui s'est produit sur une de mes malades dont je dois vous dire quelques mots, dans l'intérêt même de l'agent thérapeutique que je préconise. Cette personne présentait au fond du conduit vulvo--utérin une tumeur grosse comme une orange. Pas plus qu'à des confrères très compétents appelés en consultation, il ne m'a pas été possible jusqu'à présent de préciser au juste le point de l'utérus auquel cette tumeur fait suite ; nos doigts n'étaient pas assez longs. On ne s'est pas non plus prononcé, en dernier ressort, sur la nature du mal ; on a penché pour une tumeur fibreuse, mais avec des réserves. Quoi qu'il en soit, il y a un an, cette malade adulte, célibataire, très maigre, très nerveuse, âgée de quarante-cinq ans, portait son mal depuis un temps indéterminé. Il y a deux ans environ, ses menstrues devinrent irrégulières, furent entrecoupées par des pertes blanches et des douleurs tantôt obtuses, tantôt vives, sur divers points du cercle inférieur; des hémorrhagies utérines se manifestèrent; l'appétit et les forces diminuèrent sensiblement, et la teinte chloro-anémique prit les caractères de la cachexie. Plus tard, les membres inférieurs s'infiltrèrent considérablement; les pertes, tantôt rougeâtres, tantôt d'une couleur blanc-jaunâtre, prirent une odeur *sui generis* qui infectait l'appartement. Un examen complet me fit constater au fond du vagin une tumeur molle, inégale à sa surface, saignant à la plus légère pression, se continuant avec la matrice. Mon pronostic fut grave, mais non désespéré. Je prescrivis l'usage quotidien du perchlorure de fer, que la malade accepta et toléra sans difficulté. Dès ce moment, les symptômes de mauvais augure s'amendèrent peu à peu; la teinte cachectique diminua; l'infiltration des membres inférieurs disparut; le flux utérin, notablement réduit, perdit sa mauvaise odeur; les forces revinrent avec l'appétit.

Quand la consultation, réclamée par la famille, eut lieu, la sensation que la tumeur faisait éprouver au doigt n'était plus la même qu'autrefois. Inégale à sa surface dans le principe, cette tumeur était devenue lisse, saignant encore par la pression du doigt, mais beaucoup moins. Il fut décidé que l'usage du perchlorure de fer serait maintenu. Aujourd'hui, l'état de la malade s'est encore amélioré; elle continue son traitement ([1]).

Quelqu'incomplet que soit ce fait à tout point de vue, il m'a paru cependant avoir assez de valeur pour témoigner en faveur du perchlorure de fer. Il est permis de soutenir que, dans les trois Observations ci-dessus, il y a eu autre chose qu'un heureux concours de coïncidences.

Que si, en faveur de la supposition d'une cure spontanée, on m'objecte la lenteur remarquable de l'affection chez ma première malade, j'en appellerai aux caractères opposés présentés par le sujet de ma seconde Observation, dont la récidive s'est manifestée sous la forme la plus intraitable, la forme tégumentaire

______

([1]) Aujourd'hui 30 mars 1866, l'état général de la malade est plus satisfaisant que jamais. L'état local est le même.

et en masse, on aurait encore tort de se faire une raison sans appel des insuccès que j'ai mentionnés. N'est-il pas d'observation journalière et exacte, qu'impuissant chez certaines organisations, un remède peut avoir la plus grande vertu chez d'autres? D'ailleurs, n'ai-je pas fait remarquer que dans presque tous ces cas l'administration du perchlorure de fer s'était effectuée dans des conditions hygiéniques désavantageuses?

A propos des bons effets que j'attribue aux propriétés anti congestives de cet agent, il n'est pas inopportun de rappeler les heureux résultats obtenus par Arnott au moyen de la réfrigération, et par Bonnet de Lyon au moyen de l'hydrothérapie.

Tout ce que j'ai dit jusqu'à présent n'a trait qu'à l'usage interne du perchlorure de fer; je tiens encore à appeler l'attention du Congrès sur ses propriétés topiques. Si je ne m'abuse, on est loin d'en avoir tiré tout le parti possible. A titre de caustique, on n'a employé que la solution à 45°. Or, ce liquide n'agit que superficiellement, et il n'est pas facile, pour ne pas dire impossible, de concentrer son action sur un point déterminé. Il se répand sur les parties saines, et s'infiltre largement dans toutes les pièces à pansement; on n'a pas songé, que je sache, à l'employer à l'état solide. Pur, il a l'inconvénient de se liquéfier, de fuser; mais mélangé à une certaine quantité de poudre, par exemple celle de froment, il est aussi facile à manier qu'une pommade. On limite très-bien son action, et cette action atteint des profondeurs inconnues à la solution. Avec cette pâte préparée avec suffisante quantité de farine, j'obtiens depuis quelque temps sur un tissu cancéreux des effets remarquables. Je ne crains pas d'avancer que si j'avais eu plus tôt l'idée de ce *modus fasciendi*, je compterais quelques succès de plus dans le traitement du cancer. Voici ce que j'ai observé : Appliquée sur divers points d'une vaste ulcération cancéreuse de la jambe, présentant sur son aire, mais surtout à sa périphère, des bourrelets fongueux plus ou moins saillants, la pâte de perchlorure de fer a toujours produit les effets suivants : dès le premier pansement, c'est à dire vingt-quatre heures après son application, elle forme deux couches très distinctes, l'une superficielle, jaune, pulpeuse, qu'on détache facilement avec la spatule ou l'éponge ; l'autre profonde, grisâtre à sa surface, très dure, inhérente au tissu sur lequel elle s'est moulée, qu'elle a pénétré et détruit de manière à former avec lui une croûte très résistante. Au second pansement, cette croûte, dont l'étendue représente toujours exactement celle du topique, se laisse détacher sans difficulté et sans donner lieu au moindre écoulement de sang. Grisâtre au premier pansement, la face externe de la croûte a pris une teinte beaucoup plus foncée, elle est d'un rouge noirâtre; la face profonde, au contraire, est blanchâtre, tomenteuse. Ces escarres d'un nouveau genre, je dirai tout à l'heure pourquoi, diffèrent très notablement de celles que l'on obtient par la solution à 45° dite caustique. Ces dernières, beaucoup plus minces, noires à leurs deux faces, ne se détachent que par fragments. L'application de la pâte, moins douloureuse que celle de la solution, amène dans les tissus morbides une déperdition de substance beaucoup plus grande. Je ne puis pas encore préciser par des chiffres le degré de pénétration de ce topique.

Un phénomène intéressant se manifeste dès qu'on est arrivé sur les confins du mal. L'enlèvement de la croûte, toujours non sanglante, est infiniment plus douloureux principalement sur les points les plus rapprochés du centre de l'organisme. Cette dernière particularité s'explique par la solution de continuité que les progrès du mal ont fait subir aux filets nerveux, et l'exagération de la douleur d'une manière générale provient de l'impuissance destructive du moyen en présence des tissus normaux. Je comparerais volontiers les effets dont il s'agit dans ces circonstances à ceux qui accompagnent les brûlures du troisième et du deuxième degré, selon que les papilles nerveuses sont détruites ou restent exposées au contact de l'air. On le sait depuis longtemps, le perchlorure de fer n'est pas à proprement parler un caustique; placé et maintenu sur l'épiderme, il le condense, le resserre, le tanne, le rend imperméable, mais ne le désorganise pas. Il ne désorganise pas davantage le derme, les membranes muqueuses. On peut en dire autant des nerfs et de la tunique externe des vaisseaux, à plus forte raison des tendons et des ligaments, ou d'une manière générale des tissus fibreux. Voilà des faits que M. Salleron a observés plus d'une fois dans les hôpitaux, faits dont j'ai moi-même constaté l'exactitude, soit sur des animaux, soit sur des malades. Que de précieuses conséquences pratiques découleront probablement un jour de cette admirable propriété du perchlorure de fer, surtout quand, situé dans une région importante pour les vaisseaux non encore envahis par la dégénérescence, le mal sera jugé inabordable pour l'instrument et les caustiques.

Le perchlorure de fer ne détruit donc pas les tissus normaux, c'est un coagulant. En présence du cancer, il se mêle de proche en proche à ses éléments albumineux, les resserre, les condense d'une manière successive, continue, et en s'incorporant le tout, finit par constituer le ciment que j'ai décrit.

Le perchlorure de fer est doublement utile. A l'intérieur, il agit comme reconstituant, hémostatique, anticongestif; à l'extérieur, non plus en solution, mais bien à l'état solide sous forme de pâte, il joint aux propriétés hémostatiques des effets de coagulation d'une puissance rare. A l'intérieur, dirigé contre la diathèse, il n'agira qu'avec lenteur, à la façon des altérants. S'il n'est pas un remède spécifique parce qu'il ne possède pas cette sûreté et cette universalité d'action qui caractérise les remèdes de ce genre, il est certainement un moyen spécial, et dans certains cas, le meilleur adjuvant, je crois, que nous puissions employer.

Comme topique, je ne crains pas d'affirmer que, pour les ulcères cancéreux, il est destiné à remplacer très avantageusement les caustiques les plus vantés. Beaucoup moins pénétrant que les pâtes de Canquoin et d'acide sulfurique, il est en définitive aussi puissant qu'elles, par la raison toute simple que son application peut être répétée toutes les quarante-huit heures, tandis que l'escarre des deux autres caustiques ne se détache que du quinzième au vingtième jour. Qui ne connaît d'ailleurs les atroces et longues souffrances que causent ces derniers moyens !

Il est un caustique, cependant, le caustique arsénical, dont l'action locale est analogue à celle du perchlorure de fer. D'après M. Manec, qui s'en est beaucoup servi, l'arsenic ne détruirait que les tissus pathologiques. Mais que d'inconvénients ne présente pas son emploi !

Du reste, en présence des faits que j'ai fait connaître, on se rappelle avec quelque complaisance les propriétés qu'attribue au perchlorure de fer M. Salleron, contre la pourriture d'hôpital, l'infection purulente ou putride, et M. Rodet, de Lyon, contre les virus et les venins.

En présence de ces mêmes faits, n'est-il pas aussi permis de se demander si, passé dans le torrent circulatoire, le perchlorure de fer ne conserverait pas son action élective locale si précieuse ; s'il n'offrirait pas la chance d'atteindre les dernières molécules du mal, et de mettre à l'abri des récidives en modifiant toute l'économie.

Cependant, ne quittons pas le certain pour l'incertain. N'oublions pas que le cancer constituant parfois une maladie purement locale, l'instrument tranchant ne saurait être remplacé. Il n'est pas mal d'opérateurs qui comptent des succès de date ancienne. Pour mon propre compte, je pourrais en citer qui remontent déjà à quatre, six et même dix ans. Or, plus que jamais, nous sommes en droit d'avoir confiance en l'instrument, parce que, grâce au microscope, nous savons positivement aujourd'hui que certaines récidives ne sont autre chose qu'une continuation du mal ; nous savons que ses éléments peuvent s'infiltrer plus ou moins loin autour de la masse morbide. Plus instruit, l'opérateur sera beaucoup moins avare des tissus sains qui enveloppent la tumeur, et deviendra peut-être, en s'éloignant ainsi le plus possible du foyer morbide, aussi heureux contre les cancers sous-cutanés que contre les épithéliomes cancroïdes.

Mais si, en dépit de la ténacité si légitime de l'homme de l'art, le mal repullule quand même, dans une position et avec des conditions telles que l'instrument ne peut plus l'atteindre, mes confrères jugeront peut-être que mes observations relatives au perchlorure de fer méritent d'être prises en considération et qu'il vaut mieux avoir recours à cet agent qu'à tout autre. Ils n'oublieront pas dans ce cas que ce moyen, pour avoir toute son efficacité, peut et doit être pris d'une manière continue et prolongée. Ils ne se laisseront pas décourager par quelques insuccès, car nous n'ignorons pas que la guérison a des chances diverses suivant les organismes. Invincible chez certains, la malignité du cancer peut être détruite ou au moins enrayée chez d'autres. A l'avenir de décider si l'agent thérapeutique que je propose est véritablement capable de concourir à ce but.

IX

OBSERVATION, AVEC QUELQUES CONSIDÉRATIONS,

POUR SERVIR

A L'HISTOIRE DE L'ŒSOPHAGOTOMIE INTERNE,

PAR LE Dr LANELONGUE,

Chef interne de l'hôpital Saint-André, Chirurgien adjoint des hôpitaux, Chef des travaux
anatomiques à l'École de Médecine de Bordeaux.

———

Parmi les affections chirurgicales de l'appareil digestif, les
obstructions et les rétrécissements constituent une des questions
les plus complexes et les plus intéressantes. Ces lésions, en effet,
portent une atteinte directe à la conservation de l'individu, elles
menacent ses jours, et fatalement elles entraîneront sa perte
si on les abandonne à elles-mêmes. Dans quelques circonstances
malheureuses, nous ne pouvons pas nous opposer à leur marche
envahissante, nous restons désarmés en présence des progrès de
la maladie ; mais quelquefois aussi nous avons la satisfaction de
lutter et de gagner la partie. Cette double situation d'intervention heureuse ou d'abstention forcée nous est faite tour à tour,
entre autres affections, par les diverses variétés des rétrécissements de l'œsophage. Les uns, en effet, déjouent toutes nos tentatives ; ici, comme partout, le cancer est impitoyable ; d'autres,
au contraire, résultant d'une phlegmasie chronique ou formés
par quelque bride cicatricielle, cèdent aux efforts persévérants
d'une chirurgie active.

Mon intention n'est pas de passer en revue les divers moyens
qu'on a dirigés contre ce genre d'affections ; je veux seulement
m'arrêter à l'un d'eux, l'œsophagatomie interne. Cette méthode
est encore à son berceau ; elle attend des faits nouveaux pour
grandir. En vous racontant celui que j'ai observé, en vous communiquant les réflexions qu'il m'a suggérées, je n'ai d'autre
prétention que de payer un modeste tribut à l'œsophagotomie

interne, que d'apporter ma faible part de matériaux pour l'édification de cette méthode thérapeutique.

Méric (Jean), cultivateur, âgé de vingt-trois ans, admis à l'hôpital Saint-André le 22 octobre 1864, nous donne sur l'origine et la marche de sa maladie les détails suivants :

Un dimanche du mois de novembre 1853, après avoir travaillé dans un chai toute la matinée, Méric est invité, par le tonnelier qu'il avait aidé dans son travail, à prendre un verre de vin blanc. Il saisit une bouteille à demi pleine, la première qui tombe sous sa main, la porte à ses lèvres et avale une gorgée du liquide qu'elle contenait. Aussitôt il éprouve dans la bouche, tout le long du cou, de la poitrine et jusque dans l'estomac, une sensation de brûlure horriblement douloureuse; il jette les hauts cris; des voisins accourent et reconnaissent qu'au lieu de vin blanc l'enfant a avalé de l'acide sulfurique. Aussitôt ils cherchent à provoquer le vomissement en lui donnant de l'huile, et ils réussissent, en effet, à lui faire rejeter une assez grande quantité d'aliments qu'il avait pris peu de temps auparavant. Ces aliments étaient mêlés à quelques mucosités sanguinolentes.

Un médecin, que l'on avait mandé immédiatement, arrive une heure après l'ingestion du poison, et prescrit de la magnésie diluée dans de l'eau à prendre à large dose. Les vomissements et les douleurs d'estomac se calmèrent un peu sous cette influence; mais, dès le lendemain, le malade ne pouvait plus rien avaler, pas même les liquides. Pendant onze jours, il demeura dans le même état, avec de la fièvre et une sensation de douleur cuisante tout le long du cou et de la poitrine. Le douzième jour, on introduisit une sonde dans l'œsophage et l'on injecta du bouillon dans l'estomac. Cette opération fut répétée pendant huit jours consécutifs, après lesquels le malade put prendre du lait, du bouillon et même de la soupe, sans qu'il fût nécessaire de recourir de nouveau au cathétérisme. Progressivement, les douleurs de la déglutition diminuèrent; Méric put avaler quelques aliments solides; mais ce ne fut qu'au bout de six mois que ses forces furent suffisantes pour lui permettre de se lever et de se livrer à quelques travaux. Deux années s'écoulèrent, pendant lesquelles ce jeune homme n'éprouva d'autres symptômes qu'une douleur très légère le long du cou et à l'épigastre, douleur qui s'exaspérait surtout après les repas. Au bout de ce temps, il commença à perdre ses dents, qui se désagrégeaient et se brisaient avec la plus grande facilité. Dès lors, la mastication se faisant incomplètement, la déglutition devint plus douloureuse, les digestions plus pénibles, et le malade vint à l'hôpital Saint-André réclamer les soins de l'habile professeur Chaumet. Un mois durant, on introduisit chaque jour des bougies dans l'œsophage, et lorsque le malade rentra chez lui, sa position était légèrement améliorée. Recommandation expresse lui fut faite d'aller de temps en temps chez son médecin pour se faire passer une sonde dans l'œsophage. Cet avis fut suivi pendant quelques mois; mais bientôt le malade, qui ne comprenait pas toute l'importance de cette manœuvre, négligea d'aller la réclamer. Aussi le mal reprit le dessus, la déglutition devint plus douloureuse et plus difficile; le malade fut obligé de consacrer la plus grande partie de la journée à prendre ses repas; enfin le moment arriva où les aliments solides ne pouvant plus être déglutis, la bouillie et les liquides durent faire tous les frais de l'alimentation. Dans ces conditions, Méric se souvint de l'hôpital, où huit ans auparavant on lui avait procuré quelque soulagement. Il se décide à y venir de nouveau le 22 octobre 1864. Il est dirigé dans le service de M. le professeur Denucé, que je remplaçais en ce moment.

Maigreur considérable, affaiblissement très marqué, chairs flasques, pâleur de la peau, mais pas de teinte cachectique, tels sont les premiers signes qui résultent de l'examen extérieur du malade. J'explore immédiatement la partie supérieure du canal alimentaire, vers laquelle les commémoratifs appellent toute mon attention. Extérieurement, le cou ne présente rien à noter; les lèvres, la bouche, le pharynx n'offrent aucune trace de cicatrice. C'est donc plus bas, sur l'œsophage, que paraît s'être concentrée la principale impression du poison, ce que, du reste, il est facile de constater à la façon dont le malade avale ou cherche à avaler. D'abord, les aliments solides, tels que le pain, la viande, ne peuvent en aucune façon, être déglutis. Ils pénètrent à une profondeur de quelques centimètres, et aussitôt ils sont rejetés, sans efforts, par un simple mouvement de régurgitation. Si le malade veut lutter contre l'obstacle, l'œsophage semble se révolter et repousse avec force le bol alimentaire en même temps qu'une quantité considérable de matières muqueuses et filantes. La déglutition de la bouillie et des liquides se fait aussi avec la plus grande difficulté. Pour arriver à leur faire franchir l'obstacle, le malade est obligé de renverser sa tête en arrière, de tendre les muscles du cou et de faire des efforts inouïs, pendant lesquels les yeux sont fixes et saillants, la face congestionnée, les veines du cou turgescentes. Après maintes ascensions successives et rapidement exécutées du pharynx, quelques parcelles alimentaires pénètrent au travers de la filière, d'autres remontent dans la bouche pour redescendre encore et franchir à la longue le défilé œsophagien. Les liquides, en passant, produisent une espèce de gargouillement tout particulier, un glou-glou retentissant que l'on perçoit à distance.

J'introduis dans l'œsophage une sonde de moyen calibre; elle pénètre facilement d'une longueur de vingt-cinq centimètres environ, à compter des arcades dentaires, puis elle est brusquement arrêtée. J'essaie successivement des bougies en gomme élastique de différents calibres, de différentes formes, cylindriques, coniques, olivaires; je suis toujours arrêté au même point, à peu près au niveau du cartilage cricoïde. Lorsque j'augmente la pression, la sonde se recourbe, mais elle ne peut passer au-delà du diaphragme, très résistant, qui semble obturer complètement le calibre de l'œsophage. Après maints et maints essais infructueux, après bien des tâtonnements, je réussis enfin à faire passer une bougie olivaire en baleine n'ayant qu'un millimètre de diamètre. Par l'exploration attentive à laquelle je me livrai, je pus constater alors qu'il n'y avait qu'un seul rétrécissement, que ce rétrécissement avait une longueur de deux centimètres environ, et que le pertuis par où s'engageait ma bougie siégeait sur la partie latérale gauche de l'œsophage, tandis qu'en avant, en arrière et sur le côté droit, ce conduit était entièrement oblitéré par une bride cicatricielle très épaisse et très dure. La baleine introduite, j'engageai le malade à la conserver à demeure aussi longtemps que possible, dans l'espoir de calibrer le rétrécissement et de rendre ainsi plus facile le cathétérisme suivant. Mais au bout de quelques minutes, la douleur devint intolérable et le malade dut retirer la bougie. Dans la journée, il eut un léger accès de fièvre, et il lui fut impossible de rien avaler, pas même une goutte d'eau. Après deux jours de repos, je recommençai la même manœuvre ; elle eut les mêmes conséquences.

Je vis bien alors que je ne devais rien espérer de la dilatation. Les difficultés du cathétérisme, les accidents qu'il déterminait, et enfin la dureté de la coarctation m'imposaient l'obligation de recourir à un autre mode de traitement. Après mûre réflexion, je me décidai pour l'œsophagotomie interne. Ne connaissant pas alors l'œsophagotome de M. Maisonneuve, je dus imaginer un modèle, et il me parut très simple d'emprunter à l'arsenal de l'uréthrotomie interne un instrument qui, après avoir subi une modification de courbure, remplissait très bien le but que je me proposais. M. Bataille, notre habile fabricant d'instruments de chirurgie, se chargea de l'exécution de mon œsophagotome. C'est une tige (¹) métallique creuse et recourbée, munie d'un cache-lame près de son extrémité inférieure. Dans cette tige glisse une lame demi-elliptique ayant un centimètre et demi de saillie. Cette lame est cachée par l'opercule de la tige creuse ; mais elle peut être entraînée en deçà ou au-delà de cet opercule. L'extrémité œsophagienne de la tige creuse est munie d'un pas de vis pour s'articuler à l'ajustage d'une bougie conductrice. J'avais eu d'abord la pensée de me servir d'une bougie en gomme élastique, mais je ne pus réussir à enfiler le rétrécissement, parce que cette sorte de bougie trop molle allait buter contre la coarctation et se repliait sans s'engager dans le pertuis œsophagien. Je fis donc monter mon œsophagotome sur une baleine olivaire ayant un millimètre de diamètre.

Sur ces entrefaites, M. Denucé reprit son service ; je lui fis part de mes intentions à l'égard de son malade ; il les approuva, et il eut la bonté de me laisser poursuivre mon entreprise.

Le 8 novembre 1864, le malade étant assis en face du jour, j'introduisis dans l'œsophage la bougie conductrice avec laquelle je franchis le rétrécissement, puis je vissai sur elle l'œsophagotome. Je poussai l'appareil jusqu'à ce que le cache-lame fût arrêté par la coarctation ; à ce moment, je dégageai la lame, et je poussai encore. Le tissu cicatriciel sectionné, je sentis une résistance vaincue, et mon instrument put s'engager sans difficultés dans toute sa longueur. L'incision que je venais

____

(¹) Voir le dessin de la fin.

de faire avait porté sur la partie latérale droite de l'œsophage; j'en pratiquai deux autres, en inclinant légèrement l'œsophagotome, l'une à la partie postérieure, l'autre à la partie antérieure de la coarctation.

Cette manœuvre n'avait pas duré deux minutes; le malade n'avait pas souffert, et lorsque je retirai l'instrument, il ne rejeta que quelques mucosités à peine striées de sang. Je tentai immédiatement d'introduire une olive en ivoire; mais lorsque j'arrivai près du point que je venais d'inciser, je sentis l'œsophage se crisper sur mon instrument, et, pour ne pas fatiguer inutilement le malade, je dus le retirer. Cependant, afin que ce jeune homme pût se rendre compte du résultat immédiat de l'opération, je l'engageai à avaler un morceau de pain, ce qu'il fit, en effet, sans la moindre difficulté, à son grand étonnement et à sa grande joie. Après lui avoir procuré cette satisfaction, je lui prescrivis de rester au lit et de prendre seulement un peu d'eau et de bouillon à la glace.

Cette opération ne fut suivie d'aucune réaction; le malade éprouvait seulement une légère cuisson pendant la déglutition. Deux jours après il se levait et mangeait la nourriture commune, sans éprouver la moindre gêne; il se croyait entièrement guéri. Je n'en jugeai pas ainsi. Je savais avec quelle facilité les tissus cicatriciels reviennent sur eux-mêmes; aussi avais-je le soin d'introduire chaque jour dans l'œsophage une boule d'ivoire. Au bout de huit jours j'introduisis avec assez de facilité une olive de quinze millimètres de diamètre. Malgré mes observations, le malade se trouvant suffisamment guéri, voulut quitter l'hôpital. Il avalait aussi facilement que possible toutes sortes d'aliments, et déjà il avait repris des forces et de l'embonpoint.

Depuis cette époque, je n'ai pas revu ce jeune homme; mais dernièrement encore j'ai eu de ses nouvelles par mon excellent ami le docteur Demptos, et par M. Loignon, interne de l'hôpital Saint-André. Tous deux m'ont affirmé que Méric jouissait d'une santé parfaite, qu'il avalait sans difficulté, que ses forces étaient revenues, et qu'il pouvait se livrer sans peine aux travaux des champs. J'ai prié le docteur Demptos d'explorer l'œsophage, et il m'a dit avoir introduit aisément une sonde d'un centimètre de diamètre, la plus grosse qu'il eût à sa disposition.

Les détails minutieux dans lesquels je suis entré ont dû paraître longs et fastidieux; mais je les ai crus indispensables, afin de mieux faire saisir dans mon observation le point de départ et le point d'arrivée, afin d'en déduire aussi certaines indications de la méthode. Poser les indications de la méthode! c'est beaucoup prétendre, car les faits ne sont pas nombreux. Trois sont relatés dans la clinique de M. Maisonneuve; celui-ci est le quatrième; je n'en connais pas d'autres. Un cinquième cependant a été présenté cette année même à la Société anatomique de Paris, dont le *Bulletin* n'a pas encore été publié; et si je connais les détails de cette observation empruntée encore à M. Maisonneuve, c'est grâce à l'extrême obligeance de mon ami le docteur Sentex, qui a été témoin du cas. Toutefois, ce fait ne peut rigoureusement figurer parmi les opérations d'œsophagotomie interne, puisqu'on s'est arrêté à des tentatives. Restent donc seulement quatre faits. J'avoue que c'est un bagage bien mince et sans doute insuffisant pour juger définitivement une question chirurgicale ; mais, s'il n'est pas permis d'être absolument affirmatif, on peut au moins pressentir certains avantages et certains inconvénients de la méthode, et même établir à cet égard quelques conclusions que j'espère faire ressortir de la discussion. Mais avant de m'engager dans des considérations générales, il me paraît convenable d'examiner les conditions particulières du fait que je vous ai narré, de discuter l'opportunité du traitement que j'ai mis en usage, de soumettre enfin tous les détails de cette observation à votre appréciation et à votre critique.

Lorsque je me trouvai en face de mon malade dans les circonstances que je vous ai décrites, ma première pensée fut de recourir à la dilatation progressive du rétrécissement. Cette méthode a fait ses preuves, et si elle n'a pas toujours donné des succès durables, au moins a-t-elle le plus souvent permis aux malades d'ingérer plus facilement les aliments nécessaires à l'entretien de leur existence. En outre, si elle est faite avec prudence, elle est à peu près sans danger, et à la condition que le malade s'y soumette de temps en temps, elle lui permet de vivre de la vie commune. La dilatation reste donc pour moi la méthode générale ; mais dans le cas particulier qui fait le sujet de ma communication, il était impossible de l'employer, j'en ai déjà dit les motifs.

Que fallait-il donc faire ? Je me renseignai auprès des auteurs que j'avais à ma disposition, je relus mes ouvrages classiques, je consultai la thèse d'agrégation de M. Follin, les leçons cliniques de M. Béhier, l'article de M. Velpeau dans le Dictionnaire en 30 volumes, et partout je trouvai les mêmes moyens indiqués, à savoir : après la dilatation, la cautérisation, l'œsophagotomie externe et la gastrotomie.

Y avait-il lieu d'employer quelqu'une de ces méthodes ?

La cautérisation, qui a trouvé des partisans en Angleterre, a toujours eu peu de crédit parmi nous. C'est qu'en effet, ainsi que le fait justement remarquer M. Velpeau, « elle n'est guère applicable qu'aux rétrécissements par induration inflammatoire de la muqueuse, dont *elle modifie la surface.* » Mais, peut-on raisonnablement songer à la mettre en usage comme agent curateur, comme agent destructeur d'un rétrécissement? Évidemment non; c'est vouloir remplacer un tissu inodulaire par une cicatrice au moins aussi rétractile que la première et qui conduira fatalement aux mêmes conséquences.

La gastrotomie, trois fois pratiquée par M. Sédillot, a donné trois insuccès. Ce résultat, quoique peu encourageant, ne saurait toutefois condamner l'opération d'une façon absolue. Elle doit rester comme une suprême ressource, comme l'*ultima ratio* du chirurgien et du malade dans certains rétrécissements de l'œsophage entièrement imperméables et situés au dessous de la portion cervicale de cet organe.

L'œsophagotomie externe, longtemps considérée comme pleine de périls, est loin d'offrir une extrême gravité, ainsi qu'il résulte des documents fournis par M. Follin dans sa thèse sur les rétrécissements de l'œsophage. Néanmoins, cette opération doit être réservée, à mon avis, pour les rétrécissements infranchissables de la portion cervicale de l'œsophage. Elle est à l'œsophage ce que l'uréthrotomie externe est à l'urèthre, c'est à dire une opération qui trouve rarement son indication.

Je viens de retracer les réflexions que me suggéra, en présence de mon malade, l'étude des moyens dirigés ordinairement contre les rétrécissements de l'œsophage. Aucune des méthodes employées ne pouvait me convenir. C'est alors que, m'inspirant de l'uréthrotomie interne, j'eus la pensée d'appliquer aux rétrécissements de l'œsophage un traitement analogue, de pratiquer l'œsophagotomie interne. Je ne connaissais pas alors les tentatives de M. Maisonneuve dans cette voie; je croyais imaginer quelque chose de neuf, je m'applaudissais déjà de ma petite découverte, que je me hâtai de mettre en pratique. Bien grand fut plus tard mon désappointement.... Mais je passe sur ces blessures faites à mon amour-propre par le fait de ma propre ignorance, et je reviens au résultat pratique de l'opération que j'exécutai. Ce résultat peut se traduire ainsi : opération très facile, sans accidents, ayant amené la guérison immédiate d'un malade qui était voué à une mort prochaine.

Jusqu'à ce jour, cette guérison ne s'est pas démentie. Se

maintiendra-t-elle? Question très grave, très importante, sur laquelle je dirai bientôt mes impressions.

Mais je dois procéder par ordre. Après ces quelques réflexions sur un fait particulier, je veux maintenant analyser les Observations de M. Maisonneuve, les rapprocher de la mienne, et de cette étude déduire quelques considérations générales sur l'œsophagotomie interne.

ANALYSE DES OBSERVATIONS DE M. MAISONNEUVE.

(Clinique chirurgicale, t. II, p. 410 et suiv.)

OBSERVATION I. — Jeune fille ayant avalé de l'acide sulfurique. Rétrécissement inodulaire dans le voisinage du cardia. Impossibilité d'avaler, même les liquides. Le 16 juillet 1861, large incision du rétrécissement à l'aide de l'œsophagotome à double lame. Le lendemain, la malade avale du pain et de la viande. Au huitième jour, péritonite suraiguë, mort rapide. A l'autopsie, on ne constate absolument rien que la trace parfaitement nette de la scarification, laquelle n'avait entamé que le tissu morbide, encore d'une manière incomplète. Le tissu cellulaire voisin était entièrement intact; on n'y apercevait aucune trace d'inflammation ou de travail morbide quelconque. Pas de lésion de l'estomac, mais une péritonite des plus intenses, dont l'origine paraissait être du côté du petit bassin, et dont la cause est restée inconnue.

OBSERVATION II. — Rétrécissement de la partie supérieure de l'œsophage, par production tuberculeuse, chez une jeune femme. Impossibilité de la déglutition. Après bien des difficultés et même une certaine violence, introduction de l'œsophagotome et section du rétrécissement. Bon résultat immédiat; mais, huit jours après, péritonite suraiguë et mort. L'autopsie ne révèle rien.

OBSERVATION III. — M. C..., cinquante-huit ans, éprouve depuis deux ans de la gêne dans la déglutition. Rétrécissement dur, de nature inconnue, à l'union du tiers supérieur avec les deux tiers inférieurs de l'œsophage. Opération le 3 avril 1862. Huit jours après, déglutition facile; départ du malade pour la province; pas de nouvelles ultérieures.

OBSERVATION IV. — Besson, cinquante-sept ans, entré le 1er mai 1865. Rétrécissement cancéreux près du cardia. Rejet des aliments aussitôt après leur ingestion. Plusieurs tentatives infructueuses d'introduction de l'œsophagotome. Le 20 mai, une sonde œsophagienne, suivie d'un mandrin, s'engage. On croit être dans l'estomac, et l'on injecte du bouillon et de la tisane qui pénètrent sans difficulté. Aussitôt après, anxiété extrême, vive douleur dans le dos, sueurs froides, lipothymies, pouls petit et fréquent, mort le lendemain.

Autopsie. — Emphysème et liquides dans le médiastin postérieur. Perforation de l'œsophage à quatre ou cinq centimètres au-dessus du cardia, dans la rainure qui séparait le bourrelet, formé par la tumeur cancéreuse, des parois œsophagiennes. Cette perforation a été produite par le mandrin, sorti à plusieurs reprises par l'œil de la sonde. Tumeur cancéreuse de l'extrémité inférieure de l'œsophage avec infiltration le long de la petite courbure de l'estomac.

A l'aide des données que me fournissent les Observations précédentes et la mienne, je vais m'efforcer maintenant de résoudre les questions pratiques suivantes :

1° Dans quels cas doit-on pratiquer l'œsophagotomie interne ?
2° Comment doit-on la pratiquer ?
3° Quelles complications peut-elle entraîner ?
4° Quels résultats doit-on en attendre ?

I. *Dans quelles circonstances doit-on pratiquer l'œsophagotomie interne? Quelles en sont les indications et les contre-indications?*

J'ai déjà dit qu'en principe je donnais la préférence à la dilatation dans le traitement des rétrécissements de l'œsophage. Cette méthode a acquis droit de domicile par son ancienneté et par les services qu'elle a rendus. Peut-être perdra-t-elle du terrain à mesure que l'œsophagotomie interne se généralisera, de même qu'en d'autres lieux elle a fait des concessions à l'uréthrotomie ; mais jusqu'alors, comme les faits manquent en faveur de la stricturotomie œsophagienne, on peut établir, en thèse générale, que tout rétrécissement franchissable de l'œsophage est justiciable de la dilatation. Dans la grande majorité des cas, ce mode de traitement est praticable ; mais quelquefois il devient impossible. Cette impossibilité se rencontrera surtout à l'égard des rétrécissements très durs et très épais ou de ceux qui résultent d'une cicatrice profonde. — La dilatation échouera aussi chez les malades présentant une susceptibilité telle que chaque cathétérisme provoque des accidents ; mon patient en a donné la preuve. Dans ces diverses circonstances, il faudra un adjuvant, une préparation aux moyens ordinaires de dilatation, et l'œsophagotomie interne trouvera là ses indications.

Mais il reste bien entendu, dans mon esprit, que cette opération doit être rejetée toutes les fois que le rétrécissement est dû à une altération organique des parois œsophagiennes. Qu'amènerait-elle en effet? Probablement une recrudescence dans la marche de l'affection, comme il arrive pour tout cancer que le fer aiguillonne lorsqu'il ne l'enlève pas complètement. Ce serait donc un mal au lieu d'un résultat favorable, et ce n'est pas là le but que doit se proposer le chirurgien.

II. *Comment doit-on procéder à l'œsophagotomie interne?*

Le Manuel opératoire ne diffère en rien de celui de l'uréthrotomie. L'instrument n'est qu'un uréthrotome modifié dans la courbure; une bougie le conduit sur le rétrécissement, et celui-ci est rapidement incisé de haut en bas, lorsqu'on dégage la lame qui, jusqu'à ce moment, était restée cachée. Cette dernière précaution me paraît nécessaire pour garantir la muqueuse saine du tranchant de la lame.

Je sais bien qu'à propos de l'uréthrotomie interne, M. Maisonneuve a prétendu que la muqueuse glissait sur l'instrument et ne se laissait pas inciser; mais, d'autre part, des expériences de M. Voillemier et de M. Gosselin ont démontré que, dans ces circonstances, les éraillures n'étaient pas rares. Dans le doute, n'est-il pas préférable de se garer contre la possibilité de ce petit accident?

Une autre condition, à laquelle j'attache une grande importance, est la saillie de la lame. Je crois qu'elle ne doit pas dépasser un centimètre et demi ou deux centimètres, afin de rester toujours en deçà des limites de la paroi œsophagienne. On prévoit facilement les graves accidents qui surviendraient si on franchissait cette limite, et du reste, s'il est permis de juger par analogie, j'invoquerai encore les résultats fournis par l'uréthrotomie. Quelle différence de gravité entre les incisions profondes de Reybard et les petites incisions que l'on pratique aujourd'hui sur l'urèthre? 1 mort sur 4 opérés dans le premier cas; 1 mort sur 22 dans le second! Telle est la proportion que nous donne M. Maurice Perrin dans son Mémoire sur l'uréthrotomie interne, et, dans ces deux statistiques, les faits sont empruntés à la pratique du même chirurgien. Je sais bien qu'à l'œsophage on n'a pas à craindre certains accidents spéciaux aux opérations pratiquées sur l'urèthre, tels que la fièvre uréthrale et l'infection urineuse. Mais ne reste-t-il pas encore l'hémorrhagie, les phlegmons profonds, et surtout le voisinage dangereux d'organes essentiels? C'est pourquoi j'estime qu'il est d'une haute prudence de pratiquer toujours de petites incisions que l'on pourra multiplier au besoin, comme je l'ai fait chez mon malade.

III. *Quelles complications peuvent résulter de l'œsophagotomie interne?*

Lorsqu'on pratiquera cette opération avec les précautions que j'ai indiquées, c'est à dire avec une lame n'ayant qu'une saillie modérée; lorsqu'on n'attaquera que les rétrécissements inflammatoires ou cicatriciels, et qu'on n'aura pas la témérité d'inciser une tumeur cancéreuse, les accidents de l'opération seront bien légers ou même nuls. La douleur est à peine ressentie; l'hémorrhagie ne peut avoir aucune gravité, puisqu'on n'intéresse que des vaisseaux capillaires d'une ténuité extrême. Il pourra même arriver qu'il n'y ait pas le moindre écoulement de sang si l'incision a porté seulement sur du tissu de cicatrice.

Voilà pour les accidents immédiats. Quant aux accidents consécutifs, tels que phlegmons, abcès, inflammation des séreuses ou des viscères voisins, je crois qu'on les évitera facilement avec les petites incisions, surtout si on a le soin de ne pas laisser une sonde à demeure après l'opération. Les parois de l'œsophage, en effet, sont déjà altérées, ramollies par le seul fait du rétrécissement; l'inflammation n'attend qu'une occasion de devenir suraiguë et de produire la perforation de l'œsophage; elle éclatera positivement, si on lui fournit des aliments en laissant un corps étranger en contact permanent avec la muqueuse.

Quels résultats doit-on attendre de l'œsophagotomie interne?

on est très difficile à juger dans l'état actuel de la
u peu d'Observations que nous possédons. Des
neuve, deux sont morts de péritonite, qui
à l'opération; le troisième a quitté Paris
et n'a pas été revu. Quant à l'opéra-
même, elle remonte à une année,
médiat qu'elle avait donné per-
rois pas pour cela que mon

malade soit à jamais à l'abri de la récidive; je ne crois pas que l'œsophagotomie interne, pas plus qu'aucune autre méthode, puisse amener la guérison complète, définitive, des rétrécissements de l'œsophage. Non, le tissu d'un rétrécissement ne perd pas ses droits de rétractilité; non, l'œsophagotomie ne peut pas être une méthode radicale.

« Il n'y aurait qu'un seul moyen, dit M. Maurice Perrin, de guérir définitivement les rétrécissements : ce serait de substituer au canal rétréci toutes les propriétés de tissu qu'il possède à l'état physiologique. Ce moyen est encore à trouver. » Jusque-là l'œsophagotomie interne trouvera quelquefois encore son application; mais il ne faut pas la compromettre en l'appliquant indistinctement à tous les cas, qu'ils soient ou ne soient pas de son ressort. . . . .

. . . .

De l'ensemble des propositions que j'ai discutées, je crois légitime de tirer les conclusions suivantes, qui résument mon travail :

1° L'œsophagotomie interne est applicable aux *seuls* rétrécissements inflammatoires ou cicatriciels de l'œsophage, qui sont encore perméables, mais qui résistent à la dilatation, soit à cause de leur dureté, soit à cause d'une irritabilité exagérée du sujet.

2° Elle doit être pratiquée à l'aide d'un instrument à lame cachée et montée sur une bougie conductrice. Les incisions seront *superficielles,* et multiples si besoin est. On évitera de laisser, après l'opération, une sonde à demeure dans l'œsophage.

3° En agissant de cette façon, on se mettra à l'abri des accidents graves (hémorrhagies, phlegmons, inflammations circonvoisines) qui pourraient survenir dans les conditions opposées.

4° L'œsophagotomie interne ne guérit pas radicalement les rétrécissements de l'œsophage, pas plus qu'aucune autre méthode; mais c'est un adjuvant puissant et quelquefois indispensable de la dilatation.

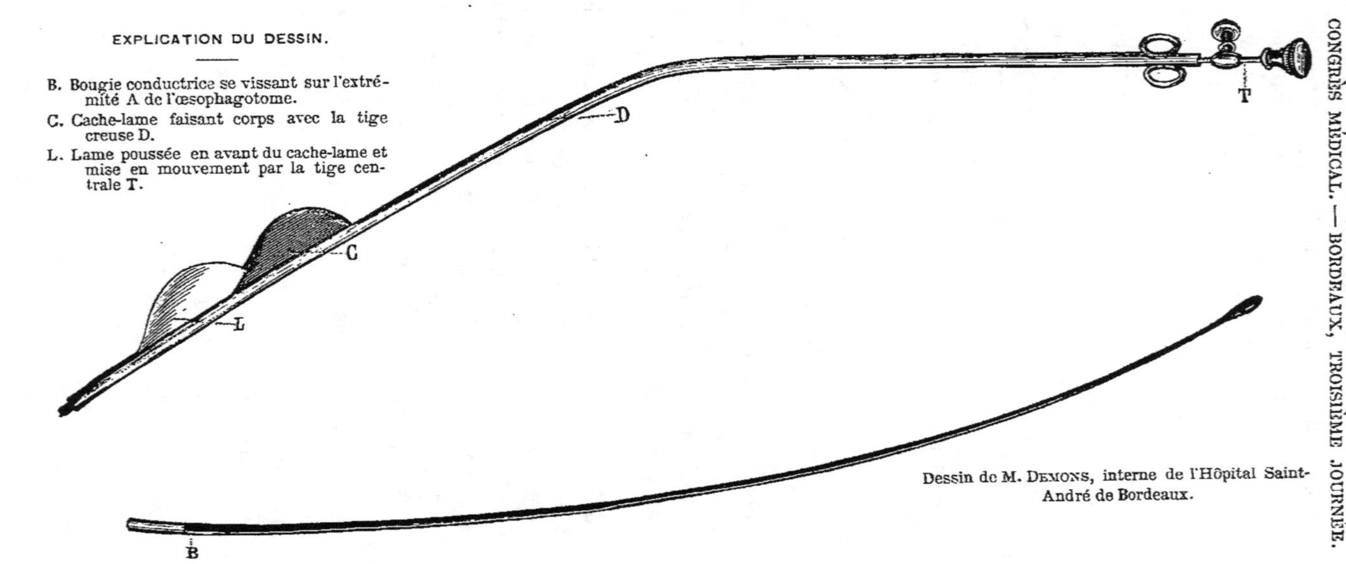

EXPLICATION DU DESSIN.

B. Bougie conductrice se vissant sur l'extrémité A de l'œsophagotome.

C. Cache-lame faisant corps avec la tige
creuse D.

L. Lame poussée en avant du cache-lame et
mise en mouvement par la tige centrale T.

Dessin de M. Demons, interne de l'Hôpital Saint-
André de Bordeaux.

PROCÈS-VERBAL
de la séance du soir du 4 octobre.

—

La séance est ouverte à huit heures du soir.

M. Brochard communique au Congrès un travail ayant pour titre : *De la Médication maritime chez les enfants.*

Personne plus n'ayant demandé la parole sur ce sujet, **M. Avrard** lit un Mémoire sur les *injections intra-utérines*.

Après cette lecture, **M. Linas** demande à présenter quelques observations. Hippocrate a dit : *Solum propter uterum mulier id est, quod est.* M. Avrard a changé un peu tout cela et a considéré l'ovaire comme la caractéristique de la femme. Mais alors comment ce praticien a-t-il aussi peu tenu compte de cet organe dans sa pathologie et son traitement des maladies utérines ?

Notre honorable confrère a parlé avec enthousiasme des injections intra-utérines; je le comprends, puisqu'il vient de nous dire qu'elles ne lui ont donné que des succès. Mais il est bon, avant d'aller plus loin, de jeter un coup-d'œil en arrière et de parcourir rapidement l'histoire de la thérapeutique de la cavité utérine.

Du jour où Récamier eut l'audacieuse idée de porter un instrument tranchant dans la cavité utérine et d'abraser les végétations, les fongosités qui en tapissaient les parois, bien des chirurgiens ont essayé à leur tour de guérir ces lésions par des moyens plus ou moins analogues.

Plus tard, Richet remplaça la curette utérine par le caustique; il arriva une fois que le crayon de nitrate d'argent, employé par ce chirurgien pour cautériser, vint à se casser et séjourna dans la cavité utérine sans produire d'accident; de ce fait surgit tout aussitôt une nouvelle méthode thérapeutique des affections intra utérines.

Ces diverses tentatives amenèrent un chirurgien écossais, Simpson, à essayer le redressement des déviations utérines à l'aide d'une sonde métallique spéciale qui porte son nom. Cette nouvelle audace chirurgicale passa le détroit; Valleix (en France) s'en empara et lui donna de nouveaux développements. Mais un jour M. Broca vint annoncer à l'Académie de Médecine qu'une femme avait succombé à une métro-péritonite développée par la présence d'un redresseur dans la cavité utérine. D'autres faits malheureux s'ajoutèrent bien vite à celui-ci; l'Académie s'en occupa, et M. Depaul, rapporteur de ces communications, condamna cette méthode comme dangereuse au premier chef et peu efficace.

Valleix revint alors de son zèle et renonça à l'emploi des sondes utérines.

Lorsqu'on s'est demandé d'où provenaient les accidents, on a découvert que le cathétérisme utérin pouvait quelquefois donner naissance aux désordres inflammatoires observés dans le petit bassin, et que ces terribles accidents amenaient d'autant plus vite la mort, qu'il existait, antérieurement à toute tentative chirurgicale, un empâtement, une inflammation sourde, péri-utérine.

M. Nonat, l'un des premiers, démontra que toute violence commise sur la matrice donnait naissance aux phlegmons péri utérins. Valleix, à son tour, adopta ces idées et fit toute une série de leçons sur ce sujet. M. Guéneau de Mussy entra dans la même voie en parlant des phlegmons circum-utérins, et M. Bermutzs publia une série de travaux sur la pelvi-péritonite.

Depuis lors, aucun chirurgien n'a touché à la matrice avant de s'être assuré de l'absence absolue de toutes ces complications primitives.

En rappelant tous ces accidents inflammatoires qui ont pour siége le petit bassin et les tissus péri-utérins, j'ai eu pour but de démontrer qu'il est des conditions pathologiques avec lesquelles il faut absolument compter lorsqu'on veut exercer des manœuvres chirurgicales dans la cavité utérine, et que, par conséquent, si M. Avrard n'a eu aucun accident à déplorer avec les injections intra-utérines, c'est qu'il a eu à soigner à La Rochelle une série de malades dans des conditions heureuses, toutes particulières, et malheureusement très rares à Paris.

M. Avrard répond en ces termes : Mon honorable confrère n'a présenté aucune objection à ce que j'ai dit, comme il me sera facile de le démontrer, et je ne puis admettre que pendant vingt ans je n'ai pu rencontrer que des cas heureux à soigner.

M. Velpeau a dit depuis longtemps que l'on peut déchirer

les parois de la cavité utérine sans le moindre danger. Le seul point délicat de la matrice à ménager, est l'orifice interne. Or, il est un moment du mois menstruel chez la femme où ce détroit perd sa sensibilité organique, c'est à la fin des règles. On peut alors introduire mon hystéromètre sans grand inconvénient.

J'emploie cet instrument de préférence à la curette de Récamier, parce qu'il permet en même temps et la mensuration de la cavité utérine, de celle du corps et de l'isthme formée par l'orifice interne.

M. Simpson a inventé un hystéromètre et un pessaire intra-utérin. Qui ignore la quantité de victimes faites par ces appareils? Jamais je n'ai eu à déplorer de tels accidents. Et le cas de M. Broca ne démontre pas le contraire, puisqu'il a été dit à l'Académie de Médecine que la mort du sujet avait été causée par des complications tout à fait étrangères.

L'orateur termine en déclarant qu'il apprécie à leur valeur les travaux de M. Nonat sur le phlegmon péri-utérin; qu'il se garde bien de confondre cette lésion avec le simple empâtement de ces mêmes régions.

M. Linas n'a pas voulu contredire le travail de M. Avrard, mais combler la lacune qu'il présente, en rappelant les cas pathologiques où les injections intra-utérines doivent être proscrites formellement; en outre, il existe des malades chez lesquels on rencontre une sensibilité exagérée du col utérin et de ses orifices telle, qu'il est toujours prudent de se garder de toute manœuvre violente sur ces organes.

M. Desgranges (de Lyon) prend part, à son tour, à la discussion, et dit que M. Avrard est pénétré de son sujet. J'accepte, dit-il, ses assertions. Mais je ne suis pas convaincu; j'ai peur des injections intra-utérines.

Notre confrère vous a dit que la pathologie utérine était un véritable chaos; c'est aller un peu loin. Le dernier mot est encore à trouver, cela est vrai; mais que de bonnes descriptions classiques du plus grand nombre des lésions de la matrice ne possède-t-on pas depuis quelques années? L'empirisme n'a plus guère rien à voir dans la thérapeutique de la matrice.

Mais je me hâte de revenir aux injections intra-utérines. Elles sont faciles, je l'accorde; efficaces, soit; mais innocentes? non.

Et lorsqu'elles n'ont pas paru telles à cette illustre phalange de chirurgiens dont M. Avrard vient de citer les noms, n'est-il pas sage de reculer? Il faut donc que notre confrère soit bien convaincu pour oser agir.

Je ne puis, je le répète, partager tout à coup cette conviction. Le fait suivant viendra à l'appui de ma timidité : Une jeune femme, atteinte d'une métrite chronique rebelle, est soumise par moi à une injection simple dirigée dans la cavité cervicale du col, pratiquée à l'aide d'une simple seringue à bout modérément pointu; à peine le bec de l'instrument fut-il introduit et quelques gouttes de liquide projetées sur l'orifice interne du col, qu'il survint des douleurs violentes s'irradiant de l'hypogastre dans les lombes et tout le petit bassin, accompagnées de cris d'agitation et d'anxiété extrême. La soudaineté des accidents éloignèrent l'idée d'une métro-peritonite; peu à peu ils se calmèrent; mais la malade resta encore plus de trois semaines à se ressentir de cette terrible crise; longtemps après, elle ne pouvait encore s'empêcher de me rappeler ses souffrances.

J'arrive à l'assertion posée par notre confrère, l'universalité des guérisons obtenues à l'aide des injections intra-utérines. Je déclare ne pouvoir admettre l'existence d'un remède toujours souverain dans la science médicale. Si les injections intra-utérines peuvent guérir les métrites chroniques, réussiront-elles toujours dans tous les déplacements de cet organe, la rétroflexion, la chute complète par exemple? Je ne le crois pas.

Il est nécessaire, pour pratiquer ces injections, d'introduire un cathéter, et l'on ne peut, quelle que soit la douceur, l'habileté du chirurgien, éviter le froissement de l'orifice interne. M. Avrard en convient lui-même; il a vu survenir des douleurs, des lypothimies chez quelques-unes de ses malades. Et puis, est-on toujours sûr de l'état de vacuité de la cavité utérine? Je ne le pense pas, comme le fait suivant le démontre : Une jeune femme est cathétérisée peu après sa dernière époque menstruelle; elle était enceinte de six semaines à deux mois; il survient une fausse couche, et la mort s'ensuit.

L'hystéromètre de M. Avrard a-t-il des qualités spéciales pour éviter ces terribles accidents? C'est une tige dure, rigide et contondante, comme tous les instruments du même genre; il possède donc les mêmes inconvénients, et doit être proscrit comme les autres, malgré les avantages qu'il offre pour mesurer les cavités de la matrice.

L'injection à double courant est-elle plus innocente que celle à un seul courant? Cela n'est pas probable; avec cette dernière, il est vrai, on s'expose à la pénétration des liquides dans les trompes et la cavité péritonéale, ce qui ne peut avoir lieu avec l'injection à double courant; mais cet accident est fort rare, et le second procédé d'injection amène aussi bien la contusion de la cavité utérine.

M. Avrard demande à répliquer. M. Desgranges, dit-il, a une prudence exagérée dans cette circonstance particulière, et je n'admets pas que l'habile chirurgien de Lyon reste dans une telle réserve vis à vis de l'emploi des injections intra-utérines après les résultats remarquables que j'ai proclamés.

Je ne comprends pas qu'il s'étonne des guérisons que j'ai obtenues; les engorgements, les inflammations de la matrice sont la conséquence immédiate de la fluxion locale dont cet organe est primitivement le siége. Guérissant celle-ci à l'aide des injections intra-utérines, ceux-là ne peuvent persister; et ces derniers étant la source, l'origine du plus grand nombre des déplacements de la matrice, leur guérison ne peut faire aucun doute, du moment que la cause qui leur a donné naissance a disparu.

Je persiste à dire que le cathétérisme utérin est facile et exempt de danger; car si je froisse l'orifice interne du col comme 2, je le rafraîchis, je le calme comme 10. Et si M. Desgranges a eu à déplorer des accidents avec une sonde fine, c'est que cette dernière, en raison de sa ténuité, avait dû pénétrer dans un repli de la muqueuse de la cavité cervicale du col, et perforer probablement la paroi postérieure de cet organe.

M. Desgranges affirme qu'il n'avait nullement percé la paroi utérine.

La discussion ayant été déclarée close, **M. Bitot** a la parole pour la lecture d'un Mémoire intitulé : *De l'emploi du perchlorure de fer contre le cancer.*

M. Dupuy demande la parole sur cette communication. Le travail que vient de nous communiquer notre honorable confrère est extrêmement intéressant, dit-il. Je considère comme un devoir de joindre aux observations présentées par M. Bitot, et tendant à prouver la possibilité de la guérison du cancer par le perchlorure de fer, le fait suivant. Mais avant, je ferai observer que c'est le seul qui soit favorable parmi les 15 cas de cancer où j'ai employé ce médicament. Il s'agit d'une malade atteinte d'un cancer du sein, opérée plusieurs fois sans succès, arrivée à un degré d'affaiblissement organique très grave, et qui, sous l'influence de l'emploi extérieur et intérieur du perchlorure de fer, a vu sa constitution se raffermir, ses forces, son embonpoint, son appétit renaître d'une manière inespérée. Mais je dois ajouter que la lésion organique non seulement n'a pas subi une aussi heureuse influence, mais a au contraire continué à marcher, a envahi plus tard le sein opposé, et constitué alors un cancer en cuirasse. Je crois donc que le mot de *guérison* employé par M. Bitot est bien prématuré.

M. Levieux prend part à la discussion et communique les faits suivants :

J'ai, dit-il, dans ma pratique, traité 6 cas de cancer utérin par le perchlorure de fer ; dans 4 cas, le médicament a été employé localement et à l'intérieur, pendant dix-huit mois consécutifs, sans le moindre résultat ; dans les 2 autres, la même médication, suivie depuis quinze mois aujourd'hui, a amené une reconstitution générale de l'organisme, mais l'état local est resté le même.

M. Bitot répond qu'il importe déjà beaucoup que le remède puisse reconstituer un malade exposé à une mort imminente et lui donner quelques années de plus. Mais, dans deux des cas cités, il y a eu guérison complète de la maladie elle-même, et un troisième malade est en grande voie d'amélioration. Rien donc n'autorise aujourd'hui à admettre qu'il n'y ait pas de guérison possible ; et si, du reste, il n'y a pas eu guérison réelle, mais simple coïncidence heureuse, ce que je ne puis croire, il n'en faut pas moins entrer largement dans la voie de l'expérimentation.

M. Lanelongue fait la communication d'un travail intitulé : *Quelques considérations pour servir à l'histoire de l'œsophagotomie interne.*

Vu l'heure avancée, la dernière question de cette séance, pour laquelle est inscrit M. de Fleury, est renvoyée à demain, et M. le Président déclare la séance levée à onze heures du soir.

QUATRIÈME JOURNÉE

Jeudi 5 octobre

A UNE HEURE DE L'APRÈS-MIDI.

DE LA MORT SUBITE

A LA SUITE DES TRAUMATISMES ET DE L'ÉTAT PUERPÉRAL

(Question du programme.)

MM. AZAM (Bordeaux). *De la mort subite à la suite des traumatismes.*
Charles DUBREUILH (Bordeaux). *Quelques considérations pour servir à l'histoire des morts subites dans l'état puerpéral.*
De FLEURY (Bordeaux). *A propos des essais de la localisation de la parole : pourquoi la lésion se rencontre plus fréquemment dans le lobe antérieur gauche que dans le droit.*
Discussion (Mémoires de MM. les Drs Azam et Dubreuilh) : MM. VERNEUIL, LINAS, Ch. DUBREUILH, BOUILLAUD, AZAM. — (Mémoire de M. le Dr de Fleury) : MM. BOUILLAUD, BAUDRIMONT.

SÉANCE DU SOIR

A SEPT HEURES ET DEMIE.

M. BAUDRIMONT (Bordeaux). *Recherches expérimentales et observations sur le choléra épidémique.*
Discussion : MM. BOISSEUIL, BONNET, JEANNEL, LINAS, BROCHARD, BERTILLON, BAUDRIMONT.

I

DE LA MORT SUBITE PAR EMBOLIE PULMONAIRE

DANS LES TRAUMATISMES

Par le Dr AZAM,

Professeur adjoint de Clinique chirurgicale à Bordeaux, correspondant de la Société
de Chirurgie de Paris.

PREMIÈRE PARTIE.

Messieurs, le Mémoire que j'ai l'honneur de lire devant vous
ne répond qu'en partie à la question posée par le Congrès; il
peut avoir pour titre : *De la mort subite par embolie pulmonaire
dans les traumatismes.*

Déjà, dans une autre enceinte, à l'Académie de Médecine, il y
a un peu plus d'un an, j'ai exposé en détail quelques-uns des faits
que je vais résumer devant vous ([1]). La question n'est donc pas
absolument neuve. Mais depuis cette époque, j'ai recueilli des
Observations nouvelles, et j'en ai tiré des conséquences plus
étendues. Du reste, en portant ici la question, j'ai un autre
but, c'est de faire 'appel à votre expérience, à vos souvenirs.
C'est ainsi que les Congrès sont utiles. Le nombre des traumatismes qui ont été vus par les chirurgiens et médecins qui
m'écoutent est très considérable; quelques-uns se sont peut-être
terminés par la mort subite, et en rappelant vos souvenirs, il
serait possible de réunir certains de ces faits à ceux que j'expose.
Isolés, ils étaient sans valeur; réunis, ils viennent à l'appui
d'une doctrine, et peuvent être ainsi d'une incontestable utilité.

Le premier fait par ordre de date qui ait été suivi d'autopsie
et étudié scientifiquement est dû à M. le professeur Velpeau.
Il a été communiqué par lui à l'Institut, dans la séance du
7 avril 1862; en voici l'analyse :

Observation I. — Une femme de quarante-six ans, bien portante,
entre à la Charité pour une fracture comminutive de la jambe droite;

([1]) V. *Gazette hebdomadaire*, 1864, p. 611.

cette fracture était accompagnée d'un épanchement si considérable, que la circonférence de la jambe fracturée dépassait de 11 centimètres celle de la jambe saine. On applique un appareil de Scultet et des compresses résolutives; trois semaines après, on entoure le membre d'un bandage dextriné; cette application fut un peu douloureuse. Le lendemain, à une heure de l'après-midi, après une très bonne nuit, et sans que rien ait pu le faire prévoir, la malade est prise de violentes palpitations de cœur, pousse un grand cri et tombe morte.

A l'autopsie, on trouve dans l'épaisseur des parties molles de la jambe un épanchement de sang considérable; toutes les veines de la jambe sont remplies de petits caillots noirs; la veine fémorale et la veine iliaque externe sont remplies par un coagulum, tantôt rouge foncé, tantôt rosé. Ces caillots sont plus ou moins denses. La saphène est incomplétement oblitérée.

Le caillot qui a causé la mort occupe l'infundibulum de l'artère pulmonaire; pelotonné, il a la forme et l'aspect d'une sangsue.

Son diamètre, qui est de 8 millimètres, correspond à la dimension de la partie supérieure du caillot, qui remplit l'iliaque externe; c'est de là qu'est partie l'embolie; déroulé, il a environ 36 centimètres.

Observation II. — Ce fait m'est personnel. — Une femme de trente-six ans, de bonne santé habituelle, est apportée à ma clinique le 22 janvier 1864; elle a une fracture oblique de la partie inférieure du tibia, avec un épanchement considérable à la partie postérieure de la jambe; réduction de la fracture et appareil de Scultet. Le trente-quatrième jour, la consolidation paraît complète.

Le lendemain, à cinq heures du matin, la malade fait un effort musculaire pour laisser passer un bassin sous elle; sa figure se contracte et se congestionne, puis elle pâlit, pousse un soupir, et meurt.

Depuis quatre ou cinq jours, cette malade se plaignait de malaises indéfinissables et éprouvait des étouffements passagers dont elle ne m'avait pas parlé.

Autopsie. — L'artère pulmonaire est complétement remplie par un caillot pelotonné, dont les embranchements s'étendent jusqu'aux ramifications de deuxième ordre. (Voir le dessin publié dans la *Gazette hebdomadaire*, le 9 septembre 1864.) Les fragments de ce caillot, mis bout à bout, mesurent environ 50 centimètres, plus un fragment bifurqué. Son diamètre est celui d'une grosse plume à écrire. Il est libre dans l'artère pulmonaire, dont la membrane interne est parfaitement saine. La veine crurale est distendue par un caillot considérable, qui commence au niveau de l'abouchement de la saphène et descend jusqu'au creux poplité; il adhère dans certains points à la membrane interne, qui est manifestement dépolie. Çà et là existe une fausse membrane. La saphène est aussi oblitérée. A la jambe, toutes les veines sont remplies de petits caillots noirs très anciens. Les fragments qu'on rencontre dans les veines tibiale et péronière ont la plus grande analogie avec le caillot embolique, comme couleur, diamètre et densité. Les interstices musculaires sont remplis de petits caillots noirs, restes de l'épanchement non encore résorbé qui a accompagné la fracture. (Voir, pour les détails, la *Gazette hebdomadaire*.)

OBSERVATION III. — Six mois après la présentation de mon Mémoire à l'Académie, M. Labbé a communiqué à la Société de Chirurgie le fait suivant, qu'il a observé avec le Dr Cahours.

Une dame de soixante-six ans, renversée par une voiture, a une fracture de la partie moyenne du tibia, accompagnée d'une petite plaie et d'un énorme épanchement de sang. Gouttière, irrigation continue, compresses résolutives. Après quelques accidents sans importance, la malade est en voie de guérison. Le quarante-quatrième jour, après s'être librement entretenue avec sa fille, sans avoir fait aucun mouvement, elle éprouve une angoisse inexprimable, pousse un cri, et s'affaisse morte sur son oreiller.

Guidé par les deux faits qui précèdent, M. Labbé pensa à une embolie pulmonaire.

Autopsie. — La fracture est consolidée; mais entre les plans musculaires, il existe des couches de sang épanché et non encore résorbées; les veines de la jambe ne renferment pas de caillots. Dans la veine poplitée, on remarque des concrétions sanguines dont l'organisation paraît ancienne. Dans la veine fémorale, on rencontre un coagulum organisé complétement semblable à celui que contient l'artère pulmonaire. Celle-ci, en effet, est remplie par un caillot volumineux gris rougeâtre, du diamètre de celui que contient la veine fémorale, et replié sur lui-même en forme de sangsue.

OBSERVATION IV. — Je dois ce fait à M. le Dr Lanelongue, chef interne à l'hôpital Saint-André. Il n'a pas encore été publié.

Un homme de trente-cinq ans entre en mai dernier à l'hôpital Saint-André, salle n° 17, pour y être traité d'un kyste du volume d'une pomme, situé à la partie interne de l'articulation du genou. Le liquide de ce kyste est irréductible. Il existe un peu d'hydarthrose concomitante, pas de douleurs, mais grande gêne dans les mouvements. M. Lanelongue opère ce kyste par ponction et injection iodée, sans chloroforme. Aussitôt, le malade est pris d'une anxiété extrême; il étouffe, sa face devient pâle, ses yeux se convulsent, sa pupille se dilate et devient immobile; le pouls est petit, irrégulier; le cœur tumultueux; résolution musculaire, intelligence complète, sensibilité normale. Après deux ou trois minutes, les accidents se dissipent d'eux-mêmes.

L'opération n'est pas suivie d'accidents inflammatoires immédiats; mais il se développe une arthrite chronique avec épanchement; deux ponctions successives, suivies d'une injection iodée, sont toutes deux accompagnées d'accidents analogues à ceux que nous avons décrits, mais moins intenses.

Deux jours après la dernière opération, en août, les mêmes phénomènes se reproduisent trois fois dans la même journée. Le dernier accès est brusquement terminé par la mort.

Guidé par la nature des accidents, M. Lanelongue porte ses recherches sur le cœur, l'ouvre sur place; l'artère pulmonaire est oblitérée par un caillot pelotonné; ce caillot déroulé, il reconnaît qu'il est formé par un tronc principal de 10 centimètres de long, recevant trois embranchements de 4 à 5 centimètres. Le caillot principal a le diamètre du petit doigt. Tous sont noirs et néanmoins consistants. Quelques autres caillots noirs, sans forme caractéristique, existent dans le ventricule droit.

L'articulation malade est pleine de pus, les cartilages érodés, les grosses veines péri-articulaires paraissent saines; seule, la veine poplitée, dans une hauteur de 10 centimètres, au point où elle reçoit les veines profondes de la jambe, est manifestement malade; sa membrane interne est épaissie et rouge. A la jambe, les veines profondes contiennent encore des caillots semblables, comme couleur, diamètre et densité, à ceux qui ont été trouvés dans le cœur. Il est évident pour M. Lanelongue que le coagulum trifurqué qui a constitué l'embolie provient de la veine poplitée et du confluent des veines de la jambe dans le creux du jarret.

Il est incontestable que ce malade a succombé à une embolie partie du voisinage de l'articulation malade, et il est probable que les accidents passagers étaient dus à des caillots de petite dimension, qui ont pu disparaître sans danger dans le torrent circulatoire.

Ce qui est plus difficile à expliquer, c'est la cause de cette thrombose pour ainsi dire primitive. Ici, je ne puis émettre qu'une hypothèse. Ne peut-on pas admettre que quelques gouttes de teinture d'iode ont pénétré dans la veine poplitée par l'intermédiaire d'une veine péri-articulaire, et ont ainsi provoqué la phlébite, origine de la thrombose?

Je trouve, dans la *Gazette des Hôpitaux* du 8 avril 1865, deux faits analogues, sauf l'action spéciale du liquide.

Deux enfants sont morts subitement à la suite d'injections de perchlorure de fer dans des nœvus de la face. L'autopsie a démontré que le sang s'était coagulé dans les cavités droites du cœur.

Avant que les autopsies ne fussent venues démontrer les causes réelles de ces morts et avant l'admission par la science de la doctrine des embolies, d'autres morts subites pendant le traitement du traumatisme avaient été notées, et il est permis de croire qu'une étude attentive les eût rattachées à celles qui précèdent.

Observation V. — En 1837, une femme de soixante-cinq ans, en traitement pour une entorse, dans le service de M. Marjolin, meurt subitement; quelques jours avant, elle avait eu des accès de dyspnée. A l'autopsie, on trouve dans l'artère pulmonaire un caillot bien organisé et ancien; on a pensé qu'il s'était formé sur plaie, et la théorie de l'embolie n'étant pas encore admise, on n'a pas examiné le membre inférieur.

Observation VI. — M. Renaud *(Thèses de Strasbourg)*, cite un fait observé dans le service de M. le professeur Rigaud.

Une femme de quarante-six ans, au quarante-cinquième jour de traitement d'une fracture de jambe par la méthode inamovible, meurt subitement sans avoir présenté auparavant aucun signe d'indisposition.

J'ignore s'il y a eu autopsie; j'en ai écrit à M. le professeur Rigaud, qui ne m'a pas répondu.

Observation VII. — Un de mes collègues, M. le Dr Labat, donnait des soins en ville à une dame de quarante-deux ans pour une fracture du péroné. Le vingt-cinquième jour, sans avoir auparavant manifesté ni douleur ni malaise, elle meurt subitement. — L'autopsie n'a pu être faite.

Observation VIII. — En 1861, un homme de quarante ans est admis à l'hôpital Saint-André, service de M. Dupuy, pour une fracture de cuisse. On n'observe rien de particulier pendant la consolidation. Vers le cinquantième jour, on enlève l'appareil. Dans la journée, le malade veut se soulever sur son lit; tout à coup il est pris d'une épouvantable anxiété. Il appelle à son secours, retombe, et meurt.

L'autopsie n'a pu être faite, le sujet ayant été réclamé par la famille.

Certains malades n'ont pas succombé, mais ont été pris d'accidents caractéristiques, d'embarras dans la circulation pulmonaire manifestement imputables à cette cause.

Observation IX. — Je tiens de M. le professeur Gosselin le fait suivant :

Une femme de son service, au trentième jour d'une fracture de jambe, a été prise subitement d'accès de suffocation avec tendance à la syncope, anxiété épigastrique, couleur violacée de la face; et ces accidents, arrivés tout d'un coup, se sont rapidement dissipés.

M. Gosselin a parfaitement reconnu les phénomènes qu'amène une embolie de petit volume lancée dans l'artère pulmonaire. Il avait même pensé que le caillot pouvait provenir du siége de la fracture.

Observation X. — M. Richet m'a dit avoir vu une femme qui, pendant le traitement d'une fracture de l'humérus, a présenté des accidents singuliers de suffocation, avec tendance à la syncope. Ils arrivaient subitement et disparaissaient de même; rien dans les antécédents ne pouvait les expliquer. — M. Richet croit qu'ils sont imputables à la même cause.

S'il est démontré qu'un certain nombre d'individus ont succombé à des embolies qui avaient leur origine dans le voisinage du traumatisme, alors que rien ne faisait supposer une thrombose des veines avoisinantes, il était logique de rechercher si cette thrombose se rencontre chez les convalescents de contusions de fractures ou de traumatismes quelconques. C'est ce que j'ai fait, *et il ne m'a pas fallu longtemps pour être convaincu de sa fréquence.*

Voici le résumé des recherches que j'ai faites dernièrement dans mon service et dans ceux de mes collègues en chirurgie à l'hôpital Saint-André :

OBSERVATION XI. — Laroque, âgé de dix-neuf ans, salle n° 11, est au trente-huitième jour d'une fracture grave de jambe avec plaie. Il porte un appareil plâtré et fenêtré. Le vingt-huitième jour, abcès considérable du creux poplité, développé, sans douleur, et consécutif à une contusion qui a accompagné l'accident. Le malade est en voie de guérison, et n'a jamais souffert. Je constate qu'à la pointe du triangle de Scarpa, et dans une longueur de 8 à 10 centimètres, on trouve un cordon dur, gros et sans battement, qui ne peut être qu'un segment de la veine crurale thrombosée.

OBSERVATION XII. — Ramey, trent-neuf ans, salle n° 11, est en voie de guérison d'une fracture grave des deux malléoles, avec pénétration dans l'articulation. Plaie, et subluxation de l'astragale; la fracture a été accompagnée d'une forte contusion à la partie externe, qui a provoqué la formation d'un abcès.

L'irrigation et un appareil plâtré et fenêtré ont triomphé des accidents. Au quarantième jour, on constate chez le malade une thrombose de la veine saphène, depuis le quart inférieur de la cuisse jusqu'à la veine crurale.

Le calibre de cette dernière paraît libre.

OBSERVATION XIII. — Cardaillhac, cinquante-un ans, salle n° 17, est au vingt-cinquième jour d'une fracture du péroné, accompagnée d'entorse et de forte contusion. Il est très facile de reconnaître au niveau du triangle de Scarpa la veine crurale transformée en un cordon très gros et très dur; le malade est maigre, et on peut isoler facilement ce cordon de l'artère.

OBSERVATION XIV. — Redon, âgé de quarante-sept ans, fracture de cuisse au tiers inférieur, avec plaie. Vu l'appareil, il est difficile d'explorer la cuisse; mais on reconnaît, en glissant la main sous le bandage au niveau du triangle de Scarpa, une thrombose de la saphène.

OBSERVATION XV. — Eschart, vingt ans, salle n° 11, est au cinquante-huitième jour d'un traumatisme grave de la partie antérieure et supérieure de la jambe. Il a fait une chute d'un deuxième étage; la crête du tibia a été arrachée, et toute la peau et une partie des muscles de la région sont tombés en sphacèle. Il n'a eu aucun accident consécutif, et n'a jamais souffert de la cuisse; sa guérison est en bonne voie.

La cuisse explorée, on peut suivre dans presque toute sa hauteur la veine fémorale, transformée en un cordon gros comme le doigt et dur.

OBSERVATION XVI. — Femme de trente-un ans, salle n° 5. Ulcère datant de trois mois; ancienne arthrite aiguë du genou. La veine fémorale est thrombosée depuis l'anneau du troisième adducteur jusqu'au ligament de Fallope.

OBSERVATION XVII. — Homme, trente-neuf ans. Fracture oblique grave de la jambe; il est au quatre vingt-quatorzième jour. La consolidation est parfaite au niveau de la pointe du triangle de Scarpa; on reconnaît que la veine crurale est remplie de caillots, mais le fait est moins caractéristique que le précédent.

OBSERVATION XVIII. — Un jeune homme de dix-huit ans, salle n° 17, porte, depuis six mois, un abcès froid de la partie postérieure et supérieure de l'avant-bras. Les os ne paraissent pas malades; le foyer suppure beaucoup.

M. le Dr Lanelongue me raconte qu'il y a environ dix jours, ce malade a été pris presque subitement d'un œdème considérable de la main et de l'avant-bras, avec douleurs dans le membre. A l'exploration, on reconnaît une thrombose de la veine humérale et de la veine axillaire.

OBSERVATION XIX. — En février 1865, j'ai eu dans mon service une femme de quarante ans qui, au douzième jour du traitement d'une fracture du radius, avec contusion de la région du coude, a éprouvé dans le bras des douleurs profondes. La veine céphalique est indurée, la veine humérale est transformée en un cordon dur et douloureux.

, Ces accidents se sont dissipés sous l'influence de l'onguent napolitain et du repos.

Ici, la phlébite qui a précédé la thrombose a présenté un certain degré d'acuité qui ne s'est pas montré d'habitude.

L'œdème de la main que j'ai mentionné plus haut me remet en mémoire une observation générale faite par tous les chirurgiens.

On sait combien il est fréquent de voir les convalescents de fractures, d'entorses, de traumatisme des membres inférieurs ou supérieurs, phlegmons diffus, arthrites, etc., présenter pendant de longs jours après leur guérison, de l'œdème aux extrémités. Cet œdème se dissipe, mais lentement. N'est-il pas probable qu'il est dû à un embarras, suite de thrombose, dans la circulation de retour?

Ne sait-on pas aussi que les foyers purulents sont environnés d'une auréole d'œdème? La même cause ne peut-elle pas être invoquée?

Je me propose de faire des recherches nécroscopiques pour la constatation de ces faits; j'étudierai avec soin le système veineux efférent des traumatismes quels qu'ils soient, et je compterai les cas dans lesquels ce système est obstrué par des caillots; je ne doute pas que le nombre en soit relativement considérable.

En terminant l'exposé de cette dernière série de faits, je ferai remarquer que 7 sur 8 ont été recueillis à la fois dans les services de chirurgie de l'hôpital Saint-André, sur un nombre assez limité de malades. Il est donc permis de penser qu'ils sont fort communs.

J'ajouterai que je n'ai pas fait de recherches sur les veines efférentes des traumatismes situés aux racines des membres, sur la tête et sur le tronc. Ces veines n'étant pas sur le vivant accessibles aux doigts, l'autopsie seule pourra démontrer le fait.

Les constatations qui précèdent ont été faites en présence et avec l'aide de MM. les Drs Lanelongue, chef interne, et Gervais fils, et de M. Loignon, mon interne; je saisis cette occasion de les remercier de leur concours.

Les malades dont l'histoire précède peuvent être classés en quatre ordres :

1° Les convalescents de traumatismes, chez lesquels on constate l'existence d'une thrombose dans les veines efférentes du point blessé;

2° D'autres convalescents de traumatismes, qui ont présenté dans la circulation et dans la respiration des troubles imputables à des embolies pulmonaires et qui n'ont pas succombé;

3° Des malades qui, dans les mêmes conditions, ont été foudroyés par des accidents de même nature et dont l'autopsie n'a pas été faite;

4° Enfin, d'autres malades qui sont morts subitement, pendant le traitement, d'accidents traumatiques, et chez lesquels l'autopsie a clairement démontré que la mort avait été amenée par des embolies parties du voisinage du point malade, embolies qui sont venues obstruer l'artère pulmonaire.

Ces faits, qui s'expliquent les uns par les autres, portent à penser qu'à la suite des affections chirurgicales les plus diverses, il peut se faire dans les troncs veineux efférents une thrombose qui, *dans l'immense majorité des cas, passe inaperçue et se dissipe d'elle-même;* mais que, dans certaines circonstances et sous l'influence de causes variées, ces caillots se détachent, sont lancés dans la circulation, et provoquent ou des accidents caractéristiques ou la mort foudroyante.

DEUXIÈME PARTIE.

Lorsque des faits scientifiques sont assez nombreux, bien étudiés, et irrécusables, ils peuvent servir de base à une doctrine, pourvu cependant que leur explication soit satisfaisante.

Bien que je veuille le moins possible m'écarter du cadre que je me suis imposé, qu'il me soit permis de faire ici une excursion dans la question générale.

Tout le monde sait aujourd'hui, depuis les travaux de MM. Legroux, Virchow, Ball, Lancereaux, Charcot, etc., etc., que les accidents ou la mort subite provoqués par les embolies ont été observés comme complications de maladies très diverses.

Cependant, les malades peuvent être classés en deux ordres :

1º Ceux qui étaient atteints d'états généraux particuliers ayant une influence sur la composition du sang : les nouvelles accouchées, les typhoïdés, les phthisiques, les pleurétiques, etc. ;

2º Les malades qui, sur un point quelconque du corps, portaient une lésion de nature à provoquer la coagulation du sang dans les veines voisines : certaines nouvelles accouchées atteintes de phlébites utérines ou de phlegmasia alba dolens, les variqueux, les gens atteints de phlébites de causes diverses, ceux dont le sang veineux est coagulé par des manœuvres opératoires.

C'est à cette deuxième classe que je rattacherai les malades dont j'ai plus haut fait l'histoire.

Le système veineux ayant pour but de rapporter le sang de la circonférence au centre, ne peut contenir des masses solides sans le plus grand danger. Après avoir franchi les grosses veines et les valvules du cœur droit, les caillots viennent se tasser dans l'infundibulum de l'artère pulmonaire, et là, pour peu qu'ils soient d'un certain volume, ils amènent des accidents terribles ou la mort subite. Il est donc facile de comprendre de quel grand intérêt est la recherche des causes de la thrombose.

Il est généralement admis que l'inflammation de la membrane interne des vaisseaux provoque la coagulation du sang qu'ils renferment. Cette loi est particulièrement vraie pour les veines.

La phlébite est donc l'origine de la thrombose.

Ici, je dois faire une distinction. Il y a deux sortes de phlébites. L'une, la plus connue jusqu'ici, qui vient par exemple à la suite d'une saignée, d'une amputation, et qui, en outre de la coagulation du sang, verse du pus dans les veines et amène la mort en tant que phlébite; celle-là n'est pas en cause. L'autre qui, venue sous l'empire d'une cause moins directe, est dite *phlébite adhésive*, s'arrête à la formation des caillots et peut se dissiper spontanément.

Ce sont les causes de cette variété d'inflammations veineuses, qui, à quelques égards, n'est qu'un degré de la précédente, que nous allons rechercher.

En communiquant à l'Institut la première observation, M. Velpeau l'a fait suivre de considérations que j'ai reproduites dans mon premier Mémoire, et dont je vais donner un aperçu.

D'après notre savant maître, les fractures et les contusions s'accompagnent d'un épanchement de sang. Ce sang, infiltré dans les tissus, n'est pas vivant, il est en quelque sorte à l'état de corps étranger. Or, les particules de ce sang décomposé doivent, pour que la guérison complète ait lieu, être lentement reprises par la circulation de retour; mises en contact avec la membrane interne des veines voisines, elles provoquent lentement, sourdement, l'inflammation de cette membrane, qui, réagissant sur le sang, amène la coagulation.

Cette explication peut parfaitement s'appliquer à tous les cas précédés d'un épanchement sanguin dans les tissus, et qui forment une bonne partie de ceux qui ont été observés.

Pour les faits d'embolie ou de thrombose précédés de traumatismes d'un autre ordre, d'autres explications peuvent être présentées. Un traumatisme quelconque, une plaie grave, ancienne ou récente, de quelque nature qu'elle soit, provoque dans la région atteinte une inflammation qui change de nature suivant la période du mal; pendant les premiers temps, cette inflammation est franche, aiguë, quelquefois phlegmoneuse; pendant la période de réparation, le travail change de nature, il est plutôt une hyperémie.

De quelque nature qu'elle soit, la phlegmasie ne se limite pas au lieu atteint; elle s'irradie, et se propage aux tissus voisins. On connaît le beau travail de notre collègue M. Broca sur la propagation de l'inflammation. Les idées qu'il développe expliquent un grand nombre d'accidents secondaires, qui au premier abord paraissent obscurs.

Suivant leur nature, les tissus résistent plus ou moins à ce dangereux voisinage. Le tissu cellulaire et les muscles sont les premiers atteints; le premier est même le principal élément de cette propagation. Par contre, le tissu fibreux, les artères et les nerfs résistent plus longtemps. On sait combien il est fréquent de rencontrer, au milieu des foyers, ces éléments presque intacts.

Quant aux veines, moins défendues que les artères par l'épaisseur de leurs parois, elles sont plus ou moins atteintes. Reportons-nous aux observations précédentes de thromboses consécutives, à des abcès phlegmoneux ou froids, à des ulcères, à une vaste plaie suppurante de la partie supérieure de la jambe : n'est-il pas probable que dans ces faits l'inflammation s'est propagée de proche en proche aux veines efférentes, crurale, saphène, humérale, axillaire, et que cette inflammation lente et peu intense a eu pour effet d'amener la coagulation du sang, *à l'insu du malade et du chirurgien?*

Le système veineux n'est pas en dehors des lois ordinaires. Pourquoi ne serait-il pas atteint comme tous les tissus par les inflammations voisines? Un point seul lui est spécial : la gravité des conséquences. Pour tous les autres tissus, le mal reste local. Pour les artères elles-mêmes la thrombose a moins d'importance. Dans les veines, elle peut avoir des suites mortelles.

Ces idées si simples étant admises, il est logique de penser que tout traumatisme, toute inflammation grave peut amener la thrombose des veines efférentes dans une étendue plus ou moins grande. La facilité avec laquelle j'ai constaté cette complication sur un nombre relativement assez grand de malades, m'autorise à penser qu'on peut en faire une proposition presque générale.

Ici, je pressens une objection qu'il est naturel de me faire, et à laquelle j'ai répondu en partie dans mon premier Mémoire.

Si les thromboses sont si communes, comment la mort subite chez les malades atteints d'affections chirurgicales est-elle relativement si rare?

En premier lieu, on ne connaît la mort par embolie pulmonaire que depuis peu d'années, et ces idées ont encore des contradicteurs. Avant cette époque, on faisait peu d'attention aux caillots du cœur; on n'étudiait pas les veines des membres; et quand l'autopsie ne donnait pas par ailleurs d'explication suffisante, on attribuait la fin du malade à une syncope, à une apoplexie séreuse ou nerveuse.

De plus, la nature a mis le remède à côté du mal, la défense à côté du danger.

En effet, la première conséquence de l'inflammation de la membrane interne des veines est la sécrétion d'une lymphe plastique coagulable, sorte de fausse membrane qui fixe le caillot aux parois du vaisseau et se forme en quelque sorte avec lui. J'ai eu maintes fois l'occasion de constater son existence.

Dans l'immense majorité des cas, cette membrane constitue une adhérence très solide. Elle fixe le caillot jusqu'à ce que, par son contact avec le sang fluide voisin, il soit lentement désagrégé et repris par la circulation, jusqu'à ce qu'enfin la perméabilité du vaisseau soit revenue; ou bien, il se passe un autre phénomène : cette fausse membrane s'organise, le caillot contenu durcit et se rétracte, et la veine est définitivement oblitérée.

Ces deux mécanismes sont également admis.

S'il n'en était ainsi, le monde serait décimé, car le nombre des personnes qui vivent avec des caillots dans les veines est immense. Je n'aurais qu'à citer, en dehors même des convalescents de traumatismes, tous les variqueux, ceux dont les veines ont été oblitérées par des phlébites de toute nature, et aussi le grand nombre des opérés de varices par les injections coagulantes.

Le danger n'est donc pas si grand qu'il le paraît au premier abord.

Comment se fait-il que, dans certains cas relativement très rares, cette adhérence tutélaire disparaisse, et que des caillots puissent être ainsi lancés dans la circulation de retour?

Quelques-uns des faits cités plus haut nous donnent une partie de la réponse. Nous y voyons les accidents ou la mort précédés de manœuvres chirurgicales ou d'efforts musculaires.

Chez d'autres malades, dont nous n'avons pas parlé parce

qu'ils sortaient de notre cadre, la mort a été attribuée à la même cause.

La plupart des femmes en couches, en effet, qui ont succombé à des embolies sont mortes en se levant pour la première fois. Il en a été de même des typhoïdés, des phthisiques, des pleurétiques. Une fois la thrombose admise, il est facile de comprendre que la contraction des muscles qui longent les veines, aidée par des efforts généraux, puisse aussi bien que les doigts du chirurgien faire partir un caillot. Je suis tellement convaincu de l'importance de cette cause mécanique, que ce n'est pas sans une certaine appréhension et sans précautions que j'explore les grosses veines thrombosées.

Je ne crois pas qu'il soit exact de dire que toutes les embolies se sont détachées par la contraction musculaire ou par des manœuvres chirurgicales. Dans le fait de M. Labbé, par exemple, la mort n'a été précédée par aucun mouvement. Il est des cas, peut-être tous, dans lesquels on doit invoquer une insuffisance dans l'adhérence du caillot à la veine.

Or, les malades qui succombent à des embolies sont, en général, dans des états cachectiques qui rendent compte de cette insuffisance : ce sont des typhoïdés, des femmes dans l'état puerpéral, des phthisiques, etc. Les convalescents de grands traumatismes sont un peu dans des conditions générales analogues.

Je crois devoir revenir sur les faits de mort subite qui ont suivi les manœuvres opératoires ayant pour but la coagulation du sang dans les nœvus, et sur l'Observation IV de mort subite après une injection iodée dans l'articulation du genou.

Tout le monde sait qu'un des meilleurs procédés de guérison des varices des membres inférieurs est la coagulation du sang par la méthode de Pravaz. M. Desgranges (de Lyon) a vulgarisé cette méthode, et tous les chirurgiens ont pratiqué cette petite opération, mais tous en connaissent les dangers possibles, et il est avec raison recommandé de faire au dessus du point piqué une compression exacte de la veine. Depuis qu'on connaît les morts par embolie, cette précaution acquiert encore plus d'importance.

Dans les deux faits que j'ai rappelés plus haut, des injections de perchlorure de fer avaient été faites dans des nœvus de la face. Il n'est pas dit qu'une compression circulaire ait été faite, et l'autopsie a démontré que la veine transversale de la face avait été piquée.

Quant au malade qui fait le sujet de l'Observation IV, l'action de la teinture d'iode ne peut pas être expliquée de la même manière; ce liquide ne coagule pas le sang; mais ses propriétés irritantes sont connues, et il est possible qu'il ait pénétré en petite quantité par une veine péri-articulaire dans la veine poplitée; qu'il y ait provoqué une inflammation limitée, que du reste l'autopsie a démontrée, et par suite une thrombose mortelle.

Mais un seul fait est insuffisant pour appuyer une explication. Ce point particulier doit être élucidé par des recherches ou par des expériences sur les animaux. Il me suffit d'établir que cette explication a quelque probabilité.

Quelles sont les déductions thérapeutiques à tirer de ce qui précède?

S'il est vrai, comme je le pense, qu'un très grand nombre de malades atteints de traumatismes divers présentent des thromboses des veines efférentes, et que ces thromboses, développées en général sans douleur, ne se trahissent que par une exploration attentive, il est indiqué de les rechercher avec soin.

Cette recherche faite et le danger démontré, le premier soin du chirurgien sera de s'abstenir le plus possible des manœuvres qui pourraient provoquer mécaniquement le départ des caillots emboliques. Les mouvements du malade et les efforts généraux devront être interdits.

S'il arrive des accidents caractéristiques du côté du poumon, semblables à ceux qui ont été observés par MM. Gosselin, Richet, Lanelongue et par d'autres, le chirurgien saura leur origine, et pourra, dans une certaine mesure fort restreinte, je dois le dire, agir contre eux.

Le point le plus important et le plus difficile est la recherche des moyens propres à faire disparaître la thrombose.

Dans les travaux qui ont déjà paru sur la question des embolies, on rencontre plusieurs faits qui semblent prouver l'efficacité des alcalins. Dans le Mémoire de M. Ball, nous trouvons deux observations, l'une de M. Vidal, l'autre de M. Sénard, de malades atteints de thromboses des membres inférieurs, suites de phlébites de grande étendue, et qui ont guéri par l'emploi des alcalins.

Je ne partage pas les idées de mes honorables confrères, et à moins d'indications bien spéciales, je n'emploierai pas les médicaments dits *fluidifiants*. Voici sur quoi je me fonde :

Lorsqu'un caillot, quelle que soit son origine, existe dans une veine, il est fixé à ses parois par une fausse membrane produit de sécrétion, lymphe plastique coagulable, qui doit son origine au sang lui-même. Ce moyen d'union est théoriquement comparable au cal d'un os fracturé. C'est dans la solidité de cette adhérence que gît le salut du malade; c'est, comme je l'ai dit plus haut, sa défense contre le danger. N'est-il pas certain que meilleures seront les conditions d'hygiène et de réparation, plus cette lymphe plastique sera solide? Quels sont en effet les malades qui, au milieu d'un si grand nombre d'individus portant des thromboses, succombent à l'embolie? Ce sont ceux dont le sang est appauvri par des états cachectiques, des typhoïdés, des femmes relevant de couches, des phthisiques. N'est-il pas probable que chez eux cette lymphe plastique n'avait pas les qualités suffisantes pour créer une adhérence solide? En deux mots, je rendrai ma pensée : pour moi, *la thrombose est peu de chose, l'adhérence est tout.*

Je crois donc que, au lieu de chercher à faire résoudre les caillots en alcalinisant le sang, il faut laisser ce soin à la nature, qui saura bien s'en acquitter lentement et sûrement, et qu'il faut porter toute son attention sur la conservation des adhérences entre le caillot et la veine. Il faut faire pour la lymphe plastique, qui les unit, ce que nous faisons pour la même substance quand elle constitue un cal, une cicatrice de plaie ou d'amputation. Il faut nourrir les malades, leur donner une bonne hygiène, du vin, du quinquina; en un mot, un régime tonique par excellence. Dans ces conditions, les thrombosés verront leurs caillots disparaître ou leurs veines s'oblitérer lentement, mais sans courir les terribles dangers de la dissolution possible des adhérences protectrices.

Je me résume.

Les thromboses veineuses sont beaucoup plus communes qu'on ne le croit généralement; on en rencontre chez un grand nombre de convalescents de traumatismes de diverses natures.

Ces thromboses sont dues, soit à la résorption du sang épanché, soit à la propagation aux veines d'une inflammation voisine, soit à l'introduction dans ces vaisseaux d'un liquide coagulant ou irritant.

Des accidents graves, et la mort subite par embolie, peuvent en être la conséquence.

Les moyens préventifs consistent, la thrombose étant démontrée, à éviter les manœuvres mécaniques et les mouvements musculaires qui pourraient provoquer le départ des caillots.

Ils consistent surtout à protéger par un régime réparateur et tonique la formation et la solidité des adhérences qui unissent les caillots aux veines ; en un mot, à aider aux efforts de la nature.

En terminant, Messieurs, je fais encore appel à vos souvenirs. L'immense expérience des hommes éminents qui m'écoutent est une mine féconde. Je serais heureux qu'elle vînt à l'appui de mes faibles efforts.

ADDITION DE L'AUTEUR.

Six jours après la lecture de ce Mémoire au Congrès de Bordeaux, [M. Houel a communiqué à la Société de Chirurgie de Paris l'observation d'un fracturé de cuisse qui, après un mois, a été]pris sans cause appréciable d'accidents très graves et subits du côté de la respiration et de la circulation, accompagnés de crachements de sang. Ces accidents se sont dissipés assez rapidement, et le malade a guéri. Le membre inférieur a conservé longtemps un œdème considérable.

M. Houel n'hésite pas à penser que les phénomènes pathologiques présentés par ce malade ont été dûs à une embolie de moyen calibre. Je partage complètement cette opinion.

Dans la discussion qui a suivi, M. Velpeau a rappelé la première observation que j'ai citée, et qui lui appartient, et a affirmé de nouveau sa conviction au sujet de la fréquence des embolies, plus grande qu'on ne le croit généralement.

M. Richet a cité deux nouveaux faits :

L'un d'un malade qui, au vingtième jour d'une fracture du péroné, a présenté tous les accidents caractéristiques d'une embolie de moyen volume ; mais n'ayant pas rencontré de phlébite qui puisse expliquer la formation d'un caillot, ce chirurgien considère ce fait comme douteux.

Pour moi, il est probant; car, ainsi que je l'ai démontré plus haut, la thrombose des veines efférentes des traumatismes est le plus souvent latente.

Le deuxième fait est incontestable; il se rapporte à des accidents d'embolie arrivés chez un malade atteint de varices enflammées de la jambe.

A cette occasion, M. Trélat a eu l'obligeance de rappeler mon premier Mémoire sur la question.

(V. *Bulletin de la Société de Chirurgie*, 1865, p. 462.)

II

QUELQUES CONSIDÉRATIONS

POUR SERVIR

A L'HISTOIRE DES MORTS SUBITES DANS L'ÉTAT PUERPÉRAL

PAR LE Dʳ CHARLES DUBREUILH (de Bordeaux),

Professeur à l'École départementale d'accouchement, Membre correspondant de la
Société impériale de Chirurgie, etc.

La question des morts subites dans l'état puerpéral peut, jusqu'à un certain point, se lier à celle des morts subites après les traumatismes. M. Behier l'a dit dans sa onzième lettre à M. Trousseau sur la maladie dite *puerpérale* : « La femme en couches est un blessé. Tout procède de la plaie utérine, qui est nécessaire à la production des accidents, lesquels sont identiques à ceux que l'on rencontre chez les blessés. » On connaît la double formule physiologique que M. Guérin a émise devant l'Académie Impériale de Médecine, de la plaie utérine fermée qui s'organise immédiatement sans suppurer, et de la plaie utérine exposée, qui suppure et ouvre la porte à tous les accidents pathologiques qui suivent les couches.

Mais à part les éléments matériels de la plaie utérine que nous reconnaissons vrais, il est un fait physiologique qui domine la pathogénie des morts subites dont nous nous occupons : ce fait est l'état puerpéral, constitué chez la femme qui a conçu, par une modification profonde dans tout l'organisme, qui excite sa sensibilité, la rend plus susceptible, plus impressionnable à l'action des agents physiques et moraux, état puerpéral qui résume tous les changements survenus dans la respiration, la circulation, la nutrition de la femme en couches, fonctions profondément modifiées par le grand travail de la génération.

L'état puerpéral est donc une condition particulière qui se réflète non seulement sur les maladies de la nouvelle accouchée, mais qui peut encore donner l'explication de ces catastrophes inattendues qui viennent jeter la consternation et l'effroi dans les familles.

Si plusieurs phénomènes qui se montrent pendant la grossesse ne sont pas les symptômes d'affections réelles et ne font que les simuler, il n'en est pas malheureusement toujours ainsi. Combien de fois avons-nous vu des accidents morbides qui jusqu'à cette époque n'avaient manifesté leur existence que par des signes très équivoques, prendre un nouvel essor au moment de la grossesse, devenir tout à coup manifestes, et se terminer avec une funeste rapidité après l'accouchement.

Quel sujet plus digne de fixer un moment l'attention de cette savante assemblée, que le spectacle de cette jeune femme qui devant les premiers vagissements de son enfant, a bientôt oublié les dégoûts de la grossesse, les périls de l'accouchement, et qui expire subitement au moment où elle a le bonheur d'être mère !

Aussi cette question si grave des morts subites après les couches a, depuis plusieurs années, préoccupé les médecins qui se livrent à la pratique des accouchements. Dans les quarante faits recueillis par nous, et empruntés à des journaux de médecine, à plusieurs confrères de notre ville et à notre pratique particulière, et consignés dans un travail plus étendu que celui-ci, les sujets de ces observations sont presque toujours de jeunes femmes dont l'état en apparence était satisfaisant.

C'est, si vous voulez me permettre ce rapide aperçu, afin de donner l'idée de la soudaineté et de l'imprévu de ces événements affreux, c'est, dis-je, la duchesse de Nemours, d'une santé florissante, déjà mère de trois enfants, n'ayant jamais été malade, et qui, après une nuit calme et un sommeil paisible, est frappée d'une mort foudroyante quatorze jours après son accouchement au château de Claremont. Elle devait se lever le lendemain; elle se coiffait, elle dit à la garde : « Je me trouve mal »; elle était morte !

C'est Mme X., jeune femme de dix-neuf ans, primipare, dont la mort subite au dix-septième jour de couches mit en deuil, en 1857, tant de familles honorables de notre ville. Elle s'était levée à onze heures, comme la veille; venait de donner à téter à son enfant, et faisait sa toilette pour déjeuner : debout, en face de sa femme de chambre, elle s'affaisse sur elle-même et tombe en poussant un cri. On la relève; la jeune femme lève la tête, regarde en souriant, et dit d'une voix basse et éteinte : « Ce n'est rien. » A peine a-t-elle prononcé ces paroles, qu'elle s'affaisse de nouveau, et ce n'est plus qu'un cadavre entièrement décoloré qu'on apporte sur son lit.

C'est Mme G., de Bordeaux, âgée de vingt-cinq ans, multipare, forte et bien portante, en proie pendant sa grossesse à des pressentiments les plus sinistres, accouchée très heureusement en 1856, et vingt-un jours après, assise dans un fauteuil, donnant à téter à son enfant, est prise d'une faiblesse, pousse un cri et s'incline: elle avait rendu le dernier soupir.

C'est Mme C., âgée de vingt ans, primipare, d'une remarquable santé, qui accouche en 1858, au milieu de flots de sang dus à une insertion du placenta sur le col, et qui, le onzième jour de couches, était tellement bien, qu'elle m'avait demandé si je lui permettrais bientôt de se lever, mais qui m'avait toujours effrayé par les pressentiments funestes qui assiégeaient constamment son esprit, et qui le 5 janvier 1859 m'exprime, le matin d'un jour nébuleux, les vifs regrets de ne pas voir le soleil. Vers onze heures, elle entend le bruit lointain d'un convoi funèbre; si j'allais mourir, dit-elle. Puis toute préoccupation disparaît; elle déjeune; elle venait de dire à sa mère qu'elle était très bien, lorsque tout à coup sa tête roule sur son oreiller; elle fait un effort pour se soulever, en disant: J'étouffe ! On l'entoure; ce n'est rien, dit-elle, je suis mieux, et elle expire !

C'est enfin, pour prendre des faits dans toutes les catégories, une jeune fille de dix-huit ans, primipare, qui entre dans mon service de l'hôpital de la Maternité, au mois de février dernier, accouche très heureusement, et qui, interrogée sur les causes de sa tristesse, répond qu'elle ne sortira pas vivante de l'hôpital; on la calme, on la surveille; le cinquième jour, elle ne veut pas prendre de nourriture; vers quatre heures du soir, elle fait téter son enfant, le pose dans son berceau qui touche son lit, et expire penchée sur ce berceau sans pousser aucun cri.

Est-on parvenu à soulever le voile qui couvrait, il y a encore quelques années, cette question pleine de mystère et d'obscurité? C'est ce que nous allons essayer de démontrer. Nous avons dit que l'accouchement est un traumatisme dominé par un état spécial, l'état puerpéral. Or, comme à la suite des traumatismes, nous trouvons mentionnés parmi les causes qui peuvent suspendre subitement les fonctions vitales après les couches, la syncope, la douleur, les impressions morales.

Le médecin praticien qui veut s'éclairer, prend des lumières à toutes les doctrines; il ne peut pas être plus systématique dans ses opinions qu'absolu dans sa thérapeutique. Il ne doit pas plus dédaigner les idées de l'École positiviste, qui rapporte les phénomènes de la vie à l'arrangement des tissus et aux affinités chimiques, que les idées de l'École vitaliste, dont l'intelligence s'applique à l'interprétation des phénomènes vivants. Sa philosophie doit donc être l'éclectisme, voulant rester maître de choisir les opinions les plus vraisemblables. Des esprits éminents admettent des lésions dynamiques des centres nerveux, qui peuvent amener la mort subite chez la femme qui accouche ou qui est accouchée depuis un temps plus ou moins long. Il est des cas, a écrit le regrettable Aran, dans sa thèse d'agrégation, pour lesquels on sera peut-être toujours forcé d'admettre une lésion intime de la substance nerveuse, lésion momentanée et fugace, dont les effets peuvent être promptement funestes, sans que l'examen cadavérique nous permette d'en saisir les traces. C'est donc, à défaut de lésions anatomiques appréciables, que la syncope est une des causes qui a été le plus fréquemment invoquée pour expliquer la mort subite dans l'état puerpéral, et celle dont le mécanisme a été diversement interprété.

L'existence de l'état chloro-anémique des femmes enceintes, résultat des recherches hématologiques modernes, n'est pas indifférente pour le sujet qui nous occupe, car chez des sujets affaiblis par des pertes de sang ou par des évacuations abondantes, quelle qu'en soit la cause, chez les chlorotiques, on a vu la mort subite survenir d'une manière tout à fait inattendue et dans les circonstances les plus variées. Or, cette condition particulière du fluide sanguin, peut, dans les circonstances spéciales de l'état puerpéral, avoir une immense influence sur la production de ces syncopes mortelles. Cet état particulier de chloro-anémie chez la femme enceinte, peut être très rationnellement accusé de plusieurs de ces terminaisons fatales après lesquelles le scalpel ne trouve aucune trace de lésion appréciable. C'est justement, d'après M. Devergier, ce défaut d'altération pathologique coïncidant toujours avec la mort par syncope, qui en forme un des caractères, une des circonstances concomitantes.

Parmi les faits signalés, nous trouvons des femmes qui sont mortes subitement, pendant ou après l'accouchement, par la douleur résultant d'un travail long et difficile.

Ces faits ne sont pas rares, et nous en avons observé trois cas.

C'est ici surtout que les investigations de l'anatomo-pathologie sont muettes. Il n'existe, en effet, dans l'économie qu'une somme donnée de forces et de puissance nerveuse.

La douleur, dit Churchill, lorsqu'elle acquiert un certain degré d'intensité et de durée, est destructive par elle-même. Les accouchements difficiles et prolongés deviennent quelquefois mortels par cette cause; et même alors qu'il n'y a pas de difficultés extraordinaires et que le travail n'est pas trop prolongé, il survient parfois une prostration funeste, qui ne trouve son explication que dans la douleur. La délivrance a été complète sans aucune lésion physique; la femme n'a perdu qu'une quantité ordinaire de sang par les vaisseaux utérins, et cependant, malgré les encouragements qu'elle devrait puiser dans son état général et dans celui de son enfant, aussi bien que dans la condition que ses souffrances sont à bout, la femme ne reprend ni ses forces ni son courage; mais après un intervalle, qui n'excède pas quelques heures, elle tombe dans un état de prostration et d'affaissement, et quelques heures après, d'une manière tout à fait inattendue et sans aucune altération perceptible, elle expire (1). Cazeaux croit, avec Churchill, que la mort

(1) Travers, *Inquiry*, p. 48.

subite consiste, dans ces cas, dans un ébranlement plus ou moins considérable du système céphalo-rachidien. Cet ébranlement résulte du trouble si extraordinaire que produit la parturition, et est en tout semblable à celui que produisent les grandes blessures, et auquel succombent quelquefois les malheureux ouvriers dont un membre a été broyé par une machine.

Dans toutes ces circonstances, les centres nerveux jouent un très grand rôle. Fortement ébranlé, tiraillé par les souffrances de l'enfantement, l'appareil cérébro-spinal peut souvent résister, mais il a souvent beaucoup de mal à se remettre de ces secousses successives; il reste anéanti, sans puissance aucune pour réveiller une dernière étincelle de vie, et l'autopsie ne vient alors rien apprendre.

La belle expérience rapportée, il y a plusieurs années, par Magendie, peut lever bien des doutes touchant l'influence de la douleur sur la production de la mort subite.

Si, sur un animal vivant, on excite des douleurs extrêmement vives, par exemple en pinçant les racines spinales postérieures; si préalablement un tube gradué et recourbé, contenant du mercure, a été introduit dans l'artère carotide, chaque sensation douloureuse est marquée par un temps d'arrêt dans les contractions du ventricule gauche, immédiatement suivi d'une reprise qui porte plus haut la colonne sanguine; si ces contractions douloureuses sont trop répétées, si l'animal est affaibli, un instant arrive où la cessation brusque des contractions devient définitive, l'animal est mort. En quelque point qu'on excite la douleur, le résultat est le même.

Dans d'autres circonstances, la mort subite est arrivée chez des femmes dont l'imagination avait été vivement impressionnée pendant tout le cours de leur grossesse ou après leur accouchement. Parmi les faits signalés, il y en a un grand nombre dans lesquels on a constaté l'influence d'une vive émotion de joie ou de chagrin. Nous avons publié dans l'*Union médicale de la Gironde* (1857) le fait suivant :

La femme d'un capitaine de navire, de trente-quatre ans, d'une forte constitution, accouchée heureusement depuis douze jours, n'avait éprouvé aucun accident. Cette dame était d'une très grande sensibilité, à tel point qu'un jour, pour une simple contrariété pendant qu'elle avait ses menstrues, elles se suppri-mèrent durant six mois. Elle reçoit une lettre de son mari, absent depuis le début de sa grossesse, qui lui annonçait son arrivée pour ce jour; elle en éprouva l'émotion la plus vive. A neuf heures du matin, elle le reçut; elle causa toute la journée avec lui. Vers sept heures du soir, on la porta de son lit sur un lit de repos, et tout à coup elle s'affaissa et mourut subitement. Le facies n'annonçait les traces d'aucune souffrance.

Ce sont encore là, nous le savons, des faits obscurs dont l'explication semble appartenir autant à la psychologie qu'à la physiologie, dont le scalpel le plus exercé et tous les moyens d'investigation de l'analyse anatomique n'ont pu découvrir la cause.

Où donc est réellement la cause de la mort dans toutes ces brusques terminaisons de la vie? C'est-il le cerveau qui est le premier affecté, comme le pense Cullen, ou bien c'est-il le cœur qui cesse d'agir le premier, comme l'écrit Bichat? Est-ce sa mort qui entraîne successivement celle des autres organes?

En définitive, quand il s'agit d'analyser ces phénomènes si délicats de la vitalité, le médecin ne peut établir des systèmes, des lois, attendu qu'un seul et même fait peut se présenter sous des aspects différents, et par suite exiger des interprétations opposées; « autrement dit, il y a, d'après Aran, un cercle non interrompu dans certaines fonctions : la circulation, la respira-tion et l'innervation; et si, par la pensée, on peut remonter à la suspension primitive de l'une d'elles, telle est la rapidité avec laquelle les deux autres sont influencées, que les effets secondaires ne tardant pas à s'ajouter aux primitifs, la mort est bien plus souvent le résultat de la suspension de deux de ces fonctions ou même de la suspension de toutes les trois, que le produit de la cessation d'action d'une seule. »

Pour trouver la solution du problème si compliqué et si important posé par le Congrès médical de Bordeaux, nous adresserons-nous seulement à l'École qui se borne à la consta-tation des manifestations organiques : le positivisme? A celle qui, tout en reconnaissant l'existence des forces animatrices, les considère comme quelque chose d'étranger à la science . le ratio-nalisme médical? Ou aux anatomistes du scalpel, du microscope, de la pile, des réactifs, pour nous servir de la définition du

professeur Dupré, de Montpellier (¹)? Ou bien enfin nous adresserons-nous au vitalisme de Sthal et de Barthez, qui professent
que la cause qui anéantit la vie de l'organisme ne saurait avoir
sa raison dans les lois physiques, et que la lésion des organes
centraux qui président aux conditions de la vie dépend d'une
cause ou d'une force nécessaire à tout mobile : la force vitale?
Nous croyons certainement que les organes de l'homme sont
soumis à des lois qui font le sujet de sciences diverses : la
biologie et la psychologie. Mais l'intégrité de la vie ne peut
exister qu'à la condition que les organes, ses serviteurs, soient
sains; et l'intelligence, à la condition que le cerveau ne soit pas
altéré. Est-il donc besoin d'une lésion cérébrale si grande pour
foudroyer un homme ou changer sa nature en le rendant
aphasique, privé du mouvement et de l'intelligence, en le
rendant grimacier ou convulsionnaire?

Ces considérations, Messieurs, ne sont point un hors-d'œuvre
pour la solution du problème de la cause des morts subites en
général et à la suite des couches en particulier.

Nous désirons arriver à ceci : que l'être humain n'a pas un
fonds de vie propre, absolu et indépendant. Tout modifie l'organisation, le tempérament, la santé, la vie : aussi bien l'état
physique que l'état moral, l'éducation comme l'hygiène, le
climat comme les professions. Si l'on veut donc arriver à une
théorie plus précise et plus vraisemblable des causes de la mort
subite, on doit rechercher les circonstances qui peuvent modifier
profondément les éléments de la vie.

Dans la question qui nous occupe spécialement, nous trouverons l'état puerpéral. Sous son influence, le sang, que les
anciens appelaient l'*âme de la chair,* et Bordeu la *chair coulante,*
est modifié dans sa vitalité et sa constitution. Sur ce point, la
pratique a confirmé la théorie, et l'on peut chaque jour vérifier
par des faits la valeur des inductions déduites des documents
fournis par d'infatigables et savants expérimentateurs.

D'après les analyses de MM. Andral, Gavarret et Régnauld,
toutes les cachexies seraient caractérisées par la diminution des
globules rouges du sang, l'augmentation de l'eau et l'augmentation relative de la fibrine dans le sang, tandis que, dans la

____

(¹) Inauguration de la statue de Barthez, 1864.

grossesse, l'augmentation que présente cette dernière substance est absolue.

L'état puerpéral favoriserait donc la coagulation du sang dans les gros vaisseaux. J'ai constamment trouvé, dit M. Cruveilhier, dans son *Anatomie pathologique,* chez les femmes mortes dans les premiers jours qui suivent l'accouchement, les sinus utérins pleins de caillots sanguins adhérents, que j'ai souvent vu se prolonger jusque dans les veines hypogastriques; et les travaux de MM. Virchow, Robert Lee, Simpson, Hersent, Beau, Necker, Lancereaux, ceux plus récents de MM. Perrin, Lavirotte, Perroud, Gayet, Jacquemet, publiés dans le remarquable volume du Congrès de Lyon, confirment l'opinion du savant professeur de Paris. Ces faits, constatés sur le cadavre, confirment trop bien les observations faites sur le vivant, pour ne pas admettre que la plupart des accidents qui se produisent pendant la grossesse, tels que les spasmes, les palpitations, les syncopes, que l'on attribue quelquefois à la sensibilité nerveuse, proviennent le plus ordinairement de la trop grande plasticité du sang (¹). Et s'il y a des faits nombreux en dehors de l'état puerpéral où les causes qui révolutionnent brusquement l'existence morale, comme aussi celles qui troublent de la même manière l'ordre des fonctions physiologiques, ont produit la mort subite en formant des caillots dans les artères ou le cœur, à plus forte raison doit-on les admettre dans la période puerpérale, qui semble réunir les conditions essentielles à leur formation.

Ce sont ces faits auxquels on a donné le nom d'*embolie*. Mais est-ce une raison pour abuser de cette altération anatomique, et assurer que lorsqu'une mort subite coïncide avec un caillot dans le cœur droit, on doive admettre l'embolie comme cause?

Il résulte des recherches les plus récentes, que pour pouvoir affirmer une mort subite par embolie pulmonaire (Dʳ Perroud, de Lyon, *caillots cardiaques*), il faut :

1º Que l'on retrouve dans l'artère pulmonaire le caillot migrateur. Ce caillot doit ne pas être adhérent au vaisseau; il doit présenter certains caractères qui permettent d'affirmer qu'il n'est pas autochtone, c'est à dire qu'il n'est pas formé dans le lieu où on le trouve.

(¹) Perrin, *Coagulation du sang dans l'état puerpéral;* Lyon, 1865.

2° Il faut encore, pour pouvoir affirmer que la mort a lieu par embolie, il faut que la malade présente des signes d'embarras de la circulation veineuse.

3° Il faut un certain temps pour que la mort se produise. On ne comprend pas qu'une oblitération de l'artère pulmonaire puisse amener de ces morts foudroyantes, morts subites dans la véritable acception du mot, qui sidèrent la malade à la manière d'un coup de foudre; la malade doit avoir un instant de souffrance; la mort doit être rapide, mais non instantanée. Aussi le Dr Perroud est persuadé que les caillots migrateurs sont relativement très rares, et croit qu'il est peu de morts subites qu'on puisse rattacher ou uniquement rattacher à l'embolie pulmonaire. Dans le même congrès, et après M. Perroud, M. Jacquemet, professeur agrégé à la Faculté de Médecine de Montpellier, admet cette altération du sang comme cause de mort subite, et il explique comment on meurt dans le cas d'embolie : instantanément, ou avec une rapidité relativement moins grande.

« Dans le premier cas, la mort a lieu par syncope, par l'arrêt soudain du jeu du cœur, soit que, dans la brusque surprise de la fonction cardiaque, la suspension absolue du battement du cœur provienne de l'obstruction complète, instantanée, de l'artère pulmonaire, qui ne permet plus à un des ventricules de se vider, soit que la sidération nerveuse qui frappe subitement les foyers innervateurs atteigne aussitôt, comme par contre-coup, l'organe central de la circulation.

» Dans le second cas, la mort arrive par asphyxie, par la cessation progressive de l'hématose. l'obstacle embolique ne fermant pas hermétiquement l'artère pulmonaire, mais laissant encore, pendant quelques moments, une partie du courant veineux parvenir jusqu'aux poumons, et y entretenir un reste d'hématose qui peu à peu devient insuffisant à la vie. »

Mais les expériences cardiagraphiques de MM. Chauveau et Marey ayant démontré que l'on pouvait introduire dans l'organe central de la circulation des appareils relativement volumineux et embarrassants, sans gêner néanmoins le jeu normal de l'organe central de la circulation (Perroud, de Lyon), l'anatomie pathologique et les expériences sur le vivant ayant confirmé ces prévisions, et enfin la clinique elle-même démontrant l'innocuité des concrétions cardiaques relativement aux fonctions du cœur, il en résulte que l'on doit encore être très réservé sur la fréquence de cette cause de mort subite après les couches.

Il est encore une théorie qui a des partisans très autorisés, c'est celle de la pénétration des gaz dans le sang. Dans ce travail, forcément limité, il ne nous est permis que de passer très rapidement sur les opinions émises relativement à la voie par laquelle se fait cette pénétration. Si c'est la voie utérine, nous trouvons pour défenseurs Legallois père et fils, Bessems, Amussat, Rérolle.

Si c'est la voie pulmonaire, en admettant nécessairement une rupture des vésicules du poumon, nous trouvons Méry en 1707, Bichat, et enfin M. Malgaigne, en 1845, qui invoque, comme preuve à l'appui de cette doctrine, un travail de Piedaguel.

Enfin, si c'est l'exhalation spontanée du gaz pendant la vie, nous trouvons M. Durand-Fardel et M. Hervieux, qui seront disposés à se rattacher à cette opinion, sinon par la possibilité d'une démonstration directe, du moins par voie d'exclusion.

Quant au mode d'action de l'air introduit dans le torrent circulatoire, il a été diversement expliqué par des auteurs distingués, et les conclusions du remarquable rapport de l'éminent professeur Bouillaud, à l'Académie, ne sont qu'un résumé de ces différentes opinions.

D'après Bichat toute vue théorique en médecine doit influer sur la thérapeutique. Nous devons être certainement très réservé en prononçant ce dernier mot à propos des morts subites; il est clair, en effet, que lorsque la mort existe, il n'y a pas de traitement. Mais ne serait-il pas possible de déduire quelque chose d'utile et quelques conclusions pratiques de l'étude des causes si variées des morts subites qui peuvent frapper la femme enceinte, ou qui vient d'accoucher, de poser les bases de quelques indications thérapeutiques générales?

Ce fait que tous ou presque tous les accidents rapidement mortels sont survenus chez des femmes qui, après avoir gardé le lit pendant plusieurs jours, se levaient brusquement ou restaient debout pour la première fois, peut servir à éclairer le mécanisme de la mort, et en même temps qu'il semble nous fournir les moyens de la prévenir. On doit défendre aux nouvelles accouchées naturellement faibles ou qui *auraient éprouvé quelque hé-*

morrhagie pendant ou après leur grossesse, de se lever trop tôt après leurs couches, les empêcher de se livrer, avant un laps de temps qui varie suivant les circonstances, à des soins de toilette ou au travail de leur ménage. C'est encore le meilleur moyen d'empêcher la migration d'un caillot embolique. L'un des résultats les plus curieux, au point de vue de la mort subite, dit Aran, c'est l'influence de la position. Des animaux qui paraissaient morts étaient ranimés en les mettant dans une position horizontale, ou en les plaçant la tête plus bas que le reste du corps. Des individus affaiblis par les souffrances, dont le sang a été appauvri et diminué de quantité, se trouvent-ils dans la position verticale, ils tombent sans connaissance; qu'on les laisse debout ou assis, ils ne recouvrent pas leurs sens; couchés, ils reviennent immédiatement. Cette suspension de l'innervation cérébrale peut être suivie de la suspension définitive des autres fonctions; suspension que rien ne peut faire disparaître.

Pendant la grossesse, le sang perd une partie de ses principes constituants, il se rapproche de l'état chlorotique, et les phénomènes éprouvés par les femmes sont bien plus ceux de la chlorose que ceux de la pléthore sanguine; dans ces circonstances, la fibrine du sang peut se coaguler plus facilement et produire l'embolie; on veillera donc au régime des femmes, et chez celles qui sont faibles, anémiques, qui présenteront les symptômes de la chlorose, on prescrira des toniques et du fer.

Enfin, chez les femmes nerveuses et impressionnables, dont l'imagination dans l'état puerpéral est plus facile à s'émouvoir, plus susceptible d'exaltation, s'abandonne plus facilement à tous les excès, pour lesquelles la somme de bonheur et de souffrance est double par leur manière de les ressentir, il faudra leur appliquer les préceptes rigoureux de l'hygiène physique et morale, et se rappeler que la douleur et la joie tuent, et que cette vérité n'est pas seulement du domaine de la poésie, qu'elle appartient tout entière aussi à celui de la chirurgie en général.

De tout ce que nous venons de dire d'une manière très abrégée, il résulte les conclusions suivantes :

1º On ne peut admettre une cause unique pour expliquer la mort subite à la suite des couches.

2º Les recherches anatomo-pathologiques ne doivent pas être

entièrement réduites à la matière morte, à la constatation
d'états terminés, de produits isolés et définis.

3° L'expérimentation pathologique doit toujours être le contrôle infaillible de leurs conclusions.

4° La Médecine, cette science de recherches et d'expérience,
ne doit faire divorce avec aucune théorie. Pour savoir connaître
les causes de la mort, il est essentiel de savoir les conditions de
la vie, dont la force et la durée sont le produit ou le résultat
de l'action d'une série d'agents, moteurs ou causes inséparables
de l'existence humaine, parce qu'elles tiennent aux lois immuables de la nature.

III

DES TENTATIVES

DE

LOCALISATION DE LA PAROLE D'UN SEUL COTÉ DU CERVEAU

**Pourquoi la lésion paraît se rencontrer plus fréquemment
dans le lobe antérieur gauche que dans le droit?**

PAR LE D^r DE FLEURY,

Professeur suppléant à l'École de Médecine de Bordeaux.

Messieurs, notre intention n'est pas, en vous soumettant ces
courtes réflexions sur les tentatives récentes de *Localisation de la
parole d'un seul côté des hémisphères cérébraux*, de renouveler un
débat académique plus brillant peut-être en joutes oratoires que
fécond en conclusions scientifiques. Encore moins oserions-nous,
même en l'abrégeant, rééditer devant vous un travail que nous
avons publié ailleurs sur la *Pathogogénie du langage articulé*. Nos
prétentions sont plus modestes et plus respectueuses. Simple
pionnier, nous ouvrons la voie sur un terrain brûlant, à des
combattants plus illustres, prêt à recevoir leur enseignement
après leur avoir soumis nos doutes avec nos idées. On est revenu,
dans ces dernières années, à beaucoup parler de philosophie

médicale, et nous ne pensons pas qu'il y ait lieu de s'en plaindre. Peut-être seulement serait-il à souhaiter que cet esprit philosophique abandonnât plus souvent les hauteurs de la métaphysique et les aspérités de la critique, pour pénétrer plus intimement l'essence même de nos travaux de chaque jour. La science médicale vit principalement de faits. Plus que toute autre, elle reconnaît l'observation pour base. Mais, vous le savez, Messieurs, sans les inductions qu'ils comportent, les faits signifient peu ; et, d'un autre côté, c'est la science même que l'on fausse, si l'on force leur interprétation. Il n'y a pas de loi contre le fait, il n'y a pas non plus de fait contre la raison.

On ne saurait donc, notamment en médecine, apporter trop de réserve dans l'examen des propositions qui heurtent la logique en se dressant contre les lois même de la physiologie générale. C'est cette conviction qui nous a fait rechercher ce que pourrait valoir une induction, laquelle, faisant de la parole un *sens* indivis et donnant à ce *sens* un organe unique, confinerait cet organe dans le *lobe antérieur gauche seulement du cerveau, « à la région inférieure et postérieure de la troisième circonvolution frontale de cet hémisphère privilégié* (¹). » Des observateurs, et des observateurs éminents, apportent des faits. Ces faits, une phrénologie spécieuse aspire à s'en emparer, alors qu'ils entraînent des corollaires que la physiologie et l'organicisme repoussent également au nom de la symétrie des organes pairs et des rapports entre la structure et les fonctions de ces organes.

Vous le voyez, Messieurs, il y aurait là du jour à faire. Et ce ne serait pas trop d'un peu d'esprit philosophique pour élucider pareil problème.

Je suis incapable de vous fournir cette lumière de mon propre fonds. Mais nous avons ici, dans notre président d'honneur, un homme deux fois maître dans l'art de bien dire, puisqu'au talent d'éminent orateur il joint la gloire d'avoir établi le premier, depuis déjà bien des années, que les lobes antérieurs du cerveau sont les ateliers du travail intellectuel, et que la *schématisation de la pensée,* ou sa transformation en signes de langage, a son siége probable dans ces organes. Si j'osais l'interpeller, je lui

---

(¹) M. P. Broca, *Mémoire sur le siége de la faculté du langage articulé. (Bulletin de la Société anatomique,* août 1861.)

demanderais si dans sa conviction le lobe droit ne jouit pas des
mêmes propriétés physiologiques que le gauche. Quoi qu'il en
soit, si vous voulez bien me communiquer vos avis après m'avoir
accordé votre attention, peut-être pourrons-nous, par le reflet
de vos propres lumières, éclairer ce difficile sujet.

Mais, avant tout, il importe d'indiquer ici immédiatement de
quels principes physiologiques nous partons, afin qu'on puisse
savoir sur quel terrain de doctrines nous nous plaçons. Aussi
bien l'épithète de *spécieuse*, que nous venons d'appliquer à
certaines prétentions phrénologiques, pourrait-elle donner absolument le change à ce sujet.

Disons-le donc immédiatement, c'est au nom de la physiologie
organicienne, que nous venons combattre ce que nous croyons
être des exagérations physiologiques. Depuis les travaux de
Kant, et de Bailly plus spécialement, l'objet de la science générale est assez nettement défini aujourd'hui pour qu'il ne soit
plus permis de compliquer des hypothèses du subjectif l'étude
des phénomènes objectifs, et d'embarrasser, par l'intrusion du
transcendant dans le concret, les inductions que la science ne
saurait légitimement poursuivre sur un terrain étranger aux
faits.

C'est pourquoi, sans rien abdiquer de nos convictions touchant
l'immortalité d'un principe immatériel, au point de vue général
de notre destinée, nous professons qu'il n'est guère de progrès
pratique possible pour la science sur le terrain des hypothèses
métaphysiques. Il faut savoir être modeste pour rester fort, et
renoncer à l'explication de problèmes qui dépassent évidemment
notre raison. Qu'est-ce que l'esprit? Qu'est-ce que la matière?
Comment sont-ils unis? Comment peuvent-ils s'influencer réciproquement? Nous pouvons le chercher, nous ne le saurons jamais
de science démonstrative. Restons donc en présence du phénomène
concret qui nous apparaît, et renonçons à l'expliquer dans sa raison première; voyons dans le cerveau humain une intelligence
préalablement *organisée,* douée d'une liberté limitée, et capable
seulement de ce que peut son organisme (aussi longtemps du
moins qu'elle reste unie à lui). Si la célèbre définition de M. de
Bonald : « L'homme est une intelligence servie par des organes »,
est d'une brillante utilité en psychologie, elle ne saurait suffire
au physiologiste, trop souvent appelé à constater que c'est le

30

serviteur qui devient le maître dans ce *connubium* organo-psychique. Nous admettrons donc comme une vérité aujourd'hui empirique, qu'il existe un rapport constant entre la structure des organes et la qualité des fonctions, et que, s'il serait insensé de prétendre que la fibre cérébrale génère de sa propre substance les actes de l'intellect, de la volition, de la sensibilité, il serait aussi inexact de croire que la disposition organique n'influe pas nécessairement sur la spécificité fonctionnelle. Le cerveau est un appareil organique préalablement animé d'un principe immatériel et relativement libre; mais tel qu'il a été construit et doté par son créateur, les facultés de l'intelligence deviennent réellement ses propriétés organiques. Il en détermine et règle les manifestations, comme le moule fixe la forme de la substance moulée : le moule brisé, l'effigie reste; et quand on proclame que cette effigie est immortelle, on peut, Messieurs, rester organicien sans mériter d'être flétri de l'épithète de matérialiste.

En résumé, nous admettons et nous croyons qu'on peut admettre comme incontestable :

1° Que les fonctions sont en rapport nécessaire de cause à effet avec les appareils organiques qui les constituent;

2° Que les mêmes organismes impliquent des fonctions semblables, et que les appareils différents ou contraires supposent une même différence fonctionnelle, d'où la spécificité des appareils physiologiques ;

3° Que les organes pairs, situés de chaque côté d'un raphé médian, sont égaux en propriétés fonctionnelles, autant qu'ils sont similaires en structure.

Certes, ces principes de la physiologie organicienne ont servi de point de départ aux premiers physiologistes. Gall et Spurzhein les ont admirablement formulés dans leurs *thèses et corollaires anatomiques* trop peu étudiés aujourd'hui; et nous les voyons insister notamment sur cette proposition, que tous les organes du cerveau sont doubles, comme ceux de la moelle et du système périphérique. Mais les phrénologues ne s'arrêtent pas là, et le désir de trouver un organe à tous les actes de l'esprit qu'ils croient pouvoir isoler, les met bien vite en contradiction avec leurs principes anatomo-physiologiques. Ils vont chercher dans une psychologie de fantaisie une cause incessante d'erreur.

Inventer des facultés, multiplier les instincts, créer des sens imaginaires et produire chacun une topographie intellectuelle différente, tel est le résultat connu de ces efforts. C'est ainsi que la physiologie est arrivée à fixer sur des organes réels des entités psychiques conventuelles, et, en faisant autant de petits cerveaux que de divisions de facultés ou de passions, à porter manifestement atteinte à l'unité du *moi,* unité qui doit être physiologique aussi bien qu'elle est psychique. Grâce à ces tendances, des facultés opposées ou différentes se trouvent dévolues à des organes ou portions d'organes symétriques.

Pour ne parler que de l'opération si complexe de la parole, — c'est notre sujet, — comme il importe aux phrénologistes de lui assigner un organe particulier, ils cherchent aujourd'hui à en faire une entité indivise et l'érigent en sens spécial. Ils disent aussi le *sens* de la lecture, le *sens* de l'écriture, le *sens* de la peinture. On nous montrera bientôt sans doute la bosse de la peinture à l'huile à côté de celle de la peinture à l'aquarelle !

Cela est-il sérieux ? Cela est-il admissible ?

La parole n'est pas un sens. Démontrons-le avant de dire ce qu'elle est.

Qu'est-ce, en effet, qu'un sens, Messieurs ? Psychologiquement, c'est une faculté au moyen de laquelle le *moi* se met en rapport avec le monde extérieur. Physiologiquement, le mot *sens* signifie tout un système. Ce système a un organisme spécial, tout à lui, rien qu'à lui. Cet organisme se décompose très sensiblement en trois appareils, dont la réunion constitue le système complet.

1° *Appareil externe,* en communication directe avec le monde extérieur et recevant de celui-ci des *impressions toutes physiques,* de purs phénomènes de tactilité. Les papilles de la *langue,* la membrane du *tympan,* la muqueuse *nasale,* l'épanouissement *rétinien,* la surface *épidermique,* voilà des organes externes exclusivement destinés à recevoir des impressions de *gustation,* de *sapidité,* de *sonorité,* d'*odeur,* de *lumière,* de *toucher.*

2° *Appareil communiquant* ou *périphérique.* Nerfs crâniens dont la fonction est de recueillir l'impression objective pour la porter au *moi* percevant ; par cela même que les nerfs sont *animés,* ils changent déjà l'*impression* en *sensation* organique.

3° Enfin, *foyer cérébral,* où ces impressions physiques perçues par l'intellect sont transformées en *actes psychiques.*

L'anatomie et la physiologie ont depuis longtemps parfaitement décrit et les appareils externes et les organes de transmission de ces sens. C'est en poursuivant ceux-ci jusqu'à leur origine, qu'on cherche aujourd'hui à trouver le foyer cérébral qui reçoit chaque sensation. Dores et déjà, la spécificité organique de chaque sens est parfaitement établie.

La parole, le langage par sons articulés, sert bien à l'homme de moyen de communication pour traduire sa pensée, mais ce n'est qu'à l'aide des autres sens qu'elle agit; elle n'est point, comme eux, un intermédiaire immédiat entre l'objet et le sujet. Otez la vue qui permet d'interpréter les gestes, l'ouïe par laquelle les sons articulés en syllabes et en mots sont transmis au cerveau, et la parole sera chose non avenue. Je n'ai point d'organe externe spécial au langage qui reçoive des impressions physiques de la parole. C'est que la parole est bien autre chose, et bien plus qu'un sens; elle est la formule sensible de tout l'être intellectuel. C'est l'incarnation de la pensée même. Et si vous voulez ne parler que de la parole interne de la *schématisation* de l'idée en équivalents formels, je vous dirai que vous ne pouvez pas me fixer dans le cerveau l'organe de la parole sans m'indiquer par le fait même le laboratoire de la pensée; car la première n'est que la formule de la seconde. C'est là ce que M. Bouillaud, tout en distinguant soigneusement la pensée de la formule qui l'exprime, a bien établi. Mais verra-t-il un *sens* dans cette faculté cérébrale tout interne en vertu de laquelle les *idées* sont signifiées par des *exposants?* Je sais qu'aujourd'hui, à Paris et notamment à la Société d'Anthropologie, il est admis que la pensée et la parole sont deux choses absolument étrangères. Étrangères? Oui, si vous voulez parler de l'appareil moteur des sons articulés, par lequel les mots sont rendus sensibles; oui encore, si vous indiquez l'acte de volition qui transmet le signe à cet appareil. Mais non, certainement non, si vous entendez seulement cette opération intellectuelle par laquelle l'idée est fragmentée et signifiée en formules, en *schémas*. Alors, la pensée et la parole sont *distinctes*, mais non *étrangères;* si peu étrangères, que l'un est l'appareil nécessaire de l'autre. Car je vous défie bien de penser en homme sans parler intérieurement votre pensée, et de parler en homme sans exprimer au moins un fragment d'idée. On nous objectera, je sais, des individus très aphasiques quoique libres de la langue, et qui cependant pensent encore, puisqu'ils peuvent écrire leur pensée ; on nous parlera aussi de ces sujets qui disent *fusil*, croyant dire *chapeau*, et ne reconnaissent leur erreur de mot que lorsqu'on leur montre l'objet, tandis que d'autres voudraient bien dire et s'aperçoivent qu'ils disent mal. Mais ces objections ne sont embarrassantes que pour un examen superficiel. En effet, si l'aphrasique qui ne peut plus dire le mot *congrès* peut encore l'écrire, c'est qu'il a le langage intérieur ; qu'il écrive ou qu'il articule la formule, il la possède toujours, puisqu'il la traduit. Quant à celui qui ne peut ni bien prononcer, ni régulièrement écrire le mot, l'idée étant nette, c'est dans la transmission de l'acte volontaire qu'est la lésion, non plus dans la composition propre de l'idée en pensée. Pour celui qui dit un mot au lieu d'un autre, cela prouve encore une lésion intellectuelle, une erreur de conscience qui a besoin, pour être rectifiée, d'un témoignage des sens, de la vue de l'objet. La faculté de comprendre, d'accepter des idées, la lucidité de l'esprit, est distincte et fort indépendante de la parole. Mais la composition des idées en *pensée*, la formation d'une proposition grammaticale, est inséparable quoique distincte d'un langage intérieur. C'est le corps et l'ombre évidemment différents, mais nécessairement associés.

La parole est donc bien autre chose et bien plus qu'un sens ; elle est le vêtement, la monnaie de la pensée, dont les appareils des sens ne sont que les *fournisseurs*, et les serviteurs très humbles quand ils n'en deviennent pas les maîtres. On ne peut nier, il est vrai, que l'enfant qui voit un objet encore innommé et en reçoit une impression intellectuelle, inscrite dans le *moi*, n'ait une idée vague de cet objet avant de le pouvoir baptiser d'un nom. L'impuissance à trouver dans un instant donné le *mot propre* ; l'*invention d'un terme*, pour dire quelque chose qui n'a pas encore été dit ; le souvenir d'un objet dont on a oublié le dénominatif ; le cri guttural de l'enfant, lequel a une certaine idée du feu qui l'éclaire et le chauffe avant de le nommer, sont autant de preuves de la distinction psychologique réelle entre l'*idée*, en tant qu'*impression intellectuelle*, et le *mot*, en tant que traduction de cette idée, de cette image (εἶδον). Mais une étude attentive et longue de l'enfant s'essayant à parler, prouve empiriquement que l'homme n'apprend rien que d'*imitation* ; s'il n'imite pas le mot *conventuel*, en cherchant à répéter, il fait du langage par harmonie *imitative*. Étant donné un homme doué d'une intelligence intègre et d'organes virtuellement animés pour l'articulation et la phonation, nul ne peut affirmer autrement que par un *à priori* peu philosophique, que l'homme ou les hommes n'aient pu se créer d'eux-mêmes un langage. Mais, d'un autre côté, l'impossibilité de prouver qu'on a une idée autrement qu'en l'exprimant par un signe, un mot, un geste, ne permet pas de séparer, dans la réalité organique et objective, la pensée du langage.

Qui ne comprend d'ailleurs que la faculté de parler, envisagée dans son ensemble physiologique, loin d'être une faculté indivise se traduisant par un seul acte, comme elle s'exprime par un seul mot, « la parole, » et contenue tout entière dans la *schématisation*, est au contraire une opération très complexe? Nous venons de le dire : il n'y a point de langage chez l'homme sans idée préalable, et l'immense majorité des idées implique un apport des sens (¹). Un homme qui serait privé tout à la fois de l'ouïe, de la vue, de l'odorat, de la gustation, du toucher, serait le plus incurable des muets, parce qu'il serait muet par défaut d'idée. Cette idée, composée en pensée, se formule intérieurement par des signes : c'est le langage intérieur, la parole pensée, la pensée photographiée. Ceux qui en sont privés ne peuvent pas composer de phrases; nous les avons nommés les *aphrasiques* (φραζείν).

Cette photographie, cet assemblage de signes, doit être transmis à un appareil moteur d'articulation. Ici intervient l'activité volontaire : c'est la transmission de la formule, la parole télégraphiée. Le signe seul est en jeu (φαινόμενον). Les muets de cette catégorie sont les *aphasiques*.

Enfin, ces signes associés, disposés, coordonnés, sont reçus par le système olivaire; les nerfs de la 7ᵉ, de la 8ᵉ et de la 12ᵉ paires s'ébranlent; le larynx fournit des sons, et les mots sont articulés; la parole devient sensible : c'est la parole ma-

---

(¹) Ce qu'on nomme les idées abstraites et les idées générales, idées qui ne sont point *innées* — La Romiguière l'a prouvé — mais que nous avons en vertu d'une faculté innée, ces idées, disons-nous, puisent à notre insu leur premier aliment dans les idées fournies par les sens. L'idée du juste ne viendrait jamais d'*elle-même* à qui n'aurait éprouvé un fait injuste. Les idées abstraites sont aux idées objectives, concrètes, ce que la seconde digestion des ruminants est à la première.

nifestée, le langage articulé. Les *glosso-labio pharyngés* chez lesquels ces fonctions sont paralysées, sont ce que nous avons appelé les *alaliques* (λαλέιν).

Et la physiologie de la parole complète doit nécessairement tenir compte de ces trois séries d'opération.

Nous savons parfaitement que les localisateurs de la parole dans le lobe antérieur gauche du cerveau n'entendent parler que de la parole pensée, en en faisant un sens purement cérébral, et nous ne faisons pas ici une méchante querelle de mots; mais il faut bien expliquer comment on a dû fragmenter la parole pour essayer d'en faire un sens cérébral.

Que les lobes antérieurs généralement reconnus comme des organes de composition de la pensée, soient le siége des actes de la schématisation ou de la parole pensée, rien ne nous semble plus admissible; qu'on trouve très fréquemment, vers la face postérieure et inférieure de la troisième circonvolution frontale, la lésion Broca-Dax (qu'on nous permette de la désigner ainsi), rien ne prouve que les fibres cérébrales émanées du système olivaire et poursuivies par Schröder Van der Kolk, jusqu'au delà des corps striés, ne reçoivent pas dans ce point le commandement de l'impulsion volontaire par la transmission du signe. Mais ce qu'il est impossible d'admettre, c'est que le lobe gauche seulement soit doué de ce priviége. C'est là ce que nous repoussons.

Leuret, Foville, avant eux Bichat, Gall, ont parfaitement reconnu la symétrie des deux hémisphères cérébraux, et notamment des deux lobes antérieurs. Souvent, il est vrai, il existe entre deux cerveaux ou entre chaque hémisphère d'un même cerveau des différences dans le volume, la densité, le dessin plus ou moins accusé des circonvolutions ou des anfractuosités; mais s'il n'y a pas toujours égalité de volume et de poids, il y a toujours similitude de structure entre chaque lobe d'un même cerveau; et le lobe antérieur droit possède, comme le gauche, sa troisième circonvolution frontale. Pourquoi donc cette circonvolution ne jouirait-elle pas des mêmes fonctions?

On ne le comprend pas, ou plutôt l'on comprend le contraire.

Mais l'anatomie physiologique fournit un argument plus puissant encore, et difficile à réfuter, pensons-nous, contre l'hypothèse de la localisation de la parole dans le lobe gauche seulement. Türk, Stilling, et plus spécialement Schröder, ont cherché à poursuivre l'origine des nerfs crâniens jusque dans les hémisphères ; ils sont parvenus à prouver comment se réalise anatomiquement, dans la moelle allongée, l'association des deux nerfs de la 12ᵉ paire et celle des nerfs de la 7ᵉ paire ; ils ont observé, dans une analyse minutieuse du système olivaire, que des fibres obliques ou transverses relient anatomiquement ces divers nerfs, et, par suite, les associent au point de vue de l'action commune. Schröder poursuit des fibres nerveuses qu'il appelle *cérébrales,* et qui communiquent avec ce centre moteur, depuis les cellules olivaires, à travers les pédoncules cérébraux, jusqu'aux couches optiques, et même aux corps striés, chaque faisceau se dirigeant vers son hémisphère propre. Voilà les faits anatomiques. Or, si le centre commun de motilité de la parole envoie, à droite comme à gauche, des fibres qui vont chercher les signes du langage et recevoir l'impulsion volontaire, est-il admissible que celles de droite soient condamnées à ne recevoir aucun ordre de la pensée, tandis que celles de gauche supporteraient tout le travail ? L'anatomie, la physiologie et le sens commun protestent.

Comment donc expliquer les observations sérieuses fournies à l'appui d'une lésion constante ou presque constante à gauche ?

Assurément, nous ne renonçons pas au bénéfice des faits cliniques et anatomiques si importants qui combattent avec nous contre la localisation à gauche. L'observation de M. Lélut, présentant un cerveau dont tout l'hémisphère gauche était réduit en bouillie chez un sujet parfaitement salace jusqu'à la dernière heure, a bien — quoique son auteur ait dédaigné de la soutenir — sa signification. Beaucoup ont pensé aussi que M. Velpeau avait peut-être un peu gagné le prix que lui a refusé M. Bouillaud, quand il vint rappeler le fait d'un cerveau dont les lobes antérieurs détruits étaient remplacés par une tumeur squirrheuse sur un sujet d'une *salacité complète ;* fait relaté avec commentaires dans tous les journaux de médecine du temps, communiqué à l'Académie des Sciences et à l'Académie de Médecine, à laquelle la tumeur et le cerveau furent présentés. Nous avons enfin la plus entière confiance dans les autopsies de Brigth, lequel, sans s'occuper spécialement de l'aphasie, laquelle n'était pas alors en cause, relève trois faits de perte du langage, avec le siége dans les corps striés, les malades ayant succombé à des affections non cérébrales.

Mais si la question en litige est encore à vider au point de vue anatomo-pathologique, l'observation clinique, disons-le, semble *à priori,* et dans la majorité des cas, préjuger la question en faveur des localisateurs exclusifs à gauche. Nous avons dû constater le fait, tant en ville que dans nos deux hospices des Vieillards et des Incurables, où les hémiplégiés sont nombreux; quand ils ne sont pas paraplégiés et déjà ramollis, c'est le plus souvent du côté droit et dans le membre supérieur que siége la paralysie, ce qui permet de supposer la lésion à gauche.

L'esprit tourmenté par ces faits, à une époque où nous avions entrepris un travail clinique sur la pathogénie du langage articulé, nous cherchâmes à concilier les lois de la physiologie avec ces données empiriques. Une seule solution s'offrit à notre esprit; nous l'exposons ici :

Les deux lobes antérieurs du cerveau, droit et gauche, ayant même structure, doivent nécessairement avoir mêmes fonctions; si ces fonctions sont, notamment pour le langage, plus fréquemment troublées à gauche qu'à droite, la physiologie doit nous fournir la raison de cette singularité. Cherchons cette raison.

Le fait des hémorrhagies cérébrales plus fréquentes à gauche qu'à droite est aujourd'hui prouvé. Les relevés statistiques attestent que dans les hémiplégiés, c'est généralement au côte externe du corps strié gauche que se trouve le foyer hémorrhagique.

Mais quelles causes peuvent plus généralement produire les lésions organiques et fonctionnelles dans les lobes cérébraux?

Toutes celles qui favorisent l'hémorrhagie cérébrale, la congestion, la simple hyperémie de l'encéphale, une colère violente, une frayeur subite, principalement dans l'état de gestation, la dégénérescence graisseuse, athéromateuse, des tuniques artérielles, l'embolie, des excès d'intellect, de coït, de régime. C'est donc dans le système de l'hémathose générale qu'il convient de chercher la clef de ces singulières et graves anomalies.

Or, rappelons en deux mots le système d'hématose artérielle de l'encéphale. Chacun sait que cet organe reçoit de quatre points principaux son sang artériel. D'une part, les carotides primitives, en se continuant dans les carotides internes, fournissent aux parties antérieures des hémisphères cérébraux; d'autre part, ce sont les sous-clavières qui, par la génération des vertébrales, alimentent les régions encéphaliques postérieures. La communiquante antérieure unit entre elles les cérébrales antérieures, tandis que les artères vertébrales se rejoignent pour former le tronc basilaire, et ces deux systèmes artériels sont latéralement mis en rapport par les *communiquantes de Willis*, d'où l'hexagone classique de l'hématose artérielle cérébrale. Mais si dans les deux hémisphères cérébraux les systèmes artériels sont pairs et symétriques, l'origine, le calibre et la direction des artères, mères de ces deux systèmes, sont loin d'être semblables à gauche et à droite. A droite, le tronc brachiocéphalique s'interpose entre la crosse de l'aorte et la carotide primitive droite, tandis que, à gauche, la carotide primitive opposée qui fournira la carotide interne gauche, s'abouche directement avec la crosse aortique pour monter droit vers le cerveau. Même différence d'origine pour les deux sous-clavières qui donneront les six vertébrales à l'encéphale. De là, deux corollaires anatomo-physiologiques importants.

1° A droite, le tronc brachio-céphalique constitue un calibre de dimension intermédiaire entre celui de l'aorte et celui de la carotide primitive droite, tandis qu'à gauche le sang, brusquement resserré à sa sortie de l'aorte, est immédiatement projeté dans un tube notablement plus étroit, celui de la carotide primitive gauche.

2° Le tronc brachio-céphalique établit une ligne brisée à droite, entre l'aorte et la carotide primitive; cette ligne brisée et l'angulaison qui en résulte sont absentes à gauche.

Or, ce sont deux principes élémentaires en dynamique et en hydrostatique qu'une veine de fluide, soumise à une pression constante, augmente de vitesse toutes les fois qu'elle passe brusquement d'un calibre plus large dans un tube plus rétréci. On sait, d'un autre côté, que toutes les forces agissant en ligne droite, les lignes brisées en affaiblissent l'intensité en en décomposant le mouvement. D'où les conséquences suivantes, comme application physiologique au problème qui nous occupe. Chaque contraction du ventricule gauche du cœur chasse dans la crosse aortique une ondée de sang qui gravite nécessairement avec une vitesse plus intense à gauche qu'à droite. Si minime que soit cette différence dans la réalité, comme elle est continue, ne peut-elle pas suffire à expliquer bien des phénomènes physiologiques et pathologiques à première vue inexplicables ? En dehors du ramollissement chronique de l'encéphale et des paraplégies, qui s'accompagnent parfois d'alalie par hébétude chez les vieillards, quelle est la cause la plus fréquente d'aphasie ? Dix fois sur douze, c'est un travail de congestion ou d'hémorrhagie cérébrale. Un coup ou des menaces à une femme enceinte, la colère, l'ivresse, toutes les passions peuvent amener dans les contractions du cœur gauche une perturbation qui retentisse jusqu'aux lobes cérébraux ; et comme le sang arrive plus vivement (je ne dis pas plus abondamment) à gauche qu'à droite, on s'explique comment la déchirure hémorrhagique peut se produire plus avant dans le lobe antérieur de ce côté que dans celui du côté droit. D'un autre côté, la dégénérescence graisseuse des tuniques artérielles est généralement considérée aujourd'hui comme la cause constitutionnelle des déchirures hémorrhagiques dans le cerveau ; or, les artères gauches fatiguant comparativement plus que les artères droites, leurs dernières ramifications dans les lobes antérieurs ne doivent-elles pas être plus sujettes à des déchirures à gauche qu'à droite ? Le grand Bichat, qui avait lui-même l'hémisphère gauche plus volumineux que le droit, était souvent préoccupé par la différence assez fréquente de volume et de densité des deux hémisphères. Est-ce qu'une plus riche hématose à gauche qu'à droite n'expliquerait pas aussi cette différence ? S'il est vrai enfin, comme l'a dit Bordeu, que le sang soit de la *chair coulante,* et si tous les hommes, chez tous les peuples, dans tous les temps, ont accordé une prédominance au membre droit pour la force et l'adresse sur le membre gauche, puisque rien n'est dû au hasard, ne pourrait-on pas l'attribuer à la différence d'origine de la sous-clavière gauche et de la droite ? Puisqu'une hématose plus riche donne à un organe un développement supérieur, ne comprend-on pas ainsi une plus grande puissance fonctionnelle à gauche qu'à droite ? Sans accorder pour cela au côté gauche des organes spéciaux qui manqueraient à droite (ce qui est contredit par l'anatomie physiologique), on s'expliquerait du moins pourquoi l'un, fonctionnant plus énergiquement que l'autre, est plus fréquemment lésé. Hypothèse, dira-t-on. Non pas précisément, si une hypothèse est une supposition gratuite pour expliquer un fait; car ce sont des lois d'hydrodynamique mathématiquement précises, non une supposition, que nous invoquons pour expliquer un fait empirique. Aussi bien, mis en demeure par les *localisateurs* d'opter quand même entre deux opinions dont l'une est la négation de l'anatomie physiologique, tandis que l'autre repose sur les principes mêmes de la physique, je préfère la seconde que j'ai cherchée, ne fusse que parce qu'elle me permet de croire encore à cette grande loi de l'organicisme qui veut que les organes semblables fassent des fonctions identiques. Aussi notre conclusion est-elle, — et chaque jour des faits nouveaux viennent donner une confirmation clinique à cette conclusion : — 1° que rien ne prouve que le lobe antérieur droit n'ait pas les fonctions du gauche; 2° qu'une plus grande fréquence de lésion à gauche qu'à droite, coïncidant avec la perte du langage articulé, prouve seulement une disposition organique à de plus fréquentes hémorrhagies de ce côté que de l'autre; que la physique, l'anatomie et la physiologie s'accordent pour en donner la raison. C'est pourquoi, alors même que la science ne serait pas en possession de faits relativement nombreux, scrupuleusement prouvés, démontrant la coïncidence de la perte de la parole avec l'intégrité du lobe gauche, et réciproquement la destruction du lobe gauche avec la conservation intégrale du langage articulé, la remarquable découverte de MM. Broca et Dax reste confinée dans le domaine de l'anatomie pathologique. Elle ne légitime aucune induction psychologique touchant la faculté de parler et la localisation de la parole.

PROCÈS-VERBAL

de la séance de l'après-midi du 5 octobre.

MM. Coursserant (de Paris) et Mascarel (de Châtellerault) s'excusent par écrit de ne pouvoir arriver en temps opportun pour lire leurs travaux, qui seront inscrits à l'ordre du jour d'une des séances de demain.

M. Azam lit un travail intitulé : *De la mort subite à la suite des traumatismes.*

M. Charles Dubreuilh donne lecture d'un Mémoire ayant pour titre : *Quelques considérations pour servir à l'histoire des morts subites dans l'état puerpéral.*

A l'appui des faits cités par M. Azam, **M. Verneuil** cite deux cas de sa pratique où des inflammations sans traumatisme ont produit la coagulation du sang dans les vaisseaux du membre malade. Le premier cas a trait à une hydarthrose aiguë, intense du genou, qui a produit une phlébite de la saphène interne. On sentait manifestement le cordon veineux dur et résistant.

Dans le second cas traité conjointement avec M. Alfred Fournier, une arthrite blennorrhagique de la bourse séreuse de l'ischion avait été supprimée. Elle fut remplacée par une arthrite du genou, qui s'accompagna d'une douleur atroce, avec tuméfaction du jarret et œdème du membre. Quoiqu'on ne pût sentir sous le doigt le cordon induré, la douleur qui suivait le trajet de la veine poplitée démontrait bien une phlébite.

M. Verneuil, dans ses dissections à l'École pratique, lorsqu'il étudia le mode de production des varices, avait, en disséquant des fractures de jambes, soit récentes, soit anciennes, constaté la phlébite des veines tibiale et péronière, sans remonter toutefois jusqu'à la veine crurale. Ce fait n'avait pas d'ailleurs été publié par lui lorsque parut le travail de M. Azam, qui conserve la priorité. Quant à la production de ces phlébites, elle s'explique par le voisinage intime des veines et des os fracturés. La péronière est accolée au péroné ; et quant aux tibiales, elles sont aussi peu distantes de l'os. De ces phlébites résulte la fréquence des morts subites à la suite des fractures de jambe.

L'orateur explique l'apparition tardive des accidents, par ce fait que l'ébranlement des caillots passifs qui amène leur migration ne serait produit que lors du rétablissement de la circulation dans les veines collatérales, le sang s'introduisant alors entre les parois des vaisseaux et les caillots qu'ils contiennent.

M. Verneuil se demande si dans la IV° Observation de M. Azam, au lieu de faire intervenir une thrombose, il ne serait pas plus simple d'attribuer les accidents à la pénétration directe dans le sang de la teinture d'iode, comme cela a lieu dans les ponctions des kystes du corps thyroïde suivies de mort subite.

L'orateur insiste sur l'importance de ces recherches; il cite le cas d'un opéré de fistule à l'anus, mort subitement au dixième jour, après avoir été porté dans son lit un peu brusquement. Les découvertes faites sur les embolies sont une des conquêtes de l'organicisme, qui les a substituées à ces apoplexies séreuses qu'on n'avait jamais vues, et qu'on faisait intervenir dans les morts subites, ou à ces défaillances de la force vitale, qui n'étaient qu'une pompeuse inanité.

M. Linas, remarquant que M. Dubreuilh n'admet qu'avec réserve les embolies comme cause de mort subite dans l'état puerpéral, lui demande si chez les femmes qui ont succombé tardivement, du douzième au quinzième jour par exemple, il s'est enquis de l'état des membres inférieurs au point de vue de la phlébite, de la phlegmatia alba dolens. Il n'ignore pas que la phlébite est souvent difficile à constater sur le vivant, et que souvent les autopsies ne peuvent être faites. Il a eu chez une de ses clientes, au douzième jour des couches, une double phlegmatia alba dolens, qui a guéri. Si la malade avait succombé, la mort aurait sans doute été due à une embolie, mais l'absence d'autopsie n'aurait pas permis de la constater.

M. Dubreuilh répond en citant une thèse de M. Dehous, de Valenciennes, où les autopsies n'ont en rien révélé la cause de la mort. L'autopsie de la duchesse de Nemours, pratiquée par M. Guéneau de Mussy, est dans le même cas. Il ne nie pas les embolies comme cause de mort subite dans l'état puerpéral, mais il ne pense pas qu'elles en soient la cause unique; il les considère comme trop à la mode. Pour lui, il ne pense pas que la *phlegmatia alba dolens* soit dans ces cas une cause de mort subite; il en a observé de très graves qui ont guéri. Quant aux embolies, sa pratique ne lui en a pas fourni d'exemple.

M. Bouillaud se plaît tout d'abord à rendre hommage à la valeur des deux Mémoires qu'il vient d'entendre. Le sujet d'ailleurs était bien digne de l'importance qui lui a été accordée. Il se rapporte, en effet, aux deux systèmes généraux et en même temps générateurs de l'économie, les systèmes sanguin et nerveux. L'orateur n'est ni organiciste ni vitaliste; il est l'un et l'autre. Or, dans le système sanguin, outre les agents mécaniques, cœur et vaisseaux, il y a à étudier leur contenu, le sang, qui mérite au moins autant d'attention. De même, dans le système nerveux, outre les centres nerveux, les ganglions, les nerfs, il y a ce quelque chose d'inconnu, ce sang nerveux sans lequel on ne s'expliquerait pas les phénomènes dont ce système est le siége.

Pour rentrer dans la question, les deux sujets traités ont une intime connexion, puisque l'accouchement est aussi un traumatisme. L'orateur n'admet pas que l'histoire de la thrombose ne remonte qu'à vingt ou vingt-cinq ans. Auparavant, en effet, on n'avait étudié sous ce nom que les accidents de la saignée; mais Anglais et Français s'étaient occupés des concrétions, des coagulations survenues dans les vaisseaux; seulement, on ne les appelait pas *embolies*. On en avait étudié les causes; on connaissait les oblitérations mécaniques des veines des membres; celles des veines internes, veines caves, veines rénales; celles de la veine porte, celles des veines du cerveau, et cette étude avait permis de trouver le mécanisme des hydropisies passives. On connaissait toutes les phlébites de cause externe. Ribes avait signalé les phlébites dans les érysipèles médicaux, l'inflammation des veines et des lymphatiques de l'intestin dans la fièvre typhoïde. On connaissait même ce qu'on appelait la *phlébite coagulante.*

Dans les maladies inflammatoires les plus franches où le rôle du sang paraît secondaire, on a étudié la couenne et la tendance à la formation de concrétions sanguines. Dans toutes les pneumonies qui prenaient la forme asphyxique, on diagnostiquait d'avance des concrétions dans le cœur et les vaisseaux. Les Allemands n'ont donc fait que présenter tout cela sous une forme nouvelle et avec des noms nouveaux. La seule chose nouvelle qu'ils ont montrée, et qui a fait une révolution, c'est que les concrétions trouvées dans les poumons pouvaient provenir des membres inférieurs. Mais grâce à leur imagination, ils ont fait exécuter à ces concrétions des migrations difficiles à expliquer, et qu'on ne devrait admettre qu'après avoir acquis la certitude que ces concrétions ne sont pas nées sur place. Dans ce cas, elles seraient dues à des maladies inflammatoires principalement, et ne mériteraient pas le nom d'*embolies,* qui implique une migration. M. Bouillaud n'a pas rencontré de cas où il ait reconnu indubitablement l'origine lointaine de la concrétion. Il pense que presque toujours les recherches des observateurs ont été insuffisantes pour affirmer rigoureusement la migration des caillots. L'orateur a observé des malades éprouvant des lypothimies, des angoisses inexprimables, des syncopes, sans qu'il y eut maladie du cœur ou des poumons. Il lui fallait bien admettre, pour expliquer les symptômes, des concrétions dans les vaisseaux, mais dont la cause lui échappait.

L'éminent professeur est heureux de voir que, dans les travaux de MM. Azam et Dubreuilh, il a été fait à la chlorose et à la chloro-anémie la part qui lui revenait. Depuis longtemps il avait reconnu les bruits artériels dus à cette maladie, et le premier avait osé dire que plus spéciale à la femme, elle existait cependant assez souvent chez l'homme. Les faits ultérieurs de sa pratique sont venus confirmer en grand nombre cette opinion. Il n'y a pas de jour où il ne se présente dans son cabinet des personnes traitées pour des affections organiques du cœur, et qui ne sont que chloro-anémiques.

L'orateur dit incidemment un mot de la gravité dans l'état puerpéral de la phlébite utérine. Elle est bien plus grave que la péritonite, et constitue un véritable empoisonnement septique.

Revenant aux morts subites, il indique combien souvent on les attribue à tort à des apoplexies. De même, chez des hommes à apparence pléthorique, qui ont des vertiges ne s'accompagnant ni d'hémiplégie ni de paralysie, on accuse l'apoplexie, et l'examen direct fait reconnaître aisément la chlorose.

Chez les femmes, d'ailleurs, l'état puerpéral n'est pas le seul où se produisent les morts subites dues à la chlorose et à la chloro-anémie. M. Bouillaud a vu de jeunes filles périr de la même façon.

L'état puerpéral ne constitue qu'une cause débilitante chez de jeunes femmes chétives, nerveuses, qui veulent ajouter aux fatigues de la grossesse et de l'accouchement celle de l'allaitement.

Des cas de mort subite, chez des jeunes filles à tempérament chlorotique, se nourrissant peu ou point, abusant du corset et d'autres artifices destinés à prévenir l'embonpoint, sont déjà relatés dans la nosographie médicale. La mort avait été prévue et annoncée.

L'orateur raconte trois cas de mort subite chez une jeune

femme et deux jeunes filles chlorotiques. Ces cas, ajoute-t-il, ne sont pas très rares ni difficiles à expliquer. Il se fait ici une longue hémorrhagie sans visible écoulement de sang. La femme ne se répare pas, ne fait plus de sang et s'éteint lentement. Il n'est pas utile de rechercher ici de lésions locales. La mort arrive alors qu'il n'y a plus assez de sang pour suffire à la vie, absolument comme dans les cas de mort par hémorrhagie foudroyante.

M. Bouillaud termine en disant qu'il a souvent conseillé à de jeunes femmes fréquemment atteintes de vertiges et se croyant menacées d'apoplexie, de combattre ces symptômes en laissant un instant leurs têtes immobiles sur un oreiller et en buvant un verre de vin de Bordeaux. Elles se sont très bien trouvées de ce traitement.

Les chaleureux applaudissements de l'assemblée viennent de nouveau prouver à l'orateur tout le plaisir qu'il a fait éprouver à son nombreux auditoire.

M. Azam, répondant à quelques remarques de M. Bouillaud, dit que c'est à dessein que les observations de son Mémoire ne sont pas consignées tout au long. Il n'a pas voulu abuser de la bienveillante attention du Congrès, mais ces observations seront ou ont été publiées *in extenso,* notamment dans la *Gazette hebdomadaire.* Pour ce qui concerne les embolies, il ne nie pas qu'on en ait exagéré la fréquence. Pour lui, il a écarté tous les faits douteux. Dans les cas en effet où il a admis l'embolie, les caillots avaient 50 centimètres de longueur, la dimension d'une plume d'oie, et n'étaient pas adhérents. L'artère pulmonaire était saine.

M. Verneuil avait cru voir un reproche à son adresse dans les paroles dites par M. Bouillaud au sujet de la date des recherches sur les concrétions sanguines des vaisseaux. La suite du discours du savant professeur lui a prouvé qu'il n'y avait qu'un malentendu qu'il espère dissiper.

L'orateur pense qu'on ne peut l'accuser d'ignorer les travaux faits sur les maladies des vaisseaux par Odgson, Travers, et en France par MM. Cruveilher, Velpeau et ses élèves, et par M. Bouillaud lui-même. S'il ne les a tous lus, il en possède du moins la substance; et s'il est un peu de l'avenir, il croit être beaucoup plus encore du passé.

Ce qu'il affirme et ce que M. Bouillaud a reconnu, c'est qu'il y a vingt ans on n'avait pas l'idée de morts subites dues à la migration de caillots d'origine lointaine. Or, ces caillots trouvés dans le cœur et les gros vaisseaux sont tellement d'origine lointaine qu'on leur reconnaît le même âge, la même couleur, la même consistance que ceux des membres dont ils sont une portion fracturée et transportée. C'est ce transport qu'on a appelé *embolie*. Pour un fait nouveau, on a créé un mot nouveau. Pour le mot *thrombose,* qui remplace les expressions : *caillot spontanément formé dans une veine,* il est plus commode parce qu'il est plus court.

Quant au prétendu idéalisme de l'Allemagne, on en parle d'après des impressions déjà un peu anciennes. En tout cas, ne faut-il pas du moins le généraliser par trop, et reconnaître qu'un pays qui a produit les Virchow, les Rokitanski, ne peut être accusé de manquer absolument de sérieux et de positivisme scientifique ; c'est souvent l'Allemagne qui complète et transforme à l'état de monument les excellentes idées émises en France, mais trop peu consolidées par leurs auteurs.

Pour ce qui concerne les cas de mort dans l'état puerpéral, M. Verneuil reconnaît que l'embolie ne les explique pas tous. Il y a des cas de mort qui ont leur origine dans le système nerveux, mais on en ignore encore la raison. Si M. Verneuil avait un peu de cet idéalisme qu'on reproche aux Allemands, il pourrait dire qu'il y a un trouble de cette circulation nerveuse que M. Bouillaud a presque été jusqu'à admettre ; ou bien qu'il y a coagulation subite de la substance molle des nerfs, comme cela a lieu sur le cadavre ; ou bien que la mort est due à une production trop abondante d'ostéophytes et à des coagulations des sinus cérébraux. Mais de toutes ces explications aucune ne serait démontrée ; il vaut mieux s'acharner après les morts subites *sans matière,* et faire pour le système nerveux, ce que M. Bouillaud, ses contemporains et ses successeurs ont fait pour le sang.

D'unanimes marques d'approbation accueillent la savante et spirituelle improvisation de M. Verneuil.

M. Bouillaud réplique qu'il n'y a eu dans ses paroles rien de personnel à M. Verneuil ; il a été seulement un peu ému par la pensée qu'on aurait pu avoir oublié les travaux qu'il a mentionnés. Pour ce qui concerne l'Allemagne, il n'a attaqué que l'ultra-germanisme et serait heureux que certains ouvrages

d'outre-Rhin n'arrivassent chez nous qu'après avoir été revus
par M. Verneuil lui-même.

M. de Fleury lit un Mémoire intitulé : *A propos des essais de
localisation de la parole. Pourquoi la lésion se rencontre plus fréquemment dans le lobe antérieur gauche que dans le droit?*

M. Bouillaud, à l'appui des assertions émises par l'auteur du
Mémoire, reconnaît que les lésions de l'aphasie siégent le plus
souvent à gauche, et le savant président du Congrès, M. Gintrac
père, possède un certain nombre de faits à l'appui de cette
assertion. Il existe cependant des faits incontestables où la lésion
siégeait à droite. L'orateur donne lecture d'un passage d'un de
ses discours à l'Académie de Médecine, où il donne une explication qu'il reconnaît lui-même n'être qu'une vue de l'esprit, de
la plus grande fréquence des lésions à gauche. Cette explication
se résume à se demander : Pourquoi nous ne serions pas gauchers
pour la parole comme nous le sommes quelquefois pour les
mouvements?

En accordant des éloges mérités au travail de M. de Fleury,
M. Bouillaud croit cependant qu'il ne faut pas se placer au
même point de vue que notre confrère et confondre la pensée
avec la parole, son expression. Il y a entre ces deux facultés une
différence catégorique : Le muet pense sans pouvoir parler,
l'enfant pense avant de parler; quelquefois la pensée a pour
expression la mimique qui n'est pas la parole ; d'autre part, le
perroquet parle sans penser. Il y a bien la parole intérieure, qui
est l'expression de la pensée ; mais il y a aussi la parole extérieure, qui en est la manifestation la plus ordinaire. Il y a à se
demander : Pourquoi un individu qui peut s'exprimer par la
parole interne, en écrivant sa pensée, ne peut articuler les sons?
Il y a donc une faculté quelconque dans le cerveau qui préside
à la parole articulée. C'est de ce point surtout que s'est occupé
M. Broca.

M. Baudrimont, après avoir de nouveau demandé à M. Bouillaud s'il existe des cas d'aphasie avec lésion siégeant uniquement
dans le lobe antérieur droit, et sur sa réponse affirmative,
en tire cette conclusion, qu'on ne peut pas dire que l'aphasie est
toujours liée à une lésion du lobe antérieur gauche, mais seulement dans le plus grand nombre des cas.

SÉANCE DU SOIR DU JEUDI 5 OCTOBRE.

IV

RECHERCHES EXPÉRIMENTALES
ET OBSERVATIONS SUR LE CHOLÉRA ÉPIDÉMIQUE

Par A. BAUDRIMONT,

Professeur à la Faculté des Sciences de Bordeaux.

Le présent travail est divisé en deux parties : la première comprend des analyses et des expériences faites sur le sang et les déjections des cholériques ; la seconde est le résumé d'une suite d'observations personnelles sur le choléra, son mode de transmission, sa nature probable, et les moyens que l'on peut employer pour le prévenir et le combattre.

La discussion à laquelle ce travail a donné lieu, ayant démontré que le choléra est transmissible par les individus qui en sont atteints, m'a conduit à écrire une Note additionnelle *ayant principalement pour but d'indiquer des moyens simples et faciles à mettre en pratique, qu'il serait possible d'employer pour s'opposer à cette transmission sans avoir recours aux quarantaines.*

Cette Note contient quelques répétitions de faits déjà énoncés, principalement dans la deuxième partie de ce travail ; mais j'ai cru devoir les conserver pour ne point rompre la suite des arguments qui y sont présentés.

PREMIÈRE PARTIE.

RECHERCHES EXPÉRIMENTALES SUR LES PRODUITS MORBIDES DES INDIVIDUS ATTEINTS DU CHOLÉRA ÉPIDÉMIQUE.

Lorsque l'autopsie et l'examen microscopique sont insuffisants pour nous éclairer sur l'altération morbide des produits organiques, c'est à la chimie d'intervenir. Dépassant de beaucoup la limite de l'examen le plus attentif, on peut attendre d'elle les renseignements les plus précieux ; aussi, lorsqu'en 1854 la ville de Bordeaux fut atteinte par une épidémie cholérique, je me proposai de saisir cette occasion pour acquérir quelque lumière, sinon sur la cause de cette terrible maladie, au moins sur les altérations qu'elle produit dans l'organisme humain.

C'est sur le sang et sur les déjections que je portai mes investigations. Je fus assez heureux pour être mis en rapport avec M. Bernadet, alors interne à l'hôpital Saint-André de Bordeaux, et qui aujourd'hui exerce la médecine avec une grande distinction. C'est lui qui fit les autopsies dont j'eus besoin et qui recueillit tous les produits qui font l'objet de ce travail. Qu'il veuille bien recevoir ici une nouvelle assurance de ma profonde gratitude.

Le travail entrepris était considérable, et, dès l'abord, je m'aperçus avec peine qu'il me serait presque impossible de le terminer avant la fin de l'épidémie ; aussi arrêtai-je un programme dans la crainte de consacrer trop de temps à des recherches d'un intérêt secondaire. Ce programme comprenait essentiellement :

1° Dessiccation des produits, afin de pouvoir les conserver et les examiner ultérieurement, s'il y avait lieu ; 2° analyse aussi complète que possible des déjections ; 3° étude des réactions qu'elles éprouvent en présence des agents les plus importants.

Bientôt l'épidémie cessa, et ce travail n'ayant plus d'opportunité, je n'en conservai que les éléments. Aujourd'hui, je crois utile de publier les résultats que j'ai obtenus, car ils jettent une vive lumière sur l'origine des déjections et sur le caractère spécial de la matière albuminoïde qu'elles contiennent.

Je le fais avec d'autant plus de plaisir, que je m'adresse à des hommes dont la seule présence en ce lieu est une preuve de leur amour sincère pour la science et pour la profession qu'ils honorent.

Le peu de lumières que j'apporte, mises en commun avec celles qui ne peuvent manquer de se produire si une discussion intervient, nous feront, je n'en puis douter, faire un pas considérable dans l'étiologie de l'épidémie qui, pour la quatrième fois, vient affliger la France dans le tiers d'un siècle.

Examen du sang.

Ceux qui ont eu l'occasion d'étudier le choléra savent que lorsque cette maladie a fait des progrès notables, la saignée devient impraticable : à l'ouverture faite par la lancette vient se présenter une matière noirâtre, épaisse ; et lorsque l'on presse les veines, en allant de la périphérie vers le cœur, à peine obtient-on l'écoulement de quelques gouttes de cette matière, qui se distingue essentiellement du sang normal et par son manque de fluidité et par son aspect pointillé et grumeleux. Or, comment se procurer du sang pour en faire l'examen ? Si le sang peut être obtenu par une saignée, la maladie est à son début, et il est peu altéré ; s'il ne peut s'échapper de la veine qui le recèle, il faut donc l'aller chercher ailleurs. C'est sur le cadavre qu'il a dû être pris. Souvent les plus gros vaisseaux, et notamment les artères, étaient vides, et c'est dans les ventricules du cœur que l'on a dû le puiser. On a eu le plus grand soin de recueillir à part celui du ventricule gauche et celui du ventricule droit. Il a toujours été pesé et soumis immédiatement à la dessiccation.

Une seule fois le sang a pu être séparé en caillot et en sérum. En général, c'était une pulpe homogène, granuleuse, d'un brun foncé, presque noir.

Le tableau suivant donne les résultats obtenus.

Résultats de la dessiccation du sang des cholériques.

			QUANTITÉ DE SANG		RÉSULTAT RAPPORTÉ A L'UNITÉ	
			humide.	sec.	Produit sec	Eau.
1	Sang artériel.	Sérum	18,558	3,948	0,2127	0,7873
		Caillot	13,090	3,038	0,2320	0,7680
		Sérum et caillot	31,648	6,986	0,2207	0,7793
	Sang veineux.	Sérum	77,558	19,548	0,2520	0,7480
		Caillot	73,320	18,527	0,2526	0,7474
		Sérum et caillot	150,878	38,075	0,2523	0,7477
2	Sang artériel		72,840	21,070	0,2892	0,7108
	Sang veineux		333,000	93,840	0,2818	0,7182
3	Sang artériel		52,580	13,000	0,2472	0,7578
	Sang veineux		113,500	30,780	0,2712	0,7288
4	Sang artériel		43,130	12,050	0,2794	0,7206
	Sang veineux		200,550	50,020	0,2494	0,7506
5	Sang artériel		33,700	8,700	0,2581	0,7419
	Sang veineux (1)		145,700	42,650	0,2926	0,7074

(1) 7 grammes 5 de sang veineux ont été soustraits avant la dessiccation pour des expériences spéciales. La quantité totale de ce sang était donc primitivement 153 grammes 200.

No'es relatives aux diverses espèces de sang dont les résultats sont consignés dans le tableau précédent.

1. Sang d'un individu indéterminé. Il est le seul qui ait donné un caillot assez bien formé pour que l'on ait pu l'isoler du sérum.

2. Sang d'un individu indéterminé.

3. Sang d'une femme âgée de soixante-six ans. Les deux sangs étaient en gelée pulpeuse brune et tous deux de la même couleur. Le sang artériel contenait un petit caillot blanc.

4. Sang d'un homme vigoureux ayant succombé à une rechute. Ce sang présentait une forte odeur d'oursin comestible.

5. Sang d'une femme de cinquante ans.

Sang très épais, sans apparence de caillot, ni dans le sang veineux, ni dans le sang artériel.

Le n° 3 est le n° 7 de mon cahier d'observations.
Le n° 4 correspond au n° 11.
Le n° 5, au n° 12.

Le sang normal contenait 0,79 d'eau et 0,21 de parties solides ; il est facile de voir que le sang des cholériques est profondément altéré. Cette différence dans la quantité d'eau peut être interprétée de plusieurs manières : ou le sang a simplement perdu de l'eau, ou il a perdu du sérum. L'eau, considérée seule, peut provenir de l'albumine du sérum, ou des autres éléments constitutifs du sang, tels que la fibrine et les globules. Le sérum contient, ainsi qu'on le sait, plus d'humidité que le caillot. On a même été jusqu'à penser que l'albumine seule devait contenir de l'eau, et l'on s'est appuyé sur cette opinion pour calculer la quantité de sérum contenue dans le caillot, et arriver ainsi à une espèce d'analyse du sang. Mais cette opinion n'est appuyée sur rien de précis : les globules et la fibrine ne peuvent être à l'état de siccité absolue dans le sang, et doivent posséder une humidité propre. Cela est démontré d'ailleurs par l'examen microscopique des globules qui se gonflent en présence de l'eau, et qui diminuent lorsqu'on les met en contact avec un liquide qui l'absorbe.

Lorsque le sang n'était point assez altéré pour ne pouvoir donner naissance à une espèce de caillot, il était facile de voir que le sérum y était en moindre quantité que dans le sang normal ; cependant cet examen et la simple dessiccation étant insuffisants pour donner un renseignement précis sur cette question, il fallait suivre une autre voie, et il fallait qu'elle pût être rapidement parcourue.

Le sérum donne une quantité de cendre beaucoup plus considérable que le caillot, et le seul poids des cendres du sang pouvait donner un renseignement utile; mais, de plus, le sérum donne par l'incinération une cendre soluble dans l'eau, et qui est fortement alcaline, tandis que le caillot donne une cendre insoluble dans l'eau et à peine alcaline. C'était encore une source de renseignements faciles à mettre en évidence; malheureusement le temps m'a fait défaut et je n'ai pu terminer toutes les expériences commencées. Voici cependant le résultat de quelques expériences tentées dans cette direction.

La première colonne indique la quantité de cendre obtenue directement de la quantité de sérum ou de caillot calciné. Dans la deuxième colonne, cette quantité est rapportée à l'unité pour rendre les résultats comparatifs.

Calcination du sang humain.

1. Caillot de sang veineux, sain et sec, pour 5 grammes.	0,116	0,0232
2. Sérum du même sang, sec......................	0,501	0,1002
3. Autre sérum, pour 5 grammes....................	0,350	0,0700
4. Autre sérum, pour 10 grammes....................	0,720	0,0720
5. Sang sec du ventricule droit d'un cholérique.........	0,124	0,0248
6. Sang, idem (n° 3 du tableau précédent)	0,130	0,0260

Le sérum est difficile à incinérer et ne peut donner des résultats comparables que lorsqu'il a été lavé pour en séparer le charbon.

L'incinération du sang des cholériques donne des résultats qui se rapprochent tellement de celui offert par le caillot du sang d'individu sain, qu'il est évident que ce sang ne contient presque plus de sérum et se trouve réduit aux éléments du caillot.

La cendre du sang de cholérique est presque entièrement insoluble dans l'eau et présente à peine une réaction alcaline.

Il faut ajouter en outre, que l'examen physique de ce sang démontre qu'il est altéré dans la structure de ses éléments mécaniques.

En résumé, *il est évident que le sang des cholériques est profondément altéré, et qu'il ne contient plus qu'une très faible quantité de sérum.*

Nous verrons bientôt par les propriétés et l'analyse des déjections ce qu'est devenu ce sérum.

Examen des déjections des cholériques.

Déjections stomacales.

Les déjections stomacales sont sous forme d'une liqueur incolore, légèrement trouble, et présentent un faible dépôt blanc, qui augmente légèrement par le repos.

L'azotate d'argent y fait naître un précipité blanc en partie, soluble dans l'acide azotique. Le résidu insoluble noircit à la lumière et présente tous les caractères du chlorure d'argent.

Le bi-chlorure de mercure fait naître dans ces déjections un trouble presque imperceptible.

Le sulfate de cuivre en donne un plus apparent après vingt-quatre heures.

$73^{gr}440$ de ces déjections ont été soumis à l'évaporation et ont laissé un résidu ne pesant que $0^{gr}140$. D'où l'on tire :

Eau..............................	0,9978
Matières fixes........................	0,0022
	1,0000

Ces résultats ne présentent rien de bien saillant. Les déjections stomacales étant moins abondantes et plus rares que les déjections alvines, il est évident que ce n'est point en elles qu'il convient de rechercher les caractères les plus remarquables du choléra. Ces déjections sont, d'ailleurs, presque toujours accompagnées de boissons, de tisanes, données aux malades, et se trouvent ainsi appauvries et modifiées. Les déjections alvines méritent bien plus d'intérêt.

Déjections alvines.

Les déjections alvines des cholériques sont tout à fait liquides; elles sont d'un blanc sale, translucides, et ont, jusqu'à un certain point, l'apparence d'une décoction de riz fort trouble; c'est pour cela qu'on leur a donné le nom de *riziformes*. Elles sont alcalines. Filtrées et desséchées, elles donnent un résidu hygroscopique qui, appliqué sur du papier rouge de tournesol, attire l'humidité atmosphérique et le bleuit. L'alcalinité des déjections est donc due à un ou à plusieurs alcalis fixes, et non, comme on aurait pu le penser, à un peu d'ammoniaque, libre ou carbonatée, qui se serait évaporée pendant la dessiccation ([1]).

Par la filtration, les déjections sont séparées en un liquide limpide, jaunâtre, plus ou moins foncé, et en une matière muqueuse, grisâtre, qui devient plus foncée par la dessiccation.

Soumises à la filtration et à la dessiccation, les déjections alvines ont donné les résultats suivants :

	I.	II.	Moyenne ([2]).
Eau...........................	0,9716	0,9767	0,9742
Matière muqueuse tenue en suspension.	0,0074	0,0068	0,0071
Matières solubles..................	0,0210	0,0165	0,0187
	1,0000	1,0000	1,0000

Si l'on ajoute une dissolution de bi-carbonate de soude aux déjections, le mucus suspendu dans leur masse se dissout presque complètement; cependant, elles demeurent un peu troubles.

Par l'addition d'une dissolution de potasse caustique, le mucus se dissout complètement et la liqueur devient limpide. Ce résultat est remarquable, parce que ce mucus contient une quantité notable de phosphate de chaux qui est insoluble dans la potasse.

L'acide chlorhydrique à 0,004, ajouté par parties égales aux déjections, ne les éclaircit pas en vingt-quatre heures, et, par conséquent, le mucus n'est ni de la fibrine, ni une matière albuminoïde quelconque.

La liqueur filtrée, et ne contenant par conséquent que des matières solubles, étant soumise à l'évaporation, a donné les résultats suivants :

	I.	II.	III.	Moyenne.
Eau	0,9790	0,9820	0,9832	0,9814
Matières sèches.........	0,0210	0,0180	0,0168	0,0186
	1,0000	1,0000	1,0000	1,0000

([1]) Toutes les dessiccations ou évaporations ont été faites dans une étuve à gaz dont la température n'a jamais dépassé 70°. A cette température, le carbonate d'ammoniaque ordinaire disparaît complètement en se vaporisant.

([2]) Cette moyenne n'a pas pour but de corriger des résultats qui ne peuvent être qu'exacts, vu le procédé employé, mais de donner la composition moyenne de celles observées. Il en sera de même pour les compositions qui vont suivre.

Examen de la matière mucoïde.

Le mucus frais des déjections alvines des cholériques présente à l'observation microscopique des granules sensiblement sphériques, ayant environ un centième de millimètre de diamètre, et de plus des masses tuberculeuses inégales, irrégulières, dont le diamètre principal varie de quinze à vingt-cinq millièmes de millimètre.

Ces petites masses renferment des nucléoles, ou sont formées par la réunion de granules plus petits.

La matière muqueuse, lavée et desséchée, brûle en répandant une odeur de corne grillée. Mêlée avec de la chaux sodée, introduite dans un tube et chauffée, elle donne des vapeurs qui colorent en bleu le papier rouge de tournesol, et en rouge le papier jaune de curcuma. Elle contient donc de l'azote.

Soumise à l'incinération, elle laisse un résidu blanc, incombustible, assez considérable. Ce résidu est soluble dans l'acide azotique diluée, et l'ammoniaque le précipite de sa dissolution. D'où l'on peut conclure qu'il est essentiellement formé de phosphate de chaux.

0^{gr} 2 de cette matière ont laissé un résidu incombustible pesant 0^{gr} 027. On déduit de là, pour la composition de la matière mucoïde :

Phosphate calcaire (contenant une petite quantité de carbonate).	0,125
Matière organique azotée......................................	0,875
	1,000

Examen de la matière soluble des déjections.

Le liquide filtré provenant des déjections, est alcalin comme les déjections entières. 10 centimètres cubes de cette liqueur ont exigé pour leur saturation 1^{cc} 250 d'une liqueur contenant 10 grammes d'acide sulfurique SO_4H par litre, soit 0^{litre} 00125 correspondant à 0^{gr} 0125 d'acide sulfurique. La liqueur, colorée en bleu par le tournesol, n'a point fait effervescence ; mais elle a passé au rouge vineux avant de prendre la teinte dite *pelure d'oignon* donnée par l'acide sulfurique. Cela indique qu'elle contenait un carbonate ou plutôt un bi-carbonate ; car la réaction qu'elle exerce sur le papier rouge de tournesol n'est pas en rapport avec sa capacité de saturation. Les déjections contenant du potassium en quantité très notable, ainsi qu'on le verra bientôt, et le résidu de leur évaporation étant hygroscopique (¹), il est très probable qu'elle contient du carbonate de potasse libre, ou du bi-carbonate de la même base.

Les 0^{gr} 0125 d'acide employé pour saturer 10^{cc} de déjections indiquent que celles-ci contiendraient 0^{gr} 0176 de carbonate potassique par centilitre, soit 1^{gr} 760 par litre (²).

Avant de passer à l'examen des propriétés générales des déjections mises en présence du réactif, il me paraît indispensable d'en faire connaître la composition. Elles sont formées de matières minérales et de matières organiques, et les réactions qu'elles donnent sont dues tantôt aux unes ou aux autres de ces matières.

Le résidu de la dessiccation des déjections filtrées est brun jaunâtre ; il est hygroscopique, comme il a été dit, et possède une odeur spéciale de matières fécales que donne le guano du Pérou quand il a perdu le carbonate d'ammoniaque qu'il contient naturellement. Soumis à l'action de la chaleur, il répand une odeur de corne grillée. 0^{gr} 500 de résidu de l'évaporation des déjections filtrées étant soumis à l'incinération, le produit fond, se boursoufle, brûle avec flamme et donne un produit noir fusible et difficile à incinérer. Ce produit, déduction faite du charbon, pèse finalement 0^{gr} 330. Mis en présence de l'eau, il ne s'y dissout pas entièrement, donne une liqueur fortement alcaline, et laisse un résidu pesant 0^{gr} 004, d'où la matière soluble est réduite à 0^{gr} 326.

De ces données on tire les résultats suivants :

Matière organique combustible.................	0,170	0,340
Matière minérale soluble dans l'eau	0,326	0,652
Matière minérale insoluble dans l'eau............	0,004	0,008
	0,500	1,000

(¹) Je ferai remarquer cependant que le résidu de l'évaporation de ce liquide donne par l'alcool un produit beaucoup plus hygroscopique, et dans lequel le chlorure de platine n'accuse pas la présence du potassium.

(²) La quantité de potassium trouvée dans les déjections des cholériques (0,0012) correspondrait à une quantité de carbonate beaucoup plus considérable (2^{gr}123), si ce métal était entièrement à l'état de carbonate. Voyez l'analyse complète des déjections.

La matière soluble dissoute dans l'eau a été précipitée successivement par l'azotate barytique, l'azotate argentique et l'acide chloroplatinique.

On a obtenu ainsi :

> 0,138 de sels barytiques.
> 0,403 de chlorure argentique.
> 0,204 de chloroplatinate potassique.

Le précipité barytique était formé d'un mélange de sulfate, de phosphate et de carbonate. Traité par l'acide azotique, il a laissé un résidu de sulfate ; la liqueur a donné par l'ammoniaque un précipité de phosphate, et le reste a donné par différence la quantité de carbonate de baryte qui se trouvait dans le mélange des trois sels.

D'où :

Sulfate barytique	0,043
Phosphate, idem	0,077
Carbonate	0,018
	0,138

Le résidu de la dessiccation des déjections filtrées, traité par l'alcool à 0,98, s'y dissout en partie et se trouve ainsi divisé en deux produits.

2 grammes de ce résidu, traités comme il vient d'être dit, ont donné 0^{gr} 653 d'un produit soluble dans l'alcool. Le produit insoluble pesait 1^{gr} 330. Ce résultat accuse une perte de 0^{gr} 017, qui équivaut à moins d'un centième.

En faisant supporter cette perte par la partie soluble dans l'alcool, on a pour la composition de la matière soluble des déjections :

Matières solubles dans l'alcool	0,3265
Matières insolubles, idem	0,6735
	1,0000

A. *Produit soluble dans l'eau et insoluble dans l'alcool.* — La matière insoluble dans l'alcool, après avoir été desséchée, est d'un jaune brun sale. Elle possède une odeur désagréable, mais beaucoup moins forte que celle de la partie soluble dans l'alcool. Chauffée sur une lame de platine, elle brûle en donnant une odeur de corne grillée, et laisse un résidu charbonneux considérable qui n'a pu être incinéré complètement. Mêlée avec de la chaux sodée, et chauffée dans un tube scellé à une extrémité, elle donne de l'ammoniaque.

La dissolution de cette matière est alcaline. Le bi-chlorure de mercure y fait naître un trouble léger; le tannin n'y produit rien de sensible. Le chlorure de calcium la trouble; l'acide chloroplatinique y fait naître un précipité jaune. L'acétate de sesqui-oxyde de fer y fait naître un précipité fauve, sale, abondant, qui est redissous en très grande partie par l'acide acétique.

Ces réactions indiquent que ce produit contient une matière organique azotée, de l'acide phosphorique et du potassium.

B. *Produit soluble dans l'alcool.* — Ce produit est noir; il possède une apparence poisseuse; il est très hygroscopique et répand une odeur des plus infectes. Mis en présence de l'eau, il ne s'y dissout pas complètement et lui communique une couleur brune foncée.

Sa dissolution aqueuse, mise en présence de divers agents, donne les réactions suivantes :

Le bi-chlorure de mercure y fait naître un précipité blanc abondant.

Le tannin y fait immédiatement naître un trouble.

Le chlorure de calcium ne la trouble pas.

L'acide chloroplatinique ne produit rien d'apparent.

L'acétate de sesqui-oxyde de fer la trouble, mais l'acide acétique fait disparaître complètement ce trouble.

Soumis à l'incinération sur une lame de platine, le produit obtenu par l'alcool se boursoufle, noircit, brûle complètement avec flamme en donnant l'odeur des matières cornées portées à une haute température; il laisse un produit salin, incolore, qui mis en contact avec l'eau distillée, bleuit fortement le papier rouge de tournesol.

La lame de platine est altérée et présente une teinte brune qui semblerait indiquer la présence de la potasse, présence qui n'a pu être décélée par l'acide chloroplatinique.

Mêlé avec de la chaux sodée et chauffé dans un tube scellé à une extrémité, il donne de l'ammoniaque en abondance et beaucoup plus que le produit insoluble dans l'alcool.

Les résultats qui viennent d'être signalés permettent d'établir ainsi qu'il suit la composition des déjections alvines des cholériques :

Eau	0,9743			0,974300
Matière muqueuse insoluble dans l'eau.	0,0072	Partie organique azotée		0,006300
		Phosphate de chaux, avec traces de carbonate.		0,000900
Matières solub. dans l'eau	0,0185	Partie organique		0,006300
		Matières minérales solubles, 0,01205	Acide sulfurique	0,000549
			Acide phosphorique	0,000683
			Acide carbonique	0,000149
			Chlore	0,003662
			Potassium	0,001200
			Sodium, matières indéterminées et perte	0,005817
		Matières minérales insolubles		0,000140
	1,0000			1,000000

Propriétés générales des déjections alvines des cholériques filtrées.

On a vu précédemment que la matière soluble des déjections donne deux produits fort distincts par l'emploi de l'alcool concentré. Il importe beaucoup de rechercher la nature de ces produits, afin de remonter, s'il se peut, jusqu'à leur origine, et d'avoir des renseignements positifs sur l'étiologie du choléra.

Les phénomènes qui s'accomplissent chez les cholériques, l'altération du sang rendue si évidente par la tentative de la saignée, l'amaigrissement, les crampes, le flétrissement des yeux, la cyanose, la suspension du pouls et de la sécrétion des urines, m'avaient, dès mes premières observations qui datent de l'année 1832, porté à penser que les déjections devaient provenir du sang et contenir du sérum, sous une forme quelconque. Cependant M. Andral (C. R. de l'Académie des Sciences, t. XXV, p. 229, année 1847) a dit que le sang des cholériques n'était point altéré, qu'il renfermait la même quantité d'albumine que dans l'état normal, que les déjections n'en contenaient point, et *que la théorie qui rapporte les symptômes de la période de cyanose du choléra à un changement que le sang aurait éprouvé dans sa composition par suite d'une grande et subite perte de sérum, ne saurait être admise.*

Le corps de l'homme ne renferme aucun liquide inconnu ; on y trouve du sang, du chyle, de la lymphe, et ces trois fluides contiennent de l'albumine. Le mucus même des déjections des cholériques, aussi bien que les mucosités rendues par l'intestin lors de l'emploi des purgatifs, doivent provenir du sang. Toutefois, il faut reconnaître que des produits solides pouvaient se dissoudre par une réaction analogue à celles que les chimistes classent parmi les fermentations, et s'ajouter à ceux du sang. Telle pouvait être la chair musculaire; mais encore cette chair est de nature albuminoïde.

Or, les déjections provenant du sang devaient, sous une forme quelconque, renfermer les éléments d'une matière albuminoïde. J'ai donc cru devoir faire une étude spéciale de l'albumine puisée dans les œufs de la poule et dans le sérum du sang humain, afin de la comparer aux produits contenus dans les déjections alvines des cholériques. Ces déjections étant généralement alcalines, j'ai dû expérimenter l'action des alcalis, et spécialement celle des carbonates ou des bi-carbonates qu'elles contiennent.

Une dissolution de bi-carbonate de soude, ajoutée à de l'albumine des œufs filtrée, s'oppose à sa coagulation par la chaleur. Cette liqueur, après le refroidissement, précipite abondamment par l'alcool; ce qui prouve qu'elle contenait réellement de l'albumine en dissolution et que la chaleur ne l'avait point détruite. C'est bien au bi-carbonate qu'est due cette propriété, car le carbonate simple ne produit pas le même effet; il n'empêche pas l'albumine de se coaguler par la chaleur, à moins d'en employer un très grand excès, et elle prend une teinte grise foncée, presque noire.

Une dissolution de bi-carbonate de potasse est moins efficace que celle du bi-carbonate de soude pour empêcher la coagulation de l'albumine par la chaleur, et la liqueur prend une teinte brune foncée.

Un mélange de chlorure sodique, de chlorure potassique, d'azotate potassique et de bi-carbonate sodique, dissous dans l'eau distillée, ne s'oppose qu'en partie à la coagulation de l'albumine; il y a formation d'un coagulum, et la liqueur se trouble, ce qui n'arrive pas avec le bi-carbonate de soude seul.

Si les déjections cholériques filtrées contiennent une matière albuminoïde, et si celle-ci ne se coagule point par la chaleur, cela peut donc être attribué à la présence d'un bi-carbonate alcalin.

J'ajouterai ici, que la soude ne peut point être à l'état de carbonate dans le sang, comme on l'a admis jusqu'ici, mais bien à l'état de bi-carbonate ; car le sang contenant toujours de l'acide carbonique libre, qui se produit dans l'acte de la respiration, c'est bien du bi-carbonate et non du carbonate sodique que ce fluide contient. Ce bi-carbonate peut être entraîné avec l'albumine, qui abandonne le sang pour pénétrer dans l'intestin.

Ce qui précède permettra de mieux comprendre l'action des réactifs sur les déjections filtrées.

La plupart des réactions qui vont être décrites ont été essayées comparativement avec celles données par l'albumine des œufs et celle du sérum du sang humain, dissoutes séparément dans l'eau distillée, ainsi que cela vient d'être dit.

Action de la chaleur. Il se produit un trouble léger, devenant un peu plus considérable après le refroidissement.

L'*acide sulfurique* y fait naître un précipité abondant.

L'*acide azotique concentré,* ajouté goutte à goutte, donne un précipité immédiat abondant. Il se comporte de même avec l'albumine du sang et celle des œufs.

L'*acide azoteux concentré* ne réagit pas notablement sur des déjections desséchées et redissoutes ; il précipite abondamment l'albumine des œufs.

L'*acide acétique* ne troublant point une dissolution d'albumine ordinaire, et pensant que la présence d'un carbonate alcalin s'opposait à la coagulation par la chaleur, la liqueur a été saturée par de l'acide acétique dilué ; elle s'est troublée immédiatement, et la chaleur a déterminé ensuite la coagulation d'une matière qui devait être albuminoïde. On sait que l'albumine du sang et celle des œufs, même lorsqu'elles sont fort étendues d'eau, se coagulent aussitôt par la chaleur.

Alcool. Précipité, quand il est très concentré. Dans un tube, en douze heures, le liquide est clarifié, et il y a un dépôt abondant. Les deux albumines, celle du sang et celle des œufs, se précipitent immédiatement.

Chlore. Précipité blanc, très sale, peu abondant ; avec les albumines ordinaires, précipité abondant.

Tannin. Précipité blanc sale, immédiat. On sait que les albumines ordinaires donnent aussi immédiatement un précipité par ce réactif.

32

Bi-chlorure de mercure. Précipité blanc sale, immédiat. La même chose a lieu avec les matières albumineuses du sang et des œufs.

Azotate d'argent. Précipité jaune, ressemblant au phosphate tri-argentique, soluble dans l'ammoniaque, en partie soluble dans l'acide azotique, et laissant un résidu blanc qui a toute l'apparence du chlorure d'argent. Avec les albumines ordinaires, ce réactif donne immédiatement un précipité blanc abondant.

Sulfate de zinc. Précipité blanc sale, abondant, insoluble dans un excès de réactif. Avec l'albumine des œufs, on obtient immédiatement un précipité blanc, soluble dans un excès de réactif. La différence de ces deux réactions peut être due à une formation de carbonate et de phosphate de zinc, dans le cas de l'emploi des déjections. Je dois faire remarquer cependant qu'une dissolution de zinc, ajoutée dans une dissolution de bi-carbonate de soude, ne donne aucun précipité; d'où il faut conclure que c'est à la présence d'un phosphate qu'il faut attribuer la permanence du précipité, bien plus qu'à celle du carbonate.

Sulfate de cuivre. Précipité d'abord blanc bleuâtre, puis bleu, soluble en partie dans un excès de réactif, mais se troublant ensuite. Dans ce cas, il a pu se former du carbonate et du phosphate de cuivre, parce que les sels de cuivre précipitent même dans un excès de bi-carbonate de soude.

Azotate de sesqui-oxyde de fer. Précipité rougeâtre, *idem* avec l'albumine ordinaire.

Acétate de sesqui-oxyde de fer. Précipité abondant, d'une couleur brune-claire, qui se redissout en grande partie dans l'acide acétique, mais qui laisse un résidu insoluble de phosphate de sesqui-oxyde de fer.

L'*oxalate d'ammoniaque* ne fait naître aucun trouble, d'où l'on peut conclure que ces déjections ne contiennent pas de sels calcaires.

Le *bi-carbonate de soude* ne fait naître aucune réaction appréciable à la température de l'ébullition.

Le *sulfate de magnésie* ne fait naître aucun précipité, ni à chaud ni à froid; mais il se forme un précipité abondant quand à ce mélange on ajoute de l'ammoniaque. Ce précipité m'a paru trop abondant pour pouvoir être attribué entièrement à la formation du phosphate ammoniaco-magnésien.

Le *chlorure calcique* fait naître un précipité abondant formé de carbonate, de phosphate et de sulfate calciques.

Le *chlorure barytique* donne aussi un précipité fort abondant formé des mêmes sels à base de baryte.

Après le repos et la décantation, la liqueur, traitée par le chlorure barytique, ne précipite en aucune manière par le chlorure calcique. Cette expérience prouve d'une façon évidente *que les déjections cholériques ne contiennent aucun oxalate soluble*. On sait que l'oxalate barytique est soluble dans l'eau et que l'acide oxalique ne peut être précipité par la baryte.

La majeure partie des réactions qui viennent d'être signalées sont bien celles d'une matière albuminoïde, associée à quelques substances salines qui en modifient les propriétés. Si la matière albuminoïde n'est point coagulée par l'action de la chaleur, cela doit être attribué à sa grande dilution et à la présence d'un bi-carbonate alcalin.

J'ai voulu tenter encore un essai. On sait que les matières albuminoïdes, mises en contact avec l'acide chlorhydrique concentré, prennent une teinte bleue très foncée. Le produit de la dessiccation des déjections a été mis en présence de cet acide. Il en est résulté une liqueur brune très foncée, qui paraissait bleuâtre; mais il n'y a eu rien de décisif à cet égard. L'albumine étant accompagnée d'autres matières organiques, il est évident qu'elle n'a pu donner une réaction franche.

Quoi qu'il en soit, la présence d'une matière albuminoïde dans les déjections des cholériques ne peut paraître douteuse après l'examen qui vient d'en être fait. Dans le chapitre suivant, on trouvera une preuve plus évidente encore de son existence dans ce produit morbide.

Essais faits avec divers produits de cholériques mis en présence de quelques substances alimentaires.

Désirant savoir si les produits des cholériques exerçaient quelque influence appréciable sur différentes substances, et notamment sur celles qui sont alimentaires, j'ai tenté quelques expériences dans cette direction. Elles m'ont donné un résultat éminemment remarquable, et qui précise le mode d'altération éprouvée par l'albumine du sang.

Les produits essayés ont été :

1° Le liquide des déjections filtré ;

2° Le produit muqueux de ces déjections ;

3° Le sang veineux des cholériques.

Les liqueurs mises en présence des agents précédents ont été : du lait, du bouillon de bœuf, une dissolution aqueuse de sucre filtrée, de l'empois d'amidon et de l'albumine d'œuf, étendue d'eau et filtrée.

La liqueur des déjections filtrée jouit de la propriété caractéristique de la *diastase* : elle fluidifie immédiatement l'empois d'amidon et le rend limpide. Le lendemain, le fond du vase dans lequel on avait opéré était tapissé par des enveloppes de fécule.

Cette liqueur ne coagule pas immédiatement le lait à froid et ne l'empêche pas de se coaguler sous l'influence du temps, comme cela a lieu ordinairement. Elle ne produit rien de remarquable dans les autres matières et n'en détermine nullement la putréfaction.

Le mucus, retenant un peu de la partie soluble des déjections, jouit de la propriété de la diastase, mais à un très faible degré. Il coagule fortement le lait.

Les déjections filtrées, mais ayant éprouvé un commencement de putréfaction, ne jouissent plus de la propriété de la diastase.

L'albumine du sang existe donc dans les déjections des cholériques, mais elle y est modifiée et à l'état de diatase.

Dans la crainte que la réaction opérée avec l'empois d'amidon ne puisse être due à une autre cause que la présence de la diastase, tous les sels, dont l'analyse permet de supposer l'existence dans les déjections des cholériques, ont été essayés en présence de l'empois d'amidon : carbonates et bi-carbonates, phosphates, sulfates et chlorures, potassiques et sodiques. Aucun d'eux n'a pu le fluidifier.

Il importait beaucoup, pour l'étiologie de la maladie, de savoir si l'altération de l'albumine avait lieu après son extravasion, ou si elle s'était produite dans les vaisseaux mêmes qui récèlent le sang. L'expérience suivante va répondre à cette question.

Le sang des cholériques jouit de la propriété de la diastase, comme les déjections filtrées.

Enfin, il fallait savoir si cet état du sang était normal.

Le sang d'un homme atteint d'une simple congestion cérébrale et celui d'une femme n'ayant d'autre affection qu'une bronchite furent soumis à l'expérience, et il fut démontré qu'ils ne jouissent nullement de la propriété de la diastase.

A tous les désordres observés chez les individus atteints du choléra épidémique, il faut donc ajouter l'altération de l'albumine du sang et sa transformation en diastase, autre matière albuminoïde qui existe dans l'orge germée et qui transforme la fécule de ce fruit d'abord en dextrine, puis en sucre.

CONCLUSIONS.

Les conclusions de ce travail sont simples et découlent nettement des faits qui y sont rapportés.

Dans le choléra, le sang est profondément altéré. Il éprouve une perte considérable de sérum, représentée par de l'eau, de l'albumine et différents sels. Les autres éléments ont perdu la propriété de se réunir sous forme de caillot.

L'albumine est transformée en diastase, jouissant de la propriété de fluidifier l'empois d'amidon.

Cette diastase se retrouve dans les déjections.

La matière mucoïde est bien telle qu'elle a été décrite par M. Andral, à cela près qu'il faut y ajouter les globules sphériques dont j'ai fait connaître le diamètre, qui ont été reconnus par d'autres observateurs, et que l'on a considérés comme étant les mêmes que ceux qui constituent la levure de bière. Je ne sais jusqu'à quel point cette observation est fondée, car l'emploi du microscope ne suffit point pour affirmer un tel fait. Il faudrait voir si ces globules jouissent de la propriété fondamentale et caractéristique de cette levure, propriété qui consiste dans la transformation du sucre en alcool et en acide carbonique.

Le rapprochement qui a été fait entre les globules des déjections alvines des cholériques et la levure de bière, sans savoir que l'albumine est d'abord transformée en diastase, présente cette coïncidence singulière que, dans le choléra, cet élément primitif de l'organisation animale subirait exactement les mêmes métamorphoses que la matière albuminoïde de l'orge, qui, sous l'influence de la germination, se transforme d'abord en diastase, ferment qui jouit de la propriété remarquable de réagir sur la fécule pour en faire successivement de la dextrine et du sucre, et enfin en levure, autre ferment qui détruit le sucre pour en faire de l'alcool et de l'acide carbonique.

Il est éminemment probable que l'étude approfondie de ces métamorphoses, ne fût-ce que sur l'orge, qui est constamment à notre disposition, pourra jeter une vive lumière sur la cause primitive et générale qui fait naître le choléra.

Voilà les conséquences qui découlent immédiatement de ce travail, et peut-être devrais-je me borner à les signaler. Cependant, je ne puis m'empêcher de faire la remarque suivante, car ces faits ouvrent un nouveau champ aux observations.

Le choléra est-il caractérisé uniquement par une simple altération du sang et par l'extravasion de ce fluide?

L'amaigrissement des cholériques, la cyanose, les crampes et surtout la présence d'une quantité très notable de potasse dans les déjections, n'indiquent-ils point une altération profonde du système musculaire et au moins la perte du fluide qui imprègne ses éléments anatomiques?

La grande ressemblance qui existe entre les déjections alvines des cholériques et le suc pancréatique, n'indique-t-elle pas encore que le choléra est dû en grande partie à une hypersécrétion de ce fluide, et que c'est principalement par le canal de Wirsung que tous ces fluides et les matières qu'ils tiennent en dissolution arrivent dans l'intestin?

Cette altération de l'albumine et sa transformation en diastase, réaction qui peut être considérée comme le résultat de la fermentation d'un ferment, ne peut-elle point conduire à de nouveaux moyens prophylactiques ou thérapeutiques? Ne peut-il y avoir des agents antiputrides ou antiseptiques qui préviennent cette transformation ou qui l'arrêtent lorsqu'elle est commencée?

Le bi-carbonate de soude, que j'ai employé avec tant de succès concurremment avec l'ammoniaque et les sinapismes, pendant l'épidémie de l'année 1832, ainsi que plusieurs amis, plusieurs membres de ma famille et des médecins de Valenciennes l'ont fait après moi, ne serait-il point un de ces agents?

Ne voulant pas, dans cette partie de mon travail, dépasser les limites des conséquences qui découlent immédiatement de l'expérience, je me borne à ces simples observations.

La transformation de l'albumine du sang en diastase est le point fondamental sur lequel j'appelle l'attention du Congrès, de tous les savants, de tous les observateurs. C'est un premier point acquis par la voie expérimentale; espérons que de nouveaux faits viendront compléter la théorie du choléra et qu'il pourra en résulter quelque bien pour l'humanité.

DEUXIÈME PARTIE.

OBSERVATION SUR LE CHOLÉRA ÉPIDÉMIQUE.

Cette partie du travail que j'ai l'honneur de soumettre au Congrès, comprend des observations personnelles sur le mode de transmission du choléra, sur la cause qui peut le produire et enfin sur le traitement que j'ai employé. Ces observations seront nécessairement fort incomplètes; mais il n'est pas douteux qu'il se trouvera parmi vous, Messieurs, des médecins qui auront eu l'occasion d'étudier le choléra, et que chacun de nous apportant son tribut, un enseignement utile pourra ressortir de la circonstance heureuse qui réunit tant d'hommes éclairés dans ce lieu.

Ne voulant que provoquer une discussion en présentant les éléments principaux sur lesquels elle pourra s'exercer, je serai bref, et me bornerai à une exposition rapide des faits.

Modes de transmission du choléra.

Le choléra est-il contagieux ou ne l'est-il point? C'est là une question considérable qui mérite tout l'intérêt du Congrès; car de sa solution dépendent les moyens généraux qui peuvent être employés pour prévenir l'invasion de cette maladie.

La transmission du choléra par le contact direct de la peau des individus me paraît impossible; car il n'y a point là, comme dans la gale, des animalcules qui puissent passer de l'un à l'autre. Ce mode d'infection paraît d'autant moins probable, que, dans la période algide, la plus redoutable de la maladie, la peau se refroidit, perd sa sensibilité et ne peut être l'objet d'aucune émanation ni d'aucune absorption; tous les faits que j'ai observés directement et ma propre expérience m'ont appris que le choléra ne peut être transmis de cette manière.

Le choléra est-il transmissible par voie d'infection, c'est à dire en prenant l'air pour intermédiaire, soit que la cause qui le produit pénètre dans le corps pendant l'acte de la respiration, ou se dépose sur des aliments qui sont ingérés dans l'estomac?

Je n'ai observé qu'un seul fait qui semble indiquer qu'un individu atteint du choléra puisse transmettre cette maladie.

Mme Catherine Laurent (femme Blenard), demeurant à Préseaux, arrondissement de Valenciennes, est venue à Estreux, le 5 juillet 1832, pour soigner ses parents qui étaient atteints du choléra : tous succombèrent, elle-même fut atteinte par la maladie. Lorsque, le 10 de ce mois, je fus appelé pour la voir, elle avait été transportée chez son beau-père, qui demeurait dans la même commune. Elle allaitait un enfant, et son état était fort grave. L'enfant succomba le 13; le 14, la mère était convalescente; mais, le 18, *le beau-père et la belle-mère présentèrent tous les symptômes du choléra.* Tous furent sauvés.

D'après cette observation, Mme Blenard, après avoir été infectée par le choléra dans une partie de sa famille, semble avoir transporté cette maladie dans une autre partie de cette même famille; mais le choléra régnait dans la commune, et rien ne prouve qu'il n'ait pu atteindre les individus qu'il a frappés sans l'intermédiaire de cette femme. Je ne puis donc rien affirmer à cet égard. Votre expérience, Messieurs, suppléera à ce qui manque dans cette partie de mes observations. Cependant, je dois ajouter qu'il n'émane rien de nuisible des cholériques ni des produits morbides que l'on peut en extraire.

M. Bernadet, qui a fait tant d'autopsies pour extraire les produits qui ont été l'objet de mon travail, n'a jamais éprouvé la moindre atteinte de choléra. En outre, tous les produits qui sont sur cette table et qui sont principalement représentés par du sang et des déjections de cholériques, ont été desséchés dans une étuve placée dans le laboratoire de la Faculté des Sciences; les vapeurs qui en émanaient s'échappaient dans ce même laboratoire : elles étaient infectes; cependant, j'y suis resté plongé, ainsi que le garçon de mon laboratoire, pendant plus d'un mois, et nous n'en avons été nullement incommodés.

J'ajouterai quelques observations qui tendent à démontrer que le choléra franchit rapidement de grands espaces par la voie de l'air.

En 1832, j'exerçais la médecine à Valenciennes. Le choléra régnait à Paris, et aucun cas ne s'était présenté dans la région que j'habitais. J'observai attentivement la direction du vent. Il était de l'ouest, c'est à dire de la mer. Cependant, le vent tourna vers le sud, et quarante-huit heures après le choléra était parmi nous. Les premiers atteints sérieusement habitaient *les bords de l'Escaut;* plus tard, un quartier de la ville *situé près des fossés, qui sont remplis d'eau à demi stagnante,* fut un des moins épargnés. L'épidémie atteignit aussi tout particulièrement la commune de Marly, qui est située sur les bords de la Rhonelle, à une petite distance de son confluent avec l'Escaut. Je cédai aux instances de M. Tancrède, dont M. Lévêque, son beau-père, était alors maire de cette commune, et m'en occupai presque exclusivement.

Je ne raconterai point toutes les péripéties de la situation qui me fut faite par l'épidémie, je me bornerai à dire que j'avais préféré l'observer dans un village; car, m'y trouvant presque seul pour en traiter les malades, j'espérais qu'il me serait plus facile de préciser la marche de l'épidémie.

Elle attaquait des points isolés, et je ne puis dire que les lieux infectés eussent été plus malsains que les autres. Les premiers individus atteints dans un même lieu étaient frappés mortellement, d'autres n'avaient que la diarrhée, et les moins atteints éprouvaient de simples étourdissements, tels qu'ils résulteraient d'une congestion. En général, ce fait était observé chez les personnes pléthoriques, et une simple saignée de 100 à 150 grammes suffisait pour les rétablir.

Le cercle allait en grandissant, mais l'intensité du mal diminuait généralement à mesure qu'il s'étendait (¹).

En 1849 des observations analogues ont été faites par mon frère Adolphe dans la commune de Giraumont, près Compiègne.

En 1849, le choléra régnait à Paris et n'avait point fait son apparition dans Bordeaux, où je me trouvais. J'observai la direction des vents, et elle était contraire à celle qui aurait pu nous l'amener. Le vent changea cependant, et en moins de deux jours le choléra épidémique sévissait à Bordeaux.

A cette époque, je faisais partie du Conseil de salubrité de la ville, et j'annonçai que, vu la direction du vent, il était probable que le choléra ne tarderait pas à paraître parmi nous.

(¹) J'ai rencontré maintes fois, près des murailles, des excréments d'enfants dans lesquels se trouvaient des ascarides lombricoïdes. Cependant, ces enfants ne m'avaient point été signalés comme étant atteints par la maladie.

Mes honorables collègues n'accordèrent point la moindre valeur
à mon observation. Un seul, M. Conilh, me dit que si je voulais
l'accompagner, il me ferait voir un cholérique à l'hôpital
Saint-André. Je m'y rendis immédiatement, et nous y trouvâmes
effectivement un malade atteint fortement par le choléra épidémique et qui succomba vingt-quatre heures après notre visite.
Cet homme venait des *bords du fleuve*. Les premiers qui furent
frappés ensuite exerçaient la profession de douanier et faisaient
un service de nuit *sur l'eau*.

Les faits qui précèdent semblent indiquer que le choléra
franchit rapidement de grands espaces par la voie de l'atmosphère, et qu'il se développe spécialement dans les endroits où il
y a de l'eau, sans que l'on puisse inférer de là qu'il ne puisse se
développer ailleurs, ni par un autre mode de transmission, ainsi
que j'en ai fait moi-même l'observation.

Si le choléra, qui a pris naissance dans l'Inde, est dû, comme
on l'a dit, aux cadavres humains qui sont jetés dans les fleuves
et notamment dans le Gange; si ces cadavres font naître des
animalcules d'une nature spéciale, qui, par suite d'une métamorphose, deviennent aériens après avoir été aquatiques, ils
doivent, à une certaine période de leur existence, retourner à
l'eau pour s'y reproduire, si l'observation est parfaitement
conforme avec l'hypothèse qui a été faite.

Je tiens à citer ces faits; car quand on recherche l'origine de
la cause inconnue d'une maladie aussi grave que le choléra,
rien n'est à négliger pour en découvrir la trace.

Examen microscopique de l'air.

Pensant et n'étant point le seul à penser que la cause du
choléra pouvait résider dans l'atmosphère; pensant d'ailleurs
que cette cause ne pouvait être attribuée ni à un gaz, ni à un
état particulier de l'air, électrique ou autre, mais bien plutôt à
des organismes vivants, les seuls qui permettent de comprendre
comment cette cause se multiplie et s'étend, car il n'y a que la
vie qui paraisse pouvoir se propager ainsi; pensant, dis-je, qu'il
pouvait y avoir dans l'air des êtres organisés, que ces êtres
pouvaient sans doute être observés à l'aide du microscope, je
portai mes investigations de ce côté; *mais jusqu'à ce jour, on*

n'avait aucun moyen de faire ces observations; on savait bien qu'un mélange réfrigérent condense l'humidité atmosphérique sur les parois du vase qui le renferme; que Moscati a pu condenser ainsi les miasmes des rizières de la Toscane, et que la même chose a pu être faite dans des salles d'hôpitaux; mais ces moyens sont insuffisants, et rien ne démontre qu'ils pourraient saisir des êtres vivants. Je pensai alors à faire passer un grand volume d'air dans une petite quantité d'eau, et à observer cette eau à l'aide du microscope, avec ou sans réactifs, en faisant varier le mode d'éclairage, enfin en employant tous les moyens capables de favoriser les observations.

Ce lavage de l'air pouvait être obtenu par un grand nombre de moyens différents : en insufflant de l'air avec un soufflet ou avec une pompe, ou bien en l'aspirant par un vase dit *aspirateur,* connu de tous ceux qui s'occupent de chimie.

Ce dernier genre d'appareil a un avantage considérable, parce que le vase aspirateur peut être un tonneau que l'on trouve partout, et parce qu'il fonctionne pendant un temps assez long sans que l'on ait besoin de s'en occuper.

Pour barboteurs, j'employai principalement : 1° un petit flacon contenant quelques grammes d'eau, dans lequel plonge l'extrémité d'un petit entonnoir en verre; 2° ou un long tube incliné et légèrement recourbé à son extrémité inférieure.

Les figures suivantes permettront de comprendre la disposition de ces appareils :

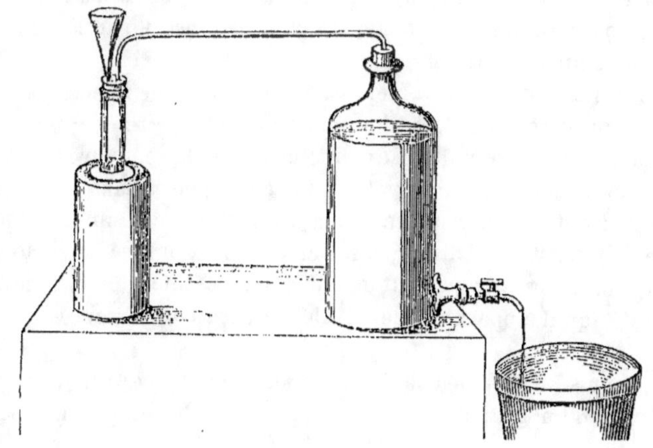

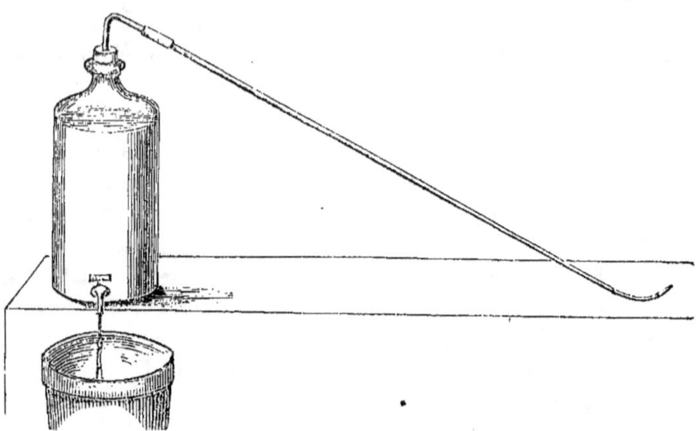

Les observations que je fis à l'aide de ce procédé furent l'objet d'un Mémoire que je présentai à l'Institut (Académie des Sciences) le 8 octobre 1855, et qui fut inséré par extrait dans le journal scientifique l'*Institut,* 1re section, no 1136, 10 octobre 1855.

A l'époque où j'ai publié ces expériences, je n'avais observé dans l'air que des poussières minérales, et principalement du sable siliceux, de petites masses tuberculeuses formées de particules sphéroïdales et souvent accompagnées de membranes d'une ténuité extrême, du pollen, des filaments organiques ayant l'apparence de la fibre ligneuse, et quelques êtres bizarres paraissant appartenir au règne animal. J'ai joint à ma note des dessins exécutés à la chambre claire et accompagnés d'une échelle micrométrique.

Je n'ai fait aucune observation dans un lieu infecté par le choléra, parce que l'occasion ne s'en est pas présentée; mais je tiens à faire connaître les procédés que j'ai employés, car il importerait que ces observations fussent répétées dans une foule de lieux et de circonstances. Nous sommes loin de connaître tout ce qui constitue l'atmosphère, et c'est aux médecins surtout, qui sont répandus partout et qui ont reçu une éducation suffisante, qu'il appartient de développer nos connaissances à cet égard.

Depuis 1855, l'idée des générations spontanées est devenue l'objet d'un grand nombre d'expériences, et l'étude microscopique de l'atmosphère a été poussée assez loin; mais, je le répète, on ne sait encore que peu de chose, et beaucoup de bonnes et utiles observations restent à faire, notamment celle de l'air vicié dans les lieux infectés par les causes qui produisent les épidémies ou les endémies. Cette étude pourrait nous révéler des faits inconnus dont nous ne soupçonnons même pas l'existence, et qui nous indiqueraient probablement de nouveaux moyens prophylactiques ou thérapeutiques. En même temps que cette étude étendrait le domaine de nos connaissances, elle serait aussi un grand bienfait pour l'humanité (1).

Principaux phénomènes observés chez les cholériques.

Les symptômes du choléra ou les phénomènes présentés par les cholériques sont nombreux et terribles. Les voici tels que je les ai observés et à peu près dans l'ordre de leur apparition :

1° Étourdissement;

2° Accablement dans les membres;

3° Fourmillement dans les pieds et les mains;

4° Refroidissement des extrémités;

5° Douleur dans la région épigastrique, oppression, gêne de la respiration;

6° Céphalalgie frontale ou sus-orbitaire;

7° Douleur autour de l'ombilic, dans l'hypogastre, dans les reins, quelquefois sentiment de chaleur;

8° Vomissements;

9° Déjections alvines riziformes;

10° Crampes;

11° Cyanose;

(1) Depuis que le Congrès s'est réuni à Bordeaux, on a pu lire dans *les Mondes,* revue hebdomadaire des sciences, publiée par l'abbé Moigno, 2° série, t. 1, mars 1866, p. 511, une note qui annonce la découverte de l'agent producteur des fièvres intermittentes, et cet agent serait représenté par les sporules d'une plante agame, qui auraient été observées au microscope et qui, transportées dans un lieu où la fièvre paludéenne n'avait jamais existé, aurait pu l'y faire naître.

Cette observation est fort remarquable et vient confirmer mes prévisions qui attribuent la plupart des épidémies à des êtres vivants. Cependant je dois dire que des faits positifs et bien observés dans les Marais pontins ayant démontré que la fièvre paludéenne est contractée pendant la nuit et non pendant le jour, il en résulte un doute qui plane sur l'observation précédente, car ce doivent être des *animalcules nocturnes* et non les sporules d'une plante agame qui déterminent cette maladie.

12° Amaigrissement rapide ;

13° Contraction des muscles de la face, retrait du nez ;

14° Diminution ou suppression des pulsations radiales ;

15° Suppression de la transpiration ;

16° Suppression des urines ;

17° Impossibilité de pratiquer une saignée par suite de l'épaississement du sang ;

18° Tintement et sifflement dans les oreilles, affaiblissement de l'ouïe ; les malades entendent la voix des personnes qui leur parlent comme si elle venait d'un lieu souterrain ;

19° Trouble et affaiblissement de la vision ; disparition de l'iris et de la pupille, flétrissement de l'œil, cécité ;

20° Voix altérée, caverneuse, chevrotante ; réponses tardives, mais justes ; intelligence affaiblie, mais non troublée ;

21° Diminution générale de la vitalité.

Rarement on observe tous ces symptômes chez un même sujet. Les plus constants sont la douleur sus-orbitaire et celle de la région épigastrique. Des individus peuvent mourir sans avoir été cyanosés. On dit même qu'il en est qui ont succombé sans avoir éprouvé de déjections d'aucune espèce. Mais il est probable que ceux-là sont morts de peur, ou que l'on a mis sur le compte du choléra d'autres affections qui se sont présentées pendant les épidémies dues à cette maladie.

L'abondance des déjections et l'épaississement du sang sont des preuves convaincantes que ce dernier fluide est profondément altéré. Telle a été ma première opinion, telle a été l'origine du traitement que j'ai prescrit et qui m'a réussi au delà de mes espérances. Le Mémoire qui précède celui-ci a démontré que ces prévisions étaient justes ; car le sang est altéré par une perte considérable d'albumine, par la transformation de cette matière en diastase, par des sels qui l'abandonnent, et par ses éléments solides, qui n'ont plus la propriété de se réunir en caillot. Cette altération est encore démontrée par l'amaigrissement du malade, par le flétrissement des yeux, et par la cyanose, qui indique que la matière colorante du sang s'est séparée des globules, qu'elle s'est infiltrée dans les tissus, où elle a perdu la couleur vive du sang artériel par le défaut d'aération.

Après ce court exposé des symptômes du choléra, je passerai au mode de traitement que l'on peut lui opposer.

Traitement.

Les divers traitements que l'on a opposés au choléra, et qui presque tous ont été impuissants, même lorsque la maladie était peu avancée, prouvent que les médecins n'étaient guidés par aucun principe fondé sur la connaissance exacte de cette maladie.

Je n'oserai point dire tout ce que je pense à cet égard; car je craindrais que l'énergie que je puise dans ma conviction ne me portât au delà des limites dans lesquelles je désire rester. Cependant, je ne puis m'empêcher de signaler quelques-uns de ces traitements et de les examiner au point de vue des connaissances scientifiques de notre époque.

Dans la succession des symptômes qui caractérisent le choléra, symptômes qui se succèdent quelquefois avec une rapidité effrayante, on distingue l'invasion de la maladie, la période algide et la réaction.

Le traitement peut varier selon l'état du malade et selon la période dans laquelle il se trouve.

Au début de la maladie, on a employé la saignée. Nous avons dit qu'elle n'est plus praticable, lorsque cette dernière a fait des progrès notables.

Cette opération est-elle bien utile? Lorsque la personne malade a des évacuations considérables, la saignée ne vient-elle pas ajouter au mal? N'est-ce pas retrancher du sang à un individu qui en perd la partie la plus fluide par le seul fait de la maladie?

Évidemment, la saignée est plus nuisible qu'utile; et lorsque en 1832 les journaux nous apprenaient que Casimir Périer, alors ministre, était atteint du choléra et avait été saigné plusieurs fois, j'avais jugé que son état avait dû être aggravé par cette opération, pour ne pas dire plus.

Lorsque nous nous plongeons les mains dans de l'eau à une basse température, nous éprouvons le sentiment du froid. Si nous les retirons de l'eau, leur température s'élève, et nous éprouvons un sentiment de chaleur. Un médecin très célèbre, mais connaissant mal la physique et la physiologie, s'est cependant fondé sur cette observation pour appliquer de la glace sur les cholériques et leur en faire prendre intérieurement pendant la période algide, *afin de déterminer la réaction.*

En prenant la chose telle qu'elle est, il faut reconnaître que quand la réaction se fait en présence d'un pareil traitement, c'est qu'on n'a pas pu l'empêcher.

Quoi! un individu a perdu une grande partie du fluide qui vivifiait son corps et qui transportait la chaleur jusque dans les parties les plus éloignées et les plus intimes; la respiration, cause de cette chaleur, ne se fait que péniblement; la circulation du sang est presque suspendue; la vie lutte contre la mort qui l'étreint, et l'on ajoute à toutes ces difficultés celle de produire de la chaleur pour fondre *en pure perte* une quantité notable de glace, lorsqu'il en est un si urgent besoin pour ranimer un corps que la vie abandonne?

Si l'on ne connaît point l'essence de la maladie, si l'on ignore la cause de tous les symptômes qui se produisent, les actions mécaniques et les effets antagonistes sont faciles à comprendre; et il sera bien préférable d'aider la nature, de frictionner le malade pour rappeler la circulation et exciter la sensibilité de la peau, et de le réchauffer par tous les moyens convenables et possibles.

Ces moyens sont insuffisants sans doute; ils ne peuvent rétablir le sang dans son état normal et créer de l'albumine; mais on les a vus quelquefois réussir, et au moins ils n'outragent pas la raison humaine.

On a donné des opiacées aux cholériques, et notamment du laudanum de Sydenham à très haute dose. Ces médicaments n'ont aucune action pendant la période algide; mais *ils empêchent la réaction de se faire, et ils tuent infailliblement les malades, c'est à dire qu'ils sont toujours nuisibles.* On a vu certainement le laudanum à petite dose réussir contre des diarrhées, dans une irritation légère; mais il ne faut pas penser qu'en élevant la dose de ce médicament, il permettra de combattre le choléra : il ne faut pas oublier que le flux cholérique diffère essentiellement de ceux qui forment les autres déjections alvines.

Le choléra, finalement, quelle que soit sa nature, est caractérisé par une diminution rapide de toutes les fonctions organiques, et tout ce qui tend à la favoriser doit être repoussé; l'opium est dans ce cas, et ce n'est évidemment que par une fausse interprétation d'une loi physiologique que la glace a pu être considérée comme pouvant faciliter la réaction.

Lorsque l'épidémie commença ses ravages dans Valenciennes et ses environs, j'avoue que je me trouvai fort embarrassé. Jusqu'alors, la maladie n'avait même pas été décrite d'une manière convenable, et les différents traitements qui avaient été préconisés, même par des hommes fort célèbres et auxquels toute mon estime était due, étaient si disparates, si incohérents, si peu en rapport avec les faits observés, qu'il me paraissait impossible d'en tirer quelque enseignement utilisable pour le traitement de cette maladie. Un phénomène singulier, qui eut lieu à cette époque, vint fixer mes idées et me mit sur la voie d'un traitement dont je n'ai eu qu'à mé louer. Dans la nuit du 4 au 5 mai 1832, des blanchisseuses du faubourg de Paris observèrent que du linge, qui avait été mis au bleu avec du tournesol, était devenu rouge. De mémoire d'homme jamais ce fait ne s'était présenté. Il existait bien une fabrique d'acide chlorhydrique à Marly-lez-Valenciennes, mais elle était chez M. Tancrède même, où j'avais un pied à terre pendant l'épidémie, et je savais que l'on n'avait point fait d'acide chlorhydrique ce jour-là. Je vis une partie de ce linge ; il était d'un rouge vineux.

Ce fait avait-il une relation directe avec l'épidémie régnante ? Je ne puis l'affirmer ; mais je l'admis comme très probable. Pensant que le choléra pouvait être dû à la présence d'un acide répandu dans l'atmosphère, acide qui pouvait être sécrété par des animalcules microscopiques, comme l'acide formique l'est par les fourmis ; ayant observé par moi-même l'épaississement du sang des cholériques, et même dans quelques cas graves l'impossibilité de pratiquer une saignée à cause de ce fait, je crus que la première chose à faire était de combattre cet épaississement du sang, pour agir contre la cause qui produit le choléra. J'employai l'ammoniaque, qui, étant volatile, pouvait saturer les acides répandus dans l'air, et pour fluidifier le sang je fis prendre aux malades du bi-carbonate de soude, sel qui, lorsqu'il est bien saturé, n'a aucune saveur désagréable et peut être pris à une dose assez élevée sans aucun danger. Je fus d'autant plus confirmé dans l'emploi de ce traitement, que les ouvriers de la fabrique de charbon animal de M. Tancrède, où régnait constamment du carbonate d'ammoniaque dans l'air, n'étaient nullement atteints par l'épidémie, et que j'appris d'une manière certaine par M. Jules

Lévêque, alors adjoint au maire de La Vilette, près Paris, et fabricant de charbon animal, qu'aucun ouvrier des fabriques de ce produit n'avait été atteint par l'épidémie; que tous les fabricants l'avaient attesté par écrit, et qu'à Montfaucon, dépendant de la commune de La Villette, où l'on déposait les vidanges de Paris, matières fécales et urines, qui répandent, comme on le sait, des vapeurs de carbonate et d'hydrosulfate d'ammoniaque qui se font sentir à une grande distance, les ouvriers avaient été également préservés, à l'exception d'un seul qui était entré récemment au service des vidanges et qui avait pu contracter le choléra au dehors.

En résumé, le traitement que j'ai suivi, et qui a été couronné de succès *toutes les fois que la maladie n'était point trop avancée*, consiste simplement dans l'emploi du bi-carbonate de soude, 8 à 10 grammes dans un litre d'infusion de fleurs de tilleul ou de feuilles d'oranger; dans celui d'un liniment ammoniacal formé de parties égales d'huile et d'ammoniaque liquide (1), employé en frictions énergiques sur les membres et la colonne vertébrale, et enfin en sinapismes appliqués aux pieds.

Depuis cette époque, de nombreuses expériences ont été faites et notamment par mon frère Adolphe Baudrimont, qui reconnut que le bi-carbonate de soude, administré en une ou deux fois, était plus efficace que lorsqu'il était dissous dans de la tisane et administré à de faibles doses éloignées les unes des autres.

Voilà, en peu de mots, le traitement que j'ai suivi et qui a toujours été efficace lorsqu'il a été administré à temps.

Je crois devoir ajouter que, depuis cette époque, j'ai eu un grand nombre de fois l'occasion d'employer le bi-carbonate de soude contre des vomissements et des diarrhées opiniâtres, et qu'il a toujours réussi. Pour moi, il n'y a pas de plus grand anti-émétique que cet agent. Son efficacité dans cette circonstance est sans doute due à la facilité avec laquelle il est absorbé. Il modifie ainsi le cours des sécrétions, et c'est peut-être à ce mode d'action qu'est due une grande partie de son efficacité dans le traitement du choléra (2).

---

(1) La dose de l'ammoniaque n'est point trop élevée. Ce liniment, qui ferait venir immédiatement des ampoules sur la peau d'une personne dans l'état de santé, demeure presque inactif dans la période algide.

(2) Il ne faudrait point croire que l'on pourrait impunément prendre journellement

Aujourd'hui que cette maladie est mieux connue, que nous savons positivement que les symptômes observés sont principalement dus à la transformation de l'albumine en diastase et à son extravasion, il demeure évident que lorsque la perte de sérum a été très considérable, le bi-carbonate de soude ne peut y suppléer; mais je l'ai vu réussir dans des cas d'une gravité extrême, notamment chez Mme Angélique Manouvrier, femme Poteaux, de Marly-lez-Valenciennes.

Je copie textuellement l'observation prise à cette époque.

Invasion, le 16 mars 1832; appelé le 17 au matin; âge de la malade, 32 ans; symptômes observés : face convulsée, yeux troubles, flétris, enfoncés dans leur orbite, strabisme (probablement produit par des crampes des muscles moteurs de l'œil), extrémités froides, pulsations insensibles, voix rauque et plaintive, crampes dans tous les membres; affaiblissement considérable de l'audition et de la vision, suppression des urines, déjections nombreuses par haut et par bas.

Plusieurs années après l'épidémie, j'ai revu Mme Poteaux; je lui ai demandé si elle me reconnaissait. Elle m'a répondu que cela était impossible, parce qu'elle n'avait pu me voir pendant la maladie, *attendu qu'elle était complètement aveugle*. Elle a ajouté qu'elle ne pouvait non plus reconnaître ma voix, parce qu'elle l'avait entendue comme si elle fût venue du fond d'une cave. La voix de cette dame était aussi fortement altérée et semblait venir d'un lieu souterrain; triste conformité entre deux phénomènes de relation : le voix et l'audition.

une certaine dose de bi-carbonate de soude pour se soustraire à l'influence d'une épidémie cholérique. Ce serait une grave erreur. Le liquide qui se trouve dans l'estomac est naturellement acide; si on le rend alcalin, on pervertit la fonction principale de cet organe, et l'on s'expose à de grands dangers. J'en ai fait l'essai sur moi-même, et ai fait naître une maladie spéciale que des amis, excellents médecins, ont cru pouvoir rapprocher des fièvres muqueuses. Le repos et l'emploi des acidules, tels que la limonade minérale faite avec l'acide chlorhydrique, qui, combiné avec la soude, devait donner du sel marin tout à fait inoffensif, ont fini par opérer mon rétablissement.

Le bi-carbonate de soude, les pastilles et les liqueurs qui en contiennent, doivent donc être pris avec modération. Ces agents ne peuvent être considérés comme des digestifs qu'autant que l'estomac contient des sucs trop acides et que le malade est affecté de pyrosis. En dehors de là, on peut affirmer que ces prétendus digestifs sont les plus grands anti-digestifs qui existent, parce qu'ils placent l'estomac dans une condition tout à fait opposée à celle dans laquelle il fonctionne normalement, en rendant alcalins des agents qui doivent être acides.

Mme Poteaux existe probablement encore et pourrait au besoin témoigner du fait que j'avance.

Mais depuis 1832 de nombreuses expériences ont été faites, particulièrement par mon frère déjà cité, en 1849 et 1854, dans la commune de Giraumont, près Compiègne, département de l'Oise. Il n'a pas eu un seul insuccès et a arrêté immédiatement les effets de l'épidémie. Tous ces faits ont été attestés par des certificats et l'ont été encore récemment par un certificat signé par trente-un habitants de cette commune, ainsi qu'on peut le voir dans le *Progrès de l'Oise* du 2 décembre 1865.

M. Ernest Baudrimont, pharmacien en chef de l'hôpital Sainte-Eugénie de Paris, chargé d'une mission par le Ministre du commerce, a appliqué ce traitement *avec un véritable succès* lors de l'épidémie de 1849. Il termine ainsi ses observations :

« Nous ne dirons rien ici de la théorie et des observations chi-
» miques qui ont fait le point de départ de ce traitement. Le
» principal de la question étant la guérison et non la théorie de
» celle-ci, nous affirmons avec enthousiasme la réussite cons-
» tante de ce traitement, d'après les résultats authentiques que
» nous avons consignés plus haut et dans le Mémoire que nous
» avons déposé au ministère du commerce en 1849. » *(Journal de Chimie médicale et de Toxicologie.)*

Le traitement que j'ai employé étant d'une simplicité extrême, il en résulte qu'il n'est pas besoin d'être médecin pour en faire l'application. Aussi, M. Tancrède (de Marly-lez-Valenciennes), que j'ai déjà cité plusieurs fois, ayant été témoin des résultats que j'ai obtenus, l'a recommandé et mis lui-même en pratique autant qu'il l'a pu.

On lit dans une Note publiée par M. Tancrède, le 25 juin 1849, dans le *Courrier du Nord :*

Ayant obtenu d'un médecin qu'il rédigeât une Note sur ce traitement, il dit : « *Ce médecin, je puis l'affirmer, obtient les plus*
» *heureux résultats et considère ce traitement comme le seul rationnel.*
» *— Je crois devoir ajouter que plusieurs médecins de Valenciennes,*
» *entre autres MM. Stiévenard, qui, le premier, a donné l'exemple,*
» *Branche, Perriquet et autres, ont reconnu l'efficacité du traitement*
» *par les alcalis et qu'ils le suivent avec le plus grand succès;*
» *M. Stiévenard m'affirmait hier encore, que parmi les cholériques*
» *qu'il traitait, la guérison était la règle, la mort l'exception.* »

Le 21 août 1832, j'ai déposé à l'Académie de Médecine un Mémoire fort étendu sur les observations que j'avais faites et le traitement que j'ai suivi. Cette Académie ayant décidé qu'elle ne ferait aucun rapport sur les travaux qui lui avaient été envoyés, j'ai demandé à retirer mon Mémoire, et on me l'a rendu.

Le 15 octobre 1849, j'ai adressé à M. Dumas, alors ministre du commerce et des travaux publics, un Mémoire sur les faits accomplis dans la commune de Giraumont, avec toutes les attestations possibles pour en certifier l'exactitude. Cette communication n'a pas eu de suite.

Le 23 du même mois, j'ai publié dans l'*Union médicale* une Note suffisamment détaillée pour appeler l'attention des médecins; mais, depuis, elle a été *oubliée,* et mon traitement a pu et dû demeurer confondu avec les *relations* de traitements plus ou moins bizarres qui ont été publiées.

Enfin, je ne raconterai pas tous les efforts que j'ai faits pour appeler l'attention sur ce traitement; en agissant ainsi, je n'ai fait que mon devoir, et j'ai vu avec douleur que les médecins cherchaient encore, lorsque, sans avoir le mieux possible, ils avaient au moins quelque chose de rationnel et dont l'expérience a prouvé l'efficacité.

Je crains bien que toutes les citations que je viens de faire ne ressemblent un peu trop à celles de certains prôneurs de médicaments; mais ma conscience exige que je démontre que j'ai fait tout ce qu'il a dépendu de moi pour répandre le traitement qui a tant de fois réussi, et l'on sait d'ailleurs que je ne suis poussé à cette action par aucun autre intérêt que celui du devoir et de l'humanité.

NOTE ADDITIONNELLE.

MOYENS SIMPLES ET FACILES A METTRE EN PRATIQUE, PROPOSÉS POUR S'OPPOSER A LA TRANSMISSION DU CHOLÉRA ÉPIDÉMIQUE, SANS AVOIR RECOURS AUX QUARANTAINES.

La discussion à laquelle a donné lieu le Mémoire précédent a démontré d'une manière évidente que le choléra est transmissible par les individus atteints de cette maladie.

Cette solution est d'une gravité extrême, et elle paraît devoir entraîner de la part des gouvernements des mesures de précaution pour éviter les dangers résultant de ce mode de transmission.

Connaissant les inconvénients des lazarets, les entraves qu'ils apportent dans les transactions commerciales et dans les relations sociales, sachant même qu'ils peuvent devenir des foyers d'infection redoutables, j'ai cherché ce qu'il conviendrait de faire pour empêcher la transmission du choléra sans retarder de plus de vingt-quatre heures les voyageurs, leurs bagages et les marchandises. Les moyens que j'ai trouvés étant très simples et faciles à mettre en pratique, je crois devoir les soumettre à l'appréciation du public.

Pour ne point demeurer inertes et stériles devant une question aussi grave, il faut l'analyser, et après l'avoir réduite en ses parties, il conviendra d'examiner chacune d'elles attentivement et de voir quels sont les moyens que l'on peut employer pour combattre ou détruire les principes nuisibles qui s'y rattachent.

Si l'on analyse la situation, on peut se demander si le choléra est transmis par les individus, ou par leurs bagages, ou par les marchandises, ou enfin par les navires qui transportent les voyageurs. Si ce sont les individus mêmes qui transmettent le choléra, il convient d'examiner si la transmission se fait par la peau ou par les émanations pulmonaires.

La transmission du choléra par la peau et par le contact immédiat doit paraître impossible, par les raisons que j'ai exposées dans la deuxième partie de mon Mémoire et que je résume ainsi : 1° Parce que dans la plupart des cas, il y a eu transmission du choléra sans que le contact de la peau ait eu lieu; 2° parce qu'elle n'est le siége d'aucune modification appréciable, et que la cyanose qui en change la couleur, est due à une altération du sang; 3° parce qu'il n'y a point en elle, comme dans la gale, des animalcules qui puissent passer d'un individu à un autre individu; 4° parce que dans la période algide, qui est la plus grave de la maladie, la peau se refroidit, perd sa sensibilité, et ne peut être le siége d'aucune émanation; 5° enfin, parce que tous les faits que j'ai observés et ma propre expérience, lorsque je me suis mis en contact avec des cholériques, m'ont appris que le choléra ne peut être propagé de cette manière.

Est-ce par la transpiration pulmonaire que la maladie se transmet? Il est éminemment probable que c'est par cette voie que la cause qui produit la maladie pénètre dans les individus; mais rien ne prouve que les émanations venant du poumon puissent transmettre le choléra. Les moyens que je propose pour combattre cette maladie, donneraient la solution de cette question s'ils étaient adoptés et mis en pratique. Il est cependant douteux que des miasmes ou des êtres quelconques émanés directement des cholériques puissent faire naître cette maladie chez d'autres individus. Je rappellerai ici ce que j'ai déjà dit dans mon deuxième Mémoire, que M. le Dr Bernadet, qui a fait, pour mes recherches, un grand nombre d'autopsies de cholériques, n'en a jamais éprouvé le moindre inconvénient; qu'en outre, tous les produits qu'il m'a remis et qui étaient fort nombreux, sang, déjections, bile, ont été desséchés dans une étuve placée dans le laboratoire de la Faculté des Sciences. Ces produits répandaient des émanations ayant une odeur fort désagréable, et néanmoins j'y suis resté plongé plus d'un mois, ainsi qu'un garçon du laboratoire, et nous n'en avons nullement été incommodés. Il est vrai qu'il est des individus qui résistent complètement à la cause infectieuse du choléra, tandis que d'autres en sont atteints mortellement. Cependant, je puis dire aussi que, dans certaines circonstances, tous les individus succombent; c'est ce que j'ai observé à Étreux, près Valenciennes. (Voir mon deuxième Mémoire.)

Le choléra pourrait encore être produit par des êtres qui se déposeraient sur les aliments, mais j'avoue que je n'ai aucun renseignement à cet égard.

Quoi qu'il en soit, nous avons des moyens simples et faciles pour agir sur la peau et détruire à sa surface tous les germes morbides qui pourraient s'y trouver. Nous en avons également pour agir sur le linge, les hardes, les marchandises et les navires; mais nous n'en avons pas d'aussi directs et d'aussi puissants pour détruire à leur origine et d'une manière certaine les produits qui émaneraient des poumons.

Or, si, comme je le disais plus haut, le choléra peut encore être transmis par infection après l'emploi des moyens que j'aurai indiqués, la question sera simplifiée, car il deviendra évident que la maladie émane des individus par la voie pulmonaire.

Le choléra pouvant être transmis par des individus qui ne paraissent point atteints par cette maladie, il est bien plus probable que c'est plutôt par leurs vêtements que cette transmission a lieu que par tout autre moyen.

Cela ressort de quelques-unes des observations de M. le Dr Brochard et de celle publiée par M. Ernest Baudrimont : « Nous terminerons cette petite note en faisant remarquer que nous avons souvent observé des cas de choléra se déclarer *à la suite du lessivage du linge des cholériques.* » (*Journal de Chimie médicale.*)

Après cet examen, je proposerai l'emploi des moyens suivants :

I

Faire prendre à chaque arrivant un bain d'eau de *savon blanc de Marseille.* Ce savon est très pur, à peine alcalin, il ne peut causer aucun dommage même à la peau la plus délicate, et *il fait infailliblement périr tous les petits êtres vivants qui sont plongés dans sa solution* (¹). Faire laver la figure et la chevelure avec la même eau. Ce bain pourrait être répété selon les cas, et finalement les individus pourraient prendre un bain d'eau simple. Il conviendrait ensuite de maintenir les personnes dans un lieu dont l'air contiendrait de légères émanations ammoniacales. Ces émanations sont faciles à obtenir avec de l'ammoniaque liquide que l'on ferait couler lentement dans l'air, et, au besoin, par du carbonate d'ammoniaque officinal, ou par un mélange de sulfate ou de chlorure ammoniaque et de chaux vive ou délitée.

II

Introduire immédiatement dans une étuve tout le linge, les vêtements et les objets appartenant aux voyageurs, qui peuvent supporter une température assez élevée sans se détériorer. Les y porter à la température de 130 à 140°, et les y maintenir durant six heures pour être certain que la chaleur a pénétré partout.

Au lieu d'une simple étuve à air chaud, on pourrait employer la vapeur d'eau surchauffée ou non surchauffée, mais amenée au moins à la température indiquée. Ce dernier mode de traitement pourrait être employé spécialement pour le linge.

Les objets pourraient être placés dans des petits charriots ou

---

(¹) On ne peut remplacer le savon par une substance alcaline quelconque, par exemple par le carbonate de soude. Indépendamment de l'effet désagréable qu'il produit sur la peau, il n'exerce pas la même action sur les petits êtres vivants : ovules, animalcules, sporules ou microphytes.

wagons reposant sur des coulisses ou sur des rails et pénétrant directement dans les étuves pour y être chauffés. Ces charriots pourraient entrer d'un côté et sortir par le côté opposé. L'entrée et la sortie pourraient d'ailleurs se trouver dans des pièces parallèles et séparées les unes des autres, autant pour éviter la confusion qui pourrait résulter de la présence en un même lieu des produits non chauffés avec ceux qui le seraient, que pour restreindre le foyer d'infection produit par les objets arrivants.

Ces objets pourraient être déposés sur des tables placées au dessous de hottes disposées de manière à opérer un tirage suffisant, afin que ceux qui les manipulent ne soient pas atteints par les émanations qui s'en échappent.

Il conviendrait d'accorder la préférence au moyen qui a été proposé par Darcet pour assainir les salles de dissection ; le tirage pourrait se faire de haut en bas, et l'air émané des objets irait traverser un grand foyer d'appel, où les matières infectieuses, quelles qu'elle soient, seraient détruites.

Afin de ne point perdre les petits objets, le dessus des tables serait en toile métallique, et les individus employés à ce travail auraient soin de ne pas les couvrir entièrement, afin de ne pas interrompre le courant d'air. Il suffirait d'ailleurs que le bord de la table fût garni par une toile métallique placée verticalement, s'élevant ainsi de quelques centimètres au-dessus de son niveau, et communiquant à la partie intérieure de la table une cavité où l'air serait entraîné, soit par une machine aspirante, soit par un tirage.

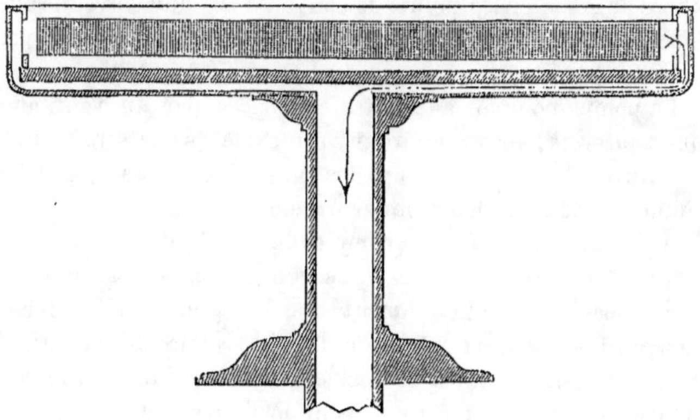

Disposée ainsi qu'il vient d'être dit, la table serait pleine et pourrait être entièrement couverte d'objets, pourvu que l'on eût soin de ne pas en mettre de manière à boucher les orifices des toiles qui l'entoureraient.

III

Pour ce qui concerne les navires infectés ou soupçonnés d'infection, il serait convenable d'en renouveler l'air et de faire passer cet air dans un foyer avant de le répandre dans l'atmosphère. Ce résultat serait très facile à obtenir à l'aide de pompes placées dans un bateau affecté d'une manière toute spéciale à ce service.

La pompe devrait être placée entre l'extrémité ouverte du tube aspirateur et le foyer. Elle serait d'ailleurs aspirante pour l'air du navire, et foulante à l'égard du foyer.

Le foyer devrait avoir plusieurs grilles superposées, chargées de combustible, ou bien avoir une certaine longueur dans le sens horizontal, et aboutir à une cheminée de quelques mètres de hauteur, afin que l'on ait la certitude que l'air y acquiert dans toutes ses parties une température suffisante pour détruire toutes les matières organiques qu'il pourrait contenir.

Si la masse de l'air passant par les foyers entraînait la destruction d'une trop grande quantité de combustible, on pourrait se borner à faire circuler l'air dans des tubes chauffés par un foyer ordinaire. Ces tubes devraient contenir des fragments de matière minérale réfractaire, et indestructible par l'air chaud, afin d'augmenter les points de contact de ce fluide avec les surfaces chaudes. Le foyer pourrait d'ailleurs être utilisé pour chauffer la chaudière à vapeur qui ferait marcher le moteur.

La pompe pourrait aussi être remplacée par un ventilateur qui aspirerait l'air du navire par son axe et le chasserait dans le foyer avec l'extrémité de ses ailes, ou par tout autre agent mécanique qui pourrait fonctionner utilement.

Après le renouvellement complet de l'air, l'intérieur du navire devrait être lavé avec de l'eau de savon ou avec de l'eau contenant des hypochlorites et notamment celui de soude, car celui de chaux laisserait des taches quelquefois difficiles à faire disparaître. On pourrait aussi employer de l'acide phénique ou tout autre corps dont l'efficacité est reconnue pour la destruction des matières organiques. Une dissolution de sulfate de cuivre et surtout de sulfate de zinc serait très efficace, inodore et peu dispendieuse.

On pourrait aussi employer le flambage, les fumigations, la combustion des os, qui donne de l'huile empyreumatique et du carbonate d'ammoniaque, que je crois être particulièrement efficace contre le choléra, et qui est moins dangereux que des vapeurs ou des gaz asphyxiants, tels que le chlore, les vapeurs de brome et d'iode, et qui peuvent être employés très utilement après l'emploi de l'acide sulfureux, que l'on peut recommander d'une manière toute spéciale à cause de sa grande énergie et de la facilité avec laquelle ont peut se le procurer en brûlant du soufre.

Enfin, on pourrait faire des fumigations ammoniacales. Il ne serait pas difficile de les combiner avec des matières qui les rendraient supportables, soit avec par des plantes aromatiques, des baumes, du camphre, des huiles volatiles, etc. C'est ainsi que dans le baume Oppodeldoch, l'ammoniaque se trouve associée avec le camphre d'une manière qui la rend presque agréable.

IV

Ce n'est qu'en opérant comme il vient d'être dit et en agissant simultanément sur les individus, leurs vêtements, les hardes, les marchandises, les navires, que l'on pourra avoir la chance d'opposer des moyens efficaces à la propagation des épidémies cholériques lorsqu'elles ont lieu par les individus et non par des courants d'air qui peuvent transporter les miasmes très rapidement et à une grande distance.

Toutes les opérations qui viennent d'être décrites peuvent être exécutées en moins de vingt-quatre heures, et elles diminueraient considérablement le séjour dans les lazarets ou dans des bâtiments spéciaux, quels qu'ils soient, destinés au même usage.

Si, malgré toutes les précautions indiquées, le choléra se transmet encore d'individu à individu, on aura au moins acquis la certitude que ce ne peut être que par les émanations pulmonaires, et de nouveaux moyens pourront être cherchés, trouvés et appliqués.

NOTES.

I.

J'admets comme un fait démontré et irrécusable la transmission du choléra épidémique par infection d'individu à individu. Cependant, cela ne veut pas dire que ce soit le seul mode de transmission de cette maladie : non, la cause qui le produit peut encore franchir de grands espaces par la voie de l'atmosphère. Des points particuliers peuvent ainsi être infectés sans qu'aucun individu atteint du choléra ni aucuns vêtements qui aient appartenu à des cholériques y aient été transportés.

Le choléra a donc deux modes de transmission reconnus : 1° par l'atmosphère ; 2° par voie d'infection d'individu à individu.

Je sais, et l'histoire de la médecine le démontre, qu'il est des médecins qui font profession de nier tout ce dont ils n'ont pas la preuve évidente par leur propre expérience, et qui commenceront par repousser l'idée de la transmission du choléra par voie d'infection. Cependant, il ne peut être donné à tous ceux qui exercent la médecine d'avoir l'occasion de suivre la marche d'une épidémie, et surtout de rencontrer des faits spéciaux qui puissent servir pour éclairer son mode de transmission, et la seule chose convenable est de douter. Or, dans cette condition, les moyens qui ont été proposés doivent être employés, car en ne faisant rien, non seulement on reste désarmé vis à vis d'un fléau toujours menaçant, mais ceux qui ont pour mission de veiller sur la santé des individus et des nations sont véritablement coupables pour n'avoir point fait tout ce qui dépendait d'eux pour le combattre.

Pour ce qui me concerne personnellement, ayant consacré un temps considérable à l'étude du choléra, et ayant fait cette étude par tous les moyens qui étaient en mon pouvoir, je crois remplir un devoir en publiant les présentes observations.

II.

Me bornant à indiquer des moyens généraux, il est des détails dans lesquels je n'ai pu entrer ; mais des hommes intelligents sauront toujours en faire l'application. Par exemple, le renouvellement de l'air des navires par une forte aspiration opérée par une pompe, ne sera bien efficace qu'autant que l'entrée de l'air extérieur aura lieu par un point aussi éloigné que possible de celui où l'on fait l'aspiration, dût-on pratiquer des ouvertures exprès. Il y aurait un grand avantage à faire communiquer, autant que possible, les entreponts et les compartiments entre eux, afin d'opérer sur tous à la fois. On devra s'assurer, par une bougie allumée qui indique la direction des courants d'air par l'inclinaison de sa flamme, que l'aspiration se fait partout. Dans le cas où ce résultat ne pourrait être atteint par suite de la distribution du navire, ou n'aurait point lieu pour une cause quelconque, il est évident que l'aspiration devra s'exercer successivement dans tous les compartiments.

Il importe de commencer par la cale afin de faire entrer l'air extérieur dans le navire, plutôt que de commencer par les parties les plus élevées, qui feraient remonter l'air de la cale dans des compartiments où il est inutile et même nuisible de le faire arriver.

III.

Les marchandises seront, autant que possible, désinfectées sur place par le renouvellement de l'air d'abord, puis par des fumigations ensuite. On pourrait d'ailleurs commencer par ajouter à l'air entrant dans le navire les matières que l'on veut opposer à la désinfection. Ces matières sont très nombreuses, comme on l'a vu, et l'on n'aura que l'embarras du choix. Il faudra toujours donner la préférence à celles qui ne pourront exercer aucune action nuisible sur les marchandises.

L'acide sulfureux, qu'il est très facile de se procurer en brûlant du soufre, méritera la préférence dans la plupart des cas. Son action est énergique et très efficace. Après l'avoir employé, on pourra remplir le navire d'émanations ammoniacales. Ces émanations le satureront et détruiront l'effet nuisible qu'il pourrait exercer sur des êtres vivants. Le navire serait ensuite aéré de nouveau. Dans le cas où l'air serait accompagné de gaz ou de vapeurs assainissantes, on pourrait les faire pénétrer partout où on le jugera convenable, en ajoutant au tube aspirateur des tubes d'un plus petit diamètre, en métal d'abord et en caoutchouc ou toute autre matière flexible ensuite, terminés, selon le besoin, par des têtes d'arrosoir, que l'on conduirait où l'on voudrait pour y opérer une aspiration qui attirerait l'air chargé des produits que l'on y aurait ajoutés. Ce moyen d'action est indispensable pour les marchandises chargées en vrague, c'est à dire sans emballage.

IV.

Dans le cas où le navire devrait être déchargé, il conviendrait toujours de le désinfecter, comme il vient d'être dit, pour la sûreté des hommes qui en opéreraient le déchargement. Les marchandises seraient ensuite introduites dans un bâtiment isolé, dont la hauteur du plafond ne dépasserait que de fort peu celle que l'on donnerait aux marchandises en les arrimant. Elles seraient disposées par rangées et isolées les unes des autres. L'air du bâtiment pourrait être renouvelé à l'aide d'un fourneau et d'une cheminée d'appel situés à l'une des extrémités, et serait remplacé par de l'air chargé de vapeurs assainissantes, et notamment d'acide sulfureux, qui entrerait par le côté opposé à celui par lequel l'appel ou le tirage aurait lieu. L'acide sulfureux, produit par la combustion du soufre, devrait n'être point trop abondant; car s'il remplaçait complètement l'oxygène de l'air, il n'entretiendrait plus la combustion et ne pourrait alimenter les foyers aspirateurs.

Dans bien des cas, il serait convenable de faire pénétrer l'air par plusieurs points à la fois, et de le conduire dans des endroits déterminés, à l'aide de tubes disposés exprès pour cela.

V.

Dans le cas où des balles de marchandises, laine ou coton, seraient infectées dans leur intérieur, ce qui proviendrait de ce que l'infection de ces matières aurait eu lieu antérieurement à leur emballage, il y aurait une véritable difficulté pour en opérer la désinfection. En les introduisant dans une étuve, la chaleur ne parviendrait peut-être pas à leur centre en huit jours, et il en serait de même des gaz et des vapeurs dans lesquels elles seraient immergées. Cela fait comprendre la nécessité de les ouvrir, afin d'étaler ce qu'elles renferment pour le soumettre à l'action des agents désinfectants. Cependant, dans bien des cas, les balles pourraient être percées en plusieurs points avec des sondes coniques creuses et perforées par une multitude de petits trous, que l'on maintiendrait en place, et dans lesquelles on ferait pénétrer, par une pression suffisante, de l'air chargé de produits désinfectants.

Si l'on reconnaissait la nécessité d'ouvrir les balles, les marchandises qu'elles contiennent pourraient être déposées sur des claies disposées en étagères dans une étuve où l'on pourrait les chauffer ou les soumettre à des fumigations.

Un moyen plus expéditif consisterait à livrer ces marchandises à une espèce de cardeuse pour les diviser et les déposer sur une toile sans fin, mue par des cylindres, qui les entraînerait dans une étuve où elles seraient soumises, soit à l'action de la chaleur simple, soit à celle de la chaleur combinée avec celle d'agents désinfectants.

VI.

Les lavages, dans bien des cas, pourront être opérés avec des pompes à incendie et des lances à jet simple ou multiple pour atteindre partout rapidement et facilement. L'eau pourrait être chargée de produits désinfectants; mais l'eau seule, avant l'emploi de l'acide sulfureux, pourrait suffire, parce que l'humidité dont elle imprégnerait toutes les parois dissoudrait cet acide et rendrait son action aussi utile que possible.

VII.

Les détails dans lesquels je viens d'entrer sont plus que suffisants pour que les moyens que j'ai indiqués, moyens que je crois efficaces et faciles à mettre en pratique, puissent être employés dans toutes les circonstances qui peuvent se présenter.

PROCÈS-VERBAL

de la séance du soir du 5 octobre.

La séance est ouverte à huit heures.

M. Baudrimont communique un travail intitulé : *Recherches expérimentales sur le choléra épidémique.*

Après cette lecture, M. Baudrimont demande à présenter quelques considérations générales sur le mode de propagation et le traitement du choléra.

Le choléra n'est pas contagieux par contact de la peau ; — les déjections alvines ne dégagent aucun agent nuisible contagieux —puisque j'ai pu respirer impunément pendant un mois ces déjections mises à sécher dans une étuve dont l'air ne pouvait se renouveler. Un garçon de laboratoire, qui m'assistait dans mes recherches, n'a pas été plus incommodé que moi.

Le choléra est propagé par les courants atmosphériques. Exemple : le vent souffle dans la direction de Paris à Bordeaux, et tout aussitôt cette ville est envahie par l'épidémie.

Un seul cas me ferait peut-être admettre la contagion proprement dite comme possible ; le voici : deux cholériques sont atteints ; l'un d'eux est transporté au sein d'une famille encore indemne de l'épidémie, quoique habitant la même localité, et peu après deux des habitants de cette maison sont atteints.

Toutefois, malgré cet exemple, je ne conclus pas.

Si Marseille est ravagée plus souvent que toute autre ville du littoral méditerranéen par le choléra d'Alexandrie, c'est que les vents soufflant de cette localité portent mieux sur cette ville et plus rapidement que sur toute autre.

Le véhicule de la cause du choléra serait peut-être un animalcule microscopique léger, tenu en suspension dans l'air. Pour m'en assurer, j'ai cherché un appareil qui permît l'examen de l'air atmosphérique par petites bulles contenues dans une quantité d'eau très minime. Pour cela, j'ai imaginé un flacon rempli d'eau qu'on vide par en bas ; à mesure que l'eau s'échappe, un tube aspirateur, dont est muni le goulot du flacon, donne accès à l'air dans l'intérieur du vase. De même, j'ai employé, dans ce but, un flacon muni d'un barboteur par lequel on refoule de l'air dans un vase contenant une petite quantité d'eau. Supposant que l'animalcule en question pouvait, s'il était transparent, échapper aux investigations, j'ai pensé qu'il fallait employer de l'eau de chaux ou de baryte; l'air, en passant à travers, déposerait les animalcules qu'elle peut contenir. Malheureusement, ces recherches furent entreprises alors que l'épidémie avait cessé, et devinrent sans objet.

En 1832, à Valenciennes, pendant l'épidémie cholérique, des blanchisseuses s'aperçurent un jour que du linge passé au bleu avec la teinture de tournesol avait rougi spontanément. D'où provenait l'acide inconnu cause de cette réaction chimique? Provenait-il, avait-il quelque rapport avec le choléra? Peut-être.

En 1832, à Snaïm (en Moravie), après un brouillard épais, on constata un jour que des toiles étendues sur l'herbe étaient couvertes d'une poudre fine, ocreuse, tirant sur le rouge. D'où provenait cette poussière? Y avait-il quelque relation inconnue entre elle et la présence du choléra, qui sévissait alors dans cette localité? Peut-être.

Ne sachant rien du traitement rationnel d'une maladie dont la nature intime nous échappe encore, je me rattachai à cette idée qu'un acide pouvait constituer l'essence de la maladie; j'instituai alors un traitement alcalin, et sur 58 malades j'en sauvai 52; les 6 qui succombèrent n'avaient pas été traités par le même mode. J'ai guéri ces malades, même en les traitant chez eux, au milieu du foyer d'infection développé par leur présence.

A ce traitement intérieur, je joignis l'assainissement des appartements en répandant de l'ammoniaque; à défaut de cet agent, je faisais dégager dans l'air du carbonate d'ammoniaque par la combustion d'un mélange d'os et de bois.

J'ai joint au traitement par les alcalins les sinapismes aux pieds, pour combattre la céphalalgie sus-orbitaire, signe prodromique constant de l'invasion du choléra. Depuis, en 1849, une personne, étrangère à la médecine, employa le même traitement dans sa localité, où l'épidémie sévissait. Dès lors, il n'y eut plus de mort, et peu après la maladie avait complètement disparu.

Je sais que d'autres ont échoué. M. Micé, dans le département des Basses-Pyrénées, en 1855, et d'autres à Marseille; mais il faut se demander si des conditions différentes ne sont pas cause de ces insuccès. Ainsi, par exemple, il est évident que la médication échouera lorsqu'elle sera employée après la disparition du serum du sang, car elle ne peut lui redonner cet élément constitutif si important.

Ce que j'affirme, c'est qu'à Valenciennes, en 1832, il sortit de l'hôpital une seule personne guérie, et c'était moi qui l'avais soignée.

Après cette communication, **M. le Secrétaire général** donne lecture des lettres de MM. Jeanneret, Jacquemet et Martinencq.

Le premier de ces correspondants affirme n'avoir pas perdu un seul cholérique en quarante ans en employant la médication suivante :

> Camphre. . . . . 0 gr. 15 centigrammes.
> Confection aromatique de la pharmacopée
> de Londres. . . . . 0 gr. 75   —
>
> (A prendre à une ou plusieurs reprises dans la journée, suivant l'intensité du mal.)

M. JACQUEMET, témoin des affreux ravages que l'épidémie fait à Toulon, appelle l'attention du Congrès sur l'utilité et l'opportunité qu'il y aurait à s'occuper de cette affection au sein du Congrès. Il regrette de ne pouvoir se rendre au sein de l'assemblée, retenu qu'il est à Toulon, où son dévouement et son amour pour la science l'ont appelé.

M. MARTINENCQ, après avoir établi qu'on ne sait pas mieux en 1865 qu'en 1832 ce qu'est le choléra, termine sa lettre par les conclusions suivantes :

1º La cause essentielle du choléra existe dans l'atmosphère;

2º Le génie épidémique n'a pas seul assez d'énergie pour donner naissance à la maladie dans la majorité des cas;

3º Des causes morbides locales préexistantes, individuelles ou générales, préparent à l'avance le terrain pour que l'épidémie puisse germer et lui donner le caractère grave, violent, qu'elle ne saurait posséder le plus souvent par elle-même;

4º Il n'est pas contagieux.

M. Boisseuil prend place à la tribune; il traite de la contagion et du traitement du choléra. On est bien près de s'entendre sur la contagion, dit-il; je n'y vois qu'une dispute de mots. Pour élucider ce point, il faut poser ces deux prémisses :

1º *Contagion* doit s'entendre, pour les maladies virulentes, par dépôt du produit morbide sécrété sur la peau ou les muqueuses;

2° Pour les maladies non virulentes, et le choléra en particulier, la contagion doit être comprise ainsi : absorption des miasmes dégagés par le cholérique à l'aide des voies respiratoires.

Si cette idée est acceptée, la contagion ne peut faire aucun doute. La discussion actuelle est très grave, car le Gouvernement agit ou du moins tient compte de nos opinions, et si nous ne nous accordons pas, il reste à bon droit dans l'incertitude et ne prend pas les mesures nécessaires.

Tout à l'heure, M. Baudrimont croyait que le choléra se propageait par l'air. Je ne le nie pas, puisqu'il règne le plus souvent sous forme épidémique. Mais la contagion proprement dite, quoique plus rare, existe aussi; en son absence, le génie épidémique s'éteindrait plus vite.

M. Baudrimont a cité un fait de propagation de l'épidémie par un malade porté au sein d'une famille jusque-là à l'abri du fléau. Cet individu n'a-t-il donc pas pu, par les miasmes qu'il dégageait, communiquer un mal que le génie épidémique aurait été impuissant à produire?

Que sera-ce donc si, au lieu de le transporter au sein d'une réunion restreinte, indemne de toute maladie, dans un local pur et sain, vous le portez dans un grand hôpital, où là toutes les conditions mauvaises, individuelles ou générales, sont développées au plus haut degré? Le choléra prendra racine, alors que le génie épidémique n'existe pas encore. Transportez cet individu dans un local isolé et aéré, et la maladie disparaîtra avec lui.

Une discussion s'est engagée à la Société de Médecine, en 1855, pour étudier et discuter le mode de propagation du choléra.

Je soutins alors que la maladie voyageait avec le navire, les individus provenant du foyer épidémique, et non par les courants atmosphériques. Ce qui le prouve, c'est que le choléra se développe là où le navire a touché, là où les individus ont pris pied. S'il se transportait toujours par les courants atmosphériques, il arriverait plus vite.

Voici un fait : En 1854, lors de la guerre de Crimée, le choléra était à Marseille. Un navire, l'*Alexandre*, part de cette ville chargé de troupes. Quelques jours après, le choléra était à bord.

Arrivé à Gallipoli, on débarque les cholériques; ils sont logés dans l'hôpital. La maladie, qui auparavant n'y existait pas du tout, ne tarde pas à se montrer, et peu après la ville entière est envahie.

On évacue les malades sur un autre hôpital, la maladie les suit; l'armée est portée plus loin, la maladie s'attache à ses pas.

Or, si on avait mis l'*Alexandre* en quarantaine, si on avait attendu pour l'admettre que la maladie et les malades eussent disparu à bord, le choléra n'aurait pas éclaté à Gallipoli, et fait des ravages affreux, là et ailleurs, parce qu'alors le génie épidémique n'existait pas, quoique j'accorde très bien qu'en temps d'épidémie, les cordons sanitaires ne servent pas à grand'chose.

Marseille est décimée en ce moment grâce à la contagion, et non par le génie épidémique, car alors la maladie aurait rayonné bien plus rapidement tout à l'entour.

Comme conclusion, je poserai en principe qu'il y a toujours un grand danger à mettre un cholérique dans un hôpital exempt de la maladie.

M. Bonnet prend part à la discussion. M. Boisseuil, dit-il, a défendu avec habileté la contagion. Pour cela, il a posé un principe et déduit des conséquences. La fausseté du premier terme annihile la valeur du second.

Bien des auteurs, en effet, n'appellent pas du mot *contagion* la communication de la maladie par l'absorption des miasmes. Cela a bien été admis pendant trois siècles; mais vers 1800, M. Vèze, médecin de la marine à Brest, démontra, à propos de l'apparition de la fièvre jaune dans ce port, qu'il était des maladies réputées contagieuses ne pouvant se développer que par infection. Ce médecin conclut alors à l'abolition des cordons sanitaires.

En 1849, à propos du choléra, quelques médecins reproduisirent les idées des anciens sur la contagion de quelques maladies non virulentes; et pour les faire accepter, ils imaginèrent un nouveau mode de contact : l'absorption des miasmes par la voie pulmonaire.

En résumé, quelques maladies virulentes épidémiques ont été considérées pendant trois siècles comme contagieuses; plus tard, simplement infectieuses; aujourd'hui, on veut nous ramener à la doctrine des anciens.

Examinons cette vieille doctrine qu'on veut réédifier.

La voie épidémique existe, cela ne peut faire aucun doute. La voie par contact n'est admise par personne.

L'infection, qu'on veut appeler *contagion*, a pour origine la migration de l'épidémie, et ces deux termes, *contagion* et *infection*, doivent être expliqués par les faits de la manière suivante :

Un malade est-il atteint de petite vérole, il donnera la maladie à ceux qui le soignent : voilà la contagion.

Un individu part d'une ville où existe une épidémie, il en emporte le germe; la maladie éclate chez lui, mais il vicie l'air, dégage des miasmes, la maladie apparaît dans cet endroit sain : voilà l'infection. Un navire arrive, le choléra est à bord; les personnes qui iront le visiter avant qu'il ait été aéré, purifié, contracteront la maladie.

C'est en interprétant ainsi les faits, qu'on pourra provoquer des mesures sanitaires convenables, sans avoir besoin de la séquestration des cordons sanitaires, dont on ne veut pas avec raison. Aussi, considérons-nous comme dangereux de parler de contagion du choléra, surtout en temps d'épidémie. En résumé, au début, on a cru en France à la contagion du choléra; on s'aperçut bientôt qu'il ne l'était pas, et jusqu'à ce jour tous les faits nous ont confirmés dans cette idée.

M. Jeannel demande la parole. J'étais à Paris en 1832, dit-il, lors de l'apparition du choléra. Il y arriva par grandes étapes, du Gange à la Russie, en Pologne, de ce point dans le nord de l'Allemagne, et peu après il éclatait à Londres et à Paris.

De ce fait surgit l'idée immédiate, pour tout le monde, que ce transport, à des distances très éloignées, ne pouvait se faire que par les courants atmosphériques.

On voulut apprécier le degré de contagion de la maladie. Dans ce but, tous les élèves du service de M. Louis, à la Pitié, y ajoutèrent les déjections des cholériques; pas un seul ne fut atteint : la contagion semblait jugée.

Mais, d'autre part, on ne tarda pas à s'apercevoir que les lits où un grand nombre de cholériques avaient séjourné, devenaient de véritables petits foyers de propagation d'infection.

Il était donc manifeste que le principe de la maladie réside dans l'atmosphère, qu'il se propage d'une ville à l'autre par ce véhicule, et qu'une réunion de cholériques, en viciant l'air ambiant, devient un véritable foyer d'infection et par conséquent de propagation sur place.

On nous a parlé de l'*Alexandre;* voici le complément de son histoire : le hasard voulut que le directeur du service de santé, M. Lévy, se trouvât à son bord pendant cette traversée :

Arrivé devant Gallipoli, on dépose 4 cholériques; ils sont mis à l'hôpital. Dès le lendemain, l'épidémie sévit sur toute la population militaire : sur 5,000 hommes de troupes, 1,000 hommes; tous les infirmiers et deux généraux succombent.

Gallipoli étant le siége des magasins généraux, des communications incessantes existent et continuent entre cette ville et Varna, où campait l'armée, malgré les protestations énergiques de M. Michel Lévy. Trois jours après, l'épidémie éclate au camp avec une violence extrême.

Un hôpital turc de 500 malades en perd 125 par vingt-quatre heures. Un médecin, M. Aspell, ne sauve même que 14 malades sur les 810 de son service; 6 de ses collègues, un grand nombre de sœurs de charité et d'infirmiers, succombent au fléau.

A cette même époque se fait l'expédition de la Dobrutscha; quelques jours après, on rapporte des cholériques du corps expéditionnaire. La flotte débarque 1,200 malades à terre; la place manquant dans les hôpitaux, on les parque sur le sol, sans abri; on déplorait le triste sort de ces malheureux, lorsqu'on s'aperçoit que les symptômes de la maladie perdent de leur intensité chez eux. La réaction se rétablit vite et aisément, le pouls ne tarde pas à se relever, et la mortalité est très modérée. En présence de ce fait remarquable, un éclair de raison jaillit; on évacue immédiatement l'hôpital, et on place les malades sous des tentes. Dès le lendemain, la mortalité descend de 125 à 50 dans les vingt-quatre heures.

Le choléra, a-t-on dit, pourrait être causé par un acide contenu dans l'atmosphère. J'avoue que cette assertion m'a surpris et rempli d'étonnement, surtout l'observation du fait qui a donné naissance à cette opinion ayant été faite par des blanchisseuses. Je me suis demandé : Mais alors cet acide contenu dans l'air aurait dû tourner le lait, rougir les vêtements portés par la population, les changer de couleur, et enfin finir par donner à tous les habitants une singulière physionomie ?

De cette théorie, qu'un acide pouvait constituer le choléra lui même, prit naissance la théorie de l'emploi des alcalins. On a donc essayé cette thérapeutique en grand, mais sans le moindre succès.

Un chimiste, envoyé par le ministre de l'agriculture et du commerce à Marseille, a fait aussi les mêmes essais sans résultat heureux.

D'une manière générale, personne encore n'a osé attaquer le mal corps à corps. Dans la majorité des cas, on traite avant tout la diarrhée prémonitoire par de la laine sur le corps, des boissons stimulantes et des opiacés.

Mais une fois le choléra déclaré, on doit chercher avant tout à stimuler la peau par des sinapismes, des boissons chaudes, des alcooliques, et surtout par la chaleur artificielle.

Dans les cas graves, il faut suivre la maladie pas à pas, ne pas perdre les malades de vue, et répondre à chaque instant aux indications qui se présentent, suivant que le caractère inflammatoire, sédatif, typhoïde, vienne changer l'aspect primitif de la scène.

La meilleure prophylaxie, c'est d'éviter l'encombrement des malades, les placer en plein air sous des tentes ou des hangars. Les quarantaines sont-elles possibles? Question bien difficile, bien terrible à résoudre ; elles seront peut-être applicables sur le littoral maritime, mais à l'intérieur, cela ne se peut pas. Que de considérations de familles, d'intérêts, de besoins moraux et physiques, généraux et particuliers, s'y opposent formellement !

Je professe une profonde estime pour la science et la personne de M. Baudrimont, mais je regrette de ne pouvoir partager ses opinions.

M. Linas demande la parole et s'exprime en ces termes :

Si l'institution des Congrès médicaux avait besoin d'être justifiée, elle le serait, ce soir, de la manière la plus éclatante. Dans ces utiles assemblées, véritables Académies libres et librement constituées, cosmopolites comme la science elle-même, indépendantes et pour ainsi dire démocratiques, on ne craint pas d'agiter et de discuter des sujets que les Académies officielles semblent avoir peur de toucher. Telle est la question du choléra. La plupart d'entre vous, Messieurs, ont sans doute encore présentes à l'esprit les regrettables paroles prononcées dernièrement dans l'enceinte d'un des Corps savants les plus illustres à l'occasion des communications concernant cette redoutable maladie. Vous le savez, ces communications, quelles qu'en soient la forme et l'origine, sont le plus souvent l'objet d'un dédain systématique et d'une proscription en masse. Qu'on se montre impitoyable pour les œuvres insensées ou mensongères de l'ignorance, du charlatanisme et de la mauvaise foi, j'y applaudis de tout mon cœur; mais qu'on enveloppe dans un même ostracisme les travaux de savants honnêtes, de médecins instruits et expérimentés, n'est-ce pas courir le risque de priver la science et l'humanité d'un moyen efficace, je ne dirai pas à guérir le choléra, mais à en atténuer les effets ou à en diminuer les ravages?

Assurément, Messieurs, les Académies ont raison d'être jalouses de leur dignité et avares de leur approbation. Elles ne veulent pas engager aventureusement leur responsabilité, ni compromettre leur crédit par des conclusions intempestives ou prématurées. Elles veulent être, comme la femme de César, même à l'abri du soupçon. Je comprends, je respecte et je loue ce noble sentiment. Mais lorsqu'un fléau aussi redoutable que celui dont M. Jeannel vient de nous dérouler le sinistre martyrologe, jette l'effroi, sème la mort dans les populations et semble menacer d'envahir la France entière, les Académies, plus spécialement gardiennes de la santé publique, ne pourraient-elles faire un peu violence à la rigueur de leurs principes et sortir de leur réserve habituelle? Ne serait-il pas de leur devoir rigoureux au moins d'examiner, avec toute la prudence que réclament ces matières, les moyens proposés par des praticiens de bonne volonté qui cherchent consciencieusement et de très bonne foi un remède ou un palliatif contre de pareilles calamités? Dans des circonstances si douloureuses et si critiques, il y a une loi qui doit primer toutes les autres, c'est le salut public : *Salus populi prima lex esto.*

C'est ainsi, Messieurs, que vous l'avez compris, en mettant à l'ordre du jour de nos séances le difficile et redoutable sujet qui nous occupe. Que résultera-t-il de cette discussion? Je ne sais. Mais n'en sortirait-il qu'un bon exemple ou un conseil utile, cela suffirait à légitimer ce débat. Le Congrès médical de Bordeaux aura rempli une obligation que lui imposaient de graves événements. Il aura bien mérité de la science, du pays et de l'humanité.

, Les considérations, que je vous demande maintenant la permission d'exposer sommairement devant vous, Messieurs, appartiennent à un laborieux et savant praticien du Midi, le Dʳ Régis, médecin cantonal à Auterive (Haute-Garonne).

Cet honorable confrère m'a chargé d'exprimer ici son regret de ne pouvoir assister à vos séances, et m'a autorisé à faire connaître l'économie de son système de *prophylaxie individuelle du choléra,* tel qu'il l'a développé dans une Note adressée, il y a deux mois, à l'Académie des Sciences.

« On sait, dit M. le Dʳ Régis, que de toutes les opinions émises sur la nature et l'étiologie du choléra et des autres grandes épidémies, la plus généralement accréditée est celle qui veut que ces maladies soient le produit d'une intoxication miasmatique.

» L'origine qu'on assigne à l'épidémie cholérique qui vient de sévir successivement en Égypte et en Europe, donne une nouvelle force à cette opinion, et tend à établir la réalité du fait de la contamination de l'air dans les pays ravagés par le fléau.

» En fait, personne ne songe aujourd'hui à contester les avantages qu'on retire de l'application sévère des préceptes hygiéniques touchant la salubrité des locaux habités et en particulier de leur atmosphère au moyen d'une bonne et large aération.

» Or, si l'on admet comme avérée l'existence de maladies issues de poisons atmosphériques, la logique exige que la purification de l'air qu'on respire soit considérée comme la suite d'une bonne prophylaxie de ces affections. .

» C'est sous l'empire de cette idée juste et vraie qu'agissent, pendant les grandes épidémies, ceux qui, par diverses pratiques, cherchent à obtenir la pureté de l'air atmosphérique, ou, dans la masse de ce fluide, quelques modifications moléculaires favorables à la santé. Malheureusement, les systèmes préconisés en vue de ces résultats seront toujours frappés d'impuissance. Comment concevoir, en effet, la possibilité d'une désinfection atmosphérique générale en masse? Est-elle d'ailleurs indispensable? Ne suffirait-il pas d'une purification *partielle,* de celle qui s'exercerait sur la quantité d'air nécessaire à la respiration de chaque individu ?

» En temps d'épidémie grave, chacun devrait donc être mis en mesure de purifier *son air* pendant qu'il pénètre et qu'il séjourne dans les organes. A cet effet, il s'agirait de trouver un agent purificateur pouvant se dégager à l'entrée même et dans le vestibule des voies respiratoires et digestives, se mélangeant à l'air et à la salive, et exerçant sur chaque particule de ces fluides un contrôle protecteur non interrompu.

» En résumé, voici le problème médical à résoudre : *Désinfection interne de l'air respiré, à l'aide d'un moyen sûr, facile et continu.*

» Nous allons en chercher la solution en établissant : 1º l'agent purificateur ; 2º son mode d'action ; 3º son mode d'application.

» I. *Agent purificateur.* — Le chlore est considéré comme l'agent désinfectant par excellence. On l'emploie en fumigations et dissous dans l'eau ; mais, comme agent thérapeutique interne, le chlore est difficile à manier et à appliquer ; sa volatilisation est très active, et ses vapeurs sont tellement irritantes sur les tissus vivants, que son usage à l'intérieur est peu possible.

» L'iode n'a pas ces inconvénients ; il y aurait avantage à le substituer au chlore dans le rôle d'agent purificateur interne. En voici les raisons :

» L'iode est facile à manipuler ; sa solubilité dans les liquides aqueux est très faible ; à la température ordinaire, sa volatilisation et son expansibilité sont telles, qu'il est aisé d'opérer l'introduction du métalloïde dans le corps de l'homme. Cette pénétration de l'iode dans nos organes doit se faire par la double voie de la respiration et de la déglutition, c'est à dire au moyen de l'air et de la salive saturés de ce corps.

» II. *Son action.* — On sait que les réactions chimiques de l'iode sont celles du chlore, et que c'est à raison de ce fait que le classement chimique de ces deux corps simples a été établi. Comme le chlore, l'iode est avide d'hydrogène, le dispute aux autres corps, et se l'approprie dans certaines mesures et conditions. En vertu de cette propriété, l'iode, réagissant sur les produits gazeux et hydrogénés des fermentations végétales ou animales, peut en modifier la composition, détruire les miasmes, quelle qu'en soit d'ailleurs la nature, ou en neutraliser les propriétés délétères.

» III. *Mode d'application.* — Après bien des essais, je suis parvenu à incorporer de la manière la plus intime et la plus homogène l'iode à la cire, et à confectionner ainsi des bols ou des pastilles renfermant de 5 à 10 centigrammes du métalloïde.

» La cire iodée, placée et maintenue dans la cavité buccale jour et nuit, à l'exception des heures de repas, ne doit être ni broyée ni mâchée. L'air et la salive qui circulent incessamment dans la bouche se saturent de particules et de vapeurs d'iode, et en éprouvent la double action mécanique et chimique, qui se continue jusque dans les voies respiratoires et digestives, et peut-être plus loin.

» *Conclusions.* — La prophylaxie des maladies miasmatiques ne peut consister que dans la purification de l'air atmosphérique.

» La désinfection de l'air en masse étant matériellement impossible, il convient de lui substituer la désinfection interne, partielle, *individuelle.*

» L'air atmosphérique, destiné à l'accomplissement des phénomènes chimiques de la respiration, peut être soumis à une purification à son entrée et pendant son séjour dans nos organes.

» La science médicale doit, dans les foyers d'infection, et en temps d'épidémie grave, s'efforcer de mettre chaque individu en mesure de purifier la somme d'air nécessaire à la vie.

» L'iode, à raison de ses propriétés physiques et chimiques, peut être l'agent de la purification interne.

» Les conditions anatomiques et physiologiques de la bouche en font un instrument intelligent, merveilleusement approprié à cette thérapeutique désinfectante individuelle.

» A titre de désinfectant interne, l'iode nous a paru d'une utilité réelle dans plusieurs cas de fièvre typhoïde maligne.

» La purification interne de l'air atmosphérique et la prophylaxie individuelle contre les maladies miasmatiques sont deux questions tellement connexes, que la solution de l'une doit être la solution de l'autre.

» *La prophylaxie individuelle* contre les maladies miasmatiques serait assurément une des plus utiles conquêtes de la médecine contemporaine. Les épidémies font sur tous les points du globe des victimes nombreuses; elles sont les plus redoutables ennemis que la civilisation rencontre dans ses expéditions et ses conquêtes lointaines. Toutes nos méditations, tous nos efforts, toutes nos recherches, doivent tendre à découvrir un moyen pour préserver l'humanité des poisons que l'air propage. J'appelle de tous mes vœux l'expérimentation de mes confrères sur le procédé de préservation que je viens de faire connaître. »

Tel est, Messieurs, le système de *prophylaxie individuelle* conçu par M. le Dr Régis contre les maladies épidémiques et notamment contre le choléra. Ce système en est encore à sa période théorique. Je le crois fondé sur des données scientifiques assez précises pour mériter l'attention des praticiens et pour être digne de devenir l'objet de serieuses expérimentations.

M. Brochard communique les faits suivants, tendant à démontrer la contagion du choléra :

En 1849, j'étais médecin des nourrices et des épidémies à Nogent-le-Rotrou ; le choléra n'existait ni dans cet endroit, ni dans le département, ni dans ceux qui nous environnaient.

Un convoi de nourrices part de Paris, où régnait alors l'épidémie. A peine arrivé à Nogent, un nourrisson meurt le soir à cinq heures. Le lendemain matin, sa nourrice est prise à son tour et succombe le soir même ; le surlendemain, 4 cas paraissent dans une partie de la ville, là où était la nourrice. On enterra les cadavres dans un des cimetières. Quelques jours après, la maladie éclate dans le voisinage ; le Préfet décide alors qu'on enterrera également dans les deux cimetières. Il est bon de dire, avant d'aller plus loin, que la ville est séparée en deux par un grand espace vide de constructions. A peine des inhumations ont-elles été faites dans cette seconde partie de la ville, que le choléra éclate. Il ne paraît pas un seul cas dans tout le reste de la cité.

Deux convois de nourrices partent de Paris tous les mois. Quelque temps après cette première apparition de la maladie, une nourrice arrive et se loge à quatre kilomètres de Nogent ; le lendemain, son nourrisson est atteint et meurt. La nourrice tombe malade ; la mère, qui était venue soigner l'enfant, contracte à son tour le choléra ; sa fille arrive, puis une tante, et toutes les deux subissent les atteintes du fléau. Pas un seul cas ne se montre à l'entour de cette demeure, isolée des habitations voisines.

Un homme, dont la femme est prise par le choléra à Nogent, a peur et s'enfuit, emportant, dans sa précipitation, des linges ayant servi à sa femme ; dans la localité où il arrive, la maladie n'existe pas ; une blanchisseuse est chargée de laver ce linge ; deux jours après, elle est atteinte et meurt. Aucun autre cas ne se présente dans cette localité.

Enfin, un enfant dont la nourrice vient de succomber au même mal, est porté dans la Sarthe. Il est pris à son tour, succombe ; sa nouvelle nourrice et une sœur de celle-ci sont atteintes par le fléau. La maladie n'avait pas encore paru dans ce département.

Voilà des faits qui démontrent la contagion du choléra, non par contact, mais par absorption des miasmes.

M. Bertillon se lève et fait l'observation suivante :

M. Baudrimont disait que le vent apporte, propage le choléra. Or, le vent souffle à Bordeaux en ce moment sud-sud-est, c'est à dire de Toulon, Arles, Marseille, vers nous. Le choléra viendra donc à Bordeaux, si l'on en croit notre confrère.

M. Baudrimont demande à répondre quelques mots. J'ai exposé, dit-il, dans la première partie de mon travail, des faits qui sont les résultats de recherches expérimentales ; ils sont irréfutables. Dans la deuxième partie, je n'ai pas conclu. La discussion vient de démontrer que la contagion par l'air ambiant infecté est un fait acquis à la science.

M. Jeannel a dit que l'atmosphère est chargé du transport du choléra ; cela vient à l'appui de mon opinion. J'ai proposé un traitement, et je vous en ai donné l'explication ; vous êtes libres de ne pas l'accepter.

J'ai cité l'observation de blanchisseuses ; elle a été contrôlée par moi ; du reste, l'ignorance première de celui qui fait une observation, ne doit pas faire soupçonner celle-ci : J'ai soigné 58 cholériques, et 6 seulement ont succombé ; c'étaient ceux que je n'avais pas traités par les alcalins.

M. Jeannel a conseillé l'emploi de l'eau chaude, de la chaleur, et avec ce moyen il avoue n'avoir conservé que 14 cholériques sur 800. Que ma méthode n'ait pas réussi partout, soit ; mais j'affirme des faits qui lui sont tout à fait favorables.

On nous a dit que le vent de sud-sud-est soufflait à Bordeaux ; dans quelques jours vous verrez mes prévisions se confirmer, à moins que ce vent n'ait en réalité une autre direction primitive ; que quelques chaînes de montagnes, celle des Cévennes par exemple, auraient transformé en vent du sud-sud-est, auquel cas le choléra ne pourrait être amené par lui.

La discussion est close, et M. le Président lève la séance à onze heures du soir.

———

La lettre suivante, reçue deux jours après par le Congrès, a été jointe au présent procès-verbal :

« MONSIEUR LE PRÉSIDENT,

» J'avais l'intention de présenter les réflexions suivantes au sujet du choléra ; je n'en ai pas trouvé l'occasion, et vous demande la permission de vous les soumettre, en vous priant d'en faire tel usage qu'il vous paraîtra convenable. Je les résume sous forme de propositions :

» Le traitement efficace du choléra est essentiellement dans la prophylaxie ; quand il est déclaré, les soins de l'art ont de l'importance, mais cette importance est moins grande.

» Les visites faites dans les familles, c'est à dire à ceux qui *se portent bien*, sont les plus utiles en vue de combattre la diarrhée prémonitoire, de conseiller les soins hygiéniques, et notamment d'assainir les logements. A cet égard, envoyer le plus grand nombre possible de médecins sur le lieu de l'épidémie. Ces médecins feraient les visites préventives et s'adjoindraient d'autres personness en dehors de la médecine, capables de remplir la même mission.

» Pratiquer l'isolement des malades le plus possible, les traiter en plein air si les circonstances le permettent.

» Quant à l'hygiène publique, obliger les habitants des villes, comme ceux de la campagne, à enlever les foyers d'infection, comme fumiers, purins et toutes les immondices. En 1849, dans deux localités de la Charente-Inférieure, La Grève et Saint-Sauveur, où le choléra décima les populations, on ne put parvenir à déblayer les rues des fumiers et des décharges de chaudières. Il faudrait en pareil cas des *moyens coercitifs*.

» En un mot, le traitement préventif est le plus efficace, et peut-être le seul efficace ; et pour l'appliquer avec fruit, il nous faut le concours puissant de l'administration. Tout est là.

» Veuillez agréer, etc.

» MOUSSAUD, D. M. P.

» Bordeaux, le 7 octobre 1865. »

CINQUIÈME JOURNÉE

Vendredi 6 octobre

A UNE HEURE DE L'APRÈS-MIDI.

——

DE LA SUPPRESSION DES TOURS
AU DOUBLE POINT DE VUE DE LA MORALE ET DE LA SOCIÉTÉ.

(Question du programme.)

MM. Charles DUBREUILH (Bordeaux). *De la suppression des tours au double point de vue de la morale et de la société.*

DUPRADA (La Réole). *Quelques opinions personnelles à propos de la suppression des tours.*

GYOUX (Saint-Jean-d'Angély). *De la suppression des tours au double point de vue de la morale et de la société.*

Discussion : MM. CARON, BROCHARD, GYOUX, LE BARILLIER, Ch. DUBREUILH.

——

SÉANCE DU SOIR

A SEPT HEURES ET DEMIE.

——

MM. Jules MASCAREL (Châtellerault, *Vienne*). *Du choix des eaux thermales dans le traitement des maladies de poitrine.*

A. BERTILLON (Paris). *Mesure de la vie humaine.*

COURSSERANT (Paris). *Quelques observations sur l'extraction de la cataracte ; modifications importantes du procédé opératoire connu.*

MOURA (Paris). *Note sur les phénomènes de la déglutition et de la laryngoscopie.*

SALET (Bordeaux). *Influence sur la folie du milieu dans lequel vit l'aliéné.*

SOUS (Bordeaux). *1° Réflexions sur la kératoplastie. 2° Coloration de la papille du nerf optique.*

SORBETS (Aire, *Landes*). *De l'héméralopie symptomatique de la pellagre. De la crise nyctalopique pellagreuse.*

Discussion : MM. DAUDIRAC, GUÉPIN, DESGRANGES (de Lyon), COURSSERANT, SOUS, LINAS, SALET.

I

DE LA SUPPRESSION DES TOURS

AU DOUBLE POINT DE VUE DE LA MORALE ET DE LA SOCIÉTÉ

Par le Dr Charles DUBREUILH (de Bordeaux),

Professeur à l'École départementale d'accouchement, Membre correspondant
de la Société impériale de chirurgie, etc.

Messieurs, l'abandon des enfants par leurs pères ou leurs
mères remonte aux temps les plus reculés. Cet usage barbare
était reçu chez les anciens, même dans les républiques les mieux
policées. A Lacédémone, lorsqu'un enfant, en naissant, paraissait faible, délicat ou mal fait, les anciens des tribus le condam-
naient à périr et le faisaient exposer. A Athènes, les pères, pour
le moindre intérêt de famille les abandonnaient; les mères, plus
tendres, employaient assez ordinairement la ruse pour sauver la
vie à ces malheureuses victimes de l'intérêt. Elles faisaient mettre, dans les langes ou ailleurs, une bague ou quelque autre
bijou, afin que ceux qui trouveraient ces enfants s'en chargeas-
sent plus aisément, et les fissent élever, dans l'espérance qu'ils
pourraient un jour être reconnus et rachetés fort cher par leurs
parents. Les Thébains furent les seuls parmi les Grecs qui eussent horreur d'une telle cruauté.

L'usage d'exposer les enfants était aussi fort ancien en Italie;
ce que Tite-Live rapporte des fondateurs de Rome, Némus et
Romulus, qui furent exposés sur le Tibre, en est une preuve.
Dans la suite, la loi de Romulus, qui donnait droit de vie et de
mort aux pères sur leurs enfants, fut le fondement de l'usage
barbare de les exposer ou de les faire mourir dès leur naissance.

En France, les magistrats, beaucoup plus attentifs à l'ordre
public, étendirent souvent leur vigilance sur la subsistance des
enfants exposés; il y eut à toutes les époques plusieurs règlements à ce sujet. Antérieurement au xiie siècle, les dispositions
relatives aux enfants trouvés étaient réglées par les décrets des
Conciles et par les capitulaires de Charlemagne. L'enfant aban-

donné était recueilli par le premier venu, qui en informait le curé de sa paroisse.

Le dimanche suivant, le curé signalait au prône cette exposition, exhortait les individus qui avaient abandonné l'enfant à le reprendre dans le délai de huit jours, sous peine d'excommunication comme homicides. Si dans ce délai l'enfant n'avait pas été réclamé, il devenait la propriété de celui qui l'avait recueilli; quant à l'excommunication, elle restait toujours sans valeur temporelle, car elle tombait sur des têtes inconnues. Cette législation régissait la matière dans tout le royaume ([1]).

Malgré les décrets royaux et les Conciles, il manquait un lieu de retraite pour les enfants abandonnés, et cependant les sentiments naturels, la religion, l'état, la société, tout devait concourir à leur conservation.

La nature, en effet, répugne à sa destruction; la religion s'y oppose par des vues supérieures et par des motifs plus élevés; l'État ne peut avoir un trop grand nombre de sujets; ils font sa force et sa gloire; la société demande pour son intérêt propre la conservation des citoyens.

Le premier de ces asiles pour les pauvres enfants abandonnés fut fondé à Paris, en 1326, des charités de diverses personnes. Ce fut l'hôpital du Saint-Esprit, situé auprès de l'Hôtel-de-Ville.

En 1536 fut fondé l'hôpital des Enfants-Dieu. Cet hôpital dut son origine à François Ier, à la sollicitation de Marguerite, sa sœur unique, femme de Henri d'Albret, roi de Navarre.

François Ier donna pour cet établissement la somme de trois mille six cents livres tournois, provenue de la taxe qu'on avait imposée sur les usuriers.

Bordeaux possédait depuis 1119 un hôpital et prieuré fondé par Guillaume, duc de Guienne, où les *enfants exposés n'étant avoués de père et de mère*, étaient nourris jusqu'à l'âge de connaissance ([2]). Cet établissement qui prit en 1200 le nom de *Prieuré Saint-James* ou *Saint-Jacques*, donna l'hospitalité aux enfants trouvés, dont les jurats s'arrogèrent la police, le droit d'admission et de surveillance.

Si dans l'antiquité païenne et même dans cette Rome tant

([1]) Dr Sous. *Histoire des enfants trouvés à Bordeaux*, 1865.
([2]) Delurbe. *Chronique Bourdeloise*, p. 12.

vantée, une coutume barbare permettait l'exposition des enfants;
si le philosophe sous le portique, entendait, sans prêter la moindre attention, les cris de ces faibles créatures, il faut avouer que
la France n'était pas encore trop avancée au xvii° siècle sur
cette question d'humanité.

En ce temps-là, disent les historiens ([1]), on voyait un déplorable effet de la détresse des familles et de la dépravation des
mœurs; on exposait dans les places publiques et dans les rues
de la capitale les enfants abandonnés en naissant; on les vendait
pour une pièce de 20 sols; les pauvres surtout les achetaient à
vil prix, comme des instruments de pitié pour exciter la commisération publique. On en portait beaucoup à Notre-Dame, et il
était permis à ceux qui les voulaient de les prendre, ce qui donnait lieu à de grands abus. Des gueux les prenaient et les estro-
piaient, leur rompaient un bras ou une jambe, pour exciter
davantage la compassion; quelquefois même, on les dépeçait
pour faire servir leurs entrailles aux opérations de la magie.
Le petit nombre qui s'en sauvait, sans état, sans ressources, ne
soupçonnant même pas les idées de vertu et de travail, allait
grossir la multitude des mendiants ou des femmes perdues qui
corrompaient les grandes villes. Tous ces désordres ne dépei-
gnaient-ils pas l'opinion d'un siècle où les rois avaient leur maî-
tresse officielle, à qui la cour et la ville, savants et artistes,
guerriers et prêtres rendaient hommage.

Alors vivait un homme auquel l'humanité, à l'époque de son
plus profond oubli d'elle-même, érigea avec enthousiasme, à la
porte du Musée du Louvre, une statue sur le socle de laquelle
on lisait cette inscription : *Vincent de Paule, instituteur des enfants trouvés, philosophe français du dix-septième siècle.* Ce fut au
retour d'une de ses missions, que Vincent de Paule trouva sous
les murs de Paris un de ces enfants abandonnés, entre les mains
d'un mendiant occupé à déformer ses membres. Saisi d'horreur,
il accourt : « Eh ! barbare, s'écrie-t-il, vous m'avez bien trompé,
je vous avais pris de loin pour un homme! » Il lui arrache sa
victime, l'emporte dans ses bras, traverse Paris en invoquant la
commisération publique, assemble la foule autour de lui, raconte
ce qu'il vient de voir, appelle la religion au secours de la nature,

[1] Maccarthy, l'avocat gén. Talon, Maury.

et, entouré de ce peuple frémissant qui le suit sans pénétrer son projet, il se rend dans une maison qu'on appelait *de la Couche*, sise à Saint-Landry, où l'on entassait ces malheureuses victimes. Là, ce père des orphelins donne l'exemple, il en ramasse douze, qu'il met à part, et les bénit en déclarant qu'il se charge de les nourrir.

Ce fut la première allocution de Vincent de Paule en faveur de ces infortunés, et ce fut réellement de cette époque que datent les premiers établissements des enfants trouvés, institution qui se répandit dans toute la France, fit cesser le scandale le plus monstrueux et fit naître la plus ravissante charité.

Pendant longtemps tous les enfants furent reçus à bureau ouvert. A la vue des infanticides et des expositions qui se faisaient après la création des hospices, quelques administrateurs pensèrent que s'il était possible de couvrir d'un voile impénétrable la honte d'un enfant illégitime, la fille et la femme qui avaient oublié leurs devoirs n'attenteraient plus à la vie de leurs enfants, et le tour fut inventé. Bientôt, à la porte de chaque hospice destiné à recevoir les enfants trouvés, on institua une espèce d'armoire ronde tournant sur pivot, placée dans l'épaisseur du mur, et une sonnette à côté. Celui qui se déterminait à abandonner un enfant à la charité publique, le déposait dans ce tour et sonnait; une sœur hospitalière, chargée de ce service, venait aussitôt et recueillait l'enfant.

Tel fut le tour, dont l'institution et la suppression ont donné lieu à de si vives discussions et à des appréciations si diverses de la part d'hommes éminents; telle fut cette machine que M. de Lamartine a si poétiquement caractérisée, en disant qu'elle avait des mains pour recevoir, point de voix pour parler, point d'yeux pour voir, et que M. de Gérando a définie de la manière suivante : Le tour est une affiche apposée dans la rue, portant : Quiconque veut se débarrasser du soin d'élever son enfant pour en donner la charge à la société, est invité à le deposer ici, et sera dispensé de toute gratification.

Sous le premier Empire, le tour était encore le mode habituel qui présidât à l'admission des enfants; mais pour remédier à des abus dont souffraient les finances publiques, le décret du 19 janvier 1811 limita à un par arrondissement le nombre maximum des hospices dépositaires, et régularisa l'institution des tours dans toute la France. Il ne serait cependant point exact de penser que chaque établissement dépositaire ait accepté l'institution du tour. Sur 303 dépôts, 55 s'abstinrent; il y eut même 6 départements dans lesquels aucun tour ne fut ouvert.

Jusqu'à l'année 1860, les documents relatifs à la création, à la suppression ou au maintien des hospices dépositaires et des tours manquent de précision et même d'exactitude. La disparition du tour avait souvent pour cause la fermeture même des dépôts. Des hospices déclarés dépositaires dès 1811 avaient été remplacés ou fermés plus tard, puis ouverts de nouveau après une interruption dont la durée elle-même ne se précisait pas. De là, des incertitudes et des erreurs d'autant plus regrettables, que, dans les discussions, elles servaient de thème à des arguments vrais en apparence, mais dont la base était douteuse et la source viciée.

L'enquête de 1860 offrit l'occasion précieuse de rectifier ces erreurs et de combler des lacunes. Cette enquête, réclamée par le Conseil d'État pour servir de base à la préparation d'une loi générale, fut confiée à une Commission composée d'hommes les plus capables et les plus autorisés (¹).

L'analyse des 86 rapports de cette enquête générale dans toute la France sur le service des enfants assistés, forme un volumineux travail de chiffres et de faits où se trouve exposée la situation générale du service des enfants assistés dans chaque département et la situation comparée de chacune des branches de ce même service sur toute l'étendue du territoire.

Depuis 1811 jusqu'au jour de l'enquête, 301 hospices dépositaires ont fonctionné, 291 furent désignés dès la promulgation du décret, 10 ne devinrent dépositaires que postérieurement. Peu à peu, et le plus souvent sur la demande même des Conseils généraux, qu'alarmait la progression constante des abandons et des dépenses, ce nombre s'est réduit à 168, chiffre relevé par l'enquête et qui exprime la situation de 1860.

Nous avons dit que plusieurs établissements dépositaires n'avaient pas accepté l'institution du tour : 251 tours ont fonc-

(¹) M. Billault, ministre de l'intérieur en 1860, chargea de cette enquête quatre inspecteurs généraux des établissements de bienfaisance : MM. de Watteville, Romand, Claveau et Bucquet, et le chef du service administratif, M. Henri Durangel.

tionné en France à diverses époques ; mais plus de la moitié des tours disparurent par le fait même de la suppression des dépôts auxquels ils se rattachaient. En 1860, il n'existait plus dans les 86 départements de l'Empire que 25 tours d'exposition ; plusieurs étaient libres, d'autres fonctionnaient à l'état de surveillance. Depuis l'enquête, 15 départements ont adopté le parti de la suppression, et en 1862 il ne restait plus que 5 tours sur toute la surface de l'Empire.

Messieurs, personne plus que nous n'admet en principe incontestable le droit et la liberté de l'opinion, comme les autres priviléges qui sont le sublime attribut de la souveraineté de l'homme; mais quand ce droit est absolument erroné et que les opinions se basent sur des suppositions sans fondement et des déclamations sans portée, qu'inférer de ces priviléges de l'opinion, sinon qu'ils nuisent à la justice et à la vérité. Ces pensées nous viennent à la lecture des vives discussions de nos grandes assemblées sur l'importante question de la suppression des tours. C'est qu'il est des solutions que des esprits les plus intelligents et les plus supérieurs ne peuvent pas toujours donner, et je ne crains pas de le proclamer en face de cette assemblée imposante de médecins, venus de tous les points de la France et même de l'étranger : c'est dans les Congrès médicaux que devraient être étudiées plusieurs de ces graves questions sociales qui touchent à l'hygiène et au bien-être physique et moral des populations. La médecine, en effet, pour se constituer en science, n'emprunte-t-elle pas à toutes les sciences qui s'occupent de l'homme et du monde extérieur? La médecine, qui touche de si près à la morale et à la justice, peut donc éclairer la politique et l'administration, puisqu'en dernier résultat la santé et le bonheur des peuples sont l'objet et la fin des gouvernements et des constitutions sociales.

C'est à ces points de haute médecine appliquée au corps social, que nous allons étudier la question de la suppression des tours au double point de vue de la morale et de la société.

Deux partis se présentent pour assister les enfants nés hors mariage : le premier est le tour d'exposition, avec toute sa liberté; le second, qui est aujourd'hui adopté, veut que l'enfant soit accueilli, soigné, élevé par sa mère. Les partisans du premier parti veulent séparer complètement l'enfant du père et de la mère. Les seconds veulent que la responsabilité des actes remonte à ses auteurs et ne reste pas sur la victime. Ceux qui parlent ainsi veulent conserver les lois de la nature, sur lesquelles doivent être établies celles des hommes; ils accueillent la mère, ils sont indulgents pour sa faute, l'invitent à se garantir d'y tomber encore; ils regardent comme un devoir absolu à la mère de conserver son enfant, et si son travail ne suffit pas à l'entretien de celui-ci, que le père ne puisse être atteint pour y contribuer, la société le remplacera auprès de son enfant.

« Le propre de l'esprit administratif de notre époque, » écrivait en 1846 un avocat de Bordeaux, à propos d'un projet de suppression des tours (¹) dans notre ville, « c'est de faire de l'empirisme sur le corps social, de répercuter ses maux, de les ôter de sa vue, et de faire que, extérieurement, la société paraisse arrivée au comble de la perfectibilité aujourd'hui, au risque de précipiter sa décomposition totale demain. La suppression des tours est un de ces traits d'empirisme administratif. »

On comprendrait une pareille vivacité de langage si, à la place des tours, commodes pour l'insouciance, la paresse, le luxe et la débauche, l'administration n'eût pas créé un mode rationnel d'assistance, la tutelle régénérée. En supprimant le tour, on ne supprime pas l'hospice des Enfant-Trouvés, celui-ci est toujours l'hospice des Orphelins; le tour n'est pas pour l'orphelin, il est pour l'enfant qui a un père et une mère; un père qui ne le reconnaît pas, une mère qui ne peut pas ou n'ose pas le nourrir. Vincent de Paule a donné ses filles pour mères aux Orphelins, mais il aurait pris dans ses bras, pour le rapporter à sa mère, l'enfant délaissé.

Les infanticides et les avortements, voilà les deux premiers maux que, suivant quelques écrivains, la suppression des tours a fait refluer sur la Société Infanticide.

En prenant les chiffres recueillis au greffe de chaque Cour d'assises, on trouve, en effet, que le nombre des accusations d'infanticide a suivi depuis 1803, époque de l'organisation de la magistrature sous le Consulat, et surtout depuis 1825, époque des premières publications statistiques, une progression crois-

(¹) *Des tours, des enfants trouvés et de l'arrêté du Préfet,* par Aug. Nicolas, avocat à la Cour royale de Bordeaux.

sante. De 1825 à 1830, le nombre des accusations d'infanticide était de 102; il était de 214, de 1856 à 1860.

Pour expliquer cette progression, il est essentiel de savoir sur quelle base il faut établir la raison proportionnelle. Les statistiques criminelles ont pris la population pour base de leurs proportions.

Certains économistes ont cherché à établir le rapport des infanticides aux naissances. Enfin, quelques observateurs ont voulu ramener la proportion dans le rapport des faits incriminés aux naissances naturelles.

Or, il résulte des statistiques les plus authentiques, que la proportion est à peu près la même, que l'on prenne pour base du rapport, soit la population totale, soit.les naissances naturelles, ni l'accroissement de la population, ni celui des naissances naturelles, n'expliquent la progression des affaires d'infanticide. Il est évident que plus la population augmente, plus il naît d'enfants, et surtout d'enfants naturels, et plus il doit y avoir d'infanticides.

Des observateurs cependant avaient déjà remarqué que plus, sur un point donné, il y avait de naissances naturelles, et moins il y avait d'accusations d'infanticide. La Commission de 1860 a voulu étudier la question en prenant pour champ d'observation les deux années 1828 et 1858. Or, elle a vérifié par les chiffres que dans les grands centres de population, là où les naissances illégitimes se multiplient, les enfants qui en provenaient sont généralement conservés dans ces ménages irréguliers; de telle sorte que, s'il n'y avait que des naissances naturelles, il n'y aurait pas ou presque pas d'infanticides. Certains écrivains en ont tiré un argument en faveur des tours. Autant, dit l'enquête, vaudrait en faire un argument contre les unions légitimes.

Est-il logique d'imputer la progression des affaires d'infanticide à la suppression des tours?

D'éminents polémistes, en décomposant la série des faits judiciaires dans les départements qui n'ont jamais eu de tours et dans ceux où il en restait encore, ont prouvé qu'il n'y a entre les infanticides constatés et les tours supprimés aucune relation. La Commission de 1860 en a fait la démonstration en prenant les chiffres correspondants des infanticides et des tours aux deux époques 1828 et 1858. En 1828, l'enquête relève 92 accusations d'infanticide, malgré l'existence de 224 tours en pleine liberté; en 1858, il restait 42 tours, dont plusieurs surveillés; proportionnellement, si la suppression des tours influait sur l'augmentation des infanticides, le nombre des accusations aurait dû être en 1858 de 490; or, il n'a pas dépassé 224.

Si l'on étudie, d'un autre côté, les états qui indiquent le nombre des tours dans les départements et aux époques comparées, les chiffres rapprochés qu'ils contiennent prouvent également qu'il n'y a pas de relation entre les tours et les infanticides, pas plus qu'entre les infanticides et les naissances naturelles. En étudiant département par département le nombre des infanticides aux deux époques dans leurs rapports avec les tours existants ou supprimés, on arrive à la même conclusion (¹).

Si de la France on porte ses observations sur les pays étrangers à l'époque de l'existence des tours parmi nous, on trouve partout les mêmes résultats.

Consultez MM. Remade, de Gérando, Termes et Montfalcon, ils vous apprendront que les États protestants n'ont pas de tours, ils n'ont pas même d'hospices pour les enfants trouvés. Eh bien! il n'y a pas plus d'infanticides et d'expositions dans les États protestants que dans les États catholiques.

La Grande-Bretagne est catholique pour l'Irlande et protestante pour l'Angleterre, et l'Irlande compte trois fois plus d'infanticides que l'Angleterre.

La Belgique, toute française par ses mœurs et ses habitudes, avait beaucoup moins de tours que la France, toutes proportions gardées, et comptait aussi moins d'infanticides; elle en comptait un sur 613,000 habitants, lorsque nous en comptions un sur 316,000, presque le double. Ainsi, les faits les plus positifs proclament de toutes parts que le tour n'a aucune influence sur l'exposition et l'infanticide (²).

Il est plus rationnel, Messieurs, de demander à une cause plus générale l'explication d'un fait qui est commun à d'autres crimes, tels que les parricides, les viols, les attentats à la pudeur.

(¹) Enquête générale ouverte en 1860 dans les 86 départements de l'Empire.
(²) Rapport de M. Gautier aîné au Conseil général de la Gironde, 1840.

Les économistes l'ont entrevu déjà : la vapeur, le télégraphe électrique, la photographie, ne sont-ce pas, en effet, des moyens de plus en plus perfectionnés d'information et de poursuite qui expliquent l'augmentation continue des accusations criminelles ? « La fable antique, dit M. Durangel, donnait des ailes aux malfaiteurs et un flambeau à la justice, qui les suivait d'un pas boiteux ; la justice moderne, rapide comme l'éclair, devance les coupables dans leur fuite, et le glaive de la loi les atteint partout. »

Avortements. — Les documents de la Chancellerie démontrent que le nombre des accusations pour crimes d'avortement a suivi, de 1826 à 1860, une constante progression :

<pre>
De 1826 à 1830........ 12
   1831 à 1835........ 14
   1836 à 1840........ 22
   1841 à 1845........ 40
   1846 à 1850........ 48
   1851 à 1855........ 87
   1856 à 1860........ 79
</pre>

Les renseignements à cet égard ne prouvent aucune relation de cause à effet entre la suppression des tours et le nombre des accusations d'avortement. Ce relevé démontre une constante progression pendant trente-cinq années. Mais de 1846 à 1850, cette progression continue, bien qu'en 1848 plusieurs tours soient rouverts. Dans les cinq dernières années, au contraire, il se produit un léger mouvement de décroissance, et cependant on constate la suppression de 28 tours. L'étiologie de ces crimes est aussi obscure que délicate. Il est évident que les documents fournis par la Chancellerie ne sont pas encore l'expression du chiffre réel des avortements ; les médecins reçoivent à cet égard de tristes confidences ; ce n'est pas aux chefs des parquets que la femme malade des suites d'une fausse couche provoquée va se confier ; il est si facile d'ailleurs de détruire en germe les suites d'une faute, ou de se dérober aux conséquences de l'adultère.

Certains économistes ont même prétendu que le tour, par son action démoralisatrice, a pu influer sur le développement de ce crime, en habituant peu à peu les ménages des villes et des campagnes au débarras des enfants, soit nés, soit à naître. Selon eux, l'avortement et l'exposition sont des faits connexes qui se déduisent l'un de l'autre. Le tour, en affaiblissant l'esprit de famille, a forcément conduit la logique des passions ou des intérêts, de l'abandon, de l'exposition, de la suppression de l'enfant, à la déperdition, à la suppression, à l'anéantissement du germe ou du fœtus.

En abordant cette grave question, nous touchons à un problème qui a vivement ému les économistes modernes, dont l'expérience est venue éclairer l'observation sur une cause plus profonde et plus générale des avortements, la prévoyance et l'économie.

Pourquoi, dit l'enquête de 1860, le mariage devient-il de plus en plus un luxe, à beaucoup difficile? N'est-ce pas surtout à cause de la famille? Réduire cette famille dans des proportions convenables est une loi moderne, dont les statistiques révèlent l'application et la marche dans plusieurs de nos départements les plus riches et les plus civilisés. Incontestable est la part de la volonté humaine dans le fait du moins grand nombre de naissances. Or, de la volonté à l'acte, il n'y a souvent qu'un pas, et c'est ainsi que la prévoyance conduit à l'avortement.

N'accusez donc plus, adversaires peu logiques, la suppression des tours de tous ces désordres et de ces crimes, qui sont les hideuses conséquences de l'immoralité? Trouvons-en plutôt l'explication dans un besoin de paraître, dans un sot orgueil, qui est un trait saillant de nos mœurs.

On a fait tout un théâtre et toute une littérature pour décrire les mœurs de nos courtisanes et pour exalter ce qui leur reste de vertu. Que voulez-vous que fassent les pauvres filles, quand elles voient passer dans leurs équipages et dans leurs splendides toilettes les héroïnes du vice? Elles se vendent, elles aussi, car il n'est pas possible que leur âme reste pure, et qu'elles ne fassent pas, dans le secret de leur cœur, ces mêmes comparaisons qui poussent les hommes à la haine et à la révolte, et qui les précipitent, elles, dans la débauche.

Que fait d'ailleurs la grande société? M. le procureur général Dupin le disait naguère au Sénat : elle regarde, elle prend modèle, et voilà comment le mariage devient de plus en plus un luxe, à beaucoup difficile.

Nous avons dit que l'âme de l'institution du tour était le mystère : c'était un moyen d'introduire clandestinement l'enfant dans l'hospice, sans qu'on pût s'apercevoir qui l'y déposait. La mesure qui le détruit serait donc une mesure dangereuse et contraire à la morale et à la société. De quel droit, disent les adversaires du règlement nouveau, s'ériger ainsi en inquisiteurs publics des mœurs domestiques, fouiller la vie privée dans ce qu'elle a de plus intime, et s'initier violemment au mystère du déshonneur d'une famille?

De quel droit venir d'une main hardie lever le voile sous lequel une femme veut cacher la rougeur d'une faute qui ne peut avoir que Dieu pour juge (¹)? Eh! de quel droit la loi autoriserait-elle un tour, pourrait-on répondre avec raison, dans lequel on jetterait un enfant qui, une fois dans ce trou, n'aurait ni père ni mère, point de protecteur naturel, point de soutien obligé, point d'exemple à suivre? De quel droit ceux qui l'auraient engendré se sépareraient-ils de lui?

Ils font une grave erreur ceux qui défendent le tour par cette raison qu'il est nécessaire pour conserver le mystère. Ce n'est pas là le but du tour, et ce n'est pas l'intention qui a présidé à son établissement. Le règlement de 1720 pour l'établissement de la boîte à l'hospice de Bordeaux, prouve que son objet est bien différent. Il dit que le tour n'est établi que pour éviter que les enfants soient exposés sur la voie publique, et ne courent les dangers d'une pareille exposition. Le mystère est donc une circonstance indépendante du motif qui a fait créer le tour.

D'ailleurs, la plupart des filles-mères qui envoient leurs enfants à l'hospice ont-elles tant besoin de secret pour conserver leur honneur? Le plus grand nombre accouchent à l'hôpital (sur 2,887 accouchements pratiqués à la maternité de Bordeaux, de 1855 à 1864, il y a eu 2,549 filles). Le tour ne leur importe que comme moyen de faire ignorer qu'elles se sont débarrassées par l'hospice des soins de la maternité. Conserver le tour pour satisfaire à un pareil besoin, serait encourager le désordre des mœurs, relâcher de tous les liens celui qui veut attacher la mère à l'enfant, et, loin d'être une œuvre de miséricorde, un hospice ne serait plus qu'un encouragement au vice et à la débauche.

Relevez plutôt le bâtard, effacez l'opprobre qui plane sur lui, si vous ne voulez pas qu'il se mette en hostilité contre la société, qui a permis à deux de ses membres de le créer, qui

____

(¹) Nicolas, avocat. Ouvrage cité.

laisse à ses parents toute leur considération, et le rend, lui, victime morale et matérielle de leur faute.

On est surpris, écrit le Dr Boileau de Castelnau (¹), qu'un législateur de 1802 ait voulu refuser à l'enfant naturel la recherche de sa mère, par respect pour le repentir d'une femme coupable. « Faut-il légalement, dit le législateur, mettre un poignard dans la main de l'enfant pour l'enfoncer toujours sûrement dans le sein de sa mère? Un repentir sans reconnaître un enfant qu'on a mis au monde, un repentir qui n'est pas accompagné de l'éducation physique et morale de l'enfant, est une hypocrisie. Le poignard le mieux acéré ne trouverait pas un cœur dans ce sein. Otez donc le poignard que vous laissez dans la main d'un géniteur. Si un poignard est admis, il vaut mieux le placer dans la main d'un innocent que de le laisser dans celle des coupables. »

Messieurs, la question des enfants trouvés, comme toutes celles qui s'agitent autour d'un grand intérêt social, a provoqué beaucoup de jugements divers, d'appréciations contradictoires. C'est pour faciliter autant que possible la remise de l'enfant dans l'hospice, pour supprimer en un mot, à force de mystère, la cause qui faisait que les expositions publiques continuaient, qu'on créa, dit-on, l'institution du tour. A cet égard encore, l'enquête de 1860 a rectifié, par des chiffres et des preuves, certaines opinions trop excessives sur les causes qui déterminaient l'abandon des enfants.

La misère, l'inconduite, la honte, l'action du tour, voici les causes que l'on a partout rencontrées; le mystère ou la nécessité du secret absolu existe rarement, rarement elle est invoquée. Si elles ne cédaient aux menaces de la misère ou aux provocations de tiers intéressés, peu de mères se résoudraient à la séparation. Cette séparation, souvent elles ne la croient pas définitive, et l'enquête a acquis la preuve que des filles qui, en délaissant leurs enfants, avaient cru, sur le témoignage de lâches intermédiaires, qu'elles pourraient conserver avec eux des relations, sont venues spontanément les réclamer à l'hospice lorsqu'elles ont reconnu qu'on les avait trompées.

(¹) Boileau de Castelnau, *Des enfants naturels devant la famille et devant la société.* Nîmes, 1864.

La misère, voilà la cause qui domine toutes les autres, et l'abandon a sa cause ordinaire dans l'impossibilité physique où est la mère d'élever seule son enfant. Jetez un coup d'œil sur la population ordinaire de nos hôpitaux de Maternité, et vous verrez de pauvres filles isolées, qu'il est si facile de séduire, parce qu'elles sont reconnaissantes à la première affection qui s'offre, et qui, devenues enceintes, ne tardent pas à être abandonnées. Que voulez-vous que deviennent ces malheureuses, qui vivent à peine quand elles n'ont à penser qu'à elles seules, si la société ne vient à leur aide par des secours à leur enfant? Partout aussi où le secours temporaire a reçu l'extension et la publicité qu'il comporte, les suggestions de la misère sont devenues moins vives, et le sentiment maternel a reparu.

Dans tous les départements où les secours temporaires sont largement distribués, l'abandon devient un fait exceptionnel. Mais, parmi les mères qui venaient furtivement déposer leur nourrisson au tour d'un hospice, il y en avait à qui rien ne manquait, excepté le cœur. Avant la suppression du tour, l'abandon n'atteignait pas seulement les enfants naturels, il frappait aussi les enfants légitimes.

Bien qu'à cet égard les difficultés de constatations fussent grandes, la Commission de 1860, par les témoignages qu'elle a recueillis, l'examen des livres matricules relevés d'après ses ordres et sous ses yeux, le dépouillement des dossiers relatifs aux informations administratives ou judiciaires ouvertes en matière d'expositions, a acquis une conviction qui s'appuie sur les faits et sur le raisonnement.

Autrefois, les parents légitimes, sollicités par le tour, n'éprouvaient nul scrupule à y déposer leurs enfants. Tantôt, grâce à la connivence d'agents subalternes, ils en obtenaient la garde moyennant salaire; tantôt ils se contentaient de suivre leurs traces, et l'éducation terminée, ils les réclamaient à l'hospice.

Quand on lit les longues discussions qui ont été si longtemps soulevées au sein de nos tribunes parlementaires et de nos Conseils généraux sur la question si sociale des enfants trouvés, on est étonné que quelques hommes éminents aient pu prendre pour pièces du débat, des données très peu positives ou des suppositions sans fondement. « Malgré les statistiques menteuses et les assertions complaisantes, dit M. de Lamartine, dans un de ses discours sur les enfants trouvés, l'abandon des enfants légitimes se réduit à bien peu de chose, à trois ou quatre pour cent. » Il est certain que lorsque le tour existait, un mystère fatal enveloppait l'exposition, et qu'il était difficile d'établir des statistiques très exactes; mais la réclamation de l'enfant était une preuve manifeste, irrécusable, et l'enquête de 1860 a reçu sur ce point de précieux documents. Ainsi, à Bergerac, sur 82 enfants admis en 1828, 12 remises eurent lieu à la requête des parents légitimes. A Saint-Quentin (Aisne), 10 enfants légitimes étaient en moyenne rendus chaque année à leurs parents; jusqu'à la suppression du tour, 1858, les expositions de même nature, annuellement découvertes, ne restaient pas au-dessous du chiffre de 40.

Dans la Seine, les abandons d'enfants légitimes ont atteint le chiffre de 652 en 1859; ils s'étaient élevés jusqu'à 687 en 1854. La Meurthe en comptait 60 par année. Dans la Somme, où le tour d'Amiens était soumis à la surveillance, ce qui a permis d'établir des calculs positifs, sur 575 enfants admis à l'hospice pendant les années 1857, 1858 et 1859, 177, soit 59 par année et 30 p. 100 du nombre des expositions totales, appartenaient à la classe des enfants légitimes.

L'honorable M. Gautier aîné s'exprimait ainsi en 1840, devant le Conseil général de la Gironde :

« Le tour, qui reçoit tout ce qu'on lui confie, sans examen comme sans discernement, introduit dans les hospices non seulement les enfants trouvés, les enfants abandonnés et les orphelins qui n'ont aucun moyen d'existence, mais encore l'enfant naturel que la mère a les moyens d'élever, mais encore l'enfant légitime qu'une raison ou une autre croit devoir faire expulser de la famille.... Des calculs qui paraissent justifiés semblent établir que presque dans tous les hospices il y avait, parmi les enfants déposés au tour, un dixième d'enfants légitimes; on prétend même que, dans quelques localités, ce nombre s'est élevé jusqu'au cinquième.... Le nombre des enfants trouvés au 1ᵉʳ janvier 1834 était de 129,699. Ce serait donc, en prenant seulement le dixième, 12,969 enfants légitimes qui se trouvaient alors dans les hospices, 12,969 enfants auxquels on a ravi leur nom, leur état, leur famille et peut-être même leur fortune; 12,969 crimes dont les tours ont assuré l'impunité. »

Sous les règlements actuels, toute personne qui présente un enfant aux établissements hospitaliers doit produire des pièces, parmi lesquelles au premier rang figure l'acte de naissance. C'est donc seulement en cas d'exposition que la filiation de l'enfant peut demeurer inconnue, encore faudrait-il pour cela que l'information qui suit le fait échouât complètement. Or, ce cas est le plus rare, et si la découverte du coupable n'entraîne pas toujours l'applicacion de mesures judiciaires, au moins a-t-elle pour résultat immédiat la remise de l'enfant et la constatation de son état civil.

Il résulte donc de statistiques parfaitement établies, que le régime du tour favorisait étrangement l'abandon des enfants naturels et celui des enfants légitimes. Par ses provocations, ses encouragements et ses promesses d'impunité, il enseignait le mépris des lois les plus saintes, et menait droit à la destruction de la famille. Avec le tour, le libertinage, l'adultère, l'inceste pouvaient être exercés sans obstacle.

La loi qui prend tant de soins pour conserver la filiation à un enfant, pour lui assurer un père et une mère qui l'élèvent, lui donner les moyens d'existence pendaut son enfance, les moyens de le conserver dans l'âge viril; la loi qui est si minutieuse dans ses précautions pour lui assurer l'héritage de ses parents après leur mort, ne pouvait autoriser plus longtemps une institution qui produisait un effet aussi épouvantable.

Messieurs, non seulement le tour était provocateur des abandons, mais avait pour conséquences de fausser dans certaines localités le nombre des naissances, et surtout des naissances naturelles, et de rendre difficile et souvent impossible la recherche de la filiation des enfants assistés. « Une famille insouciante et perverse, une fille-mère envoyait de nuit un enfant au tour; bientôt il n'était plus question de lui, surtout si c'était une fille, que la loi de recrutement ne réclame pas. Si son sexe l'appelait à faire partie de l'armée, les parents déclaraient tout simplement que leur enfant avait été exposé à l'hospice. De là des mécomptes en matière de contingent militaire, et des contestations entre les divers départements, lorsqu'il s'élevait des questions de domicile et de secours. »

Les départements où n'avaient point, en 1860, pénétré les nouvelles mesures, ont apporté à l'enquête des renseignements qui prouvent combien sur ce point encore le tour favorisait le désordre et l'abus.

Lorsqu'un enfant est déposé dans un tour absolument libre, l'administration hospitalière, qui ne sait ni d'où il vient ni à plus forte raison s'il a été inscrit à l'état civil, le déclare à la mairie. Si le tour est surveillé, elle n'obtient des déposants, pour ce qui regarde surtout les enfants légitimes, que des réponses mensongères ou incomplètes qui l'obligent à la même déclaration. Involontairement, les commissions hospitalières donnaient ainsi à leurs pupilles un double état civil.

Pour la constatation des doubles actes de naissance, la Commission nommée par le Ministre a consulté avec beaucoup de fruit et enregistré des recherches isolées, dues au zèle des commissions hospitalières et des inspecteurs départementaux. Ces documents, appuyés de preuves authentiques, établissent que dans certains départements, tous pourvus de l'institution du tour, sur 107 enfants exposés, il y a eu 87 doubles inscriptions; dans quelques-uns les proportions étaient de 43 sur 50; ici on l'évaluait au tiers, là au cinquième des abandons. Des recherches même incomplètes ont établi que depuis 1840, 351 enfants reçus au tour de Bernay (Eure), et inscrits à la mairie de cette ville, figuraient déjà sur les registres de l'état civil du Calvados, département auquel les rattachait leur naissance.

La suppression des tours est-elle la cause d'une plus grande mortalité parmi les enfants, comme on le proclame si souvent?

Pour vérifier les progrès accomplis par la comparaison du présent avec le passé, nous ne pouvons avoir d'autre base que la statistique. Ce ne seront pas des considérations philosophiques que nous allons présenter, mais des chiffres qui permettront des conclusions rigoureuses; des documents certains qui émaneront de la méthode scientifique appliquée à la mesure des mouvements de la vitalité chez les enfants assistés. Ce n'est qu'à dater de la seconde Restauration que l'on possède quelques renseignements un peu certains sur la mortalité des enfants trouvés. Suivant un calcul inséré au rapport de M. Lainé (1818), la mortalité des enfants trouvés de Paris aurait été, dans la période triennale de 1815 à 1817, de 75 0/0. Vingt années plus tard, 1837, M. Gasparin, raisonnant, non plus sur un département isolé, mais sur des résultats communs à toute la France, constatait une diminution de 16 0/0 environ. La mortalité n'était plus alors que de 58,80 0/0. En prenant les chiffres empruntés aux 36 départements en 1828 et en 1860, c'est à dire à 32 ans d'intervalle, statistiques fournies par la Commission de l'enquête, nous trouvons que la mortalité des enfants assistés est en 1828 de 50, 76 0/0, et en 1860 de 50,04 0/0. Il était intéressant de distraire de cette partie des cadres les chiffres de mortalité fournis par les 19 départements où fonctionnait encore, lors de l'enquête, l'institution du tour. En 1858, sur 7,202 nouveaux-nés admis aux hospices de ces départements, défalcation faite des enfants retirés ou renvoyés, 4,295 sont morts dans leur première année, ce qui donne une proportion de 59,63 0/0. Dans les 67 autres départements, tous dépourvus de tour, sur 6,363 enfants servant de base au calcul, 3,437 sont décédés avant d'avoir accompli leur douzième mois; proportion 54,01 0/0. Il y a donc une augmentation de mortalité de 5,62 0/0 au compte des départements où existait le tour.

Voyons ce qui se passait dans la Gironde. En regard de 24,648 admissions qui ont eu lieu de 1811 à 1838, on trouve 16,433 décès, savoir : 4,447 à l'hospice, et 11,986 au dehors. Sur 17,354 enfants déposés au tour de 1820 à 1838, il aurait dû, d'après les lois ordinaires de la mortalité, en exister, en 1849, 7,580. Or, en admettant comme vivants, quoiqu'il soit certain qu'un grand nombre ne l'étaient plus, ceux dont le décès n'a pas été authentiquement constaté, on n'en trouvait plus que 5,704. « Le régime auquel ils sont soumis, ajoute M. Sers, alors Préfet de la Gironde (¹), en aurait donc enlevé prématurément 3,806; et cependant, de 1824 à 1838, le département et les communes ont dépensé 3,922,894 fr. 39 c. pour maintenir un état de choses qui produit de tels résultats. »

On trouve la même proportion dans la mortalité de |1841 à 1852. Sur 10,554 enfants exposés dans cette période de douze ans au tour de Bordeaux, il en est mort 6,358, soit 62 0/0 à peu près.

Si maintenant on considère ce qui s'est passé dans les neuf derniers mois de 1852, où le tour fut surveillé et les filles-mères secourues, on constate que sur 352 enfants naissants admis à

____

(¹) Conseil général de la Gironde, 1840.

l'hospice, il en est mort 119, soit 34 0/0. Pendant ce même laps
de temps, 274 enfants ont été secourus auprès de leurs mères;
il en était mort, au 31 décembre 1852, 24, soit 8 0/0 [1].

Ce n'est donc pas la suppression des tours, mais leur maintien,
qui augmente la mortalité des enfants, et ceci se comprend. Le
tour imposait à l'enfant, dès les premiers jours de sa naissance,
un déplacement très dangereux. Apportés souvent de lieux
éloignés, confiés pendant le trajet à des mercenaires qui n'en
prenaient aucun soin, beaucoup arrivaient à l'hospice dans un
état déplorable. De 1820 à 1837, 59 ont été trouvés morts dans le
tour, et 2,709 sont décédés avant d'avoir pu être remis à des
nourrices du dehors.

« Lorsque le tour existait, écrit le Dr Boileau de Castelnau,
inspecteur du service des enfants assistés du département du
Gard [2], l'on ne se donnait pas toujours la peine d'y placer
l'enfant; il était déposé dans la ville ou aux alentours de l'hospice. En vingt-neuf mois, nous en avons compté 18 exposés
hors du tour. Que d'infanticides cachés sous cette manière de
faire! Infanticide, parce qu'il était moins pénible de tuer un
nouveau né, que de le porter à la ville plus ou moins éloignée. »

Le tour provoquant l'abandon, amenait forcément un plus
grand nombre de dépôts, et par suite un encombrement fatal
à l'intérieur des hospices. La crèche hospitalière, quelque bien
tenue qu'on la suppose, est ce que les jeunes enfants, les sujets
maladifs surtout, ont le plus à craindre. Si l'on y emploie
l'allaitement naturel, l'enfant souffre, mais il résiste; si l'allaitement est artificiel, l'enfant meurt. Les inspecteurs généraux
ont recueilli sur ce point des preuves d'une douloureuse éloquence, et leur conviction s'est formée, non pas sur des théories,
mais sur des faits dont ils ont regretté souvent de se trouver les
témoins [3].

Il est évident, Messieurs, que depuis la suppression des tours,
il y a une atténuation dans la mortalité des enfants. Ceci est
prouvé matériellement par des chiffres; mais on ne peut, en
face des documents fournis par la vaste information de 1862, se

[1] *Idem*, 1853.
[2] Ouvrage cité.
[3] Enquête générale de 1860.

défendre encore d'une grande pitié à la vue de ces chiffres si élevés et si tristement expressifs.

Les écrivains racontent qu'avant la venue de saint Vincent de Paule, les enfants trouvés, abandonnés à la charité des passants, périssaient presque dès leur naissance dans la proportion de 9 sur 10. Nous n'en sommes plus à de telles misères, mais nous ne sommes plus aussi au siècle de ce grand bienfaiteur de l'humanité. De son temps, la société, absorbée par ses souffrances, n'avait nulle conscience du progrès. Aujourd'hui, au contraire, elle en est généralement pénétrée; sans cela, comme l'écrit le savant docteur Bertillon, à quoi donc auraient servi l'héroïque courage et les vaillants efforts des savants, philosophes ou législateurs dont les immortels travaux ont remplacé le vieux, meurtrier et immobile pacte social, par le pacte nouveau, vivifiant et toujours perfectible. Il est aujourd'hui solidement démontré, qu'avant la Révolution il y avait 55 décès sur 1,000, de 0 à 14 ans, et qu'il n'y en a plus aujourd'hui que 32 à 33.

Pour les adultes, il y avait plus de 26 décès sur 1,000, et il n'y en a plus que 20. Depuis 35 ans, la mortalité a encore reculé devant le bien-être, l'hygiène et la science, puisque la durée moyenne de la vie humaine, qui était en 1830 de 32 ans 8 dixièmes, s'élevait en 1861 à 39 ans 8 mois. Ces résultats, Messieurs, ne sont-ils pas la condamnation sans appel de tous les contempteurs du progrès de l'humanité?

Malheureusement, les principes plus humains d'une plus saine économie politique n'ont pas eu l'influence favorable aussi progressive sur les pauvres enfants abandonnés. Mais les administrations ont dans leurs mains le moyen sûr de diminuer cette mortalité, et ce moyen est l'adoption de secours aux enfants conservés par leurs mères. Les objections doivent aujourd'hui tomber devant les lois mieux comprises de la morale et de la société.

Messieurs, l'institution des tours n'était évidemment qu'une réforme de surface; elle ne pouvait régénérer, elle n'allait pas aux cœurs : c'est aux sentiments de l'âme, plus puissants et plus profonds, qu'il fallait faire appel.

« La puissance publique doit-elle réserver sa protection à

l'enfant innocent, qui peut être assassiné par une mère criminelle, délaissé au bord d'un chemin, tué par la misère, ou à la sainteté du lien de la famille, que menace, que détruit un hospice ouvert trop aisément et trop clandestinement? C'est un problème que la loi française n'a pas encore résolu » (¹).

En abordant la question du nouveau mode d'assistance des enfants trouvés, nous allons démontrer que le problème est résolu au point de vue de la morale et de la société.

Est-il une institution plus morale et plus humanitaire que celle par laquelle la mère se présente à l'assistance ou la fait réclamer, en faisant valoir que, seule, privée de l'aide du père de l'enfant, elle ne peut le nourrir par son travail? L'administration, qui donne des secours aux enfants conservés par leurs mères, moralise sans effort, et conserve à la vie une population que la société n'a pas le droit de vouer à l'abandon et à la mort parce qu'elle s'est trouvée, au sein même de l'existence, victime d'une faute qu'elle n'avait pas commise. Souvent le mariage de la mère, son retour à une vie meilleure, la légitimation de l'enfant, la diminution des expositions publiques et des abandons, de la mortalité et de la dépense, telles sont les heureuses conséquences d'une œuvre qui n'est que la continuation et l'agrandissement de celle de saint Vincent de Paule.

Le monde, Messieurs, est, il faut l'avouer, d'une inconséquence barbare dans sa conduite et ses jugements envers les femmes. Pourquoi couvrirait-on d'infamie et repousserait-on de partout, comme des êtres à jamais dégradés, ces jeunes filles que l'on a enivré de séductions et couronnées comme des reines, et puis abandonnées? Si vous interrogiez ces pauvres mères, vous verriez qu'il serait cruel de les confondre toutes avec les femmes perdues qui ne connaissent pas même ceux à qui elles s'abandonnent.

Il est beau de porter courageusement le malheur, même quand on ne peut pas changer la destinée ; mais comment rester pauvre quand on n'a qu'à vouloir pour cesser de l'être? Qui apprendra à la jeune ouvrière des magasins, des ateliers, des manufactures, qui n'a souvent ni famille ni religion, entre la misère et le luxe, à préférer la misère? « Seule, abandonnée de ceux dont le devoir

____

(¹) Jules Simon, *L'Ouvrière.*

était de veiller sur elle, dit M. Appert, un de nos moralistes les plus sévères, que fera cette pauvre fille quand on lui refusera le nécessaire, quand la faim viendra sans pitié frapper à la porte de sa mansarde? Que fera-t-elle lorsque, séduite par les promesses d'un débauché, elle se trouvera solitaire, accablée sous le poids de sa honte? Deux portes lui sont ouvertes : la prostitution et la mendicité. Oh! alors le choix n'est pas douteux : les règlements de police tolèrent l'une et défendent l'autre. »

L'administration, Messieurs, comme la religion qui inspirait saint Vincent de Paule, est devenue, par l'institution des secours à la mère, la réparatrice des maux et des injustices de la société.

La réhabilitation la plus complète, mais aussi la plus difficile à laquelle puisse prétendre la pauvre fille tombée victime de la séduction, est le mariage avec celui qui l'avait trompée; il y a des deux parts une résolution honnête et généreuse qui efface bientôt le souvenir de la faute.

Voici quels sont les résultats de l'enquête de 1860 à cet égard :

Les inspecteurs généraux ont reconnu que la concession du secours, ou pour mieux dire la conservation de l'enfant par la mère, avait déterminé un nombre de mariages qui atteint parfois la proportion de 10 0/0, et s'élève au-delà. Mais, par un sentiment de haute moralité, plusieurs départements accordent aux mères, en pareil cas, une certaine somme destinée à couvrir les frais du mariage.

On a pensé qu'en supprimant les tours, la fille-mère, en face du monde, avec la preuve de son déshonneur, s'acclimaterait à son mépris, et toute honte bue, elle accepterait le lot d'infamie qu'on lui aurait fait, et l'exploiterait comme un patrimoine. Cela est une erreur. La fille secourue est protégée par son enfant, et l'influence moralisatrice du secours est encore évidente. Tous les secours de la charité publique ne peuvent pas équivaloir, pour le nouveau-né, aux soins de sa mère : l'enfant sera toujours mieux élevé par elle que par celle qu'on achète, et le plus grand bienfait est d'empêcher qu'il la perde.

Elle mérite aussi l'indulgence, cette mère abandonnée qui élève son enfant sans espérance de légitimation, qui rachète par toute une vie de travail et de sacrifices, un égarement d'un jour.

De cette réhabilitation, qui ne s'acquiert souvent qu'au prix des efforts les plus pénibles et d'une longue et courageuse expiation, l'enquête assure que les exemples n'en sont pas aussi rares que l'affirment certains écrits.

Il est un sentiment instinctif de la nature que connaissent surtout ceux qui ont l'habitude de pénétrer le cœur humain : c'est que la mère qui a connu son enfant quelques jours et lui a donné des soins, ne se sépare pas de lui volontairement. Il n'est donc pas à craindre qu'après l'expiration du secours la mère oublie ses devoirs maternels. L'amour d'une mère est plus fort qu'on ne pense, il va jusqu'à la démence.

Parmi les filles qui se livrent aux derniers désordres, on en cite qui ne recourent à la prostitution que pour pouvoir élever leurs enfants. Parent Duchatelet en a vu une qui lutta si longtemps, que, quand elle vint se faire inscrire, elle n'avait pas mangé depuis trois jours.

La légitimation de l'enfant est la conséquence ordinaire du mariage de la mère, et si la fille-mère n'épouse pas son séducteur, cette union est toujours profitable à l'enfant, car s'il n'a ni le titre ni les prérogatives de l'enfant légitime, il a part du moins à la vie et à la protection du foyer domestique. Il suffit souvent de simples secours pour déterminer de pauvres ouvriers à régulariser leur situation et à assurer ainsi l'avenir de leur enfant. On sait avec quel succès, par des moyens semblables, de pieuses associations sont écoutées des classes laborieuses ; elles se chargent de tous les frais et de toutes les démarches ; en un mot, elles rendent le mariage si facile, que les époux n'ont qu'à donner leur consentement. Si vous interrogez les présidents des diverses Sociétés de Saint-François Régis, ils vous diront qu'il y a presque toujours un ou plusieurs enfants naturels au moment où le mariage s'accomplit.

Dès l'application du secours temporaire à la mère, les documents recueillis affirment une diminution de 50 0/0 dans le nombre des abandons, et constatent l'empressement des filles indigentes à accepter, avec l'aide de l'assistance publique, l'accomplissement des devoirs de la maternité.

Nous l'avons déjà dit, l'idée de la séparation s'évanouit aussitôt le réveil du sentiment naturel. Celle qui, sous des institutions moins prévoyantes, aurait abandonné son enfant à la crèche de l'hospice, et n'eût pas reculé devant le tour lui-même, ne s'épargnera pour l'élever ni sacrifice ni labeurs. Le nombre des nouveau-nés ainsi secourus s'est élevé, en quinze ans, à 87,000; chaque année, ces admissions deviennent plus nombreuses; l'enquête de 1860 en comptait 6,694 en 1857, 7,723 en 1858, 9,173 en 1859. Si le secours n'eût pas existé, les deux tiers de ces enfants seraient devenus les victimes de l'abandon.

Car ceci résulte des rapports de tous les inspecteurs : plus les secours temporaires prennent de l'extension, moins il y a d'admissions à l'hospice.

Il est une question capitale, Messieurs, qui est de nos jours résolue de la manière la plus complète : c'est la question de la mortalité. Nous avons déjà parlé des résultats fournis par l'institution des tours; nous allons démontrer qu'en conservant les enfants à leurs mères, le secours temporaire les conserve à la vie.

Ce serait abuser de votre bienveillante attention que de développer ici les documents fournis par les statistiques générales ou partielles sur la mortalité des enfants, et le rapport entre le nombre des décès du premier âge et le nombre des naissances. Permettez-moi seulement d'isoler des nombreux tableaux que nous avons eus entre nos mains, le résultat suivant qui est important pour la question actuelle.

La proportion de la mortalité du premier âge s'établit ainsi qu'il suit pour l'année 1860 :

Élèves des hospices	56,99 0/0
Enfants secourus temporairement	27,88 0/0
Enfants légitimes	16,96 0/0

Tandis donc que, sur 100 enfants abandonnés aux soins des hospices, 57 décèdent dans leur première année, sur un égal nombre de nouveau-nés conservés par leurs mères, il n'en meurt que 29. C'est que le lait de la mère est encore la nourriture la plus convenable, et cependant la mortalité sur ces enfants nés hors mariage doit évidemment sévir avec plus de rigueur sur ceux d'entre eux qui n'ont d'autre ressource que la charité publique. Il ne faut donc pas s'étonner de voir la proportion de la mortalité se restreindre à 16,96 0/0 pour les enfants légitimes. « Rien ne supplée à la famille, telle que Dieu l'a créée; et si les soins de la mère, même réduite à ses seules forces, ont plus d'efficacité que ceux d'une nourrice étrangère, ils ne peuvent cependant remplacer cet ensemble de protection, cette réunion de dévouement qui attendent l'enfant légitime à son berceau (¹). »

Enfin, Messieurs, les intérêts financiers, toujours en jeu dans ces graves questions sociales, ont eu à s'applaudir de l'institution du nouveau mode d'assistance.

Nous ne voulons reculer devant aucune des objections qui ont été faites à la suppression des tours, persuadé que nous sommes que les secours temporaires ont largement répondu aux espérances de l'autorité supérieure.

« Le principe auquel il faut attribuer la suppression du tour, a écrit un chaud partisan de cette institution, se traduit par le mot *économie*. Toutes les autres raisons, plus ou moins spécieuses, invoquées à l'appui de cette réforme, ne sont que des passeports pour celle-ci. Le fond, c'est qu'on veut se décharger d'une institution qui, comme une usine, ne donne pas des produits, et qui ne consomme que pour des abstractions, que pour l'humanité, que pour la morale, que pour le ciel.

Pour vouloir se décharger des frais d'entretien des enfants trouvés, il faudra supporter les frais de police, de justice et de répression auxquels leur abandon donnera lieu. Pour ne pas avoir voulu garder les enfants innocents, il faudra poursuivre, punir et garder les mères coupables ; et ces enfants eux-mêmes qui survivront, livrés dès le berceau au vagabondage et à toutes les mauvaises inspirations de la misère et du vice, grossiront cette population flottante de barbares qui rugit sous vos pieds et qui coûte tant à contenir » (²).

Pas de passion, mais raisonnons froidement. Nous avons vu que les secours temporaires sont un moyen de réparation pour la mère et une sécurité immense pour l'enfant ; nous allons démontrer que si l'administration fait des économies, elles réagissent sur la situation des pauvres abandonnés qui ne connaissent pas leurs mères. Certainement, quand il s'agit d'une population déshéritée dès le berceau des plus douces affections et qu'aucun lien de famille ne doit contenir plus tard, les considé-

(¹) Enquête générale de 1860.
(²) Nicolas, ouvrage cité.

rations de finances occupent un rang secondaire et sont dominées par l'intérêt social. Toutefois, les hommes sérieux ne pouvaient voir sans inquiétude les proportions énormes que prennent chaque année les dépenses des enfants trouvés. La situation s'aggravait d'une manière tellement alarmante dans la Gironde, que la dépense générale du service, qui ne dépassait pas 200,000 fr. avant 1848, s'était élevée à 230,881 fr. en 1851, au moment où le tour fut soumis à la surveillance et où l'offre d'une assistance ranima les sentiments de la nature étouffés par la misère.

Pour toute la France, la moyenne générale des admissions hospitalières s'est élevée en 1857, 1858 et 1859 à 69,70 0/0, et celle des admissions aux secours temporaires à 30,30 0/0; et depuis 1859, cette dernière proportion s'est déjà élevée à mesure que les tours ont été complètement supprimés. Il y a donc réduction pour ce qui concerne les enfants délaissés par leur famille.

Les hospices et les départements en profitent non moins que leurs jeunes pupilles, car les établissements hospitaliers ne contribuent point à la dépense du secours, et il ne pèse en général que pendant trois ans sur les fonds départementaux ; de telle sorte que, sans aggravation de charges, le budget de l'assistance publique peut faire participer à ses ressources un plus grand nombre d'enfants, et les répartir plus largement sur ceux qui demeurent confiés à la tutelle hospitalière. Si la mère vient à décéder, l'allocation mensuelle est continuée à l'enfant et mandatée au nom de la personne qui consent à le recueillir. Ce secours temporaire n'a pas seulement pour but de prévenir l'abandon, l'Administration le destine encore à réintégrer dans la famille la créature innocente que la société ne pouvait rendre responsable de la faute de ses parents. Pour favoriser les légitimations, les règlements stipulent une indemnité de 60 à 100 fr. en faveur de la mère qui contracte mariage avec le père de l'enfant.

Du temps de saint Vincent de Paule, l'enfant abandonné coûtait à peine 30 livres par an.

En 1792, le prix que payait l'Administration pour chaque enfant de la patrie était de 75 fr. (Compte-rendu du ministre Roland).

De 1824 à 1833, d'après le rapport de M. de Gasparin, la dépense moyenne de l'enfant aurait été de 82 fr.

Trente années plus tard, en 1858, elle s'élevait à 114 fr. Pour l'exercice 1859, la dépense totale d'un enfant monte à 116 fr. 93 c. Depuis 70 ans, il y a donc eu augmentation de 41 fr. 93 c.

Enfin, la dépense moyenne des élèves des hospices, suivant les calculs établis par l'enquête de 1860 pour toute la durée de leur séjour, s'élève à 1,420 fr. 62 c.

Or, la dépense moyenne d'un enfant secouru et confié à sa mère serait, d'après les calculs les plus authentiques, de 232 fr. 92 c. pour la période triennale. Certainement il y a économie, car avec les secours temporaires, un enfant coûte six fois moins que lorsqu'il est abandonné à l'hospice ; de telle sorte que si le service tout entier se prêtait aux nouveaux errements, la dépense annuelle, s'élevant aujourd'hui à plus de dix millions, se réduirait aussitôt à 1,700,000 fr.

Mais qui oserait dire pour cela que l'assistance publique en France marchande ses trésors? Quel est celui qui resterait indécis dans ses préférences entre la charité aveugle qui protége le vice aussi bien que le malheur, et celle qui, plus sage, s'éclaire pour mieux donner? Les nouveaux règlements n'étendent-ils pas aujourd'hui le bienfait du secours aux enfants légitimes qui peuvent se prévaloir de circonstances exceptionnelles? Pour les orphelins de cette catégorie, que recueillent des personnes étrangères ou des parents éloignés, l'assistance départementale dure quelquefois même jusqu'à 12 ans.

Étrange objection, Messieurs, que celle qui prétend qu'en conservant les enfants naturels à leur mère, cette nouvelle population va être livrée dès le berceau au vagabondage et à toutes les mauvaises inspirations de la misère et du vice !

Jamais à aucune époque la France n'a été couverte de plus d'institutions destinées à combattre le paupérisme. Nous invoquerons une autorité qui, à cet égard, ne peut être suspecte dans ses éloges. Avant que l'enfant du pauvre vienne dans le monde, où tant de douleurs l'attendent, écrit M. Jules Simon (1), la bienfaisance a songé à lui. Des Sociétés de Maternité ont veillé au chevet de sa mère, l'hospice des Enfants-Trouvés le protége contre l'abandon. Dès qu'il commence à poser ses pieds sur la terre, on lui ouvre la crèche, où il trouve un air pur, des

____

(1) Ouvrage cité.

aliments, des soins maternels. L'asile le recueille un peu plus tard, et lui fait une enfance plus douce, hélas! que ne sera le reste de sa vie; plus tard la bienfaisance lui tient ses écoles ouvertes. C'est pour lui que s'élèvent, dans les grandes villes, les pensions d'apprentis, les ateliers-écoles, les patronages, les écoles d'adultes. La société n'est pas plus douce et plus prévoyante pour les enfants que pour les infirmes et les vieillards. Quand arrivent les maladies et la vieillesse, tristes hôtes pour le pauvre et l'abandonné, l'ouvrier trouve dans les hospices un asile convenable, dans les hôpitaux des soins et des remèdes que les riches eux-mêmes ont de la peine à se procurer avec autant d'abondance (¹).

Pourquoi donc écrire plus loin, en présence de ces belles conquêtes modernes sur le paupérisme, que toutes ces institutions moralisatrices et éminemment sociales ne sont que d'étranges illusions des mécaniciens de la vie sociale, qui font tout par des rouages, songeant à tous les besoins de la nature humaine, excepté à ceux du cœur dont ils ne sentent pas les battements?

La meilleure réponse à des assertions aussi hasardées, est la solution que nous venons d'essayer de donner à la question posée par le Congrès médical de Bordeaux, la suppression des tours remplacée par l'assistance à la mère, institution qui a pour but de conserver à la vie le plus d'enfants possible, de se rapprocher le plus possible de l'ordre établi de Dieu, soit en rattachant l'enfant à la mère, soit en lui créant une famille à l'image de celle qui l'a répudié.

Messieurs, ce n'est point par des explosions souterraines et subites que le progrès et les améliorations se font jour, mais par la communication lente, graduelle et inévitable qui descend des classes plus élevées à celles qui le sont moins. Dans l'ordre moral comme dans l'ordre physique, la lumière se lève toujours sur les hauteurs. C'est ainsi que lentement et progressivement l'œuvre de saint Vincent de Paule s'est vivifiée, consolidée et agrandie, et que la suppression des tours, au double point de vue de la morale et de la société, a répondu largement aux espérances des amis de l'humanité.

(¹) Ouvrage cité.

II

QUELQUES OPINIONS PERSONNELLES

A PROPOS DE LA SUPPRESSION DES TOURS

Par le Dr DUPRADA (de La Réole).

———

S'il est vrai que le besoin de la reproduction est le plus impérieux des besoins dans toute la série animale, et chez l'homme en particulier, puisqu'il peut faire l'amour en tout temps, il n'est pas moins vrai aussi que la nature a mis au cœur de tous les êtres le devoir impérieux de protéger, de nourrir, d'élever, jusqu'au moment où il pourra se suffire à lui-même, le nouvel être produit par l'union des sexes; et, pour ne nous occuper que de l'homme en particulier, cette partie morale de l'acte de sa supériorité, la reproduction, est la seule vraiment grande, la seule qui élève l'homme. Dieu abdique ses droits de créateur pour lui dire : Tu peux créer à ton tour; créer l'homme à ton image et à ta ressemblance. Je t'ai doué d'organes d'une exquise sensibilité; j'ai mis dans ta compagne tout ce que mon infinie puissance a pu trouver de beauté morale et de beauté plastique, pour assurer, par l'attrait du plaisir, la continuité de l'espèce humaine. Mais moins qu'à toute autre de mes créatures, il ne peut te venir à l'esprit que tu as rempli la but de la nature quand tu t'es livré à la courte épilepsie *(epilepsia brevis)* du plaisir. — Ce n'est pas, en effet, par le fait matériel de l'acte générateur, que l'homme, que la femme peuvent prétendre au titre sacré de père, de mère; ils n'ont fait jusque-là que des actes instinctifs, irréfléchis, involontaires quelquefois, et qui portent en eux-mêmes leur propre récompense. — Ce qui fait la paternité, la maternité, ce sont les actes ultérieurs, les anxiétés de l'avenir, les longs ennuis de la gestation, qui commencent les anneaux d'une chaîne mutuelle de tendresse et de reconnaissance de créature à créateur, qui se continue par les fatigues de la lactation, par les labeurs quotidiens du père pour assurer l'existence de sa jeune famille et procurer à ses enfants les bienfaits de l'éducation, chaîne que la mort même ne peut rompre, et qui joint à chaque génération les regrets du passé et les espérances de l'avenir.

Telle est, Messieurs, et je vous demande pardon de l'avoir rappelée, la voie directe tracée par la nature. Il semblerait que l'homme n'aurait jamais dû s'en écarter, et que la question qui nous occupe n'aurait jamais dû trouver de place dans nos discussions. — Il n'én est pas ainsi pourtant, et pour entrer tout d'abord au vif de la question, nous sommes forcés de convenir qu'après avoir satisfait une passion brutale, l'homme décline souvent la seconde partie de ses devoirs, et, violant les lois sacrées de la nature, ne craint pas de devenir criminel, de vouer à la mort ou d'abandonner à la charité publique le fruit innocent de ses débauches et quelquefois de sa misère

Ce mal est aussi vieux que le monde, et les sociétés anciennes l'ont légué aux sociétés modernes, depuis Moïse sauvé des eaux jusqu'à nos jours. — Il y a deux siècles, un homme dont le nom seul suffirait à honorer l'humanité, un homme s'est trouvé, Vincent de Paul, qui, prenant en main la cause abandonnée de milliers de créatures humaines, leur a fourni le lait de la charité chrétienne, et, faisant passer dans le cœur de nobles femmes le zèle ardent qui le consumait lui-même, a fondé la plus magnifique institution qu'ait inspirée l'esprit de l'Évangile : la Sœur de Charité, l'hospice des Enfants-Trouvés.

Depuis deux siècles, l'idée généreuse de Vincent de Paul, toujours vivace, séduit de bienfaisantes natures, et sans rien craindre de l'avenir, quelles que soient les vicissitudes humaines, l'immortalité lui est promise. — Et pourtant, Messieurs, je viens parler en faveur de la suppression des tours, non de la suppression absolue, mais d'une suppression relative, telle qu'elle existe dans la Gironde. Je ne me laisse pas guider, dans cette circonstance, par de futiles raisons d'économie ou de charité restreinte, mais par l'intérêt de la morale et de la société. Je crois qu'il n'est pas besoin de démontrer que la morale réprouve absolument l'abandon du dernier des enfants. Cette règle ne souffre aucune exception.

Le cri de la nature s'élève contre un tel acte. Si on ne comprend pas la loi des Spartiates vouant à la mort les enfants faibles et contrefaits, on ne comprend pas la mère, le père assez barbares pour abandonner sur la voie publique l'innocente créature qui ne leur avait pas demandé l'existence.

Mais la misère, la débauche, le désir de sauvegarder l'honneur des familles, ont amené la transgression de cette loi primordiale de la nature, et la société, impuissante à arrêter le torrent, est obligée de subir l'abandon des enfants, comme elle subit la prostitution, cette autre violation de la morale éternelle.

Pour arracher à la mort les victimes que le crime voulait retrancher de son sein, elle se rend complice du crime; elle le tolère, elle le provoque, elle en efface le plus odieux. Vous violez les lois éternelles qui vous obligent à nourrir et à élever l'être nouveau que vous avez créé; vous le vouez sans remords à une mort certaine. Je vous arrête. L'enfant que vous abandonnez froid et nu sur le pavé des rues, je le recueillerai, je le réchaufferai, j'en ferai un homme. Vous pouvez être criminel, j'empêcherai l'entier accomplissement de votre crime.

Voilà, Messieurs, le tableau de la situation. L'abandon des enfants est un crime. Par l'admirable institution de l'adoption des enfants trouvés, la société atténue le crime, et, de hideux qu'il était, le rend tolérable. Mais le crime n'en existe pas moins.

Le moment est-il venu de porter remède à ce fléau qui souille l'histoire de l'humanité? Il semble que oui, puisque, dans la Gironde, et probablement ailleurs sans doute aussi, l'Administration de l'assistance publique a profondément modifié les conditions possibles de l'abandon des enfants. — Elle a dit à la fille-mère coupable et abandonnée : Tu as commis une faute, tu as péché contre les lois implacables que la société et la religion ont établies, et le fruit de tes erreurs de jeunesse, un usage barbare t'autorise à le répudier, et à écarter de tes yeux la preuve vivante de ton déshonneur; mais en agissant ainsi, tu violes les lois immuables de la nature. Tu n'as commis qu'une faute contre des lois de convention, et, pour l'effacer, tu commets un crime contre les lois inviolables de la nature. Prends courage, il est un moyen de te réhabiliter après ta chute : c'est de te montrer mère dévouée. Relèves-toi par le travail, personne n'osera te reprocher ta faute. La société viendra à ton secours, elle en prend l'engagement formel.

Cette mesure est-elle bonne? Faut-il la généraliser, si elle ne l'est déjà? Pour moi, Messieurs, je n'hésite pas à le croire. La morale éternelle n'est plus outragée; la société y trouve des assurances pour l'avenir; l'enfant que vous conservez à la vie de famille en subit la salutaire influence; il a quelqu'un à aimer; il n'est pas seul, isolé sur la terre, avec cette terrible inconnue qui se pose au cœur ulcéré de celui qui sort de nos hospices d'enfants trouvés : Quel est mon père, quelle est ma mère? Plus tard, du reste, quand il est soustrait à la tutelle de vos commissions administratives, que devient l'enfant abandonné? Il peuple vos pénitenciers, vos hôpitaux, vos prisons et vos bagnes. Trop heureux si, ne devenant pas criminel, il ne fait que mener une vie errante, portant comme une chaîne le souvenir de son origine et le poids d'une faute qu'il n'a pas commise.

Qu'il m'est arrivé souvent, au milieu des bagnes, au milieu des transportés de Cayenne, au milieu même des lieux publics de débauche, dans les repaires du vice et de l'infamie, où le médecin est obligé de descendre quelquefois, de trouver des regrets, des larmes, d'amers repentirs, et d'entendre ces mots d'excuse : « Que voulez-vous? je suis enfant trouvé; je n'ai jamais connu ni père ni mère; j'ai mal tourné, ce n'est pas ma faute; je n'avais personne pour me conseiller, personne pour me retenir sur la voie fatale du crime; je n'inspirais que répulsion et mépris! » Que répondre à cette accusation lancée contre la société? Ce que nous faisons aujourd'hui : étudier cette question complexe, la discuter, et, à mon avis comme au vôtre, diminuer par tous les moyens possibles le nombre des enfants trouvés.

Mais, dira-t-on, fermer les tours, c'est ouvrir la porte à l'infanticide. Messieurs, je ne le crois pas.

Le nombre des cas d'infanticide a-t-il augmenté dans la Gironde depuis la nouvelle législation en vigueur sur les tours? Je l'ignore. Aurait-il augmenté? Il ne faudrait pas immédiatement en conclure que la suppression des tours en est la cause. La police est beaucoup mieux faite : beaucoup d'infanticides, inaperçus autrefois, sont aujourd'hui découverts et grossissent les statistiques.

Pour ma part, depuis dix neuf ans que j'ai l'honneur d'être

médecin au rapport de l'arrondissement de La Réole, j'ai observé 23 cas d'avortement ou d'infanticide. Dans ces graves moments, j'ai toujours fait de la psychologie expérimentale; j'ai cherché à démêler les mobiles des actions criminelles, et sur 23 cas je n'ai trouvé qu'un seul cas où la suppression des tours pût être accusée d'avoir amené la mort d'un enfant. La cause des infanticides, c'est d'abord ce germe mauvais qui veille au fond de la triste humanité et la porte au crime; c'est quelquefois l'indulgence du jury, c'est aussi la facilité avec laquelle sont admises les opinions les plus absurdes en médecine légale. La grande cause des infanticides c'est la honte, d'autres fois c'est la peur, ce sont les railleries du monde, et toutes les fois qu'un crime a été commis j'ai toujours vu qu'une parole amie, une main secourable eût pu le prévenir. Une fille faillit aux lois de son sexe; elle trouve une famille irritée; elle entend les rires, les chuchottements des serpents femelles qui l'entourent; elle voit que son avenir est perdu, son honneur englouti; elle est délaissée de tous, et souvent par celui qui devrait soutenir son courage. Elle perd la tête et devient criminelle.

La pensée de l'hospice des Enfants-Trouvés ne se présente pas même à son esprit. Pour se débarrasser d'un enfant, il faut des intermédiaires, il faut se confier à quelqu'un, avouer sa faute; c'est ce qu'on veut éviter, même au prix d'un crime.

Mais admettons pour un instant que la suppression des tours amène, en effet, quelques infanticides, faut-il pour cela en revenir aux anciens règlements et rouvrir à deux battants la porte des hospices des Enfants-Trouvés? Je ne le crois pas, au point de vue de la société. Que demande la société? que tous les êtres qui la composent arrivent à leur plus complet développement pour augmenter l'ensemble de ses forces. Elle n'a pas à s'occuper de morale, elle ne demande qu'à se développer librement et à grandir. Si la mort de quelques enfants, dont l'avenir est bien incertain pourtant, est une perte pour elle, cette perte est largement compensée par la mortalité moins grande parmi les enfants conservés et allaités par leur mère que parmi ceux confiés à l'assistance publique. Enfin, la suppression des tours lui donne des garanties pour l'avenir. L'enfant conservé à la vie de famille rentre dans la loi commune, et n'offre ni plus ni moins de chance qu'un autre pour devenir criminel. L'enfant trouvé, au contraire, qui n'a pas de place dans la société, qui est étranger au milieu d'elle, peut lui faire porter plus tard le poids de ses rancunes, de son isolement; c'est un terrain merveilleusement préparé pour le crime, pour le vol, pour l'assassinat, pour la prostitution surtout. Pour réduire mon idée à un froid calcul, la suppression des tours amène, je le veux, la perte de certains enfants qui ne peuvent lui être de longtemps d'aucune utilité, dont le tiers à peine serait parvenu à l'âge adulte. La société, certes, ne doit pas voir leur perte d'un œil indifférent, mais elle doit trouver des motifs de rassurer ses scrupules pour l'avenir dans la pensée qu'elle assure la sécurité de beaucoup de ses membres parvenus au plus complet développement de leurs forces.

Laissons, Messieurs, ces hypothèses pénibles, ces raisonnements d'un froid machiavélisme, et cherchons les moyens, tout en supprimant les tours, de diminuer le nombre des infanticides. La honte est la cause la plus active d'infanticide, puis vient la misère. Que la société vienne généreusement au secours des filles-mères, que les secours mensuels qui leur sont accordés soient augmentés, c'est une dépense productive pour la société. Que l'on ne dise pas que c'est une prime donnée à l'immoralité; la prime véritable donnée à l'immoralité, c'est la facilité de pouvoir se débarrasser du fruit de ses débauches ou de ses faiblesses. Que la loi rende obligatoire, comme autrefois, la déclaration faite au maire des cas de grossesse hors l'état de mariage; que ces magistrats, que les procureurs impériaux soient chargés (si on le trouve convenable) de les rechercher officieusement et de prévenir le crime par des conseils paternels, par la promesse de secours efficaces. Je le disais il n'y a qu'un instant, toutes les fois que j'ai eu l'occasion de constater un infanticide dans la campagne surtout, dans les petites villes, une parole amie, un conseil éclairé, la promesse de quelques secours auraient toujours empêché le crime. Dans chaque cas particulier, j'ai pu toucher du doigt la cause immédiate de l'infanticide : elle était la plupart du temps futile, de nature à pouvoir être levée sans difficulté.

Il est une circonstance qui m'a douloureusement frappé. J'ai vu dans plusieurs occasions, et tous ceux qui se sont trouvés mêlés comme médecins aux tristes drames de la Cour d'assises ont pu le voir comme moi, j'ai vu de misérables filles condamnées à de longues années de prison, flétries à tout jamais; et l'auteur de leur faute, l'homme riche quelquefois, qui leur a refusé un morceau de pain après les avoir déshonorées, que devient-il? Rien ne peut l'atteindre. Il aurait pu empêcher le crime; il ne l'a pas fait. Est-ce juste? est-ce moral? Messieurs, une grande question s'agite depuis quelque temps : cinquante mille enfants par an peuvent demander de quel droit ils sont au jour. — Quelle nécessité, quelle convention humaine, les livre sans défense aux incertitudes et aux problèmes de la vie? Des esprits généreux s'élèvent pour réclamer le révision des lois, et demandent non la suppression des tours, mais au contraire qu'on admette la recherche de la paternité. Je ne sais ce qu'il adviendra de cette aspiration de jurisconsultes éminents; je ne sais quelle sera la solution que l'avenir réserve à cette question déjà posée; mais au point de vue de l'infanticide, je voudrais qu'elle fût résolue affirmativement, certain que le nombre des cas en serait tout d'abord considérablement diminué. Si la recherche de la paternité n'était pas admise d'une manière générale, je voudrais que la loi laissât aux magistrats le droit de la rechercher dans les cas d'infanticide. Une femme met à mort son enfant, on l'arrête, on l'emprisonne, on la punit. Mais le père de cet enfant n'avait-il rien à faire? La société n'a-t-elle pas le droit de lui demander : Qu'as-tu fait pour assurer l'existence de cet enfant? Si tu ne peux, si tu ne veux reconnaître légalement cet enfant pour ton fils, tu dois du moins et du secours à sa mère et des encouragements pour assurer son existence; et s'il est prouvé qu'il expire faute de secours de ta part, tu mérites d'être puni comme complice, et d'être flétri à ton tour. On m'objectera bien des difficultés pour entrer dans cette voie; je ne les méconnais pas, Messieurs; mais le zèle et l'intelligence de nos magistrats en viendraient à bout. Ils ne condamneraient pas sans preuves. L'opinion publique, toujours bien éclairée en pareille matière, leur viendrait en aide. Cette crainte des tribunaux deviendrait une digue à la corruption des mœurs. On verrait moins de filles déshonorées, moins d'enfants trouvés, moins d'infanticides, et la morale, comme la société, n'auraient rien à perdre à l'emploi d'une juste sévérité.

Je me résume :

L'institution des tours est, au fond, immorale; elle facilite la violation des devoirs les plus sacrés de la nature.

Il est bon pour la morale et pour la société de poursuivre leur suppression aussi complète que possible, et de ne les réserver que pour les fruits de la débauche publique ou pour des cas exceptionnels. Fût-il prouvé que la suppression des tours eût augmenté le nombre des infanticides, ce que je ne crois pas, il n'en faudrait pas moins persister dans cette voie. La société est dédommagée de ce malheur présent par la sécurité qu'elle acquiert pour l'avenir.

Des secours plus efficaces devraient être donnés aux filles-mères, sans craindre que ces secours ne devinssent une prime à l'immoralité. Il vaut mieux prévenir l'infanticide que le punir. Un des meilleurs moyens de le prévenir, c'est d'inscrire dans nos lois que la recherche de la paternité est permise. Tout au moins je demanderais que la recherche de la paternité fût admise dans les cas d'infanticide, pour que le père convaincu d'avoir refusé des secours à la femme qu'il a séduite, fût puni comme complice.

En entreprenant ce court travail, au sujet de la suppression des tours, j'ignorais que l'état de la question fût aussi avancé. Ce que je croyais une mesure d'essai, une mesure restreinte à la Gironde, est une mesure presque générale. Au sein du Congrès, j'ai appris, par les savants Mémoires des honorables confrères qui ont traité la même question, que dès 1863, après le remarquable Rapport d'une Commission instituée à Paris, Rapport qui ne forme pas moins de deux volumes in-8° de recherches, la suppression des tours avait été décidée en principe. Après avoir lu ce lumineux travail, il nous semble bien difficile d'élever la voix pour réclamer de nouveau le rétablissement des tours. La question, si ce travail nous eût été connu, nous aurait paru tranchée et toute discussion inutile.

III

DE LA SUPPRESSION DES TOURS

AU DOUBLE POINT DE VUE DE LA MORALE ET DE LA SOCIÉTÉ

Par M. Ph. GYOUX,

Docteur en Médecine et Docteur en Chirurgie à Saint-Jean-d'Angély
(Charente-Inférieure):

Messieurs, la Commission organisatrice a désiré qu'au nombre des questions traitées dans ce troisième Congrès, figurât celle de la *suppression des tours, au double point de vue de la morale et de la société.* Il ne pouvait y en avoir de plus intéressante pour le Corps médical, puisqu'il n'y en a pas de plus sérieuse pour la société, et que notre mission ne nous permet de rester étrangers à aucune des grandes questions d'économie sociale qui préoccupent justement tous les esprits de cette époque.

L'enfance a pour tous les hommes un attrait irrésistible. « Qu'on pénètre un instant dans nos demeures, et l'on verra pour qui sont les soins les plus intelligents et les plus nobles préférences, pour qui sont les préoccupations de l'avenir, pour qui on immole les préoccupations du présent, pour qui on se dévoue quelquefois à une vie de privations et de sacrifices (¹). »

Et lorsque l'enfant est sans parents, sans protecteurs obligés, sa situation ne devient-elle pas plus intéressante encore?

D'un autre côté, ces enfants dont la naissance même est une infraction aux lois élémentaires de la société, ne la menacent-ils pas de quelque perturbation? Jetés sur la terre sans famille, sans appui, sans guide, sans moyens d'existence; délaissés d'abord par leurs parents, abandonnés plus tard par la bienfaisance publique, livrés à tous les mauvais penchants, il est à craindre que cette existence qui commence à la porte d'un hospice, n'aille se terminer dans une prison.

(¹) Discours du Préfet de la Haute-Loire au Lycée du Puy.

Ce sont là de graves réflexions qui préoccupent depuis long temps tous ceux qui, par position, par devoir ou par la simple impulsion de sentiments généreux, cherchent tous les moyens de corriger nos maux, de fermer les plaies de notre état social.

L'étude des tours est le point de départ pour la solution de ce grand problème; aussi, cette étude ne saurait-elle être faite avec trop de soin. Nous avons réuni tous nos efforts pour répondre à l'appel du Congrès; mais nous ne nous dissimulons pas que nous avons besoin de son indulgence pour les imperfections que comporte une œuvre aussi rapidement faite et qui exigerait de si longues méditations.

I. — Aperçu historique.

Pour préserver le tour du naufrage auquel ils le voyaient voué, ses partisans en ont placé l'invention sous la tutelle de saint Vincent de Paul. C'est une erreur historique, car il est établi que le tour nous vient d'Italie, où il règne encore triomphalement, et où l'on préfère y « laisser mourir une multitude d'enfants dont la courte et douloureuse destinée ne frappe pas directement tous les regards » ([1]).

Le premier tour établi en France l'a été dans la ville de Bordeaux, en 1720.

La destination du tour n'était pas, dans le principe, de favoriser les expositions d'enfants, mais de préserver ces petits êtres des dangers qu'ils couraient dans les rues.

A cette époque-là, en effet, les enfants abandonnés par leurs mères étaient déposés, soit à la porte des hospices, soit sur la voie publique, et trouvaient le plus souvent la mort dans le manque des premiers soins nécessaires à une frêle existence, ou par suite du refroidissement dont ces créatures étaient les victimes.

Voici, du reste, les statuts de l'hospice de Bordeaux au sujet de l'institution du tour :

« La boîte pour les enfants n'a pas été faite pour autoriser l'exposition, ni pour inviter les pères et mères, ou ceux qui, à prix d'argent, exposent leurs enfants; mais seulement dans

____

[1] Cerfbeer, Rapport sur les hôpitaux d'Italie.

l'esprit de charité, pour les conserver et empêcher l'exposition dans les rues et places publiques, qui pourrait causer la mort des enfants, soit par les passants qui, ne les apercevant pas, les pourraient fouler aux pieds, ou qui seraient gâtés par les autres animaux. — Si, dans la suite, les pères et les mères ou autres personnes sont découverts, et que l'on sache sûrement que les enfants exposés leur appartiennent, le bureau les fera remettre au père ou à la mère, sans préjudice de poursuite extraordinaire contre les auteurs de l'exposition par les juges qu'il appartiendra » (¹).

Le but du tour était bien défini par ces statuts ; nous verrons dans la suite s'il a réalisé les espérances qu'il avait fait concevoir.

Notons, en passant, que la recherche de la maternité et même de la paternité était annoncée comme nécessaire, et que l'exposition était, comme de nos jours, considérée comme un délit.

Il était de plus utile, ce que les statuts ne disent pas, d'envelopper d'un profond mystère la naissance de tout enfant qui venait au monde en dehors de la famille légitime, et l'établissement du tour sembla résoudre les données du double problème : *Conserver l'existence des nouveau-nés et le secret de leur naissance.*

Quoique cette boîte n'ait pas toujours été aussi discrète qu'on l'espérait, il faut convenir cependant qu'elle a enfoui bien des secrets, et qu'elle a, sous ce rapport, réalisé le plus souvent les espérances qu'elle avait fait concevoir. Quant à préserver les nouveau-nés de la mort, nous verrons comment elle s'en est acquittée ; or, si l'intérêt de la mère doit être pris en considération dans la valeur du tour, la conservation des enfants n'a pas une moins grande importance.

Décret du 19 janvier 1811. — C'est du décret du 19 janvier 1811 que commence l'histoire légale des tours, car leur nom est pour la première fois prononcé dans cet important décret, qui régit encore la matière, et dont nous allons donner une sommaire analyse.

Les enfants sont partagés en trois catégories :

1° Les *enfants trouvés* : Ce sont ceux qui, nés de pères et mères

______

(¹) Remacle, Rapport au Corps législatif, 1853.

inconnus, ont été exposés dans un lieu quelconque ou portés dans les hospices destinés à les recevoir.

2° Les *enfants abandonnés* : Ce sont ceux qui, nés de pères ou de mères connus, et d'abord élevés par eux ou par d'autres personnes à leur décharge, en sont délaissés, sans qu'on sache ce que les pères et mères sont devenus ou sans qu'on puisse recourir à eux.

3° Les *orphelins pauvres* : Ce sont ceux qui, n'ayant ni père ni mère, n'ont aucun moyen d'existence. (Art. 1, 2, 5 et 6.)

Un tour était établi dans chaque hospice destiné à recevoir des enfants, et il devait y avoir au plus, dans chaque arrondissement, un hospice dépositaire muni de registres spéciaux. (Art. 3 et 4.)

Cette disposition ne fut pas exécutée, puisque quelques départements en établirent un nombre plus grand que celui de leurs arrondissements. C'est ainsi que l'Ille-et-Vilaine, qui ne renferme que 6 arrondissements, avait 8 tours, et les Basses-Alpes, 11 tours, quoique n'ayant que 5 arrondissements.

Les articles suivants déterminent les conditions d'allaitement et de placement, soit à l'hospice, soit au dehors.

Les layettes et vêtures sont mises à la charge des hospices, et une somme de 4 millions de francs est affectée au paiement des mois de nourrice, qui ne peuvent être payés que sur l'attestation des maires.

Enfin, le décret indique quelles doivent être la tutelle et la seconde éducation des pupilles, et quelles règles on doit suivre pour la reconnaissance et la réclamation de ces enfants.

L'article 23 porte : « Les individus qui seraient convaincus d'avoir exposé des enfants, ceux qui feraient habitude de les transporter dans des hospices, seront punis conformément aux lois. »

N'est-ce pas une singulière bizarrerie, Messieurs, que le décret punisse les expositions et qu'il donne le moyen de les pratiquer plus largement par l'organisation légale des tours? Dans tous les cas, signalons cette persistance du législateur à regarder comme un délit l'exposition des enfants, ainsi que l'avait déjà établi l'hôpital de Bordeaux dans les statuts plus haut relatés.

Le décret de 1811 avait été précédé d'un Rapport de M. de

Montalivet, alors ministre de l'intérieur, dans lequel le nombre des enfants est évalué à 70,558. « Ce nombre est grand sans doute, dit le Rapport; mais si l'on réfléchit qu'en 1784 il s'élevait à 40,000, on ne sera pas surpris qu'il se soit accru de 30,000 environ dans un intervalle de temps semé d'orages et après des guerres suivies de conquêtes qui ont si considérablement augmenté l'étendue de l'Empire. »

Les dépenses étaient de 6,717,000 fr. Mais en ne considérant que les départements composant la France proprement dite, le nombre des enfants était de 55,769, et la dépense de 5,545,418 fr. (¹).

Plus loin, le ministre explique « que ce n'est pas toujours la population d'un département qui fournit seule à la masse des enfants qui s'y trouvent. Indépendamment des habitudes, il est assez généralement reconnu que les départements où il existe des grandes villes, et où l'on peut, avec plus de secret et de facilité, déposer les enfants; ceux dans lesquels il existe des salles de femmes en couches et des établissements spéciaux, se trouvent surchargés d'enfants trouvés qu'on y transporte des départements voisins. »

Le Rapport se termine par ce projet, qui devait plaire à Napoléon Ier, et dont l'idée première remonte à Louis XIV, de consacrer au service militaire les enfants assistés valides.

Le projet fut mis à exécution par la création du régiment des *Pupilles de la Garde*, qui ne répondit pas, il faut l'avouer, aux espérances qu'on en avait conçues.

Instruction du 8 février 1823. — L'article 12 du décret de 1811 avait stipulé qu'un règlement d'administration publique serait rendu avant le 1er janvier 1812; il n'en fut rien, et il faut arriver jusqu'au 8 février 1823 pour trouver une instruction ministérielle qui explique et commente le décret.

Cette instruction, rédigée dans un excellent esprit, ne fait que développer la pensée du décret, et s'occupe successivement des enfants trouvés, abandonnés et orphelins; de leur admission, et par conséquent des tours; les expositions et abandons y sont interdits, et pour que la mesure soit plus efficace, le ministre donne dans son instruction le texte des articles 348, 349, 350,

(¹) De Fontpertuis, *Études sur les enfants assistés*, p. 307.

351, 352, 353 du Code pénal, dont la diffusion ne saurait être assez grande, et c'est pour y contribuer que nous les transcrivons :

ARTICLE 348. — Ceux qui auront porté à l'hospice un enfant au-dessus de l'âge de sept ans accomplis, qui leur aurait été confié afin qu'ils en prissent soin ou pour toute autre cause, seront punis d'un emprisonnement de six semaines à six mois et d'une amende de 16 fr. à 50 fr.; toutefois, aucune peine ne sera prononcée s'ils n'étaient pas obligés de pourvoir à la nourriture et à l'entretien de l'enfant et si personne n'y avait pourvu.

ARTICLE 349. — Ceux qui auront exposé et délaissé dans un lieu solitaire un enfant au-dessus de l'âge de sept ans accomplis ; ceux qui auront donné l'ordre de l'exposer ainsi, si cet ordre a été exécuté, seront, pour ce seul fait, condamnés à un emprisonnement de six mois à deux ans et à une amende de 16 fr. à 200 fr.

ARTICLE 350. — La peine portée au précédent article sera de deux ans à cinq ans et l'amende de 50 fr. à 400 fr. contre les tuteurs et tutrices, instituteurs ou institutrices de l'enfant exposé et délaissé par eux ou par leur ordre.

ARTICLE 351. — Si, par suite de l'exposition et du délaissement prévus par les articles 349 et 350, l'enfant est demeuré mutilé ou estropié, l'action sera considérée comme blessure volontaire à lui faite par la personne qui l'a exposé et délaissé; et si la mort s'en est suivie, l'action sera considérée comme meurtre; au premier cas, les coupables subiront la peine applicable aux blessures volontaires, et au second cas, celle du meurtre.

ARTICLE 352. — Ceux qui auront exposé et délaissé en un lieu non solitaire un enfant au-dessus de l'âge de sept ans accomplis, seront punis d'un emprisonnement de trois mois à un an et d'une amende de 16 fr. à 100 fr.

ARTICLE 353. — Le délit prévu par le précédent article sera puni d'un emprisonnement de six mois à deux ans et d'une amende de 25 fr. à 200 fr., s'il a été commis par les tuteurs et tutrices, instituteurs ou institutrices de l'enfant.

Il serait à souhaiter que ces articles fussent affichés dans la maison de toute sage-femme, et que celle-ci en donnât lecture à toute fille-mère qui vient d'accoucher.

L'instruction s'occupe ensuite des nourrices et du placement des enfants à la campagne; elle prescrit une mesure qui est malheureusement tombée en désuétude dans quelques départements : c'est que tous les enfants soient vaccinés dans les trois mois qui suivent leur naissance, sous peine, pour la nourrice, de ne pas recevoir l'indemnité à laquelle elle a droit; sage mesure, dont l'exécution ne nous semble présenter aucune difficulté sérieuse.

Suivent les autres détails du service, tels que layettes, vêtures, dépenses intérieures et extérieures, etc.

Rapport du 5 avril 1837. — Il s'était écoulé quatorze ans sans qu'aucun acte officiel vînt rappeler l'attention sur les tours, lorsque, le 5 avril 1837, M. de Gasparin, alors ministre de l'intérieur, présenta au Roi un Rapport dans lequel il signala la progression croissante du nombre des enfants trouvés, qui, de 40,000 qu'il était avant la Révolution française, s'était élevé à 129,629.

M. de Gasparin recherche la cause de cette augmentation, et ne la trouve que dans la facilité que procure le tour pour les admissions. « L'humanité, dit-il, a inspiré la pensée des tours, car le but était de préserver de tout accident les malheureux qu'ils étaient destinés à recevoir et qu'autrefois on avait vu déposer sur la voie publique; mais précisément parce que les accidents n'étaient plus à redouter, des mères, qui se seraient révoltées contre la barbarie d'un abandon en des lieux solitaires, ce qui pouvait le rendre meurtrier, se sont familiarisées peu à peu avec la persuasion qu'il n'était plus coupable, parce qu'il ne présentait plus le même danger. » Le ministre ajoute : « L'exemple de l'abandon est contagieux; la société favorise les expositions en les rendant trop faciles; elles cessent d'être un délit aux yeux de la masse, et deviennent une habitude qui entre peu à peu dans les mœurs du peuple; c'est évidemment ce qui est arrivé depuis 1811. » De ce Rapport datent les premiers secours temporaires.

Projet de loi de 1849. — La Constitution de 1848 déclarait le droit à l'assistance pour les enfants abandonnés, et M. Dufaure, alors ministre de l'intérieur, institua une Commission chargée de présenter un projet de loi, et composée de MM. Victor Lefranc, président; de Lurieu, inspecteur général des établissements de bienfaisance; de Watteville, *idem;* Durand Saint-Amand, ancien préfet; Bailleux de Marizy, *idem;* Blanche, conseiller de préfecture de la Seine; Nicolas, chef de division à la direction générale des cultes; Giraud, membre de l'Institut; Valentin Smith, conseiller à la Cour d'appel de Riom, secrétaire.

Cette Commission rédigea sur la matière un travail complet

renfermé dans deux volumes, et un projet de loi en cent soixante-trois articles.

Ce projet, comme bien d'autres, n'eut aucune suite, et ce fut regrettable, car il est conçu dans un esprit qui se rapproche des idées généralement acceptées aujourd'hui, et dont les travaux de la Commission n'ont pas peu contribué à développer les germes.

Le projet de loi prononce la déchéance des tours et donne une importance très grande aux secours temporaires; voici en quels termes :

« Les tours sont supprimés; leur usage ou celui de tout autre moyen destiné, comme le tour, à la réception clandestine des enfants, est expressément interdit.

» Les mères qui conservent leurs enfants ou qui les retirent, *peuvent* recevoir des secours mensuels dont le taux *maximum* est celui des mois de nourrice, et la durée *maximum* l'époque d'admissibilité des enfants à la salle d'asile.

» Des secours supplémentaires peuvent être alloués aux filles-mères les plus malheureuses qui se seront signalées par leur bonne conduite ou qui légitimeront leur enfant par mariage subséquent.

» Les secours sont refusés ou retirés en cas d'inconduite notoire, de ressources suffisantes chez la mère, ou d'exploitation de l'enfant par la mendicité. »

L'exposition et l'abandon étaient punis comme délits, et en cela le projet de loi était conséquent avec lui-même (ce qui n'existait pas pour le décret de 1811) puisqu'il enlevait à l'exposition ses moyens ordinaires et qu'il allait au devant de la misère par l'extension des secours.

Projet de loi de 1850. — L'année suivante, l'Assemblée Législative formula un projet de loi dont l'esprit était tout différent de celui de la Commission de 1849. M. Thiers, qui fut un des rapporteurs, présenta un travail remarquable dans lequel il expose ainsi qu'il suit le plan d'une bonne législation sur la matière :

« Recueillir l'enfant dont la mère se dérobe, et lui tenir lieu de famille; aider celle qui ne cache pas sa qualité de mère; l'aider pendant qu'elle est en couches, l'aider encore après que son enfant est né; l'allaiter pour elle quand elle ne le peut pas; le surveiller

pendant le temps qu'elle est obligée de donner au travail, empêcher qu'on abuse des forces naissantes de cet enfant; l'instruire,
le conseiller lorsque, trop jeune pour se défendre, il traite avec
le maître qui consent à employer sa jeunesse; veiller sur ses
premiers égarements pour faire de la peine infligée une occasion
d'épuration et non de dépravation irrévocable; enfin, non seulement corriger ses imperfections morales, mais aussi ses imperfections civiles : tels sont les soins que doit à l'enfance et à
l'adolescence une société charitable et prévoyante. »

M. Thiers se montrait donc partisan du secours temporaire;
mais cela ne l'empêchait pas de préconiser les avantages du
tour; il déclarait que plusieurs départements, qui l'avaient
supprimé, seraient forcés de le rétablir. Heureusement que la
prédiction ne s'est point réalisée.

Le projet de loi de 1850 ordonnait donc le rétablissement des
tours; c'est là le cachet particulier de ce projet, qui n'offre
aucun caractère saillant. Cependant, il institue un Comité de
patronage communal, composé du maire, du curé, d'un délégué
du bureau de bienfaisance ou du conseil municipal et de plusieurs dames. C'est un timide essai, mais dont les traces resteront
et produiront plus tard de bons résultats que nous signalerons
à la fin de ce Mémoire.

Projet de loi du Conseil d'État en 1850. — Les deux projets de
loi, celui de la Commission ministérielle de 1849 et celui de la
Commission législative de 1850, furent envoyés au Conseil
d'État, qui n'accepta aucune des mesures radicales proposées.

Le rapport de M. Frédéric Cuvier est un modèle de concilia-
tion, et nous ne pouvons résister au désir d'en extraire quelques
passages :

« Le projet de loi de la Commission parlementaire a donné
lieu à deux objections principales : d'une part, en imposant à
tous les départements l'obligation d'établir au moins un tour, il
condamne implicitement et surtout il annule tout ce qui s'est
fait depuis trente ans dans plus de la moitié des départements;
d'une autre part, en concentrant entre les mains du Conseil
général et d'une Commission spéciale siégeant au chef-lieu du
département, tous les pouvoirs pour l'ouverture des établissements dépositaires, pour la réception, la tutelle et la surveillance des enfants, en supprimant presque en entier l'action

de l'administration, il institue un état de choses qui ne tarderait pas à avoir pour les départements les plus onéreuses conséquences.

» On peut pressentir, par les détails où nous sommes entrés, quel serait l'effet d'une disposition qui, rétablissant d'une manière absolue le système du décret de 1811, rendrait obligatoire dans tous les départements l'ouverture d'un tour, ainsi que le porte l'article 2 du projet. Cette disposition, d'ailleurs, ainsi isolée, ne serait pas suffisante : le système, une fois qu'on l'adopte, demande des règles qu'il faut écrire.

» De quel tour est-il question ? Le tour qui, dans certaines localités, ne s'ouvre qu'à certaines heures de la nuit, et qui tout le reste du temps demeure fermé, est-ce là ce tour discrètement charitable dont la Commission réclame l'action toujours vigilante ? Le tour, là où on l'a conservé, pourra-t-il continuer d'être surveillé ? Si on veut le tour à cause de ses avantages, il faut en empêcher les abus ; il faut que, comme en 1811, il ne soit ouvert que pour les enfants nés de parents inconnus ; mais alors, ainsi entendu, ainsi pratiqué, sans bureau d'admission, sans secours aux mères, le tour a des rigueurs dont personne ne voudrait, et pourtant si l'on n'agit pas ainsi, si c'est simplement l'ancien état de choses que l'on rétablit, qui ne voit que tous ces abus d'un autre temps, ces nombres sans cesse croissants d'enfants abandonnés, ces dépenses écrasantes, ces cris des départements, ces plaintes de la morale publique, tout ce qui, depuis trente ans, a provoqué la vigilance et l'action du Gouvernement, tout cela va reparaître ?

» Mais tout cela même ne fût-il pas à craindre, a-t-on bien calculé la portée du principe posé dans l'article 2 ? Les départements qui n'ont jamais eu de tour, à qui, sous l'empire du décret de 1811, on n'en a jamais imposé l'établissement, ces départements où les populations n'en connaissent pas l'usage, la loi nouvelle va-t-elle leur faire violence ? Et ces départements, en si grand nombre, qui ont supprimé leurs tours et qui s'en félicitent si hautement, qui proclament que non seulement leurs intérêts matériels, mais que surtout l'humanité, les mœurs publiques, ont gagné à cette suppression, songerait-on à les contraindre à rétablir une institution qu'ils condamnent, à subir de nouveau tous les abus contre lesquels ils ont lutté ? Ce vaste département du

Nord, par exemple, pourrait-il donc être contraint de voir rentrer dans ses hospices cette population de 3,000 enfants qu'une administration vigilante autant qu'humaine a conservés dans leur famille? Devrait-il de nouveau détourner de l'emploi utile qu'il a pu leur donner les 200,000 fr. dont il avait pu décharger, au grand avantage de tous, le budget de ses enfants trouvés? Il a paru au Conseil que ces conséquences étaient trop graves, trop contraires à l'expérience acquise, pour qu'on pût adopter le système du projet de loi. Il n'est donc pas d'avis que le tour doive être rendu obligatoire.

» Le projet du Gouvernement donnait lieu à des objections non moins sérieuses. Ayant pour objet de consacrer par la loi les mesures depuis longtemps pratiquées par l'administration, il tire résolument les conséquences de la pratique; et comme pour lui le tour est une institution condamnée par l'expérience et par la raison morale, il propose d'interdire partout l'usage du tour.

» Le Conseil d'État n'a pas cru pouvoir accueillir cette disposition; il n'a pu méconnaître tout ce qu'il y avait de sérieux, de respectable dans les considérations invoquées dans le rapport de la Commission parlementaire. Évidemment, à l'existence des tours se rattachent encore dans beaucoup de localités des sentiments qui doivent être ménagés. Quelque opinion qu'on se fasse sur cette institution, quelque conviction que l'on puisse nourrir de ses dangers, ce n'est pas une conviction que l'on puisse imposer par la loi. C'est à l'expérience de dissiper les préjugés, si l'on croit que c'est à des préjugés que tiennent les préférences dont l'institution du tour est l'objet, et il a paru au Conseil que prononcer aujourd'hui la suppression absolue des tours, ce serait imposer, en sens contraire, à certains départements, une contrainte que le Conseil avait déjà repoussée pour d'autres départements dans le projet de l'Assemblée.

» Le Conseil d'État s'est donc arrêté à un système qui, en ce qui touche le tour, ne fait que régulariser et consacrer ce qui s'est établi depuis vingt-cinq ans, d'un commun accord, entre les Conseils locaux et le Gouvernement.

» Au surplus, la conviction du Conseil n'a pu que s'affermir par l'étude des délibérations des Conseils généraux. A voir combien sont divers les sentiments de ces Conseils, on comprend combien il serait contraire aux règles d'une bonne administration que la loi statuât d'une manière uniforme. Certains Conseils généraux, après avoir longtemps et énergiquement maintenu leurs tours, se montrent, au fond, favorables à la suppression; d'autres, qui les ont supprimés, paraissent disposés à les rétablir. Cependant, il faut prendre garde à la portée des vœux émis à ce sujet. Plusieurs des Conseils qui, dans ces dernières années, se sont prononcés pour le rétablissement des tours, ont demandé en même temps que l'État fût chargé de la totalité de la dépense des enfants trouvés, et cette seconde partie affaiblit beaucoup aujourd'hui la première. »

Projet de loi de 1853. — Le projet de loi fut porté au Corps législatif de 1853, et examiné par une Commisssion composée de MM. Chevreau, président; le baron Anatole Lemercier, secrétaire; Remacle, comte de Montalembert, Bodin, Ch. Dupont, comte de Chantérac.

M. Remacle, chargé du rapport, ne conclut ni à la suppression ni au maintien des tours, quoique, personnellement adversaire de cette institution, il en fasse connaître tous les inconvénients dans les arguments qu'il présente.

Il établit, en effet, que l'abandon d'un enfant est un malheur et l'oubli d'un devoir, et qu'il faut, autant que possible, prévenir l'un et réprimer l'autre. C'est l'esprit du projet de 1849. D'après lui, une mère connue ne doit être dispensée d'élever son enfant que par exception, et encore l'exception doit-elle être justifiée.

« Le tour avait été institué, dit-il, dans l'intérêt de l'enfant, comme un nouveau moyen de le protéger et non comme une renonciation à veiller sur ce qui le touche. Par les abus dont il est accompagné, avec la signification qui lui est aujourd'hui donnée, il est devenu, contre le but de son institution, contre la pensée de son auteur, l'un des plus grands dangers de l'enfant (¹). » C'est toujours l'idée de l'hospice de Bordeaux, reprise par M. de Gasparin et confirmée par M. Remacle.

Dans ce projet de loi, comme dans tous les autres, le trafic habituel de l'exposition est puni comme délit.

Proposition faite en 1856, au Sénat, par MM. Troplony et Portalis. — Le projet de loi de 1853 ne fut pas discuté, et il faut en venir à 1856 pour trouver une nouvelle apparition de la question des

______

(¹) Remacle, Rapport au Corps législatif de 1853.

tours. Cette fois-ci c'est sur la proposition de MM. Troplong et
Portalis que l'examen de cette question est conféré à une Commission du Sénat, composée de MM. le comte Portalis, président;
le comte Siméon, secrétaire-rapporteur; le président Daviel,
Tourangin, Ed. Thayer, Berger, Mimerel, le président Delan-
gle, le comte Boulay (de la Meurthe), le comte de Ségur d'A-
guesseau.

La proposition des sénateurs réclamait le rétablissement des
tours avec l'obligation pour chaque département d'en avoir au
moins un. De plus, cette proposition avait pour but de mettre
les garçons à la disposition complète de l'État. A douze ans, ils
pouvaient être enrôlés dans l'armée de mer; à quinze ans, dans
l'armée de terre.

La Commission, par l'organe de son rapporteur, écarta ces
deux points qui formaient la base du nouveau projet, c'est à dire
l'obligation des tours et celle du service militaire.

» En réalité, dit M. le comte Siméon, il est sage de ne pas se
prononcer encore pour ou contre l'institution des tours. Il faut
continuer l'épreuve commencée, et dans quelques années on
arrivera plus facilement à une solution. On jetterait le trouble
dans les esprits en décidant quelque chose d'ici là. »

Quant à la seconde proposition, qui n'était que l'application
de l'article 16 du décret de 1811, elle ne fut pas non plus adoptée
par le Sénat : «La marine et l'armée, disait le Rapporteur, n'ont
pas besoin de tant d'enfants de troupe et de mousses. Ce sont là,
d'ailleurs, des positions recherchées. Les unes sont la récompense donnée aux enfants pour les anciens services de leurs
pères, les autres s'obtiennent par l'apprentissage dans une école
pour laquelle il y a plus de concurrents que de places. Rien ne
justifierait au surplus une mesure qui affecterait au recrutement
une classe spéciale d'individus, marquée d'un stigmate injuste
mais réel, lorsque c'est dans la nation tout entière, sans distinction de catégories, qu'elle doit se retremper. Il faut craindre
d'ébranler ce bel édifice de l'armée, en y touchant par une inno-
vation qui ne produirait pas un bon effet, surtout au moment où
l'on vient de supprimer le trafic du remplacement (¹). »

La question des tours n'en demeurait pas moins indécise, et

____

(¹) Rapport du comte Siméon au Sénat (séance du 21 juin 1856).

quelques années après, le Conseil d'État, chargé d'élaborer un nouveau projet de loi, demanda une enquête générale qui fut ordonnée le 27 mars 1860, par M. Billault, ministre de l'intérieur. Quatre inspecteurs généraux, MM. de Watteville, Romand, Claveau, Bucquet et le chef du service administratif, M. Henri Durangel, furent chargés de cette enquête, et trente questions auxquelles devaient répondre chacun des 86 départements qui composaient alors la France, permirent d'embrasser à la fois et l'ensemble et tous les détails du service. Jamais enquête ne fut plus vaste et plus complète, et le 10 octobre 1861, les commissaires enquêteurs eurent terminé leur mission. Le même jour, le ministre de l'intérieur confia aux mêmes commissaires le soin de dépouiller les rapports de l'enquête, et d'extraire de ces rapports les résultats administratifs et numériques les plus importants, afin de faciliter le travail du Conseil d'État.

Après huit mois d'un laborieux dépouillement, les commissaires présentèrent, au mois de février 1862, un Rapport remarquable à tous les titres; ni l'ordre ni la clarté de l'exposition n'y font défaut; les résultats numériques sont nombreux et parfaitement combinés; les résultats administratifs sont savamment étudiés, et surtout logiquement déduits.

C'est donc là une mine féconde à laquelle devront recourir désormais tous ceux qui voudront étudier avec fruit la question des tours; c'est à cette source que nous avons puisé largement, et si notre conviction eût pu être douteuse sur la suppression des tours, il nous aurait été bien difficile de résister à la statistique solidement établie dans ce Rapport et dont les conséquences sont déduites par le plus vulgaire bon sens.

Tel est l'historique rapide de la question des tours, qu'il nous eût été difficile d'écourter davantage sans paraître ne pas y ajouter l'importance qu'elle mérite.

Cette question, comme vous le voyez, Messieurs, est restée longtemps indécise, et les hommes les plus éminents l'étudiant à divers points de vue, l'ont présentée suivant le côté qui leur était le plus familier ou le plus agréable. C'est ainsi que les philosophes et les moralistes ont fait aux économistes le reproche de n'envisager que le point de vue financier et statistique. « Forcés, dit M. de Tourdonnet, en s'adressant à ces derniers, forcés à chaque instant de ramener le débat sur le terrain de l'économie, ils sont réduits quelquefois à faire bon marché des enseignements de la philosophie, et les partisans des tours, s'élevant aux plus hautes considérations de la morale pure, relèguent au second plan la question d'économie. *Les premiers peuvent avoir raison dans certaines circonstances données ; les autres auront toujours raison* » (¹).

A cela que répondent les économistes ? Laissons parler M. Frout de Fontpertuis, qui, dans une page éloquente, résume ainsi l'opinion qu'il représente (²) :

« C'est la philosophie précisément qui nous a découvert le secret des infirmités de la nature humaine, des défaillances, des misères, des hontes même qu'elle contient ; c'est la philosophie qui nous a appris les dangers de l'affaiblissement de l'esprit de famille, du principe de prévoyance et de la responsabilité personnelle ; c'est la philosophie, enfin, qui nous a révélé le caractère et la moralité de la loi pénale : faute, expiation, réhabilitation. Éclairant de l'exemple les leçons de la philosophie, l'histoire, à son tour, nous a montré, dans le monde ancien comme dans le monde moderne, l'imprévoyance et l'irresponsabilité conduisant des générations entières à l'abrutissement et au désordre ; le vice renaissant de lui-même ; la misère s'alimentant des secours mêmes qui lui sont prodigués ; les orgies de la plèbe romaine ; les fureurs du socialisme parisien. C'est au nom de ces principes immuables, et à raison de ces enseignements constants, que nous proscrivons le tour. Retournée, l'assertion de M. de Tourdonnet serait peut-être moins injuste : *les défenseurs du tour peuvent avoir raison d'une manière accidentelle, les adversaires auront toujours raison.* »

Est-il étonnant alors que dans cette question les hommes les plus éminents partagent les opinions les plus opposées ? C'est ainsi que du côté de la suppression, on voit MM. de Gérando, Baudot, Frout de Fontpertuis, Valentin Smith, de Watteville, Remacle, etc. ; et du côté du maintien, MM. Nicolas, de Melun, le comte Portalis, Troplong, etc.

Les opinions politiques, de même que les opinions religieuses les plus diverses, se trouvent parfois confondues dans cette appréciation. C'est ainsi que l'on voit figurer MM. Thiers, de

(¹) *Revue contemporaine*, t. XXVII, p. 101.
(²) *Études sur les enfants assistés*, p. 134

Lamartine, de Montalembert et l'abbé Gaillard auprès de l'École socialiste pour maintenir les tours, et que M. Victor Lefranc figure à côté de l'abbé Bautain et de Mgr l'évêque de Gap pour la suppression des tours ([1]).

Cependant il est juste de dire qu'au point de vue politique, l'école socialiste trouve dans le tour un moyen d'arriver à constituer la famille universelle qu'elle rêve, et qu'au point de vue religieux une scission assez grande existe entre le catholicisme et le protestantisme.

« Dans les pays de religion catholique, quelle paraît être la préoccupation dominante? Protéger, même avant la naissance, la vie de l'enfant; après la naissance, lui assurer une éducation qui ferait défaut ou serait incomplète s'il était laissé à sa mère. Cette préoccupation explique le tour, l'hospice, la facilité des dépôts et l'indulgence de la loi vis-à-vis des abandons en Belgique, en Italie, en Espagne, en Portugal, en Bavière, en Autriche.

Dans les pays de religion protestante, l'individu semble avoir davantage conscience de ses devoirs et de ses droits. En principe, l'Église ne cherche pas à le décharger des uns, ni à lui ravir les autres. C'est pourquoi la législation autorise la recherche de la paternité, se montre sévère à l'endroit des abandons, interdit les hospices et les tours, comme en Amérique, en Angleterre, en Hollande, en Suède, en Danemarck et en Prusse.

Toujours la vieille querelle entre les partisans de la charité pure et ceux de la prévoyance, entre les adeptes de l'irresponsabilité et du socialisme, et ceux de la responsabilité individuelle et de la liberté de conscience. » ([2])

La philosophie pure, la morale et la religion n'ayant pu nous démontrer où est la vérité dans la question qui nous occupe, et n'ayant produit que des luttes stériles sans résultat pratique, voyons si nous pourrons obtenir mieux de l'étude des faits, de leur analyse, de leur groupement, et des éléments numériques et administratifs que nous possédons.

Et pour cela, reprenons la question des tours à l'époque du décret qui les institua.

([1]) D'après M. de Montalembert, une grande majorité du clergé français serait favorable aux tours, de sorte que Mgr de Gap ne représenterait qu'une infime minorité, ce que nous regrettons. (Corps législatif de 1853.)

([2]) Front de Fontperluis, *loco citato*, p. 341.

II. — DES TOURS ET DE LEURS CONSÉQUENCES.

Il y eut 235 tours ouverts en vertu du décret du 19 janvier 1811. Après le décret, 16 nouveaux tours furent créés, et 18, qui avaient été supprimés, furent rétablis, ce qui formait un total de 269 tours; mais de 1811 à 1860, 244 tours furent supprimés, ce qui réduisait à 25 le nombre des tours existant au 1er novembre 1860.

Depuis l'enquête, 21 tours ont été supprimés; il n'en reste donc plus que 4 : Marseille, Evreux, Paris et Rouen.

Les tours fonctionnaient de diverses manières ; les uns n'ouvraient que le jour, d'autres n'étaient en fonction que la nuit, quelques-uns enfin s'ouvraient une partie du jour et de la soirée.

Chaque hospice avait là-dessus son règlement particulier, de même que pour l'organisation administrative. Tantôt une sœur de charité était en permanence, tantôt un employé subalterne ou même un domestique, tantôt enfin un administrateur. Aucune règle uniforme n'était établie à ce sujet.

Mais ce qui est malheureusement constaté dans la célèbre enquête de 1860, c'est que beaucoup d'enfants ont été victimes du tour, et cette boîte a caché bien des fois des infanticides, ainsi que l'ont attesté des témoignages irrécusables. Des mères donnaient la mort à leurs enfants, qu'elles déposaient ensuite dans le tour, convaincues que l'on attribuerait au tour une mort accidentelle, ou comptant sur une impunité couverte par le silence de la boîte.

Enfants légitimes confiés aux tours. — Il n'est pas jusqu'aux enfants légitimes qui ne vinssent profiter du secret du tour, et n'a-t-on pas vu des parents user de ce moyen pour se débarrasser des enfants qu'ils ne pouvaient ou ne voulaient pas nourrir? Il est établi qu'assez fréquemment ces enfants ont été réclamés par leurs familles légitimes, et il a été constaté par l'enquête que le nombre s'en est élevé en moyenne à 5 0/0 des expositions; et, pour ne citer qu'une ville, à Bergerac, sur 82 enfants exposés en 1828, 12 remises eurent lieu à la requête des parents légitimes. Ces chiffres sont suffisants pour apprécier les charges que les tours imposaient à la société et le nombre d'enfants qu'ils privaient de leur titre de *légitimes*.

La famille est le fondement de la société, et elle est constituée par la réunion des parents avec les enfants; rompre ce lien, ou, ce qui est la même chose, permettre aux parents de se décharger à volonté sur les hospices du soin d'élever leurs enfants et de rejeter sur autrui, sans motif apprécié, une obligation qui ne peut être bien remplie que par eux, c'est nier à la fois l'autorité, la tradition, le devoir du père, le devoir de la mère, le droit de l'enfant et la pensée même des hospices, qui est une pensée de protection et de conservation (¹).

Comment en eût-il été autrement? Tout ne semblait-il pas organisé pour que les parents légitimes, de même que les filles-mères, profitassent de l'offre qu'on paraissait leur faire: Le secret de leur faute d'un côté, de l'autre la pensée que leur enfant allait recevoir dans un hospice les soins éclairés des sœurs de charité, et qu'il aurait une situation meilleure que celle dont on le privait?

La multiplication des tours et la manière dont ils fonctionnaient rend un compte suffisant du nombre des expositions qui se pratiquaient, puisque d'un côté la mère croyait se débarrasser sans nuire à son enfant, et que de l'autre elle pouvait ainsi couvrir sa honte par les voiles du secret.

C'est donc avec raison que lord Brougham a pu dire du tour :

« C'est la plus belle petite machine à démoralisation qu'on ait pu inventer; » et que M. de Gérando a pu donner la définition suivante · « Qu'est-ce qu'un tour? C'est un avis donné au public, une affiche apposée dans la rue et portant : *Quiconque voudra se débarrasser du soin de son enfant, pour en donner la charge à la société, est invité à le déposer ici, et sera dispensé de toute justification* » (²).

Comment se pratiquaient les expositions. — Voulez-vous savoir comment se pratiquaient le plus souvent les expositions? Écoutez ce qu'en racontait M. de la Roussardière (de Cholet) dans une séance du Conseil général de Maine-et-Loire, dont il était membre (³) :

« Il était, Messieurs, dit-il, de la plus haute importance d'établir un tour à Cholet, pour l'arrondissement de Beaupréau. Cette ville est éloignée de quinze lieues de poste d'Angers; cha-

(¹) Remacle, Rapport au Corps législatif de 1853
(²) De Gérando, *De la Bienfaisance publique.*
(³) *Journal de Paris* du 25 octobre 1835.

que année on y porte une vingtaine d'enfants; mais comment cela se fait-il? Ces malheureuses victimes, couchées dans un panier ou dans une carnassière, sont remises à des hommes qui ne méritent aucune confiance, et qu'aucune surveillance n'atteint; la mort de leur fardeau est d'autant plus indifférente à ces porteurs, qu'ils y trouvent l'avantage d'en être délivrés, sans rien perdre de leur récompense accoutumée; j'ai vu de mes propres yeux, dans un cabaret, un de ces misérables ivre-mort, tandis qu'un pauvre enfant vagissait, peut-être près de mourir, dans un panier placé sur la table des buveurs ! Et cependant la société doit protection à ces enfants, quelle que soit leur origine. Ils ont droit à ce que leur vie soit défendue, ils font partie de la grande famille. Que l'on dise, si l'on veut, qu'ils sont une des plaies de la société, je l'accorde; mais la société doit s'accepter elle-même telle qu'elle est faite, et soigner ses membres souffrants comme ses membres sains. Chaque année, Messieurs, appelé à siéger aux assises, nous condamnons comme jurés de malheureuses filles coupables d'infanticide. La crainte du déshonneur, la pensée d'un père, d'une mère implacables, les ont entraînées à ce crime; mais nous, nous le commettons de sang-froid; et si sur 20 enfants portés annuellement de Cholet à Angers, il en périt 16 ou 18 par suite de notre administration, ne sommes-nous pas responsables de leur mort vis à vis de la nature et de la société? »

M. de la Roussardière n'était pas le seul à flétrir la manière dont se pratiquaient les expositions. Voici l'opinion d'un auteur non moins compétent (1) :

« A la faveur de l'institution des tours, d'abominables industries s'étaient élevées; ce qui n'était et ne devait être qu'un acte de compassion, devint un trafic; des hommes, des femmes, pour gagner leur vie, faisaient métier de transporter les enfants des filles-mères, et bien plus, ils allaient solliciter chez elles ces malheureuses et les tenter à domicile. Pour ce faire, un tarif était établi, tarif variable comme tout ce qui tient à l'industrie, suivant les nécessités du moment, et ce que les économistes appellent *la demande du marché*. Au moins si les enfants avaient été traités avec égard; mais il n'en était rien. Les pauvres petites

(1) Adolphe Baudot, *De la suppression des tours*.

créatures, privées de toute surveillance, livrées sans contrôle à
d'avides gardiens, étaient colportées comme des ballots de marchandises, dépouillées parfois de leurs vêtements. Qu'importait,
en effet, au colporteur comment elles arrivaient à l'hospice, si le
tour les recevait mortes ou vivantes, si les fatigues d'un voyage
fait sans précaution les emportaient au bout de quelques jours:
il recevait son salaire, et tout était dit. Ce n'était pas tout encore : des forfaits odieux et que la plume se refuserait presque à
décrire, s'il n'était nécessaire de dire toute la vérité, étaient
commis sur les enfants. De même que du temps de saint Vincent-
de-Paul il se trouvait à la couche des servantes assez dénaturées
pour empoisonner les nouveaux-nés, de même aujourd'hui il
s'était rencontré des hommes et des femmes assez dépouillés de
tout sentiment humain pour jeter dans les fosses d'aisances, dans
les mares, dans les bourbiers, des enfants qu'ils étaient censés
porter au tour. Les fastes de la justice ont retenti de la cruauté
d'une femme chez laquelle on a reconnu plus de vingt-cinq cadavres d'enfants étouffés en deux années, et le lamentable drame
de Tournay n'est malheureusement pas le seul. En présence
d'aussi intolérables abus, que dire de l'institution des tours,
qui leur prête si complaisamment leur appui, qui leur accorde
protection et impunité, et qui, lorsque la justice s'émeut à la
fin, rend si difficile la constatation des crimes? »

Conséquences de l'exposition. — Voyons maintenant ce que
devenaient ces enfants confiés aux tours. Dans beaucoup d'hospices, il était difficile de se procurer des nourrices, et l'on se
trouvait forcé de pratiquer l'allaitement artificiel.

Ce n'est pas devant une assemblée de médecins que je ferai le
procès à ce genre d'allaitement; il est jugé depuis longtemps, et
les conséquences désastreuses qu'il avait pour ces jeunes créatures contribuaient à augmenter cette mortalité si considérable
des pupilles des hospices, qui s'est élevée jusqu'à 87 0/0 pendant
la première année, ainsi que le constatent les Rapports de
M. l'Inspecteur des établissements de bienfaisance de la Charente-Inférieure, pour l'hospice de La Rochelle en particulier.

Mais, enfin, quelques enfants allaient en nourrice; le plus
souvent les nourrices qui se présentaient n'avaient qu'un but
de spéculation : c'étaient souvent de jeunes femmes n'ayant
jamais allaité, ou des mères âgées ayant nourri déjà un trop

grand nombre d'enfants, fatiguées par conséquent d'allaitements répétés, et ayant un lait qui datait quelquefois de plusieurs années. J'en ai connu une, âgée de quarante-cinq ans, qui donnait à téter depuis plus de trois ans, et qui avait le courage de me demander un nourrisson : c'eût été le quatrième qu'elle eût nourri du même lait.

Suivons la nourrice mercenaire emportant au loin le nourrisson qu'elle a reçu. La longue distance qui séparait quelquefois l'hospice de la résidence de la nourrice augmentait les chances de refroidissement, et par conséquent de mort pour ce petit être, qui avait ainsi à subir deux assauts bien dangereux dès son entrée dans la vie : un premier refroidissement pour pénétrer dans l'hospice où son passage n'était que temporaire, et un second refroidissement pour aller de l'hospice au toit qui devait définitivement l'abriter.

Le médecin, comme la mère de famille, sait ce que vaut en général l'allaitement exercé par des nourrices mercenaires loin des yeux et de la surveillance de la famille. Que penser alors des soins que recevaient les nourrissons chez des femmes qui ne pouvaient être surveillées que de loin en loin et par des personnes peu intéressées au succès de l'allaitement? La plupart des nourrices négligeaient ces enfants pour vaquer aux travaux de la campagne, abandonnant quelquefois ces petits êtres à la garde d'enfants en bas âge, et les exposant à être brûlés, mutilés, ou dévorés par certains animaux.

M. le Dr Brochard (de La Tremblade) nous a signalé le fait d'un enfant qui, ayant été brûlé par l'imprévoyance de sa nourrice, avait été enterré sans aucun soupçon; lorsqu'une dénonciation secrète étant survenue, l'imprudence de cette femme fut reconnue et punie par la justice.

On a vu des nourrices ayant perdu le nourrisson qui leur avait été confié, lui substituer un de leurs enfants, et recevoir ainsi une indemnité qui ne leur était pas due. C'est pour remédier à ces graves abus que, par une circulaire en date du 27 juillet 1818, le comte Chabrol, sous-secrétaire d'État au ministère de l'intérieur, institua l'usage du collier.

« Le meilleur moyen, dit-il, de prévenir un abus si condamnable, consiste à passer au cou de chaque enfant un collier que l'on scelle avec un morceau d'étain, au moyen d'une presse dans le genre de celle des notaires. L'étain porte pour empreinte la désignation des hospices auxquels appartient l'enfant, l'année dans laquelle il a été exposé, et son numéro d'ordre. Le collier est serré au degré nécessaire pour ne pouvoir être enlevé à l'enfant, sans cependant le gêner pour sa croissance. »

D'autres fois, la nourrice, manquant de lait et n'ayant qu'une nourriture très insuffisante à donner au nouveau-né, l'entendait crier par suite du besoin que celui-ci éprouvait de se nourrir, et, interprétant d'une manière toute différente les cris de l'enfant, les attribuait à des coliques, qu'elle calmait, savez-vous comment? en lui faisant manger, dès les premiers jours, une soupe épaisse, qui est, aux yeux des gens de la campagne, le meilleur calmant pour ces jeunes estomacs; nouveau danger, qui venait s'ajouter au premier, et qui, modifiant désavantageusement le tube digestif de ces petits êtres, les prédisposait aux affections gastro-intestinales propres au jeune âge.

Les hospices étant encombrés et ayant à supporter des charges considérables, ne pouvaient rétribuer que très mesquinement les services des femmes qui se consacraient aux enfants, et ce n'était que les plus malheureuses qui se décidaient à se charger des nouveau-nés.

Leurs besoins à elles-mêmes étaient grands, leur nourriture insuffisante, et aussi quels élèves produisaient-elles? Des enfants rachitiques, scrofuleux, tuberculeux, etc., sans compter que souvent une prédisposition héréditaire favorisait chez ces enfants des tendances morbides, que des soins excessifs et un allaitement parfait auraient seuls pu corriger.

L'un d'eux, que je connais assez pour le croire digne de foi, m'a assuré qu'il se rappelait avoir plusieurs fois manqué de pain chez les nourriciers qui l'avaient élevé, et s'être rassasié d'herbes et de racines avec le petit troupeau qu'il gardait. On le faisait coucher dans une *mée*, sorte de caisse fermée par un couvercle, servant dans les campagnes à pétrir le pain.

Recrutement militaire. — Aussi, quand arrivait l'époque à laquelle l'enfant devait satisfaire à la loi sur le recrutement militaire, le nombre des pupilles des hospices admis à la réforme dépassait de beaucoup celui des autres jeunes gens.

En effet, si nous considérons la classe de 1858 en particulier, nous constatons que 2,583 pupilles des hospices ont pris part au tirage, et sur ce nombre, 1,007 ont été exemptés pour défaut de taille, infirmités ou faiblesse de constitution, soit 39 0/0; tandis que les enfants de famille, au nombre de 302,756, ont fourni 79,313 cas de réforme, soit 26 0/0. La différence, en faveur des enfants de famille, était donc de 13 0/0.

Ainsi, sur 1,000 pupilles des hospices, 800 mouraient la première année, et si des 200 autres 100 arrivaient à l'âge de vingt ans, 61 seulement étaient aptes à servir leur pays. Que de sacrifices s'imposaient les départements pour arriver à d'aussi minces résultats!

Situation morale. — Voilà pour le côté physique, étudions maintenant ce que devenaient ces enfants au point de vue moral. Nous ne parlerons pas de l'instruction primaire, que presque aucun d'eux ne recevait, ainsi que le constate l'état d'ignorance dans lequel se trouvent presque tous les pupilles des hospices qui ont dépassé l'âge de quinze à seize ans. Qu'il nous suffise de jeter un coup d'œil sur le contingent que fournissaient les pupilles des hospices aux maisons de détention et à la prostitution publique.

Détenus. — En 1860, l'effectif de tous les détenus s'élevait à 52,595, sur lesquels on comptait 1,206 pupilles des hospices, c'est à dire 2,23 0/0, chiffre qui se rapproche de celui de l'enquête de 1849.

D'après des calculs faits par les commissaires enquêteurs de 1860, qui ont pris pour base le nombre total des enfants des hospices comparé au chiffre de la population, on trouve 1 détenu sur 348 enfants assistés, tandis qu'il n'y a que 1 détenu sur 693 individus appartenant au reste de la population. Il y aurait donc sur 696 pupilles des hospices, 2 détenus, c'est à dire le double de ce qui existe pour la population ordinaire.

Prostitution publique. — En 1860, on comptait 14,211 filles soumises, se décomposant ainsi qu'il suit :

Filles des hospices................ 537
Filles en dehors des hospices 13,674

En tenant compte des mêmes éléments de population que pour les détenus, la Commission est arrivée à conclure que la proportion est de 1 fille soumise sur 366 pupilles des hospices.

tandis qu'il n'existe que 1 fille soumise sur 1,200 filles du monde. Ici, la proportion est encore plus défavorable aux pupilles des hospices que pour le régime pénitentiaire, puisqu'elle est trois fois plus forte du côté de ces enfants que du côté des autres filles.

Expositions et abandons. — Savez-vous quelle progression suivaient les expositions et les abandons ? Il résulte des statistiques officielles, que le chiffre qui, d'après Necker, était, en 1784, de 40,000 enfants trouvés, s'est élevé :

En 1809, à	67,966		En 1823, à	111,400
1811, à	70,558		1825, à	119,389
1815, à	84,559		1830, à	118,485
1816, à	87,713		1831, à	122,645
1817, à	92,626		1832, à	127,677
1818, à	97,919		1833, à	130,945
1820, à	101,158		1834, à	129,222[1]

C'est à dire que, dans une période de trente ans (1784-1815), ce chiffre avait doublé, et triplé dans une période de soixante ans.

Dépenses. — N'est-il pas permis, dans une question de service public, à laquelle tout le monde est intéressé et pour laquelle chacun contribue de sa bourse, de savoir quelle marche suivaient les dépenses des enfants trouvés, surtout lorsque la question financière est en rapport direct avec le chiffre des abandons ?

Or, voici ce que nous apprennent les documents officiels. Le décret de 1811 fixait à 4 millions environ la dépense annuelle, et il se basait en cela sur les dépenses des années écoulées. En effet :

En 1809, on avait dépensé	4,637,482 f. 42 c.		
1815,	—	6,113,090	04
1816,	—	6,250,094	30
1817,	—	6,763,179	54
1818,	—	9,000,000	»
1830,	—	9,590,408	»
1833,	—	10,242,047	» [2]

Résumé. — Telle était la situation faite à un trop grand nombre d'enfants par le régime des tours. Ceux-ci causaient la mort aux trois quarts des nouveau-nés; ils mettaient les autres

[1] Rapport du Ministre de l'Intérieur au Roi, 25 novembre 1818.
[2] Rapport du Ministre de l'Intérieur au Roi, 25 novembre 1818.

dans une situation déplorable au point de vue physique, intellectuel et moral ; ils grevaient d'une façon énorme les budgets départementaux, et séparaient pour toujours de leurs parents et d'une famille à laquelle ils avaient droit ces petits êtres, pour lesquels saint Vincent-de-Paul avait tant fait, mais que la société moderne seule a su réhabiliter comme ils le méritaient, en leur conservant, avec les soins d'une mère, l'affection de la plupart des parents et le soutien d'une famille.

III. — DU SECOURS TEMPORAIRE.

S'il était possible de prévenir tous les abandons d'enfants naturels et de préserver ceux-ci de la mort dans la proportion des enfants légitimes, il n'y aurait plus d'enfants sans famille, et la société aurait fait un grand pas dans la voie du véritable progrès moral et matériel. Examinons donc quelles sont les causes les plus réelles des abandons, par quels moyens on a pu et l'on peut détruire ces causes, ne pas permettre qu'un enfant soit détaché de la souche à laquelle il a pris naissance, et voyons en même temps dans quelle condition sociale cet enfant a les plus grandes chances de vie.

Des causes de l'abandon. — Dans son livre sur la *Bienfaisance publique,* publié en 1839, M. de Gérando signale comme principale cause des abandons *la misère,* et cette cause est encore la plus importante, ainsi que l'attestent presque tous les auteurs qui se sont occupés de cette question, entr'autres les commissaires enquêteurs de 1860. Dans son Rapport au Roi ([1]), M. de Gasparin reconnaît hautement cette cause :

« La débauche peuple, dit-il, les hospices d'enfants trouvés, mais la misère est aussi l'une des causes les plus fréquentes des abandons. Si la mère pouvait nourrir son enfant ; si, au moment de sa naissance, elle n'était souvent dépourvue du strict nécessaire, elle se déterminerait difficilement à l'abandonner. Si la femme véritablement indigente avait l'espoir d'obtenir un secours alimentaire qui lui permettrait d'élever son enfant pendant les premiers temps, elle le garderait et ne s'en séparerait plus. »

[1] 5 avril 1837.

Il faut se rappeler, Messieurs, que le secours temporaire n'existait pas à cette époque, et que l'essai qu'en fit M. de Gasparin dépassa même les espérances que cet homme d'État en avait conçues.

Notre expérience personnelle nous met à même de constater l'exactitude de l'assertion émise par des hommes aussi compétents; de sorte que, s'il était possible de secourir suffisamment l'indigence, le plus grand nombre des abandons serait prévenu. Ce qui le démontre péremptoirement, c'est que le nombre des abandons a diminué à mesure que des secours temporaires ont été accordés aux filles-mères.

En effet, l'enquête de 1860 constate que si les secours accordés se sont élevés à

6,694 en 1857
7,723 en 1858
9,173 en 1859,

les admissions dans les hospices ont suivi une progression inverse, puisqu'il y en a eu

19,473 en 1857
17,999 en 1858
16,761 en 1859

Dans le département de la Charente-Inférieure, la progression a été plus marquée encore, ainsi qu'il résulte du tableau comparatif ci-après, pour les années 1861, 1862, 1863 et 1864 :

Années.	Pupilles des hospices.	Enfants secourus.	Total.
1861........	139	88	227
1862........	87	150	237
1863........	68	149	217
1864........	67	136	203

Il n'en existe pas moins d'autres causes d'abandons que nous devons également signaler.

Le besoin, par exemple, de continuer une vie déréglée pousse certaines mères à l'abandon; mais c'est là, il faut l'avouer, une cause rare, et le plus grand nombre de celles qui ont de l'inconduite n'en conservent pas moins leur enfant si elles reçoivent d'une source quelconque les moyens de subvenir à ses besoins.

L'enquête de 1860 signale encore quelques causes d'abandons, mais qui sont très secondaires : la mort, l'émigration, la détention, etc.

Les difficultés de la vie, voilà donc le grand problème à résoudre si l'on veut prévenir les abandons.

De là, la nécessité du secours accordé aux mères pour les encourager à remplir les devoirs que la maternité leur impose.

Quotité du secours. — Au point de vue préventif de l'abandon, le secours devrait être suffisant pour subvenir aux besoins de la mère et de l'enfant tant que celui-ci n'est pas en état de gagner sa vie lui-même, ou que sa mère ne peut la gagner pour lui; de sorte que, pendant tout le temps que l'enfant nécessiterait les soins de la mère, celle-ci devrait recevoir un secours suffisant pour subvenir à son existence et à celle de son enfant, ou au moins un secours en rapport avec son état d'indigence; mais aussitôt que l'enfant n'aurait plus besoin des secours de sa mère, le secours accordé à celle-ci serait supprimé ainsi que celui de l'enfant, la mère pouvant alors subvenir aux besoins de celui-ci par son travail.

C'était là aussi la pensée qu'exprimait M. Thiers dans son rapport précité : « Aider celle qui ne cache pas sa qualité de mère; l'aider pendant qu'elle est en couches; l'aider encore après que son enfant est né, l'allaiter pour elle quand elle ne le peut pas, etc... » ([1]).

Assurément, si ce système était libéralement suivi, le nombre des abandons, qui a déjà beaucoup diminué, décroîtrait encore et s'éteindrait presque totalement, sauf certains cas inévitables.

On alléguera contre cette mesure un motif qui a été bien long-temps mis en avant par les partisans des tours et les détracteurs des secours temporaires. Ce serait, disaient-ils, encourager la débauche et primer le libertinage. Qu'est-il advenu de ces craintes exagérées? C'est que depuis l'introduction du secours temporaire, le nombre des enfants assistés n'a pas augmenté par rapport à la population. Ce nombre était :

> En 1828, de 112,730 enfants de 1 jour à 12 ans.
> En 1858, de 93,405   —   —

quoique la population de la France fût plus élevée en 1858 qu'en 1828 ([2]). Mais le nombre des tours avait considérablement diminué : de 224 il était descendu à 42.

([1]) Voir le rapport de M. Thiers cité plus haut.
([2]) Population : 31,845,428 en 1828; — 36,039,364 en 1858.

L'enquête a constaté 16,761 enfants des hospices en 1859; mais ce que l'enquête ne dit pas, c'est le nombre des mères qui eussent gardé leur enfant si le secours qui leur était accordé eût été suffisant pour subvenir à leur double existence. Eh bien! nous ne croyons pas donner un chiffre trop élevé en évaluant à la moitié au moins le nombre de celles qui se trouvent dans cette catégorie.

Mgr l'évêque de Gap se range à cet avis, dans une lettre qu'il a écrite au préfet des Hautes-Alpes : « Je suis loin, dit-il, de partager l'opinion de ceux qui regardent les secours à accorder aux filles-mères comme une prime d'encouragement à l'immoralité. Avec les précautions indiquées par l'autorité et la vigilance de l'Administration, cet abus n'est pas à redouter. Les secours doivent être accordés en proportion et sur la preuve bien constatée des besoins; et alors qui pourrait nier que c'est un devoir de charité des plus impérieux de venir en aide à une fille-mère, tant coupable soit-elle, qui manquerait du nécessaire pour élever son enfant? » (1)

Il nous paraît évident que plus le secours sera mis en rapport avec les besoins du nouveau-né et de sa mère, plus les abandons diminueront. Quant à craindre que, dans quelques cas, la mère participant au secours, ce serait pour elle un encouragement au libertinage, le passé résout cette question pour l'avenir, et le petit nombre de cas de récidive constatés alors que le secours a été accordé à l'enfant, indique suffisamment quelle pourrait être la proportion des fautes nouvelles si la mère participait au secours dans une plus large mesure. Nous ne tenons donc pas compte de l'encouragement qui, au dire de quelques détracteurs devenus de plus en plus rares, produirait un désordre plus grand, au lieu d'en diminuer les effets. L'expérience a parlé, et contre sa décision il n'y a rien à dire.

Ce n'est pas que nous voulions renouveler le droit au secours créé par la loi du 28 juillet 1793, dans laquelle on lit l'article suivant : « Toute fille-mère qui déclarera vouloir allaiter son enfant elle-même, aura le droit de réclamer un secours de la nation; elle ne sera tenue qu'aux formalités prescrites pour les mères de famille. Le secret le plus inviolable sera gardé. »

(1) Front de Fontpertuis, *loc. cit.*, page 476.

Reconnaître à une fille un droit et lui promettre de par la loi un secret inviolable, en vérité c'était lui faire la part trop belle.

Mais telle n'est pas la destination du secours accordé depuis 1837; il n'est concédé qu'après une enquête sérieuse, et il est retiré à la suite de fautes graves.

La quotité du secours peut-elle amener le résultat que nous cherchons à éviter? Voyons ce qui se passe, et constatons que le plus souvent le secours est non seulement insuffisant pour subvenir aux besoins de la mère, mais même à l'existence de l'enfant. Que peut faire, en effet, une fille sans appui, sans aide, sans famille, qui touche tous les mois, pendant la première année, une somme de 3 fr., ainsi que cela a lieu dans le département du Puy-de-Dôme, où le secours de la première année est de 36 fr.? Comment, avec 3 fr., une fille, si elle n'a aucune autre ressource, peut-elle payer un loyer, manger du pain, et se vêtir même grossièrement? Admettons qu'elle travaille, et qu'avec son travail elle puisse augmenter le pécule qui lui est accordé, mais comptons quel sera le produit de son travail.

Cette mère ne pourra point être domestique, ni aller en journée, sous peine d'abandonner son enfant ou d'avoir un lait moins abondant ou vicié, ce qui est contraire à l'institution du secours. La voilà donc condamnée à chercher un travail supplémentaire qu'elle puisse exécuter dans son ménage, et il faut admettre, dans ce cas-là, que la fille-mère peut utiliser ses doigts à un travail quelconque, et que sa famille l'a élevée en conséquence, ce qui a rarement lieu dans la classe que nous étudions. Que gagnera donc une femme à ce genre de travail, 25 c. par jour? Notez bien que nous sommes en Auvergne, et que si, dans cette contrée, on trouve des nourrices à 3 fr. par mois, le prix de la journée de femme ne doit pas être bien élevé. Je suppose donc que la fille-mère gagnera 25 c. par jour, et ce sera beaucoup, car elle n'a pas qu'à allaiter son enfant, elle a aussi à le blanchir, à le raccommoder, à se blanchir et à se raccommoder elle-même, à tenir son ménage, etc.

Une fois ces premières obligations remplies, calculez combien d'heures il restera à cette fille, et si 25 c., même dans le département du Puy-de-Dôme, ne sera pas un salaire qu'elle aura de la peine à atteindre tous les jours. Au bout du mois, elle aura gagné 7 fr. 50 c., soit 90 fr. en un an. En ajoutant cette somme aux 36 fr. de secours, on obtient pour total de son revenu 126 fr. par an.

Or, s'il lui faut 50 ou 100 fr. de plus par an, comment les trouvera-t-elle, et ne sera-t-elle pas forcée ou d'abandonner son enfant, ou de se livrer à la mendicité, peut-être à la débauche, ainsi que cela arrive malheureusement quelquefois? Un secours supplémentaire ne préviendrait-il pas les abandons de cette nature, qui sont sans contredit les plus nombreux?

Ce n'est pas que le secours supplémentaire dont nous parlons dût être accordé indistinctement et sans discernement : ce serait dénaturer notre pensée que de le croire. D'une manière générale, le secours accordé à l'enfant seul suffit, parce que peu de filles sont sans aucune ressource, sans famille et sans appui, et le cas que nous avons choisi est, nous l'avouons, heureusement exceptionnel. Mais lorsqu'il est constaté par les autorités compétentes, et surtout par le Comité de patronage dont nous parlerons plus loin, et dont nous voudrions voir généraliser l'institution, qu'une fille-mère est dans l'impossibilité absolue, même avec le secours temporaire qui lui est alloué, de subvenir aux besoins de son nouveau-né et que celui-ci court les chances de l'abandon, nous voudrions que la société, représentée ici par le département, vînt au secours de cette malheureuse mère, et lui donnât une indemnité supplémentaire pour lui permettre d'élever son enfant et de ne pas l'exposer à la charité publique.

Cette dépense, qui pourrait grever momentanément les budgets départementaux, ne serait que temporaire, puisqu'il viendrait un temps où la mère, pouvant subvenir non seulement à ses besoins, mais aussi à ceux de son enfant, ne recevrait plus aucun secours; tandis que le nouveau-né, devenu pupille des hospices, est une charge départementale pendant douze années, ce qui équivaut assurément à un supplément de secours.

En effet, la dépense moyenne d'un enfant secouru est de 232 fr. 92 c. pour une période triennale, qui est la durée moyenne du secours. Cette somme est ainsi répartie :

Première année........	87ᶠ 12
Deuxième année......	76 56
Troisième année......	69 24

Total, 232 fr. 92 c., dont la moyenne annuelle est de 77 fr. 64 c.

Les pupilles des hospices dépensent chacun 1,420 fr. 62 c.
pendant douze ans, savoir :

Salaires aux nourriciers..............	923ᶠ 78
Dépenses d'inspection et autres frais...	158 52
Frais de séjour à l'hospice............	160 84
Layettes et vêtures..................	160 16
Total.. ...	1,403ᶠ 30 (¹).

Il résulte de cette comparaison, qu'un pupille de l'hospice
coûte six fois plus qu'un enfant secouru, et que si tous les
enfants assistés recevaient le secours temporaire, la dépense
totale, qui est de 10 millions de francs par an, serait six fois
moins grande, c'est à dire de 1,700,000 fr.; économie nette,
8,300,000 fr.

Si donc on voulait dépenser la même somme en ne l'employant que pour des secours temporaires, le nombre des enfants
assistés, qui est en ce moment de 90,000, pourrait s'élever à
six fois plus, c'est à dire à 540,000; ou bien le nombre des
enfants restant le même, on pourrait dépenser, pour chacun
d'eux, six fois plus qu'on ne dépense actuellement; soit
1,397 fr. 52 c.

Il serait donc facile, et le moment viendra, nous en sommes
convaincu, de doubler au moins, pendant les trois premières
années, le secours pour les filles-mères dont l'indigence est
telle, qu'elles sont forcées d'abandonner leurs enfants, sous
peine de les voir manquer du nécessaire, et d'accorder des
secours analogues aux enfants légitimes dont les parents sont
dans une complète indigence.

La conclusion à tirer de cette discussion, c'est que la fille-mère
indigente devrait participer à un secours temporaire suffisant,
et que ce secours ne devrait pas être fixé à un taux unique,
mais proportionné en quelque sorte à chaque situation. Or,
comme en administration, et surtout en administration financière, la nécessité des chiffres se fait sentir, il serait bon de fixer
un minimum un maximum et au moins un autre tarif intermédiaire.

Durée du secours. — Une autre question non moins importante

(¹) Enquête de 1860.

au point de vue de l'abandon, est la *durée du secours*. Rien n'est plus variable que cette durée : on voit des départements n'accorder le secours que pendant un an, et d'autres le prolonger pendant huit ans, ainsi que le constate l'enquête de 1860. La moyenne est de trois années. Cette moyenne nous semble à peu près suffisante.

A trois ans, en effet, l'enfant marche seul, parle assez bien ; il a la plus grande partie des dents qui doivent composer sa première dentition ; il peut fréquenter la salle d'asile dans les localités où elle existe. Il est donc dans des conditions suffisamment bonnes pour que sa mère puisse le confier, soit entièrement, soit partiellement à d'autres mains, et se mettre elle-même en condition ou reprendre la profession qu'elle exerçait avant d'être mère. L'allaitement est accompli, la première éducation est donnée, la mère pourra donc le plus souvent s'éloigner de son enfant pour gagner ce qui est nécessaire à leur subsistance commune.

Cependant, comme il existe des exceptions, et qu'un certain nombre d'enfants subissent des arrêts de développement, soit physique, soit moral ; comme, d'un autre côté, certaines mères ne peuvent trouver au dehors un travail suffisamment rémunérateur, par suite de situations locales ou d'organisations particulières, la plupart des départements laissent à la sagesse de l'Administration le soin de prolonger, quand il y a lieu, le secours d'une, de deux ou de trois années. Cette dernière limite nous semble indispensable dans la majorité des cas.

L'intervention du Comité de patronage serait dans ces appréciations d'une utilité incontestable. Qui est-ce qui serait plus désintéressé ? Qui pourrait donner les renseignements les plus vrais sur la position de la mère et les besoins de l'enfant ?

Toute demande de prolongation de secours devrait donc, à notre avis, être examinée par le Comité de patronage, qui déterminerait s'il y a lieu d'y faire droit et pendant combien d'années.

Conditions pour obtenir le secours. — Trois conditions sont imposées aux filles-mères qui vont réclamer le secours temporaire.

1° Elles doivent d'abord remplir le premier devoir d'une mère, qui est de reconnaître son enfant, d'après les formes de l'article 334 du Code Napoléon, et pour cela l'article 4 de la loi du 18 décembre 1850 les dégrève de toute dépense ; cet acte doit être expédié gratuitement. Cette disposition est fort sage, puisqu'elle constitue à l'enfant un état civil, qu'elle lui confère des droits, et qu'ainsi une sorte de famille existe désormais pour lui, famille qui n'est pas celle assurément que Dieu a instituée, mais qui lui procure des avantages certains, au lieu de le laisser séparé de tout lien social, comme cela se produisait avec le tour.

2° La fille-mère doit être *indigente*. C'est encore là une disposition très sage, mais qui dans la pratique ne reçoit pas à nos yeux une assez sérieuse application. En effet, que demande-t-on à une fille-mère pour qu'elle constate son indigence ? Un certificat du percepteur indiquant quel impôt elle paie si elle est majeure, et quel impôt paient ses parents si elle est mineure. Or, qui ne sait que cette indication est le plus souvent insuffisante ? Ne connaît-on pas, en effet, des filles assistées qui, ne payant aucune contribution à l'État, pas plus que leurs parents, en paient une très forte à la toilette et quelquefois même à la mode, et qui ont des revenus suffisants pour subvenir non seulement à leurs besoins, mais à leurs fantaisies? Ces filles-mères, et il en existe un certain nombre, reçoivent un argent qui préviendrait des abandons s'il était donné en supplément à celles dont l'indigence est extrême.

Nous voudrions donc que dans l'obtention du secours le Comité de patronage fût consulté. Ce Comité siége sur les lieux; il se compose de personnes honorables et est à même d'apprécier la situation vraie de toutes les filles-mères qui s'adressent à l'assistance publique. Qui est-ce qui peut mieux que ce Comité connaître la position de la mère et de sa famille, savoir si elle est indigente, et jusqu'à quel degré elle l'est? L'avis d'un Comité ainsi institué partout, nous semble devoir être sérieusement pris en considération; et réclamer dans cette circonstance le concours du Comité, serait lui donner une importance qui serait profitable aux enfants assistés, car les membre du Comité, voyant que leur opinion est consultée et qu'elle est même prise en grande considération, porteraient un intérêt plus vif à ces enfants et exerceraient sur eux une surveillance plus active.

3° La fille doit en être à sa première faute, et si, pendant qu'elle reçoit le secours, elle est reconnue enceinte, le secours lui est immédiatement supprimé.

Cette condition nous semble discutable, et pour ne pas prêter à de fausses interprétations, nous déclarerons tout d'abord, que, pas plus que personne, nous ne voudrions que le secours pût servir de prime à l'inconduite; mais nous ne pouvons nous empêcher de trouver à redire sur la sévérité de cette condition.

Il faut que la fille en soit à sa première faute; alors, ce n'est pas à l'enfant que vous accordez le secours, mais bien à la mère, car c'est elle qui est coupable et non l'enfant. Or, nous ne voulons pas supposer que vous punissez un innocent; c'est bien plutôt le coupable que vous voulez atteindre en ne lui accordant pas le secours qu'il demande. Si la fille-mère reçoit un secours, vous le lui supprimez dès qu'elle est enceinte de nouveau, et vous atteignez ainsi non seulement le fœtus qu'elle porte, mais l'enfant déjà né qu'elle élève. Ce n'est pas de la justice, c'est une provocation à l'abandon ou au crime.

Il n'y a que deux alternatives : ou la fille-mère mène une conduite qui ne lui permet pas d'être secourue, et alors la loi (¹) doit lui enlever le soin de son enfant qui est une faveur de la maternité; ou la double faute commise par elle trouve encore un certain degré d'excuse dans les circonstances qui l'ont amenée, et alors le secours doit être accordé quand même.

Mais qui sera juge de la conduite de la mère? Qui appréciera si les actes signalés sont le resultat de la faiblesse ou la conséquence du libertinage? Le Comité de patronage seul est compétent pour donner une opinion motivée et vraie, et dégager la responsabilité qui incomberait à l'Administration si elle était condamnée à décider des questions d'appréciation aussi intimes.

En résumé, outre le certificat d'indigence délivré par le percepteur, nous voudrions que le Comité de patronage attestât la situation vraie de la fille-mère, et qu'il fût consulté chaque fois qu'il y aurait lieu à supprimer un secours accordé ou à refuser un secours demandé.

Résultats du secours temporaire. — La nécessité d'un moyen aussi odieux que l'abandon, fait reculer une grand nombre de mères dont l'âme et le cœur n'ont pas été complètement pervertis, et qui trouvent dans l'Administration un soutien. Beaucoup de

____

(¹) La loi du 28 juillet 1793 stipulait que « s'il y avait du danger, soit pour les » mœurs, soit pour les enfants, à les laisser auprès de leurs mères, l'Administration » les retirera et les placera, suivant leur âge, soit dans l'hospice, soit chez une » nourrice. »

nouveaux-nés qui auraient été déposés sans remords dans un asile sûr, discret et commode, qu'une erreur honorable préparait pour le vice, conserveront donc désormais une mère et un nom, les bienfaits de l'éducation et les joies de la famille, échapperont enfin à l'affreuse disproportion dans laquelle la mortalité les eût frappés s'ils avaient passé par nos hospices.

Les secours produisent donc des résultats satisfaisants de tous points; c'est une économie pour les départements et les hospices dont ils diminuent les charges, en rendant les expositions moins fréquentes; une cause de bien-être pour l'enfant, auquel ils assurent une affection et des soins que rien ne saurait remplacer.

Enfin, nous ajouterons que la recherche de la maternité, qui a rencontré de la résistance à l'origine, semble aujourd'hui prendre sa place dans nos mœurs, sans rigueur du côté de l'autorité, sans froissement du côté des filles-mères, et ces filles vont en général de leur propre mouvement au devant de cette reconnaissance, jugée par elles d'abord si alarmante.

Abandons et expositions. — Il est un fait d'une importance extrême et qui est désormais hors de doute, c'est que le secours temporaire accordé et distribué comme il l'est, c'est à dire d'une manière encore imparfaite, a prévenu déjà bien des abandons et des expositions.

Le fait est démontré par la statistique, puisque de l'enquête de 1860 il résulte que plus les secours accordés sont nombreux et plus les abandons diminuent. Ainsi, tandis que dans le département des Deux-Sèvres les secours accordés sont dans la proportion de 0,40 0/0 et les abandons dans celle de 99,60 0/0, dans l'Ariége, au contraire, où les secours sont dans la proportion de 90,80 0/0, les abandons descendent au chiffre de 9,20 0/0.

Les expositions, qui étaient autrefois nombreuses, se réduisent maintenant à 3 ou 4 par an dans chaque département, et cette diminution est générale dans tous les départements.

Dans la Charente-Inférieure, le nombre des enfants admis dans les hospices s'est élevé jusqu'à 400 par an, et il a été de 74 en 1864; quant aux expositions, elles s'étaient élevées à 19 en 1856 et elles ont été :

En 1859, de.....	7	En 1862, de.....	5	30 en six ans, soit 5 en
1860, de.....	2	1863, de.....	7	moyenne par an.
1861, de.....	3	1864, de.....	6	

Un résultat non moins remarquable, c'est que plus on accorde de secours temporaires, et plus diminue le nombre total des enfants assistés, qui suit une progression décroissante, ainsi que le démontre le tableau suivant puisé dans l'enquête de 1860 :

Années.	Enfants secourus.	Pupilles des hospices.	Total.
1857.......	6,694	19,473	26,167
1858.......	7,723	17,999	25,722
1859.......	9,173	16,761	25,934

Il est donc probable, d'après ces résultats, que plus le secours temporaire pénètrera dans les habitudes, et plus il préviendra d'abandons ; mais il faut savoir attendre du temps et des mœurs des résultats qui sont certains, mais qui ne peuvent être instantanés ; les cinq années qui nous séparent à peine de l'enquête de 1860 n'ont pu, en effet, détruire les habitudes de cinquante ou soixante années.

Mortalité des enfants secourus. — Mais il est encore d'autres points de vue importants pour la société et auxquels doivent être comparés les enfants secourus et les pupilles des hospices, et l'un d'eux est celui de la *mortalité.*

La meilleure organisation, au point de vue de la mortalité, serait celle, nous le disions en commençant ce travail, qui permettrait de conserver autant d'enfants naturels que d'enfants légitimes. Voyons donc quelle est la mortalité comparative des pupilles des hospices d'un côté, et de l'autre des enfants secourus temporairement, et apprécions laquelle de ces deux classes d'enfants se rapproche le plus du type, celui des enfants légitimes.

Or, des tableaux produits par l'enquête de 1860, et qui sont dressés avec un soin extrême, il résulte qu'en 1858 le rapport était ainsi établi entre les décès et les naissances de la première année :

Pour les pupilles des hospices....	57 0/0
Pour les enfants secourus........	30 0/0
Différence en faveur de ceux-ci..	27 0/0

Ainsi, tandis que sur 100 enfants abandonnés au moment de leur naissance, plus de la moitié succombe avant la fin de la première année, puisqu'il n'en reste au bout d'un an que 43, on conserve 70 enfants secourus qui sont à peu près dans la même situation que les autres enfants naturels non secourus et non pupilles des hospices.

La mortalité de ceux-ci est de 28 0/0 la première année, un peu plus faible cependant à cause des soins particuliers qu'ils reçoivent, leur famille étant dans une situation plus favorable.

Quant aux enfants légitimes, la proportion de la mortalité est de 17 0/0, c'est à dire que le rapport est encore plus favorable; et qu'y a-t-il d'étonnant, alors que celui-ci a autour de lui les soins empressés et l'affection de toute une famille, dont le concours ne peut produire que d'excellents résultats?

Si nous établissions une échelle croissante de mortalité, au premier échelon seraient placés les enfants légitimes, et au dernier les pupilles des hospices, les enfants naturels et les enfants secourus occupant un rang intermédiaire.

Mortalité la première année :

Enfants légitimes...............	17 0/0
Enfants naturels non secourus...	28
Enfants naturels secourus.......	30
Pupilles des hospices...........	57

Il résulte de là, que si rien ne peut suppléer la famille légitime, les soins d'une mère seule sont encore préférables, même au point de vue matériel et physique, à ceux que les hospices donnent à leurs pupilles, quelques progrès que l'hygiène ait pu produire dans cette branche du service.

Du mariage de la fille-mère. — Il est si peu vrai que le secours temporaire soit une prime accordée à l'inconduite, que beaucoup de filles-mères contractent mariage à raison de ce secours, qui, leur permettant de garder leur enfant, devient un trait d'union entre le père et la mère. Dans le Loir-et-Cher, par exemple, sur 660 filles-mères, 118 se sont mariées grâce à ce secours, soit 18 0/0.

Quelques Conseils généraux ayant à cœur de faire réussir ces unions, accordent une prime aux époux qui légitiment l'enfant; mais comme la prime détruit toute concession de secours ultérieur, quelques mariages ne se font qu'après l'expiration du secours, et l'Administration n'a alors aucun moyen de les connaître et de les constater.

Il serait mieux, à notre avis, que la prime fût accordée dans quelques cas, mais que le secours fût continué aux époux dont le besoin serait manifeste (¹); ce serait la meilleure prime que celle

______
(¹) Suivant avis du Comité de patronage

qui leur aiderait à élever l'enfant, car la crainte d'une charge supplémentaire peut bien entraver quelques projets d'union et empêcher la légitimation d'un certain nombre d'enfants secourus.

Si la fille-mère se marie avec un autre que le père de son enfant, il est vrai que celui-ci conserve sa situation de fils naturel, mais en général sa position n'en est pas moins améliorée.

Je connais quelques enfants qui se trouvent dans cette situation et pour lesquels le mari est un vrai père, ne faisant le plus souvent d'autres distinctions que celles que la loi l'oblige à faire lorsqu'il se dépouille de ses biens. Les enfants légitimes ne voient pas d'un mauvais œil leur frère naturel, qui jouit ainsi de la même affection et des mêmes égards que tous les autres.

IV. — OBJECTIONS EN FAVEUR DES TOURS.

Le motif principal qui, pendant de longues années, a fait conserver les tours, c'est la crainte de voir augmenter le nombre des avortements et des infanticides. Cette crainte a été formulée si souvent, et il faut l'avouer avec de telles apparences de fondement, que nous devons l'examiner sérieusement, sans parti pris, et avec les données de la statistique judiciaire.

Avortements. — L'enquête de 1860 a constaté qu'en 1818 il y eut 5 condamnations pour crime d'avortement; il y en eut 31 en 1858. C'est une différence énorme absolument parlant, mais qui perd de sa valeur lorsqu'on vient à la scruter plus minutieusement.

Une remarque, en effet, dont il faut tenir compte, c'est la progression croissante des avortements de 1826 à 1860, époque pendant laquelle les tours existaient :

De 1826 à 1830, il y a eu 8 accusations et 12 accusés.

1831	1835,	—	8	—	14	—
1836	1840,	—	13	—	22	—
1841	1845,	—	18	—	40	—
1846	1850,	—	22	—	48	—
1851	1855,	—	34	—	87	—
1856	1860,	—	29	—	79	—
	Totaux.....		132	—	302	—

Il est un autre fait remarquable, c'est qu'en 1848 plusieurs tours, qui avaient été fermés, ont été rouverts, et les avortements n'en ont pas moins continué leur marche ascendante. Quelle relation, après cela, établir entre la suppression des tours et les avortements? Le crime d'avortement est inspiré le plus souvent par le désir de cacher une grossesse, et est commis dès les premiers mois de la grossesse, alors que le tour ne peut fournir à cet égard aucune espérance de plus.

La fille-mère, surtout la primipare, n'avorte pas comme elle pourrait le vouloir; il faut pour cela une concours intelligent et qui se fait le plus souvent payer, ce qui n'est pas au pouvoir de la classe des mères que nous avons en vue. Il y avait, en 1862, 72 femmes détenues pour crime d'avortement, et l'on comptait dans ce nombre 25 accoucheuses et 44 condamnées qui avaient reçu de l'argent.

Les causes des avortements doivent donc être recherchées en dehors de la classe dans laquelle se recrutent les filles-mères qui reçoivent un secours temporaire. Celles-ci n'ont pas les ressources suffisantes pour payer ce genre de crime, qui ne se commet pas en général sans bourse délier, et si quelques avortements gratuits ont pu être signalés, ce sont des cas vraiment exceptionnels.

Infanticides. — En 1828 le nombre des condamnés pour infanticide s'est élevé à 46 ; en 1858, il y en a eu 189, c'est à dire quatre fois plus.

Si nous tenons compte du nombre des naissances naturelles, nous en avons :

En 1828............ 70,704
1858............ 74,633

Proportion :

En 1828....... 6,55 pour 10,000 naissances naturelles.
1858....... 25,32 — —

Différence..... 18,77 en faveur de 1828.

La progression des infanticides a été croissante, comme celle des avortements, de 1826 à 1860, quoique pendant cette période les tours aient subsisté en grand nombre; et lorsque la plupart des tours ont été supprimés, les infanticides n'en ont pas pour cela augmenté dans des proportions plus grandes. C'est ce que démontre le relevé suivant :

    De 1826 à 1830.......   102 infanticides.
       1831   1835.......   94   —
       1836   1840.......   135   —
       1841   1845.......   143   —
       1846   1850.......   152   —
       1851   1855.......   183   —
       1856   1860.......   214   —

Un résultat bien remarquable, c'est qu'en prenant les 15 départements qui en 1828 avaient le plus de naissances naturelles, on arrive à en constater 33,717, et il y a eu 12 infanticides dans ces 15 départements, soit 1 infanticide sur 2,810 naissances naturelles.

Dans les 15 départements, au contraire, les moins chargés en naissances illégitimes, et qui n'en comptaient que 4,080, il y a eu 17 infanticides, par conséquent 1 sur 240 naissances.

Le même rapport existe pour 1858 : les 15 départements les plus chargés en naissances illégitimes atteignent le chiffre de 43,709, et fournissent 53 infanticides, soit 1 sur 825 naissances.

Les 15 départements les moins chargés donnent un total de 4,125 naissances illégitimes, et fournissent un contingent de 35 infanticides, soit 1 sur 117 naissances.

Il y a donc eu, dans les 15 départements qui fournissent le plus de naissances illégitimes, le rapport suivant entre le nombre d'infanticides et le nombre de ces naissances :

    En 1828........   1 sur 2,810
       1858........   1 sur 825

Pour les 15 départements qui fournissent le moins de naissances illégitimes, le rapport est :

    En 1828........   1 sur 240
       1858........   1 sur 117

Le nombre des infanticides est donc en raison inverse de celui des naissances illégitimes; cela résulte au moins de ces comparaisons.

Mais on pourrait croire que ces rapports sont fournis par le hasard; or, voici ce qui résulte de l'examen des 71 départements

qui comptent le moins de naissances naturelles, abstraction faite
des 15 qui en fournissent le plus.

	1828	1858
Naissances naturelles.........	36,987	36,948
Infanticides.................	80	171
Rapport........	1 sur 462	1 sur 216

Dans les 71 départements qui fournissent le plus de naissances
naturelles, déduction faite des 15 qui en contiennent le moins,
on arrive à des résultats analogues.

	1828	1858
Naissances naturelles.........	66,624	76,532
Infanticides.................	75	189
Rapport........	1 sur 888	1 sur 405

De quelque façon que soient maniés ces chiffres, ils expriment
toujours le même rapport, c'est à dire que là où il naît le plus
d'enfants naturels, il se commet le moins d'infanticides, et que
réciproquement il se commet d'autant plus d'infanticides qu'il
y a moins de naissances illégitimes.

Une raison confirmative de cette opinion, c'est que, dans les
départements qui tiennent le milieu dans le chiffre des naissances naturelles, le nombre des infanticides n'a pas sensiblement
varié.

C'est ainsi que dans la Charente-Inférieure, où la moyenne
des naissances illégitimes est de 400 à 500 par an, le chiffre des
infanticides s'est maintenu dans la moyenne de 6,5 par an,
ainsi qu'il résulte des documents fournis au Conseil général de
ce département par M. l'Inspecteur des établissements de bienfaisance.

1re Série.

1836........	6
1837........	3
1838........	5
1839........	8
1840........	6
Total...	28 pour 5 ans, soit un an 6,5 [1].

(1) L'arrondissement de Rochefort manque ; mais l'on peut considérer son contingent comme étant de 5, ce qui porte à 33 le nombre des infanticides.

2me Série (Rochefort compris).

1850	6
1851	7
1852	8
1853	7
1854	4
1855	9
1856	6
1857	7
1858	8
1859	6
1860	6
1861	7
1862	5
1863	9
1864	5

Total... 100 pour 15 ans, soit 6,66 par an.

Examinons maintenant si la progression des infanticides a augmenté en raison de la diminution des tours. Nous avons déjà vu ce qui a eu lieu dans la Charente-Inférieure, où, malgré la suppression des cinq tours qui existaient, la proportion s'est élevée d'une quantité minime, 0,36 0/0.

Il existait 224 tours en 1828, et il y a eu 92 accusations d'infanticides d'après les dossiers judiciaires. En 1858, il ne restait que 42 tours. Si le nombre d'accusations d'infanticides avait augmenté en raison du nombre de tours fermés, nous trouverions que ce nombre serait de 490, et il n'est que de 224.

En Belgique, on a constaté que les provinces où il n'y avait plus de tours, c'est à dire celles de Liége, de la Flandre occidentale, de Namur, du Luxembourg et du Limbourg, n'ont fourni en 1831 et 1841 que 103 infanticides, soit 1 sur 18,565 habitants, tandis que les 4 autres, dans lesquelles il existait encore un tour, en ont fourni 148, soit 1 sur 11,526.

Une autre comparaison a été établie dans la même contrée. Pendant les années 1836 et 1837, on a constaté dans les cinq arrondissements possédant un tour : Bruxelles, Anvers, Gand, Mons et Louvain, 15 infanticides sur 1,133,517 habitants, soit 1 infanticide sur 49,883 habitants; et dans les 22 autres arrondissements sans tour, 22 infanticides sur 2,955,525 habitants, soit 1 pour 72,086 habitants (¹).

(¹) Rapport de la Commission belge en 1845.

En Belgique, comme en France, les mêmes rapports ont donc été constatés, c'est à dire que le chiffre des infanticides n'est ni proportionnel au nombre des naissances illégitimes, ni en raison inverse du nombre des tours.

Une preuve de plus à l'appui de cette thèse, c'est que dans les départements qui n'avaient de tour ni en 1828 ni en 1858, comme dans l'Ille-et-Vilaine, le nombre des accusations d'infanticides n'a pas sensiblement augmenté ; il était de 3 en 1828, et s'est élevé à 5 en 1858.

Dans le département de la Seine, le tour n'a été établi qu'en 1827, cela n'a pas empêché qu'il n'y ait eu 3 accusations en 1826, 4 en 1829, époque à laquelle existait le tour, et 8 en 1858, alors que le tour continuait à exister ; et par contre, le département du Nord, qui avait fermé ses 5 tours en 1848, n'a eu que 2 accusations d'infanticides, quoique cette année-là on ait généralement constaté une certaine recrudescence dans la criminalité.

Il paraît que l'année 1828, qui avait été nominativement désignée aux commissaires enquêteurs pour être comparée à l'année 1858, avait été une année exceptionnellement favorable au point de vue des infanticides, qui avaient subi cette année-là une diminution très grande.

En 1827, par exemple, l'année immédiatement précédente, il y avait eu 121 accusations ; en 1826, 117 ; en 1825, 118, chiffres beaucoup plus élevés que celui de 1828, fixé à 92.

On a comparé les mêmes années 1828 et 1858, pour les autres crimes, et on a trouvé la même progression croissante. C'est ainsi que les parricides, qui avaient été de 9 en 1828, se sont élevés à 17 en 1858.

Les viols et les attentats à la pudeur ont suivi une progression bien plus grande ; ils ont été de 273 en 1828, et de 1,022 en 1858.

Quel rapport peut avoir la fermeture des tours avec l'augmentation du nombre de ces derniers crimes? La suppression des tours n'a pas exercé une influence plus grande sur la production des infanticides.

L'expérience apprend que les infanticides ont toujours lieu au moment de l'accouchement et avant que la mère ait recueilli son enfant, et ne se soit pas par conséquent identifiée avec lui. L'enfant une fois recueilli, et il doit l'être pour pouvoir être porté au tour, il n'y a plus d'infanticide à craindre : l'observation des faits le démontre, le sentiment de la maternité domine dès lors et paralyse toute idée de crime. La plupart des enfants exposés ne sont pas, du reste, des enfants nouveau-nés : ce sont en général des enfants de plusieurs jours, de plusieurs semaines, de plusieurs mois, parfois même de quelques années (¹).

Il faut donc chercher ailleurs que dans la suppression des tours les causes de cet accroissement du nombre des infanticides, et voici celles qui nous paraissent les plus plausibles. En première ligne, nous plaçons la répression plus énergique de la justice, qui possède à notre époque des moyens d'action dont elle ne disposait pas trente ans plus tôt. C'est ainsi que le nombre des agents au service de l'autorité judiciaire a augmenté dans des proportions considérables.

Il y avait en effet, en 1828, 10,829 gendarmes, et ce nombre s'élevait en 1858 à 18,853; une brigade de gendarmerie avait autrefois plusieurs cantons à surveiller, et aujourd'hui il existe des cantons qui possèdent, au contraire, plus d'une brigade.

Pour les commissaires de police, l'augmentation est encore plus grande : on en comptait 962 en 1842, et il en existait 1,953 en 1858 : le nombre est plus que doublé.

En dehors des chefs-lieux d'arrondissement, bien peu de villes possédaient un commissaire de police, à moins qu'elles n'eussent un chiffre de population en rapport avec celui des chefs-lieux d'arrondissement. En 1858, presque la moitié des chefs-lieux de canton possédaient un commissaire de police.

Or, qu'y a-t-il d'étonnant qu'en multipliant les moyens de recherches, on ait constaté un plus grand nombre de crimes? Ce n'est pas qu'il y en ait eu davantage; mais ces crimes ont été recherchés avec plus de soin. Les agents de la justice se trouvant en rapport plus direct avec les populations, découvrent des traces qu'ils eussent ignorées s'ils en eussent été plus éloignés, et leur vif désir de remplir avec zèle la mission que leur a confiée la société, leur a donné des moyens d'investigation qu'ils ne connaissaient point autrefois.

Il n'est pas jusqu'aux maires, aux adjoints et aux gardes

(¹) Commission belge de 1845.

champêtres dont l'éducation judiciaire n'ait été considérablement perfectionnée par trente années de progrès réalisés dans toutes les branches des connaissances humaines et dans tous les services de la société.

La justice avait-elle, il y a trente et quarante ans, les moyens d'information qu'elle possède aujourd'hui, les chemins de fer, le télégraphe électrique, la photographie, etc.? Et, comme le dit avec beaucoup de raison le Rapport des commissaires enquêteurs, « la fable antique donnait des ailes aux malfaiteurs et un flambeau à la justice, qui les suivait d'un pied boiteux. La justice moderne, rapide comme l'éclair, devance les coupables dans leur fuite, et le glaive de la loi les atteint partout. »

Enfin, le changement apporté dans la législation criminelle en 1832 et 1835, n'a-t-il pas eu pour conséquence la répression d'un plus grand nombre de crimes?

Concluons de cette discussion un peu longue peut-être, mais que nous ne pouvions restreindre, car la question des infanticides est une de celles qu'il est le plus important d'approfondir au point de vue de la suppression des tours, concluons que l'augmentation des infanticides n'est pas liée à la diminution du nombre des tours; et si, au pis-aller, quelqu'un voulait encore soutenir la proposition contraire, nous lui répondrions que s'il est malheureux de voir 143 enfants (¹) perdre annuellement la vie par suite du crime que nous étudions, il serait criminel de sacrifier chaque année 2,194 enfants que les secours temporaires conservent à la vie.

V. — Admissions dans les hospices.

« Qu'on adresse, dit M. Frout de Fontpertuis (²), à cent, à mille personnes prises indifféremment cette question : Les auteurs d'un enfant légitime ont-ils le droit de le délaisser? Leur réponse sera unanime : *Non, diront-elles, un tel abandon serait contraire à l'ordre divin comme à l'ordre humain. Au père de famille seul, le devoir impérieux, l'obligation rigoureuse de pourvoir à l'entretien de ses enfants. La charité pourra sans doute lui rendre plus facile*

(¹) Différence entre les infanticides de 1858 et 1828 : 189 — 46 = 143.
(²) *Études sur les enfants assistés*, p. 135.

l'accomplissement de ce devoir, la société prendra à sa charge l'enfant si le père vient à lui manquer prématurément; mais jamais la société ne sera assez insensée, la loi assez immorale ou assez inhumaine pour affranchir le père de ses obligations. »

» La même question, en ce qui regarde la fille-mère, serait-elle résolue avec la même unanimité? Je n'oserais en répondre. Si la doctrine de l'irresponsabilité de la fille-mère, soit comme femme, soit comme mère, n'est pas en général franchement avouée, elle se retrouve, du moins, sans trop de peine, dans le principe de l'adoption sociale des enfants illégitimes et dans le plus grand nombre des arguments qui servent à la défense du tour. Et qu'est le tour même, si ce n'est la reconnaissance matérielle de cette irresponsabilité? Qu'est-ce encore que cette condamnation des secours à la fille-mère envisagés comme encouragements à l'éducation de son enfant? La proclamer en principe indigne de garder son enfant, et agir en conséquence, n'est-ce pas, par la négation de ses droits, lui retirer du même coup ses devoirs? Je n'accepte de pareilles théories sous aucun de leurs aspects ou de leurs conséquences. La mère naturelle ne me paraît pas avoir moins de devoirs à remplir que la mère légitime. Pour l'une comme pour l'autre, la fin de ses devoirs se trouve dans l'impossibilité de leur accomplissement. En d'autres termes, l'enfant naturel ne peut retomber à la charge de la société que dans les mêmes circonstances et au même titre que l'enfant légitime. L'adoption qu'elle fait de l'un ou de l'autre reste un acte de bienveillance, un acte de *justice gracieuse*, pour employer le langage du jurisconsulte, auquel il est de son droit comme de son intérêt de laisser ce caractère. »

Il est donc indispensable que, dans certains cas, et ils sont encore trop fréquents, la société adopte un certain nombre d'enfants; ce sont ceux qu'on admet toujours dans les hospices. S'il était possible de rendre le secours temporaire suffisant, les abandons n'existeraient plus, car chaque enfant demeurerait soit dans sa famille naturelle, soit dans celle de ses parents pour y être assisté. Il n'en est point encore ainsi.

Le secours temporaire n'a pas assez pénétré dans les habitudes et ne s'est pas généralisé d'une façon assez complète pour prévenir tous les cas d'abandons. Des enfants légitimes perdant leurs parents ou en étant séparés parce que ceux-ci sont détenus ou exilés ne peuvent être recueillis par leur famille : ils ont droit à l'assistance publique.

Des filles-mères qui, n'ayant ni asile, ni parents, ne peuvent élever leurs enfants, même avec le secours temporaire qui est accordé en ce moment, sont obligées de les déposer à l'hospice. D'autres filles-mères peuvent être, comme les parents légitimes, ou détenues ou exilées. Quelques enfants exposés, soit légitimes, soit naturels, tels sont les sujets recueillis par les hospices et divisés par conséquent en trois catégories : les enfants trouvés, abandonnés et orphelins, division établie par le décret de 1811.

Enfants trouvés. — Nous avons déjà vu que, depuis l'introduction du secours temporaire, le nombre des expositions est devenu insignifiant, et ce résultat a été également constaté dans les autres contrées. En Belgique, par exemple, pays qui nous a précédé dans l'application du secours temporaire, les conséquences en sont remarquables. C'est ainsi qu'à Tournay le chiffre des exposés fut réduit, en 1834, de 74, moyenne des quinze dernières années, à 3.

A Mayence, où, d'après M. de Gouroff, il n'y eut jusqu'en 1811 que deux ou trois enfants exposés par an, le nombre s'éleva à 150 après l'établissement d'un tour ; en 1815, le tour est supprimé, et immédiatement le nombre des expositions est réduit de nouveau à 2 ou 3 ([1]).

Si le chiffre des secours était donc mieux proportionné aux besoins de l'enfant et de sa mère ; si la durée du secours était prolongée dans le cas où cela devient nécessaire, il est incontestable que le nombre des expositions, quoique très minime aujourd'hui, diminuerait encore.

Par qui ces expositions sont-elles faites ? Ce n'est pas la mère qui, après l'accouchement, peut franchir des distances quelquefois assez grande pour transporter son enfant et le faire ainsi disparaître du lieu où il est venu au monde ; et lorsqu'elle est accouchée depuis quelque temps, elle s'est déjà attachée à son enfant, qu'elle délaisse rarement après qu'elle l'a connu.

L'enquête a dévoilé de tristes réalités et a signalé comme intermédiaires ordinaires certaines sages-femmes dont quelques-unes, « par d'odieuses suggestions, non contentes d'attirer chez

---

([1]) Rapport de la Commission belge, 1845.

elles de pauvres filles séduites et de les dépouiller de leurs épargnes, ne leur montrent d'autre issue qu'une faute plus grave, dont elles se font l'instrument avide à prix d'argent, ou, s'il le faut, en exigeant de la malheureuse mère les derniers haillons qui la couvrent. »

Ces paroles, extraites du Rapport des commissaires enquêteurs, sont encore loin de donner une idée exacte de l'exploitation ignoble dont ces malheureuses filles étaient autrefois les victimes. « Il existait dans l'ouest de la France une ville dans laquelle la sage-femme rappelait, par la voie du journal, à sa nombreuse clientèle, *qu'elle se chargeait d'effectuer les abandons des enfants naturels sans aucun renseignement.* » (¹)

La Charente-Inférieure n'était pas en dehors de cet usage presque général, et si un frein n'eût pas été mis à cette ignoble cupidité, nous ne savons pas jusqu'où aurait pu conduire cette triste spéculation. Des sages-femmes, nous en avons eu la preuve, recevaient des sommes pour déposer des enfants dans des hospices, et au lieu d'accomplir la coupable mission qu'elles s'imposaient, elles se rendaient plus coupables encore en exposant les nouveau-nés sur la voie publique.

Heureusement, nous ne sommes plus à ce temps, et sous ce rapport des progrès réels se sont accomplis, grâce à la vigilance de l'autorité et aux répressions énergiques de la justice. L'une des sages-femmes qui, dans le département de la Charente-Inférieure, se livrait le plus à cet ignoble commerce, allait être prise et incarcérée lorsqu'elle fut atteinte par une mort subite que l'on attribua à la perspective de la prison.

Enfants abandonnés. — Cette classe comprend les enfants qui sont admis au compte des hospices, mais dont l'origine est connue. Ces enfants appartiennent soit à des filles-mères d'une indigence extrême, soit à des filles-mères détenues ou prostituées. Ce sont les trois catégories de filles-mères qui fournissent les enfants abandonnés, au nombre de 16,761 en moyenne annuelle. Ce nombre est relativement restreint, puisque de 56,365, chiffre auquel s'élevait cette population des hospices en 1828, il était descendu en 1859 à 29,771, et ce chiffre est moins élevé en 1864.

Il s'abaisserait encore si les principes du projet de loi de 1849

(¹) Enquête de 1860.

étaient plus largement appliqués. La misère étant la cause principale des abandons actuels, diminuer cette misère serait amener un abaissement dans le nombre des abandons et améliorer par conséquent la situation d'un grand nombre d'enfants, en même temps qu'alléger les charges départementales, puisque nous avons démontré que l'enfant abandonné coûte six fois plus que l'enfant secouru.

Comment se pratiquent les abandons? Il existe dans chaque département un ou plusieurs hospices dépositaires : ce sont les hospices chargés d'admettre des pupilles. Les enfants y sont présentés, et si les conditions imposées sont remplies, l'enfant est admis provisoirement par la Commission administrative, son admission définitive ne pouvant être prononcée que par le Préfet.

L'une des premières conditions, s'il s'agit d'un abandon, c'est que l'enfant soit enregistré au lieu de sa naissance et ait par conséquent un état civil certain.

Dans quelques hospices dépositaires, et ceux de la Charente-Inférieure sont de ce nombre, l'enfant n'a pas besoin d'être présenté à l'hospice. Il suffit que les pièces exigées soient adressées par la voie hiérarchique au préfet du département; c'est là une mesure dont nous n'avons pas besoin de faire ressortir l'importance au point de vue de la santé des enfants.

S'il existe dans la commune où est né l'enfant une nourrice qui veuille l'allaiter, il lui est confié; sinon, on le conduit à la nourrice la plus voisine, et s'il n'y en a pas dans le voisinage, alors seulement on l'apporte à l'hospice.

La situation de cet enfant est bien meilleure qu'elle n'était à l'époque de l'existence des tours, à cause de la surveillance toute spéciale dont il est l'objet, et qui n'a pu être introduite qu'en raison des économies réalisées par la suppression des boîtes. Mais nous ne pouvons terminer ce chapitre sans parler d'une classe d'enfants abandonnés dont la situation particulière nous semble intéressante.

Il existe une catégorie d'enfants qui sont inscrits sous le titre d'*abandonnés,* mais dont l'abandon a besoin d'être expliqué. Quelques filles ou veuves, occupant une certaine position dans le monde et se trouvant enceintes en dehors des conditions normales, sont obligées de cacher leur grossesse sous peine de scandale public : une famille respectable pourrait être déshonorée ; des enfants légitimes atteints par une faute dont ils ne sont pas coupables ; des positions péniblement acquises, perdues pour toujours. L'administration, entre deux maux choisissant le moindre, facilite à ces femmes les moyens de couvrir leur faute, non pas dans leur intérêt, mais dans l'intérêt des tiers qui en seraient lésés, et alors elle admet ces enfants au nombre des enfants abandonnés ; mais ils n'ont d'abandonnés que le nom. La mère paie annuellement et d'avance la pension de l'enfant, qui ne coûte rien au budget ; des nouvelles lui sont données par la Préfecture, et si les circonstances se modifient de manière à permettre le retrait de l'enfant, celui-ci est retiré. Dans tous les cas, il a un état civil connu de l'Administration seule, et il peut participer dans certaines éventualités aux avantages qui incombent aux enfants naturels.

VI. — SURVEILLANCE DES ENFANTS ASSISTÉS.

Inspecteurs. — La surveillance des enfants assistés remonte au décret de 1811, dont l'article 14 détermine que les enfants seront visités au moins deux fois par an, soit par un commissaire spécial, soit par les médecins ou chirurgiens vaccinateurs ou des épidémies.

L'instruction du 28 février 1823 renouvelle ces dispositions, mais les rend plus restrictives en décidant que le commissaire spécial sera ou le médecin des épidémies, ou le médecin vaccinateur, et qu'il inspectera les enfants au moins deux fois par an, sous l'autorité du sous-préfet et sous la surveillance de la Commission administrative de l'hospice.

Le 20 juillet 1828, M. le vicomte de Martignac, ministre de l'intérieur, trace la mission que les inspecteurs doivent accomplir, et le 25 décembre 1833, un arrêté du ministre du commerce et des travaux publics rétablit l'inspection des enfants assistés momentanément suspendue.

M. de Montalivet, ministre de l'intérieur, rédige, le 12 mars 1839, de nouvelles instructions et insiste sur les points suivants :

« L'inspecteur se rend fréquemment dans les lieux où les enfants sont placés. Il s'assure de leur existence et de leur identité ; il vérifie si les nourrices ne remettent pas leurs nourrissons à d'autres femmes, si elles sont munies de leurs livrets, si elles sont exactement payées. Il veille à ce que les enfants reçoivent les soins nécessaires, à ce qu'ils soient vaccinés, et, en cas de maladie, visités par les médecins; à ce qu'ils soient élevés dans des principes de religion et de morale. Lorsque les enfants sont plus grands, l'inspecteur continue d'exercer sur eux sa surveillance et s'assure que les Commissions administratives remplissent à leur égard les devoirs de la tutelle. »

Ainsi a été créée l'institution des inspecteurs départementaux, auxquels sont dues, il faut le déclarer hautement, toutes les améliorations obtenues dans cet important service.

Quelques départements accordèrent d'abord une indemnité à une personne recommandable, qui, recevant la commission d'inspecteur, parcourait une fois l'année le département, et consignait, dans un rapport annuel au préfet, les observations qu'elle avait à présenter et les améliorations qu'elle croyait avantageuses.

Dans d'autres départements, la surveillance des enfants était confiée aux inspecteurs primaires, hommes recommandables par leur mérite et leur zèle, mais qui ont un service assez important pour que tout leur temps soit utilisé.

Enfin, sur les instances de Son Exc. M. le Ministre de l'intérieur, tous les départements ont accepté d'avoir un inspecteur spécial, l'Isère en avait un depuis 1811. La Charente-Inférieure, les Côtes-du-Nord et les Vosges n'en ont que depuis 1857, et depuis cette date il existe un inspecteur spécial dans chaque département. Leurs traitements, de même que leurs frais de tournée, sont variables, tandis que dans les Basses-Alpes et le Cantal, l'inspecteur ne reçoit qu'un traitement évidemment insuffisant de 1,200 fr. Dans le Rhône, il touche 5,000 fr. La moyenne des traitements est de 2,351 fr., et celle des frais de tournée, de 850 fr.

Un traitement de 2,500 fr. nous semblerait devoir être le minimum, et trois ou quatre classes échelonnées permettraient d'atteindre le maximum actuel, qui est de 5,000 fr.

L'inspecteur réside auprès du préfet dont il est le représentant et qu'il éclaire; il présente chaque année au Conseil général un rapport sur tous les détails du service qui lui est confié.

C'est à ces rapports si complets que sont dues les améliorations nombreuses introduites depuis quelques années, améliorations dont on doit savoir d'autant plus gré à ces chefs de service, qu'ils ont eu à lutter dans les Conseils généraux contre toutes les idées préconçues qui prennent quelquefois racine dans les esprits les plus distingués, si ces esprits n'ont pas fait une étude particulière de la question qui les occupe.

C'est aux inspecteurs départementaux, c'est à leurs efforts persévérants que nous devons la suppression des tours, en attendant que la loi et les mœurs publiques en empêchent la réapparition. C'est à eux que sont dus les secours temporaires plus largement accordés, les règlements promulgués dans chaque département; c'est à leurs sollicitations que nous devons de voir éloigner des hospices dépositaires les enfants dès qu'ils y sont transportés, pour être placés de préférence à la campagne et y trouver une famille dont la Providence a permis qu'ils fussent privés. Que de remercîments ne mérite pas leur persévérance! Que d'encouragements, leurs efforts! Quelques-uns sont docteurs en médecine et sortent même de la pratique médicale; nous souhaiterions qu'un plus grand nombre fût pris dans notre Corps, car ceux qu'il fournit ne sont ni les moins zélés ni les moins intelligents. Comment en serait-il autrement? Est-il une profession dans laquelle l'homme ait été obligé de faire des études plus longues, plus variées et plus complètes? En est-il une qui offre un champ plus vaste à l'étude et à la pratique? Dans quel état y a-t-il plus de fatigues à supporter, plus de privations à subir? Est-il étonnant alors que ceux qui ont passé par le métier, soient aussi fortement trempés au physique et au moral?

Mais même au point de vue des détails du service, qui mieux qu'un médecin peut apprécier l'état des enfants, la valeur des nourrices, l'hygiène des habitations, les infirmités et les maladies qui peuvent frapper les petits êtres qui sont confiés à l'assistance publique? Aussi, sans vouloir prononcer aucune exclusion par rapport au autres professions, dans la crainte que notre opinion pût paraître suspecte, nous croyons que le plus grand nombre des inspecteurs devraient être médecins.

Ce fut la pensée du décret de 1811 (art. 14); ce fut celle de la circulaire ministérielle du 15 juillet 1811; ce fut surtout celle de l'instruction du 8 février 1823, qui confia l'inspection des enfants assistés aux médecins des épidémies et aux médecins vaccinateurs.

On a allégué quelquefois l'incompétence du médecin au point de vue administratif, mais cette allégation se trouve détruite par les faits, et nous ne sachions pas qu'aucun des médecins qui se trouvent inspecteurs départementaux soit au dessous de sa tâche. La loi du 30 juin 1838 nous a du reste relevés de ce reproche d'incapacité, en autorisant dans les asiles d'aliénés la réunion du pouvoir administratif et du pouvoir médical.

« Pour démontrer combien ces objections sont peu fondées, dit M. Parchappe dans le *Dictionnaire encyclopédique des Sciences médicales* (¹), il peut suffire d'invoquer l'ensemble des asiles où la science marche du même pas que l'administration, sous l'impulsion de directeurs-médecins que leurs aptitudes administratives n'ont certes pas condamnés à l'improductivité scientifique. »

Le service des enfants assistés ne saurait faire exception à cette règle.

Sous-inspecteurs. — Dans quelques départements, il existe un ou plusieurs sous-inspecteurs chargés de coopérer au bien du service, de remplacer l'inspecteur en son absence ou dans les cas urgents, et auxquels sont dévolus des détails administratifs qui pourraient surcharger le bureau centralisateur de l'inspection.

L'institution des sous-inspecteurs, si elle était généralisée, nous semblerait pouvoir produire des résultats encore plus avantageux que ceux auxquels nous sommes déjà arrivés. L'inspection, en effet, nous paraît avoir rendu des services considérables, et à l'époque où elle a été créée, trouvant tout à faire, elle a fait tout ce qu'elle a pu ; mais l'activité, de même que la puissance humaine, a des limites, et l'inspection les a à peu près atteintes ; elle ne peut désormais que conserver et surveiller ce qu'elle a si bien organisé ; mais il lui serait difficile d'aller plus loin, car son centre d'action est trop élevé pour qu'il puisse envoyer des rayons dans tous les détails du service, et cependant que de détails importants !

Pour ne citer qu'un exemple, prenons les pupilles des hospices âgés de douze à vingt-un ans, et qui sont employés, soit aux travaux agricoles, soit comme ouvriers ou domestiques.

(¹) Tom. III, p. 96.

L'enquête de 1860 sembla désespérer de voir jamais ces jeunes gens posséder des livrets de caisses d'épargne. La même crainte fut bien des fois exprimée dans les Conseils généraux, et dans celui de la Charente-Inférieure en particulier. Eh bien ! en 1861, on était parveuu à constituer sur leur tête un pécule de 2,850 fr. 69 c.; en 1862, cette somme s'est élevée à 8,926 fr. 97 c.; en 1863, à 13,479 fr. 85 c.; en 1864, à 17,644 fr.

Nous ne contestons pas que l'inspection n'ait une grande part, la plus grande même, dans les résultats obtenus; mais croyez-vous que la coopération des sulbalternes ait été inutile et n'ait pas un peu secondé l'impulsion ? Voilà une des attributions du sous-inspecteur; les autres sont le placement des pupilles de douze à vingt-un ans, leur surveillance, leurs comptes avec les maîtres et patrons, et le soin de déposer en leur nom à la caisse d'épargne les petites économies qu'ils peuvent réaliser. Nous sommes convaincus qu'un service bien organisé sous ce rapport produirait des résultats considérables, et nous souhaitons que tous les départements acceptent cette organisation : un inspecteur départemental pour la direction du service, un ou plusieurs sous-inspecteurs, suivant l'importance du département, pour l'exécution et la surveillance des détails. Le supplément de dépense serait minime, si on chargeait les sous-inspecteurs du service de la vaccine et des épidémies, et pour cela ils devraient être, comme les inspecteurs, choisis autant que possible parmi les docteurs en médecine. Le corps des sous-inspecteurs offrirait une pépinière de fonctionnaires connaissant parfaitement le service des enfants assistés, et pouvant combler avec avantage les vides de l'inspection.

S'il est important de ne pas donner aux sous-inspecteurs une étendue territoriale trop grande, et un ou deux arrondissements nous paraît être un terrain suffisant, il ne l'est pas moins de leur donner une situation convenable au point de vue administratif. Le département de la Charente-Inférieure, qui depuis quelques années a adopté l'institution des sous-inspecteurs, nous semble en avoir exagéré le nombre, et perdre par là les avantages qu'il retirerait d'une meilleure répartition. On y compte, en effet, 40 sous-inspecteurs pour 6 arrondissements; aussi quel traitement reçoivent-ils? Certains n'atteignent pas 100 fr. par an. Quel service peut-on raisonnablement en exiger?

Cette multiplicité de sous-inspecteurs provient de ce que, à l'origine, on a confondu ces fonctions avec celles de médecins des enfants assistés, ce qui peut offrir des avantages dans certains cas, mais ce qui peut entraver le service, s'il y a exagération.

Comités de patronage. — Nous passons sous silence les sous-préfets et les maires, qui, comme chefs de leurs administrations respectives, sont des autorités nées, et sur l'organisation desquelles nous n'avons rien à dire ici.

Une institution bien importante qui existe dans quelques départements, et que tous devraient posséder, c'est le Comité communal de patronage. Ce Comité, lorsqu'il est bien organisé et qu'il fonctionne régulièrement, peut produire beaucoup de bien et amener des résultats moraux et pécuniaires. Seulement, ce qui manque le plus souvent, c'est l'impulsion. Comment voulez-vous qu'un inspecteur placé au chef-lieu du département, et ayant quelquefois des enfants dans cinq cents ou six cents communes, puisse être en relation avec tous les Comités de patronage? Ce serait un travail au dessus des forces humaines. Mais un sous-inspecteur n'aurait qu'un ou deux arrondissements, et pourrait, par des tournées plus fréquentes, se mettre en rapport plus intime avec les membres des Comités, et ceux-ci auraient à leur tour plus souvent l'occasion de se rendre auprès de lui pour lui présenter les observations qu'ils croiraient utiles au bien du service. Les Comités de patronage, comme toutes les réunions de personnes non rétribuées, ne peuvent fonctionner sans un *stimulus,* et ce *stimulus,* je le trouve dans le sous-inspecteur. De plus, celui-ci ne peut s'occuper fructueusement des détails du service sans le concours éclairé des Comités de patronage.

L'une des institutions nous paraît amener l'autre, et toutes les deux donneraient à l'inspection un appui considérable. Le Comité *communal* indiqué par le projet de loi de 1850 est préférable au Comité *cantonal* proposé par le projet de 1849. Celui-ci, en effet, serait trop éloigné des enfants qu'il aurait à surveiller, et ne serait pas le témoin de leur conduite et des soins qu'ils reçoivent, non plus que le surveillant quotidien des gardiens et des filles-mères.

Quant à la composition du Comité de patronage, elle nous

semble facile. Il se composerait de deux sortes de membres :
membres nés et *membres renouvelables*. Le maire, les ministres des
cultes, les instituteurs communaux et les institutrices commu-
nales, doivent en faire partie de droit. Les autres membres sont
désignés par le Bureau de bienfaisance et, à son défaut, par le
Conseil municipal. Nous voudrions y voir figurer, de plus, deux
ou trois mères de famille, suivant l'importance de la commune
et le nombre d'enfants assistés qu'elle renferme. Nous disons
mères de famille, parce que nous les croyons plus compétentes
que les autres personnes du sexe dans l'éducation de la jeunesse,
en raison de l'expérience qu'elles ont acquise elles-mêmes.

VII. — SERVICE MÉDICAL.

Il nous reste à dire quelques mots du service médical, qui
comprend les visites des médecins et la fourniture des médicaments aux enfants malades.

Dans quelques départements, le pupille des hospices qui a
dépassé douze ans est soigné, lorsqu'il tombe malade, aux frais
de son maître. Cette charge, il faut l'avouer, entrave le placement de quelques enfants, et nous connaissons plus d'une
maison, et en général des meilleures, qui ne voulant pas courir
cette chance, ont refusé de recevoir en condition des enfants
assistés. Il serait donc convenable que, dans leur propre intérêt,
les enfants au dessus de douze ans pussent recevoir gratuitement des soins et des remèdes en cas de maladie.

Quant aux enfants au dessous de douze ans, ils sont partout
soignés aux frais du département, seulement les systèmes
varient à l'infini. Dans quelques départements, les enfants
assistés sont inscrits au bureau de bienfaisance, et sont ainsi
soignés gratuitement par les médecins de ces bureaux. Ce serait
là le meilleur mode, si, dans toutes les communes, il existait
un bureau de bienfaisance, et surtout un médecin attaché à ce
bureau. Dans tous les cas, la mesure serait bonne à suivre
dans les communes où ce service est organisé; il deviendrait
une économie pour le budget départemental, et n'aggraverait
pas d'une manière sensible les budgets des bureaux de bienfaisance.

Dans d'autres départements, les enfants sont visités par des médecins spéciaux, qui sont payés, soit d'après le nombre des visites qu'ils font, soit d'après leur abonnement, dont le taux est fixé par le Conseil général. Au point de vue financier, le système de l'abonnement est préférable, en ce sens qu'il permet d'établir au budget une allocation dont le chiffre est connu ; mais, au point de vue médical, le mode des visites semble préférable, parce qu'il sauvegarde mieux la dignité du médecin et lui procure un salaire proportionné à son travail.

Rien ne saurait exclure, par exemple, l'idée d'une concession faite sur le prix des visites.

Dans tous les cas, le nombre des médecins appelés à donner leurs soins aux enfants assistés doit être aussi grand que possible, et volontiers nous laisserions à conditions égales les nourriciers libres d'appeler le médecin qui leur conviendrait le mieux.

Les médicaments doivent être fournis par les pharmaciens dans les cantons où il en existe, et par les médecins là où il n'y a pas de pharmaciens. Les uns et les autres opèrent une réduction sur le prix des médicaments.

Le meilleur service médical nous semblerait donc être celui-ci : dans les communes où il existe un bureau de bienfaisance, les enfants assistés devraient y être les premiers inscrits, sauf à l'hospice dont ils dépendent à tenir compte au bureau de bienfaisance des médicaments qu'il fournit.

Dans les autres communes, créer le plus de centres médicaux possibles, en fixant aux médecins, soit un abonnement, soit un rabais sur le prix des visites. De la sorte, l'enfant ne serait jamais éloigné des secours dont il aurait besoin en cas de maladie.

VIII. — Conclusions.

Nous voilà parvenus, Messieurs, au terme de notre travail, dont la longueur a pu vous être fastidieuse. Nous vous avions demandé de l'indulgence, et vous voyez que ce n'était pas de la modestie, mais un besoin pour nous. Dans tous les cas, nous avons fait nos efforts pour aborder convenablement un sujet qui est de la plus haute gravité. Avons-nous réussi à faire pénétrer dans vos esprits nos convictions ? Nous le souhaiterions, mais nous n'osons l'affirmer.

Choisir entre une admission secrète, qui sépare définitivement, absolument et pour toujours l'enfant de ses auteurs inconnus, et une admission surveillée qui s'efforce, par une recherche prudente de la maternité, de rétablir le lien de la famille quand il a été rompu et qu'aucun scandale social ne doit résulter de ce rétablissement, il n'y a pour nous aucune hésitation, et nous concluons en faveur de la suppression des tours et par conséquent en faveur des secours temporaires.

Cette étude nous conduit aux conclusions suivantes :

1° Les *tours,* n'ayant pas atteint le but pour lequel ils avaient été institués, ont produit des résultats désastreux au point de vue du nombre des expositions, de la mortalité des nouveau-nés et des charges qu'ils imposaient aux départements.

2° Les secours temporaires diminuent le chiffre des abandons, conservent à la vie un plus grand nombre d'enfants, leur assurent quelquefois la légitimation, mais toujours une reconnaissance qui leur procure une famille, diminuent les dépenses départementales, amènent quelques mariages de filles-mères et influent le plus souvent d'une manière avantageuse sur la conduite ultérieure de la mère.

3° La suppression des tours étant conforme aux lois de la morale et aux intérêts de la société, doit être une mesure radicale, et les secours temporaires doivent être aussi largement développés que l'exigent la quotité et la durée du secours d'une part, et de l'autre les ressources budgétaires.

4° Ces deux principes, qui nous semblent devoir être la base de toute législation à venir, feront disparaître encore un grand nombre des abandons constatés actuellement et dont la plupart n'ont pour cause que la misère.

5° Une grande importance doit être ajoutée à la surveillance des enfants assistés de toute catégorie, et pour cela, outre les inspecteurs départementaux, dont l'institution est excellente, il serait bon de créer dans chaque département un ou plusieurs sous-inspecteurs chargés des détails du service, et dans chaque commune un Comité de patronage.

6° Le service médical doit être gratuit pour chaque enfant assisté mineur, ainsi que la fourniture des médicaments, et pour cela, des circonscriptions médicales aussi nombreuses que possible doivent être créées dans chaque département, avec le concours des Bureaux de bienfaisance.

IX. — BIBLIOGRAPHIE.

Les difficultés que nous avons éprouvées à trouver des ouvrages spéciaux à la question qui vient de nous occuper, nous engagent à signaler au lecteur ceux que nous sommes parvenus à grand'peine à découvrir. Nous sommes convaincu que la liste doit en être très incomplète; mais le peu de temps que nous avons eu ne nous a pas permis de poursuivre nos investigations.

Annales de Charité, 1854, 1855.

A. Baudot, *De la suppression des tours.*

L'abbé Bautain, *La belle saison à la campagne.*

Cerfbeer, Rapport adressé au Ministre de l'Intérieur sur les hôpitaux et hospices d'Italie, 1840.

Congrès scientifique de France, Étude critique sur les moyens de combattre la misère.

Curel, préfet des Hautes-Alpes, *Parti à prendre sur les enfants trouvés.*

Ch. Dunoyer, *De la liberté du travail.*

Mgr l'Évêque de Gap, Lettre au Préfet des Hautes-Alpes.

Édit royal de 1670.

Frout de Fontpertuis, *Études sur les enfants assistés,* 1860.

De Gasparin, Rapport au roi, 1837.

De Lamartine, Discours sur les enfants trouvés, prononcé à la séance générale annuelle de la Société de la morale chrétienne, le 30 avril 1838.

De Montalivet, Rapport à l'Empereur, 1811.

A. de Melun, Rapport sur le projet de loi de 1850 *(Moniteur du 30 avril 1850).*

Comte Siméon, Rapport au Sénat, 1856.

Valentin Smih, Rapport de la Commission, 1849.

Thiers, Rapport sur le projet de loi de 1850.

Terme et Montfalcon, *Histoire des enfants trouvés.*

Comte de Tourdonnet, *Des enfants trouvés (Revue contemporaine,* 1856).

De Watteville, Rapport sur les tours, les abandons, les infanticides, etc., de 1826 à 1854, in-8°, 1856. — Rapport à M. le Ministre de l'Intérieur sur la situation des enfants trouvés, 1849.

PROCÈS-VERBAL

de la séance de l'après-midi du 6 octobre.

Le procès-verbal de la précédente séance est lu et adopté.

La question à l'ordre du jour est ainsi conçue : *De la suppression des tours au double point de vue de la morale et de la société.* **M. Dubreuilh** lit un travail qui porte ce titre. **MM. Duprada** (de la Réole) et **Gyoux** (de Saint-Jean-d'Angély) font des lectures sur le même sujet.

M. Caron (de Paris) demande la parole non pas pour s'étendre sur le fond de la question qui a été trop bien traitée dans les travaux qu'il vient d'entendre, mais pour présenter seulement quelques considérations nouvelles. Il pense que les moyens proposés pour remédier à la suppression du tour sont insuffisants; le point de départ essentiel et qui a été négligé, c'est l'éducation de la femme; c'est là seulement qu'on trouvera les moyens de régénération. Il ne suffit pas de secourir la femme, il faut surtout l'instruire. Comment veut-on qu'elle remplisse ses devoirs si elle ne les connaît pas?

Il a publié sur ces matières plusieurs travaux dont il fait hommage au Congrès.

M. Brochard rentre dans quelques détails sur la mortalité effrayante qui frappe les enfants que Paris expédie dans la province. Ayant habité quelque temps un pays où l'industrie des nourriceuses se pratiquait sur une grande échelle, il a pu constater qu'il mourait au moins plus de 500 enfants par an; quelquefois même la mort était le résultat d'un crime, et personne ne s'en inquiétait. Il ne comprend pas qu'il n'y ait pas dans les villes des personnes chargées de la surveillance de ce service.

M. Gyoux connaît parfaitement les faits si malheureux que M. Brochard vient de citer : il les a consignés dans son travail; mais il sait qu'il vient de se former à Paris une Société protectrice de l'enfance, et il ne doute pas que sa surveillance ne s'étende sur les malheureux petits êtres dont il est question.

M. Le Barillier n'a que peu de chose à dire après l'éloquent plaidoyer qu'on vient de lire en faveur de la suppression des tours. Ses observations ne porteront que sur quelques points de la question. Il n'admet pas, ainsi que l'a dit M. Dubreuilh, que la mortalité ait été aussi considérablement diminuée par la suppression des tours. Il a pu se convaincre presque du contraire, dans les six années pendant lesquelles il a été chargé du service des enfants assistés. Dans le service de la crèche, les enfants succombaient en grande quantité, cela tenait surtout à ce qu'ils arrivaient souvent déjà profondément atteints à leur entrée à l'hôpital. Le froid qu'ils avaient subi dans leur transport était surtout la cause des maladies graves qui les emportaient.

M. Le Barillier regrette la tutelle de l'administration hospitalière, qui permettait au médecin d'examiner lui-même les nourrices à qui on confiait les enfants. Cette manière de procéder, qui offrait des garanties indiscutables, ne peut plus avoir lieu depuis que les nourrices sont choisies par un délégué de l'Administration préfectorale. Il est à craindre aussi que les gens chargés d'aller visiter les mères de famille ne soient pas choisis dans le personnel médical; personne plus qu'un médecin ne pourrait donner des renseignements suffisants; ces fonctions, qui sont souvent confiées à des gens d'une éducation douteuse, ne sont point convenablement remplies.

M. Dubreuilh remercie M. Le Barillier de lui avoir fourni des faits qui, loin de combattre ce qu'il a avancé, lui fournissent au contraire des arguments en faveur de la thèse qu'il soutient; du reste, les chiffres qu'il a donnés dans son Mémoire ne sont pas établis d'après une statistique faite dans un seul département, mais ont été recueillis dans la France entière. D'ailleurs, la mortalité des enfants placés dans les hôpitaux est suffisamment expliquée par la manière dont ils sont traités et que tout le monde connaît.

M. Gyoux dit que les résultats obtenus dans la crèche ne l'étonnent pas; car, si ces établissements constituent un progrès relatif, ils sont loin d'être l'expression du bien absolu. Il n'y a rien d'étonnant à ce que les nourrices soient mauvaises, si elles sont choisies par des courtières; il faudrait, comme le dit M. Le Barillier, qu'un médecin fût chargé de ce soin.

Quant aux enfants qui arrivent, à peine vêtus du dehors ou

des autres établissements hospitaliers, déjà malades par le froid, ce serait un fait particulier à la Gironde. Dans les autres départements, cela ne se passe point ainsi; quand un enfant a été reconnu admissible à l'hôpital des enfants assistés, il ne va pas pour cela à l'établissement : il est directement transporté de chez sa mère chez la nourrice, qui doit en prendre soin; il est inutile de dire qu'il est entouré de toutes les précautions pour qu'il ne souffre pas des intempéries de l'air.

M. Dubreuilh ne peut laisser peser sur la Gironde l'idée que l'on ne fait pas dans ce département tout ce qu'il y a de mieux à faire en faveur des enfants assistés; ce qui le prouve, c'est que le département de la Gironde est un des mieux placés dans la statistique de 1862. Quant aux enfants qui sortent des établissements, il tient à constater qu'ils sont très chaudement vêtus, et qu'ils ne peuvent souffrir du froid dans leur transport d'un hôpital à l'autre.

SÉANCE DU SOIR DU VENDREDI 6 OCTOBRE.

IV

DU CHOIX D'UNE EAU THERMALE

DANS LE TRAITEMENT DES MALADIES DE POITRINE

PAR LE Dʳ JULES MASCAREL (de Châtellerault, *Vienne*).

> Le bon sens, l'observation et l'expérience sont les guides les plus sûrs dans la pratique de l'art.

Le but que nous nous proposons en publiant ce nouveau travail est de combler une lacune qui existe dans l'enseignement médical, et de venir en aide à ces pléiades de jeunes médecins qui, chaque année, quittent les bancs de l'école pour venir se fixer au sein de nos populations et leur apporter, dans leurs souffrances, le fruit de leurs études et de leurs méditations dans l'art si difficile de la pratique de la médecine.

Qui de nous, au début de sa carrière, en face d'une de ces

maladies rebelles à la thérapeutique la plus variée et la plus rationnelle, n'a pas éprouvé de difficultés lorsqu'il s'est agi de faire choix d'une eau minérale, dernière ressource de ces mille maladies chroniques qui attendent surtout le nouveau venu dans la pratique?

Ceux qui, comme nous, ont passé vingt-cinq ans à pratiquer à la fois la médecine urbaine et la médecine rurale, qui, comme nous, négligeant leurs propres affaires, ont consacré tout leur temps, toutes leurs veilles, tous les instants pour ainsi dire de leur vie, à porter les secours de leur art à la fois dans les hôpitaux, dans les prisons, dans les couvents, dans les manufactures, dans les Sociétés de secours mutuels, dans les bureaux de bienfaisance, les pensionnats et les grandes administrations publiques, dans les plus bas-fonds de la société comme sous les lambris dorés des plus hautes classes privilégiées, tous, nous savons les difficultés sans nombre qu'attendent le jeune médecin au début de sa carrière. Or, c'est pour venir en aide à cette inexpérience et des hommes et des choses, que nous entreprenons ce travail, trop heureux si, en cherchant à éclairer les uns, nous fortifions les croyances des autres, et si nous méritons l'approbation de nos pairs, de ceux qu'on est convenu d'appeler les princes de la science.

Le problème dont nous voulons aujourd'hui chercher le solution est celui-ci :

Étant donnée une maladie de la poitrine, quelle est l'eau minérale qui lui convient le mieux?

Lorsqu'on consulte les écrits qui ont été publiés sur les eaux minérales, et Dieu sait s'ils sont nombreux, un grand fait vous frappe tout d'abord : c'est que chaque source semble guérir toutes les maladies. Les expériences toutes récentes du professeur Scoutetten (*De l'Électricité considérée comme cause principale de l'action des eaux minérales.* Paris, 1864) semblent aussi plaider en faveur de cette universalité d'action ; mais nous verrons plus tard que rien n'est moins démontré.

Les Romains, ces conquérants du monde, attachaient la plus grande importance aux eaux minérales, témoins les monuments sans nombre que les fouilles pratiquées aux environs des principales sources thermales nous révèlent encore tous les jours; ils distinguaient déjà les thermes destinés à hâter la cicatrisation des blessures de leurs soldats, de ceux destinés, soit aux maladies de la peau, soit aux maladies internes. Mais les révolutions successives dont notre sol fut principalement le théâtre, en détruisant et les hommes et les choses, replongèrent les eaux thermales dans l'abandon et dans l'oubli. L'empirisme et le scepticisme se disputèrent à l'envi la domination des sources minérales : les uns considérant leurs effets comme nuls, les autres leur faisant guérir toutes les maladies. Cet état de choses n'a pas duré moins de dix-huit cents ans! Et ne trouvons-nous pas encore tous les jours çà et là quelques hommes instruits, fort recommandables d'ailleurs, qui tiennent à peu près le langage suivant à ceux dont la santé leur est confiée : « Vous voulez aller aux eaux? Allez où vous voudrez : toutes les eaux sont bonnes; elles conviennent à ceux qui ont beaucoup de loisirs et de l'or à dépenser. Les eaux chaudes, vous dira un de ces mêmes hommes, pas n'est besoin de se déplacer, de faire de longs et pénibles voyages; faites chauffer tous les matins de l'eau de fontaine dans votre bouillotte, buvez cette eau, et elle vous fera le même bien. »

Heureusement pour le bien de l'humanité, encore quelques années et l'on ne trouvera plus un homme sensé tenir un pareil langage.

Ce ne sera pas une des moindres gloires de la Société d'hydrologie médicale de France, d'avoir l'une des premières porté le flambeau de la lumière et de la clarté dans ce dédale de théories, de controverses, de panacées et d'empirisme pour tout ce qui a trait à l'action des eaux minérales. Recueillant avec un soin pieux tout ce que nous ont légué les princes de ces temps de féodalité médicale, où quelques hommes seuls possédaient les secrets de l'hydrologie; s'appuyant d'autre part sur les horizons nouveaux que viennent chaque jour nous dévoiler les sciences naturelles, et en particulier la chimie et la physique, la Société d'hydrologie médicale a abordé franchement le terrain de chaque source médicale. La microscopie, la spectroscopie, et les mille creusets de la chimie, tout est mis en œuvre pour pénétrer les profondeurs des mystères que recèlent les eaux thermo-minérales, avec le concours du *bon sens*, de l'*observation* et de l'*expérimentation médicales*.

Deux grands principes dominent toute cette thérapeutique

nouvelle, à savoir : une modification générale exercée sur l'organisme entier, et une action spéciale produite sur tels ou tels appareils, sur tels ou tels organes. En effet, la plupart des eaux minérales relèvent, stimulent, fortifient, reconstituent les organismes, qu'ils soient en proie à une diathèse ou qu'ils soient minés par des médications intempestives. C'est là le fait le plus général, et qui nous donne la clef de toutes ces guérisons merveilleuses dont chaque source s'attribue la propriété. Presque toutes les diathèses sont modifiées chaque jour par les eaux les plus hétérogènes, sous le triple rapport chimique, physique et topographique. Mais à côté de cette action générale, il y a des effets locaux, disons le mot, une action spéciale, et c'est à bien déterminer la spécialité de chaque source que tendent tous les efforts de la Société d'hydrologie. Or, revenant au problème que nous avons tout à l'heure posé et dont nous cherchons la solution, deux grandes classes d'eaux minérales se présentent pour combattre les maladies dites de la poitrine, et celles de leurs accessoires, fosses nasales, arrière-gorge, larynx et trachée : les eaux sulfureuses d'une part et les bi-carbonatées sodiques d'autre part. Mais ce serait une grande erreur de croire que toutes les espèces d'eaux minérales qui appartiennent à ces deux grandes classes conviennent aux diverses maladies de la poitrine. Les eaux de Bilazay, celles de La Roche-Posay *sulfureuses* froides, ont une toute autre destination, aussi bien que celles de Néris ou de Vichy *bi-carbonatées* chaudes. Il y a donc, pour les unes comme pour les autres, des différences et des distinctions essentielles à établir.

Parmi les stations sulfureuses, vers lesquelles avec juste raison tendent de plus en plus à s'établir les courants des maladies dont nous nous occupons ici, il faut citer : Enghien, Pierrefonds, Allevar, Le Vernet, Amélie-les-Bains, Cauterets, Eaux-Bonnes, Eaux-Chaudes, et quelques autres moins fréquentées, telles que Escaldos, Thuez, Ax, Gréoulx, Guagno.... Pour les eaux alcalines, le choix est plus facile. Après les stations d'Ems et du Mont-Dore, il n'y a plus à citer que quelques stations secondaires, comme Royat, qui pèche par la température, et sur laquelle le temps n'a pas encore suffisamment prononcé. C'est qu'en effet la grande classe des alcalines s'adresse moins aux maladies de la poitrine qu'à celles de l'abdomen. Leur centre d'activité, et par conséquent d'indications, est, dans cette grande cavité, bornée : en haut, par le colon transverse, l'estomac, le pylore et le pancréas ; en bas, par le rectum et la vessie ; chez l'un, la prostate ; chez l'autre, l'utérus, les ovaires et leurs annexes ; à droite et en haut, par le foie et le vésicule biliaire ; à gauche et en haut, par la rate ; à droite et en dehors, par le cœcum et le rein ; à gauche et en dehors, par le rein et le colon descendant ; au milieu enfin, par le volumineux paquet intestinal. Faites irriguer toutes les parties de ce vaste département par les eaux alcalines, et à la tête de ces eaux il faut placer Vichy, Carlsbad, Ems, et partout où se trouvait l'affection chronique, partout vous porterez la fertilité, je voulais dire la vitalité, c'est à dire le calme et la vie dans le jeu régulier des fonctions.

Ainsi donc, voilà un premier fait acquis à la science, à savoir : que tous les états organopathiques qui sont situés au dessous du diaphragme, sont en général du ressort des eaux alcalines, tandis que ceux qui sont situés au dessus de cette cloison curviligne, et qui forme comme la base de cet autre département qu'on appelle *la poitrine*, réclament à la fois et les eaux sulfureuses et les eaux alcalines. C'est ici que commencent à surgir les difficultés ; car si toutes les sulfureuses, chaudes ou froides, sont conviées aux irrigations de la région, parmi les alcalines, il n'en est qu'un petit nombre, tels que Ems et le Mont-Dore, qui jouissent de cet heureux privilége.

Circonscrite dans ces limites, la question des eaux minérales appliquées à la cure des maladies de la poitrine, est déjà bien simplifiée. Cependant, pour les esprits sévères et peu habitués aux contradictions de la thérapeutique, l'on se demande tout d'abord comment il arrive que deux médicaments aussi dissemblables que le soufre et le bicarbonate de soude, qui font la base des eaux dont nous venons de parler, trouvent leurs indications dans les mêmes maladies. L'observation et l'expérience éclairées par le bon sens, répondent à cette interpellation, et cela nous suffit ; il nous reste à déterminer dans quelles limites et dans quelle proportion les sulfureuses et les alcalines concourent à ce résultat. Telle est la partie la plus difficile de notre tâche.

Et d'abord, toutes les fois qu'il s'agit d'administrer un médicament au malade, il y a à faire le choix de ce médicament, saisir son application et son opportunité; car si tout le monde sait que le quinquina coupe la fièvre, que le soufre tue l'acarus de la gale, est-ce que pour cela tout le monde sait guérir la fièvre et détruire la gale! Le médecin seul a ce privilége; j'entends le médecin honnête et consciencieux, heureusement doué du ciel de quelques qualités indispensables, et qui se résument dans ces deux mots: le *feu sacré* de la profession, qualités développées par des études de tous les jours, péniblement et laborieusement suivies, épurées dans le silence de la réflexion et de la méditation. Alors on comprend parfaitement comment telle méthode de traitement dirigée contre la même maladie et sur le même malade, échoue entre les mains de celui-ci et réussit complètement dans les mains de celui-là; c'est qu'il n'est pas plus donné aux médecins d'être médecins, qu'aux avocats d'être avocats, d'être artistes. Ne cherchons pas dans un autre ordre d'idées les raisons qui font que telle eau minérale est d'un effet nul ou même nuisible, lorsque tout faisait présager qu'elle devait produire les meilleurs effets.

Dans les considérations que nous venons d'exposer sur le choix d'une eau minérale, il en est une qui doit primer toutes les autres: je veux parler de la nature des maladies. Or, qu'est-il besoin d'ajouter que si sur ce point la science a beaucoup fait, il reste encore beaucoup plus à faire; et pour ne parler que d'une seule maladie, la phthisie, qui résume en elle toutes les maladies de la poitrine, il a fallu plus de dix-huit siècles pour que nous apprenions à la reconnaître sur le vivant: nous avons nommé Laënnec, dont la gloire dépassera toujours celle des plus grands capitaines. Comme cause physique de la maladie, cet homme de génie nous montre le tubercule, ce corps amorphe, sphéroïdal, d'un blanc sale jaunâtre, venant d'on ne sait où, éclore dans le parenchyme du poumon, quelquefois même dans sa double enveloppe. Comparant le tubercule au cancer, Laënnec et toute son école nous les présentent comme deux individualités morbides, parcourant au sein de l'organisme vivant leurs différentes phases d'évolution d'accroissement et de déclin.

De nouveaux esprits chercheurs ne se contentent plus de ces belles études, et au lieu de consacrer leurs veilles à pénétrer la nature du cancer, qui jusqu'à ce jour a conservé sous ce rapport le secret de ses mystères, ils se proclament novateurs et érigent en principe que le tubercule n'est pas une maladie qui commence, mais bien une maladie qui finit. Par toutes sortes d'artifices de langage, ils arrivent à proclamer ce qui pour eux est une autre vérité, à savoir : que la *phthisie pulmonaire n'est pas héréditaire. (Annales de la Société d'hydrologie,* 1863-1864.) Toute la pathologie se résume en un seul mot, la *diathèse,* qu'ils sub-divisent en trois parties : la diathèse arthritique, herpétique et syphilitique. La tuberculose est le produit de celle-ci, ou bien elle résulte de la métamorphose de celles-là, ou bien encore du *tissage,* c'est l'expression consacrée, de la dartre avec le rhuma-tisme. Toutes ces théories, savamment élaborées dans le silence du cabinet, s'évanouissent aussitôt qu'elles sont mises en pré-sence des faits. Et s'il en était autrement, qui ne prévoit la destruction irrésistible, et dans un très court délai, du genre humain tout entier, par la phthisie pulmonaire ! Sans parler de la physiologie et de la pathologie comparées, qui s'insurgent contre de pareilles conceptions de l'esprit, il suffit de jeter les yeux sur l'espèce humaine, de l'étudier sur tous les points qu'elle occupe sur la planète, dans les vallées, les plaines ou les monta-gnes, de l'examiner de la base au sommet. Qu'elle soit oisive ou travaillante, dans la ville, le village, le hameau, la chaumière ou la hutte, trouverez-vous une seule classe d'individus, trouve-rez-vous une seule famille dont un ou plusieurs membres ne soient atteints du rhumatisme ou de la dartre ? Ici les faits se pressent les uns sur les autres et encombrent la voie ; bornons-nous à citer seulement deux exemples.

Il y a, au centre de l'Auvergne, dans la commune de Mont-Dore, environ 1,200 habitants ; chaque année, depuis bientôt dix ans, nous sommes appelés à donner nos soins à toute cette popu-lation, riche ou pauvre, et nous en sommes encore à constater un seul cas de tuberculose. Ce fait capital n'avait point échappé à la sagacité du grand esprit observateur de Michel Bertrand, car il le signale dans ses œuvres. « Je n'ai jamais vu, dit-il, de phthisique parmi les habitants du Mont-Dore. » Quant à l'arthri-tis, l'herpétisme, il se trouve à toutes les portes ; à tel point que nous sommes à nous demander s'il y a un seul Auvergnat qui soit exempt de rhumatisme. Et quand on réfléchit, c'est le con-traire qui devrait étonner dans un pays restant souvent pen-dant trois ou quatre mois englouti sous la neige, ébranlé sans cesse par les commotions électriques, quelquefois par les tremblements de terre, et soumis dans la même journée à toutes les variations de la température. Or, suivant le dicton populaire qui dit qu'en Auvergne il n'y a ni *hommes* ni *femmes*, ce qui est encore un peu vrai en plein XIXe siècle, les habitants se tassant les uns sur les autres dans les mêmes chambrées, surtout à l'époque de l'affluence des voyageurs, quelles meilleures conditions pour le tissage de l'arthritis et de l'herpétisme, donnant pour produit le tubercule?

Autre fait. Les grandes industries de chemins de fer comptent deux grandes classes d'employés, ceux du service sédentaire et ceux du service actif. Parmi ces derniers, il y a la catégorie dite des poseurs, employés exclusivement aux travaux d'entretien et de réfection de la voie. Ces hommes passent 12, 15, et quelquefois 17 heures dehors, exposés pendant l'année entière à toutes les vicissitudes atmosphériques, tantôt sous des tunnels glacés, tantôt dans des tranchées sablonneuses brûlées par le soleil; ils n'ont en général que peu ou point d'abri, si ce n'est une peau de chèvre pour les garantir du froid ou de la pluie (je parle de la Compagnie d'Orléans, à laquelle nous sommes attaché comme médecin depuis la fondation). Or, ces hommes-là ne sont presque jamais malades, et lorsqu'ils le deviennent, toutes leurs maladies se résument dans le mot *arthritisme*. Comptent-ils pour cela beaucoup de phthisiques? Consultez les tableaux statistiques si savamment dressés par notre médecin principal M. le Dr Gallard, vous en trouverez à peine quatre, et le plus souvent encore de cause héréditaire, 4 poseur morts de la phthisie, notons bien le fait, et cela pendant combien de temps? pendant une période de 7 ans, de 1858 à 1864; tandis que pendant la même période de temps, les autres employés, quoique bien moins nombreux que les poseurs, ne comptent pas moins de 103 décès par la phthisie, sur un personnel d'environ 20,000 employés. Le travail des bureaux, voilà ce qui engendre la phthisie; nous ne connaissons pas d'arguments plus péremptoires contre la théorie nouvelle de l'évolution des tubercules, et de preuves plus décisives en faveur du travail en plein air, malgré l'influence de toutes les intempéries non seulement des saisons, mais encore de chaque jour. Non, non, l'arthritisme et l'herpétisme, qu'ils soient *tissés* ou qu'ils soient séparés, ne donnent pas plus naissance à l'hyperplasie tuberculeuse qu'ils n'engendrent l'asthme ou l'emphysème, comme on le prétend encore. C'en serait fait du genre humain. Personne n'ignore que la tuberculose est inconnue chez les espèces qui vivent à l'état sauvage, mais qu'on la fait naître à volonté chez ceux qui sont élevés en domesticité, témoins les singes qui arrivent au Jardin-des-Plantes, les vaches maintenues récluses à l'étable, etc., etc. L'observation démontre chaque jour que tout homme placé dans les mêmes conditions prend la même maladie. Vous ne la trouverez pas plus chez les conducteurs de voiture que dans les armées en campagne; mais bien dans les casernes, comme elle est dans les bureaux des grandes compagnies industrielles, dans les manufactures, dans les populations tassées des villes; peu ou point chez le cultivateur, qui est souvent visité par la dartre et plus souvent encore par le rhumatisme. Choisissez un bon milieu ambiant, pratiquez religieusement une bonne hygiène, et la tuberculose, ce fléau dont on nous menace de toutes parts, disparaîtra pour toujours.

Les eaux minérales appartiennent à l'hygiène; c'est donc à faire un bon choix de ces eaux, suivant les états organopathiques de notre être, que nous devons maintenant nous appliquer.

Dans le choix d'une eau minérale, il y a toujours deux choses à prendre en considération : 1º le médicament représenté par l'eau; 2º les moyens balnéaires dont dispose l'établissement, et qui peuvent centupler la puissance d'action du remède. Or, devons-nous le dire tout d'abord, sous peine d'être taxé de partialité; la critique d'ailleurs appréciera si nous sortons une seule fois des voies de la vérité : c'est que de tous les établissements qui s'occupent du traitement des maladies de la poitrine, il en est peu qui soient si heureusement et si habilement dotés sous tous les rapports que l'établissement des eaux du Mont-Dore.

1º Eaux abondantes produites par sept sources, toutes minérales, d'une température variant de 12 à 45º centigrades.

2º Bains-marie dont on peut fixer le degré de chaleur et qui se conserve tel.

3º Bains dans les sources mêmes (bains Saint-Jean), depuis 40 jusqu'à 44º centigrades, dans des cases séparées, avec dégagement abondant de gaz oxygène, d'acide carbonique et d'une petite quantité d'azote, avec ou sans douches, suivant les indications.

4° Pédiluves dans les mêmes sources.

5° Baignoires avec ou sans douche, ascendante, descendante, en arrosoir ou à piston, dont on peut à volonté graduer la température.

6° Salle de pulvérisation complète.

7° Étuves parfaitement organisées pour les douches de vapeur d'eau minérales.

8° Eau en boisson, en gargarisme, en injection.

9° Vaporarium ou salle d'inhalation, créée pour la première fois en 1832 par Michel Bertrand, inhalation qui a si promptement accru la réputation des eaux du Mont-Dore, que tous les établissements se sont empressés de l'imiter, mais avec des résultats bien divers, ainsi que nous le dirons plus loin. Ces vapeurs que quelques esprits superficiels considéraient comme exclusivement composées de molécules d'eau, contiennent, d'après les recherches du baron Thénard, à peu de choses près, tous les sels ordinaires de l'eau prise à la source. Tout récemment (1863), ces recherches viennent d'être en tout point confirmées par les analyses de l'habile chimiste Lefort, délégué à cet effet par la Société d'hydrologie. Ce savant, armé du nouvel instrument qui manquait à ses devanciers, du spectroscope, non seulement retrouve les mêmes quantités d'arsenic pondérées par Thénard et la plupart des mêmes sels projetés par la vapeur forcée, mais aussi trois métaux nouveaux, le cæsium, l'éridium et le rubidium.

A Allevar, à Cauterets, à Eaux-Bonnes et ailleurs, on s'est empressé, dans ces dernières années, d'imiter le Mont-Dore, de créer des salles d'inhalation. Mais qu'est-il arrivé? C'est qu'en chauffant l'eau sulfureuse on a décomposé les sulfures, et donné naissance au gaz hydrogène sulfuré, gaz aussi irritant pour les bronches qu'il est impropre à la respiration. Ces salles n'existeraient déjà plus si le Dr Sales-Girons n'était venu à leur secours en inventant son pulvérisateur, appareil qui permet de poudroyer l'eau sans qu'on soit obligé de la faire chauffer. Il n'est pas besoin d'insister davantage pour montrer la supériorité de l'établissement d'Auvergne, où l'on peut dire que les maladies de la poitrine y sont traitées médicalement et chirurgicalement sous la puissante influence des douches de vapeur d'eau minérale et des douches liquides installées d'un façon irréprochable.

Ces considérations une fois établies, le jeune médecin ne manquera pas de nous adresser les questions suivantes :

A quels caractères reconnaîtrons-nous que tel malade doive être envoyé plutôt aux Pyrénées qu'en Auvergne, ou bien à Ems, de préférence à Pierrefonds, à Allevard, à Enghien?

Tout le monde sait, depuis *Galien* et avant *Galien,* que le soufre est l'antidartreux par excellence; c'est un irritant spécial des membranes tégumentaires, le modificateur le plus puissant des affections médicales et chirurgicales de la peau, d'où le nom d'*Eau de l'Arquebusade* donné aux Eaux-Bonnes. Aussi toutes les sulfureuses ont-elles un vaste champ d'exploitation, puisqu'elles s'adressent à l'organe du corps de l'homme le plus étendu en surface. Barèges, Bigorre, Luchon, Le Vernet, Amélie-les-Bains, Cauterets, Saint-Sauveur, l'Eau de l'Arquebusade, et beaucoup d'autres sulfureuses, sont-elles visitées chaque année par des milliers d'herpétiques, de syphilitiques, d'écrouelleux, d'ulcérés et de blessés, et le plus souvent avec les plus grands avantages pour tous ces malades.

On prévoit tout de suite que les natures très sanguines aussi bien que les natures très nerveuses se trouvent fort mal d'une pareille médication. Ceci nous conduit à l'étude des *tempéraments,* ce mot à peu près effacé de la langue médicale actuelle et remplacé par celui de *diathèse.* Mais dans l'impossibilité où nous sommes de reconnaître une diathèse à son début, et d'être bien fixé sur la nature de telle ou telle maladie, étude qui laisse tant encore à désirer sous ce rapport, l'un des meilleurs critérium pour se décider dans le choix d'une eau minérale, c'est l'appréciation toujours facile du tempérament du sujet, combinée avec celle de telle ou telle diathèse dans laquelle il est ou il a été en puissance.

Or, tandis que les sulfureuses repoussent les constitutions nerveuses ou pléthoriques, Ems, Royat et le Mont-Dore les acceptent avec empressement; il en est de même des tempéraments mixtes qui se trouvent d'autant mieux de l'influence de ces dernières eaux, qu'il s'y joint la diathèse arthritique avec ou sans ses dépendances, la goutte ou la gravelle. Passons maintenant à l'étude spéciale de chacune des maladies de l'appareil respiratoire.

a. Le coryza. — Bretonneau, il y a vingt-cinq ans, est le premier qui nous ait appris la manière de guérir cette indisposition qui devient parfois une infirmité, ainsi que nous en avons rapporté plusieurs exemples dans un Mémoire spécial. (Voyez *Des effets des eaux du Mont-Dore dans le traitement du coryza et de l'aphonie*, Paris, 1862.) L'eau du Mont-Dore seule jouit de cet heureux privilége, que la maladie soit idiopathique, qu'elle soit ou qu'elle ne soit pas greffée sur une diathèse ; preuve évidente de l'action incontestable de cette eau sur la membrane muqueuse des voies aériennes.

b. Pharyngite granuleuse. — Cette maladie, entrée d'hier dans les cadres nosologiques, laisse encore beaucoup à désirer sous le triple rapport de son élément anatomique, de son apparente bénignité et de sa résistance aux médications ordinaires. Chomel et M. Guéneau de Mussy l'ont rattachée à la diathèse herpétique, et ont pensé conséquemment à la détruire par les sulfureuses. A quelques apparences de succès ont succédé un plus grand nombre d'insuccès, et aujourd'hui encore cette affection fait parfois le désespoir des malades, aussi bien que celui des médecins C'est qu'en effet diverses causes paraissent lui donner naissance. Il est vrai que dans un certain nombre de cas elle est une manifestation ou une transmutation de l'herpétisme, et alors les follicules **muqueux** de l'arrière-fond de l'isthme du gosier ont atteint un développement extraordinaire, tantôt sous forme de traînées dans les gouttières pharyngiennes, tantôt sous forme de corpuscules isolés, disposés çà et là sur la paroi pharyngienne, avec un volume variant depuis celui d'un grain de millet jusqu'à celui d'un gros grain de chènevis et même davantage.

Il n'est pas rare de rencontrer cet état hypertrophique sans que les malades éprouvent la moindre incommodité, comme il arrive aussi que la pharyngite granuleuse peut exister sans hypertrophie, *sine materiâ*, ou bien sous un état tellement peu accentué qu'on ne penserait même pas à la maladie si le malade n'en accusait les symptômes. Ceux-ci consistent habituellement dans un chatouillement, une gêne, une sensation bizarre fort désagréable éprouvée dans l'arrière-gorge, et mal définie par le malade lui-même ; elle s'accompagne le plus ordinairement d'une altération de sécrétion des cryptes muqueux, ainsi que d'un affaiblissement dans le timbre de la voix, affaiblissement qui se produit lorsqu'il y a déjà dix, douze ou quinze minutes que le malade a commencé à parler. Dans certains cas, les variations brusques de température, le temps orageux, exaspèrent cet état au point de rendre la vie insupportable, ainsi que nous en avons récemment vu un exemple chez un célibataire âgé de cinquante-trois ans, ancien sous-préfet pendant vingt-deux ans consécutifs, grand parleur, et d'une constitution sanguine et nerveuse. Bien des faits nous autorisent à penser qu'il y a autre chose qu'une simple lésion de nutrition, qu'une simple hypertrophie des follicules mucipares ; d'abord, parce que chez certains malades la marche de l'affection est intermittente : celle-ci se développe exclusivement pendant la saison froide, ou bien, ce qui est rare, seulement pendant l'été, et surtout pendant les temps orageux. Nul doute que, dans ces derniers cas, il ne s'agisse d'une névrose des branches nerveuses qui se distribuent dans le pharynx, ou bien d'une influence arthritique.

Lorsque l'on soupçonne la diathèse herpétique, et que le sujet n'est ni très sanguin ni très nerveux, les sulfureuses sont indiquées. Dans tous les autres cas, les eaux du Mont-Dore triompheront presque toujours, à la condition que les malades veuillent bien se soumettre à toutes les exigences du traitement thermal, qui doit ici, en raison de l'ancienneté et de l'opiniâtreté de la maladie, être employé dans toute sa rigueur pendant deux, trois et quatre saisons. C'est en procédant ainsi que nous sommes parvenus à guérir radicalement notre ex-sous-préfet dont nous avons parlé ; c'est encore de cette manière que nous avons délivré de cette affreuse affection une jeune dame étrangère à la France, qui avait inutilement suivi de longs traitements de toute sorte, et avait passé successivement une saison à Ems et deux autres aux Eaux-Bonnes, sans que la maladie fût en quoi que ce soit modifiée ; tandis que trois saisons consécutives aux eaux du Mont-Dore en ont complètement triomphé. Cette année encore nous avons revu cette dame ; non seulement il n'y a plus trace de granulations au pharynx, mais tous les accidents ont disparu.

Hypertrophie des amygdales. — Depuis que l'habile inspecteur de Luchon, notre ami le Dr Lambron, nous a appris que ses eaux guérissaient l'hypertrophie des amygdales, nous nous sommes livré au Mont-Dore à des expériences de même nature,

et nous ajoutons que le succès a couronné nos efforts. L'époque
n'est pas éloignée où l'amygdalotomie sera reléguée parmi les
antiquailles de la chirurgie; car au *Mont-Dore*, comme à *Luchon*,
on fait rentrer les amygdales dans leur loge sous la triple
influence de douches combinées et méthodiquement appliquées.
Nous venons encore d'obtenir ce résultat, mais pour une amygdale seulement, la durée du traitement ayant été inférieure à
vingt jours, sur deux jeunes enfants, une petite fille de neuf ans
et un garçon de treize ans. Chez Mme la comtesse du Peyroux,
âgée de vingt-six ans, et à laquelle le professeur Nélaton venait
de proposer l'amputation pour une hypertrophie qui datait de
six ans, nous avons en une seule campagne obtenu un éclatant
succès. La malade avait refusé de se soumettre à l'amputation.

Laryngite, trachéite, dilatation bronchique.— Enghien, Allevard,
Pierrefonds, Saint-Sauveur, Cauterets, Eaux-Bonnes, Ems et le
Mont-Dore sont indiqués, et comme dans l'état actuel de la
science nous n'avons pas de guide plus sûr que la prise en
considération du tempérament du malade, on le dirigera, suivant ce que nous avons dit plus haut, soit vers les sulfureuses
froides et faibles, soit vers les sulfureuses chaudes et fortes, soit
vers Ems ou le Mont-Dore; que si vous avez affaire à une
aphonie, sans ulcération des cordes vocales ni tumeur dans la
région, ou bien à une bronchorrhée suite de dilatation bronchique, ce n'est ni avec quelques doses fractionnées d'eau,
comme à Eaux-Bonnes, ni avec quelques pulvérisations plus
ou moins froides, que vous triompherez, mais bien au Mont-
Dore, avec les vapeurs de vaporarium et les demi-bains dans
les cuves à 40 et 43° centigrades, avec leurs gaz oxygène, azote
et acide carbonique, et qui font que la peau du baigneur, au
sortir de ces puissantes sources, présente un aspect tricolore : le
visage est rouge, le tronc est blanc, et tranche, par une ligne
de démarcation comme géométriquement tracée, avec toute la
portion immergée du corps, qui est d'un rose vif. Que de voix
perdues ou voilées ont repris en quelques jours, en quelques
semaines, leur état physiologique dans ces bains Saint-Jean
qui composaient autrefois tout le petit arsenal du Mont-Dore!

Bronchite aiguë, sub-aiguë et chronique. — Le plus ordinairement
on n'arrive jamais aux eaux thermales dans un état aigu de
maladie. Cependant ici, comme ailleurs, il peut apparaître tout

d'un coup. Or, nous avons reproduit, dans un Mémoire intitulé : *L'état fébrile est-il la contre-indication des eaux du Mont-Dore* (Paris, 1863), des faits extrêmement curieux qui attestent tout le bien que l'on peut obtenir de la puissante médication révulsive. Dans ce Mémoire, nous rapportons le fait d'une nièce de M. de Lamartine, mère de famille, âgée de quarante-quatre ans, qui, ayant contracté une pleuro-pneumonie aiguë, était hors de danger le septième jour, par suite du traitement thermal. Il en est de même d'un certain nombre de bronchites aiguës, à la condition qu'elles ne soient point tuberculeuses. C'est donc encore là un privilége des eaux du Mont-Dore, qui ne saurait lui être disputé ni par Ems ni par Royat, et bien moins encore par Cauterets, Saint-Sauveur ou Eaux-Bonnes.

Quant aux diverses formes de bronchite chronique, Ems apparaît en première ligne si la bronchite est entée sur le nervosisme ; de même que les eaux d'Auvergne, elles sont encore indiquées, à l'exclusion des autres, si le tempérament sanguin est en excès. Cauterets, Eaux-Bonnes, Bigorre, Luchon produisent d'excellents effets dans les formes catarrheuses de la bronchite, chez les sujets dont la fibre molle et décolorée a besoin d'être tonifiée et excitée. Les bronchites mixtes, qui ne sont ni nerveuses ni catarrhales, se trouvent très bien des sources sulfureuses froides de la catégorie de celles d'Enghien.

Pleurésie chronique, avec ou sans épanchement. — Si la pleurésie chronique et sèche peut indifféremment être traitée un peu partout, il n'en est plus de même en face de la pleurésie chronique avec épanchement. Les étuves, les douches de vapeur minérale, combinées avec les douches liquides *loco dolenti*, les demi-bains Saint-Jean et les inhalations du vaporarium du Mont-Dore, voilà l'ensemble des moyens balnéaires qu'il faut avoir à sa disposition pour triompher de ces redoutables maladies, lorsque toute la thérapeutique la plus rationnelle a échoué, que l'épanchement n'est pas double, et qu'il ne remplit pas la totalité de la cavité pleurale. Le premier exemple de guérison que nous ayons vu, c'est sur la femme d'un notaire, âgée de cinquante-six ans, affectée d'emphysème à gauche depuis six mois, avec émaciation extrême, dyspnée, œdème des membres inférieurs, fièvre intermittente le soir, et que nous avons confiée aux soins de M. Bertrand fils il y a quatorze ans. Non seulement la malade s'est rétablie par trois campagnes successives aux eaux du Mont-Dore, mais aujourd'hui sa santé ne laisse absolument rien à désirer.

Pleuro-pneumonie chronique. — Ce que nous venons de dire de la pleurésie chronique avec épanchement, s'applique de tous points à l'induration pulmonaire chronique, fort rare dans la pratique, mais fort répandue au Mont-Dore. Il faut des agents perturbateurs et énergiques, exercés pendant plusieurs septenaires, pour combattre ces affections, en général mal connues des praticiens. Toutes les eaux qui embrassent dans le champ de leur action les maladies des voies respiratoires, peuvent bien, par leur action stimulante générale et commune à toutes, réveiller les fonctions de l'organisme et ouvrir les voies de l'absorption et de la nutrition; mais qui ne saisit tout de suite combien cette action revivifiante générale est puissamment secondée par les agents balnéaires nombreux que renferme l'établissement d'Auvergne? C'est sous l'influence des salles d'inhalation et non de pulvérisation, que vous voyez apparaître, dans les alvéoles de ces lobes pulmonaires chroniquement engorgés, le *rhuncus crepitans redux,* ce râle crépitant fin qui se produit ordinairement du neuvième au quinzième jour de la cure, pour s'effacer ensuite spontanément quinze, vingt ou trente jours plus tard.

Phthisie tuberculeuse. — Que n'a-t-on pas dit, que n'écrit-on pas encore tous les jours sur cette terrible maladie! A peine Laënnec nous avait-il appris à la connaître, qu'un immense cri d'alarme est proféré : « Incurables sont les tubercules pulmonaires, s'écrie-t-on de toutes parts, médecins, malades et hommes du monde! » C'est qu'en effet, en présence des affreux désordres révélés dans les parenchymes pulmonaires, en présence de cette décomposition et ramollissement de tissu, de ces cavités anfructueuses, hideuses et puantes, baignées de sanie purulente et corrompue, il était difficile de croire à une réparation de tissu, à une cicatrisation des poumons. Aussi l'incurabilité de cette maladie a-t-elle régné longtemps et règne-t-elle encore dans l'esprit de beaucoup de médecins, et il n'a fallu rien moins que les laborieuses recherches des cliniciens, habitués à pratiquer tous les jours des autopsies cadavériques, pour démontrer que, dans bien des cas, la nature, plus puissante que l'art, savait opérer des guérisons. Ces vérités ne sont plus aujourd'hui contestées, si ce n'est par quelques

esprits obstinés, ennemis de tout progrès, et qui, n'inventant et
ne découvrant rien, ferment les yeux à l'évidence, tant il est vrai
qu'il en coûte toujours d'apprendre et d'abandonner de vieux
errements. La curabilité étant une fois admise, pour l'honneur
des médecins et pour le bonheur de l'humanité, quand, comment,
dans quelles conditions s'opère la guérison des tubercules pulmonaires?

Pour nous, comme pour beaucoup d'autres médecins, le tubercule est l'analogue du cancer; ce n'est point une maladie qui
finit, mais bien une maladie qui commence, et qui prend ses
racines non dans une permutation, une transformation d'une
autre maladie, ou bien par suite du tissage de deux ou de
plusieurs diathèses, mais qui sort d'une nutrition déviée de ses
voies naturelles; c'est, comme l'a si bien dit M. Mandl, une
exsudation plastique, et, comme telle, susceptible de disparaître
par les seuls efforts de la nature, entraînée dans les mille canaux
de l'absorption, et éliminée comme tous les autres produits de
même nature.

La viciation de nutrition, voilà la loi fondamentale qui préside
à la germination et à l'évolution du tubercule. D'autres ont
décrit avec le plus grand soin les divers modes de guérison et
de cicatrisation des cavernes pulmonaires; nous ne nous y arrêterons pas. Une fois admise, la lésion de nutrition comme cause
génératrice de la maladie, l'on conçoit facilement que c'est à
ramener cette nutrition dans ses voies normales que doivent
tendre tous les efforts de l'homme de l'art. Or, l'hygiène se
présente en première ligne pour obtenir ce résultat, et au second
plan les eaux minérales. Le choix se partage aujourd'hui entre
les sulfureuses et certaines eaux alcalines. Parmi celles-ci, on a
compté Ems et le Mont-Dore; mais l'expérience n'a pas tardé à
démontrer qu'Ems est mortel pour les phthisiques; et ce n'est
pas sans quelque étonnement que nous avons vu récemment un
de nos confrères en hydrologie parler encore de cette station au
sein d'une Société savante, et écrire qu'on pouvait envoyer des
poitrinaires à Ems. Que ceux qui seraient tentés d'imiter ce
dangereux appel, aient sans cesse présent à l'esprit ces mémorables paroles : « Le Dr Spengler, médecin aux eaux d'Ems, croit
devoir rapporter la plus grande mortalité observée pendant
quelque temps dans cette station thermale, aux idées fausses qu'on

avait répandues sur la vertu curative de ces eaux dans la phthisie ; les malheureux tuberculeux qui s'y sont rendus ont succombé, dit-il, en assez grand nombre pendant ou peu après le traitement. » Quant aux sulfureuses, leur dénomination d'*Eaux de l'Arquebusade* prouve surabondamment quelles étaient alors leurs propriétés ; et il n'a fallu rien moins que les grandes figures des Bordeu, des Darralde, pour les faire intervenir dans la cure de la maladie dont nous nous occupons. Elles s'adressent à la diathèse, elles modifient et relèvent la constitution, ce qui est vrai, mais aux dépens de qui et de quoi ? C'est en congestionnant les poumons, comme cela résulte de la mémorable discussion qui a eu lieu à la Société d'hydrologie, c'est en provoquant des hémoptysies qu'on a voulu spécialiser et innocenter sous le vocable d'hémoptysies *eaux bonnaises,* comme si Cauterets, Bagnères-de-Bigorre, Allevard et autres ne provoquaient pas aussi à tour de rôle leurs effets hémorrhagiques. Tel n'est pas le mode d'action de celles du Mont-Dore : tandis que les premières centralisent en quelque sorte les mouvements fluxionnaires sur les poumons, celles-ci les décentralisent, et à ce titre elles conviennent ou plutôt elles sont applicables à toutes les périodes de la maladie, mais avec des modifications importantes dans la manière d'être administrées. Ces effets ne sont point d'observation récente ou moderne, mais ils datent presque de l'époque de la découverte des sources, comme on peut s'en convaincre en lisant Sidoine Apollinaire, cet ancien évêque dont la maison de campagne était située près du village du Mont-Dore, et qui, à la fin du v° siècle, écrivait, en parlant de ces eaux, ces mémorables paroles : « *Phthisis centibus, languidis medicabilis, piscina delectat.* »

Voilà le titre de noblesse de ces thermes, et depuis cette époque reculée, l'observation de chaque jour nous montre encore qu'elles occupent sans contredit le premier rang à l'endroit de la cure de la maladie de poitrine. Nous ne pouvons mieux faire que de renvoyer, pour ce qui concerne ce dernier sujet, au Mémoire que nous avons présenté à la Société d'hydrologie, sous ce titre : *Nouvelles recherches sur l'action curative des eaux du Mont-Dore dans la phthisie pulmonaire,* Paris 1865.

Asthme. — Il ne nous resterait plus à parler que de l'asthme, si tout le monde ne savait que parmi les formes de cette affection, susceptibles d'être modifiées ou guéries par les eaux minérales, le Mont-Dore jouit encore ici d'une spécialité d'action qu'aucun autre établissement ne saurait lui disputer; il suffit, pour s'en convaincre, de faire le dénombrement des nombreux asthmatiques qui se rendent chaque année sur ces lieux; or, on n'a pas recours longtemps à un remède qui, s'il ne guérit que quelquefois, soulage du moins très souvent.

Nous nous résumons en disant :

Que si les eaux sulfureuses et celles du Mont-Dore sont à peu près les seules qui s'adressent à toutes les maladies de l'appareil respiratoire, il en est parmi ces maladies, particulièrement cinq, qui sont presque exclusivement du ressort des eaux du Mont-Dore; nous avons nommé :

Le coryza, l'aphonie, la pleurésie chronique avec épanchement, la tuberculisation des poumons, l'asthme.

EFFETS DE LA CONSANGUINITÉ DANS QUELQUES ESPÈCES ANIMALES.

On peut dire de cette question, comme de beaucoup d'autres : *Sub judice lis est;* et cependant, est-il un sujet qui touche de plus près aux intérêts les plus chers de la société tout entière, au triple point de vue moral, politique et social! Les arguments s'accumulent tantôt pour, tantôt contre l'innocuité ou la nocuité des mariages consanguins. Les faits que nous allons rapporter démontrent les fâcheux effets des alliances consanguines; et d'abord, nous ne rappellerons pas ce qui se passe dans le règne végétal, où la question est parfaitement tranchée dans le sens de la nocuité. Quel est, en effet, le viticulteur, le sylviculteur ou l'agronome qui ignore qu'en plantant ou semant toujours dans le même champ la même semence ou le même plant récolté dans ce même champ, ne voit sa vigne s'abâtardir et s'étioler comme son taillis, comme son blé? Il n'est pas, en effet, un agriculteur, tant arriéré soit-il, qui ne procède sans cesse au renouvellement de ces semences, l'expérience et l'observation lui ayant appris qu'en procédant autrement il compromettait d'une façon certaine les produits et les rendements de la récolte.

Pourquoi ce qui a lieu dans le règne végétal, se passerait-il autrement dans les espèces animales? Voici des faits :

PREMIER FAIT. — Chez l'un de nos clients, l'un aussi des plus riches propriétaires du Poitou, deux porcs, le frère et la sœur, irréprochables sous le rapport des formes, de la constitution, de la taille, en un mot deux animaux venant d'être primés au concours agricole de la région, produisent entre eux. De cet inceste naissent 12 porcs, dont 11 aveugles-nés qui meurent sur-le-champ, et le douzième, d'une constitution délicate, succombe deux mois et demi après. L'année suivante, nouvelle portée entre le même frère et la même sœur : quatre porcs naissent, et tous les quatre difformes ; ils n'avaient que deux jambes, et meurent quelques heures après leur naissance. Or, pendant le même temps, on faisait fréquenter par le verrat les truies des environs : partout et toujours des produits magnifiques.

DEUXIÈME FAIT. — Dans la même ferme, dans la cour du régisseur, observateur du reste fort distingué, vivaient séquestrés des autres coqs et poules, une douzaine de poules. Ces dernières n'eurent de rapports qu'avec le coq, leur frère : 24 œufs de ces poules sont mis à couver sous une dinde ; 22 œufs sur 24 contiennent des poulets arrivés à leur terme, mais morts-nés ; les deux derniers restèrent à l'état d'avortons. Le coq, qui était de toute beauté, est sacrifié ; les poules ont libre commerce avec les coqs du voisinage. Ceux-ci ne sont plus parents, tous les œufs sont fécondés et produisent de très beaux poulets.

TROISIÈME ET QUATRIÈME FAITS. — Élevez des faisans dans une cage : à la troisième génération, les œufs sont tous clairs et l'espèce est détruite ; il en est de même pour les pigeons, si vous évitez les rapports avec des individus qui ne sont pas parents.

CINQUIÈME FAIT. — Dans ce Poitou où tout individu naît chasseur, il n'est personne qui ignore que, pour avoir de bons et de beaux chiens, il faut absolument éviter les alliances consanguines ; et ce qui fait en grande partie la supériorité de nos meutes poitevines, c'est le soin tout particulier que nos grands veneurs mettent dans le choix des animaux reproducteurs. Ce serait une grande erreur de croire qu'en choisissant un mâle et une femelle irréprochables sous tous les rapports, on aurait des produits de belle qualité. La condition indispensable pour obtenir ce résultat est, avant tout, qu'il n'y ait pas le plus petit mélange de sang de parenté. Nous avons nous-même répété les expériences entre père et fille, entre frère et sœur : toujours nous avons obtenu des produits défectueux sous un rapport ou sous un autre ; l'un manque de taille, l'autre de voix, celui-ci a le corps trop allongé, celui-là les pattes difformes, cet autre n'a pas de *nez*, c'est-à-dire pas d'odorat bien développé, etc., etc.

Il est donc incontestablement établi que, pour l'espèce canine, vous aurez beau choisir les meilleurs et les plus superbes facteurs, si vous conservez le mélange des sangs entre parents, vous n'aurez jamais que des élèves plus ou moins défectueux.

Si les faits que nous venons de rapporter sont exacts, et nous croyons qu'ils sont irréfutables, n'est-on pas immédiatement conduit à penser que les choses peuvent bien se passer de même dans l'espèce humaine. Nous n'ignorons pas que tout récemment un observateur sérieux, M. Voisin, a entretenu l'Académie de Médecine des effets de la consanguinité observés dans un petit port français du littoral de l'Océan, effets qui seraient restés nuls, c'est à dire sans exercer aucune influence sur cette petite agglomération d'individus, malgré les alliances exclusivement entre parents. Mais aussi, qui ne prévoit les mille objections que soulèvent de semblables observations? Le terrain est-il vraiment bien choisi pour ces sortes de recherches? Quoi, un joli petit port de l'Océan français, ouvert d'un côté en face de la prude Albion, sillonné par mille embarcations que le plus léger coup de vent de jour ou de nuit rejette dans son sein; de l'autre, en rapport avec le Continent, et avec mieux que cela, avec nos chastes Parisiens qui vont et viennent pendant des semaines, des mois, faire là leur villégiature! Par suite de ses alliances consanguines, n'a-t-on pas dit que la noblesse n'existerait plus depuis longtemps si de temps à autre elle n'était renforcée par quelque bâtard? M. Voisin pourrait-il soutenir que jamais bâtard n'a paru dans cette petite colonie, qui, jour et nuit et pendant toute l'année, est en frottement continuel avec des étrangers?

Quant à nous, nous persistons à croire que les mariages consanguins sont une cause d'affaiblissement et d'abâtardissement de la race, et qu'une enquête sérieuse établie sur de gros chiffres doit nécessairement conduire à cette appréciation.

V

MESURE DE LA VIE HUMAINE

DISTRIBUTION DES VIVANTS, DES DÉCÈS ET DE LA MORTALITÉ SELON LES AGES ET SELON LES SEXES

Avec un exposé élémentaire des méthodes et des formules pour calculer les tables
de mortalité, de survie, de population;
la vie moyenne, la vie probable, l'âge moyen des décédés, etc.,

APPLIQUÉ A LA FRANCE ET A LA GIRONDE.

PAR LE Dr BERTILLON (de Paris).

1. Messieurs, la science du pronostic touchant la durée de la vie humaine est bien peu avancée quand il s'agit des hommes pris isolément, et personne ne pourrait dire, en considérant tel individu, combien d'années de vie lui appartiennent encore. Il n'en est pas de même de la vie collective, et l'on peut dès aujourd'hui prédire, avec une très petite erreur, combien un million de Français ont encore d'années à vivre, combien ils donneront de décès chaque année, dans combien de temps leur nombre sera réduit aux deux tiers, à un demi, à un tiers, à zéro. Cependant, ces prévisions, qu'il dépend de nous, comme vous le verrez, de rendre très précises, n'ont guère été utilisées jusqu'à présent que par les Sociétés financières. Mes efforts ont pour but de les faire entrer dans les sciences médicales, notamment comme méthode d'investigation de l'hygiène publique.

2. L'observation des hommes pris isolément nous donne un enseignement sans doute très fécond et très varié, qu'il ne s'agit pas d'amoindrir, comme d'aucuns le croient quand on leur parle de statistique; mais il faut bien avouer aussi qu'il y a des influences légères, quoique très générales, qui échappent à cette observation des unités. Ainsi, j'ai montré ailleurs [1] que la mortalité des jeunes enfants est *constamment* plus forte chez les petits garçons que chez les petites filles, environ dans la proportion de 20 à 16 ou 17; et comme aucune

[1] *Union médicale*, 11 fév. 1858.

maladie n'est, à cet âge, spéciale à l'un des sexes, on peut dire :
quand un jeune enfant de 0 à 1 an est malade, que, toutes
choses égales d'ailleurs, le pronostic doit être moins favorable si
c'est un garçon que si c'est une fille. (Une statistique médicale
plus intime, procédant par unités morbides, dira quelles sont les
affections qui sont plus redoutables pour un sexe que pour
l'autre.) L'investigation statistique a donc seule su révéler ce
fait, aussi inattendu des pathologistes que des physiologistes, à
savoir : que, dans le pronostic, l'influence du sexe ne doit
occuper une part aussi large à aucun âge de la vie que dans la
première année.

3. En général, on peut dire que lorsque des influences légères
s'étendent sur un grand nombre d'individus, telles que les
influences climatériques, celles de la profession, de l'habitat,
celles du prix des subsistances, etc., elles ne se laissent pas
clairement percevoir par l'observation des individus pris isolément, car elles sont masquées sur chacun par les différences
individuelles *plus énergiquement accusées*. Ces influences sont, au
contraire, décélées avec évidence sur les collectivités, et la
statistique n'est que la méthode d'observer ces collectivités.

Je crois inutile d'insister ici sur ces idées, qu'il me serait
facile d'asseoir sur un très grand nombre de faits.

Cependant, cela une fois admis, il est évident que l'art d'interroger ces collectivités est du domaine du médecin et surtout de
l'hygiéniste ; que, s'il omet cette investigation, beaucoup de ces
influences générales lui échapperont, et que si, comme il arrive
souvent, cette investigation est mal dirigée, il arrivera à des
résultats erronés qui seront imputés à la méthode elle-même
par les esprits superficiels.

4. J'ai montré cette année même, dans une lecture à l'Académie
de Médecine, publiée dans l'*Union médicale* du 17 août 1865, que
quoiqu'il n'y ait vraiment qu'une valeur à laquelle convient
la dénomination de *vie moyenne,* il y a, dans les auteurs, jusqu'à
six valeurs différentes qui usurpaient ce nom [1]. La présente
communication est la suite pour ainsi dire de celle faite à
l'Académie.

---

[1] Voyez le tableau ci-joint : les colonnes (i) (k) (l) (r) donnent les grandeurs
qui ont été confondues ou données comme équivalentes à la vraie vie moyenne
donnée dans la colonne (c).

TABLES des diverses mesures comparées qui ont été proposées pour apprécier la durée de la vie. (1er Tableau.)

DÉPARTEMENTS PRIS AU HASARD.	Mesures vraies obtenues sur les Tables. A				Mortalité à chaque groupe d'âge obtenue sur les Listes.				Valeurs obtenues sur les Listes. B					
	Vie moyenne. V_m (c)	Vie probable. V_p (d)	Mortalité générale.	de 0 à 5 ans.	de 5 à 15 ans.	de 15 à 60 ans.	de 60 à ω	Mortalité générale. (f)	A d. âge moyen des décédés. (i)	P/S_0 (k)	P/D (l)	$P/\frac{1}{2}(S_0+D)$ (r)	A.p (s)
Lot............	1 44, 9	1 55, 3	1 0,0222	3 0,064	1 0,00480	1 0,0088	1 0,068	3 0,02126	2 39,9	2 40,45	1 48,45	2 44,2	2 43,»
Gironde........	2 44, 3	3 52, 3	2 0,0226	2 0,052	5 0,00704	4 0,01096	8 0,0742	1 0,0211	1 41,7	1 43,25	3 47,3	1 45,2	1 45
Doubs..........	3 44, 1	2 52, 3	3 0,0227	1 0,0519	4 0,00698	3 0,01094	6 0,0732	2 0,02105	3 38,5	4 38,6	2 48	3 43,3	3 39
Dordogne.......	4 43, 2	4 50,95	4 0,0231	8 0,080	2 0,00623	2 0,0109	7 0,074	9 0,02374	6 35,2	9 34,5	9 42,3	9 38,4	7 31,2
Ariége.........	5 41, 9	5 48, »	5 0,0239	4 0,0652	6 0,0076	5 0,01028	9 0,078	4 0,022	7 35	8 36,45	4 45,85	6 40,6	5 35,9
France 1840-59 (Femmes.	6 41, »	6 46, 3	6 0,0244	5 0,0663	9 0,00845	7 0,01156	5 0,0708	5 0,02295	4 37,36	3 39,25	5 43,55	4 41,3	4 37,25
2 sexes..	7 40,05	7 43, 3	7 0,0250	6 0,0702	8 0,00810	8 0,01177	4 0,0707	6 0,02300	5 35,66	5 38,	6 43,5	5 40,7	6 33,5
Hommes.	9 39, 3	8 42, 2	9 0,0255	7 0,07435	7 0,00775	9 0,01212	3 0,0706	8 0,02332	8 34,2	7 36,93	8 42,87	8 39,7	8 29,36
Drôme..........	8 39, 4	8 42, 2	8 0,02535	9 0,0815	3 0,00684	6 0,01077	2 0,0683	7 0,0231	9 33,6	6 37,»	7 43,3	7 40,15	9 26,»

Ce tableau est destiné à montrer les différences qui existent entre les diverses mesures vulgairement employées à déterminer la mortalité ou la durée de la vie. Les éléments en sont calculés sur les documents recueillis : pour les départements, pendant la période 1840-49; — pour la France, 1840-59.

Les valeurs A sont déduites de nos tables (v. no 33 et suiv.) et expriment *seules* la mortalité générale vraie, et surtout la vraie Vie moyenne, la vraie Vie probable, telles qu'elles résultent de la mortalité à chaque âge dans la période 1840-49. Les valeurs B sont obtenues d'après les listes des décès et des naissances durant la même période, et cependant (v. no 33 et suiv.) leurs grandeurs respectives résultent des faits complexes qui ont agité la population depuis un siècle.

(c) V_m — Vie moyenne mathématique (voy. no 34o); (d) V_p — Vie probable mathématique (voy. no 36o); (i) A d — Age moyen des décédés, calculé sur les listes; c'est la vie moyenne de beaucoup de staticiens.

(k) P/S_0 — rapport de la population aux naissances vivantes, souvent pris comme mesure de la vie moyenne; (l) P/D — rapport de la population aux décès; (r) rapport de la population à la demi-somme des naissances et des décès, pris par M. Ch. Dupin comme mesure approchée de la vie moyenne; (s) A_p — âge médian ou âge probable des décédés, déterminé sur les Listes mortuaires, tandis que V_p est l'âge médian ou vie probable, calculé sur les Tables.

Nota. Les colonnettes placées devant chaque colonne indiquent le rang que devrait occuper chaque terme, s'ils étaient rangés par ordre de mortalité croissante.

5. Je m'étais arrêté à cette affirmation, que je reprends, et dont je vais poursuivre les conséquences : que lorsque l'on veut apprécier la vitalité et la mortalité d'une collectivité, il faut absolument avoir, parmi les données, le nombre des vivants qui la composent à chaque groupe d'âges. Trop souvent, en effet, les auteurs qui se proposent d'apprécier la vitalité comparée de plusieurs groupes humains donnent les rapports de leur mortalité générale sans s'occuper de la distribution relative des vivants à chaque âge, ce qui enlève au rapport mesurant la mortalité presque toute sa signification au point de vue des conditions biologiques, hygiéniques, dont nous nous préoccupons ici. En effet, vous comprendrez que telle Population qui serait composée de beaucoup d'adultes aux âges de force et de travail, pourrait avoir une mortalité, par exemple, de 10 décès annuels pour 1,000 vivants (soit une mortalité de 0,010), tandis que telle autre, renfermant en même temps des enfants et des vieillards, comme la Population française en général, aurait une mortalité de 23 pour 1,000 (soit 0,023), sans qu'il soit permis d'inférer que la première est dans de meilleures conditions que la seconde.

6. Cette faute paraît grossière; il semble que l'on y doive tomber rarement. Beaucoup s'y laissent pourtant entraîner. On commettrait une erreur de cet ordre si, remarquant que la mortalité générale féminine du département du Gard (1840-49) a été environ de 27 décès annuels sur 1,000 vivants (plus exactement 0,0267), tandis que la mortalité du même sexe à Paris (1850-52) n'a été que de 26 décès pour 1,000 environ (exactement 0,02575), on en concluait que la mortalité *générale* des femmes étant plus faible à Paris que dans le Gard, leur condition hygiénique y est meilleure, etc. En effet, une analyse de la Population selon les âges ne tarde pas à montrer combien cette conclusion serait erronée; à montrer que si la mortalité *générale* est moindre à Paris, cela tient seulement à ce que la Population féminine de cette capitale renferme beaucoup d'adultes (640, de 15 à 50 ans), peu d'enfants (200, de 0 à 15 ans), et peu de femmes âgées (160, de 50 ans à ω), tandis que le département du Gard se rapproche de la distribution générale de la France. Si donc, au lieu de comparer la mortalité *générale* des femmes de ce département à celle de Paris, on compare la mortalité *à chaque âge,* et, pour abréger ici, aux trois groupes

d'âge ci-dessus, on trouve un résultat bien différent, comme le montre l'inspection du tableau suivant (P″ représente la Population féminine) :

LOCALITÉS	PÉRIODE.	DISTRIBUTION DE 1000 P″ de tout âge à chaque groupe d'âges.			SUR 1000 P″ à chaque groupe d'âges, combien de décès annuels?			
		Ans 0—15	Ans 15—50	Ans 50—ω	Ans 0—15	Ans 15—50	Ans 50—ω	Ans 0—ω
France......	1840-49	282	511	207	29	10	39,6	22,5
Dép. du Gard	1840-49	302	502	196	42,4	10,1	45,1	26,7
Ville de Paris	1850-52	200	640	160	46,2	12,9	51,8	25,8

Ainsi, tandis que la mortalité générale est moindre dans la ville de Paris (0,0258) que dans le département du Gard, la mortalité *à chaque âge y est plus considérable*. Cette moindre mortalité générale est donc un résultat tout à fait artificiel, dû à la distribution des vivants à chaque âge, à la moindre proportion des petites filles et des femmes âgées dans cette grande ville.

7. Toutes les grandes villes, et par conséquent la ville de Bordeaux, peuvent donner lieu aux mêmes considérations. Par exemple, à Bordeaux comme dans le département de Lot-et-Garonne, on compte environ 22 décès annuels sur 1,000 femmes de tout âge : ce serait une erreur que de conclure à l'égalité des conditions sanitaires révélées par l'égalité de ces chances générales de vie et de mort; en effet, sur 1,000 femmes de 15 à 25 ans, on compte à Bordeaux 9 décès annuels, et seulement 6 à 7 dans le Lot-et-Garonne; de même, de 25 à 60 ans, on trouve 12 décès à Bordeaux et 10,5 dans le Lot-et-Garonne.

8. On commet encore une erreur de cet ordre, quand on compare *sans critique* la mortalité *générale* d'une ville à elle-même aux diverses périodes de son développement, car une grande ville s'accroît surtout par l'immigration aux âges de travail, dont la mortalité est généralement au dessous de la moyenne. Il est donc naturel (au moins par cette cause) que, à mesure qu'une grande ville s'accroît, sa mortalité générale diminue; il n'y a pas là une raison suffisante pour crier merveille, comme l'ont fait certains à propos de la ville de Paris.

9. Cependant, on pourrait se flatter d'échapper à cette erreur lorsque, au lieu des populations des villes dont la composition est évidemment artificielle, on compare les nations entre elles.

On pourrait penser que ces populations présentent, à peu de chose près, les mêmes rapports dans la distribution des âges; il est cependant bien loin d'en être ainsi. Pour le montrer, j'ai dressé les listes comparatives de la distribution des vivants, selon les âges, pour tous les pays de l'Europe ou de l'Amérique dont j'ai pu me procurer les documents. Mais afin de rendre la comparaison plus facile et de la concentrer sur l'objet de ce travail (l'influence de cette distribution sur la mortalité générale), j'ai séparé les groupes d'âges en trois séries : 1º de 0 à 14 ans; 2º de 14 à 60 ans; 3º de 60 à ω, c'est à dire jusqu'à la fin de la vie (¹).

10. Or, sur 1,000 vivants de tout âge, la France est la nation qui renferme le moins d'impubères; en commençant donc par elle, et en rangeant les autres suivant le nombre d'enfants de 0 à 14 ans par 1,000 Population, on obtient le rangement et les valeurs suivantes, se rapportant toutes à des périodes comprises entre 1850 à 1861 :

France	257	enfants de 0 à 14 ans sur 1,000 Pop.	
Belgique	284	—	—
Bavière	284	—	—
Wurtemberg	299	—	—
France, avant 1789	300	—	—
États-Romains (anciens)	305	—	—
Pays-Bas	310	—	—
Suède	313	—	—
Hanovre	316	—	—
Autriche	321	—	—
Saxe	322	—	—
Norwège	330	—	—
Espagne	331	—	—
Irlande	331	—	—
Angleterre et Écosse	332	—	—
Prusse	348	—	—
États-Unis { blancs	377	—	—
États-Unis { de couleurs libres	338	—	—
États-Unis { esclaves	424	—	—

Ainsi, tandis que la France ne compte que 257 impubères sur 1,000, la Prusse en possède 348, etc. On comprend combien

(¹) On a été obligé de prendre 0-14 ans et non 0-15, à cause des documents allemands, qui ne permettent pas une autre division.

des proportions si différentes dans le nombre des enfants (leur mortalité moyenne de 0 à 14 ans s'élève environ à 0,02) modifient la mortalité générale, et combien il est fautif de comparer de telles Populations.

11° Le nombre respectif des adultes aux âges de vigueur, de travail et de faible mortalité (de 14 à 60 ans, la mortalité moyenne est environ de 0,012) n'est pas moins caractéristique. En commençant par la France, qui en a le plus, on a la série suivante :

France	635	adultes de 14 à 60 ans sur 1,000 Pop.
France ancienne (avant 1789)...	634	— —
Belgique.....................	628	— —
Autriche (empire).............	626	— —
Lombardie....................	624	— —
Suède.......................	616	— —
Piémont.....................	615	— —
Espagne.....................	613	— —
États-Romains (anciens)........	611	— —
Pays-Bas....................	610	— —
Saxe........................	609	— —
Hanovre.....................	604	— —
Irlande......................	598	— —
Prusse......................	595	— —
Angleterre...................	594	— —
Norwège	580	— —
États-Unis { blancs	579	— —
de couleurs libres.	607	— —
esclaves..........	541	— —

On remarquera peut-être avec étonnement combien les populations anglaise et prussienne sont relativement pauvres d'adultes. Tandis que, sur 1,000, nous en avons 635 aux âges de travail, ces États en comptent à peine 595.

12. Cependant, le nombre proportionnel des vieillards, qui a une si grande influence sur le chiffre de la mortalité générale (de 0,07 à 0,08 de 60 à ω), est encore plus variable. La France est encore ici à une extrémité de l'échelle; c'est elle qui conserve le mieux ses vieillards. Ce n'est pas une force sans doute, mais c'est une gloire. La série se range ainsi :

France, en 1861..............	108	vieillards de 60 ans et au delà sur 1,000 Pop.
Norwège.....................	90	— —
Belgique.....................	88	— —
États-Romains	84	— —
Suède.......................	80	— —
Pays-Bas....................	80	— —

Angleterre	73 vieillards de 60 ans et au delà sur 1,000 Pop.		
Irlande	71	—	—
Saxe	69	—	—
Piémont	67	—	—
France, avant 1789	66	—	—
Espagne	57	—	—
Lombardie	56	—	—
Prusse	56	—	—
Autriche	53	—	—
États-Unis { blancs	44	—	—
de couleurs libres	55	—	—
esclaves	35	—	—

Ainsi, quand la France conserve 108 de ses vieillards, l'Autriche n'en a que 53, et la population esclave des États-Unis, 35.

13. Ainsi, au point de vue des âges, l'inégale composition des Populations dans les diverses nationalités est démontrée : elle est considérable; et si l'on rapproche de ce fait la différence non moins prononcée de la mortalité de chacun de ces groupes d'âges, soit environ 0,020 de 0 à 14 ans, environ 0,012 de 14 à 60 ans, et enfin environ 0,07 à 0,08 pour le groupe au delà de 60 ans, on comprendra que la mortalité générale d'un pays comme la France, qui a conservé un grand nombre de vieillards de façon qu'elle en a plus d'un dixième de sa population, ne saurait être comparée à l'Autriche, qui n'en a que le vingtième! [1]

Il me suffira d'ajouter que les différences dans la distribution des vivants à chaque âge, que nous venons de trouver si prononcées dans les diverses nations, ne le sont guère moins quand on compare les divers départements entre eux. Ainsi, tandis que, en France, on compte en moyenne 638 individus au dessus de 20 ans sur 1,000 (et seulement 530 en Prusse), on en trouve 681 dans le Calvados.

[1] Il importe de remarquer, pour que l'on ne se méprenne pas sur la signification de ces faits, que la distribution des vivants à chacun des trois groupes d'âges est due à plusieurs causes indépendantes, à savoir : la natalité, les mouvements migratoires et la mortalité à chaque âge; que si cette dernière influence a la plus grande part dans ce qu'a d'anormal la distribution de la population esclave des États-Unis, c'est surtout l'immigration et une puissante natalité qui agissent dans la formation des couches de la population blanche des mêmes États. C'est au contraire l'émigration qui, se combinant avec une mortalité et une natalité assez prononcées, concourt à la distribution des populations allemandes, irlandaises et même anglo-saxonnes; tandis qu'en France, des mouvements migratoires très faibles, une natalité et une mortalité relativement assez faibles, nous donnent une distribution *exceptionnelle*.

14. En résumé, il résulte invinciblement de ces faits, que la mortalité *générale* de deux Populations est une indication tout à fait insuffisante comme mesure de la solidité et de l'état sanitaire de chacune, puisque cette mortalité générale ne sera pas moins influencée par la place respective que chaque groupe d'âges occupe dans l'ensemble de la Population que par l'intensité de la mortalité elle-même. En un mot, cette mortalité générale se rapprochera d'autant plus de la mortalité propre aux enfants, ou de celle qui convient aux jeunes adultes, ou enfin de celle qui pèse sur les vieillards, selon la prédominance, parmi les vivants, des uns ou des autres.

15. Il est évident que ce qui est vrai de ces grandes Populations naturelles, l'est encore plus quand il s'agit de groupes professionnels dont les uns comprennent un grand nombre de vieillards, tel est à Paris le groupe des concierges, tel aussi celui des médecins ; dont les autres, un grand nombre de jeunes, tel le groupe des filles publiques si bien étudié par le Dr Jeannel, celui des domestiques, des blanchisseuses, etc. De là, l'importance que toutes les enquêtes administratives ou particulières sur la Population entière, ou sur les groupes professionnels relèvent les âges de chacun. Sans cette donnée, l'investigation de l'hygiéniste est d'avance frappée d'impuissance. Il importe d'autant plus que les *census* (dénombrements) de la Population entière soient effectués par âge, qu'il n'est pas possible, comme plusieurs statisticiens l'ont entrepris, de calculer cette distribution, même en connaissant les nombres annuels des naissances et ceux des décédés à chaque âge. C'est ce que je vais démontrer dans les paragraphes suivants, avec les plus simples notions de l'arithmétique.

16. Si le nombre des naissances était immuable *depuis un siècle,* si le nombre annuel des décédés à chaque âge, que ces nés donnent en passant successivement d'âge en âge, l'était également (ce qui revient à dire : si la *mortalité* propre à chaque âge était invariable), si enfin aucun mouvement migratoire *ne troublait les rapports* de chacune de ces successions de vivants, dont l'ensemble forme la Population, alors il est clair que les nombres des décès propres à chaque âge seraient identiques d'année en année, chacun à chacun ; et par exemple, il est clair, en vertu de nos hypothèses d'invariabilité, que le nombre des décès

de 70 à 71 ans, soit $d_{70..71}$, que donne aujourd'hui l'état-civil, sera le même encore dans 70 ans, étant issu l'un et l'autre d'un *même* nombre de vivants, $p_{70..71}$, émondé par une *même* mortalité, etc. De cette régularité des mouvements, supposée constante depuis au moins la durée de la plus longue vie humaine (un peu plus d'un siècle), il résulterait en effet la possibilité d'un calcul très simple : en partant du nombre invariable annuel des naissances vivantes, soit s_0 (survivants après l'accouchement soit à 0 âge), et en retranchant le nombre des décès survenu dans le cours de leur première année, entre 0 âge et 1 an révolu (soit $d_{0..1}$) on aura le nombre des survivants à 1 an (soit s_1); de même en retranchant de s_0 le nombre des décès survenu entre la naissance et 2 ans révolus (soit $d_{0..2}$), on aura le nombre de ceux qui (avec la mortalité étudiée) doivent survivre à la fin de leur seconde année (soit s_2); *ainsi de suite*. Par exemple, de ce nombre fixe des naissances annuelles (s_0, en retranchant le nombre des décédés de 0 à 70 ans (soit $d_{0..70}$) on devra avoir justement le nombre actuel des vivants qui dans le cours de cette année atteindront leur soixante-dixième année (soit s_{70}) puisque, selon l'hypothèse fondamentale de la méthode que j'examine, le nombre des décès survenus d'année en année à chaque âge est resté invariable. La mort aura mis 70 ans à opérer la soustraction que l'on effectue d'un seul coup; le *reste* ne saurait être troublé par cette différence dans le temps employé pour faire la soustraction. Il résulte encore de cette hypothèse d'uniformité dite *hypothèse ou méthode de Halley*, que le nombre annuel des naissances (s_0) est égal à celui des Décès (**D**); en effet, on aura comme ci-dessus $s_{100} = s_0 - d_{0..100}$; et enfin, considérant que le dernier terme de la série décroissante s_0, s_1, s_2, ..., s_{100} ...., $s_{\omega}-2$, $s_{\omega}-1$, est s_{ω}, c'est à dire 0 (car zéro est nécessairement le nombre de ceux qui survivent au dernier âge *révolu* qu'il nous soit donné d'atteindre), on aura donc $s_{\omega} = s_0 - d_{0..\omega} = 0$, donc $d_{0..\omega}$ c'est à dire la totalité des Décès, soit **D**, $= s_0$. On comprend d'ailleurs qu'il doit en être ainsi; car, comme *tous ceux qui naissent, meurent* à leur tour, s'il y avait inégalité entre ces deux termes (s_0 et **D**); si par exemple on avait $s_0 > D$; cette inégalité ne pourrait résulter ou que d'une augmentation graduelle des naissances, ou que d'une diminution du nombre annuel des décédés (diminution pouvant provenir elle-même, soit d'émigration, soit d'une atténuation de la mortalité), mouvements tous contraires à l'hypothèse posée et nécessaire à la méthode de calcul que nous examinons.

17. Ainsi, dans ces cas de constance de tous mouvements, on a nécessairement $s_0 = D$. Or, ces diverses conditions sont bien loin de se réaliser chez nous, puisque nous avons en moyenne $s_0 = 958{,}100$, et seulement $D = 843{,}420$ [1]. Aussi, combien les résultats que donne cette méthode sont-ils loin de la réalité! Recherchons selon elle quel est le nombre de nos vieillards de 70 ans.

D'après ce qui est établi plus haut, on devrait trouver ce nombre par la formule $s_0 - d_{0\cdots70} = s_{70}$, ce qui donne : $958{,}100 - 681{,}100 = 277{,}000$. Ainsi, cette méthode nous attribuerait chaque année 277,000 vieillards, auxquels il serait donné de toucher à leur 70e année d'âge, tandis qu'en réalité ce nombre atteint à peine 177,000! Cette énorme différence est due à l'excès que nos naissances présentent constamment sur nos décès, excès que ne suppose pas la formule. Aussi, pour démontrer combien cette méthode est vicieuse par l'absurdité où elle aboutit, il suffit de déterminer, d'après la même formule, s_{100} et surtout s_ω. On trouve ainsi que, tandis qu'en France s_{100} égale à peine 250, la formule ci-dessus en découvre 114,930! Elle trouve de même, au lieu de $s_\omega = 0$, $s_\omega = 114{,}860$! 114,860, qui dépassent le plus grand âge auquel il nous soit donné de parvenir! Pour échapper à ces absurdes résultats, ceux qui ont voulu retenir la méthode de Halley hors de l'hypothèse à laquelle seule elle convient, ont négligé volontairement le chiffre des naissances annuelles donné par l'observation, et ils ont fait violemment s_0 égal à D! Ainsi, en France, ils ont supposé 843,240 naissances vivantes, au lieu de 958,100; et, partant de cette erreur, ils ont calculé s_1, s_2, s_3, etc., en écrivant $843{,}240 - d_{0\cdots1} = 684{,}180$; $843{,}240 - d_{0\cdots2} = 635{,}080$, etc.; mais en réalité $d_{0\cdots1}$ (soit 159,060); $d_{0\cdots2}$ (soit 208160), etc., ne sont pas fournis par 843,240, mais bien par 958,100 naissances; par conséquent, il est absolument certain que $s_1 = 958{,}100 - 159{,}060 = 799{,}040$ et non 684,180; que de même $s_2 = 749{,}940$ et non 635,080, ainsi de suite. A la vérité,

[1] Tous les nombres et calculs qui suivent se rapportant à la *France en général*, sont les valeurs de l'*année moyenne*, s'appliquent à la période de vingt ans 1840-59, et ne comprennent pas les trois nouveaux départements annexés.

cette substitution du chiffre des décès à celui des naissances, qui altère si fortement la Population des premiers âges, et qui a pour effet (au grand profit des assurances) de leur attribuer une mortalité beaucoup trop forte, éloignera moins de la vérité pour l'autre extrémité de la vie ; s_{100}.... s_{ω}—$_1$ seront peut-être presque exacts, et on aura $s_\omega = 0$.

18. Ainsi, la première formule, qui part des naissances, donne *exactement* les *survivants pour les premiers âges de la vie,* et cela justement parce que, pour l'évolution de ces 5 à 10 premières années comprises dans la période que l'on étudie, on peut supposer le plus souvent l'uniformité des mouvements de Population, vu la lenteur ordinaire de la marche, *définitivement* progressive ou regressive de la natalité ou de la mortalité (les oscillations annuelles étant neutralisées par la considération des moyennes); on a affaire d'ailleurs à un âge où la migration *hors de la patrie* est de peu d'importance. Ce moyen de déterminer *avec exactitude* la Population *moyenne* aux premiers âges de la vie est précieux, et doit être conservé pour contrôler, corriger les dénombrements, qui, à cet âge, en France, pèchent constamment par omission d'un grand nombre de jeunes enfants.

19. Cependant, la seconde formule, qui part des décès assimilés aux naissances ($D - d_0..._1$, etc), donnera-t-elle aussi avec quelque exactitude la Population des derniers âges, et par suite pourra-t-on admettre que la Population aux âges moyens serait une moyenne entre les valeurs des deux formules ? Ce serait là une hypothèse tout à fait gratuite. Les nombres donnés en partant des décès seront en principe (et en fait) constamment trop petits, tandis que nous avons vu ceux issus des naissances être exacts en principe jusqu'à 6 à 10 ans, et en fait jusqu'à 30 ans; il n'y a donc pas là symétrie. Ajoutons qu'il n'est pas du tout certain que l'erreur de la formule qui part des décès, D, aille en s'atténuant *régulièrement* jusqu'aux derniers âges, comme l'ont admis quelques statisticiens ingénieux qui, sur cette idée, ont essayé des formules mixtes entre les deux modes ci-dessus indiqués. C'est le contraire qui est certain.

20. Pour comprendre qu'il n'y a rien de *nécessairement régulier* dans ces mutations, il faut considérer que la Population de chaque âge a pour origine un chiffre de naissances qui date d'hier pour les plus jeunes, d'un demi-siècle pour ceux de 50 ans, etc.;

— que les nombres de ces naissances sont souvent très différents;
— en outre, que *chacune* de ces descendances a été décimée par des causes très diverses et nullement comparables.

Ainsi, nos vieillards de 60 à 70 ans ont été autrefois décimés et par une mortalité plus grande de l'enfance et par les sanglants combats et désastres de l'Empire; aussi, tandis que la mortalité *actuelle* (1840-59) appliquée à notre chiffre moyen de naissances ferait surnager (voy. nos Tables) :

838,000 hommes, âgés de 60 à 65 ans; les *census* n'en annoncent que 620,000 (218,000, ou plus du quart, manquent à l'appel!);

840,000 femmes, de 60 à 65 ans, au lieu de 713,000 que donnent les dénombrements (127,000, un peu plus de un septième, manquent);

682,000, âgés de 65 à 70 ans; les *census* n'en trouvent que 468,000 (212,000, presque le tiers, nous manquent!) etc.

Mais si nous appliquons les mêmes calculs à la Population de 30 à 40 ans, qu'aucun sinistre n'a décimée, le calcul et le fait seront presque identiques. Ainsi, on trouve 1,295,000 hommes de 35 à 40 ans, et les *census* en annoncent 1,288,500 (6,500, soit un deux-centième, manquent).

21. Il résulte de là que les vivants qui surnagent actuellement à chaque âge, $p_{0..1}$, $p_{1..2}$, ... $p_{35..40}$, ... $p_{60..65}$, $p_{65..70}$, ... $p_{100..\omega}$, ne constituent pas une succession dont chaque terme trouve sa raison d'être dans ses antécédents *contemporains;* chaque terme est, en fait, le produit très complexe des événements particuliers qui ont pesé sur chacun des âges par lesquels il a déjà passé, événements qui peuvent fort bien n'avoir pas influencé les groupes qui le précèdent ou qui le suivent dans la série des âges. C'est ainsi que l'on vient de voir que les événements qui ont décimé ceux de 60 ans n'ont pas agi sur ceux de 40 ans, et que, pour les mêmes âges, ils n'ont pas agi également sur chaque sexe. C'est pourquoi les groupes de la population à chaque âge, dont la somme constitue la population générale, sont entre eux sans relation nécessaire; ils sont presque comme des étrangers que le hasard des temps a rapprochés, mais dont la force résulte des aventures différentes supportées par chacun. Aucun calcul théorique ne peut déterminer ces valeurs, permettre de découvrir cette succession des termes composant la *Liste des vivants.* Voilà pourquoi ni la méthode dite *de Halley*, ni les

modifications plus ou moins heureuses essayées par tâtonnements empiriques, ou inspirées par une vue incomplète du fait complexe à déterminer, et en dehors de la théorie mathématique, ne sont acceptables, et pourquoi il faut renoncer à demander au calcul le nombre des vivants de chaque âge. Cette distribution des vivants, que nous avons prouvée (n°ˢ 5 à 15) indispensable à connaître pour déterminer les conditions de la mortalité dans leur dépendance avec la qualité des *milieux*, doit être demandée à l'expérience, aussi bien que la distribution des décédés.

22. Sans doute, les dénombrements sont encore bien imparfaits. Cependant, c'est en montrant, en annonçant bien haut qu'ils sont indispensables à la science, que nous hâterons leur perfectionnement; ensuite, nous nous sommes assuré par un travail préparatoire fort considérable, que dès à présent et malgré leurs nombreux *desiderata*, ils sont bien supérieurs à tous les calculs hypothétiques essayés : une erreur de 5 à 10 ans chez un adulte n'a pour nous aujourd'hui qu'une influence peu considérable; l'important pour les premières recherches dont nous devons nous contenter, c'est qu'un enfant ne compte pas comme un adulte, un homme jeune pour un vieillard. D'ailleurs, on peut et on doit contrôler les dénombrements : 1° en comparant entre eux plusieurs *census* successifs et en prenant leur moyenne; 2° en confrontant les âges spéciaux au nombre des conscrits, au nombre des électeurs inscrits, ce qui donne des valeurs *minima*, puisque les étrangers, les non domiciliés, les omis, forment une masse très importante, et que, s'ils ne comptent pas comme citoyens, ils comptent comme hommes aptes à mourir; 3° en établissant la Population des premiers âges (0 à 5 ou à 10 ans, *suivant la durée* de la période que l'on considère et l'écart entre cette Population calculée et les *census)*, car en France c'est surtout sur elle que portent les omissions. On peut ainsi apprécier la qualité des dénombrements, et faire les corrections qui sont indiquées. Les Tables qui accompagnent ce Mémoire ont subi ces épreuves et ces corrections. (Nous indiquons succinctement en note *tous* les détails des calculs et leur légitimité.)

23. Ainsi, la liste des vivants pour la France est la moyenne de *trois* dénombrements par âge, contrôlés et rectifiés sur les données déjà citées. C'est par ce travail que nous avons obtenu ce que nous appelons la *liste* de Population par âges, tandis que

les documents de l'état-civil nous ont donné la *liste* des décédés à chaque âge ou *Liste mortuaire* [1].

24. Ces deux listes fondamentales ainsi posées, rien de plus facile que d'en déduire la mortalité propre à chaque âge par la formule $\dfrac{d_{n..n+1}}{p_{n..n+1}}$. Ainsi, puisque l'on compte en France 429,000 mâles de 0 à 1 an ($p'_{0..1}$) ayant fourni dans l'année 87,610 décès ($d'_{0..1}$), $\dfrac{87,610}{429,000} = 0,204$, sera, pour chaque enfant mâle de 0 à 1 an, la probabilité moyenne de succomber dans l'année ; ou, en multipliant par 1,000, on pourra dire : sur 1,000 enfants mâles de 0 à 1 an, il y a 204 décès dans l'année. J'appelle 0,204 coefficient de mortalité de 0 à 1 an, de même $\dfrac{d'_{1..2}}{p'_{1..2}}$ donne 0,065 pour coefficient de la mortalité masculine de 1 à 2 ans ; soit encore 65 décès annuels sur 1,000, etc. La succession de ces coefficients de mortalité à chaque âge forme ce que l'on doit appeler une *Table de mortalité*. On remarquera que la *mortalité* ainsi déterminée *ne relève d'aucune hypothèse* ; c'est la moyenne d'*un fait collectif*, dont l'énoncé dépend seulement de l'exactitude des documents fournis. C'est cette mortalité à chaque âge qui importe seulement à l'hygiéniste ; c'est elle qui, mieux que la *Table de survie*, la *Vie moyenne*, la *Vie probable* (dont nous allons à l'instant dire la détermination et les significations), c'est, dis-je, cette mortalité à chaque âge, si facile à calculer et d'une signification si certaine, qui détermine les conditions de vitalité spéciales à chaque âge, à chaque sexe, à chaque milieu. Ainsi, quand on aura remarqué que les petites filles dans leur première année ($p''_{0..1}$), rapportées à leur chiffre mortuaire ($d''_{0..1}$), donnent un coefficient de 0,172, au lieu de 0,204 pour les garçons, on sera instruit de la profonde différence qui, dès cette première année de vie (il faut dire surtout dans cette première année), sépare les deux sexes. Cependant, comme il y a d'autres expressions fort en usage, bien que moins directes, moins simples, moins analytiques et d'une détermination beaucoup plus laborieuse, nous avons calculé ces expressions corrélatives, et nous allons entrer

<hr>

[1] Ces deux documents, *census* et décès par âges, publiés par le Ministère de l'Agriculture, ainsi que les naissances annuelles, dans la *Statistique de France* ; les conscrits, par les *Comptes rendus du recrutement* (Ministère de la Guerre).

dans les détails nécessaires pour que l'on comprenne bien leur signification, leur portée et leur mode de détermination. D'ailleurs, la *Table de survie* (appelée souvent à tort *Table de mortalité*) et la vie probable sont fort utiles aux calculs des assurances, des tontines, etc., et la *Vie moyenne* est une expression synthétique fort commode.

25. *Table de survie.* Cette heureuse et significative expression, due à M. A. Guillard, est aujourd'hui généralement adoptée, et la dénomination de *Table de mortalité,* sous laquelle en France on confondait volontiers la *Liste mortuaire*, la *Table de survie,* est rendue exclusivement à la table des coefficients, mesureurs de la mortalité à chaque âge, à laquelle elle appartient légitimement, sinon par droit d'aînesse, au moins par le droit imprescriptible de la langue française.

On suppose qu'un nombre convenu de nouveau-nés soient soustraits, de la naissance à la mort, à toute autre influence qu'à la mortalité propre à chaque âge durant la période étudiée; la *Table de survie* est celle qui fait connaître comment cette mortalité distribuerait les vivants selon les âges, ou, plus précisément, combien on compterait de *survivants* à la fin de chaque âge révolu.

26. Pour calculer cette table, on part, par exemple, de 1,000,000 de naissances vivantes $= s_0$; la question est de calculer s ou le nombre des survivants à 1 an révolu; mais notre table des coefficients de mortalité nous en donne le moyen, puisqu'elle nous apprend la probabilité de mourir dans la première année; soit $0,1886 = c_{0..}$, cette probabilité; $1,000,000 \times 0,1886 = 188,600$ sera le nombre des décès que me donnera cette jeune Population durant sa première année de vie, et par suite $1,000,000 - 188,600 = 811,400 = s_1$ sera le nombre des survivants. De même, partant maintenant de s_1 on aura $s_1 - s_1 \times c_{1..2} = s_2$, et généralement $s_{n+1} = s_n - s_n \times c_{n..n+1}$. Ainsi de suite, on trouvera toute la série de la Table de survie $s_0, s_1, s_2, s_3, s_4, s_5, s_{\omega-2}, s_{\omega-1}$, et $s_\omega = 0$. Telle est, simplifiée dans l'expression, la formule donnée par l'illustre Quételet. (*Bull. de la Comm. cent. de statist. belge*, t. V, p. 18.)

27. Nous avons fait subir à cette formule deux corrections qui, sans la compliquer notablement, la rendent beaucoup plus rigoureuse; nous nous réservons de donner dans un autre travail la démonstration mathématique de nos formules; ici, nous

essaierons de ne pas quitter le langage ordinaire. Remarquons d'abord le défaut de la formule ci-dessus. La mortalité $c_{n..n+1}$ *moyenne* agissant pendant l'intervalle compris entre n et $n+1$ fait passer, en l'affaiblissant successivement, la valeur s_n (limite supérieure) jusqu'à la valeur s_{n+1} (limite inférieure), il est clair que l'on ne peut exprimer fidèlement le résultat de cette action, ni par $s_n \times c_{n..n+1}$, ni par $s_{n+1} \times c_{n..n+1}$; que la première valeur sera trop forte et la deuxième trop faible, et qu'il faudrait :

$$\frac{s_n + s_{n+1}}{2} c_{n..n+1} . \qquad [2]$$

C'est en faisant cette correction, que l'on trouve la formule générale suivante, d'une application numérique très facile :

$$s_{n+1} = s_n - s_n \frac{d_{n..n+1}}{p_{n..n+1} + \dfrac{d_{n..n+1}}{2}} \qquad [3]$$

28. Cette formule, qui peut être démontrée mathématiquement, peut aussi, il nous semble, être atteinte par la seule logique du langage ordinaire.

En effet, si $d_{n..n+1}$ était un nombre de décès portant sur un groupe qui au commencement de l'année est $p_{n..n+1}$, correspondant à s_n, et qui, comme celui-ci, diminuerait constamment dans le courant de l'année par suite de ces décès, dans ce cas, pour calculer la réduction qu'éprouve en un an le groupe s_n, on pourrait, comme le fait Quételet, multiplier s_n par le coefficient $\dfrac{d_{n..n+1}}{p_{n..n+1}}$ et on aurait :

$$s_{n+1} = s_n - s_n \frac{d_{n..n+1}}{p_{n..n+1}} . \qquad [1]$$

Par exemple, sachant que, sur 1,000,000 d'individus, en un an, il en meurt 100,000, de manière que le nombre des survivants soit 900,000, il est clair que si on demande combien sur 10,000 il en meurt en un an, il faudra multiplier 10,000 par le rapport $\dfrac{100,000}{1,000,000}$ ou $\dfrac{1}{10}$, ce qui donnera 1,000 décès et 9,000 survivants.

Mais il n'en est pas ainsi. Par suite du courant qui entraîne les individus du groupe $p_{n..n+1}$ dans le suivant, et qui amène dans $p_{n..n+1}$ les individus du groupe précédent $p_{n-1..n}$ plus nombreux, on peut dire que les unités $d_{n..n+1}$, à mesure que la mort les élimine du groupe $p_{n..n+1}$ y sont remplacées par de nouvelles unités, de telle sorte que dans l'intervalle de l'année, la valeur numérique du groupe $p_{n..n+1}$ se maintient invariable. En définitive, les $d_{n..n+1}$ décès se produisent sur un groupe qui, sans ces décès, passerait dans l'intervalle d'une année par les valeurs successives :

$$p_{n..n+1} ; p_{n..n+1} + 1 ; p_{n..n+1} + 2 ; \dots ; p_{n..n+1} + d_{n..n+1},$$

valeurs dont la moyenne, calculée selon les règles de l'arithmétique, est $p_{n..n+1} + \dfrac{d_{n..n+1}}{2}$. On peut donc imaginer que les décès portent sur un groupe variable (comme l'est S_n, qui devient s_{n+1}) qui aurait pour valeur *initiale* cette valeur moyenne, et l'on obtient alors, d'après ce qui a été expliqué ci-dessus, la formule

$$s_{n+1} = s_n - s_n \frac{d_{n..n+1}}{p_{n..n+1} + 0{,}5\, d_{n..n+1}}. \qquad [4]$$

29. Cette formule suppose encore que, pendant l'intervalle $n..n+1$, la mortalité agit uniformément. Or, les documents permettent rarement de prendre cet intervalle assez petit au commencement et à la fin de la vie, pour que cette supposition puisse rester suffisamment approchée de la vérité. Par des recherches spéciales portant sur les rares enquêtes statistiques qui permettent de prendre avec quelque exactitude des périodes assez courtes, nous avons donc déterminé expérimentalement les corrections qu'il faudrait faire subir à la formule générale pour que, appliquée à ces enquêtes mêmes, considérées dans les périodes en usage, elle fournît les mêmes résultats que si l'on pouvait opérer sur des divisions assez petites. Nous avons pu dresser ainsi une table de ces corrections pour tous les cas, beaucoup plus communs, où ces détails analytiques ne sont pas donnés. Sans doute, il n'est pas absolument rigoureux d'appliquer ainsi à tous ce qui n'a été déterminé que sur quelques-uns, et il vaudrait mieux avoir partout, *avec précision, avec vérité,* toutes les divisions nécessaires (par jours, semaines et mois dans la première et même la seconde année de la vie; par année, pour les dernières). Mais, non seulement ces détails manquent le plus souvent dans les documents officiels, mais encore la science des enquêtes administratives est tellement rudimentaire que, lors-

qu'ils sont fournis, ils ne méritent le plus souvent aucune confiance. Dans l'immense majorité des cas, les coefficients correctifs de notre Table rapprocheront donc mieux du vrai. Pour les appliquer, il suffit d'écrire la formule précédente sous cette forme :

$$s_{n+t} = s_n - s_n \; \frac{\alpha \, d_{n..n+t}}{p_{n..n+t} + 0{,}5 \, \alpha \, d_{n..n+t}} \qquad [5]$$

dans laquelle t est la durée de la *période d'âge*, pendant laquelle l'enquête a relevé les *décès annuels* $d_{n..n+t}$ (c'est à dire les décès annuels fournis par la population comprise entre l'âge n et l'âge $n + t$). Nous avons vu que lorsque $t = 1$ an, $\alpha = 1$; lorsque $t = 5$ ans, $\alpha = 5$, c'est le cas le plus ordinaire au delà des premières années d'âge où les décès annuels et les vivants eux-mêmes ne sont plus fournis que de 5 en 5 années d'âge. Il faudrait faire $\alpha = 10$ s'ils n'étaient donnés que de 10 en 10 ans; mais cette période d'âge est déjà trop grande et s'éloigne trop notablement de l'hypothèse d'une intensité uniforme, ou uniformément croissante, de la mortalité dans toute la durée de chaque décade.

Cependant, nous avons dit que, pour la première année de la vie, cette hypothèse d'uniformité s'éloigne trop du vrai pour être admise. C'est pourquoi, à défaut d'une bonne enquête donnant les décès par jour pour la première semaine, par semaine dans le premier mois, et par mois dans la première année, il y a lieu d'introduire une correction dans la formule. On fera donc pour cette première année $\alpha = 0{,}957$.

De même, si les derniers âges, à partir de 75 ans, ne sont donnés avec quelque précision que par période d'âges de 5 ans, il y aura encore avantage à introduire les corrections suivantes : de 75 à 80 ans, $\alpha = 4{,}88$; de 80 à 85, $\alpha = 4{,}8$; de 85-90, $\alpha = 4{,}52$; de 90-95, $\alpha = 4{,}21$; de 95-100, $\alpha = 3{,}82$; de 100-ω, $\alpha = 2{,}74$. Si, après la première année, on avait le groupe 1-5 ans, il faudrait faire $\alpha = 3{,}92$.

30. C'est donc en suivant ces bases et en effectuant ces corrections, que nous avons calculé la succession des survivants s_1, s_2, s_3, ... s_ω —, qui constitue la table de survie pour la France et pour la Gironde. En même temps, se sont trouvées construites les *Tables mortuaires* par la succession des valeurs

$$[6] \quad s_n \; \frac{\alpha \, d_{n..n+t}}{p_{n..n+t} + 0{,}5 \, \alpha \, d_{n..n+t}} \quad \text{qui sont le nombre des décédés}$$

annuels que le groupe s_n fournit en devenant s_{n+1} : nous désignons par $d_{n..n+1}$ ces termes [1].

31. Immédiatement après, nous avons calculé la *Table de Population* que suppose *nécessairement* cette mortuaire. En effet, les nombres de survivants s_{20}, s_{25}, s_{30}, etc., donnent le nombre de ceux auxquels il est donné d'atteindre leur 20e, leur 25e, leur 30e année révolue, mais non le nombre de ceux qui, à un moment quelconque de l'année, sont compris entre l'âge de 20 et 25 ans, entre 25 et 30 ans, etc., telles que sont les données des *census*.

Il est facile de comprendre que la formule $5 \times \dfrac{s_{20} + s_{25}}{2}$ ou $2,5 (s_{20} + s_{25})$ donne la population de 20 à 25 ans ($p_{20..25}$). De même la population de 2 à 3 ans sera $0,5 (s_2 + s_3)$, et en général

$$[7] \quad p_{n..n+1} = t \times \frac{s_n + s_{n+1}}{2} , \text{ ou mieux} = \frac{\alpha}{2} (s_n + s_{n+1}),$$

α étant susceptible de prendre toutes les valeurs que nous lui avons attribuées dans la formule générale [5].

32. Il faut remarquer, en effet, que la formule de p [7] suppose que, dans chaque groupe $p_{n..n+1}$, les vivants sont répartis de l'âge n à l'âge $n + 1$, suivant une progression arithmétique. Cette hypothèse, suffisamment exacte pour la plupart des âges, ne l'est plus précisément aux âges où nous avons dû introduire une correction pour la détermination de la survie. La même correction, les mêmes valeurs successives de α aux mêmes âges, conviendront encore ici pour amender l'erreur qui résulte de cet écart entre l'hypothèse et le vrai. Ainsi, on aura $p_{0..1}$ $= (s_0 + s_1) 0,48$, etc., et à l'autre extrémité de la vie $p_{100..\omega}$ $= s_{100} \times 1,37$. C'est sur ces principes que nous avons dressé la *Table de Population*.

33. *Listes et Tables*. Les détails dans lesquels nous sommes entré ont dû faire nettement comprendre la différence qu'il y a entre la *Table* et la Liste de Population; celle-ci est le résultat du dénombrement rectifié ou supposé exact; *c'est le fait*, de même que la Liste mortuaire est le résultat du dépouillement des registres de l'état civil; mais, par la comparaison âge par

---

[1] Comme il importe de ne pas confondre dans les formules les valeurs qui appartiennent aux Listes de populations et à celles des décédés avec les valeurs correspondantes des *Tables* calculées, nous représentons les premières par les caractères ordinaires d, p, et les secondes par les caractères italiques d, p.

âge de ces deux Listes *de fait*, on a pu calculer, *durant la période étudiée* (période qui a fourni la mortuaire et les *census)*, le danger de mourir à chaque âge; et dès lors, soumettant âge par âge un groupe convenu de nouveau-nés à cette *seule* cause de décroissance, on a obtenu ainsi la *Table* de Population, la *Table* de survie avec la *Table* mortuaire qu'elle suppose, *Tables* se rapportant à une Population idéale, et qui sont des expressions *exclusives mais complètes* de la mortalité, telle qu'elle a pesé à chaque âge, pendant la période étudiée. D'ailleurs, notre population deviendrait identique à cette population idéale, si elle restait durant un siècle soumise exclusivement à la mortalité de cette période. Nous avons montré, au contraire, que la Liste de Population, population de fait et actuelle, porte les profondes traces de tous les événements qui sont survenus depuis *plus d'un siècle,* et qui ont contribué à l'éclairer. C'est donc seulement sur les *Tables* que l'on peut apprécier les conditions que la mortalité *actuelle* fait aujourd'hui à notre population et l'avenir qu'elle lui prépare.

34. VIE MOYENNE. C'est, par exemple, sur la *Table* mortuaire que nous calculerons la VIE MOYENNE, en faisant la somme de tous les âges vécus, et en divisant par le nombre de ceux qui les ont vécus (¹). C'est en opérant ainsi que nous trouvons une vie moyenne de 40 ans. C'est seulement cette valeur, ainsi déterminée, qui satisfait à l'idée mathématique de la vie moyenne due

---

(¹) Soit A, B, C..., U, le nombre des décédés de la *Table mortuaire,* aux âges successifs a, b, c..., u, et Vm la vie moyenne, on a :

$$Vm = \frac{Aa + Bb + Cc + \ldots + Uu}{A + B + C + \ldots + U} \qquad [8]$$

Les valeurs b, c..., doivent en général être prises au milieu de la période d'âge de chaque groupe de décédés. Ainsi, le groupe $d_{5...}$ sera multiplié par 3,5; le groupe $d_{20...25}$ par 22,5; celui $d_{25...30}$ par 27,5, ainsi de suite. Mais encore ici, à cause de la mortalité rapide des âges extrêmes, il importe beaucoup de faire quelques corrections, mais surtout pour le premier âge. En effet, il résulte de mes recherches particulières, que l'âge moyen des décédés $d_{0...1}$, au lieu d'être 0,5, est entre 0,3 et 0,25, soit 0,27. Si on avait seulement $d_{0...5}$, leur âge moyen serait de 1,25 au lieu de 2,5; si $d_{0...10}$, âge moyen = 1,85; $d_{1...5}$, âge moyen = 2,43; $d_{1...}$, âge moyen = 1,485. Pour les âges extrêmes, la correction importe moins. Voici pourtant les multiplicateurs que j'ai trouvés pour chaque groupe d'âge de cinq en cinq ans, à partir de $d_{70...}$; 72,4; 77,3; 82,2; 87,1; 92; 96,7, et enfin environ 100,7 (?) pour $d_{100...\omega}$. Si les groupes de décès étaient de dix en dix ans, on trouverait : $d_{70...80} \times$ 74,7; puis 83,9, et 92,8 pour le groupe $d_{90...100}$, et environ 95 si on avait en bloc $d_{90...\omega}$.

à Nicolas Bernoulli ([1]). Ce mathématicien l'a conçue comme un cas
particulier de l'espérance mathématique, qui sert, par exemple,
à apprécier la part à laquelle chaque joueur a droit, s'il quitte
le jeu avant la fin de la partie. De même si un nouveau-né, au
lieu d'être abandonné aux chances aléatoires de vie et de mort
qui peuvent le faire mourir à l'instant ou dans un siècle, si,
dis-je, ce nouveau-né pouvait changer cet avenir incertain
contre un fixe assuré, quelle part de vie devrait lui être légitimement attribuée? C'est évidemment le calcul de l'espérance
mathématique qui en décidera, et cette part est précisément la
vie moyenne à la naissance; c'est elle qui est donnée par nos formules. On peut dire encore que c'est la part de vie qui revient
de droit à chaque nouveau-né, en distribuant également entre
tous les chances de vie et de mort qui menacent chaque âge
dans la période étudiée. Il est clair d'ailleurs que cette part ne
peut se *calculer* ni d'après un passé qui n'est plus, ni d'après un
avenir *encore* inconnu, mais selon l'état présent. On peut pré-
sumer seulement qu'une atténuation progressive dans les chances
de mort étant la plus probable, cette vie moyenne, calculée
aujourd'hui pour nos jeunes générations, est une valeur minimum qui sera sans doute dépassée en fait.

35. Si on applique à la *Liste mortuaire* la formule [8] de la vie
moyenne (p. 683, note), on trouve 35 ans 66, qui est l'*âge moyen
des décédés* de la Liste (Ad). On voit combien cette valeur (Ad)
s'éloigne de la vie moyenne (Vm), avec laquelle on l'a si souvent
confondue.

Cette valeur (Ad) ne mesure pas, ne résume pas les conditions de vie; elle est le résultat *complexe* : 1° de la mortalité
à chaque âge; 2° du nombre relatif des vivants à chaque âge,
arrangement issu lui-même de causes multiples et très complexes
(n° 21).

36. VIE PROBABLE (Vp). On donne assez improprement ce nom
en mathématiques à un *âge médian* auquel la mortalité, agissant
d'âge en âge, aura réduit *à la moitié* le nombre des naissances
d'où l'on est parti. C'est une mesure qui n'a égard qu'au nombre
des survivants et non pas, comme la vie moyenne, au nombre
des années vécues. Mais l'une et l'autre mesurent la vie selon

[1] *Actorum eruditorum supplementa*, t. IV, p. 159.

des directions différentes, et ne peuvent se déterminer que sur les *Tables* calculées. Ainsi, en France, cette *Vie probable* est de 44 ans 3 ; elle indique que c'est à 44,3 que la moitié de nos nouveau-nés auront succombé si la mortalité actuelle persiste. Dans la Gironde, elle est de 52 ans 3.

37. Calculé sur la Liste mortuaire, cet *âge médian* ou âge probable des décédés (Ap) est de 33,3. Ce n'est pas là une mesure de la vie, mais un résultat *complexe*, qui indique seulement que, par suite de la distribution actuelle de nos vivants et de la mortalité à chaque âge, la moitié de nos décédés ont moins de 33 ans 3, etc.

38. *Age moyen des vivants*. On peut encore se proposer de calculer, et sur la *Table* et sur la Liste de Population, quel est l'âge moyen des vivants d'après la formule [8] (note) qui a servi à la détermination de la vie moyenne ([1]). On trouve ainsi que l'âge moyen de la *Table* de Population est de 32 ans,28 ; sur la Liste de Population, elle est de 30,6. Si on a en vue de rechercher les conditions d'avenir que la mortalité actuelle prépare à notre population française, c'est le chiffre de la Table qu'il faut considérer ; mais si c'est l'appréciation que notre passé, tel qu'il ait été (mortalité, migration, guerre, etc.), a fait à notre population, si nous voulons estimer la force et l'état actuel des citoyens au point de vue économique, politique, etc., il est clair que c'est la liste des vivants qui nous donne ces notions. Il en est de même pour les appréciations suivantes, qui consistent à résumer en trois termes 0—15 ans impubères ; 15 — 60 ans, âge de fécondité, de force et de production ; 60..ω vieillards. En France, sur 1,000 Population, *la Liste* trouve la distribution suivante (pour la période 1840-59) : 283 enfants, 616 adultes de 15 à 60 ans et 101 vieillards. La *Table,* au contraire (Population théorique, serait représentative de ce que deviendrait notre Population soumise, pendant toute une génération, à nulle autre perturbation qu'à la mortalité et à la natalité actuelles), annonce la distribution

---

([1]) Dans le calcul de l'*âge moyen des vivants,* l'âge moyen de chaque groupe de vivants est très généralement le milieu de leur période d'âge. La correction qui résulte de l'inégale distribution des vivants dans le groupe a beaucoup moins d'importance que pour les décès, au moins dans la première année. Ainsi, pour $p_{0\dots1}$, l'âge moyen est environ 0,489 au lieu de 0,5. Cependant, au delà de 70 ans, on pourra adopter les mêmes âges moyens qui conviennent au groupe correspondant des décédés. (Voir note du n° 34.)

suivante : impubères, 270; adultes de 15 à 60 ans, 600; vieillards, 130.

On voit, par la comparaison de ces deux séries, termes à termes, 283 : 270; 616 : 600; 101 : 130, que si rien ne dérange notre marche, nous verrons diminuer le nombre *relatif* de nos impubères de 46 pour mille, et de 26 pour mille le nombre des âges de vigueur, tandis que le nombre de nos vieillards augmentera de 33 à 34 pour mille. Or, il importe de remarquer que pendant que ce mouvement intestin s'opèrera dans les rangs de nos vivants, si nos conditions de vitalité *à chaque âge restent identiques*, la *mortalité générale augmentera ;* elle est aujourd'hui de (0,023) 23 pour mille; elle s'élèvera à 25. D'un autre côté, l'âge moyen des décédés s'élèvera. Il est maintenant de 35,66; il deviendra de 40 ans.

Mais les vraies mesures résumées, *résultantes générales, de la mortalité à chaque âge :* la vie moyenne, la vie probable, mathématiquement déterminée, indiqueront parfaitement ce *statu quo* et resteront invariables. Pendant ce temps, on verra ceux qui prétendent mesurer les mouvements de notre vitalité par la mortalité générale, nous déclarer en décadence, tandis que ceux qui interrogeront l'âge moyen de nos décédés, et, suivant l'usage, le considéreront comme mesurant la vie moyenne, célébreront nos progrès. Bruyants débats qui ne seront dûs qu'à l'ignorance des parties et à la fâcheuse prétention de vouloir faire de la statistique avant d'en avoir suffisamment étudié la méthode.

39. Nous donnons donc ci-après les *Listes* et les *Tables* dont nous venons d'étudier les constructions et les significations. Nous nous réservons, dans un autre travail, de faire ressortir les conséquences que l'on peut tirer de ces Tables.

Quoique la formule [5], qui a servi à les construire, soit assez simple et d'une exécution commode, elle pourrait être mise sous d'autres formes peut-être plus rapides, mais peut-être moins facilement abordables pour tous. Nous nous réservons d'ailleurs, dans le Mémoire que nous préparons, d'examiner le problème de la construction des Tables de survie à un point de vue plus particulièrement mathématique; nous serons conduit ainsi à deux formules logarithmiques d'une simplicité remarquable. L'une d'elles n'est que la transformation de notre formule [5]; $c_{n..n+t}$

étant le coefficient de mortalité de l'âge n à l'âge $n + t$, précédemment déterminé (n° 26);

$$[9] \qquad s_{n+t} = s_n \frac{2 - c_{n..n+t}}{2 + c_{n..n+t}}$$

ou, en logarithmes, et en introduisant le coefficient correctif α :
[10] $\log. s_{n+t} = \log. s_n + \log. (2 - \alpha\, c_{n..n+t}) - \log. (2 + \alpha\, c_{n..n+t})$
formule assez expéditive, puisque l'on n'a que deux logarithmes à chercher pour chaque terme, et que les valeurs $2 - \alpha\, c$ et $2 + \alpha\, c$ sont d'un facile calcul, car $\alpha = 1$, sauf aux âges extrêmes.

Dans la solution précédente, nous avons eu en vue de n'employer que l'algèbre élémentaire. C'est en abandonnant ce souci, et en traitant le problème avec la rigueur mathématique, que nous avons été conduit, par le développement du binôme, à la formule ci-dessous. Réservant l'exposition mathématique qui nous y a conduit pour notre Mémoire spécial, nous nous bornerons ici à donner cette formule, qui devra être préférée aux formules [5] ou [10] : soit dans le cas où on la trouverait d'une exécution numérique plus facile, soit dans celui où les documents fondamentaux (nombre des vivants et des décédés à chaque âge) étant d'une grande précision, il y aurait vraiment intérêt à se servir d'une formule plus rigoureuse, dont le résultat est de donner, au moins pour la première portion de la vie, une survie un peu plus grande. Voici cette nouvelle formule : [11]

$$\log. s_{n+1} = \log. s_0 - (\alpha\, c_{0..1} + c_{1..2} + c_{2..3} + \ldots + c_{n..n+1})\, \log. e$$

dans laquelle $\log. e$, base des logarithmes népériens, $= 0{,}4342943$. Au delà de $c_{65..70}$, on pourra avec avantage introduire, comme dans la formule [10], le coefficient correctif α. On remarquera, pour le calcul numérique de cette formule, que le $\log. s_0$ une fois trouvé sert dans tous les calculs successifs; il en résulte que pour trouver chacun des termes s_1, s_2, s_3, ... s_n, il faut seulement : additionner le nouveau coefficient c au multiplicateur du $\log. e$ qui a servi à former le produit précédent, ou plus simplement ajouter $c \log. e$ à ce produit, puis retourner du $\log. s_{n+1}$ au nombre correspondant.

Si on n'a pas besoin des termes intermédiaires, et qu'on veuille immédiatement s_{n+1} en partant de s_0, le calcul est également facile.

IIe TABLEAU.

FRANCE; période 1840-59; sexes réunis. — Moyennes annuelles.

PÉRIODE D'ÂGES.	LISTE — de la POPULATION moyenne (census).	LISTE — MORTUAIRE de cette population (item à chaque âge).	TABLES — de MORTALITÉ ou coefficient de mortalité ou danger annuel	TABLES — de SURVIE. Combien survivent à chaque âge révolu	TABLES — MORTUAIRE de cette survie. Décès à chaque âge.	TABLES — de la somme DES ANNÉES vécues à chaque âge par ces décédés.	TABLES — de la POPULATION que suppose cette survie.	TABLES — DE SURVIE en partant de 100000 S. ou naissances vivantes.	AGE des survivants.
N	1000000			1000000					
dn (mort-nés).		42000			42000	0000			
S0 (nés vivants).	958000			958000				100000	S_0
0..1	841600	159054	0,18915	798000	159100	42957	844600	83390	S_1
1..2	771400	49096	0,06340	749820	49080	73620	774100	78294	S_2
2..3	736600	26692	0,03625	723120	26700	66750	736600	75433	S_3
3..4	714100	17412	0,02433	705700	17420	60970	714410	73616	S_4
4..5	699700	12299	0,01757	693400	12300	55339	699550	72323	S_5
5..10	3264100	34389	0,01022	658840	31560	259200	3380600	68722	S_{10}
10..15	3210000	18841	0,00587	639770	19070	238375	3246325	66729	S_{15}
15..20	3126500	23187	0,00751	616170	23600	413800	3139850	64269	S_{20}
20..25	3036400	34377	2,01132	582235	33945	763087	2996062	60731	S_{25}
25..30	2999600	28605	0,00983	554320	27935	768212	2841438	57816	S_{30}
30..35	2691900	25694	0,00954	528490	25830	839475	2707025	53518	S_{35}
35..40	2564000	23682	0,01001	502670	25820	968250	2577900	52424	S_{40}
40..45	2362600	27715	0,01172	473960	28710	1220175	2441575	49431	S_{45}
45..50	2147200	29224	0,01361	442760	31200	1432000	2291800	46179	S_{50}
50..55	1960900	33107	0,01638	406900	35860	1882650	2124150	42441	S_{55}
55..60	1634800	37574	0,02298	362680	44220	2542650	1923950	37616	S_{60}
60..65	1333000	46609	0,03497	304370	58310	3641375	1667625	31566	S_{65}
65..70	1092500	51272	0,05110	235420	68950	4664225	1319475	24416	S_{70}
70..75	697500	57263	0,08210	154420	81000	5870070	974600	16094	S_{75}
75..80	390900	49297	0,12615	81480	72940	5642638	570382	8489	S_{80}
80..85	178600	33019	0,19610	29280	52200	4293972	266751	3019	S_{85}
85..90	60200	15039	0,24975	7930	21350	1860633	84035	824	S_{90}
90..95	15800	4438	0,28100	1870	6060	557823	21644	194	S_{95}
95..100	2930	1130	0,38550	240	1630	137727	4027	25	S_{100}
100..ω	260	125	0,48100	Population que suppose cette survie.	240	24154	329		
0..ω	36456390	843422	0,02313	38382388	958000	38382388 (¹)	38382307 (¹)	400500	

Âge moyen des décédés. 35,66

Donc, mortalité générale 0,025 — Vie moyenne 40 ans.

(¹) En théorie, ces deux sommes devraient être égales; elles diffèrent ici par le fait des corrections introduites avec α dans le calcul des âges vécus, ces coefficients correctifs ayant été déterminés expérimentalement, d'une part, pour les décédés et de l'autre pour les vivants, ne se sont pas trouvés parfaitement en raison les uns des autres, comme ils l'eussent été si les uns eussent été déduits des autres.

IIIe TABLEAU.

FRANCE ; période 1840-59 ; sexes séparés. — Moyenne annuelle.

PÉRIODE D'AGES.	HOMMES — Liste : de POPULATION.	HOMMES — Liste : MORTUAIRE fournie par cette population.	HOMMES — Table : de MORTALITÉ ou coefficients de mortalité.	HOMMES — Table : de SURVIE.	HOMMES — Table : MORTUAIRE de cette survie.	FEMMES — Liste : de la POPULATION féminine.	FEMMES — Liste : MORTUAIRE correspondante.	FEMMES — Table : de MORTALITÉ ou coefficients de mortalité.	FEMMES — Table : de SURVIE.	FEMMES — Table : MORTUAIRE de cette survie.	AGE des survivants.
N	316700			105100		483300			103300		
d (morts-nés)		23000	0,0485		5100		17000	0,0351		3300	
S_0 (nés viv.)	491700			100000		466300			100000		S_0
0..1	428390	87610	0,2041		17850	113300	71444	0,1727		15300	
				82130					84700		S_1
1..2	390490	23174	0,0645		5170	384000	23921	0,0623		5163	
				76980					79537		S_2
2..3	371000	13576	0,03664		2779	265600	13115	0,0359		2816	
				74201					76721		S_3
3..4	361000	8779	0,0243		1782	253400	8632	0,0245		1851	
				72419					74870		S_4
4..5	253560	6162	0,01743		1250	316170	6128	0,0177		1313	
				71169					73557		S_5
5..10	1700600	17001	0,01		3469	1663500	17378	0,01043		3742	
				67700					69815		S_{10}
10..15	1626500	8786	0,0054		1801	1583500	10054	0,00635		2182	
				65896					67633		S_{15}
15..20	1578100	11269	0,00714		2310	1548400	12218	0,00789		2617	
				63583					65016		S_{20}
20..25	1513900	20293	0,0134		4123	1522500	14083	0,00925		2927	
				59460					62089		S_{25}
25..30	1457100	14941	0,01025		2973	1452550	13665	0,0094		2853	
				56487					59236		S_{30}
30..35	1347700	12381	0,00918		2536	1344160	13311	0,0099		2651	
				53951					56585		S_{35}
35..40	1288530	12471	0,00968		2549	1275540	13215	0,01036		2645	
				51402					53940		S_{40}
40..45	1192000	14070	0,01131		3125	1170600	13644	0,01165		3053	
				48277					50887		S_{45}
45..50	1077300	15139	0,01407		3280	1069900	14067	0,01316		3236	
				44997					47631		S_{50}
50..55	972000	16723	0,0172		3694	958880	16383	0,01655		3793	
				41303					43858		S_{55}
55..60	790000	18477	0,02342		4343	844820	19097	0,0226		4715	
				36960					39143		S_{60}
60..65	620000	22044	0,0356		5702	712950	24564	0,03445		6212	
				31258					32931		S_{65}
65..70	468000	23745	0,0507		7039	534500	27527	0,0545		7311	
				24219					25420		S_{70}
70..75	328300	26561	0,0809		8150	369200	30701	0,0832		8755	
				16069					16665		S_{75}
75..80	180700	22990	0,1271		7753	210200	26304	0,1251		7824	
				8316					8841		S_{80}
80..85	78140	16010	0,205		5580	106400	19010	0,1893		5521	
				2836					3320		S_{85}
85..90	25180	6794	0,270		2172	35060	8246	0,2353		2331	
				664					989		S_{90}
90..95	6440	1935	0,3005		529	9350	2503	0,268		733	
				135					256		S_{95}
95..100	1210	500	0,413		122	1780	629	0,366		231	
				13					22		S_{100}
100..∞	100	51	0,50		13	160	75	0,47		22	
				0							
0..∞	18155970	423502	0,0233	Population correspondante à cette survie. 3929700	100000	18300360	439916	0,02294	Population correspondante à cette survie. 4099190	100000	

Hommes : Age moyen des décédés : 34,2. — Vie moyenne : 39,8. — Mortalité générale : 0,0254.

Femmes : Age moyen des décédés : 37,4. — Vie moyenne : 41 ans. — Mortalité générale : 0,0244.

(4e TABLEAU.) **Département de la Gironde. Période**

LES DEUX SEXES RÉUNIS.

PÉRIODE D'AGE	Listes — de POPULATION	Listes — MORTUAIRE. Nombre des décès à chaque âge	Table DE MORTALITÉ. Danger de mourir à chaque âge	Tables — de SURVIE	Tables — MORTUAIRE de cette survie	Listes — de POPULATION	Listes — MORTUAIRE
S_0	14530			10000		7875	
0..1	13080	1879	0,1437	8710	1290	6780	1023
1..2	12260	582	0,0475	8307	403	6360	309
2..3	11912	305	0,0256	8097	210	6162	162
3..4	11627	211	0,01814	7951	146	6027	108
4..5	11371	151	0,0133	7846	105	5871	75
5..10	54180	485	0,00896	7503	343	27740	251
10..15	50500	252	0,005	7318	185	26000	119
15..20	50900	387	0,0076	7045	273	25500	193
20..25	52100	553	0,0106	6681	364	25000	303
25..30	52100	474	0,0091	6384	297	23500	235
30..35	48700	429	0,0088	6109	275	24000	220
35..40	46000	439	0,00955	5824	285	23000	222
40..45	42900	483	0,01125	5507	317	22000	258
45..50	38600	485	0,0125	5171	336	19500	255
50..55	35800	517	0,0144	4811	360	17800	261
55..60	28030	563	0,02	4351	460	13300	271
60..65	22260	706	0,03575	3737	714	10000	397
65..70	19140	919	0,048	2859	778	9000	444
70..75	14120	1131	0,0801	1907	982	6719	478
75..80	7540	978	0,13	987	920	3336	442
80..85	3710	752	0,2075	341	646	1488	354
85..90	1430	356	0,25	93	248	598	169
90..ω	404	164	0,406		93	179	62
0..ω	628684	13291	0,02115	443300	10000	311860	6611

Population.

Age moyen des décédés 41,7 — Mortalité générale 0,02255. Vie moyenne : 44,3 — Age moyen des décédés : 39,85

1840-49. — Moyenne annuelle.

	HOMMES		FEMMES					AGE de survivants
Table DE MORTALITÉ ou danger de mourir à chaque âge	Tables de SURVIE	MORTUAIRE de cette survie	Listes de POPULATION	MORTUAIRE ou décès à chaque âge	Table DE MORTALITÉ ou danger de mourir à chaque âge	Tables de SURVIE	MORTUAIRE de cette survie	
	10000		6935			10000		S_0
0,151	9650	1350	6908	856	0,1360	8775	1225	S_1
0,0486	8239	411	5900	272	0,0461	8280	395	S_2
0,02625	8025	214	5750	142	0,0249	8174	206	S_3
0,01794	7882	143	5600	109	0,0184	8085	149	S_4
0,01266	7784	98	5500	76	0,0138	7915	150	S_5
0,00902	7442	342	26440	235	0,0080	7574	341	S_{10}
0,00458	7274	168	21500	133	0,0543	7371	203	S_{15}
0,00757	7004	270	23400	191	0,0764	7095	276	S_{20}
0,01213	6581	413	27100	250	0,00922	6775	320	S_{25}
0,00922	6293	296	26000	239	0,009	6477	208	S_{30}
0,00016			24700	209	0,00846	6209		S_{35}
0,0098	5728	572	23000	218	0,00948	5921	356	S_{40}
0,0117		686	20300	225	0,01076	5611		S_{45}
0,01305	5057		19100	230	0,012	5283	688	S_{50}
0,0146		796	18000	256	0,014			S_{55}
0,0208	4261		14750	292	0,0198	4467	816	S_{60}
0,0397		1545	12260	399	0,0325			S_{65}
0,0494	2716		10140	474	0,0467	3011	1456	S_{70}
0,0713		1670	7400	655	0,0882			S_{75}
5,1324	1046		4200	536	0,1275	1014	1997	S_{80}
0,238		1036	2220	398	0,179			S_{85}
0,283	10		830	187	0,225	148	866	S_{90}
0,85		10	225	102	0,454		148	
0,0212	485700	10000	316815	6080	0,0211	451100	10000	

Population.

HOMMES : Mortalité générale 0,02295. Vie moyenne : 43,56 — Age moyen des décédés : 43 ans. — FEMMES : Mortalité générale 0,0222. Vie moyenne : 45,1

50. *Tableaux*. Le deuxième tableau donne les éléments de la vitalité pour la France entière. Il comprend, comme les suivants, les LISTES de la Population, et celles des décédés qu'elle fournit, et les *Tables* calculées. La colonne suivante, dite *Table* de mortalité, s'obtient en divisant la mortuaire par la population (d_n / p_n); elle donne le danger de mourir à chaque âge par individu; en multipliant ces coefficients par 1,000 (par le simple déplacement de la virgule), on a le nombre de décès annuel que fournissent 1,000 individus de la période d'âge à laquelle correspond le coefficient. Ainsi, on voit que 1,000 individus de 20 à 25 ans fournissent, année moyenne, 11 décès, 32, etc. La colonne suivante est la *Table* de survie. Dans les paragraphes 25° à 29°, et formule [5], nous avons indiqué la manière de calculer cette *Table*, qui donne le nombre des survivants à chaque âge *révolu*. On doit aussi se reporter au n° 33, pour bien saisir la différence entre les LISTES et les *Tables*. On comprendra la profonde différence qui distingue la *Table* mortuaire qui vient après la survie de la Liste mortuaire, document de fait fourni par les registres de l'état civil, et la distance qui sépare la Liste de Population (1ʳᵉ colonne), résultat moyen de trois *census*, et la *Table* de Population qui représente la population française telle qu'elle serait distribuée si elle n'eût pas été éclaircie par d'autres influences que la mortalité qui a pesé sur chaque âge dans la période étudiée. On remarquera, par exemple, combien cette *Table* est plus riche en vieillards que la Liste; elle indique que, sans les guerres de l'Empire et la mortalité plus rapide d'autrefois, etc., nous aurions environ 1,350,000 vieillards de 65 à 70 ans, au lieu de 1,003,000, ainsi de suite; et, en somme totale, nous aurions, par ce surcroît d'hommes âgés, 38,383,000 habitants au lieu de 36,460,000 que nous comptons (sans les départements annexés). On s'expliquera dès lors, par l'adjonction de ces 2,000,000 d'adultes, dont 1,263,690 vieillards, pourquoi la mortalité générale des *Tables* ($D/P = 0,025$) est plus considérable que la mortalité générale des Listes ($D/P = 0,023$), quoique la mortalité à chaque groupe d'âge soit exactement la même dans les deux successions (V. n° 38). On remarquera que de 20 à 30 ans, les nombres des *census* (de la Liste) sont un peu plus forts que ceux de la *Table*, résultat dû à l'immigration aux âges de travail des nationalités voisines, immigration que la Table ne suppose pas.

Enfin, pour la France entière, nous avons donné une colonne de la somme des âges vécus par les décédés de chaque groupe de la *Table mortuaire* : par exemple, cette table relatant 12,300 décès de 4 à 5 ans, ils ont vécu *chacun* en moyenne $4\,^1/_2$, et $4\,^1/_2 \times 12,300$, donnera la somme d'années vécues par ce groupe (V. n° 34); et la somme de ces produits représentant les années vécues, divisée par le nombre de ceux qui les ont vécues, donnera la *Vie moyenne*, soit 40,05.

On remarquera, dans ce tableau, deux survies : l'une, qui part de 958,000 s_0 ou naissances *vivantes;* en y ajoutant en nombre rond 42,000 mort-nés, on a juste 1,000,000 de naissances, nombre rond qui se trouve convenir justement à la France (non compris l'annexion). Il s'ensuit que la Population théorique qui résulte du point de départ, peut, comme nous venons de le faire, être comparée avec la Population de la Liste. Mais les auteurs ont coutume de partir d'un nombre rond de naissances vivantes, et nous-même avons fait ainsi pour toutes nos autres survies; c'est pourquoi nous avons calculé pour la France une seconde table de survie en partant de 100,000 s_0. Cette survie, ayant le même point de départ, pourra donc être aisément comparée à toute autre.

D'ailleurs, le lecteur, en se reportant à notre premier Tableau abrégé, page 665, y trouvera réunies les principales valeurs que l'on a coutume de calculer sur ces tables : *Vie moyenne, Vie probable,* âge moyen et âge probable des décédés, etc. Il remarquera la différence très considérable qu'il y a entre la vie moyenne, 40,05, et l'âge moyen des décédés, 35,66; il remarquera, dans ce premier Tableau, que tandis que le Lot est au premier rang par la durée de la vie moyenne, il n'est que le second pour l'âge moyen des décédés; que tandis que la France entière occupe le septième rang par sa vie moyenne, elle a le cinquième selon l'âge moyen, etc. Nous ajouterons seulement ici une autre valeur qui n'a pas trouvé place dans le premier Tableau : c'est l'*âge moyen des vivants* [Av]. (Voy. n° 38.)

Si on calcule cet âge sur la Liste de Population (population de fait), on le trouve de 30 ans 6; si on le calcule sur les *Tables* (population théorique), il est de 32,28, ce qui résulte du plus grand nombre de vieillards dans cette *Table.*

Notre troisième Tableau donne les mêmes éléments de la vitalité française, suivant les sexes.

Ici on trouverait que l'âge moyen de la Population masculine de la Liste est de 30,12 (32,16, selon la *Table)* et celui de la Population fémine de 30,8 (32,4, selon la *Table*).

Enfin, notre quatrième et dernier Tableau donne les mêmes éléments pour le département de la Gironde. On remarquera que, à presque tous les âges, la mortalité est beaucoup moindre dans la Gironde, excepté *peut-être* aux âges avancés; et encore y a-t-il lieu de suspendre la conclusion pour ces âges, vu le petit nombre d'observations sur lesquelles portent nos calculs.

On n'oubliera pas que ces éléments de la vitalité et de la mortalité s'appliquent à la période 1840-59 (et 1840-49 pour la Gironde) (¹). Pour cette période, nous avons la conviction que, avec les documents connus, on ne peut approcher plus près de la vérité. Mais, soumis aux mêmes formules, les documents à venir, certainement plus précis, donneront aussi une approximation plus grande pour la nouvelle période qu'ils embrasseront.

IV

NOTE

SUR LES

PHÉNOMÈNES DE LA DÉGLUTITION ET DE LA LARYNGOSCOPIE

PAR LE Dʳ MOURA (de Paris)

LARYNGOSCOPIE.

Messieurs, l'ordre du jour qui me concerne porte deux communications : l'une, les *phénomènes de la déglutition,* est un corollaire de la seconde. Je commencerai donc par celle-ci, la *laryn-*

(¹) *Notez expressément* que si nous n'avons pas donné à la Gironde les tables de sa vitalité pour la période 1850-59, c'est que ce département, comme la plupart des autres, ne garde pas les doubles des listes des décédés d'antan qu'il envoie chaque année au Ministère, non plus que les doubles des dénombrements quinquennaux, avec leurs détails d'âges, de sexes, de professions, etc. Ces précieuses archives des populations locales sont ainsi perdues pour elles et pour tout travailleur qui voudrait écrire leur histoire. Nous n'avons dû qu'à une heureuse chance de pouvoir dire à la Gironde ses vraies conditions de vitalité pour la période 1840-49, car les documents *inédits* reposent encore dans les cartons du Ministère de l'Agriculture.

goscopie, et ne m'arrêterai que sur ce qu'il y a de plus essentiel à connaître.

La laryngoscopie est une méthode d'exploration toute nouvelle. Elle comprend : 1° un organe, *l'appareil de la voix* ; 2° des instruments destinés à l'éclairer.

Parmi les instruments, le plus important est un petit miroir appelé *laryngoscope*. Sa forme carrée est la forme classique, celle qui met à l'abri des tâtonnements. Ce miroir, éclairé par la lumière solaire directe ou réfléchie, donne l'image de l'intérieur du larynx, tel que la nature l'a conformé. C'est ainsi qu'ont procédé les premiers laryngoscopistes, lorsqu'ils ont voulu constater les lésions pathologiques de cet organe.

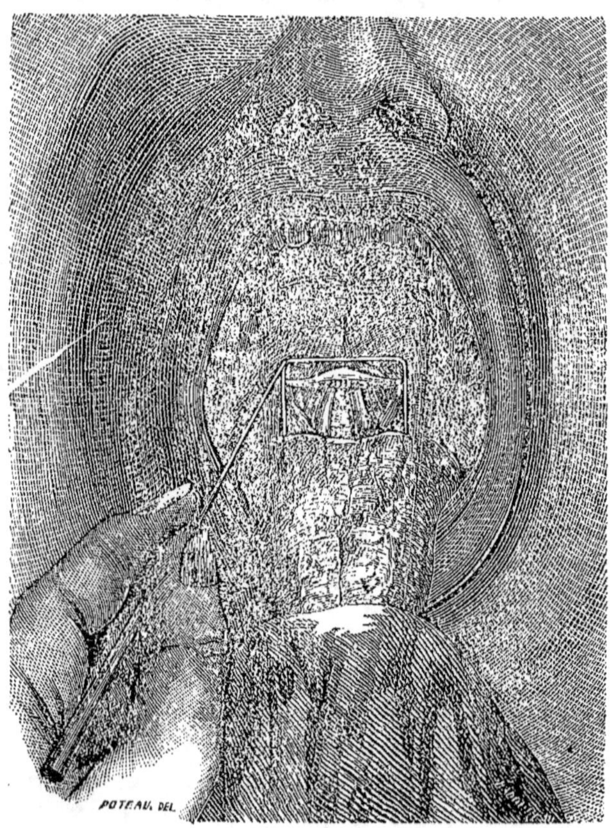

PLANCHE I. — *Position du laryngoscope au fond de la gorge.*

La lumière solaire n'est pas suffisamment maniable; il a donc fallu en chercher une autre plus commode. M. Czermak eut l'idée de concentrer avec un réflecteur la lumière d'une lampe, et de la porter sur le laryngoscope placé dans la gorge. Ce mode d'éclairage fut un premier pas vers la méthode. La mobilité continuelle du foyer de cette lumière et celle du malade, empêchaient la conjonction du foyer avec le laryngoscope.

Frappé des difficultés de la manœuvre de cet instrument, j'ai eu l'heureuse idée de substituer les lentilles aux réflecteurs. J'ai obtenu ainsi un éclairage plus facile et fixe. A la lentille j'ai adapté une glace et j'ai obtenu un instrument nouveau, le *pharyngoscope*. La plupart des difficultés de l'éclairage laryngoscopique ont dès lors disparu.

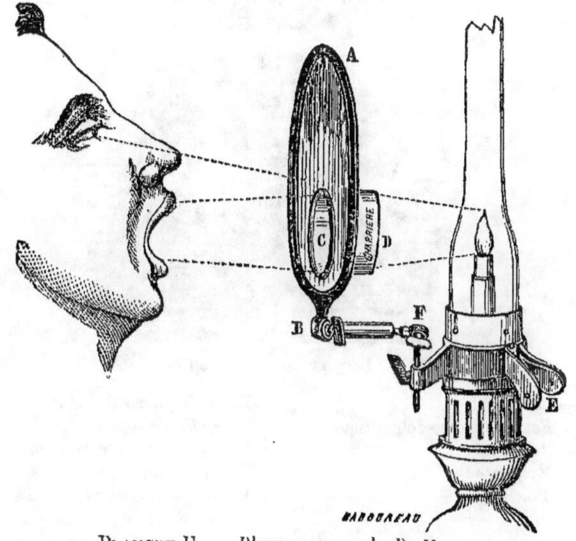

PLANCHE II. — *Pharyngoscope du Dr Moura.*

AB — Miroir dans lequel on se voit.
C — Ouverture donnant passage aux rayons.

D — Lentille qui porte ces rayons au fond de la gorge
EF — Porte-pharyngoscope.

Avec mon instrument : 1° on emploie à volonté la lumière artificielle ou solaire; 2° on permet au malade de s'éclairer sans guide; 3° le médecin voit le larynx de celui-ci pendant que le malade se voit lui-même; 4° les élèves enfin apprennent la laryngoscopie sans avoir recours à autrui.

L'appareil de la voix est un organe creux dans lequel il y a
deux cordes vocales qui circonscrivent un orifice appelé *glotte*.
Cet orifice est le point essentiel à éclairer, car c'est là que se
passent les phénomènes les plus graves de certaines affections
laryngiennes.

PLANCHE III. — *Image laryngoscopique.*

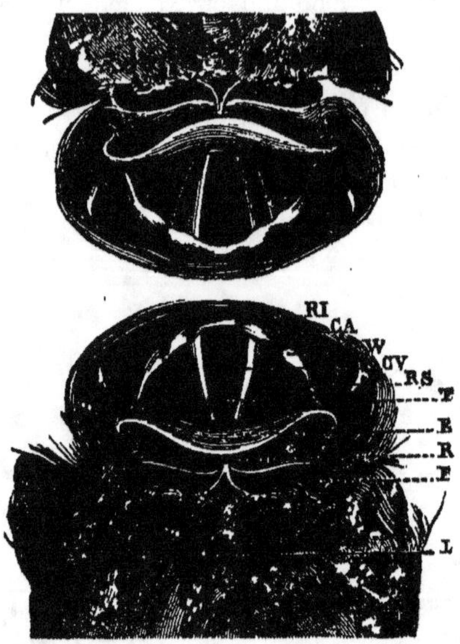

Larynx vu de haut en bas.

L — Langue.	RS — Repli susglottique.
F — Fossette glosso-épiglottique.	CV — Corde vocale.
R — Repli id.	W — Cartilage de Wrisberg.
E — Épiglotte.	CA — Cartilage aryténoïde.
T — Trachée.	RI — Repli inter-aryténoïdien.

Les cordes vocales sont dirigées horizontalement ou à peu de
chose près. Elles forment, avec la paroi du pharynx, un angle
droit. Pour les éclairer, il faut que les rayons lumineux incidents
et les rayons réfléchis verticalement forment un angle droit. Or,
il n'y a qu'un miroir éclairé à 45° (moitié d'un angle droit) qui
produise ce résultat. Par conséquent, il faut placer le laryngoscope dans le fond de la bouche dans une inclinaison de 45°. Là
est tout le secret de la laryngoscopie. En portant donc le miroir
laryngien dans le pharynx tel que je viens de l'indiquer, on n'a

pas de tâtonnements à faire; le larynx apparaît de lui-même à
mesure que le miroir approche de la paroi postérieure du pharynx, sur laquelle il prend un appui.

DÉGLUTITION.

Je passe au mécanisme de la déglutition. La découverte de ce
mécanisme date du mois de mars 1861. Jusque-là nous ne
savions pas grand'chose sur cette fonction, tout médecin que
nous sommes. Le laryngoscope est venu me montrer que nous
étions dans l'erreur, malgré les nombreuses expériences des
physiologistes.

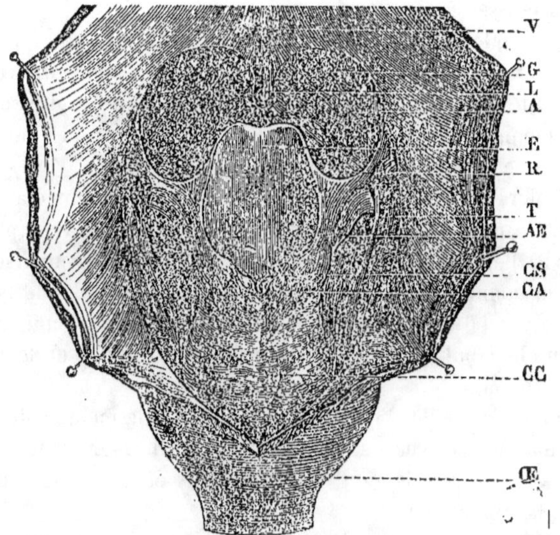

PLANCHE IV. — Larynx vu par sa face postérieure.

V — Voile du palais.
G — Langue.
L — Luette.
A — Amygdale.
E — Épiglotte.
R — Repli pharyngo-épiglottique.

T — Bord postér du cartilage thyroïde.
AE — Repli aryténo-épiglottique.
CS — Cartilage de Santorini.
CA — Cartilage aryténoïde.
CC — Cartilage cricoïde.
Œ — Œsophage.

Voici donc ce que j'ai observé sur moi-même à ce sujet :
Lorsque les aliments broyés par la mastication sont ramassés
vers la base de la langue et prêts à passer dans l'œsophage, si

l'on examine avec le laryngoscope ce qui va se passer, on voit que les aliments réduits à l'état de bouillie, de pulpe, sont disposés sur toute l'étendue de la face externe de l'épiglotte, dans les fossettes glosso-épiglottiques et même sur la base de la langue. Quelques filaments sont parfois suspendus sur le bord de l'épiglotte, comme les glaçons au bord d'un toit. Ces aliments n'ont nullement encore la forme d'un bol, ou sphérique. Le besoin d'avaler est pressant, mais on peut le contenir.

Si l'on vient à exécuter les mouvements nécessaires pour déglutir cette bouillie, cette pulpe, on aperçoit tout d'abord le larynx qui s'élève, se ferme, et le repli thyro-épiglottique qui s'applique, non complètement encore, sur les replis sus-glottiques ou fausses cordes vocales.

Puis, le voile du palais s'élève, se voûte et s'applique contre le pharynx de manière à fermer entièrement l'orifice inférieur de la cavité pharyngo-nasale. La luette elle-même se dresse en avant. L'épiglotte, en ce moment, est rapprochée du pharynx et semble le toucher par son bord libre.

C'est alors que la langue commence son mouvement d'ascension, entraînant avec elle : 1° le larynx, qui se ferme complètement ; 2° l'épiglotte, qui se creuse en gouttière, se renverse en avant, et commence à permettre le passage de la pulpe alimentaire. La paroi du pharynx, fortement contractée sur l'épiglotte, complète le canal par où le bol alimentaire s'engage et descend dans l'œsophage.

Quoique *à priori* les liquides dussent suivre la même voie, j'ai cherché à répéter avec eux les mêmes expériences. Mais toujours quelques gouttes glissaient dans le larynx et occasionnaient la toux et la suffocation.

J'ai dû tourner la difficulté de la manière suivante : J'ai avalé de l'encre, et le laryngoscope porté au fond de la gorge m'a permis de reconnaître les organes que le liquide noir avait atteints. Toute la bouche, le voile du palais, la face externe de l'épiglotte, la partie moyenne du pharynx, la partie postérieure ou crico-aryténoïdienne du larynx, une petite portion supérieure de la face laryngienne de l'épiglotte, étaient colorées en noir. Tout l'intérieur du larynx et toute la partie antérieure ou thyroïdienne des gouttières latérales avaient conservé leur teinte naturelle.

Tel est, Messieurs, le mécanisme de la déglutition, réduit à sa plus simple expression et observé sur moi (¹).

Je n'ai pas besoin de vous signaler maintenant les différences qu'il y a entre ce mécanisme et celui que les physiologistes avaient décrit, pour vous faire apprécier l'importance de ma découverte.

Quelques légères variantes peuvent se présenter, suivant que l'épiglotte est longue, courte, droite, ou que son bord est courbe ou renversé en avant. Mais la disposition finale de l'épiglotte et du pharynx en un canal complet et court restera la même.

VII

DE L'INFLUENCE,

SUR LA FOLIE,

DU MILIEU DANS LEQUEL VIT L'ALIÉNÉ

PAR LE Dʳ SALET (de Bordeaux).

Nous nous proposons, dans ce travail, de rechercher ·

1º L'influence étiologique que peut avoir sur la folie le milieu dans lequel vit l'aliéné au moment où le délire éclate;

2º L'influence que peut avoir ce même milieu sur la marche et la terminaison de l'aliénation mentale;

3º Si, dans ces conditions, un traitement rationnel de la folie est possible;

4º Si l'asile, en tant qu'asile, et par les moyens de traitement qu'il renferme, ne réunit pas les conditions les plus favorables pour ce traitement.

Si oui, nous aurons ainsi réduit à néant les attaques dont sont l'objet et la loi du 30 juin 1838 et les établissements où se soigne l'aliénation mentale, qui ne sont que la manifestation extérieure de cette loi.

(¹) Cette découverte a été communiquée aux Académies des Sciences et de Médecine, les 4 et 10 mars 1861.

I. — LES CAUSES DE LA FOLIE PEUVENT-ELLES TENIR AU MILIEU MÊME DANS LEQUEL VIT L'ALIÉNÉ?

Jetons un rapide coup d'œil sur ces causes.

On les a divisées en causes morales et en causes physiques; mais cette distinction n'a rien de rigoureux. Des causes qui agissent sur le moral dans un cas peuvent agir sur le physique dans un autre, et le plus souvent leur action se manifeste à la fois et sur le moral et sur le physique.

On les a encore divisées en prédisposantes et en occasionnelles. Cette classification n'est pas plus rigoureuse que la précédente. Des causes de toute évidence prédisposantes dans un cas, peuvent devenir déterminantes dans d'autres. Il nous serait facile de citer de nombreux exemples à l'appui de cette manière de voir.

Quoi qu'il en soit, en pratique, on recherche ces deux ordres de causes; puis, suivant que la folie s'est établie sans secousse ou qu'elle s'est manifestée après un trouble violent, soit physique, soit moral, on admet une cause prédisposante, une cause déterminante, ou les deux à la fois, c'est à dire qu'on rattache l'aliénation mentale au plus à deux causes.

Cette manière d'envisager l'étiologie de la folie nous paraît beaucoup trop restreinte et en désaccord avec ce qui ressort de l'étude un peu approfondie des faits.

Qu'elle agisse sur le moral ou que son action se manifeste aussi sur le physique, la cause occasionnelle, quand elle existe, peut être unique; mais derrière elle se cache, se dissimule tout un ensemble de causes à action lente. Ce sont elles qui modifient sourdement notre manière d'être et préparent la folie. L'explosion du délire est toujours précédée d'un travail qui s'opère lentement dans les profondeurs de l'organisme. Les forces morbides, sous l'influence desquelles ce travail peut se trouver placé, varient à l'infini : tout ce qui modifie les actes physiologiques, soit de l'être physique, soit de l'être moral, lentement ou tout d'un coup, peut être énuméré parmi ces forces. S'il faut souvent tenir compte des influences morales dans les affections purement somatiques, dans la folie, qu'elle se manifeste par des troubles de l'intelligence, par des lésions de sentiments, par des perturbations de la volonté, enfin quels qu'en soient les symptômes, ces influences sont toujours considérables. D'un autre côté, pouvant dépendre de lésions somatiques, qui elles-mêmes varient beaucoup, la folie doit procéder encore de toutes les causes capables de produire cette lésion première. Il n'est peut-être pas d'influences morales, il n'est peut-être pas de perturbations physiques de l'action desquelles il n'ait fallu tenir compte dans l'étiologie de certains cas de folie. Ces causes, déjà si nombreuses, se combinent encore de mille manières : quelquefois elles se multiplient les unes les autres; c'est lorsqu'elles agissent dans le même sens, qu'elles convergent vers le même but; d'autres fois, l'action de l'une est détruite ou affaiblie par celle d'une autre, qui tend à produire un résultat contraire. Souvent encore, l'une d'elles en engendre une autre, elle l'appelle. Il pourra même se faire que cette dernière, réagissant à son tour sur celle qui lui a donné naissance, en exagère encore l'action : la chloro-anémie se complique souvent de gastralgie; celle-ci, nuisant à la nutrition, augmente encore la chlorose qui l'a produite. Il se passe souvent en aliénation mentale quelque chose d'analogue. Quoi qu'il en soit, nous ne pouvons être exposés à une influence un peu vive sans qu'elle produise en nous un vaste retentissement. Nous sommes soumis à une infinité de courants, qui nous entraînent tantôt dans un excès, tantôt dans un autre. Il peut se faire alors que notre limite de résistance étant dépassée, un trouble permanent se manifeste.

Des quelques considérations qui précèdent, il résulte que ce qui domine pour nous l'étiologie de la folie, c'est l'immense multiplicité de ses causes, multiplicité qui existe non seulement pour la folie en général, mais qui s'observe encore, sauf de très rares exceptions, dans chaque cas particulier.

Quoique, en réalité, il soit impossible de tenir compte de ces mille influences légères, insaisissables, qui, réagissant les unes sur les autres, finissent par engendrer de véritables causes; quoique même il soit impossible d'énumérer ces dernières et d'apprécier leur action respective, nous allons cependant être contraint, par la nature de notre travail, à étudier séparément, et comme si elles n'avaient pas de relations entre elles, les causes le plus généralement admises de la folie, c'est à dire à séparer ce qui est intimement uni. Mais n'oublions pas que cette séparation est purement factice dans le travail d'analyse auquel nous allons être obligés de nous livrer.

Examinons d'abord les causes à action plus particulièrement physique.

Toutes les maladies corporelles, soit générales, soit locales, soit par elles-mêmes, soit par les modifications qu'elles impriment à l'individu, peuvent concourir à produire la folie. Parmi les fièvres, qu'il nous suffise de citer la fièvre typhoïde, les fièvres éruptives, et particulièrement la variole. M. Baillarger et d'autres praticiens ont aussi considéré la fièvre intermittente à longue durée comme ayant plusieurs fois engendré la folie. Les maladies par vice de proportion du sang produisent souvent le même résultat. Telle est la congestion habituelle des centres nerveux, telle est la chloro-anémie et les troubles physiques qu'elle entraîne souvent après elle. Dans la classe si nombreuse des inflammations, toutes celles qui, de près ou de loin, touchent aux centres nerveux, doivent influer sur leurs fonctions. Nous avons vu souvent la manie aiguë succéder à un érysipèle de la face ou du cuir chevelu. La phthisie, les affections du cœur ont souvent précédé l'explosion du délire et favorisé son développement. Les maladies des organes abdominaux peuvent concourir à produire les folies à forme dépressive. Chaque jour, nous sommes à même de constater l'influence étiologique des maladies utérines sur le développement de la folie.

A côté de ces influences physiques, dont il nous serait facile de grossir le nombre, il en est d'autres dont l'action est en quelque sorte plus immédiate. L'onanisme, le libertinage, les excès vénériens, l'abus des boissons alcooliques, marchant quelquefois isolément, mais le plus souvent ensemble, produisent dans l'être moral de profonds ravages. Que de victimes ne fait pas tous les jours cette terrible légion de causes ! N'oublions pas non plus de noter l'influence des excès de travail, des veilles trop prolongées, etc.

Puis viennent toutes les causes résultant des conditions mêmes dans lesquelles vit l'individu, conditions qui se rapportent à sa nourriture habituelle, à son habitation, à sa profession, enfin à sa manière d'être en général. Une alimentation insuffisante ou de mauvaise qualité, une habitation malsaine, enfin tout ce qui peut affaiblir l'être physique, peut finir par retentir d'une manière durable sur l'être moral. L'influence de la profession est quelquefois des plus manifestes. Nous avons vu l'intoxication par le plomb concourir à la production de la folie. Il existe assez souvent des troubles physiques chez les individus exposés aux émanations mercurielles. Les états qui nécessitent la fatigue sous un soleil ardent, exposent parfois ceux qui les exercent à de terribles accidents.

Outre ces influences physiques, apparentes, palpables, il en est une foule d'autres dont l'action échappe à l'analyse. Elles ne sont rien prises séparément; mais, réunies en grand nombre chez le même individu, elles peuvent acquérir une grande intensité d'action.

Passons maintenant à l'étude des causes dont l'action retentit plus particulièrement sur l'être moral. Les unes agissent surtout sur l'intelligence, les autres sur la sensibilité morale, d'autres ont une action qui se manifeste à la fois sur ces deux ordres de facultés. En thèse générale, nous devons dire qu'il n'est pas d'influence morale qui, suffisamment intense, suffisamment prolongée, et agissant sur un organisme déjà préparé par des causes assez puissantes, ne puisse aider à l'établissement de la folie.

Mais énumérons les principales de ces causes. L'intelligence pas plus que le corps ne peut impunément s'exercer outre mesure; les excès habituels d'étude, la contention d'esprit trop vive, trop prolongée, alors même qu'ils embrassent des sujets bons en eux-mêmes, peuvent concourir à l'explosion du délire. Ce danger est bien plus imminent, lorsqu'à cette fatigue de l'esprit, se joignent des préoccupations d'un ordre particulier. Nous connaissons tous quelques victimes des sciences occultes, du spiritisme, du somnambulisme, de tous ces prétendus arts divinatoires bâtis sur des chimères.

Il faut aussi tenir compte de l'action que peut exercer une instruction vicieuse, mal dirigée, en désaccord avec la position que l'on doit occuper. Les lectures mal choisies peuvent parfois aussi, en conduisant à des idées fausses, incomplètes, sans relation avec celles que l'on possède déjà, aider au développement de la folie.

Dans l'ordre si nombreux des sentiments, le sentiment religieux exagéré est celui qui certainement a fait le plus de victimes. La religion bien entendue, intelligente, élève l'esprit, élargit les horizons, rend l'homme meilleur ; mais quand au lieu de faire concevoir à l'homme l'immensité d'un Dieu dont les lois régissent tous les mondes, quand au lieu de le lui représenter paré de ses magnifiques attributs de sagesse et de bonté, on lui donne les petites passions et les colères humaines, on enfante la superstition, le fanatisme, l'exaltation religieuse, éléments avec lesquels il faut souvent compter dans la genèse de la folie. L'histoire du Moyen Age prouve à chaque page la terrible influence de ces éléments ; de nos jours, pour ne citer que ce qui vient de se passer à Morzine, ces éléments sont encore trop souvent mis en jeu.

Tout ce qui fait vibrer trop fortement la corde des sentiments affectifs, peut aussi concourir à la production de la folie : c'est ainsi que la perte d'une personne aimée, l'inquiétude qui résulte de sa maladie, de son éloignement, de son abandon, peuvent conduire à ce résultat. Que de fois aussi ne faut-il pas tenir compte des chagrins domestiques, à quelque cause qu'il faille les rattacher ! Il en est de même de la mise en action de tous les sentiments violents, l'envie, la colère, la frayeur, la pudeur offensée, l'orgueil, l'amour-propre froissés, la jalousie, etc. Nous avons vu encore des troubles psychiques tenir au sentiment trop vif d'une faute commise, à la perte de sa propre estime et à la conscience d'avoir démérité de celle des autres. Chaque jour, on remarque l'influence que peut exercer sur le moral toute atteinte faite à l'honneur, à la dignité de l'homme.

Enfin, il est des causes, et ce sont de beaucoup les plus nombreuses, qui concourent à la production de la folie, en s'adressant à la fois aux idées et aux sentiments. Elles sont aussi innombrables que les préoccupations qui peuvent naître dans l'esprit humain. Elles viennent de tout ce qui touche à ces mobiles nombreux auxquels l'homme obéit toujours.

Voilà, en raccourci, l'ensemble de ces influences morales qu'il nous faut tous subir à des degrés divers. Aussi, que la folie éclate, et toujours derrière l'action d'une cause banale, nous trouverons les traces profondes, durables, de ces mille éléments.

Il nous reste maintenant à rechercher les rapports que peuvent lier ces causes avec le milieu dans lequel vit l'aliéné qui en subit l'influence. Les troubles physiques, nous l'avons dit, peuvent concourir à la production de la folie ; mais un grand nombre de ces troubles ne naissent-ils pas directement des conditions extérieures au milieu desquelles nous vivons? Il nous suffit de rappeler que nous avons noté l'action des fièvres éruptives, de la fièvre intermittente, de la fièvre typhoïde. La chloro-anémie, les troubles utérins qui l'accompagnent, l'hystérisme qui en est quelquefois la conséquence, ne dépendent-ils pas souvent de nos conditions d'existence, et ne suffit-il pas de modifier ces conditions pour les faire parfois disparaître ?

L'individu ne devient pas buveur, débauché, libertin, ne s'adonne pas à tous les excès qui minent son organisme, sans y avoir été sollicité par les choses ou les personnes qui l'entourent. L'exemple, l'occasion, voilà son excuse. Mais une fois ces habitudes contractées, le milieu qui en a favorisé le développement ne pourra évidemment plus les empêcher de grandir ; les racines qu'elles jetteront dans leurs pauvres victimes seront de plus en plus profondes.

Quant à toutes les autres influences physiques résultant du mode d'alimentation, de la profession, des habitudes, etc., etc., il suffit de les indiquer pour faire voir que si dans quelques cas elles peuvent concourir à la production de la folie, c'est alors le milieu dans lequel vit l'aliéné qu'il faut en accuser, puisque ces influences sont inséparables de lui.

Les liens qui rattachent les causes qui agissent sur le moral, avec le milieu dans lequel vit l'individu qui en subit l'influence, sont au moins aussi étroits, tellement étroits, que le plus souvent ils ne sont qu'une conséquence de ce milieu. A quoi faut-il rattacher ces éducations faussées, ces travaux d'esprit exagérés, vicieux, si ce n'est à ces influences?

Les sentiments, quels qu'ils soient, résultant d'impressions, prennent en quelque sorte naissance en dehors de nous. Si l'existence de la folie est liée à l'action exagérée, pervertie, de l'un ou de plusieurs de ces sentiments, c'est que l'impression aura été trop forte, trop prolongée ou vicieuse, c'est à dire que l'être moral aura été fâcheusement impressionné par les personnes ou les choses qui l'entourent. Certains sentiments, résultant d'impressions passagères, sembleraient ne devoir exercer sur nous qu'une influence momentanée et par conséquent sans relation consécutive, avec le milieu dans lequel se trouve celui qui l'a éprouvée ; mais le lieu où ce sentiment s'est produit, la personne ou la chose qui en a été l'objet, pourront, en quelque sorte, le faire renaître. Donc, même dans ce cas, l'influence du milieu est manifeste encore.

Que dire maintenant de ces mille préoccupations qui naissent de nos intérêts, de nos affections, etc., et auxquelles pas un de nous ne saurait se soustraire ? Elles constituent en quelque sorte l'élément au milieu duquel notre pensée s'agite. Nous vivons, donc nous devons les subir. Et cependant, sans parler de ces cas de folie, et ils sont nombreux, pour lesquels, au premier abord, la cause apparente du délire ne semble résider que dans l'action exagérée de ces préoccupations, nous avons cherché en vain un seul exemple de vésanie dont on pût regarder l'existence comme complètement étrangère à cette influence. Qu'elle se soit exercée sur l'intelligence, sur la sensibilité morale ou à la fois sur ces deux facultés ; que son action ait été limitée ou qu'elle ait embrassé ces phénomènes nombreux qui se passent en nous, toujours la cause première de ces diverses modifications pourra s'expliquer par des influences de milieu.

Nous pouvons donc considérer comme démontrée cette proposition : Que l'influence étiologique du milieu se fait sentir sinon dans tous, du moins dans la plupart des cas de folie.

II. — ÉTUDIONS MAINTENANT L'ACTION QUE PEUT AVOIR CE MÊME MILIEU SUR LA MARCHE ET LA TERMINAISON DE LA FOLIE.

La cause qui a pu donner naissance à une maladie doit nécessairement exercer une action fâcheuse sur celle-ci alors qu'elle est établie.

Cette loi ne peut être considérée comme absolument vraie, que dans le cas où la cause continue d'agir après avoir produit un premier désordre. Or, si en pathologie ordinaire cette condition n'est pas toujours remplie, il n'en est pas de même quand il s'agit d'aliénation mentale. Des quelques considérations dans lesquelles nous venons d'entrer, il résulte que la folie dépendant toujours d'un ensemble considérable de causes qui résident dans le milieu même où vit l'aliéné, ces causes devront continuer à agir, puisque, par le fait de l'existence du délire, ce milieu ne saurait être modifié en rien. Si même, parmi celles-ci, il s'en trouve quelqu'une dont l'action ne semble devoir être que passagère, nous savons que cette action ne s'en continuera pas moins en grande partie. Il arrive souvent que la folie, une fois établie, réagit à son tour sur les causes qui l'ont produite, pour les exagérer davantage : l'exaltation religieuse concourt à la création de la folie, mais celle-ci augmente encore l'exaltation religieuse ; un individu tourmenté par la jalousie devient fou, mais sa jalousie atteint les dernières limites sous l'influence de ses conceptions délirantes. Il peut en être de même des préoccupations exagérées de fortune, de réputation, etc. Les excès de tout genre n'atteignent souvent leur plus grande force que sous l'influence de la folie, à la création de laquelle ils ont concouru. Nous regrettons que les limites de ce travail ne nous permettent pas d'établir ce fait sur des observations, qu'il nous serait facile de citer en grand nombre.   .

Que les causes de la folie soient ou non exagérées par le fait du délire, il n'en est pas moins vrai que le malade continue à en ressentir l'influence. De là, une aggravation fatale, incessante dans la marche de la folie. Il semblerait résulter de cette considération, qu'abandonnée à elle-même, la folie devrait tendre vers l'incurabilité. Il n'en est malheureusement que trop souvent ainsi, et c'est ce qui explique cette croyance du vulgaire, qui considère encore cette affection comme étant incurable de sa nature ; il se rappelle ce qui se passait hier, ignorant les résultats obtenus aujourd'hui.

L'influence si funeste du séjour dans le milieu où le délire a éclaté, se déduit encore des quelques considérations suivantes.

Les aliénés qui arrivent dans un asile peuvent se diviser en deux catégories : ceux qui offrent des chances de guérison, ceux qui sont incurables.

Si l'on recherche le temps qui s'est écoulé depuis le début de la folie jusqu'au moment de l'entrée dans l'asile, on arrive à cette conclusion, que le nombre des aliénés présumés curables décroît rapidement à mesure que le séjour dans la famille devient plus long. Bien des malades qui entrent à l'asile un an, dix-huit mois après le début de leur maladie, n'en sortiront jamais; tandis qu'ils n'y auraient fait qu'un court séjour s'ils y étaient arrivés quelques jours, quelques semaines après le début de la maladie. C'est là une de ces vérités qu'il faudrait s'efforcer de répandre.

De plus, si l'on interroge l'histoire des malades qui sortent guéris de l'asile, on découvre ce fait, qui n'est que la conséquence du précédent, à savoir : que, dans presque tous les cas de guérison, au moment de l'admission, la folie était de date toute récente.

Pour l'asile de Bordeaux, par exemple : sur les 57 dernières malades sorties guéries et sur les antécédents desquelles nous ayons des renseignements précis, nous trouvons que 29 étaient, lors de leur arrivée, malades depuis moins de 1 mois, 15 depuis moins de 2 mois, 5 depuis moins de 3 mois, 3 depuis moins de 4 à 6 mois; enfin, pour les 4 autres, le séjour dans leur famille remontait à plus de 6 mois. Ces chiffres, si probants par eux-mêmes, le deviennent plus encore quand on sait que près des deux tiers de nos malades nous arrivent après un séjour de plus de deux mois fait dans leur famille. Or, pour cette catégorie de malades, nous n'avons obtenu que 13 guérisons, tandis que l'autre, moins nombreuse, nous en a fourni 44. Ces chiffres sont éloquents.

Si maintenant nous poussons plus loin nos recherches, nous découvrons encore que le traitement a été d'autant moins long que la folie était de date plus récente, c'est à dire que le malade était resté moins longtemps exposé aux causes de son mal.

Notons encore que ces résultats sont analogues à ceux observés dans tous les asiles, par tous les aliénistes.

Nous sommes donc obligés de conclure que l'influence du milieu dans lequel vit l'aliéné sur la marche et la terminaison de l'aliénation mentale, sauf de très rares exceptions, doit toujours être funeste.

III. — RECHERCHONS MAINTENANT SI CETTE INFLUENCE PEUT ÊTRE COMBATTUE PAR UN TRAITEMENT RATIONNEL.

Le médecin appelé à traiter un fou doit mettre en usage des moyens physiques et des moyens moraux.

Mais avant de commencer tout traitement, il est indispensable de remplir certaines indications résultant de la nature même du malade.

L'aliéné peut être un danger pour lui-même, pour les personnes qui l'entourent, pour l'ordre public. Le médecin étant plus que personne à même de prévoir ce danger, devra indiquer les précautions qu'il jugera nécessaires pour le prévenir. Dans les circonstances ordinaires, sera-t-on souvent sûr de pouvoir les remplir? Que l'aliéné obéisse à des idées de suicide, à des penchants homicides, ou qu'en proie à un délire général il faille le protéger contre sa fureur et en garantir les autres, où trouvera-t-on ce dévouement intelligent, cette surveillance de tous les instants que son état exige? Il suffit d'avoir vécu quelque temps avec les aliénés, pour savoir tout ce qu'il faut de patience, de soins, pour les empêcher d'accomplir leurs funestes projets. Ces conditions, parfois si difficiles à remplir dans des établissements disposés pour y recevoir des aliénés et avec des aides habitués à ces malades, ne pourront l'être que très exceptionnellement en dehors de ces établissements. Cette raison seule rend le plus souvent nécessaire le placement de l'aliéné dans un asile.

Supposons cependant que ces diverses indications étant bien remplies, le malade puisse être traité dans sa famille. Le médecin, avons-nous dit, devra mettre en usage des moyens physiques et des moyens moraux.

Les premiers peuvent être tous les agents thérapeutiques de la médecine ordinaire. Si la folie dépend, entre autres causes, de désordres somatiques, ces agents auront chance de produire des résultats avantageux. Mais que de difficultés dans leur emploi ! Et combien de fois l'indocilité, la résistance du malade rendront tous les efforts inutiles !

Mais le médecin ne devra pas seulement s'adresser aux causes, il doit encore combattre les principaux symptômes de la maladie. Faisant abstraction du délire, des erreurs de perception, ils se résument en deux mots : excitation, dépression. Il faudra presque toujours lutter contre l'un ou l'autre de ces deux états. Les agents pharmaceutiques les plus énergiques ont tour à tour été essayés sans grand résultat. L'emploi de l'eau, soit froide, soit chaude, est le moyen dont l'action bienfaisante a été le plus souvent constatée. L'excitation, quel qu'en soit le degré, s'appaise toujours, au moins en partie, à la suite de bains tièdes. Mais leur durée ne doit pas être seulement de quelques heures, c'est quelquefois pendant des journées entières qu'il faut y plonger les malades. L'excitation s'apaise, mais elle ne tarde pas à revenir, et avec elle la nécessité d'une nouvelle immersion. Contre la dépression, quelle qu'en soit la cause, c'est l'ensemble des moyens hydrothérapiques qu'il faut préférer.

Or, dans quelle famille, dans quelle maison sera-t-il possible de réaliser entièrement ces conditions d'un traitement physique efficace? Elles supposent une fortune et un dévouement que l'on ne rencontre que très exceptionnellement.

En supposant même que le malade soit rendu inoffensif, qu'on ait vaincu son indocilité, on se trouvera encore en face de difficultés matérielles le plus souvent insurmontables. C'est dire que le traitement physique de la folie, déjà insuffisant par lui-même, puisqu'il laisse de côté les influences morales, sera fatalement incomplet dans le milieu qu'habite le malade.

Voyons quel pourra être l'effet du traitement moral? Il est évident qu'on ne pourra exercer une action efficace, profonde, sur le moral, qu'après l'avoir soustrait aux influences pernicieuses qu'il éprouve. Or, ces influences résident dans le milieu où vit l'aliéné; il faudra donc commencer par modifier profondément ce milieu, c'est à dire changer les personnes et les choses. Sans parler des inconvénients, des embarras sans nombre qui devront en résulter pour ceux qui s'intéressent au malade, et qui le plus souvent rendront ce moyen impraticable; pour peu que nous nous rappelions la manière d'être de la généralité des aliénés, pour peu que nous tenions compte de la ténacité de leurs conceptions délirantes, nous serons convaincus que jamais les modifications imprimées à ce milieu ne pourront être assez complètes, assez radicales pour que le malade n'y puisse ressentir encore quelques-unes des influences qu'il y a déjà éprouvées, pour qu'il n'y puisse trouver encore des aliments à son délire. Quoi que l'on puisse faire, il restera toujours quelques-unes des conditions antérieures qui, lui en rappelant d'autres, les auront bientôt reproduites.

Si donc nous laissons le malade dans son milieu, il nous sera impossible, par rapport au traitement, de remplir cette première condition qui consiste à soustraire le malade à l'action des causes productrices de la maladie. Comment arrivera-t-on à ce résultat, si ce n'est en transportant brusquement le malade dans un milieu qui ne puisse lui rappeler en rien celui qu'il vient de quitter et qui a concouru à la création de la folie?

Voyons alors ce qui se passe.

Le malade, étonné de ce brusque changement, est craintif, inquiet; pour peu que son intelligence s'exerce encore, il demande à retourner au milieu des siens, à reprendre ses occupations; mais au bout de quelques jours d'hésitation, la défiance disparaît, et une lucidité, un calme relatifs se manifestent souvent. Ses ennemis imaginaires, toujours personnifiés dans ses proches, dans ses voisins, le laissent en repos; son exaltation religieuse, privée des éléments qui l'entretenaient, s'apaise en partie; la jalousie, la haine perdent de leur intensité loin des personnes qui en étaient l'objet. Rien ne lui rappelant plus au dehors les objets sur lesquels s'exerçait son délire, celui-ci devient moins systématique, et ses racines semblent être moins profondes. Souvent nous avons été témoin d'améliorations simulant parfois la guérison, par la seule action de ce moyen de traitement.

La contre-épreuve produit des résultats tout opposés. L'état du malade s'était considérablement amélioré, la guérison semblait prochaine : on le replace dans les conditions où il vivait avant son isolement, et le délire ne tarde pas à reparaître. Si nous voulions établir ce fait sur des observations, nous n'aurions qu'à faire l'histoire de la plupart des rechutes. Cet homme, voyant son impuissance à nourrir sa nombreuse famille, devient la proie de sombres préoccupations, d'un violent chagrin, et la folie éclate. Placé dans un asile, il ne tarde pas à en sortir guéri; il se retrouve alors dans les conditions qui ont donné naissance une première fois aux troubles de l'intelligence, et ces troubles reparaîtront bientôt. Cet autre, pour étouffer les chagrins que lui occasionne la perte d'une position brillante, fait de fréquents excès de boisson; il devient fou. Sorti guéri de l'asile, il retombe bientôt dans les mêmes désordres, et il faut l'y reconduire. C'est ce qui explique comment dans certains cas de guérison nous avons pu prédire une rechute prochaine.

Nous sommes tous les jours à même de voir les effets que produisent sur les aliénés les visites de leurs parents, de leurs connaissances; ces effets, alors que la guérison est assurée, ou que la visite est opérée par des personnes sympathiques aux malades et ne leur rappelant rien de pénible, peuvent être excellents; mais que de fois ne sont-ils pas funestes, si les visites ne sont pas faites dans ces conditions! Nous avons vu des guérisons compromises par le seul fait du contact des malades avec des personnes retraçant à leur esprit les conditions antérieures de leur existence.

Il résulte de là, que pour que l'action de l'isolement ait tous ses profits, il ne faut l'interrompre ou ne rendre tout à fait le malade à sa famille qu'avec le plus grand discernement. Mais où les effets de l'isolement seront-ils les meilleurs? Évidemment dans le lieu qui pourra le plus complètement soustraire le malade à l'action des causes de sa maladie, et qui contiendra en outre, contre celle-ci, les moyens d'action reconnus les plus efficaces.

IV. — EXAMINONS SI L'ASILE D'ALIÉNÉS TEL QU'IL EST ÉTABLI AUJOURD'HUI REMPLIT CES CONDITIONS.

Comme homme, l'aliéné doit être entouré de conditions favorables à son existence et en rapport avec les données que nous fournit l'hygiène. Ces conditions, l'Asile les remplit largement. Sous le rapport du régime alimentaire, du logement, du vêtement, etc., il suffit d'interroger les règlements de ces établissements, règlements que font observer des administrateurs sérieux et désintéressés dans leur gestion, pour être convaincu que les malades ont plus que le nécessaire. Si l'on voulait adresser un reproche aux Asiles que l'on fonde aujourd'hui, ce serait de les accuser d'être trop luxueux, de viser trop au *grandiose*. Mais qui le leur fera? Disons-le, le plus grand nombre des aliénés se trouvent placés là dans des conditions bien autrement favorables que celles où ils se trouvaient avant leur admission.

L'admission du malade dans l'Asile a pour effet immédiat de protéger la société, que celui-ci menaçait dans de certaines limites, et de donner à l'aliéné lui-même des garanties de protection qu'il ne pourrait rencontrer dans un autre lieu. Ces garanties ne résultent pas de l'emploi de la force, de la violence; non, elles sont en quelque sorte inhérentes à la manière d'être de l'Asile ; elles dépendent de l'action incessante du médecin, de l'éducation des agents qu'il a sous ses ordres, et même de la disposition des lieux. Si la camisole, le seul moyen physique encore employé, n'est pas complètement délaissée, elle tend de plus en plus à le devenir. Qu'il nous suffise de dire que dans l'Asile de Bordeaux, qui renferme une totalité moyenne de 460 malades, grâce aux soins de notre honorable confrère M. le Dr Bazin, on ne rencontre généralement pas plus de trois ou quatre camisoles, qui encore n'y sont pas en permanence. La surveillance de tous les instants, l'intelligence des soins qu'on y apporte, rendent inutiles toutes les manœuvres de l'aliéné contre lui-même et contre les autres. Si, voyant déjouées toutes ses tentatives de suicide, il essaie de se laisser mourir de faim, et l'on sait combien ce fait se présente souvent, le médecin, par l'emploi des moyens dont il dispose, rendra bientôt la résistance du malade inutile.

Donc, l'Asile remplit, aussi complètement que possible, toutes les conditions en quelque sorte préliminaire du traitement. En est-il de même pour celui-ci ?

Le placement dans l'asile, en arrachant brusquement le malade à l'action de son milieu, en le plaçant dans des conditions d'existence toutes nouvelles pour lui, non seulement remplira les conditions les plus complètes de l'isolement, mais encore apportera dans l'état du malade une perturbation presque toujours salutaire. Mais si le contact de certaines personnes, de certaines choses, devient nécessaire pour faire naître des idées et des sentiments pouvant concourir à la guérison ; si, en un mot, l'isolement ne doit qu'être relatif, ainsi que cela se présente dans quelques cas, c'est encore dans l'Asile que le malade sera le plus heureusement soumis à cette influence. Il suffit de se rappeler, en effet, qu'il y a là sans cesse un médecin que la pratique rend plus que personne apte à en reconnaître l'opportunité et à en juger les effets.

L'emploi des agents pharmaceutiques et des moyens hydrothérapiques devient ici des plus faciles, puisque tout est disposé pour qu'ils puissent être largement mis en usage et dans les conditions les plus avantageuses.

Débarrassés autant que possible des excitations intellectuelles auxquelles ils étaient antérieurement soumis, les malades se trouvent le plus heureusement placés pour ressentir l'influence bienfaisante d'actions morales nouvelles. L'aliéniste a à sa disposition une foule de moyens d'action : il dispose de jardins, de vastes champs, dont il peut confier la culture aux malades ; il possède, en outre, une ferme et des ateliers des principaux corps d'état. A l'action médicatrice du travail, il peut joindre celle d'occupations intellectuelles. Dans la plupart des asiles, sont établies des écoles où les malades instruits sont les maîtres de ceux qui le sont moins; on y apprend le chant, la musique instrumentale, et quelques-uns possèdent une fanfare composée d'aliénés. Les distractions y sont aussi nombreuses que possible; on y organise des soirées récréatives, où on peut faire souvent jouer un rôle aux malades; puis, ce sont de longues promenades, de véritables parties de campagne. Ils ont à leur disposition des jeux de toute nature, des livres choisis, etc.

L'Asile, tel que nous venons de le dépeindre, n'existe pas ainsi partout établi; l'élément de guérison que l'un possède peut manquer encore à l'autre. Mais jetons un regard en arrière, et voyons ce qui s'est produit depuis le jour où Pinel allait détacher, de ses mains, les chaînes de pauvres aliénés enfermés pour leur vie dans d'infects cabanons. Qu'était alors l'Asile? Moins qu'une prison; tandis qu'il s'élève aujourd'hui comme un monument superbe, dressé par la science et l'humanité contre la plus cruelle des infirmités humaines. En considérant l'espace qui a été franchi dans un temps relativement si court, devons-nous désespérer de l'avenir? Non; joignons, au contraire, nos efforts aux efforts de ceux qui marchent avec courage vers un but dont chaque jour nous rapproche.

Quelques novateurs ont parlé de remplacer l'Asile par la *colonisation* telle qu'on la pratique à Gheel. Sans parler de l'impossibilité qu'il y aurait à faire de toutes pièces et en peu d'années un système qui ne s'est formé que par degrés et à la suite de longs siècles, sans comparer les résultats qu'il fournit avec ceux de nos Asiles, nous n'avons qu'un mot à dire pour le juger : Gheel tend tous les jours à ressembler davantage à nos établissements, et à mesure que ces tendances s'accomplissent les résultats qu'on y obtient deviennent meilleurs.

Il a été encore question du *traitement des aliénés dans des*

Familles étrangères. Mais les aliénés seront alors nécessairement disséminés. Qui veillera sur eux? Comment pourra s'exercer cette action médicale à chaque instant si nécessaire? Et puis, quelle nécessité y a-t-il à remplacer des soins éclairés, intelligents, désintéressés, par d'autres qui seraient toujours loin de remplir ces conditions? Si ce moyen de traitement peut offrir quelques avantages, l'Asile, qui en renferme une foule d'autres, les possède aussi, et à un bien plus haut degré.

Nous ne parlerons pas des autres modes d'assistance des aliénés proposés par quelques novateurs; ils ont été longuement examinés et définitivement condamnés au sein de la Société médico-psychologique par les hommes les plus compétents de la spécialité. Qu'il nous suffise de citer les noms de Parchappe, Baillarger, Lunies, Billod, etc., etc. L'Asile, avec exploitation agricole, devient, dans l'immense majorité des cas, l'adjuvant indispensable du traitement des aliénés curables.

En présence de ce fait, que deviennent les attaques dont depuis quelque temps sont l'objet et la loi du 30 juin 1838 et l'Asile qui n'est que la manifestation extérieure de cette loi? Elles partaient, nous aimons à le croire, de sentiments bons en eux-mêmes; leurs auteurs, croyant la liberté individuelle menacée, demandaient des garanties. Ils ignoraient sans doute toutes celles que renferme en elle et dans ses conséquences la loi même qu'ils attaquaient. Quelque prévenu que l'on soit, il suffit de lire la savante étude que vient d'en faire M. l'inspecteur général Parchappe, dans le *Dictionnaire encyclopédique des Sciences médicales,* pour se convaicre qu'elles sont plus que suffisantes. Mais tant qu'il ne s'est agi que de réformes, tant que le principe même des Asiles n'a pas été mis en cause, nous avons en quelque sorte applaudi aux réclamations : la perfection n'arrive que par degrés et assurément il reste encore beaucoup à faire. Mais quand il a été publié que l'Asile était une fabrique d'incurables, quand on a entendu des voix autorisées répandre au loin ces funestes erreurs, que l'Asile devait être rasé et les cinquante et quelque mille aliénés qu'il renferme rendus à la société, alors nous avons été péniblement ému. Nous n'avons pas vu seulement les périls auxquels la société pouvait ainsi être exposée, mais encore nous avons été frappé par cette idée, que de pauvres malades allaient être repoussés du seul lieu approprié à leur état. Aussi nous sommes-nous cru obligé de prendre, dans la mesure de nos forces, la défense des intérêts de l'aliéné ainsi menacés.

Eh quoi ! ils sont atteints d'une maladie terrible, et seuls ils jouiraient du triste privilége de ne pouvoir lui opposer un traitement efficace ! Quand toutes les cités montrent avec un juste orgueil leurs hôpitaux, leurs hospices, il faudrait anéantir l'Asile, qui n'est en dernière analyse pour l'aliéné curable ni plus ni moins qu'un hôpital ? Pour ne pas en admettre l'existence, il aurait d'abord fallu commencer par nier la folie.

Aussi, l'Asile est-il toujours là, prêt à prodiguer à tous les éléments de guérison qu'il renferme. Une phase nouvelle vient d'être inaugurée pour les aliénés du monde civilisé : la France, aidée par plusieurs générations d'hommes dont le dévouement, nous en sommes sûrs, ne sera pas perdu, a été assez heureuse pour marcher la première dans cette voie. Les amis de l'humanité se rappelleront toujours les noms de Pinel, d'Esquirol, de Georget, de Ferrus, etc., et de toute cette légion d'aliénistes, dignes élèves de tels maîtres, qui ne fait que continuer leur œuvre. Toutes les nations, après nous avoir admirés, se sont empressées de nous imiter. L'Asile français a servi de modèle aux Asiles du monde entier. Et aujourd'hui qu'il est à peine terminé, aujourd'hui qu'il commence à produire ses résultats, qu'ignoraient sans doute ceux qui l'ont attaqué, notre devoir est d'empêcher qu'on ne porte sur lui une main profane, et que, rendant inutiles tant de travaux et tant d'efforts, on ne convertisse en une vaste ruine, une des conquêtes les plus utiles de la science, aidée de la charité.

La question que nous venons de traiter est certainement bien au-dessus de nos forces ; mais à défaut de science et de talent, nous avons la ferme conviction d'avoir défendu une cause juste et utile. Ce sera notre seule excuse.

VIII

RÉFLEXIONS SUR LA KÉRATOPLASTIE

Par le Dʳ G. SOUS (de Bordeaux).

L'opacité complète de la cornée occasionne la cécité, et la médecine serait très heureuse si elle pouvait améliorer la situation des malades ayant une pareille infirmité.

Pour combattre cette maladie, les topiques de diverses natures se sont toujours montrés inefficaces, et une seule planche de salut a été offerte au malade : c'est la kératoplastie, que Reisinger a proposée dès 1818.

Cette opération consiste à substituer à la cornée malade une nouvelle cornée qui, par sa transparence, permette à la lumière d'arriver jusqu'à la rétine.

Cette opération a eu plus de détracteurs que de partisans, et l'insuccès semble avoir donné gain de cause aux premiers. Faut-il pour cela se lasser et bannir toute espérance ? Telle n'est point mon opinion.

Je ne veux pas abuser de votre bienveillance en parcourant tout ce que les livres contiennent sur le sujet qui m'occupe; je me bornerai à citer un fait. S'il ne constitue pas un succès, il suffit pour démontrer que l'opération est par elle-même sans gravité et sans inconvénients.

En 1862, Pierre, âgé de vingt-six ans, soldat dans les colonies espagnoles d'Amérique, fut atteint d'ophthalmie purulente aux deux yeux. Si l'on en croit sa narration, cette maladie n'avait pas une blennorrhagie pour point de départ. Après six mois de séjour dans un hôpital, ce malade fut réformé pour cause de cécité et renvoyé en Espagne.

Le 6 octobre 1864, il se présentait à moi avec les symptômes suivants :

Le malade n'éprouve qu'une sensation vague de la lumière, sensation qui lui permet de différencier seulement le jour de la nuit. Les phosphènes cardinaux existent, mais ils sont perçus plus nettement par l'œil gauche que par l'œil droit. Les cornées, d'un blanc grisâtre, offrent une courbure irrégulière et forment une saillie en bas ; en dedans, pour l'œil droit ; à gauche, et en dehors, pour l'œil gauche. La cornée de l'œil gauche présente à sa partie interne une légère portion normale d'une étendue de deux millimètres environ. L'iris paraît être en contact avec la face postérieure de cette portion intacte de la cornée. A droite, au sommet de la saillie formée par la voussure de la cornée, on distingue un point noir, trace d'une hernie de l'iris.

Les mouvements des yeux sont normaux et réguliers. La conjonctive ne présente pas d'injection. La muqueuse palpébrale est légèrement injectée, mais il n'y a pas de sécrétion. La tension des globes est normale.

En présence de ces staphylômes opaques, mon opinion fut qu'il n'y avait rien à faire. Cependant le malade, désireux de recouvrer la vue, était décidé à courir toutes les chances d'une opération. Après l'avoir prévenu d'un insuccès très possible, je me décidai à tenter la kératoplastie sur l'œil droit, œil choisi par le malade lui-même.

Le 23 octobre 1864, assisté de MM. les docteurs Solles, Luzun et Pujos, je procédai à l'opération de la façon suivante :

Le malade fut placé dans une position horizontale, et pendant que M. le Dʳ Solles le soumettait aux inhalations de chloroforme, j'enlevai une cornée à un lapin jeune et vigoureux, et je passai au travers de cette cornée, près de ses bords, trois morceaux de soie. Quand le malade fut plongé dans le sommeil anesthésique, je pris un couteau à cataracte, et par deux sections semicirculaires, au niveau de l'insertion cornéo-scléroticale, j'enlevai la cornée malade. Le cristallin était absent. La cornée de lapin fut aussitôt placée sur cette brèche. Je fis un point de suture en bas, le second à droite ; quant au troisième, que je me proposais de pratiquer en dedans, j'y renonçai, car le malade commençait à se réveiller, et M. le Dʳ Solles ne crut pas prudent de continuer les inhalations de chloroforme. Il fallait donc s'arrêter, pour ne pas s'exposer à voir le corps vitré faire issue au dehors.

Je fermai l'œil, j'appliquai sur les paupières des bandelettes de toile-dieu ; j'en fis autant sur l'œil non opéré, pour éviter des mouvements par sympathie. Sur les bandelettes, je mis des tampons de charpie, que je maintins en place à l'aide d'un binocle.

Quand le malade fut éveillé, je lui recommandai le repos absolu, et je l'engageai fortement à conserver la position horizontale dans laquelle nous l'avions placé. Il n'éprouvait aucune douleur dans l'œil.

Deux heures après l'opération, il n'y avait pas de douleur, pas de nausées ; je fis donner un bouillon à l'aide d'un biberon. Le soir, huit heures après l'opération, même état. Le malade prend un second bouillon.

24 octobre. La nuit a été bonne. Pas de douleur. Les bandelettes de l'œil gauche sont tombées ; j'en mets de nouvelles. Les paupières de l'œil opéré sont un peu rouges et légèrement œdématiées.

25. Le malade n'a pas dormi ; néanmoins, il n'a pas souffert. Pendant la nuit, il a enlevé le binocle, les tampons de charpie et les bandelettes, pensant que tout cet appareil était la cause de son insomnie. Par hasard, une bandelette placée sur les paupières de l'œil droit est restée et a maintenu l'occlusion de cet œil. La tuméfaction des paupières a diminué. Je continue l'occlusion de l'œil opéré. Le malade se lève.

Pendant les jours qui suivent, le malade n'éprouve aucune douleur, et le huitième jour après l'opération, je soulève la paupière supérieure et constate la cicatrisation complète de la nouvelle cornée. Cette cornée était plate, d'un blanc bleuâtre. Le malade distinguait le jour plus facilement qu'avant l'opération.

Telle est l'Observation que j'avais à vous faire connaître. Ainsi qu'on a pu le remarquer, les suites de l'opération ont été d'une parfaite innocuité. Je ne tiens nul compte de l'amélioration que le malade a éprouvée, puisqu'elle ne s'est bornée qu'à une sensation plus nette de la lumière, sans permettre au malade de pouvoir se conduire.

La cornée n'a pas conservé sa transparence : c'est là un écueil très sérieux et digne de toute l'attention. Comment y remédier ? Ce ne sera pas en rayant la kératoplastie du cadre chirurgical que l'on obtiendra une solution : c'est en étudiant les faits, en les multipliant, et on peut le faire, puisque cette opération n'a rien de nuisible.

Pour moi, je crois que pour conserver à la cornée plus de vitalité, il faudrait greffer conjonctive sur conjonctive. J'ai enlevé à deux lapins une cornée avec un lambeau circulaire de conjonctive oculaire, et j'ai fait un échange de cornée en pratiquant les points de suture sur la conjonctive. De cette façon, la cornée conserve sa transparence plus nettement que lorsqu'on se borne à n'enlever que la cornée seule.

Ne pourrait-on agir de même sur les malades? C'est à l'avenir à décider cette importante question.

IX

COLORATION DE LA PAPILLE DU NERF OPTIQUE

Par le Dr G. SOUS (de Bordeaux).

La papille du nerf optique a la teinte d'un blanc grisâtre et ne présente jamais l'aspect blanc brillant du nerf optique. Dans le nerf optique, les tubes nerveux sont enveloppés d'une couche celluleuse blanche, névrilemme ou tissu conjonctif qui cesse de les accompagner quand ils arrivent à la sclérotique. Privés de leur gaîne et ne conservant que leur axe ou fibre centrale, ces tubes se présentent dans la papille avec leur coloration propre, qui est d'un blanc grisâtre.

Le tissu conjonctif s'unit au foramen optique en formant la lame criblée, cloison perpendiculaire aux tubes nerveux. Chez certains animaux, tels que le lapin, ce tissu accompagne les fibres optiques jusque sur la rétine. Chez l'homme, une pareille disposition constitue une anomalie qui a été rarement observée.

Tel est l'aspect de la papille dans les préparations anatomiques. Si nous examinons maintenant cet organe sur un œil normal, à l'aide de l'ophthalmoscope, les choses changent d'aspect : l'ensemble de la papille présente une teinte rose pâle, mélangée à une teinte jaunâtre.

La coloration rose est due aux ramifications de l'artère centrale de la rétine. M. de Argilagos n'admet pas cette opinion, qu'il attribue à M. Guérineau, mais qui a été émise par M. Liebreich. « Comme cette artère, dit-il, ne donne que de très rares ramifications dans le parenchyme du nerf, on ne peut comprendre comment ses vaisseaux si étroits peuvent donner lieu à la coloration rose de la papille. Nous croyons que cette coloration dépend plus probablement de ce que le nerf optique étant transparent jusqu'à une certaine profondeur, comme l'a démontré M. Helmoltz, il laisse pénétrer la lumière jusqu'aux anastomoses propres du nerf qui se trouvent dans son parenchyme. » (*Sur l'ophthalmoscopie physiologique,* page 24. Paris, 1862).

Je ne saurais accepter cette explication, qui repose non pas sur un phénomène démontré par Helmotz, mais interprété par lui, ce qui est autre chose. La lumière pénètre dans le nerf optique en arrière de la lame criblée, voilà le phénomène. Helmotz l'a interprété en admettant que les tubes nerveux se laissent traverser par les rayons lumineux. Cette hypothèse est inadmissible, parce que, en arrière de la lame criblée, les tubes nerveux sont enveloppés d'une gaîne de tissu cellulaire, qui est opaque. Von Ammon a eu recours à une autre hypothèse qui me paraît plus rationnelle. Il admet que la lumière pénètre dans les intervalles qui séparent les tubes nerveux. En arrière de la lame criblée, ces intervalles sont si manifestes, que Von Ammon, frappé de cette disposition des fibres optiques à cet endroit, lui a donné le nom de *queue de cheval.*

Pour que l'explication de M de Argilagos fût admise, il faudrait que la papille présentât toujours à son centre le maximum de la coloration rosée, puisque les vaisseaux siégent dans le milieu à son axe, et c'est précisément au point d'émergence des vaisseaux que la papille atteint le minimum de la coloration rosée.

Si la coloration rosée est due à la disposition anatomique des vaisseaux, la teinte jaune tient à la nature de la lumière employée. La source lumineuse pour l'examen ophthalmoscopique est, comme on le sait, une lumière artificielle qui contient beaucoup de rayons jaunes. C'est à ces rayons qu'il faut rapporter la teinte jaune que semble revêtir la papille.

Ainsi, pour résumer, la coloration rose pâle jaunâtre tient aux ramifications des vaisseaux de la papille et aux rayons jaunes de la lumière artificielle employée.

Cette teinte n'est pas uniformément répandue sur toute la

surface de la papille, car en examinant attentivement, on remarque de légères nuances qui permettent de constater un cercle central entouré de deux anneaux concentriques. La netteté de ces dessins tient à la transparence des fibres nerveuses.

L'anneau externe, désigné sous les noms de *limite scléroticale, cercle limitant, cercle externe,* est d'un blanc nacré; il est dû à la réflexion de la lumière par la sclérotique. Cet anneau n'est pas constant, et quand il existe, il est plus ou moins appréciable. Chez certains individus il est à peine visible, tandis que chez d'autres il est assez large. Ces variations tiennent à ce que le foramen de la choroïde est égal ou supérieur au foramen de la sclérotique. Dans le premier cas, la choroïde coïncidant avec la sclérotique, la recouvre exactement, et alors absence d'anneau externe. Dans le second cas, la choroïde recouvrant imcomplètement la sclérotique, celle-ci devient apparente.

L'anneau interne constitue la limite propre de la papille. Il a une teinte grise comme ombrée. Cet anneau est dû aux replis des tubes nerveux, qui, après s'être dirigés d'arrière en avant, se coudent à angle droit pour se diriger vers la rétine. Au niveau de ce coude, les fibres sont massées, il y en a davantage, et l'on sait que plus un corps devient épais, moins il se laisse traverser par la lumière. C'est ici le cas. Les fibres, en quelque sorte superposées, se laissent moins facilement pénétrer par la lumière, et donnent la sensation d'une limite ombrée.

Le cercle central ou fond de la papille est d'un blanc chagriné. On y remarque les points de sortie et d'entrée de l'artère et des veines. La couleur blanche est fournie par la lame criblée. Ses vaisseaux, en écartant les fibres optiques, la rendent très visible au point de leur émergence. C'est pour cela qu'à ce point, le cercle central présente son plus vif éclat de blancheur.

X

DE L'HÉMÉRALOPIE SYMPTOMATIQUE DE LA PELLAGRE

ET DE LA CRISE NYCTALOPIQUE PELLAGREUSE,

Par le Dr Léon SORBETS, d'Aire (Landes).

L'héméralopie est une névrose intermittente de l'œil, caractérisée par le singulier phénomène suivant : l'héméralope y voit bien pendant le jour, tandis qu'il n'y voit pas ou très peu tant que le soleil est sous l'horizon.

En d'autres termes, comme le dit le professeur Nélaton, l'œil a perdu la faculté d'être stimulé par la lumière artificielle ; il n'est plus impressionnable qu'à la lumière solaire.

Sauvages désignait cet état de l'œil sous le nom d'*amblyopie crépusculaire* ; Boërrhaave, sous celui de *visus diurnus*. On l'appelle encore *cécité nocturne*.

L'héméralopie peut être essentielle, idiopathique. Elle existe indépendamment de toute lésion appréciable. La science a consigné des observations de ce genre, et dans certaines circonstances la maladie se montre épidémiquement. Bégin et Marchal de Calvi disent qu'elle est assez fréquente dans les corps de troupes ; ils l'attribuent aux longues factions de nuit par les temps froids et humides.

Dans d'autres cas, l'amblyopie crépusculaire est symptomatique. Nous ne nous occuperons que de celle qui accompagne la pellagre.

Il est un fait qu'il est important de constater, c'est que, dans les maladies asthéniques, la néphrite albumineuse par exemple, la chlorose, l'anémie, le scorbut et la pellagre, on constate l'amaurose comme complication de ces affections. C'est la forme héméralopique qui accompagne plus volontiers la pellagre. Comment expliquer ce singulier phénomène ?

Le Dr Deval, qui a publié un Mémoire sur l'héméralopie

dans le *Bulletin général de Thérapeutique,* tome LV, en donne l'explication suivante :

« S'il est vrai que le sang, dans la pellagre, offre une diminution de ses globules analogue à celle qui a été constatée dans la chlorose, cette condition explique jusqu'à un certain point l'invasion d'une amblyopie à type héméralopique. Le fluide sanguin appauvri ne produirait-il pas sur l'appareil de la fonction visuelle une excitation suffisante encore en présence d'une lumière vive, pour que la vision pût avoir son cours, mais insuffisante le soir, et dans les localités obscures? »

Quoi qu'il en soit, l'amaurose complique, en général, des affections qui ont amené préalablement une détérioration plus ou moins grave de l'économie. La maladie de Bright, la syphilis, la chlorose et la pellagre, à une époque de leur développement, présentent des symptômes amblyopiques. Ces maladies, quoique différant entre elles par leur nature et leurs symptômes, offrent toutefois un lien commun, qui explique l'existence de cette même complication. Ce lien commun, cette analogie, c'est l'altération du sang, qui porte principalement sur la diminution des globules.

Un ordre de faits très remarquables a été mis en lumière par le Dr Max. Simon.

« Quand la cause réelle de l'amaurose se dérobe à l'observation, dit cet habile médecin, c'est dans l'état de l'organisme, dans le jeu anormal des fonctions, que l'expérience a démontré pouvoir, par voie de sympathie, modifier l'action dynamique du nerf optique, de son point d'émergence au cerveau, ou de son expression terminale, la rétine. » Et plus loin, comme il cite des cas où certains états de l'estomac déterminent l'amaurose, il se demande si le résultat doit être attribué à la réaction de l'estomac malade sur l'appareil optique, ou à la débilitation de l'organisme? Y aurait-il encore une altération spéciale des milieux ou des membranes de l'œil? Un œdème rétinien, une dégénérescence graisseuse de la rétine ou une affection de la choroïde? Puis il ajoute :

« Il se peut sans doute que ces deux causes (réaction de l'estomac malade et débilitation de l'organisme) concourent au résultat; mais on ne peut nier l'influence directe que l'estomac fonctionnant mal peut exercer sur l'organe de la vision, quand on voit des cas où il suffit de provoquer le rejet des saburres amassées dans le ventricule gastrique, pour faire cesser immédiatement une amaurose. »

Les auteurs qui rattachent ce singulier phénomène à un état particulier de l'estomac sont nombreux.

Mackenzie, traduit par les Drs Laugier et Richelot, cite à l'article *héméralopie* (causes éloignées) l'opinion de Scarpa.

Scarpa pense que l'héméralopie est le plus souvent sympathique d'un état morbide de l'estomac.

L'auteur anglais, Mackenzie, ajoute que c'est une notion populaire, dans les Indes-Orientales, que de manger du riz chaud détermine l'héméralopie.

Cependant, nous admettons très volontiers, avec Hubner, Bampfield, Walther et Mackenzie lui-même, que cette singulière affection puisse naître sous l'influence d'autres causes, et ces deux derniers ophthalmologistes la font dépendre d'un état particulier de la rétine, dû à la présence de nombreuses taches noires trouvées dans la substance rétinienne. Dans ce cas, elle est chronique et incurable. M. Cunier a observé une famille d'héméralopes, chose assez rare, comme j'ai observé, dans nos landes, une famille de pellagreux.

En résumé, l'amaurose est considérée en géneral comme liée à un état particulier de l'estomac, et depuis que le docteur Roussilhe, de Castelnaudary, l'a signalée dans la pellagre, maladie si remarquable par ses phénomènes gastriques, tous les médecins qui ont observé cette singulière affection ont eu occasion de rencontrer ce phénomène.

C'est lorsque le soleil baisse à l'horizon que le pellagreux est atteint de symptômes héméralopiques. Sa vue s'affaiblit peu à peu, et à l'aide de la lumière artificielle, il ne peut plus voir la forme des objets. Cette névrose dure pendant toute la nuit. Le lendemain, la vue est recouvrée, et le même phénomène se reproduit lorsque le soleil est au-dessous de l'horizon.

Il est une autre névrose de l'œil, très remarquable, que j'ai constatée plusieurs fois dans la pellagre, et qui n'a jamais été signalée, que je sache, par les médecins français, espagnols et italiens qui se sont occupés du mal des Asturies ou du scorbut alpin. Mes recherches bibliographiques à ce sujet m'ont toujours porté à croire que l'existence de ce phénomène ne fut pas connue. Les auteurs n'en disent rien. M. Théophile Roussel, dont l'excellent Traité sur la pellagre a été couronné par l'Académie des Sciences, cite seulement l'héméralopie et des cas de *diplopie*.

D'après Strambio, Gherardini, qui avait observé l'opisthotonos, assez commun chez le pellagreux, ne parle que de l'amblyopie crépusculaire, sans signaler le phénomène singulier sur lequel j'appelle l'attention. Je le désigne sous le nom de : *Crise nyctalopique pellagreuse.*

La nyctalopie, symptôme non signalé de la pellagre, est la véritable cécité diurne. Elle se montre lorsque le soleil est au dessus de l'horizon. Voici ses caractères :

Deux phénomènes principaux caractérisent cette nyctalopie spéciale, cette névrose intermittente : l'*instantanéité* et le *peu de durée* des accidents.

En effet, quand la crise nyctolapique commence, le malade se trouve plongé tout à coup dans l'obscurité la plus profonde. Le pellagreux s'arrête, se recueille pour ainsi dire pendant quelques instants, et puis, recouvrant la vue après deux ou trois minutes, il continue à vaquer à ses occupations.

J'allais au champ, me disait un paysan atteint de pellagre, lorsque tout à coup je ne vis plus rien. Je fus obligé de m'arrêter pendant une ou deux minutes, et puis, recouvrant la vue, je poursuivis mon chemin. Dans le cours de ma pratique médicale, j'ai plusieurs fois été appelé à constater cette crise de nyctalopie pellagreuse, caractérisée toujours par les deux phénomènes énoncés.

La nyctalopie a été rapportée en général par les opthalmologistes à une foule d'états morbides. Souvent on la considère comme essentielle, parce qu'on ne peut pas découvrir à quelle lésion matérielle, à quelle modification organique elle se rapporte.

Nélaton, à propos de cette cécité du jour, de cette variété de névrose de l'appareil nerveux de l'œil, dit qu'elle est associée à un embarras des premières voies.

M. Desmarres, dans son Traité des maladies des yeux, rapporte, d'après Mackenzie, des faits de nyctalopie, cités par Ramazzini et Guthrie, qui ne pouvaient se rattacher à aucune cause connue. Mackenzie la regarde comme un symptôme de la mydriase et du myosis.

Isbell a publié un cas dans lequel la nyctalopie était liée à une infection vénérienne.

M. Carron du Villards cite des auteurs, tels que Callisen, Richter, Hillary, Lassus, Pye et Larrey, qui ont observé des cas de nyctalopie, sans signaler la cause qui nous occupe. Cet auteur indique un moyen de traitement assez singulier, mis en usage par Hippocrate, Galien, Oribase et Paul d'Egine, et qu'il a lui-même entendu vanter par le professeur Borda. Nous avouons avec sincérité que ce mode d'action thérapeutique nous échappe.

Parmi les observations que je pourrais citer, je n'en rapporte qu'une, qui est très concluante.

Capdevielle (Joséphine), née Dussault, mariée à Damoulens (Landes), est atteinte de pellagre depuis cinq ans.

Cette femme, âgée de trente-huit ans, a eu cinq enfants, dont trois sont encore vivants.

Elle présente la triade symptomatique de la pellagre : phénomènes gastriques cutanés et nerveux.

L'éruption est très caractéristique aux mains et aux pieds.

Elle a depuis longtemps des sueurs profuses pendant la nuit, qui, dit-elle, la soulagent. La percussion et l'auscultation ne révèlent rien de particulier du côté de la poitrine. Hébétude de la physionomie, sillons transversaux sur la langue, gerçures des mains, pouls à 80 pulsations.

Ses parents n'ont présenté rien de particulier.

Cette femme se nourrissait de pain de maïs. Depuis sa maladie, elle mange du pain de froment. Cette malade est sujette à des attaques de nyctalopie pellagreuse qui reviennent souvent.

Tout à coup, elle est prise de vertiges, d'éblouissements. Elle est très souvent renversée, sinon elle s'arrête ; elle se trouve plongée dans l'obscurité la plus profonde (nyctalopie) ; après quelques instants, la vue est recouvrée. Elle éprouve alors des douleurs d'estomac, et la sensation de la *boule hystérique,* accidents nerveux qui disparaissent peu à peu. Grande difficulté pour opérer la déglutition. Elle ajoute qu'elle a plus de tendance à tomber en arrière qu'en avant. Sa tête se renverse aussi en arrière, par secousses et malgré elle *(opisthotonos.)*

Ces symptômes apparaissent plusieurs fois en quinze jours. Puis la maladie, disparaissant pendant l'hiver, reparaît vers le mois d'avril, pour présenter le même cycle pathologique.

Le but de ce chapitre, détaché de l'histoire de la pellagre, était de signaler, pendant le cours de cette affection, l'existence d'un symptôme important non encore décrit. De nouvelles recherches sont certainement nécessaires pour en déterminer la fréquence et la valeur. Mais le point capital était de prendre date, et de faire connaître la nyctalopie pellagreuse. Nous ne pouvions certainement choisir, pour présenter ce fait nouveau, une réunion et plus nombreuse et plus honorable que celle que voit assemblée et qui forme le Congrès médical de Bordeaux.

PROCÈS-VERBAL

de la séance du soir du 6 octobre.

M. Mascarel lit un Mémoire *sur le choix des eaux thermales dans le traitement des maladies de poitrine.*

M. Daudirac demande la parole pour combattre le travail de M. Mascarel, qui guérit trop de maladies par les eaux du Mont-Dore. M. Daudirac renonce à la parole, sur l'observation de M. le Président, qui croit que l'ordre du jour est trop chargé pour permettre la discussion.

M. Bertillon lit un Mémoire intitulé : *Mesure de la vie humaine,* etc.

M. Coursserant traite la question suivante : *Quelques observations sur l'extraction de la cataracte; modifications importantes du procédé opératoire connu.* L'orateur énumère les divers procédés employés pour l'extraction de la cataracte. Il dit qu'en Allemagne on a usé de l'iridectomie pour faciliter l'extraction; ce procédé a du bon dans certaines circonstances. M. Coursserant s'est occupé de la question. Quand on fait l'extraction par la méthode ordinaire, après avoir taillé le lambeau de la cornée et incisé la capsule, il faut presser sur l'œil pour faire sortir le cristallin; la pression doit être suffisante pour vaincre la résistance de l'iris, et si on presse trop, l'humeur vitrée accompagne le cristallin et on vide l'œil, ce qu'on a vu faire à de grands chirurgiens; de plus, le passage de la cataracte à travers l'iris ne se fait pas sans frottement, et les couches corticales du cristallin restent dans la chambre postérieure, d'où on ne peut les enlever : de là obscurcissement de la pupille, souvent oblitérée par de fausses membranes. Le procédé de M. Coursserant consiste à faire la kératomie supérieure, puis, abaissant le lambeau cornéen, à inciser l'iris avec des ciseaux et à ouvrir la capsule ; la pupille permet ainsi un passage facile à la cataracte, que l'on peut enlever à la pointe du kystitome. S'il reste des débris, vous attendez que l'humeur aqueuse soit reproduite, et par une légère pression tout débris ressort ; enfin, l'iridectomie met à l'abri des inflammations.

M. Guépin dit que le procédé de M. Coursserant n'est pas nouveau ; il a été décrit par Wecker. L'orateur l'emploie fréquemment, et il se trouve bien de faire l'iridectomie.

M. Coursserant tient à constater qu'il ne fait pas l'iridectomie, mais bien l'iridotomie.

M. Desgranges (de Lyon) a une certaine habitude de la cataracte, dont il a opéré huit à neuf cents malades. Il préfère surtout et avant tout l'opération la plus simple. M. Coursserant ajoute au procédé ordinaire l'iridotomie ; mais est-ce bien nécessaire ? La difficulté de sortie du cristallin a été exagérée par M. Coursserant, et en employant l'atropine pendant un temps assez long pour paralyser l'iris, il se réduit à un petit cercle qui ne gêne plus l'opération. On peut, en outre, avoir sans incision les débris des couches corticales du cristallin ; il suffit de se servir de la curette : la pupille reste nette et on ne lèse pas l'iris.

M. Desgranges ne croit pas à l'innocuité absolue des lésions de l'iris : il a vu des inflammations, des hémorrhagies ; enfin, les couches corticales du cristallin, abandonnées dans l'œil, peuvent se résorber.

L'incision de l'iris dût-elle être favorable, pourquoi faire une opération destinée à prévenir une inflammation qui, peut-être, ne viendrait pas ? Que dirait-on d'un individu qui se mettrait des sangsues pour prévenir une pneumonie ? M. Desgranges repousse donc le procédé de M. Coursserant. Peut-être pourrait-on l'employer dans la cataracte compliquée ; mais on échouerait probablement. M. Coursserant incise l'iris ; mais alors la pupille reste déformée et ne peut remplir ses fonctions de protection pour le fond de l'œil.

M. Coursserant ne croit pas que M. Wecker ait parlé avant lui de son procédé. Il ne peut admettre les reproches adressés à l'iridectomie, reproches que l'on a reconnu aujourd'hui mal fondés ; enfin, pour ce qui est de la dilatation pupillaire par l'atropine, il répond que, dès qu'on fait l'incision de la cornée, l'iris se contracte.

M. Sous, parlant de la dilatation pupillaire par l'atropine, répond que cette dilatation est permanente, à la condition que son emploi ait été continué pendant plusieurs jours. Il démontre ensuite que Maunoir, Wenzel et d'autres oculistes, ont fait avant M. Coursserant l'incision de la pupille et que l'incision qu'ils faisaient avec le couteau permettait la guérison de la plaie, ce qui ne peut arriver avec le procédé de M. Coursserant. M. Coursserant a dit que l'humeur aqueuse entraînait les débris du cristallin ; il oublie que l'humeur aqueuse est sortie déjà et que les fragments du cristallin, tombant dans le segment inférieur de l'œil, ne peuvent être entraînés par elle.

M. Coursserant persiste à croire à sa priorité jusqu'à preuve du contraire.

M. Moura traite la question suivante : *Des phénomènes de la déglutition et de la laryngoscopie.* M. Moura décrit rapidement son ingénieux instrument et les avantages qu'il présente sur les instruments analogues. Puis il donne une théorie nouvelle du second temps de la déglutition.

M. Salet lit un Mémoire intitulé : *De l'influence sur la folie du milieu dans lequel vit l'aliéné.*

M. Linas croit que M. Salet attache une trop grande influence au milieu ; la classe des folies symptomatiques et héréditaires lui semble faire exception à la règle posée par M. Salet ; ainsi folie pendant la grossesse et l'allaitement, folie chez les dysménorrhéiques, etc.

M. Salet dit que l'impossibilité de lire son Mémoire entier a causé l'erreur de M. Linas ; il tient compte des conditions qu'on vient de signaler. Seulement, il ajoute que, malgré l'existence d'une cause héréditaire, la cause déterminante joue un grand rôle et dépend souvent de l'influence du milieu.

La séance est levée à onze heures.

SIXIÈME JOURNÉE

Samedi 7 octobre

A UNE HEURE DE L'APRÈS-MIDI.

DES PARASITES DE L'HOMME
TANT INTERNES QU'EXTERNES
ET DES MOYENS QU'IL CONVIENT D'EMPLOYER POUR LES DÉTRUIRE

(Question du programme.)

MM. BERTET (de Cercoux, *Charente-Inférieure*). *Des vers intestinaux.*
CARON (de Paris). *Des parasites de l'homme.*
SARRAMÉA (Bordeaux). *Quelques mots sur le lymphatisme et la scrofulo-tuberculose.*
Discussion (Mémoires de MM. Bertet et Caron) : MM. MICÉ, LINAS, LE BRET, BERTET, CARON, BAUDRIMONT. (Mémoire de M. Sarraméa) : MM. DAUDIRAC, MASCAREL, GIGOT-SUARD.

SÉANCE DU SOIR

A SEPT HEURES ET DEMIE.

MM. SOULÉ (Bordeaux). *Des voyages en chemins de fer, envisagés au point de vue de leur action sur l'organisme et sur certaines prédispositions morbides.*
Paul DUPUY (Bordeaux). *De la contraction musculaire dans ses rapports avec la chaleur animale.*
AVRARD (de La Rochelle). *De la genèse et de la durée de la grossesse dans l'espèce humaine.*
Discussion (Mémoire de M. Soulé) : MM. BOUTEILLER, LINAS, BUISSON, CHABRELY, SOULÉ.
Propositions de M. WILLEMAIN (de Strasbourg) et de M. Henri GINTRAC (de Bordeaux).
Discours de clôture du Congrès, M. BOUILLAUD.

I

DES PARASITES DE L'HOMME

TANT INTERNES QU'EXTERNES

ET DES MOYENS QU'IL CONVIENT D'EMPLOYER POUR LES DÉTRUIRE

Par M. le Dr BERTET (de Cercoux, *Charente-Inférieure*).

———

Messieurs, la question que j'ose aborder devant vous est la sixième du programme formulé par votre Commission d'organisation ; elle est ainsi conçue :

« Des parasites de l'homme tant internes qu'externes, et des moyens qu'il convient d'employer pour les détruire. »

La question ainsi posée me semble bien vaste, trop vaste pour être traitée en entier dans une réunion de la nature de celle-ci.

Le but d'un Congrès médical est moins de faire de l'*encyclopédisme* que d'émettre quelque vue nouvelle ou d'éclairer quelque point douteux et obscur de la science.

Je me contenterai donc d'énoncer le plus grand nombre des nombreux éléments de ce vaste programme, et ne m'appesantirai que sur un seul : les vers intestinaux.

Encore, je le crains bien, ne me sera-t-il pas donné d'approfondir ce sujet intéressant et cependant généralement délaissé.

Aucun autre peut-être, en pathologie, n'est plus digne d'arrêter l'attention du praticien en même temps que d'exercer les méditations du savant.

Cette portion de la question, sinon la plus intéressante au point de vue de l'histoire naturelle, mais certainement la plus importante au point de vue de la pathologie et de l'hygiène, est cependant la moins cultivée.

Mais définissons la question dans son ensemble. S'entendre sur les mots, c'est le moyen de s'entendre sur les choses.

Que doit-on entendre par parasites ? On entend par parasites des êtres organisés, végétaux ou animaux, qui, fixés sur ou dans d'autres êtres, y puisent les éléments de leur subsistance.

Il y a deux classes de parasites : les parasites végétaux et les parasites animaux.

L'homme est sujet aux deux classes, lesquelles se divisent en parasites internes et parasites externes.

PARASITES EXTERNES.

Ils sont végétaux et animaux.

Les derniers doivent nous arrêter à peine : ce sont les différentes espèces de poux, les puces, les punaises et les acares.

Les poux sont de trois sortes : ceux de tête, ceux de corps et ceux du pubis.

Ont-ils ou n'ont-ils pas deux genèses? Les lentes et une *dyscrasie* des humeurs? Peu importe pour le moment.

Faut-il toujours les détruire? Oui.

Quels moyens conviennent le mieux? Pour ceux de tête, les soins de propreté et l'huile qui les asphyxie en bouchant leurs trachées.

Pour ceux du corps, les sulfureux, et pour ceux du pubis, l'onguent napolitain.

Puces. — Les puces de l'homme diffèrent en général de celles des animaux. Les soins hygiéniques les détruisent mieux qu'aucun remède. La malpropreté favorise leur développement. La térébenthine et les feuilles de noyer les éloignent.

Mentionnons, en passant, la *chique* ou puce américaine, dont l'extraction doit être faite sans délai.

Punaises. — Une seule espèce, la punaise des lits, mérite une mention; elle a des habitudes nocturnes et est fort difficile à détruire. Les soins de propreté et le bon entretien des bois de lit, qu'il faut passer à l'essence de térébenthine, suffisent et sont généralement efficaces.

Je regrette de ne pas me rappeler et de n'avoir pu retrouver un remède proposé par feu le professeur Thénard, le célèbre chimiste.

Acares. — Celui de la gale, qui n'est plus contesté aujourd'hui, a seul de l'importance.

L'acare de la gale est blanc, a un tiers de millimètre de

longueur, un quart en largeur ; il est *testudiniforme,* et peut être découvert à l'œil nu.

Avenzoar en a parlé le premier, mais M. Bourguignon l'a surtout bien étudié et mieux fait connaître. M. Lanquetin, en 1852, a découvert l'*acarus* mâle.

Sa destruction s'opère dans les vingt-quatre heures, à l'aide de la pommade d'Helmerich. Cette pommade peut être remplacée par l'huile de cade, l'essence de térébenthine, et même par de fort vinaigre. L'essentiel est de faire une ou deux frictions générales, assez rudes pour que pas un acare, pas même une de ses larves, ne puissent échapper à l'action immédiate du remède.

Il est indispensable de soumettre les vêtements à l'action d'une lessive, de l'étuve ou d'une température froide. Il faut également faire prendre au sujet en traitement, à la fin de celui-ci, un bain savonneux.

Une simple mention pour les acares des follicules, si nombreux au visage, malgré tout l'art de la cosmétique, et surtout sur le nez. Un mot seulement pour le *lepte automnal,* parasite humain accidentel, et presque au même titre que la puce et la punaise.

PARASITES VÉGÉTAUX.

Ceux-ci ont une bien plus grande importance que les parasites animaux externes. Ils ont surtout acquis cette importance par les travaux modernes.

Ce n'est guère que depuis trente à trente-cinq ans qu'ils sont connus.

Schœnlein, le premier, a décrit sous le nom d'*oïdium* le végétal parasite de la teigne faveuse, qui aujourd'hui porte son nom, et est connu sous le nom d'*achorion Schœleinii.* Le savant médecin de Wurtzbourg, de Zurich et de Berlin, par sa découverte, en apparence de si mince importance, a ouvert tout un horizon nouveau à la pathologie cutanée, et rendu un véritable service à la science et à l'humanité.

Ici, comme en mainte autre circonstance, le premier germe vient de l'étranger ; mais c'est en France que la science a été réellement constituée.

S'il nous faut mentionner, après Schœnlein, les noms de

MM. Remak, Bénnett, Fuchs, etc., n'avons-nous pas le droit d'être fiers de les voir accompagnés de ceux de MM. Lebert (¹), Gruby, Ch. Robin et Bazin.

C'est surtout à ce dernier que la science et l'humanité sont redevables.

C'est à M. Bazin qu'il a été donné d'introduire, en France, dans le domaine de la médecine pratique, la croyance aux parasites végétaux. Cette croyance, aujourd'hui à peu près généralement reçue, a coûté à M. Bazin plus que des efforts. Il lui a fallu une conviction profonde, un grand courage, un véritable sens pratique, unis à un talent remarquable, pour amener les choses où elles en sont. Grâces lui en soient rendues !

A côté du nom de M. Bazin, il y aurait injustice à passer sous silence celui de M. Hardi, qui, presque seul et de bonne heure, s'est rallié aux enseignements de son savant collègue.

Nous empruntons à M. Bazin sa classification des parasites végétaux de l'homme, parce que nous la croyons la meilleure.

1º Végétaux tricophytiques et onycophytiques, attaquant les poils et les ongles ;

2º Végétaux épidermophytiques, vivant aux dépens de l'épiderme ;

3º Végétaux épithéliophytiques, qui croissent sur les membranes muqueuses.

La première catégorie, quoique pouvant se développer sur l'épiderme, attaque surtout les poils et les ongles, et constitue les différentes espèces de teigne.

Les teignes sont toutes contagieuses. Toutes, avec le temps, amènent la perte des poils ; toutes s'accompagnent de démangeaisons et apportent une résistance opiniâtre aux traitements anciennement usités. Elles durent très longtemps, guérissent rarement seules et réclament une thérapeutique rationnelle.

Les principales sont :

A. La teigne faveuse, avec l'achorion Schœnleinii ;

B. La teigne tonsurante, avec le tricophyton tonturans ;

C. La teigne pelade, avec le microsporon Audouini.

(¹) Nous savons très bien que M. Lebert est d'origine allemande ; il est né à Breslau, le 9 juin 1813. Mais nous avons pensé, et nous pensons que, par le fait de son séjour prolongé en France, par ses travaux qui y ont presque tous vu le jour et y ont été composés, il peut et doit rester nôtre.

On a établi dans chaque espèce des variétés qui sont toutes relatives au siége et à la forme du mal; nous les passons sous silence comme n'entraînant pas avec elles l'idée d'une chose importante au point de vue du traitement auquel nous devons tendre.

Un mot sur l'étiologie des teignes.

Elle comprend les causes prédisposantes et les causes déterminantes.

Les premières sont physiologiques, hygiéniques et pathologiques.

Causes physiologiques. — Elles se rapportent à l'âge, au sexe et au lieu d'évolution.

Causes hygiéniques. — Elles ont trait à l'habitation, au climat, aux saisons, qui n'ont qu'une importance secondaire. Il n'en est pas de même des soins de propreté. De ces soins dépendent le développement ou le non développement des teignes.

Causes pathologiques. — Elles sont réelles, quoique restreintes dans leur action; le favus accompagne la scrofule; les autres suivent plus souvent la syphilis.

Il n'y a qu'une cause déterminante : c'est le végétal parasite, qui est contagieux. L'air, le contact médiat, le contact immédiat et l'inoculation se chargent de le propager. Seulement, pour se développer, il lui faut des conditions de terrain indispensables.

Que de graines, sous ce rapport, qui tombent sur le roc, dans les ronces et les épines, et même sur les grandes routes !

Nous avons eu connaissance de plusieurs faits curieux et intéressants.

Une petite fille de moins d'un an, entourée de soins de propreté de toutes sortes, nous présente, à la région épigastrique, un godet *favique* des mieux caractérisés. Son frère, âgé de huit ans, allant à l'école du village, et chargé de la garder, la portant souvent à son cou, offre, à la région pariétale gauche, une surface arrondie, de la grandeur d'une pièce de cinq francs, couverte de croûtes minces et jaunes, et dépourvue de cheveux. De simples soins de propreté et un cataplasme ont suffi pour guérir ces deux enfants.

Que serait-il arrivé dans d'autres conditions ?

Nous-même avons gardé fort longtemps une plaque de crasse parasitaire *(pityriasis)* sur le dos du premier métacarpien de la main droite. Cette plaque était à peu près ronde et avait une coloration marron foncé. Nous l'avons vue grandir, se développer, puis pâlir, diminuer d'étendue et d'intensité de coloration, puis disparaître, sans que nous eussions rien fait pour cela.

Non seulement il faut à ces parasites des conditions de terrain, mais encore des conditions de lieu et de temps ; il en est de ces champignons comme de tous les autres : ils ne germent qu'à la condition de trouver réunies les circonstances indispensables à leur naissance, à leur développement et à leur reproduction ; autrement, s'ils germent, ils s'étiolent et périssent plus ou moins lentement.

TRAITEMENT.

Il se compose de l'épilation, des parasiticides et des moyens convenables pour remédier aux complications.

Épilation. — Elle est indispensable. Le champignon existant principalement à la racine des cheveux et sur les parois internes du follicule qui leur donne naissance, il est évident que pour le détruire il faut opérer l'avulsion des cheveux. Trois procédés existent pour l'opérer : la calotte, le peigne et les doigts (les Mahon), et la pince conseillée par M. Bazin, après A. Paré, Plumbe et bien d'autres.

Parasiticides. — Les meilleurs sont le sublimé corrosif, le turbith minéral et l'huile de cade.

Accessoires. — Ils consistent en antiphlogistiques, toniques, antiscrofuleux et antisyphilitiques.

Crasses parasitaires. — Microsporon furfur: ou épidermophyton. — Comme ces affections ont par elles-mêmes peu d'importance, et qu'elles guérissent seules assez souvent, nous en dirons peu de chose.

Nous dirons qu'elles sont contagieuses, qu'elles s'accompagnent de démangeaisons modérées, qui quelquefois n'existent même pas, que leur pronostic n'offre aucune gravité.

Quant à leur traitement, il consiste en parasiticides dont le principal, et peut-être l'unique, est le sublimé corrosif, bains et lotions, et mieux frictions. Traitement interne de nulle valeur, et ne pouvant s'adresser qu'aux complications, quand elles existent.

Végétaux épithéliophytiques. — Ces parasites sont considérés par les auteurs, et par M. Bazin entre autres, comme n'ayant qu'une mince importance. Selon nous, la question n'est pas résolue, et doit être étudiée à nouveau.

Ces parasites sont le muguet ou *oïdium albicans,* qui, quand il est primitif, est presque insignifiant, et quand il est secondaire, est toujours l'indice de la gravité de la maladie qui lui a donné naissance, ou avec laquelle il coïncide.

Il peut se faire qu'il y ait deux espèces de muguet. Est-ce un champignon ? Nous le pensons.

Cette opinion nous semble plus conforme à la nature des choses que celle qui, quoique plus généralement adoptée, ne voit dans la diphthérie qu'une fausse membrane.

Quoi qu'il en soit à cet égard, nous ne pouvons nous dispenser de faire remarquer ici le peu de rapport qui existe entre le mal local, dans la diphthérie, et ses conséquences.

Il n'y a, du reste, dans cette maladie si grave en général, aucune induction à tirer, pour le pronostic, de l'étendue apparente du mal, pas plus que de son siége : l'angine est moins grave que la diphthérie cutanée, celle-ci moins que le croup. Et encore ici la mort arrive souvent d'une manière mécanique.

Signalons encore les accidents paralytiques que l'on a voulu attribuer aux méthodes employées pour détruire le mal. Mais ces accidents sont indépendants des agents mis en usage, comme de la gravité apparente du mal; ils surviennent après toute espèce de traitements, aussi bien qu'en l'absence de tout traitement. Leur existence n'est nullement liée à l'étendue du mal ou à son siége; ils surviennent à la suite de toutes les formes, aussi bien qu'à la suite de toutes les variétés.

Disons que, pour nous, dans la diphthérie, il y a toujours un empoisonnement, sur le compte duquel nous ne pouvons ni ne voulons nous étendre plus longuement, devant traiter ailleurs cette question avec tout le développement qu'elle comporte.

Disons aussi que, pour nous, c'est commettre une erreur que de vouloir faire suivre toutes les angines d'accidents paralytiques, erreur mise à nu par la nature du mal dans les deux cas : inflammatoire d'un côté, miasmatique, parasitique-cryptogamique de l'autre, et dont l'action est la même, que le mal soit étendu ou restreint.

Ce qui réussit ici comme traitement local, ce sont encore des parasiticides divers.

Les moisissures de la bouche et des premières voies, qui accompagnent quelquefois la fièvre typhoïde, sont encore pour nous des parasites végétaux ; mais ce sont des parasites de la lésion pathologique.

Arrêtons-nous ici, et faisons-y une courte station.

Quand M. Bazin a voulu introduire dans la science la question des parasites végétaux cutanés, il a éprouvé de la part du monde médical une forte résistance. Il en est presque toujours ainsi. Plus tard, ceux qui lui avaient fait de l'opposition ont eu de la tendance à s'approprier ses idées, par de tout petits changements dans les mots ou les choses. Il en est encore souvent ainsi. Enfin aujourd'hui, M. Bazin peut considérer son œuvre comme entrée dans le domaine de la pratique, puisque ceux qui la nient tout haut, tout bas agissent comme ceux qui y croient.

Cependant, selon nous, M. Bazin est resté au dessous de la vérité. Il n'a pas décrit, à notre avis, tous les parasites végétaux de l'homme.

Les parasites admis par M. Bazin, et décrits par lui ou par d'autres, affectent tous une forme plus ou moins arrondie ou circulaire. Ce fait a une grande importance.

Tout champignon, parasite ou non, a une forme plus ou moins arrondie. Les différentes espèces connues, comestibles ou non, vénéneuses ou indifférentes, prises isolément, offrent dans leur chapeau une forme plus ou moins ronde. Quand ils se réunissent en groupes plus ou moins nombreux, ils prennent encore une forme se rapprochant plus ou moins de la forme circulaire. Il suffit, pour se convaincre de ce fait, de jeter un coup d'œil sur nos arbres et à la surface de nos prairies. Toujours on y voit, quand la chose est possible, les champignons, quel que soit leur nombre, à part quelques rares exceptions, se grouper sous forme de cercles. Ils constituent, surtout dans les prairies, où ils détruisent tous les autres végétaux, des cercles parfaits, depuis la grandeur apparente du disque du soleil, jusqu'à celle des cercles des plus grandes cuves.

Il me semblerait légitime, d'après cette simple analogie, de considérer comme parasitaires les affections de la peau autres que celles déjà admises et décrites et qui affectent une forme plus ou moins arrondie. Mais nous y sommes bien autrement autorisé par le traitement, cette pierre de touche si précieuse et si sensible.

Eh bien! nous avons toujours guéri nos malades par les parasiticides, et surtout par le sublimé et l'huile de cade, que nous employons *larga manu* : l'huile de cade, à doses indéterminées, mais considérables; le sublimé, en bains depuis 20 jusqu'à 100 grammes [1].

Les préparations arsénicales, à notre avis, n'agissent que comme parasiticides, mais comme parasiticides internes et attaquant le mal par sa racine, au lieu de le saisir dans tous les sens, comme le sublimé et l'huile de cade employés à l'extérieur. Ne sait-on pas, en effet, que l'arsenic tue les végétaux aussi bien que les animaux? Mais on sait aussi qu'il en faut davantage pour tuer un bœuf qu'une souris. Quoi de plus naturel que d'admettre que ce *toxique* passant dans le sang, ce qui est incontestable, aille, à la longue, tuer le *parasite* de la lèpre ou du psoriasis en arrivant directement au point d'implantation? Si cette explication répugnait, ce que nous ne comprendrions guère, on pourrait admettre qu'il agit ici en modifiant le terrain et en y détruisant les conditions de vitalité nécessaires au parasite pour qu'il puisse continuer à vivre.

Entre beaucoup d'autres, nous demandons à citer le fait suivant :

Un homme jeune et fort, boucher de profession, vint me consulter au mois de juillet 1860; il était porteur d'un *psoriasis guttata* généralisé. Ce jeune homme, chose remarquable et tout à fait digne de fixer l'attention, porte à la naissance des cheveux, et principalement à la partie antérieure de la tête, un cercle non interrompu d'affection furfuracée ou légèrement squameuse, différente de son psoriasis (pityriasis). Le cuir chevelu, dans toute son étendue, offre également du pityriasis à lamelles épidermiques moins épaisses que celle du cercle frontal. Il y existe aussi de véritables plaques de psoriasis.

Ce jeune malade nous raconta qu'il avait suivi à Bordeaux un

[1] Nous employons aussi ce précieux moyen en lotions, en frictions, à la dose de 1 à 4 et 5 grammes par litre d'eau, selon les circonstances. C'est au praticien à savoir les distinguer.

traitement fort long et dispendieux (plusieurs années de durée), dirigé par un médecin connu et fort répandu, sans en avoir retiré aucun avantage. Ce traitement, qui avait été tout interne, avait consisté en dépuratifs de toutes sortes et en purgatifs plus ou moins violents.

Je prescrivis à ce jeune homme des onctions avec l'huile de cade et un bain de sublimé par semaine à la dose d'abord de 25 grammes, puis progressivement à celle de 60.

Bien que ce traitement n'ait pas été rigoureusement pratiqué et qu'il ait été souvent interrompu, moins d'une année après son début, le mal avait presque complètement disparu.

Je n'avais plus revu mon malade depuis lors. Il vient tout récemment de me revenir; son mal tend à se reproduire. Le cercle du front est le point aujourd'hui le plus malade; quelques *gouttes* petites et à croûtes minces se voient sur les avant-bras et la partie postérieure du tronc. Il va reprendre son traitement, et je ne doute pas, s'il l'emploie régulièrement et consciencieusement, qu'il n'arrive à une guérison prompte et sûre.

Je pense, et c'est le traitement qui me guide, qu'il existe encore d'autres parasites végétaux cutanés.

Nous admettons, avec M. Bazin, que beaucoup de maux, désignés sous les noms de *pourritures* et de *gangrènes* des muqueuses et des ulcères, sont entretenus par des champignons développés à leur surface.

Mais ici, comme en toute affection cutanée, nous ne saurions trop insister sur la forme arrondie ou circulaire.

Combien de fois avons-nous vu de ces sortes de complications, affectant cette forme, résister à tout, céder enfin à l'huile de cade, et mieux au sublimé corrosif.

Il est possible, probable même que l'on nous fasse de l'objection, et que ces idées ne prendront pas immédiatement rang dans la science. Est-ce que les choses se passent autrement? Mais nous nous en consolerons en pensant que le même sort appartient à tous ceux qui tentent d'introduire des nouveautés dans le domaine de nos connaissances, surtout quand ces nouveautés viennent heurter des convictions fortement et depuis longtemps arrêtées. Nous nous en consolerons encore, sans vouloir établir aucune comparaison, en pensant que le microscope, dont l'intervention commence à peine, quoique venant déjà de loin, réduira les choses à leur valeur réelle, et qu'il fera, toute prétention à part, pour ces sortes de questions, ce que le télescope a fait pour la terre : qu'il mettra chaque chose en son lieu et place; le premier a fait un peu déchoir la terre, en lui faisant perdre la place qu'elle était censée occuper au centre du monde; le second fera un peu monter les parasites végétaux cutanés, en leur assignant celle qu'ils doivent désormais occuper en pathologie.

Parasites animaux internes.

Dès mon entrée en matière sur cet intéressant et long chapitre du parasitisme interne de l'homme, j'éprouve un réel embarras.

M. Davaine, dans son grand travail *des entozoaires et des maladies vermineuses de l'homme et des animaux domestiques,* dit positivement, à la page 63 : « Il n'y a pas de vers, si ce n'est accidentellement, dans la partie du tube digestif qui s'étend de la bouche au pylore. »

En face d'une assertion aussi positive et catégorique, on serait tenté de s'arrêter, si l'on ne savait pas que le propre de l'humanité est l'erreur, à plus forte raison l'oubli.

Il est évident que M. Davaine, ici, oublie; il sait mieux que nous que, dans la matière pultacée, *crémeuse,* ayant quelque rapport avec le mastic de vitrier délayé, et qui n'est point le tartre, mais sans doute concourt à le former, que l'on rencontre sur les gencives de presque tout le monde, et principalement à la racine des dents et dans l'intervalle qui sépare ces ostéides, existent un grand nombre de protozoaires démontrés par le microscope ordinaire, mais surtout par le microscope solaire.

Il résulte des travaux des chimistes modernes, et de ceux en particulier de M. Pasteur, que les proto-organismes, végétaux ou animaux, jouent un rôle vrai et plus ou moins important dans certaines formations, soit qu'elles s'opèrent en dehors ou en dedans de nous.

Selon moi, les proto-organismes qui existent dans la bouche de beaucoup de personnes, et logés dans la matière dont j'ai parlé, exercent une influence réelle et fâcheuse sur leur système dentaire.

Les personnes auxquelles je fais allusion, et qui n'ont pas toujours un soin bien minutieux de leur bouche, ont toutes une haleine *aigre* en même temps que des dents en fort mauvais état. Chez ces personnes, dont les liquides buccaux rougissent toujours plus ou moins le papier de tournesol, les digestions sont souvent mauvaises, et les dents offrent un genre de carie à part. J'ignore si les dentistes de profession admettent cette cause de carie dentaire; mais ce que je sais, c'est que Chomel, dans son *Testament médical des dyspepsies*, a parlé de la chose, qu'il a suffisamment connue comme manifestation symptomatologique, mais qu'il a mal appréciée, quant à sa nature et à sa causalité, en en rapportant le siége et le point de départ à l'estomac.

Selon nous, le siége principal et la cause ordinaire de ce genre de dyspepsie est dans la bouche, et peut et doit être rapportée en grande partie aux protozoaires qui s'y trouvent alors en si grand nombre. Dans ces cas, le malade avale incessamment une salive acide impropre à la digestion, en même temps qu'un nombre considérable d'animalcules qui, par leur présence dans l'estomac, y favorisent la fermentation acide, qui finit par dépasser les limites compatibles avec la vie.

Mais nous n'insisterons pas davantage sur ce sujet. Aussi bien n'est-ce pas à ce point de vue que nous voulons nous placer pour envisager cette question, neuve à plusieurs égards, du moins nous le pensons; c'est seulement sous le rapport des dents et de la carie qui les attaque, quand la fermentation acide s'établit dans la bouche d'une façon un peu prononcée.

Les dents, en effet, chez les personnes qui offrent l'acidité grave des liquides buccaux, se gâtent rapidement, et offrent alors un aspect particulier, que je ne saurais mieux comparer qu'à ce qui a lieu chez les confiseurs, où les dents sont si vite détruites par une cause analogue.

La carie dentaire, dans l'acidité buccale, a des caractères particuliers, qu'il suffit d'indiquer pour les faire reconnaître à coup sûr. Dans ce cas, les dents gâtées ne sont point creusées ou évidées en rond et par le centre ou l'un des points de la circonférence de leur couronne, comme dans la carie ordinaire, mais elles sont plutôt cariées sur toute leur surface et de dehors en dedans; leur aspect est noir et repoussant; leur surface est chagrinée et comme terminée à son sommet par plusieurs aspérités ou pointes. Les individus atteints de ce genre de carie n'ont plus des dents humaines, mais des dents qui se rapprochent plus ou moins de celles des carnassiers et plus encore de celles des poissons carnivores.

Ces dents, indépendamment des autres inconvénients de l'acidité buccale, sont impropres à faire l'office de dents *meulières;* elles ne servent tout au plus, et encore, qu'à déchirer les aliments. Que peuvent-elles donc contre les aliments autres que la viande?

Le moyen que nous proposons ici pour rémédier, autant que faire se peut, à cet état de la bouche, nous a souvent réussi, et nous ne saurions trop le conseiller.

Il consiste en une poudre dentifrice, que nous croyons être nôtre. Cependant, nous n'attachons aucune importance à cette propriété, sachant très bien que le nouveau, sous ce rapport, n'est que du vieux rajeuni, et que le plus grand nombre des inventeurs sont tout simplement des réinventeurs.

En voici la formule :

R. Suie végétale tamisée fin................ 20 gr.
Poudre de racines de fraisier............. 20 gr.
Magnésie calcinée....................... 10 gr.
Mêlez et, f. s. a..., une poudre que vous aromatiserez avec de l'eau de Cologne.

Pour employer cette poudre, on se sert d'une brosse *à dents* un peu molle, que l'on trempe préalablement dans l'eau tiède, et que l'on charge ensuite de la poudre, et avec laquelle on frictionne les dents et les gencives dans tous les sens; après quoi on se lave la bouche avec de l'eau de Cologne étendue d'eau tiède.

Cette pratique a le double avantage de détruire les protozoaires et de remédier à l'acidité dont ils sont la cause.

On peut encore, contre les conséquences éloignées d'un pareil état, employer les sels neutres purgatifs.

Après ce qui précède, mentionnons encore comme appartenant aux protozoaires : 1° le *vibrion* du choléra et de la diarrhée; 2° la *corcomonas* de l'homme, rencontrée aussi dans le choléra; 3° et la paramécie du colon. Ces protozoaires ont moins d'importance, à mon avis, que les précédents, en ce sens que l'on sait très peu sur leur compte; on les a même confondus avec des êtres végétaux.

Cependant, il ressort de leur présence dans les déjections des cholériques et des diarrhéiques, une indication pressante : celle des purgatifs, et des purgatifs salins, bien entendu ([1]). Leur efficacité est bien constatée dans la diarrhée; elle le serait peut-être également dans le choléra, s'ils étaient administrés sans crainte et de prime-abord.

Il en est encore ainsi de la dyssenterie épidémique, que je considère depuis longtemps comme de cause *parasitaire,* et contre laquelle les purgatifs salins m'ont toujours donné de bons résultats.

Avant de porter nos investigations sur les organes internes et les hôtes incommodes qui les habitent parfois, disons quelques mots d'un ver intermédiaire, pour ainsi dire, entre les parasites externes et les véritables entozoaires : nous voulons parler de la *filaire* ou ver de Médine, appelé aussi *dragonneau.*

Ce ver, qui habite les membres, le tronc et la face, a été rencontré dans le cristallin, ne se voit guère endémiquement que dans l'ancien monde, où il occupe les pays tropicaux, n'existe qu'accidentellement en Amérique, à l'exception de l'île de Curaçao, à plus forte raison en Europe. Cependant, accidentellement, il a été un peu vu partout, mais toujours sur des individus qui venaient plus ou moins directement des pays où il est endémique.

Il a été connu dès la plus haute antiquité, et a reçu différents noms, selon les lieux. Dans l'antiquité et même au moyen âge, on lui a contesté sa qualité animale vivante et distincte; il a été considéré comme étant une portion de nerf.

Mais ne poussons pas plus loin l'histoire de la filaire, et disons seulement que l'important, au point de vue du traitement, est l'extraction, qui doit se faire en enroulant le parasite autour d'un rouleau de toile-dieu, qui sert à le fixer (Clot-Bey) autour d'un petit morceau de bois (naturel des pays à filaire). Ajoutons que sa rupture est un accident grave, qui peut devenir mortel par la quantité d'embrions qui se répandent alors dans le membre affecté. Dans ce cas, des abcès peuvent survenir et même surviennent; ils doivent être promptement ouverts, et des incisions nombreuses et profondes doivent être pratiquées. Les embrions

([1]) Selon Malmsten, les lavements à l'acide nitrique sont seuls efficaces.

de la filaire peuvent vivre dans les eaux stagnantes, et semblent cesser de vivre par leur dessiccation ; puis, par une humidité nouvelle, ils se reprennent à vivre. Cette circonstance explique la fréquence de la filaire en certaines localités, et aussi son existence en des localités où on n'a pas l'habitude de l'observer.

Quelques cas de filaire ont été rencontrés dans les bronches une fois, dans l'œil un certain nombre de fois ; mais ces faits sont rares et même douteux.

Une simple mention pour quelques vers rares, indéterminés, erratiques ou fictifs, qui ont été vus ou censés vus chez l'homme :

A. Spiroptère de l'urine, observée par Barnett et Lawrence ;

B. Dactylé, rencontré par Curling dans l'urine d'une jeune fille ;

C. Tétrastome du rein, vu par Lucarelli et Delle Chiage (douteux).

Pseudhelminthes des voies urinaires et vers erratiques. — Il est évident que nous avons peu de chose à dire sur ces deux variétés du parasitisme des voies urinaires. Nous les mentionnons seulement pour ne pas être trop incomplet et pour ne pas donner prise à l'erreur.

Les uns, les vers erratiques, viennent des voies intestinales et ont pénétré dans la vessie d'une façon accidentelle. Chez les femmes, ils pourraient ne provenir que de la vulve et du vagin, d'où ils auraient été entraînés par l'urine.

Les autres consistent en animaux autres que des vers (insectes divers), et ayant accidentellement pénétré dans la vessie ou le vagin ; ou bien ce sont des concrétions sanguines ou autres qui par leur forme et leur longueur ont donné le change aux observateurs peu attentifs. Il est bon cependant de laisser la chose en suspens et de la faire suivre d'un fort point d'interrogation.

VÉRITABLES ENTOZOAIRES.

Voies urinaires. — Les voies urinaires, chez l'homme, sont rarement atteintes par les vers ; un seul y a été observé, c'est le *strongle géant ;* encore son existence pourrait-elle être révoquée en doute.

M. Rayer, dans son *Traité des maladies des reins,* publié en 1839-41, n'en mentionne pas un seul exemple sur plus de trois mille reins d'hommes, et, qui plus est, sur plus de cinq cents reins de chiens.

Comme, après tout, le diagnostic d'un pareil ver ne peut être établi sur le vivant, et que, par conséquent, aucune indication thérapeutique n'en peut être formulée, nous n'en dirons pas davantage à son sujet. (Voir le fait de Moublet, de Tarascon.)

Voies respiratoires. — De véritables vers semblent avoir été vus dans les bronches de l'homme, mais plutôt à l'état de larves que d'individus complets et adultes, et encore sur le cadavre seulement. Nous ne ferons donc qu'en faire mention. (Voir Davaine, le fait rapporté par Rainey.)

ENTOZOAIRES DIVERS.

Un certain nombre de vers se rencontrent encore chez l'homme, mais le plus grand nombre n'a été observé qu'à l'état de larves, et seulement sur le cadavre. Presque tous, du reste, ont été vus dans des pays fort éloignés du nôtre, en Égypte notamment. Aucune indication thérapeutique n'ayant été formulée, nous croyons devoir nous contenter d'une simple mention pour tous ces vers, ne voulant point oublier que c'est le côté pratique de la question qui nous préoccupe.

En voici un aperçu d'après M. Ch. Robin : anchylostome, pentastome, distome, polystome, monostome, etc., tous caractérisés par la forme et le nombre d'ouvertures de leur bouche, et trouvés dans divers tissus ou organes, tels que le cristallin, le rein, les veines épatiques, etc.

SYSTÈME MUSCULAIRE.

Trichine. — Petit ver renfermé dans un kyste arrondi, presque fusiforme. Il occupe spécialement le tissu musculaire. Il n'a guère été rencontré en France, puisque M. Cruveilhier est le seul auteur qui en parle.

C'est surtout en Amérique et en Angleterre que les trichines ont été étudiées. Mais l'Allemagne a été envahie depuis un certain temps, au point d'y causer une sorte de panique.

Le célèbre Virchow s'en est surtout occupé, et cela principalement au point de vue de l'hygiène.

Il semblerait, d'après cet auteur, que la viande de porc mal préparée, ou la mauvaise charcuterie, devrait être surtout incriminée. Il est bien certain que les pays où l'on mange le plus de viande de porc sont l'Amérique, l'Angleterre et l'Allemagne.

C'est donc, jusqu'à ce moment, au point de vue de l'hygiène que cette question a de l'importance, en attendant qu'elle en acquière à celui de la pathologie et de la médecine pratique.

ENTOZOAIRES DU TUBE DIGESTIF.

Helminthes ou vers intestinaux. — Ils se divisent en cestoïdes et nématoïdes, ou vers plats et vers cylindriques.

Ce sont, en élaguant l'achylostome du duodénum et quelques autres sans importance et même douteux ou n'ayant encore été rencontrés qu'une seule fois, le *trichocéphale* qui habite ordinairement le cœcum, l'*oxyure vermiculaire* qui hante principalement le rectum, le lombric ou ascaride lombricoïde qui séjourne dans l'intestin grêle, le bothiocéphale ou ténia large, le ténia nana et le ténia solium ou ver solitaire qui habitent également l'intestin grêle.

NÉMATOÏDES.

Trichocéphales. — Ils ne sont guère connus que depuis Rœderer et Wagler, qui leur attribuèrent une part d'action dans l'épidémie de fièvre muqueuse dont ils nous ont transmis l'histoire (1760-61). Leur nom suffit à les faire distinguer; le mâle est beaucoup plus petit que la femelle. Leur séjour habituel étant le cœcum, et quelquefois le colon, très rarement l'intestin grêle, leur symptomatologie est fort obscure. Le plus ordinairement, le trichocéphale vit isolé, ce qui explique le peu de symptômes auxquels il donne lieu et le peu de gravité qu'on lui a attribuée.

Cependant, il peut arriver et même il arrive quelquefois que les trichocéphales se réunissent en grand nombre; par l'irritation qu'ils produisent alors sur l'intestin, ils provoquent une sécrétion exagérée de celui-ci, ce qui donne naissance dans le cœcum à une sorte de *gangue* muqueuse qui va même jusqu'à s'incruster de matière presque terreuse et sert à loger les trichocéphales.

Dans ce cas, ils peuvent donner naissance à des accidents plus ou moins graves, ne serait-ce qu'à cause de leur demeure, qui reste toujours plus ou moins mobile.

J'ai eu connaissance du fait suivant:

Pendant que j'étais interne à l'hôpital Saint-André de Bordeaux, je donnais des soins à la famille d'un ouvrier qui demeurait à la fontaine Saint-Christoly. Un enfant de cette famille, âgé de deux à trois ans, qui était souvent dérangé, et même sujet aux convulsions, rendit, à la suite d'une prise de calomel, une masse *grouillante,* que sa mère qualifia du nom de *crapaud :* c'était tout simplement un nombre considérable de trichocéphales logés dans une concrétion analogue à celle dont j'ai parlé plus haut. Je fis constater le fait par un professeur de l'École. Quelques mois plus tard, cet enfant succomba presque subitement à la suite d'accidents cérébraux aigus.

L'autopsie fut pratiquée par moi, en présence du professeur d'anatomie d'alors : la seule lésion qui put être constatée fut un épanchement dans les ventricules, avec *épanouissement* du cerveau, qui paraissait trop volumineux pour la cavité destinée à le contenir; les circonvolutions existaient à peine. Il y avait aussi des trichocéphales en nombre considérable dans le cœcum.

Il est évident que si d'autres faits de la nature de celui que je viens de raconter (voir celui de Pascal, rapporté par M. Davaine, aux pages 208 et 209 de son livre) venaient à se multiplier, il en surgirait une indication, celle d'agir en vue de la destruction des trichocéphales.

Dans le fait de Pascal, il s'agit d'une petite fille morte à la suite d'accidents cérébraux, et à l'autopsie de laquelle il trouva le cœcum et le colon farcis de trichocéphales.

OXYURES OU ASCARIDES VERMICULAIRES.

Plus nous avançons maintenant et plus l'intérêt va croissant.

Les trichocéphales ne manifestent que rarement leur présence dans l'intestin par des phénomènes bien tranchés, tandis qu'au contraire l'oxyure ne laisse jamais ignorer la sienne au praticien prévenu et attentif.

L'oxyure occupe le plus ordinairement le rectum, très rarement le colon. Seulement son lieu de domicile change selon les moments, et est différent le soir de ce qu'il est le matin.

Pendant toute la journée et la seconde moitié de la nuit, l'oxyure habite la partie supérieure du rectum et peut-être la partie inférieure du colon, tandis que pendant les quelques heures qui suivent le coucher du soleil, il descend toujours au voisinage de l'anus, qu'il dépasse le plus ordinairement pour venir mourir sur les téguments environnants. Pendant que l'oxyure habite l'ampoule rectale, ou même qu'il séjourne au dessus d'elle, il est à peu près inoffensif, tandis qu'il devient très incommode et souvent dangereux quand il la dépasse et se répand dans les replis de l'anus ou aux environs. Il développe alors dans ces parties, aux fesses, aux cuisses et vers les organes génito-urinaires une démangeaison atroce, insupportable, laquelle peut aller jusqu'à produire les accidents les plus graves et même la mort. Le caractère de cette démangeaison c'est de n'avoir lieu généralement que le soir et d'être accrue plutôt qu'apaisée par l'action de gratter.

Tous les âges sont tributaires de l'oxyure et des démangeaisons qu'il fait naître, mais les enfants qui ont cessé de prendre le sein et les jeunes gens y sont plus exposés que les adultes et les vieillards.

Par sa présence dans le rectum, et surtout entre ses sphincters et à leur voisinage, l'oxyure, quand il y existe en nombre considérable, y développe une irritation sourde, une pesanteur et une chaleur incommodes qui portent les individus à se présenter à la garde-robe un très grand nombre de fois pour, le plus ordinairement, ne rien faire ou presque rien, si ce n'est de la matière muqueuse, glaireuse, sanguinolente même parfois, laquelle assez souvent contient des oxyures. Ceux-ci sont ou très vifs, ou plus ou moins affaiblis et même morts.

Faut-il admettre avec le célèbre Lallemand que ces helminthes enflamment la muqueuse rectale en la piquant, ou simplement qu'ils y font naître une hypérémie spéciale, par une action mécanique autre qu'une piqûre, amenant des phénomènes vitaux multiples et variés? Cette dernière manière de voir nous semble préférable et plus en rapport avec la nature de l'agent *provocateur*. Quoi qu'il en soit, par les phénomènes que les oxyures développent dans le rectum et principalement à son orifice, ils simulent, font naître et entretiennent un grand nombre de maladies.

Les lésions occasionnées par la présence des oxyures dans le rectum sont de deux sortes : directes ou locales, indirectes, éloignées, et plus ou moins générales.

Parmi les premières, qui sont plutôt mentionnées par les auteurs que démontrées par eux par des faits particuliers (voir Lallemand, Davaine, et le travail remarquable de M. le Dr E. Marchand, publié dans la *Gazette des hôpitaux*, nos des 27 juillet et 7 août 1847), je demande à faire connaître les faits suivants pris parmi beaucoup d'autres :

PREMIER FAIT. — Il remonte à plus de vingt ans, et a trait à un homme de cinquante-cinq à soixante ans, le nommé Charpentier, verrier de profession, demeurant à Lagélie, commune de Clairac, canton de Montguyon, qui était affecté de chute du rectum. Cet homme portait cette dégoûtante infirmité depuis fort longtemps, et ne savait à quoi l'attribuer. Je parvins à acquérir la conviction qu'elle dépendait de la présence des oxyures dans le rectum. Par le fait de l'habitude chez Charpentier, la sensibilité s'était émoussée au point que c'était à peine s'il s'apercevait de la présence dans son gros intestin de ces hôtes incommodes. Il n'en conservait cependant pas moins la fâcheuse nécessité d'attouchements réitérés, amenés chaque soir par une démangeaison qui, sans avoir le caractère d'acuité qu'elle avait autrefois, n'en était pas moins pressante et tyrannique.

L'anus, chez Charpentier, consistait en un *bourrelet* saillant, du volume de la grosse extrémité d'un œuf ordinaire, et était formé par la muqueuse rectale renversée et considérablement hypertrophiée. Cette muqueuse, qui saignait au moindre contact, laissait suinter abondamment une matière mucoso-purulente d'une fétidité *sui generis*, était mollasse, violâtre, rentrait difficilement et ne pouvait être contenue.

Charpentier était célibataire, avouait n'avoir jamais eu l'idée de se marier, s'était toujours plus ou moins livré aux plaisirs solitaires, était morose, taciturne, peu sociable ; en réalité un véritable hypocondriaque.

Après une année du régime que je lui avais imposé et du traitement auquel je l'avais soumis, Charpentier avait changé d'habitudes ; son caractère s'était sensiblement modifié, au point qu'il faillit faire la folie d'épouser une personne de moins de trente ans.

Cependant, la muqueuse rectale ne rentra jamais d'une manière définitive, ou plutôt ne put jamais être réellement contenue ; elle avait pris droit de domicile au dehors.

Je dois avouer également que les oxyures continuèrent à se montrer de loin en loin, et ne purent jamais être complètement détruits.

Je fis l'obligation à Charpentier de se mieux nourrir que par le passé, de manger de la viande à tous ses repas, de moins boire entre ceux-ci et de boire un peu plus de vin. Il ne buvait presque que de l'eau et en très grande quantité. La grande transpiration occasionnée par le travail de Charpentier amenant une grande soif, je lui fis prendre, deux fois par semaine, un bol composé de semen-contra en poudre, et un purgatif salin de temps en temps. Je fis également, chez lui, usage de l'onguent napolitain, auquel j'ai renoncé depuis ; ce n'est qu'un palliatif servant à masquer le mal et non à le guérir. Je fis l'obligation à Charpentier de ne jamais passer une soirée sans faire usage d'un lavement froid. Je touchai à plusieurs reprises le bourrelet muqueux avec la pierre infernale. Tels sont le régime et le traitement qui, chez Charpentier, furent suivis d'un prompt et si grand changement.

Si j'ai insisté sur ce fait, c'est qu'il m'a paru intéressant, et pouvoir, dans maintes circonstances, servir de guide et fournir au praticien la possibilité de soulager et même de guérir des malades que l'on considère trop souvent comme des infirmes.

Deuxième Fait. — Le 3 avril 1858, je fus appelé pour le fils du nommé Nau, du village du Maine-de-By, commune de Saint-Martin-de-Coux, canton de Montguyon, que je trouvai dans le plus fâcheux état. C'est un enfant de quatorze ans, d'une très forte constitution.

Son mal apparent consiste en une plaie superficielle de la grandeur de la paume de la main, entourant l'anus et s'étendant un peu plus sur la fesse droite que sur celle du côté opposé. Cette plaie est recouverte d'une fausse membrane grisâtre, peu épaisse, mais fortement adhérente aux tissus sous-jacents. Est-ce une fausse membrane ? ou n'en est-ce que l'apparence ? ou bien sont-ce des parasites cryptogamiques ? En réponse à cette triple question, qui, après tout, n'en fait qu'une seule, nous dirons que nous étions en pleine épidémie de *diphthérie,* et nous laisserons ce point de diagnostic en suspens.

Ce jeune malade, qui est apyrétique, est pâle ; son teint est jaunâtre, presque terreux ; le ventre est plutôt rétracté que ballonné ; la peau y est flétrie, plissée, ridée et beaucoup trop grande par rapport aux organes à envelopper. Les selles sont nombreuses, molles, presque liquides, et consistent en matières muqueuses, glaireuses et sanguinolentes. Cet enfant est malade depuis une quinzaine de jours.

Si j'ai été appelé, c'est plutôt à cause de l'épouvante que le malade et ses parents ressentent de crises qui se manifestent vers le soir, d'une manière régulière et quotidienne, qu'à cause de la crainte que leur inspire le mal local. Le paysan généralement n'est pas tendre, et les parents de Nau sont de véritables paysans, et capables, sous ce rapport, de rendre des points à ceux de Balzac.

Ces crises consistent en démangeaisons, chatouillements, titillations, pincements tels, que Nau en perd la tête et pousse des cris qui n'ont plus rien d'humain ; ce sont de véritables *beuglements.* L'agitation est extrême, et, en même temps que Nau s'agite et beugle, il se gratte de manière à se faire saigner et à entretenir et à agrandir sa plaie, qui ne reconnaît pas d'autre cause; il va même jusqu'à s'introduire les doigts dans l'anus, et dit, quand je lui en fais l'observation et tâche de l'en détourner : « *J'y mettrébe ine fourche de far autout* : J'y mettrais même une fourche de fer. »

Toute cette symptomatologie, jointe à l'inappétence la plus absolue et à la perte à peu près complète de sommeil que m'offre le jeune Nau, est le résultat pur et simple de la présence des vers dans l'intestin, et principalement de celle des oxyures dans le rectum.

Sous l'influence de la santonine, du calomel, des purgatifs et des lavements froids, Nau rendit des lombrics énormes, au nombre de dix, et des oxyures en nombre indéterminé, mais considérable.

Plusieurs fois le soir, vers le coucher du soleil, j'ai trouvé dans la plaie, et assez loin de l'anus, plusieurs de ces petits parasites, ici hôtes si incommodes et si cruels. Ils étaient d'une grandeur démesurée et avaient une vigueur incroyable. Il était vraiment curieux de voir les évolutions variées et rapides qu'ils exécutaient, et l'on comprenait alors facilement l'agitation de Nau, et même ses *beuglements*.

La place fut tenue très propre et pansée à la glycérine.

Dix-sept jours après ma première visite, tout était fini; la plaie était à peu près cicatrisée, et les symptômes si variés et si graves que venait de m'offrir cet adolescent avaient disparu pour ne plus revenir.

Troisième Fait. — Le 7 août suivant, je fus mandé en toute hâte pour le fils du nommé Sénat, du Chêne-Vert, petit hameau de la commune de Lapouyade, canton de Guîtres (Gironde).

Je me rendis immédiatement à l'appel qui m'était fait; j'arrivai auprès de cet enfant, âgé d'une dizaine d'années, vers l'angélus du soir; le moment était opportun. Je le trouvai dans l'état où j'avais trouvé Nau quelques mois auparavant, avec cette différence que son état me parut beaucoup plus grave et presque désespéré.

Cet enfant présente à l'anus et à son pourtour une plaie en tout semblable à celle de Nau; seulement elle est plus pâle, plus blafarde; l'ensemble des symptômes aussi est plus grave : le pouls est petit et misérable, les forces totalement déprimées; le ventre est ballonné; l'enfant, qui a eu des symptômes d'excitation presque semblables, quoique amoindris, à ceux de Nau, ne souffre presque plus, ou du moins n'accuse plus que des sensations de douleur singulièrement atténuées, presque nulles.

Les oxyures que je constate, non plus dans la plaie, mais dans l'eau d'un lavement que je fis administrer séance tenante, et qui est rendu presque aussitôt que reçu, sont grêles et faibles, et n'exécutent plus que des mouvements insignifiants.

Pronostic très grave.

L'enfant mourait dans la journée du lendemain.

Il y aurait ici une grave et préjudicielle question à poser. Mais, si je la posais, je voudrais au moins tenter l'essai de la résoudre, et comme cela m'entraînerait loin des limites que je me suis tracées et du but que je dois m'efforcer matériellement d'atteindre, je préfère passer outre. Je me contenterai de dire que l'épidémie de diphthérie, dont j'ai parlé à propos du fait de Nau, existait encore.

Je bornerai à ces faits ce que je veux dire des lésions locales pouvant être attribuées aux oxyures.

Cependant, avant d'aborder des faits d'un autre ordre quoique de même origine, je dois dire que le plus grand nombre des cas de chute du rectum, que l'on rencontre chez les enfants à la suite de diarrhée chronique et rebelle, tiennent le plus ordinairement à la présence des oxyures dans le rectum et aux efforts de défécation qu'ils occasionnent. Il en est encore souvent ainsi dans un âge plus avancé.

Si, pour ce qui concerne les lésions locales amenées par les oxyures dans le rectum, nous avons dû nous borner et faire un choix, cette condition nous devient plus obligatoire encore pour les lésions sympathiques ou symptomatiques de la présence de ces vers dans le gros intestin. C'est qu'en effet leur nombre est bien plus considérable et leurs formes bien autrement variées. Les affections les plus diverses et les plus disparates par leurs manifestations, mais retentissant plus ou moins sur le système nerveux, depuis les troubles plus ou moins prononcés des organes de la digestion jusqu'aux lésions les plus graves de ce même système nerveux, peuvent être simulées, créées et entretenues par la simple présence des oxyures dans le rectum. Ainsi, les maladies de l'estomac et de l'intestin, aussi bien qu'une foule de vésanies, depuis la simple tristesse sans cause réelle appréciable, jusqu'aux convulsions les plus violentes et à l'épilepsie, peuvent reconnaître cette cause.

QUATRIÈME FAIT. — Une jeune femme de ma clientèle, mère de trois enfants, pleine de courage et de bonne volonté, a souvent vu et voit encore sa santé s'altérer presque sans cause appréciable. Des digestions mauvaises, fatigantes, des borborygmes incommodes et retentissants, de la diarrhée presque continuelle, alternant parfois avec de la constipation, de l'inappétence, principalement pour les aliments azotés, et, au contraire, un goût très prononcé pour les crudités et les féculents, sont autant d'accidents qui la tourmentent presque continuellement, et la privent d'un travail actif qui lui serait nécessaire, et pour lequel elle a certainement des dispositions.

Si l'on ajoute à tous ces symptômes bizarres, mais réels, une démangeaison fatigante et incommode, à peu près de chaque jour et de plusieurs heures de durée, se manifestant le soir, au moment où devrait avoir lieu le premier sommeil, si réparateur pour ceux qui mènent une vie active et dépensière en forces musculaire et nerveuse, et la présence des oxyures dans le rectum, on aura l'explication de ce qui se passe chez cette jeune femme, au mauvais teint, aux allures nonchalantes, à la parole lente et traînante, à la physionomie triste et fatiguée, quoique animée par un sourire perpétuel, mais faisant peine à voir.

Aucune lésion n'ayant jamais pu être rencontrée chez cette intéressante jeune femme, les oxyures n'ayant pour ainsi dire jamais fait défaut, et l'amélioration, ainsi qu'une guérison temporaire, ayant toujours été produites par les *anti-oxyuriques,* je suis bien obligé de les incriminer et de les rendre responsables du fâcheux état dans lequel je l'ai pour ainsi dire vue vivre.

Cinquième Fait. — Un enfant de mon voisinage, aujourd'hui âgé de quatre ans, assez fortement constitué, au moment du sevrage et sous l'influence apparente d'une première dentition difficile, fut pris tout à coup, le soir, et sans cause appréciable, d'une attaque éclampsique qui alarma singulièrement ses parents. Cependant, comme cette crise fut courte et ne laissa aucune trace, on patienta. Quelques semaines plus tard, une nouvelle crise survint, plus longue et plus cruelle ; l'enfant en resta malade pendant vingt-quatre heures.

Je fus alors consulté. Je crus d'abord que les dents y étaient pour beaucoup, peut-être même constituaient l'unique cause de ce qui s'était passé. Je conseillai des soins hygiéniques, des bains et la temporisation. Un peu plus tard, une troisième crise se manifesta, toujours le soir, et fut suivie de l'issue d'un lombric. J'appris, en outre, par la mère, que quand la crise allait arriver, l'enfant faisait entendre un petit bruit analogue à celui qui a lieu quand on fait effort pour avaler la salive ; que ce bruit était suivi de mouvements précipités et bruyants de déglutition ; que souvent la nuit et même le jour, pendant son sommeil, qui est toujours agité, l'enfant grinçait des dents ; qu'il avait souvent de la diarrhée et était devenu très difficile à nourrir, ne voulant point boire de vin ni manger de viande ; n'ayant d'appétence, et encore peu prononcée, que pour les aliments féculents ; qu'il se grattait souvent le nez, etc., etc.

Je pensai alors et tout naturellement aux oxyures. J'engageai la mère à bien examiner le produit des selles de son enfant ; je lui conseillai d'administrer le soir à son cher *bébé* un lavement d'eau froide, et à me rendre compte du résultat de ses observations.

Elle revint bientôt, je m'y attendais, m'annoncer que son enfant avait rendu un grand nombre de petits vers vivants et très actifs dans leurs mouvements, enveloppés dans de la matière mucoso-glaireuse.

J'insistai alors sur le régime et l'hygiène, et m'en tins pour tout le reste aux vermifuges.

Les crises n'en continuèrent pas moins, mais elles furent toujours plus éloignées, moins graves, et après quelques mois elles avaient disparu. J'avais cependant conseillé l'usage suivi et régulier des anthelminthiques, en même temps que j'avais recommandé qu'on me montrât l'enfant de loin en loin. Il y avait un an et plus que je ne l'avais revu, et toujours on m'avait répondu, quand je m'en étais informé : Il va bien.

Au mois de juin dernier, on vint me chercher en toute hâte pour cet enfant, qui, me dit-on, était mourant. Il était nuit quand je reçus cet appel; je me rendis immédiatement auprès de ce petit malade. A mon arrivée, il avait déjà eu plusieurs crises graves; on parla même de grand mal; sans y croire, je n'osais trop repousser ce diagnostic dans la crainte de l'avenir. A peine étais-je entré depuis quelques instants, qu'une nouvelle attaque survint; elle me parut différer de l'épilepsie, et devoir être attribuée à la présence de vers oxyures dans le rectum.

J'agis en conséquence, et malgré une pneumonie intercurrente, l'enfant se rétablit vite, et n'a pas eu de crise depuis lors.

N'en aura-t-il plus? Je crois que si. Je crains même que si la négligence qui a été apportée à son traitement se renouvelle, il finisse par devenir épileptique, par suite d'une sorte d'habitude constituée par un trouble grave dans le *névropollisme*, trouble qui finira par dégénérer en *névropallie*.

Citons encore le fait suivant :

Nous voulons parler d'un jeune ecclésiastique, plein d'intelligence, d'instruction et de talent, et qui, depuis plusieurs années, malgré ces dons naturels et acquis, avait vu sa carrière, sinon brisée à jamais, au moins totalement interrompue. Nous ne pouvons céder à l'entraînement qui tend à s'emparer de nous, et raconter ce fait intéressant dans tous ses détails.

Nous nous contenterons de dire que ce jeune prêtre, de mœurs irréprochables, est tourmenté, le soir principalement, et même pendant la première moitié de la nuit, par des érections suivies souvent de pollutions qui l'épuisent sans lui rien faire perdre de l'énergie de ses facultés génitales. Il y a des démangeaisons à l'anus et aux environs.

Les forces physiques, fortement ébranlées depuis longtemps, menacent de se perdre définitivement; les facultés intellectuelles, quoique vives encore, ont perdu de leur énergie et sont singulièrement perverties; ce malade ne parle plus que de ses nerfs, et si, par les exigences de la conversation, il est entraîné même un peu loin de son sujet favori, il est pris vite de pandiculations, de bâillements fort pénibles pour lui et les assistants, et aussitôt il dit, d'une façon unique à force qu'elle est exprimée lentement et sur un ton lamentable : Ah! mes nerfs! Que je souffre de mes nerfs! Quand ce ne sont pas les nerfs, et c'est rare, c'est l'estomac, et quand ce n'est pas l'estomac, c'est la vue, et principalement l'œil droit, qui est, dit-il, si mauvais, si malade, qu'aucune lecture n'est plus permise depuis bien longtemps. Cet œil a été malade, en effet, et une légère différence dans la convexité de sa cornée d'avec celle de son congénère, s'y fait remarquer, mais ne nuit guère à la netteté de la vision, qui semble parfaite.

Une remarque que j'ai faite chez cet excellent homme, c'est qu'il recherche le commerce des femmes, les trouve toutes aimables, leur reconnaît des qualités et des charmes rares, et cependant ne leur a jamais dit un mot de galanterie. Il aime aussi à s'entretenir de ses organes génitaux, qui, dit-il, font de lui un *martyr,* martyre qu'il endure dans l'espoir d'une unique et sublime récompense; il en ferait cependant volontiers le sacrifice. Malgré soi, on pense aux malheureux qui se sont mutilés, et on se dit qu'un certain nombre de fois un anthelminthique, administré à temps, aurait suffi pour prévenir un semblable fait.

J'en aurai fini avec ce cher abbé, quand j'aurai dit qu'il ne veut plus sortir, prétend ne pouvoir s'exeposer ni au soleil, ni au vent, ni à la pluie sans souffrir horriblement : s'il fait beau, la chaleur l'accable; s'il pleut, l'humidité lui fait mal aux nerfs ; s'il fait froid, le froid l'irrite, l'agace; et l'orage donc! Enfin, il dit sa messe dans sa chambre, qu'il ne quitte presque plus.

Il a vu des médecins à Paris, à Rome, un peu partout; et pourtant il va de plus en plus mal, et a depuis longtemps perdu tout espoir.

Il m'est adressé par un confrère à lui, auquel j'avais dans le temps rendu quelques services. Après une causerie d'une heure, pendant laquelle je l'avais écouté avec attention et patience, je crus pouvoir rattacher son état aux oxyures et à une mauvaise hygiène, effet et cause tout à la fois de son singulier et bizarre état.

En conséquence, je lui conseillai quelques centigrammes de santonine, du calomel, des amers, un lavement froid le soir, une alimentation plus substantielle, du vin pur et du bon, auquel il avait à peu près renoncé depuis longtemps, et quelques autres moyens plutôt hygiéniques que médicamenteux.

Moins de huit jours après le commencement de l'usage de ce traitement si simple, le mieux était survenu. Deux mois plus tard, le cher abbé entrait dans la vie active, qu'il n'a plus quittée depuis, et me témoignait et n'a cessé de me témoigner depuis l'expression de sa vive reconnaissance. Seulement, hélas! les oxyures sont tenaces, et il est plus difficile de les empêcher de se reproduire que de les détruire. De temps en temps, un semblant de rechute s'est manifesté, mais chaque fois les mêmes moyens ont amené le même résultat.

Avant d'aborder l'histoire des lombrics, il nous reste à dire que, pour nous, les oxyures sont encore responsables d'une foule de petites misères que l'on ne sait en général à quoi attribuer, si l'on éloigne l'idée de leur présence dans le rectum, à plus forte raison si cette idée n'est pas née dans l'esprit du médecin.

Un grand nombre de dérangements, sans grande importance, ayant leur siége dans le tube digestif, quand ils s'accompagnent d'insomnie ou seulement de la privation du sommeil dans la première moitié de la nuit, sont de ce nombre.

L'habitude de la masturbation chez les deux sexes, et principalement chez les petites filles, peut être attribuée à l'existence des oxyures, qui, chez ces dernières, pénètrent dans la vulve, le vagin et jusque dans la vessie; dans l'autre sexe, l'irritation qu'ils occasionnent dans la région prostatique et membraneuse de l'urèthre, amène le même résultat.

Ils simulent encore par les démangeaisons qu'ils déterminent et par l'action du gratter, qui en est la fatale conséquence, des maladies cutanées du *podex*, telles que le *prurigo* et même l'*eczéma* de ces régions, etc., etc.

LOMBRICS, ASCARIDES LOMBRICOÏDES.

Ils habitent ordinairement l'intestin grêle; mais ils peuvent momentanément s'en éloigner et être rencontrés dans des organes où leur existence est compromise, ou ne peut se prolonger au delà d'un certain temps. Dans ce cas, ils sont dits erratiques.

Leurs migrations peuvent être plus ou moins compromettantes pour leur support, et même en amener la mort.

Ce dernier cas a été observé un certain nombre de fois. On en trouve quelques exemples remarquables dans les livres et les publications périodiques. L'*Union médicale* en renferme au moins deux, pour ces dernières années, qui offrent un grand intérêt au point de vue de l'anatomie pathologique et du diagnostic. Le premier a trait à des vers lombrics rencontrés dans la substance même du foie; l'autre, à celle de ces mêmes vers ayant seulement pénétré dans les canaux excréteurs de la bile.

On a rencontré des lombrics dans le péritoine. Comment et quand y étaient-ils parvenus? C'est là une double question fort difficile à résoudre, mais dont, après tout, la solution importe peu, et tient plus à la curiosité scientifique qu'à la médecine agissante et pratique. Aucune indication thérapeutique n'étant la conséquence d'un pareil fait, nous ne nous y arrêterons pas plus longtemps. Nous dirons seulement, et l'on sera sans- doute de notre avis, que les lombrics trouvés dans le péritoine n'y sont arrivés que de deux manières : Pendant la vie, c'est le cas le plus rare, quand l'intestin est assez malade pour leur livrer facilement passage ; après la mort, c'est le cas le plus ordinaire, par une ouverture, facilitée par le ramollissement cadavérique, si prompt en certains cas.

Des lombrics ont aussi été trouvés dans la vessie (chez l'homme il faut une perforation), dans le vagin et même dans l'utérus ; dans ce cas, ils peuvent s'y être introduits par les ouvertures naturelles à ces organes.

Ceux que l'on a rencontrés dans l'œsophage, les fosses nasales, l'oreille et les voies lacrymales, le plus ordinairement s'y sont introduits pendant la vie du sujet. Dans le cas contraire, la question perd à peu près toute sa valeur.

Des vers lombrics ont encore été observés dans des tumeurs et des abcès, soit à l'ombilic, soit à l'aîne, et même dans des points plus éloignés encore. L'*Union médicale de la Gironde* renferme un exemple de ce genre, observé par mon ancien maître, le docteur Rey.

Dans l'intestin hernié se trouvent aussi des lombrics. Sont-ils ou ne sont-ils pas la cause de l'étranglement ? Question indécise et dont la solution me semble sortir du cadre que je me suis tracé.

Quant à ceux que l'on a rencontrés dans les voies aériennes, sans nier qu'ils puissent s'y introduire pendant la vie, nous pensons que la chose doit avoir lieu très rarement.

Elle ne pourrait, nous le pensons du moins, passer inaperçue que pendant les quelques heures qui précèdent la mort, et alors que l'agonie a plus ou moins commencé.

Le plus ordinairement, selon nous, ceux qui sont rendus pendant la vie, par un effort de toux ou autrement, et que l'on a cru venir des voies de l'air, sortaient de la partie supérieure des voies digestives. (Voir Davaine, et Mondière dans son long et remarquable Mémoire, publié dans la *Gazette des Hôpitaux,* année 1843.)

J'ai moi-même cité un fait de cette nature, où un lombric, par sa présence dans l'œsophage, avait produit un râle trachéal sonore et ronflant, qui avait cessé immédiatement après la sortie du ver, qui eut lieu par la bouche. — *(Union médicale,* année 1857.)

LOMBRICS DANS LE TUBE DIGESTIF, DE L'ANUS AU CARDIA.

Avant de faire la pathologie des lombrics renfermés dans le tube digestif, disons un mot de leur origine, de leur développement et de leur multiplication.

M. Davaine, dans son livre si volumineux et rempli de recherches et de faits curieux, mais plus tourné vers l'histoire naturelle que vers la médecine pratique, affirme au chapitre iv, intitulé : « Conditions de la propagation des lombrics, » pages 128 et 129, que les lombrics se reproduisant exclusivement par les œufs, ces œufs ne peuvent être introduits dans le tube digestif par les aliments solides, mais seulement par l'eau.

Cette théorie, pour être appuyée sur des recherches microscopiques d'un certain intérêt, est loin d'être satisfaisante et de rendre compte des faits tels qu'on les observe dans le grand livre de la nature.

Selon M. Davaine, les œufs des lombrics sont expulsés par myriades avec les fèces, et répandus sur le sol, d'où les eaux pluviales les entraînent dans les *mares,* les ruisseaux et les puits, d'où ils sont réintroduits dans le tube digestif de l'homme, où ils ne tardent pas à éclore.

Selon moi, à première vue et avant même d'y avoir réfléchi, cette théorie est fausse et erronée.

Dans nos campagnes, personne guère ne boit aux mares et aux ruisseaux; et quant aux puits, ils ont en général une profondeur telle, que ce ne sont pas les eaux de pluie du voisinage des habitations qui les alimentent, mais de véritables sources venant souvent de fort loin. En admettant l'intervention des eaux pluviales, est-ce qu'une couche de terre de plusieurs mètres d'épaisseur n'aurait pas agi comme filtre vis à vis des œufs des lombrics?

Ce n'est pas ainsi, du reste, qu'il fallait agir. Il ne fallait pas se contenter d'une semblable affirmation en pareille matière, mais employer la démonstration directe. Rien, au surplus, n'était plus facile à M. Davaine. Il lui suffisait, pour nous convaincre, et la chose en valait certainement la peine, de nous montrer, par le microscope, nos eaux, et principalement celles de nos puits, renfermant en nombre considérable des œufs de lombrics.

Mais puisque la chose n'a pas été faite, pouvait-elle l'être d'une façon satisfaisante, sans réplique scientifique? Mais puisqu'elle n'a pas été faite, nous dirons donc, jusqu'à plus ample informé, que la cause invoquée par M. Davaine est loin d'être l'unique, si tant est qu'elle puisse même être invoquée. Qui ne voit qu'elle ne peut satisfaire un esprit sérieux et logique, ne devançant pas les faits, mais allant à leur suite?

Dans nos contrées, où les lombrics sont si nombreux, tout le monde boit des liqueurs fermentées, principalement du vin, et personne, ou à peu près personne, ne boit ni aux mares ni aux ruisseaux. Et puis, d'ailleurs, en laissant intervenir cette cause si rare, comment expliquer dans la même famille, dans la même localité, les immunités si fréquentes? Ne voit-on pas, en effet, dans la même maison un enfant atteint par les vers, et son frère ou sa sœur en être exempts? Et cependant tous boivent les mêmes eaux.

Mais si les eaux ne donnent pas l'explication catégorique de l'existence des lombrics et de leur multiplication, la nature des aliments y suffit-elle? Pas absolument, selon nous; elle n'est, elle aussi, que secondaire, quoique plus active. Il faut autre chose, il faut une véritable prédisposition. Cette prédisposition, qui existe réellement, se rencontre surtout dans le jeune âge.

Mais les œufs des lombrics sont-ils tous expulsés avec les matières fécales? Qui oserait l'affirmer? Les lombrics ne se reproduisent-ils que par des œufs? Qui le sait? La chose est encore à l'état de problème, et doit être remise à l'étude.

Mais enfin, en admettant que le fait soit incontestable, ce n'est pas une raison suffisante pour vouloir qu'un œuf de lombric, qui occupe si peu de place, ne puisse séjourner assez de temps dans l'intestin pour y éclore. Faut-il donc, pour qu'il arrive à la maturité, qu'il soit ainsi exposé à l'air libre et soumis à tant de causes de destruction, avant d'avoir l'heureuse chance de rentrer de nouveau dans l'intestin, d'où il semblait si naturel qu'il ne sortît pas?

Mais ne poussons pas plus loin cette argumentation, et contentons-nous de dire qu'indépendamment d'une prédisposition indispensable, une foule de causes agissent de concert pour le développement de ce parasite humain.

S'il nous était permis de raisonner par analogie, et il devrait toujours l'être en semblable matière, où la certitude fait défaut, nous dirions que les vers, comme tous les parasites, sont d'autant plus nombreux dans un organisme, qu'ils y trouvent des conditions plus favorables à leur développement. Quand ces conditions cessent, par une cause ou par une autre, ils disparaissent.

Quelles peuvent donc être ces causes?

Les lombrics, comme les autres vers, n'ont pas, à proprement parler, d'organes pour la préhension directe des aliments; ceux-ci ne sont absorbés que par *endosmose*. Ce sont donc les liquides de l'intestin qui les font vivre.

Les individus chez lesquels les vers lombrics auront le plus de chances de vie, de développement et de multiplication, seront donc, toutes choses égales d'ailleurs, ceux chez lesquels l'intestin renfermera le plus de liquides.

Il est évident que ceux-ci sont ceux qui font le plus fréquent et le plus constant usage d'aliments végétaux, et d'aliments végétaux mal préparés, mal cuits surtout, et qui demandent de la part de l'intestin, pour être assimilés, le plus long séjour dans son intérieur, en même temps que le plus complet développement de force contractile et la plus abondante sécrétion de fluides.

Il est digne de remarque, du reste, que ceux qui y sont sujets le sont en même temps à la diarrhée, et ont le plus mauvais régime, la plus mauvaise hygiène. Les conditions qui permettent la vie de l'individu favorisent son développement et la multiplication de l'espèce.

Les dimensions données pour la longueur et le volume des lombrics ne sont même pas des moyennes. J'ai vu des lombrics de toute longueur et de toute grosseur, depuis quelques centimètres jusqu'à plus de trente, depuis le volume d'une petite ficelle, sont-ce des mâles? jusqu'à celui du petit doigt. J'ai vu un lombric rendu par une petite fille, dont je reparlerai, qui avait plus de quinze pouces de longueur, et le volume de son petit doigt; il était rouge, et paraissait velu. Deux heures après sa sortie du corps de cette enfant, il nageait dans un seau plein avec une vigueur remarquable, et ressemblait plus à un serpent qu'à un lombric.

SIGNES FOURNIS PAR LA PRÉSENCE DES LOMBRICS DANS LE TUBE DIGESTIF.

Ces signes sont nombreux et très variés, et de même nature en général que ceux fournis par les autres vers.

Ce sont un teint pâle, avec cercle bleuâtre des paupières, et légère bouffissure de l'inférieure; appétit bizarre, capricieux plutôt que vif; quelques enfants cependant mangent considérablement, mais digèrent mal; ils ont comme une sorte de *lienterie* caractéristique; selles diarrhéiques, alternant avec de la constipation; borborygmes, vomissements, ventre volumineux avec tympanite, démangeaison à l'anus et aux narines, longue rubanée, blanche à sa surface et rouge sur les bords. Mais pas un de ces signes n'est spécial aux lombrics ou autres vers. Il n'en est pas tout à fait de même des suivants : dilatation inégale des pupiles ne pouvant être rapportée à une autre cause; pointillé tout particulier de la langue, la faisant ressembler, pour la couleur et l'aspect, à la surface de la fraise; une salivation abondante et un crachottement fort incommode; des urines laiteuses avec sédiment blanchâtre; l'odeur aigre si caractéristique de l'haleine, l'amaigrissement quelquefois extrême, l'agitation pendant le sommeil, souvent troublé par des rêves pénibles et des cris, le grincement des dents, etc; et par dessus tout cela, un ensemble qui ne trompe guère ceux qui ont de l'habitude et se sont étudiés à le bien comprendre. Un signe caractéristique et souvent pathognomonique, quoi qu'on en dise, c'est la sortie d'un ou de plusieurs lombrics, soit par la bouche, soit par l'anus. Il est si rare, en effet, de rencontrer ces vers isolés ou même en petit nombre, que l'on peut presque toujours affirmer, quand il y en a de rendus vivants, qu'il s'en rencontre dans le tube digestif; cela est surtout vrai quand le fait se renouvelle.

PATHOLOGIE.

Notre intention n'est pas de passer en revue toutes les maladies produites par la présence des lombrics dans les voies digestives. Si nous voulions nous livrer à une semblable excursion, nous n'en finirions pas. Nous nous contenterons donc de rapporter les faits à notre connaissance qui offrent quelque intérêt, en même temps qu'ils peuvent servir d'enseignement.

Nous dirons donc et même nous affirmerons que les lombrics peuvent donner naissance à une foule d'affections plus ou moins graves, qu'ils peuvent compliquer et compliquent en effet le plus grand nombre de celles du cadre nosologique; que les premières comme les secondes ne disparaissent ordinairement que par la destruction de ces parasites, et que celle-ci suffit pour faire cesser celles qui duraient depuis fort longtemps et avaient résisté à toutes sortes de moyens qui n'avaient pas eu pour but et pour résultat la destruction des lombrics et l'empêchement de leur reproduction.

Nous imiterons ici un auteur dont nous ne nous rappelons plus le nom; nous dirons : Nous l'avons vu et nous devons être cru. Les faits que nous avons fait connaître et ceux que nous mentionnerons encore, ne sont pas produits par nous comme simplement confirmatifs de nos assertions, mais parce qu'ils nous paraissent mériter de voir le jour et pouvoir servir à autrui. Autrement, quelle valeur auraient les uns et les autres? rien, en effet, n'étant plus facile que l'accumulation de faits confirmatifs d'une assertion quelconque. Il suffit pour cela de temps et de patience; les auteurs et les recueils périodiques fournissent toujours les matériaux d'une semblable démonstration.

VERS DANS L'ESTOMAC.

Il est très rare que les lombrics séjournent dans l'estomac sans que leur présence anormale dans cet organe n'occasionne quelque dérangement plus ou moins grave. Le moins qu'il en survienne, ce sont des vomissements de matière glaireuse et acide, qui ont lieu principalement le matin à jeun; des douleurs d'estomac se manifestent également à jeun. Mais l'accident le plus grave occasionné par les vers lombrics introduits dans l'estomac, ou *montés sur le cœur*, comme le disent les bonnes femmes, ce sont les convulsions de l'enfance. Je ne saurais dire le nombre de fois que j'ai observé le fait. Il ne se passe guère de mois, principalement au printemps et à l'automne, sans que l'on ne m'apporte un enfant pris de convulsions et ayant des lombrics; le plus ordinairement il en a vomi, ou il en vomira; il arrive encore assez souvent que ceux-ci sortent d'eux-mêmes par la bouche ou par le nez.

Il y a là un fait à expliquer : Qu'est-ce qui chasse ainsi les lombrics?

Dans ce cas, les enfants ont des convulsions terribles alternant avec un sommeil difficile à vaincre. C'est même là, et j'avais oublié de le mentionner, l'un des signes les plus caractéristiques de la présence des lombrics dans le tube digestif, et principalement dans l'estomac.

Quelle autre maladie, en effet, pourrait, sans plus grave préjudice à la vie et à la santé, produire ainsi des symptômes aussi graves et d'aussi courte durée? Toutes, l'épilepsie exceptée, produisent d'autres désordres et durent plus longtemps; cependant ce n'est pas l'épilepsie, c'est l'éclampsie vermineuse.

Il n'est pas nécessaire que les lombrics soient dans l'estomac pour que des convulsions surviennent. Mais alors les vers, au lieu de sortir par la bouche ou par le nez, sortent par l'anus. Nous avons eu connaissance de plusieurs faits de convulsions vermineuses arrivées par les lombrics (ces convulsions ont généralement lieu le jour, tandis que celles qui sont dues aux oxyures ont lieu le soir, et même à une heure assez avancée de la nuit), suivies de paralysies partielles plus ou moins persistantes. Dans ces cas, aucune lésion des centres nerveux n'a pu être découverte, et toujours il y a eu des vers d'expulsés.

Nous avons eu occasion d'observer le fait suivant :

Un homme de trente à trente-cinq ans, le nommé Blanc, du village de Moreau, commune de Cercoux, canton de Montguyon, bien portant, sans être doué d'un fort tempérament, cultivateur, assez mal nourri quoique mangeant suffisamment, est sujet aux vers, mais n'a jamais eu de convulsions.

Un dimanche du mois de mai de l'année 1855, Blanc était au marché de Cercoux; vers les deux heures de l'après-midi, il part pour se rendre chez lui, à trois kilomètres environ du chef-lieu. Plusieurs personnes le voient partir et constatent qu'il n'offre rien d'anormal dans son aspect; sa physionomie et sa démarche sont selon l'habitude : il parle à quelques personnes, qui ne voient rien d'insolite dans ses discours.

Arrivé à moitié de sa course, Blanc sent un brouillard passer sur ses yeux; il hésite, il se trouble, ne sait pas trop où il est ni où il va; quelques personnes l'ayant vu à ce moment, ont pensé qu'il était ivre; il n'en était rien cependant. Enfin, il reprend le chemin qu'il a déjà parcouru, et revient au marché, où il est vu par plusieurs des personnes qui l'avaient vu partir; il a l'air égaré, sa marche est mal assurée, il semble chercher quelqu'un ou quelque chose, et répond à peine, et même ne répond pas aux questions qui lui sont adressées. Puis, tout à coup, il pousse un cri, et tombe comme frappé de la foudre, en proie aux convulsions de l'affreuse épilepsie. Je le vis immédiatement; il était, quand j'arrivai près de lui, à la période de *coma* de son attaque. La face était *turgide* quoique pâle, la bouche encore souillée par de l'écume sanguinolente; le pouce convulsé, occupe la paume de la main, où les autres doigts le recouvrent. Il y a issue de l'urine et des matières fécales. Je fais placer convenablement le malade, qui ne tarde pas à reprendre ses sens, sans conserver aucun souvenir de ce qui s'est passé à partir du moment où il a rebroussé chemin, et je vais aux renseignements. J'acquiers la certitude que cet homme n'a jamais eu d'autre attaque, et qu'il fait des vers. Je lui conseillai des anthelminthiques; il rendit plusieurs lombrics très volumineux. Je l'engageai à persister dans l'usage de ces moyens, et de me prévenir s'il survenait quelque chose de particulier. Il y a aujourd'hui dix ans passés que cet accident est arrivé, et il ne s'est pas reproduit. En aurait-il été ainsi sans l'intervention des vermifuges?

Mentionnons encore ici l'histoire de ce jeune homme des environs de Coutras, qui vint nous consulter pour des attaques d'épilepsie datant déjà de longtemps. Après un long et minutieux examen et une causerie fort longue, nous arrivâmes à penser qu'il avait des vers, et que ceux-ci compliquaient au moins son état, s'ils n'en étaient pas entièrement responsables.

Nous lui conseillâmes l'atropine et les anthelminthiques; il y eut des lombrics de rendus pendant fort longtemps. Ses attaques allèrent toujours s'éloignant et perdant de leur force. Elles finirent enfin par disparaître tout à fait.

Il y a plus de dix ans de cela, et tout nous porte à croire que la guérison s'est maintenue. Ce jeune homme, pendant plusieurs années consécutives, nous a donné de ses nouvelles; elles étaient parfaites. Il nous a maintes fois témoigné sa reconnaissance en nous adressant des malades.

Est-ce que l'atropine serait ici l'agent curateur? Il est permis d'en douter, en présence de ce qui se passe dans l'épilepsie essentielle ou autre tenant à une cause différente de celle que nous croyons pouvoir invoquer ici. Dans ce cas, en effet, l'atropine, sans être de nulle valeur, réussit rarement. (Voir le bel article de M. Moreau, de Tours, inséré naguère dans l'*Union médicale*.)

Passons à un autre ordre de faits, et abrégeons, afin d'arriver au terme de cette longue carrière, que nous aurons parcourue pour ainsi dire à vol d'oiseau, et plus encore en touriste qu'en savant et en géographe. Nous ne nous serons en effet arrêté que sur les points culminants, et d'où l'horizon découvert est immense et nous a paru, pour notre but, plus utile à contempler qu'une étude minutieuse de chaque site à faire.

MORT SUBITE OU PRESQUE SUBITE.

Nous avons publié, il y a longtemps déjà, dans l'*Union médicale*, à l'occasion du fait de M. Halma-Grond, également inséré dans ce journal, et reproduit par M. Davaine, aux pages 138 et 139 de son livre, le fait suivant, que nous croyons devoir mentionner ici, en lui laissant occuper le moins de place possible :

Un enfant d'une dizaine d'années, mort presque subitement entre les bras de sa mère, nous montra, à l'autopsie que nous fûmes chargé de faire par l'autorité judiciaire, un peloton de sept vers lombrics, occupant la partie supérieure de l'intestin grêle. Autour de cette pelotte de vers, l'intestin était rouge, hypérémié, et contenait une certaine quantité de sang, épanché pendant la vie de l'enfant. On accusait son cousin de lui avoir porté des coups qui auraient occasionné la mort.

De ces coups, nous ne trouvâmes aucune trace ; nous ne trouvâmes non plus aucune autre lésion capable non seulement d'avoir produit la mort, mais même d'avoir porté la plus légère atteinte à la vie. Nous fûmes donc obligé de conclure que les vers avaient été l'unique cause de la mort si prompte de cet enfant.

Un point de cette courte histoire doit nous arrêter un instant.

Les vers trouvés dans l'intestin de cet enfant, s'étaient-ils mis en boule de son vivant, ou seulement après sa mort? Il nous paraît impossible de trancher cette question par le simple raisonnement et sans l'intervention de l'un des éléments du fait lui-même : nous voulons parler du sang épanché.

Dans les faits de MM. Charcellay et Halma-Grand, une arté-rielle est ouverte et a fourni le sang. Il nous paraît impossible, pour ne pas dire plus, de rendre les vers responsables de l'hé-morrhagie ; peu importe alors qu'ils se soient pelotonnés du vivant de leur victime réelle ou supposée, ou seulement après la mort et au moment où ils sentaient le cadavre se refroidir et la vie les abandonner à leur tour.

Mais, dans notre fait, la chose est différente, et la forme de boule adoptée par les vers a une réelle importance. Il est impos-sible dans cette circonstance, selon nous, de repousser l'idée du pelotonnement de ces vers pendant la vie de l'enfant et de n'y pas voir la cause de sa mort. Le sang que nous avons trouvé dans l'intestin, et au lieu même occupé par les parasites, n'a pu s'épancher que du vivant de l'enfant, et cette hémorrhagie n'a pu avoir d'autre cause que celle des vers roulés en boule. Par le fait de leur volume, sous cette forme, les lombrics ont amené une dilatation forcée de l'intestin, qui, en produisant une hémor-rhagie en nappe, a en même temps produit une douleur telle que l'enflux nerveux en a été violemment troublé, perturbé, et peut-être suspendu dans l'une de ses grandes sources, le plexus solaire : de là, une mort plus ou moins immédiate.

Telle est du moins l'explication que nous avons donnée de la mort de cet enfant ; telle est celle que nous pensons que l'on peut seule logiquement admettre.

A côté de ce fait, nous plaçons les trois suivants, qui sont con-nexes et se tiennent par un côté, la consanguinité des victimes : il s'agit de trois frères, deux garçons et une fille.

Le premier est un garçon âgé de quatre ans, bien développé quoique très maigre, bien portant deux jours avant ma visite. Il a été pris d'une crise vermineuse tout à fait inopinée, qui lui a fait perdre connaissance. Dans ses déjections, se sont rencontrés des lombrics. Je l'examine avec toute l'attention dont je suis capable, et je ne trouve rien que je puisse rapporter à autre chose qu'à des vers. Le foie seul me paraît un peu volumineux. Sans considérer l'état de cet enfant comme chose légère, je fus loin de porter un pronostic funeste. Cependant, malgré mes efforts, il mourut dans la journée.

Au mois d'août 1864, je fus appelé pour le frère puîné de celui que j'avais perdu une dizaine d'années auparavant. Quand j'arrivai, malgré ma diligence, il avait cessé de vivre. Il avait succombé à une attaque en tout semblable à celle qui avait emporté son aîné ; seulement, celle-ci avait eu une action plus rapide. Avant de mourir, il avait rendu des vers.

La sœur de celui-ci était dans un lit à côté, et mourante. Elle a sept ans, est sans connaissance, extrêmement pâle, vomissant tout ce que l'on tente de lui administrer. Les pupilles sont inégalement dilatées et cachées derrière la paupière supérieure, l'œil est convulsé en haut, le ventre est rétracté et le foie volumineux. Cette petite fille, qui est sujette aux lombrics et aux oxyures, en a rendu sous l'influence du calomel et des lavements. Elle finit par se rétablir.

Cette année, à la même époque, presque à la même heure, elle a été prise des mêmes accidents.

Malgré un semblant d'intermission et l'emploi du sulfate acide de quinine et l'intervention des vermifuges les plus variés et les plus énergiques, elle a succombé dans les quarante-huit heures. Plusieurs lombrics ont été vomis, d'autres sont sortis par le nez et par l'anus.

Ces trois enfants, selon nous, ont succombé sous l'influence de la même cause et ont été victimes de l'*helminthisme*.

Ces trois victimes du parasitisme ont toujours, et pendant tout le cours de leur courte existence, rendu des vers : les garçons, des lombrics ; la fille, des lombrics et des oxyures. Tous trois étaient très maigres, quoique très bien développés sous tous les autres rapports ; tous ont toujours été fort difficiles à nourrir, ne voulant point manger de viande et ne buvant que difficilement du vin ; tous avaient un caractère difficile à conduire, et offraient, quand ils se portaient bien et à plus forte raison dès qu'ils étaient malades, une résistance presque invincible à l'administration des remèdes. Ils ont tous offert un développement plus ou moins considérable du foie.

Il y aurait une supposition à faire par rapport à l'action des vers chez ces enfants, mais ce ne serait qu'une supposition. Cette conjecture cependant, si elle était admise, aiderait à fournir la raison de la promptitude de la mort dans ces trois cas. Il pourrait se faire que, chez ces enfants, les vers se soient plus ou moins introduits dans les voies biliaires ou pancréatiques, ou tout au moins qu'ils aient tenté de s'y introduire.

Helminthiase.

Les cas d'helminthiase ne sont pas rares.

Nous ne donnerons pas ce nom aux simples dérangements occasionnés par les vers dans le tube digestif; nous le réserverons pour ceux qui constituent une véritable maladie, soit par l'intensité de leurs symptômes, soit par leur durée et leur résistance aux agents thérapeutiques autres que les vermifuges.

Nous n'en citerons ici qu'un exemple, pris parmi un grand nombre d'autres. Nous citons celui-là parce qu'il nous a offert des caractères bien tranchés et qu'il est tout récent.

Dans le courant du mois d'août, nous avons eu à soigner la femme du nommé Bonnin, demeurant aux Potiérs, commune de Cercoux.

Cette femme, qui est âgée d'une quarantaine d'années, est toujours réglée, souffre depuis longtemps de coliques, de douleurs dans les jambes, de lassitudes extrêmes pour les moindres travaux, de maux de tête violents, principalement le soir; elle a en même temps des vomissements de chaque jour, et rend ses aliments; quand elle n'est pas constipée, elle a de la diarrhée. Elle est sans fièvre, le pouls est petit et vif, la peau est froide, principalement aux extrémités; le teint est mauvais, jaune terreux, avec cercle bleuâtre et bouffissure à la paupière inférieure; la langue est nette, rouge, lisse et pointillée d'une manière générale; elle a l'aspect de la fraise, caractère auquel nous attachons une véritable importance.

Le ventre, plutôt rétracté que ballonné, est douloureux un peu partout, principalement à l'ombilic; la main, en pressant au niveau des fosses iliaques, développe de la crépitation manifeste. La malade a une petite toux sèche, quinteuse; elle crachotte presque sans cesse; elle sue régulièrement toutes les nuits, et principalement le matin. L'appétit est nul ou presque nul, et le peu qui reste est tourné vers les crudités acidifiées et les féculents.

Qu'a, cette malade, avec ce cortége de nombreux symptômes graves et cet aspect misérable? Pour nous, après un examen attentif et minutieux, nous déclarons qu'elle a des vers.

En conséquence, nous prescrivons la santonine et le calomel

à dose purgative, et chaque jour un certain nombre de lombrics sont rendus vivants ; nous disons un certain nombre, cette femme, qui n'a jamais été habile ni soigneuse, ne pouvant rien préciser à cet égard ; mais certainement ce nombre dépasse dix par jour. Pendant plus de quinze jours, il y a eu des lombrics de rendus, et j'estime, sans aucune exagération, que le nombre total de ceux qui ont été expulsés dépasse 100.

Les anthelminthiques ordinaires, les purgatifs, et enfin l'élixir anthelminthique, sur lequel je reviendrai au chapitre du traitement, ont suffi pour changer l'aspect des choses et donner à cette pauvre femme une bonne santé relative : elle ne vomit plus, mange suffisamment, a recouvré des forces, ne sue plus la nuit, et peut se livrer à ses rudes travaux sans ressentir les lassitudes si extraordinaires qu'elle éprouvait avant notre intervention, et pour le plus léger déploiement de forces.

Sans produire un ensemble de phénomènes aussi complet et sans s'accompagner d'un état aussi grave, l'helminthiose joue un rôle important en pathologie et mérite d'éveiller toute l'attention du médecin.

Pour mon compte, j'en suis arrivé à ne jamais entreprendre le traitement d'une maladie un peu longue et rebelle, sans y faire figurer les anthelminthiques, et je suis encore à m'en repentir. Comme toutes les fois que j'ai affaire à un malade sur le compte duquel je suis obligé de douter et dont je ne puis diagnostiquer le mal d'une façon certaine, j'ai encore recours aux mêmes agents, ce qui maintes fois m'a permis de soulager, de guérir même des personnes que de plus habiles avaient dédaignées, pensant qu'elles n'avaient rien, et d'autres qu'ils avaient sinon repoussées, du moins éloignées, pensant qu'elles avaient trop.

Mais abandonnons cette thèse, un peu subtile et délicate, quoique positive, réelle, et féconde en résultats, et disons quelques mots du rôle des lombrics dans les maladies aiguës.

Les cas de maladies aiguës compliquées par les lombrics sont nombreux. Les auteurs, et M. Davaine entre autres, en rapportent un certain nombre ; il en est encore de même de Mondière. Mais, dans bien des cas, ce rôle ne me semble pas avoir été apprécié à sa juste valeur.

Selon moi, les lombrics ne constituent ni ne développent une pneumonie, un rhumatisme, à plus forte raison une fièvre palustre, qui reconnaît, et seulement, pour cause un agent impondérable, spécial ou spécifique. Mais si nous voulions discuter cette question et lui consacrer tous les développements qui y seraient nécessaires, il nous faudrait y employer un grand nombre de pages, que nous devons préférablement réserver pour l'achèvement de notre travail, déjà trop long sans doute.

Citons seulement quelques faits.

J'ai soigné, au mois de mars 1860, la fille du nommé Rives, du village de Cholet, commune de La Clotte, qui était atteinte de pneumonie.

Chez cette enfant, qui est âgée de cinq ans, les choses se passèrent bien pendant la première semaine, malgré la gravité du mal, reposant principalement sur son étendue. Puis son état devint stationnaire et menaça même de rétrograder. Il me vint alors à l'esprit que les lombrics pouvaient en être accusés. Je prescrivis de la santonine, qui amena la sortie, par les voies ordinaires, de plusieurs lombrics vivants. Dès lors, je prédis une guérison, et j'annonçai même qu'elle ne serait complète que lorsque l'enfant rendrait des lombrics ayant cessé de vivre. J'ai souvent fait la remarque que, dans les maladies aiguës, les lombrics les derniers rendus sont morts, et que rarement ceux qui le sont, sont suivis d'autres restés vivants. Dans ce cas, les choses se passèrent comme je l'avais dit : l'enfant, pendant une semaine encore, resta malade et rendit des vers vivants; puis, au quatorzième jour, elle en fit un qui était mort; ce fut le dernier, et la maladie était jugée : le jour même, la malade entrait en convalescence.

Un autre cas de pneumonie observé chez une autre petite fille servira à donner, sinon le complément à notre thèse, au moins l'appuiera-t-il fortement.

C'était en 1850, et le sujet de notre observation était la fille, âgée de six ans, du nommé Baiblau, du village de Valin, commune de Cercoux.

Cette enfant, d'un excellent tempérament, mais délicate et fort impressionnable, était au huitième jour d'une pneumonie. Tout allait bien jusque-là; mais à partir de ce moment, les choses tournèrent au noir : l'enfant se mit à vomir presque continuellement, au point que ni remèdes ni aliments ne pouvaient plus être administrés. L'ensemble des symptômes s'aggrava, le pouls se perdit presque complètement, la face devint hippocratique, et, bien que les symptômes de la pneumonie ne se fussent point aggravés, le pronostic semblait devoir être funeste, quand, sous l'influence de l'huile de camomille camphrée et d'une prise de calomel que j'étais parvenu à faire avaler, un lombric monstrueux, celui dont j'ai déjà parlé, fut rendu. L'enfant ressuscita presque immédiatement, car à partir de cet instant tout disparut; elle passa presque de la mort à la vie, de l'état le plus désespéré à la santé presque parfaite.

Encore un fait, et ce sera le dernier :

Au mois de septembre 1852, je donnais des soins, pour une fièvre intermittente quotidienne simple et légitime, à la nommée Souëf, femme de soixante ans, demeurant à la petite Métairie, commune de Lagarde-Montlieu.

Quelques grammes de sulfate *acide* de quinine suffirent pour guérir les accès intermittents ; mais, à mon grand étonnement, la santé ne revenait pas. Cette femme restait alitée, et, sans souffrir, ne faisait aucun progrès vers la guérison. Elle était dans son lit, étendue sur le dos, presque sans mouvement, disant que rien ne lui faisait mal, mais ne pouvant se lever. Elle ne prenait presque aucun aliment, disant que son estomac n'en voulait pas.

Bref, sans aller mal, elle ne guérissait pas, ce qui ne faisait ni son compte ni le nôtre. Je m'avisai de croire qu'elle avait des vers, et bien m'en prit. A peine quelques centigrammes de santonine furent-ils administrés, qu'elle rendit quatre lombrics et se trouva guérie.

Pour clore cette longue énumération, et cependant bien incomplète, des méfaits des lombrics, nous dirons que dans ce moment même nous assistons à une scène terrible et lugubre dont ils assombrissent encore les couleurs. Nous voulons parler d'une épidémie grave de dyssenterie, où pas un seul cas ne s'est présenté à notre observation sans que le sujet qui en est le support n'ait rendu des vers. Plusieurs en ont rendu en très grand nombre. A peu près toujours leur expulsion a été suivie de soulagement, et même, chez un certain nombre de personnes, d'une guérison plus ou moins prompte.

TRAITEMENT DES OXYURES ET DES LOMBRICS.

Il y aurait ici, nous le pensons, quelques belles et bonnes pages de thérapeutique et même de philosophie médicale à écrire. Mais, outre que nos moyens ne nous permettent guère de tenter une pareille entreprise, le temps inexorable s'y oppose.

C'est à peine, en effet, si nous pourrons trouver dans le peu de jours que nous avons à franchir avant que sonne l'heure fatale, celui de dire ce que nous savons du ténia, de son origine, de ses transformations diverses, des ravages qu'il commet dans certains organismes, et du traitement qu'il convient de leur opposer. Contentons-nous donc de concentrer en quelques lignes ce que notre expérience et une pratique déjà longue nous ont appris à cet égard.

Une indication nette, précise, autant qu'elle est pressante, se présente ici : il faut expulser les vers. Nous ne voulons même pas contester la thèse qui consiste à dire et à penser que ces hôtes singuliers jouent un rôle utile, et qu'ils doivent être respectés, ne serait-ce que dans une certaine mesure. Ces idées ont fait leur temps et ne valent pas qu'on s'y arrête.

Pour nous, ce sont des hôtes incommodes toujours, et souvent dangereux, qu'il faut s'empresser de chasser au plus vite.

On y parvient du reste, en général, facilement; mais ce à quoi on n'arrive pas ni aussi vite ni aussi sûrement, c'est à les empêcher de se reproduire.

Il existe donc ici deux indications au lieu d'une.

La première se trouve remplie avec facilité et sûreté au moyen d'un petit nombre d'agents.

Le semen-contra, et mieux la sentonine, qui en est la *quintessence,* accusée à tort, selon nous, à cause de la strychnine qu'elle est censé contenir et qu'elle doit renfermer bien rarement, puisque nous ne craignons pas d'exagérer en disant que nous l'avons prescrite plus de mille fois sans avoir jamais eu un reproche grave à lui adresser. Mais enfin, il est bon d'être prévenu de la possibilité d'un tel fait. La santonine, disons-nous, les différentes espèces d'absinthe, la tanaisie, la mousse de Corse, sont les principaux. Les différentes sortes de rues, *le fiel,* et une foule de mixtures qui figurent aux étalages de certaines pharmacies, me semblent devoir être généralement bannis; j'ai eu bien des fois à déplorer les funestes effets de leur fâcheuse et inopportune intervention. Il ne suffit pas, en général, de vermicides, il faut encore avoir recours aux vermifuges ; le calomel, qui, chez les enfants, joue les deux rôles, convient surtout; chez beaucoup d'adultes et plus encore chez les vieillards, l'huile de ricin, unie à celle de croton tiglion, convient mieux. Après un certain âge, le colomel a le fâcheux inconvénient de ne pas purger et d'amener la salivation. A ces agents, qui sont internes, on peut ajouter avec avantage les ambrocations sur le ventre à l'huile camphrée, les cataplasmes d'absinthe, de rue, et même d'ail. On trouve dans nos campagnes, une foule de drogues vantées par les commères de village, parmi lesquelles quelques-unes sont bonnes; il faut se garder de les repousser; avec le temps, on finirait par devenir nuisible. A la longue, ce que dit le médecin finit toujours par pénétrer dans les masses, en subissant, et c'est fâcheux, de nombreuses transformations. Il est préférable ici, où le médecin n'arrive pas toujours assez tôt et où l'on n'attend presque jamais sa présence pour agir, de vulgariser et d'encourager par l'exemple quelques moyens simples et efficaces, tels que l'eau salée, l'huile d'olive unie au sel, le jus de citron, etc., etc.

Les moyens que nous venons d'énumérer suffisent en général contre les lombrics. Il n'en est pas toujours de même des oxyures. Ceux-ci sont généralement plus difficiles à détruire. On y parvient cependant par un usage prolongé de la santonine, et plus encore par celui du semen-contra en poudre, qui arrive directement sur le parasite et le tue sur place, surtout et principalement par le lavement froid du soir, qui a le double avantage d'expulser l'oxyure et de s'opposer, par ce fait, à son inconvénient le plus grave, à la démangeaison qu'il occasionne par sa présence nocturne dans le rectum et aux environs de l'anus. N'oublions pas de mentionner les vomitifs, qui sont indispensables et d'une indication rigoureuse quand on a des données à peu près certaines sur la présence des vers dans l'estomac.

Mais, nous l'avouons, malgré l'autorité de certains noms et de celui de Mondière entre autres, nous nous sentirions très peu porté à imiter la pratique qui consiste, même en désespoir de cause, à introduire le tartre stibié dans les veines.

Malgré les succès rapportés par ces auteurs, nous considérons, dans ce cas, le remède, sous le rapport du danger à faire courir au malade, presque à l'égal du mal auquel on prétend remédier. Tout le monde sait le danger inhérent à l'introduction de l'air dans le sang veineux.

Nous ne proposons pas l'usage de l'onguent mercuriel contre les oxyures. Et malgré l'autorité de noms justement respectés, malgré celle qui s'attache à celui de M. Cruveilhier, surtout quand il s'agit de vers, nous le considérons comme un simple palliatif. Il agit en éloignant les oxyures de l'anus, mais il ne fait que déplacer le mal sans y remédier ; il empêche sa manifestation actuelle, mais ne s'oppose pas à ce qu'elle n'éclate plus tard.

PROPHYLAXIE.

Nous l'avons dit : le difficile n'est pas l'expulsion des vers, on y parvient à peu près toujours, mais bien d'en empêcher la reproduction. On comprend aisément que lorsqu'on a affaire à des ennemis en général nombreux, et renaissant pour ainsi dire d'eux-mêmes, il ne suffit pas de les mettre à mort, mais que l'essentiel est de détruire leur funeste progéniture, ou pour le moins de faire disparaître les conditions qui en favorisent le développement et d'en faire naître d'autres qui s'y opposent.

Les lombrics et les oxyures se développant par des œufs, et ces œufs pouvant éclore dans l'intestin (car nous n'admettons pas la manière de voir de M. Davaine pour les lombrics, ni celle de M. Marchand pour les oxyures), une indication positive et rigoureuse consiste à favoriser la sortie au dehors de ces œufs. Les purgatifs seuls remplissent cette indication. Il faut donc, chez ceux qui sont prédisposés aux vers, et principalement chez les enfants, faire un emploi plus ou moins fréquent des purgatifs. Mais il ne faut pas oublier qu'à côté de l'usage sage et raisonné, se glisse facilement l'abus. Les purgatifs, en effet, par leur action trop répétée, pourraient amener le développement de la chose contre laquelle ils sont dirigés, en affaiblissant les sujets soumis à leur emploi.

Après les purgatifs viennent les anthelminthiques, dont il faut régler l'emploi, afin de ne pas les voir devenir inefficaces, ne serait-ce qu'à cause de l'habitude. Mais il faut bien se garder de les négliger, puisqu'ils ont pour propriété, sinon de s'opposer au développement des parasites, au moins d'en opérer la mort ou l'expulsion dès qu'ils ont pris naissance.

Parmi ces derniers, il en est un dont nous ne saurions trop vanter l'efficacité et recommander l'emploi, non comme curatif des accidents aigus vermineux, mais comme prophylactique et préservatif de ceux-ci : nous voulons parler d'un elixir anthelminthique, qui n'est autre que l'elixir de longue vie, additionné d'une macération alcoolique à froid, et par déplacement, des plantes vermifuges dont j'ai parlé plus haut.

L'avantage de ce moyen, c'est qu'il peut être continué indéfiniment, sans inconvénient, à la condition d'en régler sévèrement l'emploi.

Je suis dans l'habitude de le donner aux enfants, une fois par semaine, dès qu'ils ont cessé de prendre le sein, à la dose d'une demi-cuillerée mélangée à partie égale d'eau. Malgré son amertume très prononcée, le remède est facilement adopté par les petits malades, qui s'y habituent vite, et ne tardent pas à le réclamer si on oublie de le leur donner Il fortifie singulièrement l'estomac et aide aux digestions, si souvent pénibles et incomplètes chez bon nombre d'enfants. C'est donc tout à la fois un agent curatif, préservatif et hygiénique général, et c'est à ce point de vue qu'il est précieux.

Car c'est surtout par l'hygiène, ce moyen si puissant d'action sur la jeune humanité, que, par lui, elle est modifiée au point d'en être métamorphosée, que le médecin peut espérer d'arriver à faire disparaître la prédisposition aux vers, et la diathèse qui souvent favorise leur naissance, leur développement et leur multiplication.

C'est surtout par le régime et les soins de propreté, que le but à poursuivre sera atteint : le premier sera azoté, autant que possible, et relevé par les boissons fermentées, et principalement par le vin; les seconds seront aussi parfaits que possible. Les vers, et principalement les lombrics (les oxyures sont un peu moins *crapuleux*), ainsi que tous les autres parasites, sont ennemis de la propreté. Elle les détruit plus sûrement encore que tous les remèdes; la malpropreté, au contraire, leur est singulièrement favorable, et semble fertiliser leur graine, dont elle assure la naissance, favorise le développement et la reproduction.

CESTOÏDES.

Trois vers cestoïdes se rencontrent chez l'homme : le bothriocéphale, le ténia nain, et le *tœnia solium* ou ver solitaire.

Le premier ne se rencontre guère dans nos contrées; il est généralement exclusif du ver solitaire; on le trouve en Suisse, en Hollande, et principalement en Russie, où le tœnia est fort rare. Quant au tœnia nain, il n'a encore été rencontré, à notre connaissance, qu'en Égypte. Nous les passerons l'un et l'autre sous silence.

Le ver solitaire, au contraire, doit nous occuper assez longuement, moins cependant qu'on ne serait peut-être tenté de le croire.

Des nombreuses questions qu'il soulève, ou plutôt qui peuvent être soulevées à son sujet, un bien petit nombre méritent d'être examinées; une seule veut qu'on l'approfondisse.

Encore à notre véritable satisfaction, cette question est actuellement si peu avancée, après avoir paru définitivement arrêtée, qu'elle peut être considérée comme devant être remise à l'étude, et reprise *ab ovo*.

Nous pouvons dire ici que nous n'avons jamais ajouté une foi entière à la théorie qui fait provenir directement le ténia du cysticerque ladrique, dont elle fait le scolex.

Cette théorie est défendue, nous le savons, par des hommes d'une haute valeur, et par M. Ch. Robin entre autres. Mais, d'un autre côté, elle est combattue par de bons esprits, et surtout par M. Davaine, qui dit, à la page 93 de son livre :

« Concluons donc que si la chair de bœuf, qui ne contient pas » le cysticerque ladrique, propage le tœnia ; que si ce dernier ver » se développe chez des individus qui ne mangent pas la viande » du porc, le *cysticerque ladrique* n'est point le scolex ou la tête » du *tœnia solium*, ou tout au moins que le *tœnia solium* possède » un autre mode encore de propagation. »

Nous avouons que nous sommes heureux de nous rencontrer en conformité d'opinion, sur ce point, avec M. Davaine, qui est une autorité ; nous n'avons jamais fait mystère, au reste, de notre opinion à cet égard.

Nous pourrions donc nous en tenir là, peut-être même le devrions-nous à cause de la longueur qu'a déjà notre travail, et qui n'est pas bien compatible avec l'exigence du programme de cette réunion. Cependant, nous pensons devoir y insister un peu, à cause de l'importance de la question au point de vue de l'hygiène publique et privée. Cela nous empêchera seulement de donner les développements dans lesquels nous nous étions promis d'entrer à propos des acéphalocystes hydatidiques et des échinocoques, dont nous ne dirons, et incidemment encore, que quelques mots.

La théorie que nous combattons tire ses preuves de deux sources : la propagation du tœnia selon les contrées, et l'expérimentation directe.

Le tœnia, en effet, est fréquent dans certaines localités et rare dans d'autres. On en a tiré la conséquence qu'il y avait une liaison directe, dans ces contrées, entre le genre d'alimentation et le tœnia. Ainsi, on a dit : le cysticerque ladrique est commun ici, le tœnia l'est également, donc l'un provient de l'autre. Mais le fait inverse a été remarqué. D'un autre côté, le cysticerque ladrique n'a pu être rencontré chez le bœuf (ce qui ne veut nullement dire qu'il n'y existe pas), et cependant l'usage de sa chair crue semble donner le tœnia (Abyssinie).

D'un autre côté encore, beaucoup font usage de la viande de porc et n'ont pas le tœnia, tandis que d'autres, qui n'en usent pas, l'ont. Mais, selon nous, on n'a pas assez insisté sur ce point, que les Abyssiniens, qui mangent la viande de bœuf crue, la mangent fraîche, presque chaude. Il y a sans doute là une cause favorable au développement du tœnia, de laquelle on n'a pas tenu un compte suffisant. Tandis que ceux qui font usage de la viande de porc crue, la mangent toujours plus ou moins longtemps après l'abattage, et presque exclusivement sous forme de jambon, alors qu'elle a subi des préparations plus ou moins destructives des germes qu'elle pouvait contenir, circonstances qui semblent être et sont en effet défavorables à la transformation du cysticerque ladrique (il doit être mort depuis longtemps) en tœnia. Faisons encore cette remarque importante, à savoir, que le tœnia est très commun en Abyssinie et très rare comparativement dans les pays où l'on mange la viande de porc même crue.

La viande de bœuf crue et fraîche, quoique ne renfermant pas de cysticerque ladrique, par son usage favorise la naissance et le développement du tœnia ; tandis que la viande de cochon, mangée crue, mais modifiée par l'art du charcutier ou de la ménagère, et consommée plus ou moins longtemps après la mort de l'animal, semble y être étrangère. De tout quoi il résulte que ce genre de preuves invoquées en faveur de cette théorie, semble la ruiner au lieu de l'étayer. Ne sait-on pas qu'un médecin russe, M. Weis, je crois, en guérissant des enfants atteints de diarrhée rebelle par la viande de bœuf crue, leur a communiqué le tœnia ?

M. le professeur Fuster, en donnant à ses phthisiques de l'alcool dans la crainte des trichines, aurait donc pu se tromper.

L'alcool détruit-il les trichines ? Je l'ignore. Mais le tœnia, j'en suis sûr, ne craint guère l'alcool, qu'il trouve même fort de son goût. Les preuves directes, à notre avis, ne sont pas plus concluantes.

Voici comment s'exprime M. Davaine, après avoir rapporté les expériences au moyen desquelles on a prétendu montrer la relation directe entre le cysticerque ladrique et le *tœnia solium*.

« D'après ces expériences, les helminthologistes considèrent comme jugée la question des rapports du cysticerque avec le *tœnia solium;* » nous ne pensons pas comme eux. Puis, M. Davaine ajoute : « Du rapprochement de tous ces faits, il résulte pour nous que la question de l'identité du scolex du cysticerque ladrique et du *tœnia solium* armé, n'est point encore résolue. »

Une raison à ajouter à toutes celles que fait valoir M. Davaine est la suivante : c'est que, quand on a introduit des cysticerques ladriques dans l'estomac de l'homme, qu'on y a trouvé plus tard un tœnia, et qu'on en a conclu de cause à effet, on n'a fait qu'une expérience fause et illusoire, parce qu'il aurait fallu s'assurer par avance que cet homme n'avait pas déjà le ténia. Et comment le savoir? Il en est de même, et à plus forte raison, quand on a donné des œufs de tœnia aux porcs. Était-on sûr qu'ils n'avaient pas déjà le cysticerque? rien, pendant la vie de cet animal, ne pouvant faire connaître d'une manière certaine qu'il a, ou qu'il n'a pas, le cysticerque ladrique.

Une autre raison à faire valoir contre les expériences invoquées est la suivante :

Le tœnia, son nom l'indique, est généralement seul, tandis que dans les expériences que l'on cite, et qui ne sont nullement satisfaisantes, plusieurs tœnias semblent être en voie de développement.

Si le temps nous le permettait, nous tâcherions de montrer que pour qu'un être transmît à coup sûr le tœnia à un autre être, il faudrait qu'il fût dévoré vivant par lui. Aussi ne pouvons nous nous dispenser d'éprouver de grands doutes quand on nous dit que le chien qui a le tœnia l'a gagné en dévorant des cysticerques de lièvre ou de lapin, et que celui du chat lui vient de la souris, quand la vérité est que le plus grand nombre des chiens et des chats qui ont le tœnia n'ont jamais goûté ni lièvre, ni lapin, ni souris.

Mais c'est assez sur ce sujet.

Concluons, à notre tour, que l'origine du tœnia est encore fort problématique. Vient-il de lui-même et sur place? Vient-il d'œufs portés au dehors par les proglottis ou cucurbitains expulsés, et avalé par certains animaux qui, à leur tour, deviendront la proie de l'homme et lui serviront de nourriture, en lui rendant l'ennemi agrandi qu'ils en avaient reçu? Vient-il encore du climat, de la nourriture ou tout autrement? Franchement, on l'ignore.

Au point de vue de l'hygiène, cette question à donc moins d'importance qu'on ne l'a cru depuis un certain nombre d'années; elle doit être étudiée de nouveau.

SIGNES FOURNIS PAR LA PRÉSENCE DU TŒNIA DANS LE TUBE DIGESTIF.

La présence du tœnia dans l'intestin n'est pas toujours décelée par des symptômes graves et qui ne puissent être rapportés qu'à lui. Bon nombre de personnes, en effet, ayant le ténia jouissent d'une bonne santé apparente, mais elle n'est qu'apparente. Quand ces personnes savent observer et peuvent analyser les phénomènes qui se produisent dans leur organisme et en rendre compte, il résulte de leur relation qu'une foule de sensations bizarres, quelquefois pénibles et même douloureuses peuvent et doivent être rapportées à la présence du ténia. Mais il faut bien convenir que, le plus ordinairement, la certitude de la présence du parasite n'est acquise que parce que quelques fragments en sont expulsés.

A ce sujet, quelle est la durée de la vie du parasite? Selon nous, elle est illimitée et peut durer autant que celle de la personne qui le porte.

Existe-t-il un signe caractéristique de l'âge du ver? Oui.

Si nous nous arrêtons un instant sur ce sujet, en apparence de pure curiosité, c'est que nous lui trouvons une certaine valeur au point de vue de l'inconvénient de la présence du ver dans l'intestin et des accidents qu'il peut y faire naître, tout en avouant cependant que tout ici est relatif à une foule de circonstances qui ne peuvent être précisées, et que l'absolu y est absolument inconnu.

L'âge du ver, indépendamment de la date accusée par le malade, et qu'il ne peut guère préciser ni faire remonter au delà du moment où il a rendu, à sa connaissance, les premiers fragments, est révélé par ces fragments eux-mêmes. Le ver est d'autant plus ancien que les fragments rendus sont plus volumineux, plus larges et plus épais, et en même temps plus foncés en couleur. Les fragments de la partie antérieure du ver sont toujours plus ou moins blancs laiteux; cette couleur va toujours en se fonçant jusqu'au roux et presque au marron, à mesure que l'on se rapproche de sa dernière extrémité. Il faut reconnaître que quand il y en a de grandes portions de rendues à la fois, les choses sont changées et ces caractères singulièrement modifiés. Cependant, l'âge du ver est en proportion de la longueur, de l'épaisseur et de la coloration des fragments rendus. Il nous semble donc préférable d'admettre que les personnes qui ont le ver solitaire depuis cinquante ans, par exemple, ont le même ver, que de supposer qu'elles en ont eu plusieurs, et de dix à douze en dix à douze ans. La longueur totale du ver sert également à caractériser son âge; mais, ici, c'est seulement un moyen de vérification *post mortem* du parasite.

Nous avons vu une vieille fille qui avait, à son dire, le ver solitaire depuis plus de cinquante ans, et qui en a rendu, en deux fois, plus de trente mètres de longueur. Son ver, qu'elle a rendu en entier, offre les caractères d'un ver très vieux. Elle n'avait jamais, nous a-t-elle dit, rendu de grands fragments à la fois, mais seulement des cucurbitains qui l'incommodaient fort, et jouaient, chez elle, le rôle d'oxyures, puis qu'elle les retirait souvent de l'anus avec les doigts.

De tous les nombreux symptômes que l'on a attribués à la présence du tœnia dans les intestins, quelques-uns seulement doivent nous occuper; les autres sont tellement équivoques, qu'ils ne doivent pas nous arrêter un seul instant.

Le plus constant de tous, est la douleur et les différentes sensations ressenties dans le ventre. La colique n'est pas une colique ordinaire; elle est remplacée souvent par une sensation pénible, douloureuse même à l'épigastre, mais plus profondément située que les douleurs ordinaires; elle s'accompagne d'une sécrétion abondante de gaz; les borborygmes sont fréquents et très fatigants.

Les mouvements qu'exécute le ver, quoique obscurs, sont souvent perçus et douloureux.

Les troubles de la vision sont fréquents, et vont parfois jusqu'à l'amaurose momentanée. Ils consistent encore en *mouches noires* ayant la forme d'un flocon de laine, qui monte en tournoyant, va et vient devant la face et à une certaine distance; ces apparences de corps se succèdent d'une façon très fatigante, jusqu'à ce que l'attention, appelée ailleurs, les fasse disparaître.

La démangeaison de l'anus et du nez est presque constante; il en est de même de la salivation et du crackottement qui sont fort incommodes et ont lieu principalement le matin; la lassitude musculaire, qui n'est nullement en rapport avec la force réelle de l'individu ni avec celle déployée par les muscles, n'est fréquemment que momentanée. Il suffit parfois, pour la faire disparaître, de prendre quelques instants la position horizontale. Quant à l'appétit, il est plus souvent perverti qu'augmenté. Sur plus de vingt cas, nous ne l'avons jamais vu une seule fois être considérable. Cependant, nous admettons le fait chez les enfants, qui, quoique rarement atteints du ténia, n'en sont pas exempts. Mais alors il y a comme une sorte de lienterie, et l'assimilation n'est nullement en rapport avec la quantité d'aliments ingérée; de là, un semblant d'appétit, qui est plutôt un besoin incessant de réparation qu'un appétit réel.

J'ai soigné et guéri une petite fille de trois à quatre ans d'une fistule intestinale siégeant à l'ombilic, qui mangeait sans cesse, et qui cependant était d'une maigreur extrême.

Il faut convenir cependant qu'aucun de ces symptômes pris isolément ne peut suffire pour faire diagnostiquer la présence d'un ténia dans l'intestin. Il en est encore de même, à plus forte raison, de ceux si nombreux mentionnés par les auteurs. Mais la réunion d'un certain nombre de ces symptômes, surtout de ceux qui sont les plus accentués par leur bizarrerie quand ils ne peuvent être rapportés à aucun état pathologique manifeste, peuvent et doivent éveiller l'attention du praticien et lui faire soupçonner la présence du tœnia.

Le seul signe pathognomonique est la sortie des cucurbitains, qui s'effectue une fois ou l'autre. S'il est vrai de dire que cette sortie est en général fréquente, il l'est aussi que, dans certains cas, elle est fort rare, et même peut manquer totalement. Nous connaissons particulièrement un homme qui a le ténia depuis plus de quinze ans, et qui n'a jamais eu connaissance d'avoir rendu des cucurbitains plus de deux ou trois fois, et toujours à la même époque, au mois de juin. Nous en soupçonnons un autre de l'avoir, qui n'en a jamais rendu, malgré l'action réitérée des purgatifs les plus variés.

Indépendamment de tous ces symptômes, qui constituent autant de petites misères et dont quelques-uns sont fort incommodes et douloureux, et peuvent même aller, en se groupant, jusqu'à produire de véritables états morbides permanents, mais le plus souvent tout à fait transitoires, il existe quelques autres maladies, parfaitement distinctes et figurant dans le cadre nosologique, qui doivent être mises sur le compte du ténia.

Ces affections cependant sont moins nombreuses et moins variées que celles qui doivent leur existence aux lombrics et aux oxyures.

Le plus grand nombre de celles rapportées par les auteurs ont eu pour siége apparent le système nerveux.

Quant à nous, tous les individus que nous avons eu à traiter du ver solitaire, un seul excepté, accusaient des dérangements de la nature de ceux dont nous avons fait une courte analyse. Tous, sans exception, en ont été débarrassés par la sortie du parasite, tous ont vu par conséquent leur santé s'améliorer et même devenir irréprochable.

Le sujet plus gravement atteint était épileptique. Comme ce travail a déjà acquis une dimension considérable, je me contente de rappeler ce fait, que j'ai publié dans l'*Union médicale* en février dernier. Le sujet est guéri depuis plusieurs années, et rien ne peut faire soupçonner une rechute.

TRAITEMENT.

Pour nous, rien n'est plus simple et plus facile que le traitement du tœnia. Nous n'avons jamais eu recours, nous l'avouons, qu'à un seul remède, qui toujours nous a réussi. Ce remède est la décoction de l'écorce de racine fraîche de grenadier.

Nous ferons seulement observer, à ce sujet, qu'il n'y a que le grenadier à fleurs simples et portant des fruits qui soit efficace. Il existe dans nos jardins un grenadier à fleurs doubles qui, en apparence, ne diffère en rien de l'autre ; seulement, il ne porte pas de grenades et n'a aucune efficacité conte le ténia. Il est bon d'être prévenu de ce fait. Voci comment nous procédons :

Quand nous avons acquis la certitude de l'existence du tœnia.

nous agissons immédiatement et sans faire subir au malade aucun traitement préparatoire.

Nous lui faisons seulement l'obligation de supprimer le repas du soir qui doit précéder l'emploi du remède, et à la place de ce repas, il boit une grande verrée d'eau froide.

Nous ne sommes pas seul à avoir remarqué l'action de l'eau froide sur les vers; elle ne les détruit pas, mais les stupéfie, et procure un véritable bien-être.

Le lendemain matin, à jeun, le malade boit le plus rapidement possible, en une ou deux fois, la décoction de 60 à 100 grammes d'écorce de racines fraîches, préparée en faisant bouillir dans 500 grammes d'eau que l'on fait réduire d'un tiers.

Cette dose, qui est celle qui convient aux adultes, doit être diminuée pour les enfants, et diminuée dans des proportions diverses et relatives à leur âge.

L'administration de ce remède n'est pas très difficile : les malades l'avalent assez facilement; mais il faut convenir que ce moyen, si infaillible, que nous ne l'avons jamais vu échouer une seule fois, arrivé dans l'estomac, leur fait éprouver de véritables angoisses, et que souvent il est vomi. Dans ces cas, il peut échouer : c'est à recommencer. Les malades éprouvent de la colique, une agitation extrême; ils sont singulièrement travaillés en dedans. Presque tous ressentent des troubles de la vision très marqués; quelques-uns cessent même momentanément d'y voir. Il est probable que ces symptômes sont dus surtout à l'action du ver, qui se détache de l'intestin, où il est fixé, la tête dirigée vers le pylore, s'agite, se remue plus ou moins vivement en fuyant devant le liquide vermicide. On est d'ailleurs frappé de leur analogie, de leur ressemblance avec ceux qui sont dus à la présence du ténia, en dehors de l'action du grenadier. Chez tous nos malades, la sortie du ver a eu lieu dans un temps relativement court; quelquefois au bout de moins d'une heure, toujours dans le courant de la journée où le remède a été administré.

Ce traitement me semble devoir être préconisé à l'exclusion de tous autres, à cause d'abord de son infaillibilité, du peu de temps qu'il réclame pour son exécution, du peu qu'il coûte, et des tourments, des misères qu'il épargne aux malades, et de l'autorité qu'il procure au médecin.

Si on le compare même au cousso, l'avantage en sa faveur n'est pas douteux ; mais il devient bien autrement évident en le mettant en regard de ceux que l'on trouve encore recommandés dans certains auteurs contemporains, tels que ceux de Madame, Noufer et de Bourdier. Il n'y aurait que les pépins de citrouille qui pourraient lui être comparés, et même en faveur desquels serait l'avantage, si leur efficacité venait à être sérieusement constatée.

Nous voici arrivé, Messieurs, au terme de cette course rapide à travers le parasitisme humain.

Il nous faut maintenant conclure.

Nous dirons que cette question, de laquelle nous ne vous avons tracé qu'une pâle image, que nous avons à peine esquissée, est de la plus haute importance pour l'hygiéniste et le médecin praticien.

Nous ajouterons que nous serions heureux si, simple et obscur pionnier de bonne volonté, par cet humble coup de pioche, nous avions l'heureuse chance d'aider à la retirer du long enfouissement où elle gît, en contribuant à faire surgir une légion d'ouvriers actifs, laborieux et intelligents, qui lui permît un accès mérité et de plus grande importance dans l'enseignement et la pratique.

II

DES PARASITES DE L'HOMME

TANT INTERNES QU'EXTERNES

ET DES MOYENS D'Y REMÉDIER

Par M. le Dr CARON (de Paris).

Prise dans l'acception grammaticale du mot, l'expression de *parasite*, de παρα, *auprès,* et de σιτος, *nourriture,* indique, d'une manière bien évidente, toute production organique qui se développe accidentellement, pathologiquement sur un autre, auquel elle emprunte les éléments de son organisation.

La loi physiologique d'un pareil phénomène est bien facile à comprendre et à démontrer surtout, si l'on veut nous permettre de poser en principe, à l'exemple de Newton, que la nature a horreur du repos et de l'inaction ; qu'au milieu de cette activité incessante, qui en réalité résume ce problème du mouvement perpétuel, la nature n'est jamais en repos, et que tout en subissant les transformations décomposantes qui caractérisent la dissolution de certains individus, elle vient en aide à la reconstitution, au développement d'êtres nouveaux, inférieurs il est vrai, mais traduisant physiologiquement la loi fondamentale que nous venons d'invoquer.

Qui pourrait en effet nous contester que cette activité vitale, que ce principe de toute création, soit partout le même et partout au même degré d'intensité, dans toutes les espèces et à toutes les périodes de leur existence ?

Pour le réfuter, il nous suffirait d'appeler l'attention des physiologistes sur les circonstances hygiéniques atmosphériques et individuelles qui à chaque instant modifient, augmentent ou ralentissent l'activité physiogénique des appareils aux différentes époques du jour, de l'année ou de âges.

Physiologiquement parlant, l'homme serait le premier parasite de sa propre espèce, puisqu'il se constitue par un produit physiologique (l'œuf), qui ne se développe qu'à la faveur des éléments assimilables, qu'il trouve tout élaborés dans le sang maternel, physiologiquement modifié *ad hoc.*

Au point de vue pathologique, le parasite consiste en un produit anormal, organisé, qui se développe à la faveur des transformations que subissent toutes les parties constituantes de l'économie, soumises à une détérioration lente et progressive, préparée et entretenue par une vicieuse direction des fonctions de la digestion ; mais ce que personne n'avait encore apprécié à son véritable point de vue physiologique, c'est que ces modifications pathologiques spéciales dépendent précisément de l'âge des sujets et du mode d'altération réalisé par ces tempéraments hors ligne.

Aussi, une fois admis que chaque système, chaque organe, chaque appareil de l'économie peut, à un moment donné, se trouver ramené à ces conditions pathogéniques spéciales, il devient facile de prouver que les parasites, à quelque genre qu'ils appartiennent, à quelque ordre que vous vouliez les rapporter, ne

peuvent être classés en parasites externes, en parasites internes.
Tout en acceptant cette première division essentiellement classique, encore faut-il lui assigner le genre, les espèces qui y appartiennent, pour ne comprendre dans chaque catégorie que celles qui lui sont légitimement applicables.

Dans la première division des parasites externes, nous devons comprendre :

Les puces, les *pediculi capitis, corporis*, les *acarus* ou *sorcoptes*. Nous croyons devoir réunir dans cette classification les végétations de la teigne ou *favus*, sortes de sporules particulières qui caractérisent un genre d'affections du tégument externe et des régions poilues en particulier. Les trichophytons du porrigo de calvans de la plique polonaise, le trichoma et le trichomonas vaginalis, etc. Nous ne pensons pas qu'il soit nécessaire de faire une nouvelle division pour certaines espèces encore moins régulièrement constituées, mais qui, par leur position, nous semblent devoir être rangées parmi les parasites externes, tels que les plaques d'oïdium albicans, sortes de muscédines des muqueuses pulmonaires et intestinales, plus généralement connues sous la dénomination de *pseudomembranes, diphthéritiques*, de *muguet*, de *croup*, etc.

Dans la deuxième catégorie comprenant les parasites internes, nous rangerons les entozoaires et toutes leurs variétés : lombrics, ascarides, oxyures, tœnias, botriocéphales, tricocéphales, etc., filières de Médine, ecchynoccoques, acéphalocystes, et enfin toutes les espèces déjà décrites et qui n'ont point encore pris rang dans les classifications officielles de l'époque, mais que les progrès de l'observation ne manqueront pas de spécifier. Nous proposerons encore de comprendre dans le genre parasite les productions tuberculeuses, quel qu'en soit l'organe particulier dans lequel on les rencontrera.

De tout ce qui précède, nous nous croyons autorisé à déduire que le parasite, à quelque ordre qu'il appartienne, dans quelque tissu qu'on l'observe, ne fait son apparition sur ou dans l'espèce humaine qu'à l'occasion d'une perturbation physiogénique plus ou moins profonde des lois physiologiques *caractéristiques* de la santé. Et si, comme c'est notre avis, on veut tenir compte de cette dépression vitale propre à chaque appareil, à chaque organe, à certaines époques de la vie physiologique, rien ne sera plus facile alors de comprendre que tous ensemble, et chacun de son côté, puissent devenir la terre promise d'une production parasitaire particulière, spéciale, que justifiera le mode et le degré d'altération subi par l'organe lésé, détérioré. C'est d'ailleurs, dans l'espèce, ce qui caractérise, à proprement parler, la diathèse vermineuse, parasitaire dans sa plus grande activité.

Mais on va de suite nous demander comment nous répondrons à cet axiome physiologique : *Omne vivans ex ovo,* et on nous priera de nous expliquer sur la présence de ces productions parasitaires dans la profondeur de certains organes, comme dans les muscles, dans le foie, le cœur, le cerveau et dans les yeux ?

Passe encore, nous dira-t-on, pour le poumon, les intestins et les surfaces tégumentaires qui se trouvent en continuelle communication avec les agents extérieurs en suspension dans l'air, l'eau et les aliments.

Sans prétendre anticiper sur les ingénieuses et persévérantes recherches de MM. Pasteur, Coste, Joly et Pouget, relatives à l'hétérogénie et les générations spontanées, nous nous bornerons à notre modeste rôle de praticien observateur, pour dire que toutes les variétés parasitaires que nous rencontrons journellement sur ou dans l'espèce humaine, semblent se reproduire invariablement dans certaines conditions hygiéniques qui se rattachent à l'éducation physique de la première enfance : conditions qui nous paraissent avoir été généralement négligées et qui rentrent dans l'étude des questions physiologiques les plus importantes que nous avons déjà développées dans le *Traité de puériculture* et du *Code des jeunes mères,* édition 1860, au chapitre de l'*Allaitement.* C'est à ces mêmes questions que nous faisons allusion dans ce fascicule des *Causes de la mortalité des enfants* que nous avons présenté et discuté au dernier Congrès de Rouen (2ᵉ édition 1865).

Nous n'avons certes pas la prétention de faire en ce moment l'histoire naturelle de tous les parasites humains, d'étudier leurs mœurs, leur constitution anatomique et physiologique; aussi, ne ferons-nous qu'effleurer toutes ces questions, pour arriver de suite à leur mode de reproduction, des circonstances hygiéniques ou pathogéniques des organismes qui leur servent de berceau; passerons-nous rapidement sur le diagnotic dont tous les praticiens connaissent les moindres détails ; n'aborde-rons-nous la question du pronostic et du traitement, que pour nous associer aux confrères qui regardent, à juste titre, la présence des parasites comme d'un mauvais augure, et qui, à cet effet, s'attacheront toujours à en favoriser l'expulsion par tous les moyens possibles, tout en insistant sur la nécessité de remédier à cet état de choses par des médications générales, reconstituantes, subordonnées à l'état particulier des petits malades que l'on est appelé à traiter.

C'est incontestablement ici le moment de rappeler aux prati-ciens la gravité, l'énormité paradoxale de cette proposition antiphysiogénique : qu'il faut de bonne heure habituer l'estomac des jeunes enfants à digérer toutes espèces d'aliments.

Comment, en effet, des praticiens, des physiologistes, peuvent-ils oublier ainsi à plaisir que l'organisme est impérieusement condamné à subir les lois physiologiques corrélatives du déve-loppement respectif des individus, de l'apparition normale et successive de chacun des organes de l'économie, à chaque période de la vie, et que c'est toujours par ces encouragements falla-cieuxque les mères et les nourrices conduisent leurs élèves dans la voie des altérations constitutionnelles de tout genre, dont le tableau se trouve en partie reproduit dans le travail présenté au Congrès de Rouen ?

On se gardera bien d'anticiper sur l'activité fonctionnelle des yeux, des oreilles, de l'odorat ou du cerveau ; mais pour l'estomac, ce centre de vie et de maladie, *omnium lerna malo-rum*, pour lui, pas de grâce ; il faut, bon gré mal gré, qu'il se courbe aux caprices de notre ignorance, de notre ridicule appréciation physiologique.

C'est par ce système de raisonnement que les mères et les nourrices sont encouragées à confier à l'estomac de leurs nour-rissons, des aliments dont les qualités digestives ne sauraient être réalisées par les appareils délicats, incomplets, impuissants à l'époque où elles se hasardent à les employer. Ces matériaux hétérogènes, réfractaires à l'action dissolvante, désagrégeante des sucs gastriques imparfaits, sont par conséquent destinés à séjourner un temps plus ou moins long dans l'estomac et ses annexes.

La présence des produits de sécrétion, le degré de température, tout concourt à favoriser sinon un travail de digestion physiologique, au moins une fermentation plus ou moins irrégulière et imparfaite, au centre de laquelle s'accomplira facilement le développement des parasites intestinaux de toute espèce, savoir : ascarides, lombrics, tœnias, oxyures, etc., en raison du degré plus ou moins complet de fermentescibilité de ces aliments indigestes.

L'enfant, condamné à subir un temps plus ou moins long l'absorption de ces éléments assimilables de mauvaise qualité, d'une élaboration digestive aussi irrégulière, ne peut manquer de s'étioler de jour en jour, comme les différents appareils qui le constituent se fausseront dans leur activité fonctionnelle, physiologique. Cette détérioration lente et progressive conduit à appauvrir cet organisme et à le placer dans les conditions les plus favorables, à l'explosion de ces symptômes caractéristiques, de toutes les diathèses scrofuleuses, rachitiques, tuberculeuses; diathèses qui sont les plus propices à la production des parasites de toute espèce, comme on les observe communément dans la pratique; semblables alors à ces terrains marécageux qui ne produisent que certaines espèces végétales, dont la présence est constamment subordonnée au degré d'humidité du sol; à tel point que si, par un système de drainage particulier, aujourd'hui si profitablement appliqué, on vient à dessécher le terrain, qu'on lui fasse subir certaines modifications par les engrais, l'assolement, on peut temporairement croire à la disparition des espèces végétales qui de temps immémorial s'y reproduisaient.

N'avons-nous donc pas dans l'espèce humaine de ces conditions identiques chez ces individus scrofuleux, tuberculeux, qui, par une hygiène, souvent aussi sous l'empire de médications spéciales, semblent revenir à la santé, se soustraire à l'épuisement que déterminait chez eux la présence des parasites, et cette amélioration se maintenir, tant que de nouvelles causes physiques ou morales n'interviennent pas, pour rejeter les individus dans l'état cachectiques dont nous parlons? Qui ne sera tenté d'admettre que bon nombre de ces panacées, que prônent les charlatans, ne réussissent momentanément que par l'action modificatrice et temporaire qu'ils exercent sur l'organe malade; témoins la pommade mercurielle pour les pédiculi, celle à l'iodure de soufre pour toutes les variétés de favus, de porrigo; la pommade d'Helmerick pour la gale, etc., le kousso pour le tœnia? quand le calomel et la térébenthine, aidés des drastiques, seront restés insuffisants, quand chez les phthisiques, les préparations iodurées, combinées avec la médication reconstituante, seront restées impuissantes pour modérer ou arrêter la fonte purulente des tubercules et remédier à la dissolution générale de l'économie épuisée.

En résumé, les parasites de l'espèce humaine, à quelque ordre qu'ils appartiennent, sont le résultat inséparable d'une dépravation organique et physiogénique locale ou générale, consécutive à un vice radical de l'alimentation, et particulièrement à l'inobservance des règles les plus simples d'hygiène applicables à la première enfance.

Les jeunes mères, les nourrices, imposent à l'estomac des tout jeunes enfants, une alimentation trop abondante et trop souvent aussi composée de substances incompatibles avec l'activité fonctionnelle des appareils digestifs de ces premières époques. C'est par ce procédé que l'on expose ces jeunes organisations à mourir de faim au milieu d'un véritable luxe d'alimentation, puisque les produits immédiats ne sauraient fournir aux éléments d'une assimilation physiogénique. C'est dans ces circonstances que les gens du monde, les mères et les nourrices, se croient autorisés à répéter que le lait de la nourrice n'est point de bonne qualité, qu'elle ne fournit pas assez, et qu'il faut y suppléer par une alimentation supplémentaire.

Voilà, Messieurs, la véritable cause, la source de cette prodigieuse mortalité des premières années de la vie humaine.

En définitive, nous n'hésitons pas à affirmer que les parasites humains une fois constatés, quel que soit l'ordre auquel ils appartiennent, doivent être expulsés avec le plus grand soin et au moment même de leur constatation. Bien que chaque appareil, chaque tissu puisse engendrer son parasite, il n'en résulte pas moins que ce produit anormal, tout en manifestant localement ses ravages, peut, avec le temps, envahir les appareils et organes voisins, et multiplier indéfiniment les désordres locaux et généraux de l'organisme entier.

Que tout en plaçant en première ligne la nécessité de l'évacuation primordiale du parasite, soit externe, soit interne, il faut simultanément instituer une médication interne spéciale, qui reconstitue les fonctions physiogéniques, perverties, faussées, dénaturées; médication qui sera toujours laissée à l'appréciation du praticien, tant sont variables les influences thérapeutiques des agents pharmaceutiques, en raison des climats, des habitudes hygiéniques et sociales de chaque localité; mais leur rappelant toujours que la source du mal tient à l'ignorance des mères et des nourrices sur les premières questions hygiéniques de l'allaitement des nouveau-nés. Que ces personnes, même les mieux intentionnées, sont trop souvent conduites à mal faire, à faire fausse route, par l'indifférence que mettent les médecins à les instruire de tous ces détails, qui ne peuvent réellement trouver place que dans un cours de *puériculture*.

C'est qu'en effet la science de la puériculture est un véritable tableau synoptique de toutes les questions relatives à la reproduction de l'espèce, s'attachant à préciser les qualités essentielles des individus destinés à cette fonction par le mariage. Les obligations respectives de cet état social, l'hygiène du mari et de la femme dans l'état conjugal; les instructions particulières à donner à la jeune mère pendant la grossesse; celles du moment de la naissance; enfin, tout ce qui constitue l'hygiène dite de la première enfance, qui n'est que dans les livres, et que ne possède aucune mère, aucune nourrice, tant le cœur humain est accessible aux préjugés, aux commérages, qui seuls font toute la science actuelle de ces mères de famille, trop indifférentes de l'avenir de leurs enfants. En résumé, les parasites humains résultant des procédés d'alimentation mis en usage dès les premiers mois de la vie, les médecins comprendront probablement un jour la nécessité de régler plus physiologiquement le régime des nouveau-nés, et les mères sauront résister à ces perfides insinuations d'amies qui les poussent à donner le sein, sans discernement, à tout enfant qui crie. La règle fondamentale, c'est de ne donner à téter aux enfants que de quatre en quatre heures pendant le jour et jamais la nuit.

L'observation rigoureuse de cette hygiène sera, dans l'espèce, le meilleur préservatif des parasites et le traitement le plus certain.

III

QUELQUES MOTS

SUR

LE LYMPHATISME ET LA SCROFULO-TUBERCULOSE

PAR LE Dr SARRAMÉA,

Médecin de l'Hôpital Saint-André de Bordeaux.

En abordant cette tribune où d'éminents orateurs ont si éloquemment traité quelques-unes des hautes questions de notre science, mes premières paroles doivent être pour réclamer votre indulgence en faveur de l'exposé que je viens brièvement soumettre à votre bienveillante attention.

Il s'agit, Messieurs, de ces maladies de poitrine, et en particulier de la tuberculisation pulmonaire, dont vous a parlé hier notre honorable collègue, le Dr Mascarel, préconisant contre cette affection les eaux du Mont-Dore, et vous annonçant des résultats qu'il serait bien heureux de voir toujours constants. La France, nous le savons tous, voit jaillir de nombreuses sources justement célèbres par leur efficacité. Nos distingués confrères des eaux pyrénéennes sont là pour nous dire leur succès, car c'est à ces sources sulfureuses qu'il sont surtout obtenus. Pourtant, Messieurs, il faut l'avouer, et je voudrais bien que M. Mascarel eût raison de ne pas être de mon avis, à côté de quelques résultats satisfaisants se trouvent de nombreux revers. Malgré les investigations incessantes de la science, malgré les bienfaits de toutes les eaux minérales, malgré les moyens les plus variés de thérapeutique chaque jour mis en œuvre, la tuberculose n'en poursuit pas moins sa marche, décimant les populations en ne choisissant que de jeunes victimes.

Si guérir les maladies est une gloire pour notre art, les prévenir est son triomphe.

L'œil toujours fixé vers ce double but de tous nos efforts, nous marchons sans cesse en avant dans la voie du progrès; chercheurs infatigables, tourmentés du besoin de connaître encore, travaillant à reculer les frontières de la science pour reculer celles de la vie. Puisse-t-il en être ainsi, Messieurs, pour le mal terrible, sujet de ces quelques lignes. Et pour cela, instruits par une triste expérience de l'inefficacité fréquente de notre thérapeutique, interrogeons sur la prophylaxie de la scrofulo-tuberculose le grand livre de l'hygiène, cette branche importante de la philosophie générale qui guide sûrement l'homme dans sa marche vers la perfectibilité, sa suprême loi ; magnifique étude qui a pour sujet les milieux au sein desquels se meut l'humanité vivante, étude féconde d'où jailliront des conquêtes sérieuses pour l'avenir.

Accomplissant son œuvre au grand soleil du vitalisme, toujours à côté de l'humanité en marche à travers le temps, l'hygiène doit se placer de front avec toutes les connaissances qui ont le bonheur pour terme. Traitant des conditions les plus radicales de ce bonheur, elle a le droit et le devoir de tout contrôler, et par son activité rationnelle et pratique, par ses enseignements populaires, elle est faite pour remuer les masses et les relever de la détérioration physique et morale en leur expliquant le bien de toutes choses. Si dans de semblables études, Messieurs, la liberté doit éclater de toutes parts, et la vérité se faire entendre aux peuples et aux souverains, c'est à la condition que ce travail incessant de recherches et de procréations aura été sérieusement examiné, débattu et sanctionné par les Sociétés savantes. C'est là, Messieurs, votre noble rôle ; et j'en sollicite l'accomplissement en présence de la pensée que je viens vous soumettre, comme je le faisais en 1861 au Congrès scientifique de France, à cette même tribune. Cette pensée, Messieurs, elle a grandi depuis cette époque et s'est fortifiée dans mon esprit par de nouveaux enseignements, que chaque jour, chaque année nous apportent. Et si pour la voir se réaliser il faut y penser et en parler toujours, je remplis de mon mieux cette condition de succès en vous exposant aujourd'hui la substance de mon œuvre.

Chargé depuis longues années du service médical d'hospices d'enfants, d'orphelinats, de maisons de jeunes détenus, peuplés de sujets nés et ayant vécu la plupart dans la misère, au sein des quartiers les moins salubres de nos grandes cités, j'ai été frappé du grand nombre de sujets porteurs de mauvaises constitutions, débiles, lymphatiques, scrofulo-tuberculeux.

Trop souvent impuissant à triompher de cette dernière dia-thèse, à laquelle sont dus dans nos hospices et nos prisons presque tous les décès, je me suis demandé si en dehors des moyens et du régime des institutions ordinaires, il n'existerait pas des armes puissantes capables de combattre dès leur appa-rition, pour mieux les vaincre, d'aussi redoutables ennemis de la vie. Interrogeant alors les diverses stations désignées par la science comme salutaires aux malades scrofulo-tuberculeux, soit par le climat, soit par les eaux et l'ensemble de leurs conditions hygiéniques; consultant mon expérience personnelle, appuyée par celle des auteurs et des confrères les plus recom-mandables, je suis arrivé à cette conviction que le séjour dans certaines localités maritimes convenablement choisies et pré-sentant une orientation et des conditions de température satis-faisantes, la respiration d'un air pur et balsamique, l'exposition à la lumière et aux rayons du soleil, des aliments abondants et appropriés aux constitutions, aptes surtout à entretenir la calo-rification, des vêtements en harmonie avec les saisons, l'habita-tion dans de vastes bâtiments parfaitement ventilés (surtout pendant la nuit, temps qui absorbe les deux cinquièmes de la vie), le coucher sur des lits formés de plantes aromatiques ou d'algues marines, l'eau de mer quelquefois en boisson, les bains à des températures convenables salés ou chargés au besoin de principes résineux et médicamenteux, l'arénation, les travaux agricoles et forestiers, l'exercice sur la plage et sur l'eau, le soulèvement du corps par les flots dans les moments de houle, la gymnastique nécessitée par les manœuvres de marine et la natation, les voyages quelquefois sur l'Océan : telles étaient les conditions hygiéniques les plus favorables pour s'opposer à la marche du lymphatisme et de la scrofulo-tuberculose. Fort de cette conviction, en présence d'une station sylvi-maritime dont vous admirerez demain les magnifiques splendeurs et qui me paraissait offrir le plus parfait agencement de ces grands moyens prophylactiques et curatifs, je demandai en 1850 à l'État d'en faire l'application à de nombreux jeunes détenus élevés sous sa tutelle et marqués au triste cachet de ces fatales prédispositions et diathèses.

Sans doute, Messieurs, les hospices, les hôpitaux, les institu-tions de bienfaisance sont multipliés et largement ouverts aux pauvres malades; de vastes et renommées cliniques existent, où s'étudient les maladies et se formulent, d'après l'expérience, les grandes méthodes thérapeutiques; nombreux sont les bâtiments modèles destinés à l'acclimatation et au perfectionnement d'animaux ou de plantes agréables et utiles à l'homme, mais les asiles d'hygiène manquent complètement. Pour ces pauvres rejetons de notre race, enfants débiles et chétifs destinés à mourir jeunes ou à vivre souffreteux et languissants, à charge à la société et à l'État, nulle part ne se voient des établissements d'éducation hygiéniques, véritables serres où, sous une direction médicale intelligente seraient rationnellement mis en œuvre les grands moyens de prophylaxie, et s'opèreraient des transformations, de complètes régénérations, arrachant à la souffrance et à la mort de nombreuses victimes, pour en faire des êtres sains et vigoureux, utiles un jour à eux-mêmes et à leurs semblables.

Véritables cliniques d'hygiène, des établissements ainsi institués porteraient certainement d'heureux fruits. Destinés d'abord aux enfants secourus par l'assistance publique, ils verraient, à leur côté, des maisons semblables pour les enfants que la fortune ne garantit pas de ces fatales prédispositions, et bientôt l'hygiène publique, inscrivant dans ses annales une nouvelle conquête, l'humanité se réjouirait de voir désormais très rares ces maladies, aujourd'hui si communes, qui flétrissent et moissonnent les jeunes générations. Que dans toutes les localités désignées par la science, sur nos côtes maritimes, s'élèvent donc des asiles de préservation pour nos jeunes générations aux diathèses signalées !

Déjà, je me hâte de le dire, depuis 1860, l'administration de l'assistance publique de Paris a ouvert pour les enfants strumeux de la capitale un établissement sur la place de Berg, aux bords de l'Océan.

Que cette mesure, Messieurs, soit généralisée.

Que chaque grande ville, chaque contrée ait son institut hygiénique. Réaliser cette pensée serait combler une immense lacune de notre économie sociale, et accomplir un progrès intéressant dans ce qu'elles ont de plus cher toutes les classes de la société, en commençant par les plus malheureuses.

Il appartient à notre science, il vous appartient, Messieurs, en ces solennelles assises, d'élever la voix pour atteindre ce but. Souverainement ennemi des idées purement spéculatives et des utopies, la médecine, de nos jours, a pour seul mobile de ses rudes labeurs la découverte des vérités dont l'application peut contribuer à l'amélioration de l'humanité. C'est là le progrès qu'elle ambitionne et auquel elle travaille, en mettant à contribution toutes les connaissances. Puisse ce noble but de nos travaux être généralement compris, et nos préceptes d'hygiène être suivis comme ceux de la thérapeutique! En sera-t-il ainsi? Si les labeurs sont grands pour conquérir des vérités utiles, ils ne le sont pas moins pour les faire accepter. Qu'importe! travaillons toujours dans ce but; notre heure viendra.

Le problème de la vie humaine est de ne s'avouer jamais lassé. Un jour peut-être, quittant l'ornière et montant sur les hauteurs pour interroger l'horizon, les peuples reconnaîtront pour leur servir de guide cette science qui constitue ses disciples, auditeurs et conseillers de toutes les misères, et qui leur dit par la bouche d'Hippocrate : Plus vous aimerez les hommes, plus vous aimerez votre art, parce que cet art vous donne les moyens de leur être utiles.

L'œuvre que je vous propose, Messieurs, aura-t-elle ce cachet d'utilité et l'approuverez-vous : c'est la faveur immense que j'ambitionne. Heureux si, réalisée par le fait même de votre solennelle sanction, elle vient s'ajouter au nombre de vos gloires et surtout de vos bienfaits.

PROCÈS-VERBAL

de la séance de l'après-midi du 7 octobre.

M. le Secrétaire général donne la liste de plusieurs membres du Congrès arrivés depuis le matin.

Lecture d'une lettre de M. SANDRAS, jointe à l'envoi de deux Mémoires qui ont déjà été publiés : l'un sur la diathèse urique, l'autre sur la digestion et l'alimentation.

M. Bertet (de Cercoux) donne lecture d'un travail répondant à une partie de la sixième question du programme. Ce travail a pour titre : *Des vers intestinaux.*

M. Caron (de Paris) lit à son tour un Mémoire sur les parasites de l'homme.

M. Micé. J'ai écouté les lectures des deux orateurs précédents avec le plus vif intérêt. Dans son Mémoire, M. Bertet s'est efforcé de ruiner une opinion qui a généralement cours aujourd'hui sur l'histoire naturelle des cestoïdes, et je viens protester contre ces assertions. Les recherches de plusieurs naturalistes ont réduit à deux les groupes des helminthes, en laissant de côté le groupe voisin des turbessariés. Jusque dans ces derniers temps, on acceptait la division des helminthes en hématoïdes, cestoïdes et cystoïdes. Aujourd'hui, ces deux dernières classes n'en font plus qu'une seule : c'est un fait acquis et surabondamment démontré.

Pour M. Bertet, la question doit être de nouveau mise à l'étude; je ne suis pas de son avis, et voici mes preuves :

1° La ressemblance qui existe entre la tête des vers enkystés et celle de certains vers rubanés est évidente. En 1856, ce fait m'avait frappé dans les démonstrations du savant et regrettable naturaliste Moquin-Tandon. Déjà, en 1830, Cuvier l'avait remarqué, puisqu'il avait donné au ver qui détermine la ladrerie du porc le nom de *tænia cellularia*.

2° Cette même ressemblance est encore manifeste lorsqu'on observe les diverses variétés de vers dans diverses espèces d'animaux. C'est ainsi que chez le canard on trouve le cysticerque de l'épinoche, chez le chien celui du lapin, chez le chat celui de la souris, chez le loup celui du mouton, chez l'homme enfin celui du porc.

A l'appui de l'opinion que je soutiens, je dirai encore qu'en Abyssinie le tænia est très commun, parce qu'on y mange de la viande crue de bœuf; j'ajouterai que chez les Trappistes, qui vivent exclusivement de légumes, on n'observe jamais le tænia.

Mais des preuves bien plus directes et plus concluantes encore nous sont fournies par les expériences faites sur l'homme et sur les animaux.

Le Dr Humbert (de Genève), qui n'éprouvait aucun des symptômes de la présence des vers dans l'intestin, mange de la chair de porc ladre, et il a le tænia !

Il y a quatre ans, Van Beneden a consigné, dans un Mémoire

couronné par l'Institut, le résultat détaillé de ses recherches. Quatre chiens encore *à la mamelle* sont choisis : à deux d'entre eux, on donne des cysticerques; chez les deux autres, on continue l'allaitement. Eh bien ! les deux premiers animaux, selon les prévisions de Van Beneden, sont pris du tænia; les deux autres continuent à se bien porter.

Il y a deux ans, l'Académie de Bordeaux s'est préoccupée de cette question et l'a proposée comme sujet de prix. Le Mémoire de M. Engel (de Strasbourg) a été couronné, et les mêmes idées que je défends s'y trouvaient soutenues.

Y a-t-il, du reste, quelque chose d'irrégulier dans ces diverses transformations? N'est-ce pas la règle chez tous les animaux articulés?

La douve ou dystome du foie ne subit-elle pas des métamorphoses encore plus curieuses, encore plus étonnantes?

J'invoquerai encore, à l'appui de ma thèse, le *consensus omnium*. Moquin-Tandon s'était rangé à ses idées, et Dujardin lui-même, qui avait créé le genre progtossés, s'est rallié à sa nouvelle doctrine.

M. Davaine, dont M. Bertet a invoqué l'autorité, est en désaccord avec la plupart des naturalistes, non seulement sur ce point, mais sur bien d'autres encore. Il a consacré à la défense de ses idées un volume entier. Son opinion, il la caresse au point qu'il en est aveuglé.

Je sais bien que tous les détails de l'importante question dont je m'occupe ne sont pas encore entièrement élucidés. Pourquoi un cucurbitin donne-t-il naissance ici à un tænia, là à un autre helminthe? Je l'ignore. Ce sont là des *desiderata*, des lacunes qui ne pourront être comblées qu'avec de nouvelles recherches. Que chacun y travaille, que chacun apporte son contingent. Mais jusqu'à ce que cette question scientifique soit arrivée à ce degré de perfection, il n'en reste pas moins démontré que les diverses métamorphoses dont je viens de parler sont un fait acquis et incontestable.

M. Linas. Depuis quelques années, le parasitisme a fait de nombreuses et importantes conquêtes, qu'il doit surtout au microscope. Je citerai entre autres les trichines et les bactéries. Mais j'estime qu'il ne faut pas exagérer ces tendances; ce serait en quelque sorte sembler prêter la main à une théorie qui n'est que trop répandue : je veux parler de la question du camphre. Mais je reviens à la discussion des Mémoires que nous venons d'entendre.

Celui de M. Bertet renferme une certaine histoire à développements rabelaisiens ; je crains que les oxyures de son abbé aient été soupçonnés plutôt que vus. Ce fait me rappelle un peu l'histoire de cet autre abbé dont parle Buffon, qui éprouvait la même série de symptômes que l'abbé de M. Bertet. Mais le traitement conseillé n'a pas été le même dans les deux cas. Pour tout vermifuge, Buffon conseilla à son malade d'être un peu moins fidèle à ses vœux de chasteté. L'avis fut exécuté, et, qu'il y eût des oxyures ou non, guérison s'ensuivit.

M. Caron s'est occupé de la pathogénie des helminthes, et, pour ma part, j'ajoute, comme lui, une importance capitale à l'hygiène de l'enfance. Je crois que l'allaitement artificiel, le sevrage prématuré, prédisposent singulièrement au développement des helminthes, et j'ai vu un assez grand nombre d'enfants nourris avec du lait de vache ou de chèvre, mourir avec des helminthes dans le tube digestif.

Je reviens aux trichines, qui ont peut-être été négligées par M. Bertet. Ces vers déterminent des symptômes qui ont été particulièrement signalés par les Allemands chez les mangeurs de charcuterie altérée par ces parasites. Les morts observées dans le Wurtemberg à la suite de symptômes ataxo-adynamiques qu'on ne peut rattacher à une autre cause, sont dues à l'affection trichinaire.

Des diverses propositions énoncées, on peut déduire certains préceptes hygiéniques qui, selon moi, se résument ainsi : allaitement maternel, ou, à défaut, par des nourrices bien choisies et surveillées ; éviter le sevrage prématuré, voilà pour les enfants ; s'abstenir de viandes crues, voilà pour les adultes.

Quant à la prophylaxie empruntée par M. Bertet à la matière médicale, et qu'il fait résider dans l'emploi répété des purgatifs, je la repousse ; elle ne fournit que déceptions.

M. Le Bret. Je descends, des hauteurs où se sont élevés les orateurs qui m'ont précédé, dans les sentiers battus de la pratique médicale.

Les savants Mémoires que vous avez entendus n'ont guère parlé des affections cutanées parasitaires élucidées par les remarquables travaux de Hardy et de Bazin : le sycosis, le trichophyton, etc. Contre ces affections, on emploie toujours avec succès les mercuriaux. J'ai vu à Barèges quelques faits de ce genre; j'ai essayé le traitement sulfureux, qui n'a pas réussi; ce qui prouve, une fois de plus, qu'il faut dans ces cas avoir recours aux vrais parasiticides.

M. Bertet. Je suis heureux d'avoir soulevé cette discussion, que je vous demande de ne pas clore encore. A M. Linas, je répondrai que j'ai parlé des trichines. Je sais que ces vers (je parle de leur évolution scientifique) nous viennent d'Amérique, qu'ils ont ensuite pénétré en Allemagne, puis en France, où M. Cruveilhier, le premier, les a décrits. Virchow s'en est occupé au point de vue de l'hygiène; mais, en dehors de cela, aucune conclusion pratique n'a encore été tirée de leur étude.

Pour ce qui a trait à l'observation de mon abbé, je dois dire que je n'ai pas vu les oxyures. Je les ai soupçonnés d'après les symptômes, et j'ai agi en conséquence. Le succès a justifié mon diagnostic, et j'aime encore mieux avoir adopté le mode de traitement que j'ai mis en usage que d'avoir conseillé de rompre le vœu de chasteté, ce que je ne ferai jamais.

Quant à la prophylaxie, je me propose de lui donner tous les développements possibles dans un ouvrage que j'espère publier; mais je peux dire, dès maintenant, que j'attache la plus haute importance au choix de l'alimentation, de même qu'aux soins de propreté *intus et extra*. Les purgatifs, dont je propose l'emploi, ont pour but de détruire les germes qui peuvent exister dans le tube digestif.

M. Micé a envisagé la question au point de vue exclusif de l'histoire naturelle. Mais je connais très bien le cysticerque; je sais que leur kiste renferme un germe qui a les apparences du tænia par sa trompe et par sa double rangée de crochets à talon; mais est-ce là une preuve absolue de la métamorphose que soutient M. Micé?

Est-ce que le chien qui a le tænia du lièvre et du lapin, et qui reste toujours attaché à son chenil, a quelquefois goûté du lapin ou du lièvre? Pourquoi en Abyssinie, où l'on ne mange que du bœuf, a-t-on si fréquemment le tænia? Pourquoi, dans notre pays, où l'on consomme tant de porcs ladres, le tænia est-il si rare?

Tout cela ne prouve-t-il pas que la question soulevée présente encore bien des points litigieux, et que M. Davaine a raison de s'abstenir de conclure? Je reste dans la même réserve, et j'attends que de nouveaux faits aient éclairé cette étude.

M. Caron. Dans mon Mémoire, je n'ai pas donné d'extension à plusieurs points afférents à la question; j'y reviens à propos des soins hygiéniques à donner aux jeunes enfants. Cette importante question, que j'ai développée ailleurs, peut se résumer dans quelques propositions que je vais vous présenter. Je trouve que le médecin n'insiste pas suffisamment sur les conseils qu'il doit donner aux jeunes mères, et qu'il laisse trop à leurs caprices les soins de l'alimentation de l'enfant. Je repousse l'alimentation artificielle par le biberon, de même que tous ces liquides mélangés, toutes ces fécules dont j'ai fait table rase. Si la mère ne peut pas allaiter son enfant, la meilleure nourriture qu'elle puisse lui donner est le lait mélangé à l'eau. Il ne faut pas non plus trop multiplier les repas de ces jeunes êtres; ils doivent téter seulement quatre fois le jour et jamais la nuit. Je me suis toujours conduit d'après ces préceptes, et bien des fois j'ai réussi à faire vivre des enfants qui étaient sous le coup de quelque diathèse.

M. Mascarel. Les enfants ainsi élevés sont-ils aussi à l'abri des vers?

M. Caron. Je le crois.

M. Micé. Je veux répondre à quelques observations de M. Bertet. Mais, d'abord, je proteste contre ce reproche fait aux naturalistes d'envahir la pathologie; dans les questions importantes et difficiles, ce n'est pas trop de tous les efforts réunis.

M. Bertet se demande où le chien qui reste attaché près de son chenil peut prendre les germes du tænia. Mais partout ne mange-t-il pas toutes sortes d'excréments?

M. Bertet paraît aussi mettre en doute la transformation des échinocoques, parce qu'ils sont attachés à une poche pleine d'eau dans laquelle ils vivent. Mais le *cousin* n'est-il pas primitivement un être aquatique? Et l'homme lui-même, pendant sa vie fœtale, ne vit-il pas dans les eaux de l'amnios? Du reste, on a constaté aussi pour les échinocoques leur transformation en vers cestoïdes. En donnant à des chiens du foie de sujets ayant succombé à des kystes à échinocoques, on a produit dans le tube digestif de ces chiens un ver à caractères particuliers, que ses affinités ont fait nommer *tænia echinococcus*.

En Abyssinie, dit M. Bertet, c'est le bœuf qu'on mange et non le porc, et nous savons que le bœuf n'a pas de cysticerques. Le nôtre, oui; mais celui de là-bas pourrait bien être ladre, et je suis disposé à le croire jusqu'à preuve du contraire.

M. Bertet objecte encore que nous avons le tænia, bien que nous ne mangions pas de porc cru. Mais certaines préparations de charcuterie, le saucisson par exemple, n'ont pas subi la cuisson. S'il me répondait que le cysticerque est trop ancien dans le saucisson pour être encore vivant, je lui dirais que les helminthes se trouvent rangés, dans les classifications naturelles, à côté des rotifères, que la dessiccation semble tuer et qu'une goutte d'eau fait revivre plusieurs années après. Ne peut-on pas considérer les cysticerques du saucisson comme étant dans la même condition de vie latente? Ne peut-on pas admettre que leur existence, quelque temps suspendue, se réveille sous l'influence de l'humidité qui leur est fournie par les sucs digestifs?

Du reste, les conclusions pratiques à tirer de cette discussion sont bien simples : elles consistent à s'abstenir de viande crue. Je douterais des résultats scientifiques que je défends, que j'en adopterais néanmoins les conséquences hygiéniques. Mais, je le répète encore une fois, aucun point de la science zoologique ne me paraît mieux démontré.

M. Baudrimont. Après les remarquables discours que vous venez d'entendre, il ne me reste que peu de considérations à vous présenter sur l'histoire des entozoaires. Leurs diverses métamorphoses vous ont été retracées d'une façon très savante, et je ne veux pas y insister davantage.

Mais M. Bertet a prononcé le nom de *diathèse vermineuse*, à laquelle il paraît croire. D'où vient alors le premier ascaride? Vient-il du dehors? Vient-il du dedans? S'il vient du dehors, la question est jugée, la diathèse vermineuse n'existe pas; s'il vient du dedans, il n'a pu se former que par génération spontanée.

C'est là, Messieurs, une très grave question que les expériences de MM. Pasteur, Pouchet, Jolly et Musset ont rendue si intéressante, mais que, pour ma part, je ne veux pas discuter en ce moment.....

Je crois, moi, que les entozoaires nous arrivent de l'intérieur, et cette pensée me trace les indications hygiéniques qu'il me paraît indispensable de remplir. Elles se résument toutes dans la cuisson des aliments. M. Bertet a accusé l'abus de la fécule de donner naissance à des vers intestinaux. Mais nous la mangeons toujours cuite, sous quelle forme que nous la prenions; on ne peut donc pas lui imputer ce méfait.

On a parlé aussi de l'allaitement, et on a voulu faire jouer un rôle capital, dans la genèse des maladies, à l'allaitement d'un animal par un animal d'une espèce différente. J'ai par devers moi quelques expériences qui détruisent ces assertions, à coup sûr exagérées.

J'avais un petit chat qui venait de naître ; je l'ai nourri avec du lait de vache, et ce chat est devenu très beau et il se porte très bien. J'ai fait allaiter un petit chien par une chatte, et cet animal jouit d'une santé excellente.

Mais, pour en revenir aux précautions hygiéniques dont je parlais tout à l'heure, je crois que tous les aliments doivent être cuits, même le lait qui pourrait bien contenir certains germes. Dans la même pensée, j'estime qu'il est prudent de boire de l'eau filtrée, afin de se mettre à l'abri de toute cause de génération helminthique.

M. Bertet. Malgré la très habile et très savante argumentation de M. Micé, je crois que la question des métamorphoses vermineuses n'est pas encore jugée, et, pour ma part, je tiens encore grand compte de l'opinion de M. Davaine. Après tout, cela n'entraîne entre nous aucune divergence pratique. Avant comme après ces débats scientifiques, l'écorce de grenadier ne guérit-elle pas toujours le tænia?

M. Caron nous disait tout à l'heure qu'il ne fallait pas allaiter les enfants pendant la nuit et qu'il suffisait de leur donner à téter quatre fois pendant le jour. A mon avis, cette pratique est au moins imprudente ; elle fait des enfants chétifs et malingres, heureux s'ils ne succombent pas.

M. Le Bret nous a parlé des remarquables travaux qui nous sont venus de l'hôpital Saint-Louis sur les parasites végétaux. Je ferai remarquer que je n'ai voulu traiter que la question des vers intestinaux, ce qui ne nous empêche pas de rendre justice à MM. Hardy et Bazin, dont j'apprécie fort le savoir.

La discussion sur les parasites des animaux étant terminée, M. Sarraméa lit une Note ayant pour titre : *Quelques mots sur les institutions et les moyens prophylactiques du lymphatisme et de la scrofulo-tuberculose.* Cette Note remet sur le tapis la question du traitement de la phthisie pulmonaire.

M. Daudirac. Je regrette de n'avoir pas pu répondre au travail qui nous a été présenté hier par M. Mascarel. Mais si la question est différée, elle ne sera pas perdue, et je promets à M. Mascarel une réponse devant la Société de Médecine de Bordeaux.

M. Mascarel. On m'a accusé de guérir *trop* de maladies avec les eaux du Mont-Dore ; mais je me suis proposé seulement de fixer le choix des eaux thermales convenant le mieux à la phthisie pulmonaire, et j'ai placé en première ligne le Mont-Dore.

M. Gigot-Suard. Je regrette vivement qu'on ait refusé la parole à l'un de nous pour éclairer la question pratique du traitement de la phthisie.

La discussion qui paraît surgir en ce moment se rapportant à un Mémoire lu dans la précédente séance et non au travail de M. Sarraméa, M. le Président lève la séance à cinq heures et demie.

<hr>

SÉANCE DU SOIR DU SAMEDI 7 OCTOBRE.

IV

DES VOYAGES EN CHEMIN DE FER

ENVISAGÉS AU POINT DE VUE DE LEUR ACTION SUR L'ORGANISME ET SUR CERTAINES PRÉDISPOSITIONS MORBIDES

Par le Dr E. SOULÉ, de Bordeaux,

Médecin en chef de la Compagnie des Chemins de Fer du Midi.

Comme toutes les grandes découvertes modifiant profondément des habitudes séculaires, les chemins de fer ont été et sont encore de la part de certaines personnes l'objet d'attaques diverses ou de reproches qui reposent souvent sur des circonstances futiles ou tout à fait indépendantes de leur création.

La routine, des intérêts lésés, enfin d'autres industries déplacées ou amoindries, ont soulevé, principalement à leur début, un concert de plaintes et de récriminations dont le bon sens des masses fait journellement justice.

Parmi ces reproches, il en est qui s'adressent à l'influence des voies ferrées sur la santé, et pour ces derniers, c'est aux médecins et à ceux qui dirigent le service médical des grandes exploitations, qu'il appartient d'intervenir et de détruire les exagérations, voire même les injustices qui ont été édifiées contre elles.

Grossissant outre mesure l'importance de quelques cas passagers de fièvres d'accès, dues, il faut le reconnaître, à l'établissement des tranchées et aux déplacements de terres, on a accusé les chemins de fer d'être une cause d'insalubrité pour les pays qu'ils traversent. Mais pour être juste, cependant, il eût fallu aussi noter la disparution de ces maladies, après quelques mois d'exploitation, et reconnaître surtout les améliorations de toute nature réalisées par l'établissement des *rails-way*.

L'aisance, souvent la richesse, et pour certaines contrées l'augmentation, pour d'autres la création de relations commerciales, l'assainissement de lieux antérieurement insalubres, voilà ce qu'ils ont amené, et ce que nous pourrions prouver par des exemples aussi nombreux que concluants. Utilisés par des individualités puissantes, ils ont fait succéder à la solitude le mouvement et la vie. Le voyageur impartial, qui, il y a quinze ans, a parcouru nos grandes landes, celui qui a eu, à cette époque, l'occasion de contempler la plage, si belle mais si nue d'Arcachon, alors que deux ou trois établissements apparaissaient seuls sur sa vaste étendue, celui-là est véritablement en mesure de juger des bienfaits que je signale, lorsqu'il admire la splendeur et la coquetterie de cette ville née d'hier.

L'esprit de dénigrement s'est encore porté sur d'autres points. On a reproché aux chemins de fer leurs morts, les accidents divers. On a voulu les rendre passibles de l'existence de prétendues maladies spéciales, soit à l'égard de leurs agents, soit encore, dans quelques circonstances rares, à l'égard des voyageurs, comme si toute chose n'avait pas ses inconvénients, et si les voitures, les chevaux, les machines à vapeur des diverses usines, ne faisaient pas aussi des victimes, et même en quantité plus considérable, ainsi que l'établissent des statistiques fort rigoureuses et dont la date est déjà assez ancienne pour qu'il soit permis de les regarder comme l'expression de résultats vrais et définitifs.

Je me propose d'examiner dans ce travail quelques-unes des questions qui sont afférentes aux voyageurs, telles que leur hygiène, ainsi que l'influence que la trépidation peut exercer sur l'homme en santé et même en maladie...

J'ai déjà étudié dans une précédente publication les agents des Compagnies de chemins de fer au point de vue de leurs conditions spéciales d'emplois et des maladies qu'ils présentent le plus ordinairement. Il m'a paru intéressant d'étendre cette étude pratique aux voyageurs, et d'examiner, sous le rapport médical ou hygiénique, quelle est la véritable situation qui leur est faite par ce nouveau mode de locomotion.

L'accueil bienveillant fait à notre premier travail par le corps médical, les encouragements si précieux pour nous des divers chefs et ingénieurs de notre Compagnie, et principalement de son directeur, nous ont engagé à entreprendre cette nouvelle étude, complément obligé, quoique plus difficile, de la première.

Certains problèmes importants appellent en effet l'examen. On a, de même que pour les agents des Compagnies, formulé, au point de vue des voyageurs, des idées trop absolues, qui ont eu l'immense inconvénient de préoccuper, d'alarmer l'opinion sans motif. Le moment m'a paru opportun pour exposer à cet égard le résultat consciencieux de mes observations personnelles.

L'étude de ces questions incombe de plein droit aux médecins qui, par leur position spéciale, sont en rapport journalier avec l'exploitation des voies ferrées et sur un théâtre suffisant d'observation.

L'hygiène, les conditions spéciales de l'homme en voyage n'ont pas été tracées, que je sache, et cependant elles méritaient de l'être. La façon de se vêtir, de se nourrir en route, d'employer son temps sans fatigue, peut être étudiée avec fruit.

Il en est de même de la locomotion ferrée sur les divers tempéraments et sur certaines prédispositions morbides ou constitutionnelles.

Ici encore, comme lorsqu'il s'est agi des employés, il y a eu des exagérations, des erreurs basées sur des appréciations isolées.

Nonobstant le titre que porte ce travail, et quoiqu'il se rattache plus que le premier à des questions qui le feront peut-être plus rechercher que son aîné par les personnes étrangères à notre art, il a pour moi un but et une portée toute scientifique. Je ne me permettrai pas, sans cette circonstance, d'en donner lecture dans cette enceinte et de le soumettre à l'appréciation de confrères dont la bienveillance, j'en suis persuadé, ne me fera pas défaut.

L'ordre que je me propose de suivre dans ce travail sera le suivant :

Un premier paragraphe a trait à la trépidation, caractère spécial de la locomotion ferrée, et au parallèle de cette dernière avec les voitures.

Le deuxième sera consacré à l'examen de l'influence que ce phénomène peut exercer sur les principales fonctions de l'économie et sur certains états morbides.

Le troisième contient quelques préceptes relatifs à l'hygiène de l'homme en voyage.

Enfin, le quatrième traite plus spécialement des accidents.

§ I.— LA TRÉPIDATION.— CARACTÈRE SPÉCIAL DE LA LOCOMOTION EN CHEMIN DE FER. — SON IMPORTANCE.

Quelques différences séparent la locomotion ferrée de celle qu'elle a remplacée, et ce sont précisément ces différences qui ont servi de texte à certains esprits pour édifier les principaux arguments qu'ils ont formulés contre la première.

En dehors de la vitesse beaucoup plus grande, qu'on n'a pas, que je sache, cherché à lui reprocher, il y a une différence intrinsèque qui lui donne, il faut le reconnaître, son cachet spécial et qu'on retrouve également à un degré très prononcé dans les bateaux à vapeur : c'est la trépidation.

La voiture conserve son caractère tout de rotation, qui est dans sa netteté lorsqu'elle roule à grande vitesse sur un sol uni et sous l'influence d'un bon attelage. Bien suspendue, elle donne la sensation du balancement. Dans la locomotion ferrée, il y a un élément nouveau.

Les adversaires des chemins de fer ont prétendu que les voyages exécutés par ce mode étaient plus fatigants que par les voitures, principalement pour les personnes nerveuses et impressionnables, et c'est précisément à la trépidation qu'ils ont rapporté ce résultat.

Conduits par l'analogie et cédant à une préoccupation évidente, quelques esprits plus pessimistes ont exagéré outre mesure les conséquences d'un principe qu'ils croyaient avoir découvert.

La trépidation rendait le voyage plus fatigant que la voiture, dès lors la répétition de cette fatigue devait entraîner des inconvénients véritables chez ceux qui y étaient soumis. De là à la découverte des maladies spéciales il n'y avait qu'un pas. Les employés ambulants des trains qui y passent une grande partie de leur vie, les mécaniciens et les chauffeurs entre autres qui séjournent toujours debout sur leur machine et subissent l'effet direct de toutes les intempéries atmosphériques, devaient présenter la plus haute traduction de l'effet délétère de cette cause.

Nous ne devons point être surpris si, de la meilleure foi du monde, des médecins, partis de ce point de départ, observant et interrogeant sous le coup de cette idée préconçue, sont arrivés à des conclusions peu rassurantes. Mais quelque consciencieux qu'ils soient, ces honorables confrères, ont-ils examiné assez longtemps? C'est ce dont il est permis de douter, lorsqu'on songe qu'étrangers à la pratique continue des chemins de fer, ils ne les ont fréquentés, comme observation du personnel, que pendant un temps trop court pour se faire une opinion exactement individuelle.

Ils ont interrogé les agents de diverses catégories, mais cette source est suspecte. Ils ont dû, en effet, trouver naturellement ces derniers prêts à déclarer que leur service les fatiguait beaucoup, les usait rapidement, portés, en un mot, à abonder dans leur sens et à s'engager dans la voie qui leur était offerte.

Examinons un instant cette *trépidation* qu'on a voulu rendre passible de reproches aussi graves, et représenter comme tellement redoutable pour certains agents, et même comme un danger pour quelques voyageurs fréquentant beaucoup les voies ferrées.

On donne ce nom au mouvement de *tremblottement spécial*

qu'on a comparé à l'action du tamis, phénomène qui est particulier aux chemins de fer, aux bateaux à vapeur, et qui varie selon certaines causes inhérentes à la machine, et peut-être aussi, pour les premiers, à l'état de la voie.

Ce phénomène, que nous reconnaissons et que nous n'hésitons pas à poser comme différence essentielle du wagon et de la voiture, ne doit pas être exagéré dans ses résultats.

Pour qu'il devienne incommode, en effet, il faut qu'il soit très prononcé et d'une certaine durée, et les améliorations qu'on introduit chaque jour dans l'industrie des chemins de fer, les perfectionnements qui portent sur les machines et sur l'établissement des voies ferrées, tendent à le diminuer; ou bien que le trajet ait été long et le voyageur peu habitué; car l'usage ici, comme ailleurs, émousse singulièrement les sensations des personnes, même à irritabilité prononcée.

Nous reconnaissons donc que, dans la pratique des chemins de fer, il y a un élément nouveau qu'on ne retrouve pas dans la voiture, qui peut offrir, au suprême degré, le cahotement ou la traduction des efforts irréguliers de l'attelage, sans pour cela présenter ce phénomène spécial à la traction due à l'action de la vapeur. Mais conclure de là que le voyage en voiture était préférable, que celui effectué en chemin de fer entraîne des inconvénients réels, et ce qui est plus qu'hypothétique, des dangers, c'est évidemment exagérer certaines circonstances spéciales sur lesquelles nous aurons à revenir dans un instant. Celui qui soutient une pareille proposition prouve qu'il n'a jamais effectué de longs parcours en voiture, ou tout au moins qu'il en a complètement oublié les inconvénients, dont il s'apercevrait bien promptement si elles nous étaient rendues.

Je fais appel à ceux qui ont fait le voyage de Bordeaux à Paris, par exemple, par les messageries, même à l'époque où ces entreprises étaient dans toute leur splendeur, c'est à dire il y a vingt ans, à ceux qui ont usé du courrier, et je leur demande s'ils éprouvent la même fatigue en quittant le train *express* qui les a conduits à destination en une journée, que lorsqu'ils descendaient de voiture après quarante-huit heures de voyage? Affirmer une pareille proposition lorsqu'on a la connaissance des deux points de comparaison, c'est évidemment vouloir faire une opposition systématique.

Qu'on suppose maintenant un trajet encore plus long ou une série de voyages plus multipliés, et la démonstration sera plus évidente.

La contre-épreuve se présente lorsqu'on prend à une gare quelconque, et après un premier trajet effectué en chemin de fer, une voiture de correspondance. Que le parcours, dans ce cas, soit de courte durée, et le parallèle sera tout à fait en faveur de la voiture, principalement si on marche rapidement et dans de bonnes conditions de véhicule et de traction; mais qu'il excède, au contraire, une certaine distance pour s'élever jusqu'aux proportions d'un véritable voyage, et les choses seront bien changées; c'est alors qu'on regrettera le wagon qu'on vient de quitter.

N'est-ce donc rien que de ne point être entassés les uns contre les autres, d'avoir, au contraire, toujours largement sa place et souvent bien au delà, ce qui permet de s'étendre et de varier ses positions, car les chemins de fer offrent en moyenne environ cent places au public pour trente-quatre qui sont réellement occupées?

Ne faut-il compter pour rien la faculté de pouvoir changer de position, et même de se tenir momentanément debout, de marcher d'une vitesse uniforme pendant un voyage, du moins comme appréciation, et enfin de ne point ressentir l'ennui de ces côtes interminables, dans l'ascension desquelles on éprouvait, comme fatigue et agacement nerveux, le contre-coup de l'effort effectué par l'attelage, et où on pouvait pour ainsi dire compter chaque coup de collier?

Avec ce parallèle, qui est vrai, je soutiens que dans la pratique des voyages les inconvénients sont amplement du côté des voitures, et que ceux de la trépidation se trouvent compensés par les avantages des rails-way.

Aussi bien suis-je disposé à reconnaître que la locomotion par voiture serait préférable, mais dans des conditions qui sont irréalisables, c'est à dire avec une vitesse égale et à peu près uniforme, et un confortable que les voitures les plus luxueuses ont peine à donner.

Les conditions de l'hygiène sont mieux observées en chemin de fer, puisque les dimensions de leurs voitures se prêtent à une aération à la fois plus rapide et plus complète, et sont préférables, soit qu'il s'agisse de l'été, pendant lequel l'entassement devenait un vrai supplice, ou de l'hiver, époque à laquelle le chauffage devient possible, sinon facilement applicable à toutes les classes.

Ainsi donc, pour rester dans le vrai, devons-nous reconnaître qu'à temps égal, le mouvement de *trépidation* qu'on ressent en chemin de fer fatigue un peu plus, surtout les natures impressionnables, que le même voyage effectué en voiture, mais seulement lorsque ce dernier a lieu dans des conditions que tous les voyageurs ne pouvaient pas se procurer, et auxquelles la nature des contrées à parcourir ne se prêtait que très rarement. Mais pour tout observateur impartial, la somme des avantages que nous ont octroyés les voies ferrées compense bien amplement cette légère infériorité de *rotation*.

La *trépidation* fatigue quelquefois; mais fallait-il conclure de là qu'elle pouvait nuire et devenir dangereuse? C'est là une exagération que j'espère réfuter.

Sans remonter, en effet, à une date reculée, les chemins de fer ont cependant une existence suffisante pour qu'il soit permis de s'appuyer sur l'expérience qu'ils ont fournie, et de considérer comme concluantes les observations qu'on a faites à leur occasion. Or, si la locomotion ferrée présentait des inconvénients, des dangers pour la santé générale ou seulement pour certaines fonctions, nul doute qu'ils ne se fussent déjà révélés un certain nombre de fois aux observateurs qui se sont occupés de ce sujet.

A coup sûr, les effets délétères auraient été d'abord ressentis par les agents qui, dans les exploitations, sont plus particulièrement attachés à la circulation des trains. Les chefs de convois, les serre-freins, les contrôleurs de route, enfin et surtout les machinistes, qui constamment debout semblent recevoir une influence plus directe de la trépidation, auraient plus particulièrement eu à souffrir.

Or, il n'en est rien : l'expérience a parlé par des voix nombreuses et autorisées. Cédant à certaines préoccupations, ou guidé par des interrogatoires précipités ou incomplets, un observateur a cru pouvoir imprimer que la trépidation amenait chez les mécaniciens *des accidents nerveux spéciaux*, qui les rendaient *sourds, peu intelligents, caducs* avant l'âge, *impuissants* même; mais la réfutation a eu lieu, et je crois qu'elle a été concluante.

Forts de leur expérience personnelle et du contact fréquent avec les praticiens qui composent les services qu'ils dirigent, M. Galard, et avant lui son prédécesseur si autorisé M. Bisson, MM. Devillier, Cahen, Oulmon, tous attachés en qualité de médecins en chef à de grandes Compagnies, ont plusieurs fois déclaré n'avoir rien observé de semblable. J'ai moi-même traité cette question dans tous ses détails.

Nos conclusions unanimes, qui sont la synthèse de celles de presque tous les médecins des diverses lignes françaises, ont au contraire établi la santé robuste, la constitution exceptionnelle de ces agents.

Toutes choses égales d'ailleurs, la santé des agents attachés à la circulation ou à la traction des trains est meilleure que celle des agents de bureaux, et beaucoup de leurs incapacités ne sont même pas de véritables indispositions, mais le résultat bien naturel de la fatigue qui les amène à demander quelques jours de repos. La preuve la plus concluante de ce fait, c'est que souvent ces fonctions actives sont demandées avec instance, et acceptées comme un bienfait par certains agents qui y trouvent un bien-être incompatible avec leur vie de bureau, alors qu'au contraire la réciproque a rarement lieu, et que les fonctions sédentaires ne sont ambitionnées par les agents du service actif que lorsqu'ils ont vieilli ou sont atteints de quelque incommodité se conciliant peu, dans ce dernier cas, avec les exigences de la circulation dans les trains.

Je crois que toutes ces raisons démontrent complètement l'innocuité de la trépidation; mais pour les plus difficiles à convaincre, pour ceux qui m'objecteraient que je n'ai cité que des autorités émanant des services médicaux des Compagnies, j'ajouterai qu'en dehors des agents des chemins de fer, il y a des hommes que leurs fonctions, leurs affaires personnelles, obligent à user fréquemment des rails-way. Pour ne prendre qu'un seul exemple, je signalerai les employés des postes, certains voyageurs de commerce. Si les inconvénients que je signale se fussent manifestés, nul doute qu'ils n'eussent été relevés.

Nous pouvons donc, je crois, nous résumer sur ce premier point de la façon suivante :

Quelques personnes ont singulièrement exagéré l'importance de la trépidation que l'on ressent en chemin de fer. Ce phénomène, dont l'existence ne peut être révoquée en doute, peut devenir, lorsqu'il est très prononcé, une cause de fatigue principalement pour les personnes douées d'une constitution nerveuse et délicate, mais n'a positivement aucun inconvénient sérieux; car s'il en existait, ce serait positivement les agents ambulants des trains qui en auraient ressenti les premiers effets. Or, la pathologie de ces employés qui passent une partie de leur vie en voyage, leurs chances de mortalité soigneusement et rigoureusement établies d'après les rapports officiels des diverses grandes Compagnies, témoignent éloquemment de son absolue innocuité.

Pour être juste, il faut donc reconnaître que la somme des avantages que nous ont octroyés les voies ferrées compense bien amplement cet inconvénient, ainsi que les autres objections que nous aurons à examiner, et qui disparaissent lorsqu'on les met en parallèle avec une vitesse bien supérieure et uniforme, la précision pour ainsi dire mathématique des voyages, les grandes dimensions et le confortable du matériel roulant.

§ II. — Influence exercée par les voyages en chemin de fer sur les diverses fonctions, ainsi que sur certaines prédispositions morbides.

Commençons d'abord par faire la part de l'influence du voyage en lui-même. Les fonctions physiologiques se trouvaient déjà modifiées par un séjour prolongé en voiture, et depuis longtemps la thérapeutique utilisait, lorsque le cas l'exigeait, cette précieuse ressource. Les personnes qui voyageaient par profession, telles que les ouvriers, conducteurs, cochers, offraient des caractères constitutionnels spéciaux portant sur l'ensemble de tout leur organisme, et se traduisant par le redoublement d'activité des grands appareils physiologiques.

Aussi, en étudiant l'effet des voyages en chemin de fer, doit-on tenir compte de ces résultats antérieurs et de ceux qu'ils doivent provoquer par analogie.

Dans les lignes qui vont suivre, j'ai donc cherché à mettre plus particulièrement en relief ce que la locomotion ferrée pouvait amener de spécial. En effet, la vitesse beaucoup plus grande, le mode de rotation distinct, d'autres circonstances encore nous portent à examiner certains points qui lui sont exclusivement particuliers.

A. *Le système nerveux* est, à temps égal, plus fatigué par le voyage en chemin de fer que par la voiture, lorsqu'il s'exerce pour cette dernière dans de bonnes conditions de route et de véhicule. On voit quelquefois après un long trajet, chez les personnes nerveuses, les indices de cette fatigue se traduire par une certaine tendance à changer de place ses membres inférieurs, à les étendre, ainsi que les membres supérieurs, en même temps qu'il se produit des bâillements. Ces signes, non douteux d'une impression spéciale nerveuse que nous avons plus d'une fois constatés et quelquefois éprouvés nous-même, sont passagers comme leur nature le comporte. L'habitude en fait promptement triompher, et on ne les observe pas chez les personnes que leurs fonctions attachent d'une manière permanente à la circulation des trains.

Ils sont donc essentiellement fugitifs et disparaissent promptement après un court repos. J'ai fait la remarque qu'on ne se plaint ordinairement que lorsque le trajet est prolongé. Après deux heures de séjour dans un wagon, on ne se sent pas plus fatigué que si on avait voyagé en voiture.

Il n'y a donc rien de morbide en cet état; c'est à mes yeux une simple fatigue et qui n'a pas plus d'importance que celle que le cavalier inexpérimenté ressent après une course un peu prolongée, fatigue qui disparaît si promptement à mesure que l'habitude vient à son secours.

On peut parfaitement atténuer les effets de cette surexcitation nerveuse par certaines précautions, telles que de profiter des arrêts pour se tenir debout et même marcher un peu. Le bain est souverain pour enlever les traces d'un voyage prolongé en chemin de fer.

L'excitation de la peau, se traduisant par la chaleur et par des démangeaisons, est peut-être plus forte à la suite de la locomotion ferrée, quoique cependant les voyages en voiture présentassent ce caractère. Je crois qu'on peut invoquer ici la même cause et que ces nouveaux phénomènes peuvent également se rattacher à une légère surexcitation nerveuse.

B. *Vue*. — Les voyages en chemin de fer peuvent être considérés à cet égard sous deux rapports : ou bien à raison de l'irritation que l'œil ou ses annexes peuvent éprouver, ou de l'action physiologique de cet organe s'exerçant pendant la marche du convoi, pour la lecture ou un ouvrage manuel.

L'action irritante de la poussière sur l'œil est incontestable et se traduit par des picotements, de la cuisson des paupières ou de la conjonctive ; elle se fait plus particulièrement sentir chez les personnes qui y sont prédisposées par quelque phlegmasie oculaire ou pulpébrale. Mais les voyages en voiture n'en rendaient point les voyageurs exempts. On peut même dire que, sous ce rapport encore, les chemins de fer ont réalisé un véritable progrès ; car, à part certaines localités, il est beaucoup plus facile de s'en préserver lorsqu'on a le soin de se placer en tête du train et de marcher à reculons, d'éviter surtout de mettre la tête à la portière lorsque le train est en marche et principalement en s'engageant dans les tunnels. Cette imprudence peut avoir comme conséquence d'exposer l'œil à l'action de corps étrangers qui fatiguent pendant un certain temps et dont le larmoiement ne le délivre pas toujours avec facilité.

Peut-être est-ce ici le lieu de placer une remarque relative à la nuance du drap qui tapisse l'intérieur des voitures de première classe. La couleur grise, qui a maintenant la préférence et que nous avons retrouvée sur tous les chemins sur lesquels nous avons voyagé, tels que l'Orléans, le Lyon-Méditerranée, le Midi, le Nord-Espagnol, n'est pas, à coup sûr, la meilleure. Son seul avantage est la propreté. La poussière passe, en effet, inaperçue ; mais, sans être médecin, on peut affirmer que la vue serait plus doucement et convenablement impressionnée par une couleur verte ou bleue.

La fatigue physiologique de l'œil mérite de nous occuper un peu plus.

L'occupation à peu près générale en chemin de fer, c'est la lecture. Cette vérité est telle, que l'on voit rarement une certaine portion de la société se mettre en route sans se procurer les moyens de se livrer à ce passe-temps. Quelques femmes emportent de l'ouvrage, mais c'est la très grande minorité, et on peut remarquer qu'elles s'abstiennent de se livrer à un travail nécessitant une grande attention et une certaine précision, comme la broderie par exemple. Inutile de se demander si l'activité imprimée à l'œil n'a pas dans ces cas des inconvénients; quelques personnes, des médecins même se sont prononcés pour l'affirmative et à des degrés différents, puisque ce qui n'a été considéré par les uns que comme un inconvénient et comme une source de fatigue, a été élevé par d'autres jusqu'aux proportions d'un véritable danger. On est allé jusqu'à avancer que l'habitude de lire en chemin de fer avait compromis la vue de certains sujets.

Voici à cet égard quel est mon avis, et je crois qu'il sera partagé :

Je n'ai aucune tendance à me ranger à cette dernière idée, qui ne repose pas sur des faits assez nombreux et surtout assez authentiques.

On peut, en effet, affirmer que la majorité des voyageurs lit en wagon, surtout ceux qui ont à effectuer un long parcours ou qui voyagent souvent. Partant de ce fait, j'estime qu'il y a eu préoccupation et que, frappés de cette idée, quelques observateurs ont pu, en présence de certains symptômes survenus chez des personnes ayant beaucoup voyagé et par conséquent beaucoup lu en chemin de fer, attribuer exclusivement à cette cause ce qui pouvait et devait même être rattaché à d'autres. Ces mêmes personnes n'avaient-elles eu aucun symptôme antérieur, arthritique, rhumatismal, et surtout *syphilitique,* qui, bien mieux que la lecture en chemin de fer, aurait pu expliquer des troubles des membranes ou humeurs de l'œil, ainsi que de l'innervation de cet organe? Puis, pour arriver à conclure, il faut une masse suffisante de faits qui est loin d'être constituée par les observations qu'on a produites.

On ne saurait s'entourer de trop de soins et de précautions, lorsqu'il s'agit de s'élever à des considérations générales et de formuler des propositions de l'importance de celle qui nous occupe. Qu'un rhumatisant, en effet, qu'un individu entaché d'un vice diathésique quelconque ou seulement de quelque prédisposition héréditaire éprouve des perturbations visuelles et que, par coïncidence, il se trouve qu'il ait beaucoup fréquenté les voies ferrées et ait beaucoup lu en voyage, si on l'interroge en attirant plus particulièrement son attention sur ce point, il ne manquera pas de répondre par l'affirmative, et même, sans mauvaise intention, aura plus de tendance à rattacher les symptômes qu'il éprouve à cette dernière cause plutôt qu'à d'autres qu'il ne peut apprécier ou qu'il aura oubliées.

Ce sont là cependant des idées qu'on n'aurait dû émettre qu'avec la plus grande circonspection, car en agissant autrement on effraie outre mesure les esprits timorés. Or, la lecture, quoi qu'on fasse et quoi qu'on dise, restera toujours l'occupation la plus naturelle du chemin de fer, avec ce nouveau mode de locomotion qui a si profondément changé les rapports des voyageurs entre eux.

Maintenant, on voyage si vite, on voit, lorsqu'on effectue un parcours d'une certaine longueur, se succéder tellement de visages nouveaux, qu'il arrive souvent qu'on parvient à destination sans prononcer une seule parole. La conversation ne se pratique guère plus qu'entre gens de connaissance, à moins d'être doué de dispositions loquaces particulières; encore ces dernières viennent-elles souvent se briser contre l'indifférence de certains voyageurs.

On peut donc dire que, sous ce point encore, les chemins de fer ont complètement modifié les usages. Autrefois, lorsqu'on savait qu'on allait passer ensemble plusieurs heures et quelquefois plusieurs jours, on cherchait à établir avec ses voisins des rapports qui souvent survivaient au voyage. Maintenant, on ne pense plus qu'au but impatiemment désiré et si promptement atteint. Le voyageur avec lequel on part descendra peut-être à la station voisine, où il sera remplacé par un autre. La lecture devient donc un besoin.

Nous venons de dire que pour nous elle ne constituait point un danger; mais pour être juste, nous devons également reconnaître qu'elle présente, en chemin de fer, quelques conditions particulières dont il nous semble qu'il convient de tenir compte.

Il est incontestable qu'un des éléments principaux pour lire commodément fait défaut en chemin de fer : c'est la fixité. De même qu'en voiture, l'individu qui lit en wagon accomplit un acte matériellement plus pénible que le lecteur au repos. Cela suffit pour avoir égard aux préceptes suivants, commandés par la prudence.

La lecture ne doit être considérée, en voyage, que comme un moyen de passer le temps et non comme une occupation suivie, un travail. On aura donc soin de ne pas trop la prolonger et de ne pas la faire porter sur un ouvrage de longue haleine ou qui captive trop l'imagination. Quelque séduisant que cela puisse paraître, je crois qu'on ne doit point travailler en chemin de fer. Les caractères seront suffisamment gros pour ne point fatiguer.

Enfin, on doit interrompre sa lecture lorsqu'on ressent la moindre fatigue, lorsqu'on éprouve une sensation de lourdeur à la paupière; enfin, si on a de la propension au sommeil, il faut y céder comme au moyen essentiellement réparateur en cette circonstance.

Il faut également cesser momentanément de lire lorsqu'on sent au tremblotement et à l'agitation des caractères, que le mouvement de trépidation ou de cahotement est plus prononcé.

Avec ces précautions, on évitera la fatigue, et ce qui s'exécute sans fatigue ne nuit pas aux organes.

Il résulte de ce qui précède, que j'astreins la lecture en chemin de fer à quelques conditions et à certaines précautions qui doivent être observées avec d'autant plus de soin, que la vue se rapproche moins des conditions d'intégrité absolue. Les personnes douées de vues faibles et susceptibles devront, à cet égard, d'autant plus s'observer et même s'abstenir si la fatigue était par trop forte.

C. *Ouïe.* — Les remarques qu'on a édifiées à l'égard de ce sens ont beaucoup moins d'importance que pour la vue; car si on a reproché à la lecture répétée en chemin de fer d'être la cause de certains troubles visuels importants, on a été beaucoup moins explicite à l'égard de l'ouïe. Si on a avancé que l'usage des machines amenait la dureté de ce sens, circonstance que pour ma part je suis bien loin d'admettre, nul que je sache n'a prétendu que l'ouïe du voyageur pût en être autrement impressionnée que par les inquiétudes que certaines manières de siffler amènent quelquefois dans son esprit.

Ce qu'on a constaté, c'est le bourdonnement d'oreilles que certaines personnes ressentent en descendant du train, et qui est, il faut le reconnaître, plus prononcé à temps égal que celui qu'on éprouvait en descendant de voiture.

Cette différence s'explique par le bruit plus fort que fait entendre le convoi, et par l'impression nerveuse spéciale que nous avons cherché à préciser, et qui est une des traductions multiples de la trépidation, mais qui n'a pas plus d'inconvénients sérieux que celles que j'ai précédemment examinées.

Pour ramener complètement les personnes effrayées à l'endroit, soit de la vue, soit de l'ouïe, il suffit de leur signaler ce qui se produit chez les agents des chemins de fer et principalement chez ceux qui passent la majeure partie de leur temps en voyage. Ils ne deviennent, quoi qu'on en dise, ni sourds ni faibles de vue. Une expérience qui remonte déjà à un nombre suffisant d'années, me permet de l'affirmer.

Sans entrer dans des détails plus étendus, pour lesquels je renverrai à ce que j'ai déjà publié à cet égard, je crois que nous devons jeter ici un coup d'œil sommaire sur les grandes fonctions de l'économie.

La respiration, ainsi que la circulation, reçoit des voyages et principalement des voyages en chemin de fer, une impression toute particulière d'activité. Le résultat est une oxygénation plus facile et plus complète du sang jusqu'à un certain point proportionnel à la vitesse. Voilà pourquoi il est plus évident en chemin de fer que par les voitures, et pourquoi les personnes qui voyagent sont sensiblement plus colorées que celles qui mènent une vie sédentaire et surtout de bureau.

L'impression du voyage en chemin de fer est donc toute bienfaisante, et ce serait à tort qu'on chercherait à faire intervenir la poussière à titre de cause d'irritation ou d'incommodité; Celle-ci, dans tout état de cause,— et encore ceci ne s'observe-t-il que dans des contrées exceptionnelles,— n'exerce son action que dans un rayon entièrement limité. Les fosses nasales et le pharynx sont seulement irrités, ce qui provoque de la toux et de l'éternuement, et l'expulsion de mucosités noircies; mais, il est sans exemple pour moi que cette cause ait amené, chez des gens voués d'une manière constante aux voyages, des phlegmasies spéciales. Au contraire, la santé de ces derniers, c'est là maintenant un fait parfaitement acquis, est en général bonne, souvent même améliorée par ce genre de vie.

Bien plus, dans notre pensée les conditions toutes spéciales de vie et d'hématose que présentent les mécaniciens et chauffeurs, conditions qui sont maintenant démontrées par l'expérience, sembleraient impliquer une action préventive exercée à l'égard de certaines phlegmasies pulmonaires diathésiques. Il existe des faits rigoureux qui établissent que des personnes qui auparavant étaient faibles, catarrhales, qui avaient présenté des hémorrhagies pulmonaires, auxquelles on avait même énergiquement conseillé de ne pas aborder la pratique des machines, ont vu leurs conditions sanitaires changer profondément, et une santé forte et robuste succéder à des antécédents peu rassurants.

Ces résultats sont passés pour moi à l'état de conviction tellement profonde, que je ne doute point de voir un jour ou autre ces idées reprises et patronnées par des autorités qui leur donneront la sanction de prescriptions médicales formelles.

Sur une machine en effet, ou dans des conditions analogues, on est soumis à une douche d'air et à un effort qui imprime à la respiration une activité spéciale. On fait de la *gymnastique respiratoire,* et cette dernière est tout aussi logique, tout aussi efficace que la gymnastique musculaire que la médecine utilise chaque jour pour développer le corps. Il n'y a en effet qu'à jeter un coup d'œil sur le personnel des divers dépôts qui subit des fatigues et est exposé à des causes si multiplse de maladies, en théorie. La réponse est ici toute dans les faits.

Circulation. — Cette fonction est activée par le voyage, en chemin de fer comme dans les voitures, sous l'influence de l'impulsion donnée à l'hémathose, de la fatigue et de l'échauffement de la route.

Après quelques heures de voyage on a, en général, le teint plus coloré, la température de la peau plus élevée, et ces phénomènes, qui deviennent plus marqués lorsque le séjour en voiture se prolonge, font qu'on recherche la fraîcheur, qu'on éprouve en arrivant le besoin de rafraîchir les parties exposées à l'air, telles que le visage, le cou, les mains.

Quelquefois une tendance à la céphalalgie se manifeste; mais elle est ordinairement combattue par l'aspiration d'un air plus frais qui fait l'office de la ventilation.

Le corollaire de ce fait est qu'il faut éviter de se mettre en route avec une circulation déjà activée, soit par la marche, soit par un repas copieux.

Fonctions digestives. — Elles reçoivent ordinairement du voyage une impulsion qui est le contre-coup obligé de ce que nous venons de dire. Mais ce résultat n'est cependant pas absolu et varie selon l'état et l'aptitude des voies digestives. Si elles sont saines, et que la fonction s'exerce avec facilité, la digestion est activée et l'appétit rendu plus vif. Mais dans le cas contraire, si surtout l'estomac a besoin de certaines conditions absolues, ou d'habitude, telles que le repos complet, ou au contraire l'exercice, afin de se livrer avec facilité au travail physiologique qui lui incombe, alors des gaz, des ballonnements épigastriques, des éructations peuvent se manifester, et l'ensemble de la digestion sera troublé.

Nous croyons donc être complètement dans le vrai en disant que l'activité plus grande des voies digestives pendant le voyage est un fait relatif, et que, quoique vraie en soi, cette proposition peut se borner pour quelques individus à la deuxième partie de cette fonction, c'est à dire à la digestion intestinale. J'aurai occasion de revenir sur cette distinction en examinant certains préceptes relatifs à l'hygiène du voyageur.

Tels sont, en résumé, les principaux phénomènes des voyages en chemin de fer, surtout lorsqu'ils sont prolongés.

Nous pouvons les présenter d'une manière synthétique, en disant qu'à temps égal ils fatiguent un peu plus que la voiture, lorsque les conditions de cette dernière sont extrêmement confortables, et que l'état du pays à parcourir offre une disposition qu'il est bien rare de rencontrer dans un long parcours.

Cette fatigue, ou plutôt cette surexcitation, reconnaît pour causes la trépidation, l'instabilité des objets, le bruit, et les coups de sifflets de la locomotive.

Cela est tellement vrai, qu'on la voit disparaître lorsque le voyage s'est effectué pendant la nuit, et qu'on a pu se livrer à un sommeil suffisamment prolongé. Ce sont donc des phénomènes essentiellement *diurnes*.

Jusqu'à présent, je n'ai eu en vue que l'homme à l'état sain. Il m'a paru également intéressant d'étudier l'effet de la locomotion ferrée sur l'homme malade ou prédisposé à certains accidents morbides. Ce sujet n'est pas sans difficulté ; mais si je ne puis formuler des conclusions absolues, je fournirai du moins pour ma part quelques documents pratiques.

Afin d'arriver à ce résultat, j'ai entrepris une étude qui n'a été, que je sache, esquissée par aucun de mes collègues. J'ai adressé à tous les médecins de la Compagnie du Midi, que par

leur ancienneté j'ai supposé pouvoir me fournir des renseignements, un questionnaire auquel ils ont tous répondu avec
empressement.

C'est avec leurs réponses et mon expérience personnelle que
j'aborde ce sujet difficile.

Sans doute, les éléments statistiques résumés dans le tableau
qui fait suite à ce Mémoire n'ont pas la rigueur absolue de
documents colligés et soigneusement enregistrés chaque jour;
mais on m'accordera cependant qu'une série de questions
détaillées, portant sur les divers points à l'égard desquels
je désirais être renseigné, et adressées à cinquante praticiens
auxquels elles ont dû faire effectuer un examen rétrospectif
portant sur plusieurs années de pratique, a cependant une
grande importance, surtout lorsque, d'autre part, des renseignements précis et fréquents ont été pris par moi auprès des
personnes qui, après les médecins, pouvaient le mieux me
fournir quelques données.

Il résulte pour moi, de mes impressions personnelles et des
documents que j'ai laborieusement recueillis, que le voyage en
chemin de fer, et en particulier la trépidation qui en constitue,
comme nous l'avons dit, le caractère spécial, n'exercent en
général aucune action directe, positive, sur le développement
d'accidents subits chez les individus déjà malades ou en
convalescence.

J'estime, au contraire, que les uns et les autres n'ont qu'à
gagner aux voies ferrées. La durée si restreinte des parcours,
le confortable et les précautions hygiéniques de toute sorte
dont on peut les entourer et qu'il serait oiseux de rappeler ici,
tout concourt à en faire pour ces derniers un véritable bienfait.
Pourrait-on, comme on le fait maintenant, envoyer certains
malades, soit aux eaux, soit vers des contrées plus salubres, si
on n'avait, pour les y transporter, que les voitures, voire même
la chaise de poste, qui n'était accessible qu'à une classe bien
restreinte de la société? Je crois qu'il est peu de malades qui
préféreraient encore, pour se rendre aux Pyrénées, ce dernier
mode de locomotion à tout le confortable du coupé-lit.

Les indispositions sont rares en voyage. En dehors des
documents fournis par les médecins et par les agents auprès
desquels je me suis renseigné, j'ai une preuve matérielle qui a

une bien grande importance. Tous les trains de voyageurs qui circulent sur les lignes du Midi sont pourvus d'une boîte de secours renfermant les médicaments applicables aux indispositions ou premiers soins; or, ces boîtes servent très rarement. On est appelé à renouveler les linges, qui se noircissent très promptement, à remplacer quelques flacons brisés; mais, sauf quelques médicaments altérés, tout est au complet lorsqu'on en vérifie le contenu à intervalles rapprochés.

La locomotion par chemin de fer n'a donc, tout concourt à le prouver, aucune influence marquée sur le développement des indispositions subites, qui demeurent ce qu'elles sont dans les autres conditions de la vie, et dont certaines sont, eu égard au grand nombre de personnes sur lesquelles porte l'observation, plutôt éloignées que favorisées par leur pratique.

Les malades supportent bien le voyage, et en éprouvent même quelquefois un bien-être passager, lorsqu'ils ne sont pas trop affaiblis; ce qui tient au changement d'air et à sa plus grande action vivifiante, qui doit nécessairement jouer dans ce cas le rôle de stimulant des propriétés vitales.

Il me souvient de deux dames fortement affaiblies par des hémorrhagies répétées, dont l'une était affectée d'une altération organique de l'utérus qui devait l'emporter quelques mois plus tard. Ces deux malades, dont la possibilité de transport fut longuement agitée, qu'on fut obligé de porter sur un lit à la gare, et que, vu leur position grave, j'accompagnai dans leur voyage, éprouvèrent un soulagement marqué et un bien-être évident, caractérisé par une tendance beaucoup moins prononcée à la syncope, qui était imminente auparavant.

Rentrons maintenant dans l'examen des divers cas particuliers :

Accidents nerveux ou convulsifs. — Ils figurent sur notre tableau pour un total de 13 cas. La prédisposition joue un rôle évident dans leur production. L'hystérie tient un rang dans ce résultat (4 cas).

Il faut conclure que cette dernière affection est plutôt éloignée dans ses manifestations, dans ses attaques, par les conditions passagères que crée le voyage, par ses préoccupations qui agissent comme dérivatif moral, par l'intimidation qu'exerce la présence de personnes étrangères.

Ainsi, les attaques de nerfs sont constatées rarement dans les trains en marche, eu égard à la grande quantité d'hystériques qui les fréquentent. Il faut cependant faire une exception pour les cas où une forte émotion morale vient s'emparer de l'esprit : un accident, un sinistre arrivé sur la voie, par exemple. Mais on comprend que, dans ce cas, on a autre chose à faire qu'à s'occuper de ces accidents passagers, et qui demeurent alors inaperçus.

L'épilepsie a été observée un certain nombre de fois. Théoriquement, l'état congestionnel qu'amène le voyage, et souvent des excès de régime, semblent indiquer que cette affection doit être quelquefois activée dans ses manifestations.

Je me suis expliqué sur la trépidation et sur l'importance qu'il convient d'attacher à son rôle, qui se borne pour moi à une simple fatigue. Les renseignements que j'ai réunis confirment mes conclusions.

Les personnes qu'on m'a signalées comme étant impressionnées d'une manière durable par ce phénomène sont rares, et encore un cas se résume par l'amélioration. Je crois devoir donner un extrait de ces curieuses Observations :

Premier Fait. — Un voyageur est pris de vomissements chaque fois qu'il monte dans un train. Qu'il soit à jeun ou que l'estomac soit sous l'influence des substances alimentaires, ce phénomène est constant chez lui, et passé à l'état de véritable état *idiosyncrasique*. Pour ce sujet, la seule manière de faire cesser cette susceptibilité nerveuse, c'est la position horizontale.

M. le Dr Lalé, de Valence-d'Agen, me communique les deux notes suivantes, que je reproduis textuellement :

Deuxième Fait. — M. X..., missionnaire, âgé de soixante ans, d'un tempérament nerveux, se rendant, il y a deux ans, à Paris, me fit part d'un état spécial auquel il est sujet, et qui ne manque jamais de le prendre, me dit-il, toutes les fois qu'il se met en voyage. Ce missionnaire m'assura que lorsqu'il arriverait à destination, son irritabilité serait des plus grandes et des plus difficiles à supporter, et que ses mains seraient tremblantes au point de ne pouvoir saisir que très difficilement même les objets présentant un certain volume.

Troisième Fait. — Mme D..., atteinte de douleur sciatique à la cuisse droite, boite sensiblement, et éprouve dans le membre malade une gêne compliquée d'engourdissement. Ces phénomènes disparaissent aussitôt que le train se met en marche. Après un quart d'heure de parcours, elle ressent un sentiment de bien-être qui se continue pendant dix à douze heures après le voyage. Ce laps de temps étant passé, l'affection première ne manque jamais de reparaître. (Une voiture traînée par des chevaux augmente au contraire les douleurs de la cuisse.)

Les faits de cette nature ne constituent que de rares exceptions; on pourrait, si on le voulait, en recherchant, noter peut-être quelques anomalies analogues, mais qui, à nos yeux, ne feraient que confirmer la règle. Du reste, à côté de certains troubles nerveux, on en trouverait d'autres qui, comme le dernier, témoigneraient plutôt d'une modification heureuse.

Vouloir en conclure que la locomotion ferrée fait du bien ou du mal, absolument parlant, serait d'une logique peu rigoureuse; il vaut mieux faire la part de ces cas exceptionnels, les noter comme curieux, et, à l'égard de la généralité, se renfermer dans les limites que nous avons assignées ou que nous assignerons à son influence.

Un fait remarquable, c'est la rareté de la syncope chez les voyageurs. Je n'ai jamais vu cet accident se produire en route, et c'est une des affections sur lesquelles les recherches que j'ai effectuées m'ont donné un résultat plus négatif.

Cette particularité n'a rien qui doive surprendre. Les conditions du voyage sont, en effet, l'inverse de celles qui produisent en général cette indisposition; et encore ici il n'y a à invoquer comme cause efficiente, mais très rare, que celle que nous avons déjà notée à l'égard des accidents nerveux, c'est à dire les émotions morales vives provoquées par un sinistre.

En dehors de cette cause, celles qui amènent la syncope sont ordinairement : la chaleur extrême, la viciation de l'air, la difficulté de ventilation, toutes causes que l'on rencontre le plus ordinairement dans les salles de spectacles, dans les tribunaux, les églises, les cafés. Un des éléments de la thérapeutique consiste, dans ces cas, à donner de l'air, et c'est précisément cet élément dans les voyages, et surtout dans les voyages en chemin de fer, parce qu'il est plus marqué lorsque la vitesse est plus forte, qui est la cause de la rareté de cette manifestation morbide.

J'ai vu, dans deux cas que j'ai signalés il y a un instant, les atteintes d'une syncope antérieurement imminente être conjurées par le voyage en chemin de fer. D'autres éléments peuvent encore me permettre de répondre pratiquement à cette question. Il est arrivé, un certain nombre de fois, que des agents mutilés par des locomotives ont dû être transportés à des distances assez considérables, vu l'absence de secours dans le lieu de l'accident. Il est d'observation que ces malheureux, qui présentent des lésions très graves et souvent des membres broyés et des altérations viscérales notables, supportent en général beaucoup mieux le voyage qu'on n'avait semblé l'espérer. Une seule fois, à ma connaissance, le décès a eu lieu pendant le trajet. Voilà ce qui résulte des renseignements que j'ai recueillis et de l'expérience que m'a donnée une pratique de plusieurs années, dans des faits pour lesquels mon intervention a souvent été réclamée.

Symptômes gastriques, vomissements: — Ce dernier phénomène est, sans être très commun, un de ceux qu'on a le plus fréquemment occasion d'observer en route. C'est un des symptômes morbides que les médecins du réseau ont eu le plus à nous signaler.

La gastralgie est rare, et pour preuve de cette vérité, je signalerai ce fait, que parmi les nombreux agents du personnel actif, il en est peu qui accusent ce trouble de l'innervation stomacale. Malgré l'irrégularité des repas et le caractère plus excitant des mets dont ils se nourrissent, les diverses phases de cette fonction s'exercent d'une façon régulière et normale. Je ne connais qu'un seul cas de gastralgie rebelle dans cette position. Au contraire, beaucoup d'agents des bureaux, fatigués par des symptômes de cette nature, les ont vu promptement disparaître en prenant la vie active et ambulante.

Les indispositions de cette catégorie, qu'on m'a signalées à l'égard des voyageurs, se bornent donc le plus ordinairement à des vomissements, dont la réplétion stomacale ou l'ingestion abusive des alcooliques ont été la cause déterminante. Une seule fois, les vomissements étaient complètement étrangers à l'état de l'estomac et dépendaient du voyage lui-même.

Il y a à tirer de ces résultats des conséquences dont nous allons avoir à nous occuper dans un instant.

Dans une circonstance, les vomissements étaient dus à un accès de colique néphritique.

Les atteintes de cette maladie sont si bizarres et si subites, que je crois qu'il n'y a là qu'une simple coïncidence. Évidemment, l'action du wagon a été nulle dans ce fait. Tout ce qu'on peut dire, c'est que le voyage a peut-être hâté le développement d'une manifestation qui devait nécessairement arriver, puisqu'elle n'est que la traduction symptomatologique d'une cause toute matérielle.

Affections laryngées et pulmonaires. — Les personnes affectées de phlegmasie des organes respiratoires doivent être incommodées passagèrement par le voyage. C'est principalement lorsque la phlegmasie porte sur le larynx que cet effet se fait sentir, ce qui se comprend facilement puisque c'est la poussière qui produit ce symptôme, et que son action s'épuise en général sur le nez et l'arrière-gorge. J'ai vu particulièrement les individus porteurs de laryngites chroniques se plaindre de l'irritation que leur faisait éprouver le voyage.

Lorsque la phlegmasie siége plus bas, l'effet est beaucoup moins direct, ce que l'on peut vérifier sur les personnes atteintes de bronchite aiguë ou chronique.

Les pthysiques supportent assez bien le voyage, et quelquefois, lorsque la maladie n'est pas trop avancée, éprouvent un soulagement passager des conditions nouvelles de l'hématose.

L'hémoptysie n'est pas fréquente. Rarement on l'a vue se déclarer pendant la marche du train, et des malades qui avaient présenté des manifestations répétées avant le départ, ont pu effectuer des parcours assez étendus sans en être frappés durant le trajet.

Ce n'est point que je prétende que les individus atteints d'hémoptysie puissent être impunément déplacés. Je comprends, au contraire, combien ce symptôme est inquiétant en voyage. Aussi ne saurait-on s'entourer de trop de précautions et de surveillance. Mais, il y a un fait matériel que je dois consigner ici, c'est la rareté de l'hémorrhagie pulmonaire, qui résulte de l'enquête à laquelle nous nous sommes livrés.

Le corollaire est donc, que tout en restant réservé à l'endroit du déplacement de ces malades, on peut cependant passer outre, et qu'on doit ne plus concevoir de craintes exagérées, mais, au contraire, autoriser le voyage lorsqu'il y a intérêt majeur au déplacement.

L'expérience est là pour nous rassurer, car une portion du réseau du Midi est traversée chaque année par les malades qui se rendent aux Eaux-Bonnes et à Cauterets. Le voyage a lieu à l'époque de l'année où il y a le plus de poussière et d'autres causes d'irritation. Ces mêmes malades le font de nouveau pour le retour, et cette fois après avoir quelquefois subi l'influence défavorable et irritante de l'élément thermal, qui, chez certains sujets, a pour résultat de produire l'hémorrhagie. Je crois qu'en présence de ce fait, le résultat porté dans mon tableau, quoique n'ayant pas une rigueur mathématique absolue, ne laisse point cependant que de présenter une grande importance.

L'expérience me manque pour apprécier l'influence du voyage sur certaines conditions spéciales, telles par exemple que l'asthme, l'angine de poitrine; mais d'abord aucun fait de cette nature ne s'est offert à l'observation. L'analogie tend à faire supposer que les atteintes de ces maladies doivent être plutôt éloignées que favorisées par le voyage en chemin de fer. Elles reconnaissent, en effet, pour causes ordinaires, des influences contraires à celles que nous présente ce dernier. La ventilation, l'aération plus complète, sont les meilleurs prophylactiques.

Je connais un agent attaché au service actif, qui est atteint d'emphysème pulmonaire, et, comme conséquence, sujet à des accès de suffocation très pénible. Quoique fréquents, ces symptômes ne l'ont jamais pris durant la marche du train.

Hémorrhagies diverses. — Elles ont été peu fréquentes. Parmi les cas qui nous ont été signalés, nous notons un nombre indéterminé d'épitaxis, mais qui est cependant peu élevé. Quoique cette affection soit insignifiante, à moins qu'elle ne s'élève à certaines proportions, elle ne peut cependant passer inaperçue lorsqu'elle s'offre fréquemment. Or, plusieurs agents fréquentant les trains et interrogés spécialement à cet égard, m'ont dit n'avoir conservé aucun souvenir d'hémorrhagies nasales. Parmi les médecins, quelques-uns seulement ont fait mention des épistaxis que j'avais signalés à leur examen.

Nous avons vu précédemment le nombre restreint d'hémoptysies qui ont été notées; l'hématémèse n'a été observée qu'une fois; l'hémorrhagie intestinale a été aussi rare.

Quant aux pertes utérines, on comprend combien de précautions sont prises par les femmes pour en cacher l'existence.

Cependant, dans quelques cas, ce leur est chose impossible; c'est ce qui vient d'avoir lieu chez une femme qui a été prise de ce symptôme en route, et qui, quelques heures après, faisait une fausse couche de trois mois.

L'absence des pertes utérines sur les rapports qui m'ont été transmis, et un fait que j'ai déjà signalé et qui m'est personnel, tendrait à faire supposer que la trépidation n'a pas une influence bien marquée sur cet état.

La dame dont il s'agit avait une affection organique et des pertes anciennes. Elle fit un trajet de 58 kilomètres en train express, et ce qu'il y eut de plus pénible pour elle ce fut le parcours en voiture, quoiqu'elle fût commodément installée et dans la position horizontale.

L'hématurie n'a été signalée par aucun de ces messieurs; mais l'un d'eux m'a transmis un cas d'hémorrhagie assez curieux, et que je transcris tel que me l'adresse son auteur, M. le Dr Rivière, de Carcassonne :

« Un monsieur de mes clients, M. E..., mort depuis de paralysie générale, âgé alors de trente-huit ans, de haute taille et d'une forte constitution, déjà atteint du trouble intellectuel qui annonce le début de la paralysie générale, monta dans un wagon de première classe pour se rendre à Toulouse. Aux environs de la gare d'Alzonne, par conséquent après un trajet de 14 kilomètres environ, il fut atteint d'un suintement de sang par le scrotum, assez abondant pour mouiller son pantalon et sa chemise. Il s'arrêta à Alzonne, prit, peu de temps après, un train qui le ramena à Carcassonne, où je le vis à son arrivée.

» Sa chemise et son pantalon étaient teints de sang, le scrotum fortement rétracté, les bulbes pileux saillants; chaque follicule cutané présentait à son orifice du sang congulé. La teinte générale du scrotum était d'un rouge livide. Il fut évident pour moi que le scrotum avait été subitement le siége d'une forte congestion de sang, qui s'était échappé par exhalation. Il n'y eut ni hématurie, ni hémorrhagie cérébrale. Ce monsieur n'avait jamais présenté pareil phénomène jusqu'au jour où il a été soustrait à mon observation pour être conduit dans une maison d'aliénés. »

Congestions cérébrales. — Les raisons que j'ai plusieurs fois invoquées, et parmi lesquelles l'activité plus grande de l'hématose tient la première place, expliquent la rareté des accidents cérébraux subits, soit sous la forme purement congestive ou apoplectique, soit encore au point de vue convulsif; quelques cas de congestions, dont quelques-uns dus à l'intempérance, m'ont été signalés.

L'apoplexie a été plus rare. Une fois rapidement mortelle.

L'épilepsie a été plus souvent observée.

Enfin, un seul cas de manie s'est développé pendant le voyage.

Affections du cœur, leuco-phlegmasies.—Quelques malades affectés de lésions organiques du cœur m'ont affirmé ressentir une amélioration passagère du voyage en chemin de fer.

C'est là un fait qu'il ne répugne point d'admettre; car les modifications imprimées à l'hématose, la ventilation, peuvent parfaitement soulager certains sujets; mais je crois devoir limiter la validité de ce résultat à des parcours peu étendus.

Lorsque au contraire le trajet est d'une certaine longueur, ces malades sont très fatigués; j'ai présente à l'esprit l'impression très défavorable que reçurent deux de mes malades, qui, atteints d'altérations organiques du cœur et engorgement des extrémités inférieures, et encouragés par de petits parcours, voulurent tenter l'un et l'autre un long voyage. L'aggravation fut des plus manifestes, et pour l'un d'eux la fin singulièrement rapprochée. L'engorgement des extrémités inférieures surtout fut sensiblement augmenté et devint une grande complication par l'extrême difficulté de se chausser.

Système utérin, accouchements, fausses couches en voyage. — Quelques médecins ont avancé que la trépidation hâtait l'accouchement et produisait la fausse couche. Il y a dans cette assertion généralisation de faits particuliers, rares et exceptionnels, et cela de la part d'observateurs qui n'ont pu examiner un nombre suffisant de faits. Je m'explique :

Un médecin voit une malade qui accouche en chemin de fer ou peu de temps après un voyage, ou bien encore qui se blesse dans les mêmes circonstances. Son attention est légitimement éveillée. Le hasard le rend encore témoin d'un fait de même nature... Dès lors, il conclut que ce doit être chose commune, et formule cette proposition que la trépidation active les contractions utérines.

C'est là où est l'erreur. Cette conclusion aurait dû être limitée à ces deux cas.

Nul doute que le voyage en chemin de fer, comme celui par les voitures, ne puisse, ainsi qu'une foule d'autres causes, hâter le travail de l'accouchement, ou bien devenir l'occasion d'une fausse couche, et que chez les femmes arrivées au terme de leur grossesse ou qui ont eu une gestation pénible ou des fausses couches antérieures, il ne soit commandé de les éloigner des voyages. Mais de là à conclure que les chemins de fer font avorter, il y a une distance énorme.

C'est là où l'observation portant sur une grande quantité de faits a une importance extrême.

Les chefs de services médicaux des Compagnies sont seuls en mesure de répondre, parce qu'ils se basent sur des résultats généraux.

Sur 6,953,511 voyageurs, parmi lesquels il a dû se rencontrer un grand nombre de femmes enceintes, et qui ont circulé sur le réseau d'Orléans pendant l'année 1863, M. Galard note un seul cas d'accouchement en route.

De mon côté, les documents que j'ai recueillis établissent que depuis le début de l'exploitation des lignes du Midi, 7 femmes seulement ont dû accoucher ou avorter dans des trains en marche. Je doute fort que sur une échelle aussi considérable les voitures aient pu donner un résultat aussi favorable.

Du reste, si on voulait opposer des cas particuliers à des faits isolés, il serait extrêmement facile de signaler des femmes qui, parvenues au terme de leur grossesse, ont effectué sur les lignes ferrées les trajets les plus compliqués et les plus longs sans que pour cela le travail de l'accouchement ait subi la moindre accélération ni la moindre modification.

J'ai vu une dame russe, venue presque sans désemparer de son pays à Bordeaux, et qui a accouché deux ou trois jours après son arrivée dans cette ville, et cela de la façon la plus heureuse.

Ici, comme pour bien d'autres causes, il faut donc reconnaître que les chemins de fer, comme les voitures, peuvent agir sur certaines femmes prédisposées à l'avortement. Mais c'est chez la grande minorité, et les divers résultats statistiques ne permettent pas de les considérer comme causes d'avortement ou d'accouchement prématuré.

Tout en enregistrant ce résultat si positif, il convient cependant d'éviter de faire voyager des femmes qui sont très proches de leur délivrance, et celles que l'expérience a démontré avoir de grandes tendances à se blesser. Ce sont là les préceptes de la plus vulgaire prudence, et dont on tenait déjà compte avant les chemins de fer. Notre opinion est que ces dernières n'offrent à cet égard rien qui ne fût observé auparavant, et n'introduisent aucune cause nouvelle de contractions utérines anticipées.

Morts subites. — Comme corollaire de l'enquête à laquelle je me suis livré, il y a lieu de formuler la rareté d'accidents graves survenus chez des voyageurs. Plusieurs des indispositions subites sont dues à l'intempérance, et pricipalement à des troubles gastriques. Certaines circonstances inhérentes au voyage effectué par le mode que nous avons plus particulièrement en vue, semblent indiquer que quelques prédispositions morbides graves se trouvent plutôt maîtrisées qu'activées dans leurs manifestations symptômatologiques. L'expérience vient en dernier lieu fournir à cet égard son contingent si important, et donner l'autorité de fait pratique à ce que le raisonnement avait déjà fait pressentir.

Le résultat le plus éloquent dans cet ordre de choses est celui qui se rapporte à la mortalité.

La mort subite est rare en chemin de fer. Nous n'avons colligé que six cas depuis l'ouverture des lignes du Midi, résultat bien minime lorsqu'on le compare au chiffre des voyageurs transportés, qui s'élève à 21,906,257, du 12 novembre 1854 au 31 décembre 1863.

On peut voir que trois fois la mort est survenue chez des malades très avancés et qui n'auraient pas dû se mettre en route.

Les symptômes réellement subits et observés chez des voyageurs bien portants au départ sont rares. J'ai la conviction que des altérations ou des obstacles des centres circulatoires doivent être invoqués dans ce cas. Ordinairement l'apoplexie cérébrale quelque intense qu'elle soit, ne tue pas sur le coup. Elle laisse vivre quelques instants, ainsi qu'on l'a observé chez un voyageur, qui, frappé dans le buffet de Morcenx, au moment où il ingérait la première cuillerée de son potage, expirait deux heures après, sans avoir un seul instant recouvré connaissance, malgré les soins empressés qui lui furent prodigués avec la plus grande sollicitude par M. le Dr Puyou, médecin de la Compagnie, et le personnel de la gare.

Comme l'homme sain, l'homme malade a donc gagné aux rail-ways. La rapidité des voyages, autrefois si pénibles pour lui et souvent impossibles, les précautions de toutes sortes dont il est maintenant permis de l'entourer, font que dans bien des circonstances les voies ferrées peuvent avec raison être considérées comme de puissants auxiliaires de la thérapeutique.

§ III. — Prescriptions hygiéniques diverses a observer dans les voyages en chemin de fer.

Le sujet que j'aborde dans ce paragraphe est nouveau. Il est cependant le corollaire obligé de l'étude des fonctions physiologiques examinées pendant le voyage, et à laquelle je viens de me livrer. J'espère prouver ici que je suis fidèle au programme que je me suis tracé, et qu'on peut formuler à cet égard quelques prescriptions qui ne sont pas sans opportunité.

Vêtements. — Un premier fait sur lequel je ne saurais assez insister, c'est de se conduire constamment en voyage comme si le froid était possible, et de se pourvoir en conséquence de vêtements supplémentaires, principalement lorsqu'on voyage le soir et la nuit.

Tout est relatif, en effet : la sensation que nous éprouvons n'est point, nous le savons, la représentation absolument exacte de l'état thermométrique. Il suffit d'un orage ou d'un brusque changement de lieux, pour amener des perturbations de température qui sont d'autant plus facilement ressenties que le sujet est plus impressionnable. Il faut donc avoir avec soi, dans les longs parcours, de quoi parer à un refroidissement subit. L'été même ne doit pas faire négliger ce précepte, et il est prudent de ne point se séparer de sa couverture de voyage.

Lorsqu'on s'occupe des préceptes d'hygiène pratique et usuelle, notre avis est qu'on ne saurait entrer dans trop de détails. Aussi me permettrai-je d'aborder certaines questions, qui ne nous arrêteront du reste qu'un instant.

En voyage, même par les températures les plus élevées, on ne doit point oublier qu'on est condamné pour un temps plus ou moins long à l'immobilité. Il ne faut donc pas se vêtir trop à la légère. En été, je ne crains pas de proscrire les vêtements de coutil, qui sont avantageusement remplacés par des étoffes moins faibles. Les premières doivent être réservées pour les conditions dans lesquelles on se trouve en rapport avec la chaleur solaire et lorsqu'on fait de l'exercice. J'étendrai même cette proscription au pantalon de toile. On sait, en effet, que depuis longtemps des considérations de cette nature l'ont fait abandonner par l'armée. Elles peuvent parfaitement être invoquées pour les voyages, car si le coutil appliqué au corps risque de produire des phlegmasies respiratoires, les membres inférieurs, incomplètement protégés, sont exposés aux rhumatismes et aux douleurs névralgiques.

La chaussure mérite également mention. Je reconnais l'avantage qu'il y a à l'avoir souple en voyage; mais je crois qu'il ne faut pas non plus la porter trop légère de semelle, même en été. Des pluies d'orage peuvent se manifester et à raison du peu de perméabilité du sol de la voie ou de la position topographique de certaines gares, transformer ces dernières en véritable lac qu'on peut avoir besoin de traverser. Les semelles doivent donc être suffisamment fortes et épaisses pour résister à cet inconvénient.

Régime alimentaire, buffets. — Le voyage, et surtout le voyage en chemin de fer, accélère la digestion en activant l'ensemble des fonctions de l'économie. Mais, tout en reconnaissant cette vérité, devons-nous faire observer qu'elle n'est que relative et ne s'applique qu'aux personnes douées de voies digestives saines et normales. Chez certains sujets gastralgiques ou délicats, cette fonction peut présenter des perturbations auxquelles il faut chercher à remédier par quelques soins hygiéniques.

Je ne dirai point qu'il ne faut pas faire d'excès de table avant de monter en voiture; ces quelques lignes ne s'adressent pas en effet à ceux qui sont susceptibles de pareils écarts. La majorité des indispositions qu'on nous a signalées reconnaissaient cette cause. Mais ce que je puis recommander, c'est de ne point faire un repas copieux avant le départ, précisément en vue de la distance qu'on a à parcourir. Le travail de la digestion peut, en effet, être troublé et devenir ainsi une complication extrêmement pénible. Il ne faut point sortir de ses habitudes, et à moins de fonctions digestives très normales, il vaut même mieux rester au dessous.

Quelques personnes sont obligées de ne prendre que des aliments liquides, des potages; mais c'est la grande minorité.

Pendant le voyage, et lorsqu'il est prolongé, il y a deux manières de se nourrir : à l'aide d'aliments qu'on a emportés avec soi, ou dans les buffets. A cet égard, chacun fait à sa guise. Mais ce n'est que la minorité des voyageurs, du moins en première classe, qui use du premier mode, lequel présente des inconvénients qui s'augmentent de ceux qu'on impose à ses voisins. Rien de plus désagréable que d'assister à ces repas improvisés.

La majorité des voyageurs mange dans les buffets, ce qui fait qu'on entend formuler certaines plaintes, tant sur la qualité ou la quantité des mets servis que sur le temps accordé pour chaque repas. Pour ce qui est des premières, il ne faut pas se montrer injustement sévère, et voir au contraire au fond des choses. Les buffetiers ne sont que de véritables entrepreneurs avec lesquels les Compagnies passent un traité. Le rôle de ces dernières se borne donc, pendant la durée du contrat, à en surveiller l'exécution, ce qu'elles font avec une constante sollicitude dont on a la preuve dans les fréquentes mutations qui ont lieu à l'expiration de certains traités.

Mais quelque active que soit cette surveillance, elle ne saurait cependant aller jusqu'à réaliser l'impossible. Les buffets ont une importance qui dépend de leur position topographique. D'un autre côté, certaines contrées ne se prêtent pas aussi bien que d'autres à l'approvisionnement et à la parfaite qualité des mets et des divers ingrédients employés dans l'art culinaire. Ce sont là des considérations que ne doivent point perdre de vue les voyageurs qui voudraient voir toutes les tables d'hôte sur un pied d'absolue égalité.

En ce qui concerne le temps accordé pour les repas, nous croyons les plaintes fondées; autant, dans ce travail, nous nous efforçons de montrer combien dans certaines circonstances on est porté à l'exigence et quelquefois à l'injustice envers les Compagnies de chemins de fer, autant, au contraire, nous sommes disposés à nous ranger du côté du public pour de justes observations. Le temps généralement accordé est insuffisant. Ce n'est pas avec 20 ou même 25 minutes qu'il est possible de prendre un repas dans des conditions hygiéniques complètes. D'autant mieux que ce temps est presque toujours abrégé. On peut avoir en effet, en descendant de voiture, quelque besoin à accomplir, ou vouloir vaquer à quelque soin de propreté; 5 minutes sont largement employées à cet effet; ce qui, en réalité, réduit au *maximum* à 15 ou 20 minutes le temps effectif.

Cette question, si nous sommes bien informés, est à l'étude, et nous pensons que d'utiles réformes ne peuvent manquer d'avoir lieu. A cet égard, le voyageur nous semble dans son droit en les provoquant par ses réclamations. Les chemins de fer lui ont donné la célérité, le confortable, une masse d'avantages. Ils doivent aussi lui accorder le temps, non de faire de la gastronomie, mais du moins de se nourrir sans une trop grande précipitation, et ne pas le réduire, sous ce rapport, à faire un parallèle désavantageux avec le système qu'ils ont remplacé.

Enfin, les repas pris dans les buffets présentent encore d'autres inconvénients qu'il n'est pas au pouvoir des Compagnies de faire cesser, car il ne dépend pas de ces dernières de multiplier ses buffets pour servir toutes les exigences. Rien de variable, du reste, comme les habitudes. Or, s'il est possible de choisir, pour le dîner, une heure qui donne jusqu'à un certain point gain de cause à ces dernières, il est loin d'en être de même à l'égard du repas du matin, dont l'heure varie beaucoup.

Toutes ces considérations font que certaines personnes, soit par économie, soit par convenances personnelles, prennent leur repas en route. Cette manière de procéder offre des inconvénients et, en outre, celui d'être extrêmement incommode pour les voisins. Rien de plus désagréable, en effet, pour quelques personnes que d'assister à ces repas et de humer les émanations qui en sont la conséquence. Il est bien difficile de manger proprement en voyage, surtout certains mets. Aussi, voit-on en général les voyageurs qui désirent user de ce mode d'alimentation, attendre les arrêts et faire ainsi coïncider leurs repas avec l'heure à laquelle leurs voisins prennent le leur dans les buffets.

J'ai souvent songé à une modification qui ne tendrait à rien moins qu'à modifier complètement le régime alimentaire des voyageurs, si l'expérience, cette suprême conseillère, venait en démontrer la supériorité. Je veux parler de buffets ambulants et annexés à certains trains.

Je ne me dissimule pas les difficultés pratiques de cette manière nouvelle de procéder. Je comprends qu'une des conditions qui pourraient le plus la favoriser, c'est une disposition qui manque sur tous nos chemins de fer français; je veux parler de la faculté de circuler d'une voiture à l'autre.

Rigoureusement, cependant, les voyageurs pourraient être admis successivement, aux divers arrêts, dans le buffet-salon annexé au train.

Il resterait toujours d'autres difficultés, dont je suis loin de faire bon marché, en faveur de mon idée, car je suis trop voué aux études pratiques pour ne point en tenir grand compte. Je comprends que l'installation culinaire nécessaire à des préparations multiples présenterait des obstacles qui ne seraient même pas les seuls.

Mais, examinant la question au double point de vue de la célérité d'abord, qui se trouve attaquée par l'allongement de l'arrêt dans les buffets, puis enfin de l'hygiène, à laquelle ma qualité de médecin me rattache tout naturellement, je recherche si de cette idée de buffets ambulants, et en faisant la part des difficultés pratiques que je suis prêt à reconnaître, il n'y a pas quelque chose à déduire. Si l'idée absolue offre des difficultés, ne pourrait-on l'utiliser en partie et à titre de simple complément? Ne pourrait-on pas, par exemple, tout en maintenant les buffets et en leur conservant en même temps un caractère d'approvisionnement, leur annexer des wagons-buffets qui pourraient servir de cafés où des rafraîchissements divers seraient servis durant tout le trajet, et où les personnes qui ont besoin de plus de temps pour prendre un repas, ou qui désirent l'effectuer à une heure déterminée, pourraient, notamment pour les déjeuners, consommer quelques pièces froides ou quelques mets de facile préparation?.

Je ne tiens pas, je le répète, à cette idée plus qu'il ne convient; je devais seulement la formuler, parce que, livrée à des hommes compétents, elle pourra peut-être devenir un jour le point de départ de quelque modification directe ou indirecte.

Sommeil. — Je crois qu'on a plus de tendance au sommeil dans une voiture bien suspendue que dans un wagon. Cependant, la majorité des voyageurs dort en chemin de fer, grâce surtout à la plus grande facilité de changer de position, de s'étendre, et l'habitude entre ici en ligne de compte. Certaines gens n'osent se livrer au sommeil la nuit, par suite d'une appréhension qu'ils ne peuvent vaincre.

Le sommeil est d'autant plus à souhaiter dans un long voyage, qu'il délasse beaucoup, et qu'en faisant cesser la perception de certains caractères que nous avons assignés à la locomotion ferrée, il permet d'échapper en partie à la fatigue qu'elle détermine.

Une grande vitesse me semble moins prédisposer au sommeil, et si les arrêts n'étaient pas plus fréquents, celle des trains ordinaires lui serait plus favorable.

Hygiène après le voyage. — Les conséquences du voyage varient selon la longueur du trajet. Les symptômes qu'on ressent assez généralemennt en descendant de wagon, après un parcours un peu étendu, sont un léger degré de bourdonnement d'oreilles et une certaine courbature avec ardeur de la peau. La promenade et le repos suffisent en général pour dissiper le premier. Quant aux autres phénomènes, il n'y a pas de meilleur moyen à leur opposer que le bain. C'est, en effet, l'agent antispasmodique par excellence et le plus propre à triompher des accidents précités, qui sont tout à fait nerveux. Rien plus que le bain ne peut changer les conditions physiologiques de la peau et mettre un terme aux ardeurs et aux démangeaisons qui sont la conséquence d'un voyage.

S'abstenir de toute cause excitante pendant le voyage. — Je n'ai pas besoin d'insister sur la nécessité de ne pas se surexciter pendant le voyage. Nous avons établi que les accidents gastriques étaient ceux qu'on avait le plus occasion d'observer dans les trains en marche. Tout ce qui peut stimuler, exciter outre mesure les fonctions digestives, ou accélérer la circulation, doit donc être évité avec soin.

Cette vérité nous amène à parler de l'habitude de fumer en voyage.

Il est admis maintenant qu'on fume en chemin de fer. Cette habitude est tellement passée dans nos mœurs, que les efforts qu'on a tentés au début pour la proscrire ont été sans résultat. Quelques Compagnies ont compris cela, et mettent à la disposition des fumeurs un compartiment de chaque classe. Sur d'autres lignes, tout en n'admettant pas le principe, on est arrivé à la tolérance, et on laisse fumer partout, à la condition que les personnes présentes n'y mettent point d'opposition. Nous sommes loin, on le voit, de la défense absolue, qui était si sévèrement exécutée, qu'il nous souvient d'avoir vu un inspecteur dresser un procès-verbal contre un jeune officier qui accompagnait un très haut personnage officiel, et qui s'était permis de fumer une cigarette.

Nous estimons qu'en voyage il convient de ne point trop céder à cette habitude. Le désœuvrement fait, en général, qu'on fume davantage en voiture que dans les conditions ordinaires. C'est cependant une cause d'irritation qui vient se joindre à celle du voyage. C'est donc un tort, et il conviendrait de rester, à cet égard, au dessous de ses habitudes ordinaires, comme pour toutes les causes d'excitation.

§ IV. — Accidents.

Je ne me dissimule point que j'aborde la partie la plus délicate de ce Mémoire. Je ne pouvais pas néanmoins la passer sous silence, désirant traiter d'une manière complète le sujet que je m'étais imposé. Je crois, du reste, qu'on peut le faire sans froisser aucune susceptibilité, comme aussi sans faire naître de craintes chimériques. Le véritable moyen, c'est de l'aborder avec vérité et franchise.

L'énergie des forces motrices, la complication extrême des rouages qui constituent une exploitation de ligne ferrée, amènent nécessairement, comme chances et comme dangers immédiats, la production de certains accidents : les uns, limités à leurs seuls employés ; les autres, et ce sont ceux-là qui ont à juste titre le don d'émouvoir l'opinion publique, parce que tout le monde peut en être tributaire, pouvant englober les voyageurs, tels que déraillements, coups de tampon, rencontres, etc.

Les premiers sont purement individuels ; ils sont le plus ordinairement la conséquence d'imprudence, d'oubli des règlements. C'est à l'expérience qu'on doit leur diminution.

Quant aux seconds, ils ont sensiblement diminué, et diminuent chaque jour, ainsi que l'établissent les statistiques. Ce résultat est la conséquence des améliorations incessantes qu'on réalise dans le service actif des Compagnies. Mais il faut cependant le reconnaître, les accidents sont la conséquence de la nature même des moteurs, et aussi de cette loi : que rien n'est absolument parfait ici-bas. Or, ce n'est rien moins que la réalisation de cette condition impossible qu'il faudrait amener pour arriver à ce résultat inespéré, l'absence absolue d'accidents.

Rassurons-nous cependant après cette déclaration; car si nous ne pouvons atteindre la perfection, nous sommes de jour en jour et indéfiniment perfectibles.

L'opinion publique n'est-elle pas dans l'erreur, dans son appréciation des dangers des chemins de fer?

Les statistiques ont parlé. Les risques qu'on court en voyageant sur les railways sont moins grands qu'en voiture.

Il résulte en effet de chiffres officiels, que pour une période qui s'élève de 1835 à 1862, 16,751 accidents correspondent à 538,531,930 voyageurs; ce qui donne :

> Un voyageur tué sur...... 2,942,796
> Un voyageur blessé sur...   415,534
> Ou une victime sur.......   364,112

Les Messageries donnaient à peu près une victime sur 28,000 voyageurs.

Nous devons faire remarquer que la proportion précédente, qui se rapporte aux morts, comprend en bloc toutes les causes, même celles qui sont indépendantes de l'exploitation.

Si nous voulons maintenant considérer les décès sous ce dernier rapport, nous trouvons, dans un travail qui a été limité à une seule année, l'année 1855, que le nombre de voyageurs transportés par tous les chemins de fer étant de 30,646,752, l'exploitation a tué 1 voyageur sur 1,021,558.

Nous établissons cette distinction afin de pouvoir comparer ce résultat, obtenu dans des circonstances analogues, avec le suivant.

Sur 19,773,968 voyageurs que la Compagnie du Midi a transportés, du 1er janvier 1857 au 31 décembre 1863, et encore convient-il de remarquer que pendant longtemps elle a exploité à voie unique la ligne de Cette, si importante par son trafic, on ne compte qu'un seul voyageur tué dans un accident, et parmi les blessés, *aucun n'a éprouvé une fracture de membre ou luxation importante, une lésion enfin ayant amené une incapacité définitive.*

Ce résultat est assez beau pour qu'on n'ait pas besoin d'y

ajouter de longs commentaires. Il est l'éloge le plus éloquent qu'on puisse adresser au personnel, et surtout aux chefs qui le dirigent.

Avant les chemins de fer, les accidents se multipliaient sous la forme individuelle ou tout au moins isolée. La quantité de personnes atteintes ne dépassait jamais un chiffre relativement restreint. C'est pourquoi ils avaient un retentissement exclusivement local. Aujourd'hui, tout a bien changé; la rapidité des communications, l'instantanéité des transmissions télégraphiques donnent aux sinistres de chemins de fer une généralisation pour ainsi dire immédiate. Qu'un accident arrive sur un des réseaux qui sillonnent l'empire français ou même à l'étranger, et très rapidement il est porté à la connaissance de toute l'Europe. Le nombre beaucoup plus considérable de voyageurs fait qu'un sinistre de cette nature a toujours un retentissement et des conséquences qu'on s'explique aisément.

Voilà pourquoi il y a, dans ce dernier cas, une impression beaucoup plus générale, et pourquoi, autrefois, on accusait bien moins les messageries, qui, cependant, blessaient et tuaient beaucoup plus de monde.

Les Compagnies de chemins de fer constituent un système analogue dans son fonctionnement, un système de généralisation, et voilà pourquoi, au moindre sinistre, il se trouve des personnes prêtes à courir sus à ces institutions, et pourquoi les accidents qui se produisent ont un retentissement toujours plus considérable, alors que les conséquences sont quelquefois légères.

Il est toutefois certaines personnes qui ne sont point satisfaites. Des voix se sont élevées, même jusques au sein de nos grandes assemblées, qui accusent les Compagnies de cacher leurs accidents, trouvant, ont-elles dit, des complices complaisants dans les rédacteurs des journaux.

Il suffit cependant de parcourir les divers recueils périodiques pour se convaincre qu'ils signalent régulièrement les sinistres de cette nature, non seulement ceux qui, s'exerçant d'une manière générale, atteignent les trains en marche, mais encore les accidents isolés et individuels frappant soit les voyageurs, soit les agents. J'avoue n'avoir jamais compris, pour ma part, l'avantage de répandre à profusion ces relations qui effraient les masses sans remédier à rien.

Pour quiconque a présentes à l'esprit les causes ordinaires des accidents des chemins de fer, les détails les plus complets, les amplifications les plus considérables, ne présenteront jamais d'avantage réel, et surtout n'empêcheront jamais rien. C'est le plus communément une faute commise par un employé subalterne. Toute la publicité possible ne sera donc jamais un moyen efficace pour prévenir un semblable résultat, dû, le plus ordinairement, à un manque d'attention, souvent à un concours fatal de circonstances. Fatal, car comme preuve je ne veux que ce fait que, nonobstant l'attention éveillée par un premier sinistre, il n'est pas rare d'en voir survenir un second sur un autre point, quelquefois d'une manière presque simultanée.

Je n'ai pas le temps de donner plus d'amplification à cette proposition; mais c'est une vérité qui m'a frappé ainsi que plusieurs hommes pratiques. Je suis certain qu'une statistique donnerait à cet égard de curieux résultats.

Il semble véritablement, à entendre certaines personnes, que les Compagnies n'éprouvent aucun contre-coup de ces accidents. Croit-on, par exemple, que toutes ces infortunes ou toutes ces avaries se règlent sans bourse délier? Ce serait une grande erreur. Lorsqu'un malheur de cette nature arrive, elles ont à intervenir dans trois questions :

1° Les lésions graves et positives, survenues soit à des voyageurs, soit à des agents, dans l'indemnité desquelles elles se conduisent généreusement.

2° Les lésions légères et les divers symptômes *simulés* pour lesquelles elles ont à résister à d'injustes prétentions, et sont quelquefois, chose regrettable à dire, exploitées par des gens peu consciencieux.

3° Enfin, les avaries de matériel, qui peuvent s'élever à des sommes relativement considérables.

Ces diverses considérations doivent porter tout homme impartial à éviter un entraînement trop prompt vers le blâme, et à reconnaître qu'il y a deux propositions capitales qu'il convient d'enregistrer :

1° Que les divers modes de locomotion usités antérieurement aux chemins de fer, ont tous donné une proportion notablement plus forte d'accidents.

2° Que ces derniers sont en décroissance constante depuis que l'expérience, basée sur les faits, a introduit des améliorations progressives.

Enfin, est-il nécessaire d'ajouter qu'un malheur étant arrivé, les Compagnies sont bien plus en état de le réparer, en ce qu'il a de réparable, que ne pouvaient le faire des entreprises qui étaient souvent dans une situation précaire.

Abordons maintenant l'étude de quelques cas particuliers. Les accidents de chemins de fer se divisent en deux catégories bien distinctes :

1º Ceux qui sont déterminés par des collisions graves, des rencontres, et qui entraînent de grands désordres des tissus, tels que fractures, luxations graves, broiements, morts immédiates.

2º Ceux au contraire qui, beaucoup moins importants, se bornent à quelques contusions le plus souvent insignifiantes.

Désirant avant tout rester pratique et me tenir dans le domaine des faits que j'ai observés, je ne parlerai que des accidents de la deuxième catégorie. Le Chemin de fer du Midi, dont je connais tout le passé chirurgical pour avoir constaté *de visu* à peu près toutes les blessures résultant des accidents, et pour m'être transporté souvent sur les lieux des sinistres qui m'étaient le plus spécialement signalés, n'a, grâce à Dieu, pas à déplorer de ces désastres qui frappent de terreur le public et les populations ambiantes.

Quoique exploité à une seule voie pendant plusieurs années, *il n'a eu, on ne saurait assez le répéter, qu'un seul voyageur tué, et n'en a blessé aucun d'une manière définitive.* Cependant, la circulation de ses trains est considérable, et des voyages de plaisir offerts au public pour toutes les grandes solennités, augmentent encore de beaucoup la circulation sur son réseau.

En dehors donc des accidents réellement graves, des sinistres heureusement fort rares dans lesquels la vie des sujets est compromise et où il y a mort d'homme, les lésions qu'on a observées sur les voyageurs sont peu importantes et soumises à certaines lois, à certains caractères tout à fait spéciaux. Elles sont, dans ce cas, déterminées par le choc ou la projection du voyageur contre quelque corps saillant ou contre un voisin. Aussi les blessures qu'il m'a été donné d'observer ont-elles une grande analogie.

Le plus communément, le corps est projeté en avant. On observe alors des contusions ou plaies contuses au front, aux arcades sourcilières, au menton, à la pommette, au nez, aux lèvres. Les paupières, la supérieure surtout, sont assez souvent le siége d'ecchymoses, mais le globe de l'œil est sain. Dans aucun des faits qui nous sont propres, cet organe n'a même été atteint d'aucune phlegmasie qui mérite d'être mentionnée

Quelquefois, mais rarement, j'ai observé des contusions de la poitrine. L'abdomen a toujours été épargné, ce qui tient à la position assise. Chez le seul voyageur qui ait été tué, la mort a bien reconnu pour cause une contusion viscérale ; mais il y a ceci à noter, que la victime était debout lorsqu'elle a été frappée.

Lorsqu'au moment du choc, le corps est placé obliquement, ce sera l'épaule qui s'offrira la première aux causes contondantes.

Les genoux, les tibias, sont assez fréquemment atteints ; de là des arthrites par contusions. C'est ce genre de lésions qui a généralement fourni les traumatismes les plus longs à guérir, et c'est dans cette catégorie que nous trouvons deux cas de simulation très remarquables, dont l'expérience a démontré la fausseté, mais qui ont cependant été le sujet de deux affaires judiciaires fort épineuses et fort délicates.

Je dois enfin signaler l'absence de lésions des extrémités supérieures qui m'a toujours frappé. Je l'explique par l'instantanéité du choc, qui ne permet pas d'user de ce moyen de protection.

Nous bornerons à ces lignes nos considérations médicales sur les chemins de fer, envisagés au point de vue des voyageurs. Ce sujet offrait plus de difficultés que celui qui a pour but l'étude des conditions spéciales des agents attachés à leur exploitation. Les faits sont, en effet, fugaces et passagers dans le premier cas.

Nonobstant, ainsi que je l'ai dit au début, quelques idées médicales d'ensemble me paraissent surgir des conditions qui sont faites au voyageur par les railways. Certains préceptes hygiéniques ou préventifs leur sont applicables. C'est ce que j'ai essayé de tracer, d'après des documents et des impressions que m'ont donnés une pratique qui remonte déjà à plusieurs années. Si, dans ce travail, j'ai pu émettre quelque vue utile, mon but est complètement atteint.

TABLEAU STATISTIQUE

comprenant la classification détaillée des accidents subits survenus dans des trains en marche.

Sur cinquante-un médecins consultés, vingt-cinq ont répondu d'une manière négative aux diverses questions qui leur avaient été adressées ; vingt-six ont constaté des accidents qui peuvent se classer de la manière suivante :

		NOMBRE de cas.	OBSERVATIONS PARTICULIÈRES.
		indéterminé.	Un seul fait grave.
1° HÉMORRHAGIES	1° Épistaxis		Chez un malade revenant des eaux de Cransac.
	2° Hématemèse	1	Quatre cas ont paru devoir être rapportés à des tubercules pulmonaires, et un autre à l'action irritante d'un froid très vif.
	3° Hémoptysies	5	
	4° Hémorrhagie intestinale	1	Laquelle s'est produite deux fois chez un agent du service actif, atteint de douleurs gastralgiques à peu près constantes.
	5° Hémorrhagie anormale	1	*Par exhalation de la peau du scrotum,* fait extrêmement curieux.
2° APOPLEXIES ET CONGESTIONS CÉRÉBRALES		6	Dont un d'apoplexie très rapidement mortel. Dans 2 cas, l'ivresse a paru la cause déterminante.
3° ACCIDENTS NERVEUX OU CONVULSIFS	1° Hystéries	4	Une fois, l'attaque fut produite par l'émotion occasionnée par l'obscurité d'un tunnel.
	2° Convulsions nerveuses (hommes)	1	Par sympathie et en voyant une personne atteinte d'une attaque de nerfs.
	3° Épilepsie confirmée	5	
	4° Accidents nerveux anormaux	2	Faits exceptionnels et curieux, relatés dans le Mémoire.
	5° Catalepsie	1	
4° SYNCOPE		0	Aucun cas n'a été signalé.
5° VOMISSEMENTS ET ACCIDENTS GASTRIQUES		8	Parmi ces huit cas, deux peuvent être attribués à la trépidation et à une surexcitation spéciale. En dehors de ces cas particuliers, quelques médecins ont signalé d'une manière indéterminée ce symptôme, qu'ils attribuent, dans la plupart des cas, à l'injection des alcooliques. Une fois due à la colique néphrétique.
6° ACCOUCHEMENTS, FAUSSES COUCHES DANS LES TRAINS EN MARCHE		7	Dans cinq cas, l'accouchement a eu lieu avant terme. Une des grossesses parvenue à terme était gémellaire.
7° ACCÈS D'ALIÉNATION MENTALE		1	
8° ACCIDENTS GRAVES OU MORTS SUBITES	Voyageurs trouvés morts dans un train ... 4 / Morts en descendant d'un train. 1 / Dans un buffet ... 1	6	Dans trois de ces cas, les voyageurs étaient très malades et atteints de lésions chroniques qui auraient dû les empêcher de se mettre en route. Dans les trois autres, la mort a été tout à fait subite, et les voyageurs étaient partis avec toutes les apparences de la santé la plus parfaite.
		49	

V

DE LA CONTRACTION MUSCULAIRE

DANS SES RAPPORTS AVEC LA CHALEUR ANIMALE

Par le Dr Paul DUPUY,

Professeur à l'École de Médecine de Bordeaux.

De nos jours, les applications des sciences physiques à la biologie sont l'objet d'une faveur générale et de bon aloi, car une pareille tendance a des titres incontestables de sérieuse légitimité. Lors même, en effet, qu'on admet l'existence distincte d'un ordre vital, ne faut-il pas accepter une pénétration intime d'une phase sériaire inférieure dans la phase supérieure que représente le règne organisé? Ce n'est point *à priori* qu'on peut établir la part qui doit être faite chez les êtres vivants, à la base nécessaire qui constitue leur *assise mécanique*. On n'a que trop raisonné de la sorte dans le domaine éminemment complexe de la pensée réfléchie, et de cette erreur de méthode ont procédé de nombreux mécomptes pour les doctrinaires, qui ont vu, dans l'espèce, disparaître et s'évanouir, au creuset de l'analyse, la plupart des manifestations du principe de vie. La nature procède invariablement par les voies les plus simples, et tout ce que pourra réaliser la seule activité de la matière générale ne saurait aucunement dépendre d'un élément étranger. Il est donc parfaitement rationnel de prendre à partie l'ensemble des phénomènes dont les organismes divers sont le théâtre, de soumettre ces phénomènes à une étude approfondie, et de déterminer s'ils offrent des faits réellement nouveaux, ou simplement la répétition, sous des formes variées, de faits anciens et déjà connus.

En suivant la marche dont je viens de tracer brièvement les caractères généraux, la physiologie a pu rattacher à la physique et à la chimie les actes qui, par leur ensemble, constituent la digestion, la circulation, la respiration, la nutrition. En présence de résultats aussi vastes qu'inattendus, l'esprit scientifique n'a pu se défendre des hypothèses hardies et des conclusions prématurées. La vie tout entière, dans son principe et ses expressions diverses, lui a paru la conséquence ultime et comme la résultante du jeu des affinités chimiques. Mais il y a plus, car non seulement on a renoncé à expliquer la vie par les artifices de mécanique grossière qui jouent un rôle exclusif dans la conception cartésienne, mais encore la chimie elle-même ne serait plus qu'un cas particulier de la physique, et cette dernière que de la dynamique ou science du mouvement. De nos jours, des voies nouvelles se sont ouvertes à la pensée humaine, lorsque s'élevant en quelque sorte au-dessus des combinaisons moléculaires, elle s'est adressée à une mécanique infinitésimale, et n'a voulu voir dans la vie, par exemple, qu'une ondulation éthérée provenant du soleil, et devenant ici propriété organique, et là phénomène intellectuel.

Ces élans, dont l'audace a bien sa grandeur, cette course aventureuse de l'esprit à travers l'espace illimité où se joue sans fin l'hypothèse, trouvent leur raison d'être dans une doctrine particulière sur la transformation des forces, qui produit à cette heure une révolution radicale dans l'économie des sciences physico-chimiques (¹). Les affections ou forces de la matière, pour me servir des expressions de M. Grove, l'un des plus éminents promoteurs de la doctrine, sont des mouvements spéciaux, susceptibles de se convertir tous les uns dans les autres. Unité de force, comme l'a dit M. Baumgartner, multiplicité des expressions dynamiques.

Ces prémisses établies me conduisent directement à l'objet de ce travail. On a dû supposer, puisqu'on ramenait la vie à la physique générale, que la loi de la transformation des forces devait être vérifiée par une étude approfondie des êtres vivants. Telle est la thèse que M. Béclard a soutenue dans un Mémoire très remarquable sur la *contraction musculaire dans ses rapports avec la température animale* (²).

(¹) Il se produit, dans les sciences naturelles comme dans la vie des États et des peuples, des événements qui font époque dans leur histoire, et qui en déterminent une ère nouvelle. De ce genre est la découverte de l'équivalent mécanique de la chaleur. (Discours de M. Baumgartner à l'Académie des sciences de Vienne, 1856.)

(²) *Archives générales de médecine*, 1861. Je néglige l'historique de la question déjà traité dans le Mémoire de M. Béclard. Il me suffira de citer les recherches et les noms de MM. Becquerel, Breschet et Helmholtz.

Pour faciliter l'intelligence de la question, je dois faire de ce Mémoire une analyse aussi succincte que possible.

M. Béclard commence par distinguer deux formes de contraction musculaire. L'une consiste à maintenir les leviers osseux dans un état d'immobilité relative; l'autre s'accompagne d'un mouvement extérieur, d'un effet mécanique appréciable. Il désigne la première par l'expression de *statique,* et la seconde par celle de *dynamique.*

On peut, par exemple, contracter avec énergie les extenseurs et les fléchisseurs de l'avant-bras sur le bras, et maintenir néanmoins l'avant-bras dans une situation fixe. Telle est la forme statique. Si, au contraire, l'action des fléchisseurs a pour effet de mouvoir l'avant-bras, on se trouve en présence de la forme dynamique.

Cette distinction établie, notre auteur cherche à déterminer comparativement la quantité de chaleur qui se développe dans le tissu musculaire lorsqu'il se contracte avec ou sans effet moteur, c'est à dire lorsque la contraction a lieu, soit à l'état dynamique, soit à l'état statique.

M. Béclard expérimente de la manière suivante : Après un repos prolongé des muscles de la région antibrachiale, il enveloppe celle-ci d'une bande de flanelle épaisse enroulée autour du bras un grand nombre de fois; puis il prend la température de la région avec un thermomètre placé sur la face antérieure du biceps, et en contact immédiat avec la peau. On obtient ainsi la température initiale, n'exprimant, d'ailleurs, qu'approximativement la chaleur musculaire. Alors on procède à l'expérience de la contraction, et celle-ci terminée, après avoir replacé le thermomètre, on trouve une augmentation plus ou moins marquée dans le calorique produit. Il est possible alors de comparer les expériences statiques avec les expériences dynamiques (¹).

Dans tous les cas, d'ailleurs, la main supporte un poids additionnel de 4 à 5 kilogrammes.

Cela posé, on peut, au point de vue dynamique, se placer dans

(¹) J'ai entendu attaquer ce procédé comme devant conduire à d'inévitables erreurs. L'objection ne me paraît nullement fondée, car M. Béclard ne demande qu'une approximation, et rien de plus. La preuve manifeste que la méthode n'est pas radicalement défectueuse, c'est qu'elle donne des résultats comparables. Or, c'est là tout ce qu'on peut légitimement exiger d'elle.

trois conditions : 1° Soulever le poids seulement; 2° l'abaisser seulement; 3° le soulever, puis l'abaisser à tour de rôle. Ces trois conditions différentes exigent trois séries d'expériences qui consisteront à comparer la chaleur obtenue par l'ascension du poids, par sa descente, par son ascension et sa descente alternatives, avec l'exagération de température due aux expériences statiques, d'une durée égale à chacune des expériences dynamiques.

Si l'état dynamique présente trois conditions, l'état statique ou d'équilibre demeure le même d'une manière générale.

PREMIÈRE SÉRIE. — EXPÉRIENCES DE MONTÉE DU POIDS.

1° *Contraction dynamique*. — Le poids de 5 kilogrammes soulevé de la main droite, par exemple, est élevé de 8 centimètres au dessous de la position d'équilibre, à 8 centimètres au-dessus. A l'aide d'un mécanisme spécial, le poids descend par l'intermédiaire de la main gauche. Durée de la contraction pour la masse bicipitale, deux minutes et demie; durée totale de l'expérience, cinq minutes.

2° *Contraction statique* ou *d'équilibre*. — Avant-bras placé à angle droit sur le bras. Poids supporté de la main droite, 5 kilogrammes. Durée de la contraction bicipitale, deux minutes et demie: durée totale de l'expérience, cinq minutes (¹).

La température de la région brachiale antérieure, prise après chaque expérience particulière, donne une différence d'environ 0°,18 en faveur de la contraction statique Cette différence proviendrait de la transformation de la chaleur en effet mécanique extérieur dans le fait de la contraction dynamique. La transformation n'a pont lieu dans l'expérience comparative ou statique. parce qu'il n'y a point alors de mouvement produit.

DEUXIÈME SÉRIE. — EXPÉRIENCES DE MONTÉE ET DE DESCENTE ALTERNATIVES DU POIDS.

1° *Contraction dynamique*. — Mouvements alternatifs de montée et de descente du poids, l'un de 8 centimètres au-dessous à 8

(¹) Il a dû y avoir ici deux minutes et demie de repos, comme dans l'expérience comparative (dynamique) centimètres au-dessus de la position d'équilibre; l'autre en sens inverse. Poids, 5 kilogrammes. Durée de la contraction musculaire, cinq minutes.

2° *Contraction statique.* — Avant-bras placé à angle droit sur le bras. Poids supporté avec la main, 5 kilogrammes. Durée de la contraction musculaire, cinq minutes.

La température de la région brachiale antérieure, prise après l'expérience, est sensiblement la même dans l'épreuve d'équilibre et dans l'épreuve dynamique. Voici l'explication de M. Béclard : « Si, d'un côté, la montée du poids pendant deux minutes et demie a tendu à diminuer la température musculaire dans la proportion du travail mécanique produit, d'un autre côté la descente du même poids (descente qui n'est pas libre, soutenue qu'elle est par le muscle contracté) détermine dans les muscles un effet précisément opposé, qui tend à augmenter la température musculaire suivant une proportion équivalente à la *destruction* d'une quantité égale de travail mécanique. D'un côté, il y a tendance à l'élévation de la température; de l'autre, il y a tendance à l'abaissement; ces deux effets mesurés par le même poids se compensent : on doit avoir et l'on a en effet, dans l'expérience de mouvement, une température égale à celle de l'expérience d'équilibre.

Donc, dans la montée du poids, transformation de la chaleur du muscle en travail mécanique extérieur; dans la descente du poids, conversion du mouvement extérieur ou travail mécanique en calorique musculaire.

TROISIÈME SÉRIE. — EXPÉRIENCES DE DESCENTE DU POIDS.

1° *Contraction dynamique.* — Le poids de 5 kilogrammes est abaissé par la main droite de 8 centimètres au-dessus de la position d'équilibre, à 8 centimètres au-dessous. Il remonte ensuite par l'intermédiaire de la main gauche. Durée de la contraction musculaire, deux minutes et demie; durée totale de l'expérience, cinq minutes.

2° *Contraction statique.* — Avant-bras placé à angle droit sur le bras. Poids supporté avec la main droite, 5 kilogrammes. Durée de la contraction musculaire, deux minutes et demie; durée totale de l'expérience, cinq minutes.

La température de la région antibrachiale, prise après l'expérience, donne des résultats que malheureusement M. Béclard n'a point exprimés en chiffres. Mais s'il est admis que le mouvement de montée diminue la chaleur du muscle et que le mouvement de descente l'augmente au contraire, ne faut-il pas en conclure que la somme de calorique est ici nécessairement plus considérable pour l'expérience dynamique mise en regard de l'expérience d'équilibre? La différence en faveur de la première pourrait même être très marquée. C'est bien là, d'ailleurs, si je l'ai bien comprise, l'opinion énoncée par M. Béclard.

Tels sont les faits que couronne la doctrine suivante : « Le point de départ de la puissance musculaire transformée en travail mécanique extérieur, doit être placé dans l'action chimique qui s'accomplit dans le muscle, plutôt que de le faire dériver de la chaleur musculaire... Il nous semble que la métamorphose entre l'action chimique, dont le tissu musculaire est le théâtre et le travail mécanique extérieur, peut être considérée comme immédiate. La chaleur qui apparaît dans le muscle alors qu'il exerce un travail mécanique extérieur, n'est que complémentaire de ce travail, de sorte que la somme du travail mécanique et de la chaleur correspond à la force chimique dépensée. »

De semblables prémisses ont conduit M. Béclard à conclure « qu'il est permis d'affirmer que la chaleur produite par la contraction musculaire peut se transformer en travail mécanique extérieur; que la quantité de chaleur disparue peut être retrouvée dans le travail mécanique produit; en un mot, que le travail mécanique extérieur produit par l'action musculaire n'est que de la chaleur transformée. » M. Béclard s'est donc mis en quête de l'équivalent mécanique de la chaleur musculaire, et il l'estime très inférieur à 700 kilogrammètres (¹).

De là, enfin, cette conséquence dernière que la chaleur et le mouvement offrent la même *corrélation* dans l'ordre vital que dans le domaine de la physique proprement dite.

Avant de faire l'examen critique du Mémoire que je viens de résumer, je vais revenir sur le fait de la contractilité volontaire, et l'analyser dans les circonstances diverses qui s'y rattachent.

(¹) Le travail mécanique correspondant à l'unité de température, c'est à dire à la quantité de chaleur capable d'élever d'un degré 1 kilogramme d'eau, oscille, d'après les recherches de plusieurs physiciens éminents, entre 400 et 450 kilogrammètres.

Le tissu propre du muscle jouit de la propriété d'absorber une notable proportion d'oxygène et d'exhaler de l'acide carbonique. Ces phénomènes particuliers s'exagèrent dans la contraction, et alors augmente aussi la quantité des matières solubles contenues dans le tissu musculaire (créatine, créatinine, acide inosique). La contraction favorise la circulation des petits vaisseaux, et l'on voit survenir une action chimique plus active et une chaleur plus vive. Mais l'influence de la circulation plus rapide ne paraît point exclusive, puisqu'on obtient des résultats analogues avec des muscles séparés du corps de l'animal en expérience. Le passage d'une plus forte proportion d'oxygène par les voies vasculaires, dans un temps donné, est un fait spécial aux tissus doués de la vie commune. Lorsque celle-ci est éteinte, ne faut-il point, pour expliquer l'énergie plus grande des combinaisons chimiques, invoquer la présence de l'état électrique artificiel ([1])? Pour la contraction normale, l'état électrique paraît subordonné à la seule action chimique.

A ces phénomènes, qui se rattachent au domaine propre de la chimie, il faut joindre certains faits qui tombent sous l'action directe des sens, tels que resserrement et durcissement des muscles. Ces organes, non seulement deviennent plus denses, mais encore plus *volumineux*. Par conséquent ce n'est plus la chimie qui est en cause dans l'espèce, mais bien la physique générale. Toutefois, notre analyse a été insuffisante encore; car dans la contraction volontaire, il y a une action nerveuse évidente qui provient des centres eux-mêmes, et qui précède l'ensemble des phénomènes que je viens d'énumérer, qu'ils se réclament d'ailleurs de la physique ou de la chimie ([2]).

Après cette courte étude, entièrement basée sur l'expérience, je puis examiner et critiquer le Mémoire de M Béclard. Je possède, en effet, un point de départ solide, et je suis en droit d'exiger, en vertu de la corrélation admise en principe, que les lois qui régissent la matière brute se retrouvent, dans l'ordre vital, avec des caractères généraux identiques.

[1] État électrique auquel on a recours afin de faire contracter les muscles.

[2] « Dès que les travaux extérieurs accomplis par l'animal deviennent un peu considérables, les réactions chimiques, sous l'influence de certaines conditions physiologiques déterminées par le système nerveux, deviennent……, etc. » (Berthelot. *Gazette médicale de Paris,* 5 août 1865).

Avant toute critique, il y a une question préjudicielle qui est la suivante : l'influence nerveuse consiste-t-elle en un mouvement spécial d'ordre moléculaire? Je suis, pour ma part, disposé à l'admettre, tout en me déclarant incapable de démontrer mon opinion. Je me contente de rappeler que cette influence précède les effets mécaniques appréciables, ou mouvement de masse dans le muscle d'abord, dans les vaisseaux ensuite. Puis survient l'augmentation des mouvements moléculaires, tels que : action chimique, état électrique, chaleur enfin. Appliquant ici la théorie de la transformation des forces, il nous faudrait admettre la métamorphose du mouvement moléculaire de l'action nerveuse en mouvement de masse, pour la contraction musculaire, puis de celle-ci en mouvement infinitésimal, pour arriver à l'électricité et à l'action chimique. Enfin, cette dernière se dédoublerait en se transformant en effet mécanique extérieur (mouvement de masse) d'une part, et d'autre part en calorique, autre forme encore de mouvement moléculaire.

A *priori*, il est peu admissible qu'une série aussi compliquée de métamorphoses puisse exister dans la simple nature, qui procède toujours par les voies les plus courtes. De plus, si nous négligeons l'influence nerveuse comme le fait M. Béclard, nous arrivons, en supposant que l'action chimique soit primitive, à lui trouver une exacte correspondance dans la somme du travail mécanique et de la chaleur. De là, l'expression algébrique suivante :

Action chimique dépensée = mouvement mécanique intérieur + le mouvement mécanique extérieur + la chaleur complémentaire (¹).

Cette série implique donc la transformation d'un mouvement moléculaire en mouvement de masse, et en une autre forme de mouvement moléculaire.

Or, on sait que, dans l'ordre physique, lorsqu'un mouvement de masse devient infinitésimal, il y a un dégagement d'autant plus marqué de chaleur, et souvent de lumière, que la transformation est plus prompte et le mouvement extérieur ou effet mécanique plus considérable. On sait, par contre, que le mouvement moléculaire qui constitue la chaleur ne peut devenir

---

(¹) « La somme du travail mécanique et de la chaleur correspond à la force chimique dépensée. » (Béclard).

effet mécanique ou mouvement de masse que par une diminution correspondante du calorique primitif. Il faut donc admettre, dans le cas particulier, ou une diminution d'autant plus marquée de la température du muscle que l'effet mécanique obtenu a une importance plus grande, ou une diminution correspondante de l'action chimique elle-même. Mais, d'une part, en opposition avec ce qui survient dans la machine à vapeur, la température s'élève constamment par le fait de la contraction musculaire, et, d'autre part, l'action chimique est invariablement augmentée.

M. Béclard avoue que, jusqu'au jour où il écrivait, la science n'avait pu transformer directement l'action chimique en mouvement extérieur. J'ignore si les chimistes et les physiciens sont maintenant plus avancés, mais il eût peut-être été prudent de ne pas essayer de faire si bien fonctionner les laboratoires doués de vie.

Si mes souvenirs me servent bien, on ne trouve qu'une différence assez légère entre la chaleur que constate l'observation chez les êtres organisés, et celle que la théorie de la combustion nous porte à y supposer. Au point de vue de la transformation, soit de la chaleur en mouvement, soit de l'action chimique en mouvement, ne devrait-on pas trouver une différence beaucoup plus tranchée? Je pose la question aux physiologistes et aux chimistes.

De l'ensemble des considérations qui précèdent, il faut conclure, me semble-t-il, que la contraction musculaire n'est pas due à une métamorphose de l'action chimique (¹). Celle-ci en est la condition, sans doute, comme réglant la nutrition intime du muscle, et par conséquent sa structure; mais elle ne produit en aucune manière les phénomènes mécaniques dont l'organe est le siége au moment de la contraction.

On ne peut d'ailleurs, dans la contraction volontaire, se

______

(¹) Le savant M. Baudrimont admet que les mouvements produits par l'action musculaire sont dus à une transformation de l'électricité en effets mécaniques extérieurs (et intérieurs sans doute). C'est toujours, comme on le voit, un mouvement moléculaire qui devient mouvement de masse. Mais s'il y a de l'électricité à l'état dynamique dans le corps des animaux vivants, les traces en sont très-faibles, et elles semblent tout à fait insuffisantes pour rendre compte des effets mécaniques lorsque ceux-ci sont considérables. De plus, il devrait y avoir un déchet des phénomènes électriques au moment de la contraction, car s'ils deviennent des mouvements de masse, leur proportion moléculaire doit inévitablement diminuer.

dissimuler que l'action nerveuse est la cause déterminante des mouvements produits. Une irradiation motrice provient des centres encéphalique et médullaire, sans que rien autorise à y reconnaître une action chimique, c'est à dire un fait de composition et de décomposition. De plus, cette irradiation motrice excite l'effet mécanique constitutif de la contraction du muscle, sans le déterminer, en vertu d'une transformation d'un mouvement moléculaire en un mouvement de masse, car alors il y aurait un diminution de chaleur, et c'est précisément le contraire qu'on observe.

Dans l'analyse qui précède, je n'ai pu trouver entre l'action excito-motrice des centres et la contraction musculaire, entre celle-ci et l'action chimique ou le calorique, la série de métamorphoses successives qu'une certaine théorie du mouvement implique comme conséquence naturelle. D'où l'on voit que dans l'ordre vital les actes que j'ai énumérés s'appellent réciproquement, consentent et concourent sans se produire; tandis que les forces de la matière inorganique sont soumises à une incessante et mutuelle transformation, qui a fait conclure à leur identité essentielle, malgré la variété de leurs expressions phénoménales.

Avant d'arriver au détail de mes propres expériences, je dois adresser encore à M. Béclard quelques observations critiques. Cet auteur suppose que, dans les faits relatifs à sa troisième série (descente du poids), le mouvement ou effet mécanique réalisé par la montée du poids, passe, sous forme de chaleur, dans le bras qui opère la descente; de là, une température plus élevée que pour l'expérience comparative d'équilibre, et surtout que pour l'expérience dynamique de la première série. Mais, d'après ce qui a lieu dans le monde physique, nous savons que le mouvement n'y devient chaleur que par le fait de frottements, de pression vive ou lente. Ces conditions nullement remplies au moment de la descente du poids, il faut en conclure, plutôt que de supposer une métamorphose en calorique ne respectant aucune des lois connues, ou bien qu'il y a transformation directe de l'effet mécanique en action chimique, ou bien que M. Béclard a, ici encore, accordé trop de vertu à la physique animale.

D'autre part, dans les expériences de la première série, il

admet une diminution *relative* de chaleur pour la contraction dynamique, et néanmoins, si l'assimilation posée en principe est exacte, il doit y avoir une diminution *absolue* de température dans le bras qui réalise des effets mécaniques; car il n'en va pas autrement dans les machines à vapeur. L'abaissement de la température y est toujours en raison directe du travail mécanique obtenu; donc, chez les êtres organisés, plus l'effort a d'énergie et de puissance, et plus la chaleur du muscle doit disparaître dans une proportion considérable.

M. Béclard ne s'arrête nulle part sur les actes mécaniques réalisés dans l'intérieur du muscle lui-même (¹). Mais un reproche bien autrement grave est d'avoir cherché à déterminer l'équivalent mécanique de la chaleur musculaire, après avoir formellement énoncé que cette chaleur n'est que le complément du travail produit, et que ce n'est point elle, mais bien l'action chimique qui se métamorphose. Puisque la transformation porte sur cette dernière, cherchez-en l'équivalent mécanique tout à votre aise, et ne vous préoccupez plus de la chaleur que vous avez mise vous-même hors de cause. Il est vrai que si l'action chimique se transforme en mouvement, par un juste et légitime retour, il vous faudra admettre que le travail mécanique obtenu va rebrousser chemin dans la masse musculaire, pour y devenir combinaison d'oxygène, soit avec le carbone, soit avec les principes immédiats. Je préférerais, je l'avoue, rejeter le principe qu'admettre la conséquence.

J'arrive à mes expériences personnelles, que je subdivise également pour en former trois séries.

Première série.

Expérience statique. — En moyenne, j'ai obtenu 4 à 5 dixièmes de degré.

Expérience dynamique. — La moyenne est ici 8 à 9 dixièmes de degré. Donc, la contraction musculaire avec effet mécanique extérieur, au lieu de diminuer d'une manière relative la tem-

---

(¹) M. Béclard dit seulement « que l'action chimique est le point de départ de la puissance musculaire transformée en travail mécanique extérieur. » Il me semble que l'intermédiaire des changements mécaniques survenus dans le muscle, et précédant le travail extérieur, n'est pas indiqué ici d'une manière suffisamment catégorique.

pérature musculaire, l'augmente très sensiblement. Mes résultats sont précisément inverses de ceux qu'annonce M. Béclard.

DEUXIÈME SÉRIE.

La moyenne, pour la double expérience comparative, est d'environ 1 degré; ce qui revient à dire que j'accepte sur ce point particulier les conclusions de mon honorable adversaire ([1]). Mon interprétation est d'ailleurs toute différente.

TROISIÈME SÉRIE.

Expérience statique. — Même moyenne que pour la première série, c'est à dire de 5 dixièmes de degré.

Expérience dynamique. — Ici, la moyenne est un peu plus faible que dans l'expérience comparative. Je l'ai trouvée de 3 à 4 dixièmes de degré, au lieu de dépasser non seulement cette dernière, mais encore la température obtenue dans les épreuves dynamiques de la première série.

Si l'on suppose ici une erreur de ma part et qu'on veuille admettre les deux moyennes de cette série comme égales entre elles, il n'en sera pas moins démontré que le travail mécanique n'est pas repassé sous forme de chaleur dans les muscles biceps et brachial antérieur.

D'où il résulte que le travail réalisé par un muscle ne s'accompagne nullement d'une déperdition de calorique, soit relative, comme le prétend M. Béclard, soit absolue, comme il aurait dû l'affirmer. Dans la première série, il y a plus de chaleur, parce qu'il faut un effort plus considérable pour soulever un poids que pour le maintenir dans la situation d'équilibre, et dans la troisième, l'effort musculaire est à peu près le même à l'état statique et à l'état dynamique, l'élévation de température, d'un cas à l'autre, étant presque semblable ([2]).

([1]) Je ne les accepte d'ailleurs que sous bénéfice d'inventaire; car je suis disposé à croire que même ici l'expérience dynamique doit donner une chaleur plus forte. Ce sont, pour moi, des expériences à refaire.

([2]) Voici d'ailleurs le détail de mes expériences. Je n'ai point tout à fait procédé comme M. Béclard, ayant eu recours à des moyens plus simples. Dans la première série, point de différence à l'état statique; mais à l'état dynamique, je me suis servi de la main gauche pour saisir le poids élevé par la main droite, et le soutenir à la descente. Cette modification n'a pu nullement vicier les résultats, l'action modérée d'un bras n'ayant, comme je m'en suis assuré, aucune influence sur la température

J'ai reconnu, comme M. Béclard, que le thermomètre placé avant la contraction musculaire montait en général pendant vingt-cinq à trente minutes; mais j'ai vu aussi l'ascension se prolonger pendant quarante et même cinquante minutes. Après la contraction, je n'ai jamais vu l'ascension terminée avant dix à quatorze minutes, au lieu de sept à huit annoncées.

J'ai, de plus, remarqué qu'il n'y avait point une proportion rigoureuse entre la durée de la contraction et la somme de calorique produit. Ainsi, je n'ai pas trouvé de différence bien sensible lorsque dans la forme continue la contraction musculaire avait duré cinq minutes, quatre minutes ou seulement trois minutes : environ un degré dans les deux cas. Pour une moindre durée de la contraction, il en est tout autrement. Une minute m'a donné près de 0,2; deux minutes près de 0,6; trois minutes, on le sait, à peu près un degré. Jusqu'ici, la progression est régulière, mais au delà il n'en est plus rien. Quatre minutes m'ont donné sensiblement les mêmes résultats que trois, et il en a été de même pour cinq relativement à quatre.

Lorsque la contraction est intermittente, l'augmentation de température peut aller à 2 degrés pour l'épreuve dynamique, et à 1,4 ou 1,5 pour l'épreuve statique. La chaleur initiale ne doit guère dépasser 34 degrés pour avoir des résultats concordants.

Je dois revenir maintenant sur les phénomènes mécaniques dont les muscles sont le siége. Ces organes deviennent plus volumineux en *apparence* lorsque la contraction s'exerce d'une manière momentanée. Mais si elle se prolonge un certain temps, l'augmentation de volume, d'apparente se caractérise comme

de l'autre. Il y a d'ailleurs ici un élément qu'a dû négliger M. Béclard, et qui concourt à expliquer l'ascension, relativement beaucoup plus considérable dans l'expérience dynamique. Cet élément est le poids de l'avant-bras lui-même, qu'il faut un plus grand effort pour soulever que pour maintenir à l'état statique.

Au lieu du métronome, je me suis servi d'une montre à secondes. Le poids dont j'ai fait usage pèse 6 kilogrammes.

Dans la deuxième série, la manière d'expérimenter n'a rien de spécial, sauf le fait de compter avec la montre à secondes.

Dans la troisième série, la méthode employée est analogue à celle qui a été mise en usage pour la première série.

Après de nombreux tâtonnements qui ont servi à m'éclairer sur les causes d'erreur qui pouvaient vicier les résultats, j'ai pu, dans les derniers temps, arriver à plusieurs catégories d'expériences conformes entre elles. J'en ai 28 pour la première série, 22 pour la seconde, 16 pour la troisième.

réelle (¹). A l'état statique, pour un poids de 6 kilogrammes supporté pendant six minutes, je n'ai guère trouvé qu'un accroissement de $0^m,002$ à $0^m,003$, soit en laissant pendre le bras le long du corps, soit en le contractant. A l'état dynamique, dans des circonstances identiques, j'ai obtenu 0,01 en sus dans les deux cas. Toujours à l'état dynamique pour un exercice assez pénible d'une minute de durée, j'ai eu, lorsque le bras tombe naturellement 0,002, et quand il se contracte 0,005 (²). J'ai pratiqué aussi un exercice moins énergique, mais plus prolongé, et j'ai encore obtenu les résultats parallèles de 0,01 et 0,01 dans la double condition que j'ai signalée (³).

Dans tous les cas, au bout d'environ trois minutes, le muscle a sensiblement récupéré son volume primitif.

Le moment me paraît venu de se demander si les phénomènes mécaniques réalisés par les fibres musculaires n'auraient pas eux-mêmes une part indirecte dans le fait de l'exagération si évidente du calorique, consécutive à l'effort contractile. Il y a sans doute ici pour cause et raison première les actes chimiques de combinaison; et puisque la circulation générale est favorisée lorsque les muscles entrent en exercice, on doit être tenté de croire que l'élévation de température est en rapport direct avec l'énergie et la durée de l'action musculaire. Mais, d'après les expériences indiquées, il est certain que cette élévation de température est renfermée dans des bornes étroites. D'autre part, comme les muscles deviennent plus volumineux et plus denses, ne faut-il pas admettre qu'ils sont alors le siége d'une congestion sanguine des plus marquées? Or, s'il en est ainsi, on ne saurait dire d'une manière absolue que la contraction favorise la circulation générale, car l'organe reçoit plus qu'il n'émet.

(¹) L'expérience d'une cuisse de grenouille introduite dans un bocal, et qui est mise en contraction par l'électricité, sans amener aucune altération de niveau du liquide, ne prouve absolument rien, si, comme il me paraît infiniment probable, l'augmentation de volume est due à une turgescence sanguine.

(²) J'ai pris un poids de 25 kilogrammes, et l'ai, par une succession de mouvements, amené du sol à l'épaule, de celle-ci le plus haut possible, le poids étant alors tenu à longueur de bras. Par une marche inverse, ce poids est ramené à terre pour recommencer une nouvelle ascension, etc. Durée de l'exercice : une minute moins dix secondes. Dix montées et descentes alternatives.

(³) Le poids de 25 kilogrammes, amené d'abord à hauteur d'épaule, est ensuite élevé cent fois à longueur de bras, en quatre minutes trente secondes. Le poids descendu vers l'épaule remonte immédiatement.

Cela posé, pourrait-on expliquer la chaleur plus forte par la congestion que développe, dans le tissu musculaire, une contraction prolongée? La cause immédiate de l'ascension thermométrique demeurerait toujours l'action chimique; mais l'abord plus considérable du fluide sanguin en serait la cause indirecte, c'est à dire la condition matérielle.

Il me paraît très probable que cette congestion sanguine doit jouer, dans l'espèce, un rôle important. Mais je ne veux pas nier qu'au début de la contraction le mouvement circulaire ne soit réellement favorisé dans les petits vaisseaux. Et telle est, si je ne me trompe, l'opinion commune. Plus tard, lorsque le muscle a répété son action avec énergie, me paraît arriver un moment où la circulation éprouve comme un arrêt relatif.

On a vu, d'ailleurs, par la comparaison des formes statique continue et dynamique continue, qu'il n'y a pas un rapport direct entre l'exagération de température et l'augmentation de volume du muscle, à moins toutefois qu'une cause d'erreur ne soit venue ici altérer les résultats de l'expérience [1]. Le cas échéant, il serait possible, sans doute, de trouver un rapport direct entre l'élévation thermométrique et la congestion sanguine.

Des expériences et des réflexions qui précèdent, je conclus :

1º Que dans les conditions et au point de vue où s'est placé M. Béclard, le mouvement, chez les êtres organisés, ne se transforme point en chaleur et la chaleur en mouvement;

2º Que les actes qui précèdent et préparent le mouvement ont un caractère spécial, et que rien ne prouve leur transformation successive pour arriver au travail mécanique extérieur. Il y a là des faits qui s'appellent sans se produire directement;

3º Que les muscles acquièrent manifestement un volume plus considérable par une contraction un peu prolongée, accroissement dû à la congestion sanguine;

4º Que cette congestion sanguine a sans doute une part indirecte très réelle dans l'exagération de la chaleur animale.

Les conditions d'exercice nous offrent une identité complète chez les corps bruts et les êtres vivants. J'aurais pu montrer qu'ils possèdent, néanmoins, les uns et les autres, une caracté-

[1] Ces expériences ne peuvent point se faire en toute saison.

ristique particulière qui ne doit être demandée, ni au milieu, ni aux phénomènes physico-chimiques dont ils présentent la mise en œuvre. Il m'a suffi de signaler la marche adoptée par la science moderne, qui, après avoir voulu rendre compte de la vie par des artifices de mécanique grossière, à l'exemple de Descartes, puis cherché le secret de l'énigme dans des combinaisons plus complexes, a cru trouver maintenant les données d'une solution nouvelle dans cette condition générale d'existence qui constitue la mobilité de la matière, mobilité devenue synonyme de puissance et de force. En effet, d'après les travaux de physiciens éminents, la chaleur, la lumière, l'électricité, le magnétisme sont, tout aussi bien que la pesanteur, des mouvements calculables et susceptibles, non seulement de se convertir les uns dans les autres, mais encore d'une équivalence directe. La vie, à ce point de vue, n'a plus été qu'une métamorphose de la lumière, c'est à dire une vibration déterminée par le soleil lui-même. Cette doctrine de la conversion des forces, qu'elle soit ou non légitime dans le domaine spécial de la physique et de la chimie, a donc envahi l'ordre biologique, et c'est sur un pareil terrain que j'ai dû la suivre, m'efforçant de la soumettre à une patiente et attentive étude. J'ai cherché la vérification de l'hypothèse dans la transformation annoncée de la chaleur en mouvement et du mouvement en chaleur. Mais l'expérience m'a paru complètement rebelle aux exigences de la théorie que mon observation particulière condamne et détruit.

S'il est donc établi que la remarquable évolution de la pensée scientifique dont je viens de tracer rapidement l'imparfaite ébauche, n'est pas plus en mesure d'expliquer les grands faits de l'organisation et de la vie que les tentatives antérieures, il faudra bien admettre, jusqu'à nouvel et plus ample informé, la distinction essentielle, et par cela même la spécialité de l'ordre vital.

VI

DE LA GENÈSE

ET DE LA DURÉE DE LA GROSSESSE DANS L'ESPÈCE HUMAINE.

Par le Dr AVRARD (de La Rochelle).

PREMIÈRE PARTIE.

Instruit par la lecture des auteurs anciens, profitant surtout des travaux publiés dans ces dernières années sur l'ovologie, la menstruation, et tout ce qui est relatif, chez la femme, au grand fait physiologique de la reproduction, je suis arrivé à établir une théorie, non pas de la fécondation, mais du moment où se produit la fécondation. Cette théorie n'est autre que celle de M. le professeur Pouchet, mais *complétée et précisée dans son mode et dans ses phases*, d'où une application ou plutôt de nombreuses applications à la pratique obstétricale et à la médecine légale.

Burdach a dit (t. I, p. 294) : « C'est un fait partout reconnu, que l'époque à laquelle les femmes conçoivent le plus facilement coïncide avec celle qui succède immédiatement à la menstruation; » et (t. II, p. 118) : « Immédiatement après la menstruation, le rapprochement des sexes est plus fécond. »

Le professeur Pouchet intitule ainsi sa ixe loi fondamentale : « La fécondation offre un rapport constant avec la menstruation ; aussi, sur l'espèce humaine, il est facile de préciser rigoureusement l'époque intermenstruelle où la fécondation est physiquement impossible, et celle où elle peut offrir quelque probabilité. »

Il restait à déterminer, par une observation rigoureuse et très exacte, la période de l'époque intermenstruelle pendant laquelle la fécondation peut seulement se produire, et de déterminer avec une précision mathématique, — si cela était possible, — les limites de cette période, fait physiologique dont la déduction est d'une immense importance au point de vue social, au point de vue religieux, au point de vue médico-légal, et plus encore que tout cela d'une utilité aussi grande qu'incontestable pour le bonheur domestique.

Eh bien! cette détermination de temps, je l'ai posée il y a quatorze ans, et depuis lors une expérience de chaque jour n'a fait que la confirmer.

Le professeur Pouchet a dit (p. 270) : « Les vésicules de de Graaf, chez la femme, n'émettent leurs œufs qu'à l'issue de la menstruation, soit immédiatement après, soit un, deux, trois et même quatre jours plus tard. Les trompes emploient deux à six jours pour transporter l'œuf dans l'utérus. Si cet œuf a rencontré dans son trajet quelques parcelles de fluide séminal, s'il est fécondé, il reste dans la matrice et s'y développe; dans le cas contraire, il est expulsé avec la décidua dix à douze jours après la cessation de l'écoulement menstruel; » et (p. 271) « *Comme il ne se produit point d'œufs à d'autre époque,* la conception ne peut donc avoir lieu que dans les premiers jours qui suivent la menstruation et avant la chute de la décidua; après celle-ci, elle est impossible. »

Oui, c'est là un fait bien acquis à la science, que l'époque la plus favorable à la conception est le commencement de la période intermenstruelle; mais faut-il croire, avec Burdach, que c'est « immédiatement après la menstruation, » ou, avec M. Pouchet, que (p. 274) « la vésicule qui doit émettre l'ovule ne s'ouvre et ne laisse écouler cet ovule que un, deux, trois ou quatre jours après la *cessation* du flux cataménial? »

M. Pouchet cite (p. 276) ces lignes de M. Courty : « Nous sommes *porté* à conclure que, en général, chez la femme, la conception ne peut avoir lieu que pendant les huit à dix premiers jours qui suivent les règles; » et il ajoute : « Moi, je suis plus explicite, et je professe sans hésitation que c'est toujours durant ce laps de temps qu'elle se produit, et bien rarement peut-être du dixième au douzième jour. »

D'après cette vue du savant physiologiste, il pourrait y avoir ou plutôt il y aurait réellement, entre *la fin* de la menstruation et l'arrivée de l'œuf dans la cavité utérine, trois, quatre et jusqu'à dix jours d'intervalle, d'où l'impossibilité d'une fécondation immédiate, comme le pense Burdach.

Je ne veux pas dire qu'il y a contradiction entre ces deux

opinions du professeur de Rouen (arrivée de l'œuf dans l'utérus au dixième jour et fécondation rare après le dixième jour), d'où il résulterait, comme conséquence logique et forcée, que l'imprégnation des germes serait un fait rare et accidentel. Je sais très bien que les actes physiologiques ne s'accomplissent pas avec la régularité des phénomènes physiques; mais encore est-il que si les derniers chiffres de M. Pouchet exprimaient la vérité, la fécondation serait un fait exceptionnel, et l'on ne verrait pas tant de femmes faire des fausses couches presque chaque mois.

Cette dernière proposition paraîtra très exagérée à beaucoup de médecins; mais que l'on y regarde de près, et l'on aura ainsi l'explication de ces métrites trop souvent méconnues que l'on rencontre à chaque pas dans la pratique, métrites chroniques d'emblée, avec ou sans écoulement vaginal ou utérin, métrites larvées qui font croire à des pelvi-péritonites, à des abcès péri-utérins, à des cystites ou cystalgies, à des gastrites ou gastralgies, et à ces mille et un accidents que traîne après lui le protée hystérique, cette cohorte de maladies, selon l'heureuse expression de F. Hoffmann : *hysteria non est morbus, sed morborum cohors.*

L'hystérie n'est pas le résultat immédiat et primitif de la métrite ou de l'ovarite, mais *ubi stimulus, ubi fluxus,* et, par suite, prédominance de l'organe sexuel sur les fonctions nerveuses cérébro-spinales et de la vie végétative ; de là, ces dyspepsies, ces chloroses, ces anémies, ces vésanies qui font le désespoir des malades, quand les médecins, se contentant de faire la médecine du symptôme, marchent terre à terre, oubliant l'aphorisme : *Sublatâ causâ, etc.*

C'est bien ici le cas de se rappeler que, dans la vie, tout effet réagit sur sa cause. Ainsi, les névralgies et même les névroses pelviennes ou éloignées, consécutives à la métrite, déterminent l'augmentation de celle-ci en activant la menstruation dans ses retours et sa durée ; puis, la menstruation, à son tour, excitant périodiquement la vitalité des organes génitaux, il en résulte une turgescence trop forte des vaisseaux ovariens, dont les conséquences sont les hémorrhagies rétro-utérines, maladie beaucoup plus fréquente qu'on ne le croit; les pelvi-péritonites, déterminant des adhérences, et toutes leurs conséquences, dont la plus fréquente est la stérilité; l'hypertrophie partielle ou totale de l'utérus, des trompes et des ovaires, d'où encore la stérilité. Aussi, m'a-t-il été donné, dans l'immense majorité des cas d'hystéropathie que j'ai traités dans une pratique de vingt-quatre ans, de constater que les rapports sexuels entre mari et femme étant les mêmes qu'ils l'avaient été précédemment pendant plusieurs années, la fécondité succédait à la stérilité par le fait seul de la disparition de l'état pathologique : *sublatâ causâ, tollitur effectus.*

Le vague des chiffres de M. Pouchet dévoile les incertitudes inévitables auxquelles sont en proie les physiologistes, même les plus savants, quand ils veulent soulever le voile peut-être impénétrable du secret de la reproduction dans les espèces animales. Dans les écrits de ce sagace observateur, comme dans la citation que je lui empruntais de M. Courty il n'y a qu'un instant, ce sont des à peu près, des généralités, des vues de l'esprit, des aspirations, des hypothèses. — Mais du positif, jamais !

Depuis bien des années, j'avais retenu cette pensée de Burdach (t. I, p. 293) : « La vie entière, et notamment la vie plastique, sont assujéties à un ordre déterminé quant au retour de leurs phénomènes, c'est à dire à une périodicité; la menstruation est aussi dans ce cas; comme expression d'une activité vitale exaltée, elle ne peut être continuelle. »

La menstruation, « manifestation de la faculté procréatrice tendant à son but » (t. I, p. 298), étant intermittente, l'appareil reproducteur devait avoir à remplir un travail intermittent.

Partant de cette donnée théorique longuement délayée dans les raisonnements germaniques du professeur de Kœnigsberg, donnée théorique qui me parut si rationnelle qu'il n'était pas possible de ne pas l'admettre, je me demandai quelle était la partie de la période intermenstruelle pendant laquelle l'ovaire se reposait, question brûlante de difficultés et d'incertitudes, problème resté jusqu'à ce jour complètement irrésolu.

L'utérus, organe sans analogue dans l'économie, est appelé à remplir une fonction particulière très certainement intermittente. Destiné à devenir le siége de la fécondation, ce qui est aujourd'hui surabondamment prouvé, et à fournir au produit de la conception les matériaux nécessaires à son développement, il diffère de tous les autres organes au point de vue fonctionnel en ce qu'il met vingt-huit jours à parcourir le cycle entier de sa révolution; c'est là une loi.

Ce phénomène physiologique n'est que l'analogue d'un phénomène sidéral, sous la dépendance duquel on a cru longtemps qu'il était; mais toutes les théories bâties sur cette hypothèse sont abandonnées depuis longtemps. « Le flux menstruel, dit Roussel (édit. de 1845, p. 154), est une espèce de crise, et les crises suivent une marche septénaire. Le mois lunaire est composé de quatre septénaires; il n'est donc pas surprenant que, chez quelques femmes, les règles répondent aux révolutions de la lune. » Oui, il y a coïncidence entre les deux phénomènes quant à leur durée, qui est de vingt-huit jours; mais l'un ne saurait être la conséquence de l'autre, et la preuve, pour n'en citer qu'une seule, c'est que l'on voit chaque jour des femmes ayant leurs règles quelle que soit la date du mois lunaire. — Il en est du nombre *sept* comme du nombre *trois*, que l'on rencontre à chaque instant, sans que pour cela il soit possible d'établir entre ces nombres et les phénomènes cosmiques un rapport de cause à effet.

La révolution tétrahebdomadaire de l'utérus se compose de trois périodes, que j'appele : *ménorrhagique* ([1]), — *génésique* ([2]), — *hypnotique* ([3]).

Période ménorrhagique. — La menstruation présente un ensemble de phénomènes étroitement liés à la fécondité. Depuis la première éruption des règles, signe certain et condition de la faculté génératrice, jusqu'à la cessation des époques menstruelles, qui indique la perte de cette faculté, la femme éprouve un écoulement périodique qui ne s'interrompt que pendant la grossesse et l'allaitement.

Entreprendre l'examen des causes présumées de cet écoulement, rechercher ses *vera causæ*, et vouloir expliquer la modalité de la menstruation, serait m'exposer inévitablement à ressasser un sujet traité par des milliers de physiologistes, depuis Hippocrate, Aristote et Galien.

La menstruation a-t-elle pour but l'élimination d'un principe

---

([1]) De μήν, *mois*, et ῥηγνυμι, *je romps*.
([2]) Γένεσις, *genèse*.
([3]) Ὕπνος, *sommeil*.

nuisible à l'économie, un ferment par exemple, selon l'hypothèse de Paracelse? L'utérus est-il l'émonctoire dont la nature
se sert comme d'un poumon accessoire pour rejeter un excès de
carbone, ainsi que l'ont pensé Testa et Burdach, et serait-ce
pour cela qu'il est le siége de la seule hémorrhagie qui soit
normale? La menstruation est-elle le résultat d'une congestion
sanguine destinée à fournir à l'embryon l'aliment nécessaire à
son développement, ou faut-il admettre la théorie actuelle, celle
qui s'appuie sur les travaux de MM. Costes, Gendrin, Raciborski,
Pouchet, etc.? La menstruation est le résultat d'un travail qui
a son point de départ dans l'ovaire, au moment du développement, de la distention et de la rupture des vésicules de de Graaf.
Elle consiste dans une congestion active de tout l'appareil
générateur de la femme, et spécialement de la matrice, analogue à l'orgasme qui a lieu à l'époque du rut dans les organes
sexuels des mammifères. L'hémorrhagie n'est autre chose que
la terminaison critique de cette congestion, qui, dans beaucoup
de cas d'aménorrhée, *se dissipe sans écoulement.* — Il existe très
certainement une loi de coïncidence fonctionnelle entre la ponte
spontanée et la menstruation; aussi tous les physiologistes
s'accordent aujourd'hui à considérer le flux cataménial comme
la conséquence de la congestion qui accompagne le développement des vésicules ovariennes.

Pendant l'écoulement menstruel, la nature complète la
maturation d'une ou plusieurs vésicules de de Graaf, et procède,
après la fonction excrémentitielle, à l'émission des ovules
arrivés à maturité. Ce qui prouve que la menstruation a pour
but réel et raison finale la maturation des ovules, la préparation
de l'organe gestateur à la grossesse, est cette particularité que
cette fonction s'opère dans l'intérieur même de l'utérus, et
seulement là, d'une manière normale.

La menstruation est précédée d'une turgescence, d'une congestion physiologique de tout l'appareil sexuel interne, dont
quelques femmes ne s'aperçoivent pas, mais qui trop souvent
est pénible et même douloureuse, et constitue ce que Lecat a
appelé *phlogose amoureuse,* expression peu juste, ou plutôt tout à
fait inexacte quant au temps; car, ainsi que l'ont noté tous les
physiologistes, et c'est en effet d'observation quotidienne, il n'y
a que peu ou pas de désirs vénériens pendant la durée des

règles, les femmes répugnant à se laisser approcher alors, et, comme dit Burdach (t. II, p. 300), on ne saurait méconnaître une certaine détente et une certaine lassitude même chez les femmes qui jouissent de la meilleure santé. Il semble que la nature concentre momentanément toutes ses forces dans l'ovaire pour la maturation d'une vésicule; mais bientôt, à la menstruation succède le besoin impérieux de la génération, qui est le fait dominant dans la vie de la femme; la phlogose des parties extérieures se produit, et avec elle une sécrétion qui est la manifestation d'un besoin de copulation, quelquefois presque irrésistible. « La voix des désirs parle avec plus d'empire, et les femmes les plus chastes se sentent elles-mêmes entraînées vers leurs époux. » (Pouchet, p. 244.) C'est alors au moment où finit la période ménorrhagique, et pendant les premiers jours qui la suivent, que l'on voit ces attaques hystériques et trop souvent épileptiformes déterminées par l'exaltation d'une activité génitale non satisfaite ou restée sans résultat.

De toutes les variétés du protée hystérique, celle qui dépend du besoin non satisfait de génération est la plus pénible pour les femmes, car elle imprime à l'organisme une modification qui persiste longtemps après la ménopause; j'en ai vu plus d'un exemple après soixante et même soixante-dix ans. C'est dans le traitement de cet état anormal ou extra-physiologique plutôt que pathologique, que le médecin devra se rappeler le *non sublata causa,* et se résigner à combattre presque sans cesse l'hydre hystérique, plus redoutable que le serpent du marais de Lerne.

Chez la femme bien portante, réglée normalement, la période intermenstruelle est de vingt-huit jours, c'est à dire qu'il s'écoule vingt-huit jours non pas entre la fin d'une menstruation et l'éruption de l'époque suivante, mais vingt-huit jours entre le début d'une époque et l'invasion de celle qui la suit. Par les mots *bien portante,* j'entends, toutes choses égales d'ailleurs, la femme dont l'utérus est à l'état physiologique, et par *normalement* celle dont les règles ne viennent qu'au moment de l'ovulation, comme « compensation de la grossesse qui n'a pas lieu et dérivation de la force plastique qui tend à se manifester » (Burdach, I, p. 298), ou comme « terminaison critique de la congestion qui accompagne le développement des vésicules de de Graaf » (Raciborski).

Il est important que le médecin ne considère pas comme menstruation une perte de sang venant de l'utérus sous l'influence d'une forte secousse physique ou morale, et qu'il ne prenne pas pour une hémorrhagie physiologique et fonctionnelle ce qui ne serait, selon l'heureuse expression de M. Gubler, qu'une épistaxis utérine.

De mes nombreuses observations sur les différents modes de la menstruation, il résulte que si la plus grande partie des femmes bien portantes sont réglées tous les vingt-huit jours, il faut aussi admettre qu'un certain nombre l'est normalement, c'est à dire avec une régularité toujours la même et une persistance qui fait de l'irrégularité même que présentent ces femmes un fait physiologique ; un certain nombre, dis-je, sont réglées plus souvent ou plus rarement : 5 à 6 0/0 environ tous les vingt-cinq jours ; 2 ou 3 0/0 tous les vingt-et-un jours. Dans une période d'observation de plus de vingt-cinq ans, j'en ai vu quelques-unes seulement réglées normalement tous les trente et d'autres tous les trente-cinq jours, sans qu'il m'ait été possible de découvrir la cause de cette exception à la loi générale.

Les différentes espèces de déplacements utérins auxquels on a fait jouer depuis trente ans des rôles si divers et quelquefois si bizarres, ne m'ont jamais paru avoir d'influence sur la fréquence des règles, toutes les fois qu'ils n'étaient pas compliqués de métrite et d'hypertrophie ; certaines flexions de l'utérus peuvent déterminer, par cause mécanique, de la dysménorrhée.

Quelle que soit la durée normale des règles chez une femme étudiée en particulier, le temps qui s'écoule de la fin d'une époque à l'invasion de l'époque suivante se divise en deux parties inégales : *la première finissant toujours le quatorzième jour après l'invasion des règles,* telle est la loi qui régit, quant au temps, la genèse dans l'espèce humaine ; et la seconde s'étend du quatorzième jour au début de la menstruation suivante, quelque tardive qu'elle soit. Je ne connais rien de plus physiologique, et je pourrais ajouter de plus clinique, que cette division en périodes génésique et hypnotique du laps de temps compris entre la fin d'une époque et le début de l'époque suivante.

Période génésique. — J'appelle période génésique celle pendant laquelle *seule* la fécondation est possible. Elle commence le plus souvent presque aussitôt après la période ménorrhagique, mais non pas immédiatement après, comme le dit Burdach. Il y a le plus souvent, et peut-être toujours, entre ces deux périodes, un laps de temps pendant lequel l'ovulation se complète. Si la menstruation a été de courte durée, sous une influence quelconque, physique ou morale, ce laps de temps sera d'autant plus long, — deux, trois et même quatre jours, — que les règles auront moins duré.

La maturation d'une vésicule exige un temps qui varie non seulement chez les différentes femmes suivant leurs constitutions, mais aussi chez la même femme selon les conditions variables de sa santé, de son âge, de son instinct sexuel et génésique, etc.

L'ovulation est un des phénomènes vitaux les plus difficiles à observer; cependant, voici un fait que j'ai constaté un bon nombre de fois, et sur des sujets différents : Une femme ayant eu des enfants et sachant par expérience qu'après les règles elle devient enceinte avec une facilité désespérante, refuse de recevoir son mari parce que ses règles ne sont finies que depuis un jour ou deux; celui-ci insiste, et un rapprochement complet a lieu. Entre ce rapprochement sexuel et le suivant, il s'écoule un nombre de jours variable; mais tel que, partant de l'invasion des règles jusqu'au second rapprochement, on compte quatorze jours au moins, c'est à dire que le premier rapprochement *seul* pouvait être et aurait dû être fécondant, et cependant il n'y a pas eu grossesse. Puisque cette femme a pu recevoir complètement et impunément son mari trente ou quarante heures après les règles, et que ce fait s'est répété plusieurs fois en quelques années, il faut bien admettre que, dans certains cas, l'ovulation ne s'accomplit et ne se termine qu'un certain temps après la fin de la menstruation. Il est pour moi bien démontré que lorsque les règles durent moins de quatre jours, il y a entre la fin de la menstruation et le début de la période génésique un certain laps de temps que j'appelle *phase interpériodique,* et dont la durée est proportionnellement inverse à celle des règles.

Je crois qu'il est impossible, dans l'état actuel de la science, de déterminer avec précision le moment auquel commence la période génésique, c'est à dire l'époque précise de l'arrivée de l'œuf dans l'utérus. Si, étant donné une femme, on veut savoir combien de temps dure en réalité chez elle la période génésique, on se heurte contre une difficulté qui peut se renouveler à chaque époque mensuelle : la différence de durée des règles. Cependant, on peut raisonner ainsi : les règles ont paru le premier du mois, je suppose; la femme a perdu pendant trois jours, ce qui est le plus habituel, et l'écoulement séro-sanguinolent puis muqueux, a duré deux jours, total cinq jours : telle est, le plus souvent, la marche des phénomènes cataméniaux.

L'ovulation met de six à huit jours à parcourir ses diverses périodes : développement, rupture et cheminement. Le coït, en déterminant dans tout l'appareil générateur un orgasme d'autant plus grand que la femme est plus jeune et plus forte, peut accélérer l'émission des ovules et leur descente, de telle façon que l'ovulation, au lieu de mettre huit jours à parcourir ses périodes, les accomplisse en cinq jours; la période génésique commencerait, dans l'hypothèse ci-dessus, le cinq du mois, immédiatement après la période ménorrhagique, et durerait par conséquent neuf jours.

Quelle est la durée de la phase interpériodique chez le plus grand nombre des femmes? Cette question est encore pour moi à l'étude. Il ne peut rien y avoir de fixe et de mathématique dans un fait vital aussi complexe, dans un phénomène physiologique soumis à tant d'influences prochaines et éloignées, internes et externes. Ici, du reste, comme pour tout en médecine, il faut dire avec Cabanis (*Certitude de la Médecine*, p. 161) : « L'on ne peut admettre la précision mathématique dans l'évaluation des certitudes relatives aux objets usuels de la vie. » On devra toujours se rappeler, comme je le dirai plus loin, que l'ovulation commence avant la menstruation, et que, bien qu'elle dure plus longtemps que celle-ci, elle peut cependant se compléter au moment où cesse l'écoulement périodique, qui n'est que l'efflorescence et le signe extérieur de la ponte spontanée. Quels que soient mes doutes et mes incertitudes sur la durée de la phase interpériodique, je suis persuadé qu'il existe toujours un intervalle entre la fin de la menstruation normale et l'arrivée de l'ovule dans l'utérus. L'âge, la constitution de la femme, et son instinct sexuel plus ou moins développé, peuvent occasionner des variations de modalité tout aussi nombreuses que celles que nous offrent chaque jour les fonctions intestinales.

Il est un fait dont on ne s'est occupé que fort peu jusqu'à ce jour, fait très important au point de vue pratique, puisqu'il a pour conséquence obligée la stérilité; le voici : Chez un assez bon nombre de femmes jeunes et fortes, chez celles surtout dont les organes génitaux sont entretenus dans un état permanent d'hypérémie et de surexcitation, la menstruation dure plus longtemps que l'ovulation, d'où l'infécondité, l'ovule, qui aurait pu être fécondé et devenir le point de départ d'un produit de conception, étant nécessairement entraîné par le flux cataménial. Si, par une cause quelconque, forte maladie ou très vif chagrin, il survient une grande dépression des forces, et que l'organisme soit profondément atteint, on voit alors cesser une stérilité de plusieurs années, qui bien souvent disparaît aussi spontanément par le fait seul de l'âge, dont la conséquence est chez la femme la diminution du désir de la génération.

Dans l'une et l'autre hypothèse, — dépression accidentelle des forces ou progrès de l'âge, — l'éréthisme générateur cessant, avec lui disparaît une congestion et quelquefois même une hypérémie utérine qui entretenait une flexion, *ante* ou *retro*, capable d'empêcher la fécondation (Avrard, *Gaz. méd.*, 1854, p. 233). Ainsi s'expliquent, d'une manière toute physiologique, ces grossesses survenues après dix, quinze et vingt ans de mariage, et dont trop souvent, pour l'honneur des femmes, on place la cause ailleurs que dans un fait physiologico-pathologique.

La fécondation ne peut pas se produire *pendant* la période ménorrhagique, quelle que soit la durée de l'écoulement, parce que, ou l'ovulation n'est pas encore complète, c'est à dire que la vésicule n'est pas rompue, que l'ovule n'a pas traversé la trompe, et que, par conséquent, il ne peut être arrivé dans l'utérus quand cesse la menstruation, ou, celle-ci persistant, la fécondation ne pourrait encore survenir, parce que le produit excrémentitiel de la matrice devant être un poison pour les spermatozoïdes, il serait, en effet, difficile d'admettre que le sperme conserve sa faculté fécondante quand il rencontre dans le vagin et l'utérus un liquide aussi hétérogène que le liquide menstruel. Je m'appuie, pour émettre cette opinion, hypothétique j'en conviens, sur les belles expériences de Spallanzani (*Expériences sur la génération*, p. 300 et *passim*).

Il est encore une autre cause, toute physique il est vrai, mais qui n'est pas pour cela moins admissible. On comprendrait difficilement, et il me paraît impossible d'admettre, que le mouvement de reptation des spermatozoaires du vagin dans l'utérus puisse s'exécuter pendant que le col est traversé de dedans en dehors par le sang et les mucosités qui composent le liquide cataménial.

Je n'ai jamais encore vu de femme devenue enceinte pendant les règles. Cette opinion n'est du reste, je pense, admise par personne, si ce n'est par le professeur de clinique obstétricale de l'École de Paris. La proposition qui consiste à dire que les femmes ne conviennent jamais de ce fait est une fin de non recevoir insignifiante et sans valeur scientifique ; et puis, enfin, qu'il me soit permis d'ajouter qu'un bon nombre des femmes qui ont contribué à mon instruction, l'ayant fait sans réticences, il m'est permis de dire avec assurance que la grossesse n'est pas possible pendant les règles, car autrement chez plusieurs d'entre elles l'utérus eût été imprégné à cette époque.

Je suis disposé à croire que l'opinion de Parent-Duchatelet trouve souvent son application : « La stérilité des filles publiques est due à un orgasme continuel des organes génitaux qui empêche les ovules de se fixer. » (1837, t. I, p. 230.) L'infécondité peut dépendre aussi, a dit Morgagni, de l'oblitération des trompes par épaississement de leurs parois, suite d'une hypérémie entretenue par l'orgasme vénérien.

Il est aussi une cause très commune de stérilité : je veux parler des déplacements, et surtout des flexions utérines. Sans m'arrêter à traiter un sujet qui donnerait lieu à de trop longs développements, je renverrai à ce que j'écrivais en 1854 (*Gaz. méd.*, p. 203, 218, 233), et je dirai seulement ici, que de toutes les causes de stérilité dépendant de la femme, les déplacements sont de beaucoup la plus fréquente, avec cette particularité qu'il m'est arrivé souvent de faire cesser cette stérilité sans aucune instrumentation, sans redressement de l'organe dévié, et par un simple conseil dont le résultat était une certaine position prise pendant le rapprochement sexuel, position variable suivant l'espèce et le degré du déplacement, de façon que la fécondation devenait possible.

C'est qu'en effet, chez le plus grand nombre des femmes, la

stérilité est relative, et la preuve, je la trouve dans les résultats, ou plutôt je la tire de l'observation de cet *experimentum,* que j'ai fait répéter un bon nombre de fois. J'ajouterai qu'il m'est arrivé souvent de guérir des métrites chroniques sans faire disparaître un déplacement, qui, pour certaines femmes, a l'immense avantage de leur assurer l'infécondité.— Les casuistes ne condamnent pas cette manière d'agir.

Quand la stérilité dépend d'un déplacement utérin, elle peut être absolue, temporaire, relative, à répétition. J'ai cité un exemple très remarquable de cette dernière variété dans mon travail de 1854 (*Gaz. méd.,* p. 234).

La limite extrême de l'ovulation, c'est à dire l'arrivée tardive de l'ovule dans l'utérus, étant fixée par tous les physiologistes au dixième ou douzième jour, à partir du début des règles, qu'arrivera-t-il à la femme dont l'écoulement cataménial dure aussi longtemps? Je ne crains pas de répondre affirmativement : elle sera inféconde, bien que l'expérience m'ait prouvé que la période génésique s'étend jusqu'au quatorzième jour après l'invasion d'une menstruation normale; elle sera inféconde pour une des raisons ci-dessus indiquées : empoisonnement des speratozaires d'abord par le liquide excrémentitiel, et puis plus tard arrêt des animalcules spermatiques lorsque la ménorrhagie aura été remplacée par l'hémorrhagie, presque toujours due à la métrite chronique. Je pense qu'il est inutile de rappeler ici qu'il y a une grande différence entre la ménorrhagie, — fonction excrémentitielle, — et l'hémorrhagie, qui lui succède si souvent dans les cas de métrite chronique granuleuse; leur principal signe différentiel est la *coagulabilité,* qui se rattache à la présence de la fibrine, et dont le sang menstruel est dépourvu. Il est donc antiphysiologique ou tout au moins extraphysiologique de dire qu'une femme a ses règles pendant dix, quinze et vingt jours; cela n'étant pas possible.

L'on voit un certain nombre de femmes rester stériles tant que leurs règles durent huit jours, que l'écoulement soit peu ou très abondant, et cesser de l'être quand la menstruation s'arrête spontanément au quatrième ou au cinquième jour. Dans ce dernier cas, l'ovulation parcourant ses périodes en six ou sept jours, il arrive que l'ovule, tombé dans l'utérus avant la cessation de l'écoulement, est entraîné ou ne peut être fécondé, toujours par les mêmes causes. En un mot, *la fécondation ne peut avoir lieu quand l'ovulation est complète avant la fin de la menstruation;* c'est encore là une loi.

La fécondation se produit-elle au moment de l'éjaculation, ou ne s'opère-t-elle que plus tard? Je crois que ces deux propositions sont vraies, mais dans des conditions différentes.

La fécondation peut avoir lieu quelquefois au moment de l'éjaculation, lorsque, par exemple, le rapprochement sexuel a lieu peu de temps après les règles, c'est à dire pendant cette période mensuelle où l'exaltation de l'activité génésique, toute particulière à la femme, prépare, ainsi que le dit Burdach, « une métamorphose intérieure, un changement des rapports dynamiques que le produit du mâle détermine instantanément dans celui de la femelle; lorsque se produit cette sensation particulière qui ébranle l'organisme tout entier et qui donne à certaines femmes l'intime conviction qu'elles sont fécondées, sensation qui n'a lieu qu'au moment même de l'union des sexes, à laquelle succède bientôt le sentiment d'une vie qui jusqu'à ce moment avait fait partie de l'organisme, et qui s'embrase tout à coup, comme un éclair. »

Il m'est arrivé souvent, en pratiquant le toucher en position verticale ou horizontale, de sentir, surtout chez les hystériques, l'utérus venir à la rencontre de mon doigt. Ce fait d'observation rend en quelque sorte palpable la partie matérielle du fait physiologique de la fécondation, la partie vitale nous restant inconnue dans sa modalité. Oui, de même que l'ovule vient au devant du zoosperme, de même l'utérus, instrument et réceptacle de l'activité génératrice, s'avance à la rencontre du spermatophore, et l'on comprend très bien que si, au moment de l'union des sexes et de l'émission du liquide fécondant, un contact immédiat et instantané se produit entre le zoosperme et l'ovule, dans lequel la vie est en puissance, l'exaltation de la substance procréatrice femelle, déterminée par l'impression de celle du mâle, fasse éprouver à la femme la sensation de fécondation instantanée. Il se produit alors un phénomène que nous admettons sans pouvoir l'expliquer et le comprendre, et que Burdach définit « une résolution de la vie de la femme en deux vies différentes l'une de l'autre, » le grand acte de la reproduction, la VIE.

La fécondation s'opère-t-elle plus tard que l'éjaculation, c'est à dire les puissances procréatrices de l'homme et de la femme sont-elles mises en jeu dans des moments différents? Burdach a dit (t. II, p. 203) : « Comme le vagin et le pénis se correspondent sous le rapport de la longueur, et que l'éjaculation s'étend à quelques pouces, le sperme doit frapper l'orifice de la matrice avec une certaine force et y pénétrer quand il est ouvert »; oui, quand il est ouvert. Cette hypothèse du savant physiologiste ne peut se réaliser que bien rarement, car il faut tout d'abord excepter les vierges et les nullipares, chez lesquelles le col ayant toute sa longueur, sa conicité et sa fermeté, ne peut s'ouvrir; et puis enfin, bien que cette proposition soit due au savant et profond Burdach, je ne crains pas de dire que c'est de la théorie de cabinet, de la physiologie spéculative, ce que je vais prouver facilement.

Il arrive souvent que la fécondation se produit par un mécanisme dont ne parle pas le physiologiste de Kœnigsberg, mais qu'il avait peut-être entrevu. Ainsi, il dit (t. II, p. 203) : « La brièveté du pénis paraît ne nuire à la fécondation que quand elle exprime peu d'aptitude à la génération, et pouvoir être compensée par la vigueur de l'éjaculation; car on a une foule d'exemples de femmes qui ont conçu quoique, par crainte de la grossesse ou en raison d'un obstacle quelconque, le membre viril n'eût pas été poussé au delà du vestibule. » Eh bien ! fort d'une observation sérieuse et attentive, et m'appuyant sur une expérience de vingt-quatre ans, je dis que j'ai vu un très grand nombre de cas dans lesquels la grossesse avait eu lieu, non pas « quoique le membre viril n'eût pas été au delà du vestibule, » mais *parce que* le pénis s'était retiré au moment de l'éjaculation, et que celle-ci, au lieu de se faire dans un des culs-de-sac du vagin comme cela arrive quand le pénis pénètre tout entier dans le conduit vulvo-utérin, modalité qui, soit dit en passant, empêche bien souvent la fécondation, l'éjaculation dis-je avait eu lieu plus bas que le col et peut-être immédiatement au-dessous du museau de tanche, alors même que le pénis s'était retiré jusqu'au vestibule au moment de l'éjaculation, pour un motif et dans une intention que je n'ai pas à rechercher. De ce *modus faciendi,* il résulte très souvent que le rapprochement que l'on croyait avoir été incomplet est précisément celui qui sera le plus souvent fécondant toutes les fois qu'il aura lieu, soit dit sans naïveté, pendant la période génésique.

Ayant observé bien souvent, surtout chez les femmes dont la vulve avait été grandement élargie par des déchirures, conséquences de parturitions mal dirigées, que la fécondation se produisait malgré une attention toujours soutenue pour l'éviter, et me rappelant cette circonstance de l'abaissement spontané, ou mieux de la précipitation voluptueuse de l'utérus au devant du pénis, je suis arrivé à reconnaître que, dans presque tous ces cas, la fécondation avait lieu *par aspiration,* la flaccidité survenant dans la verge immédiatement après l'éjaculation et celle-ci se faisant au niveau même du museau de tanche, il arrive que l'utérus, en remontant à sa place pendant que la partie du vagin qui entourait le pénis mou et presque sorti, mais faisant fonction d'obturateur, revient sur elle-même, entraîne dans ce mouvement d'ascension le liquide fécondant, qui peut alors pénétrer d'autant plus facilement dans l'utérus que la femme a eu un plus grand nombre de grossesses. Tout le monde sait en effet que, par suite de la multiparité, le col perd de sa longueur, d'où il résulte que la fécondation peut quelquefois s'opérer facilement par pénétration directe, comme cela arrive si souvent après les fausses couches, alors que, comme conséquence de la phlogose et de l'hypertrophie physiologique et temporaire du col, le canal cervical reste trop facilement perméable ; de là ce dicton : femme avortée, femme engrossée. La fécondation par pénétration directe peut aussi être observée chez les femmes dont le col utérin, frappé de cancer non suppurant, présente un orifice externe et un canal tenus béants par l'induration.

Il faut aussi remarquer que, lors même que la femme est dans le décubitus dorsal pendant le rapprochement, la pénétration directe et par éjaculation du sperme dans l'utérus est, pour le moins, très difficile, cet organe n'étant pas alors horizontal. Dans cette position de la femme, le grand axe de l'utérus est parallèle à l'axe du détroit supérieur, dirigé par conséquent en bas et en arrière, de manière à faire avec la verticale un angle à sinus antérieur de 75° (Avrard, *Gazette médicale,* 1854, p. 204), c'est à dire ayant une position oblique telle, que l'éjaculation doit nécessairement se faire dans le cul-de-sac antérieur, ce qui a lieu chaque fois que le pénis est introduit tout entier, la longueur de cet organe étant plus considérable que la distance de la vulve à l'orifice externe du col.

Je tiens pour très certain que ce que j'ai appelé *fécondation instantanée* est un fait exceptionnel, et que, dans l'immense majorité des cas, la fécondation n'a et ne peut avoir lieu que quelques heures et même plusieurs heures après l'éjaculation, alors même que l'ovule est déjà descendu dans l'utérus. La fécondation sera plus ou moins facile selon la position horizontale ou verticale dans laquelle se sera opéré le rapprochement, selon que la femme gardera le repos après celui-ci, — pendant toute une nuit par exemple, — ou qu'elle se lèvera pour vaquer aux occupations de la journée, etc.

Quelles que soient les circonstances concomittantes d'un rapprochement complet, je dis qu'il faut quelques heures pour que les spermatozoaires portent à l'ovule la fécondation, de quelque façon qu'ils pénètrent dans l'utérus. Le professeur Pouchet nous apprend, à la page 374, pendant combien de temps à peu près vivent les animalcules déposés dans le vagin : « En ouvrant des mammifères immédiatement après le coït, ou durant les vingt-quatre et même parfois les trente-six heures qui le suivent, on peut facilement et immanquablement démontrer la présence du sperme dans les organes génitaux des femelles ; le microscope y reconnaît à l'instant, soit des animalcules vivants, soit des animaux morts et intacts. » Il faut donc admettre la *fécondation instantanée,* mais comme fait exceptionnel, et la fécondation consécutive comme phénomène habituel.

Souvent la fin de la période génésique est marquée par un malaise assez léger pour qu'il passe inaperçu chez beaucoup de femmes. Elles ne le remarquent, ou n'en tiennent compte que tout autant que le médecin fixe leur attention sur ce point. Il se produit dans l'hypogastre un embarras, une gêne, une sensation de plénitude, quelque chose qui rappelle le début de la grossesse, sans que la femme puisse préciser spontanément le lieu, mais auquel un palper méthodique assigne pour siége la région utérine. Ceux qui ont constaté ces symptômes les ont attribués, les uns, au travail organique ayant pour but et pour effet l'expulsion des ovules par les vésicules de de Graaf; les autres, aux contractions que les trompes de Fallope éprouvent pour faire cheminer l'œuf vers l'utérus. Ces deux opinions ou plutôt ces deux interprétations d'un même fait, difficile à constater et surtout à bien observer, me paraissent tout à fait fausses. J'ai dit, dans une autre partie de ce travail, que les fausses couches mensuelles sont très communes, ce qui ne sera peut-être admis que difficilement, bien que ce fait soit très exact. J'ajouterai ici, comme contre-partie de cette proposition, que la ponte, conséquence de l'ovulation spontanée, détermine seule, et sans fécondation préalable, cette gêne, cette sensation de plénitude qui fait croire à un commencement de grossesse, cet embarras hypogastrique qui indique que l'utérus va se débarrasser d'un œuf, de l'exsudat physiologique destiné à former la caduque en cas de fécondation, exsudat auquel notre savant maître, le professeur Velpeau, donnait il y a trente ans, dans son *Ovologie,* le nom de membrane anhyste, production albumineuse et sans organisation sur laquelle on a émis les opinions le plus contradictoires.

Je crois, pour ma part, qu'elle a une double destination : celle d'abord que lui a assignée M. Velpeau, de retenir la vésicule fécondée sur un point donné de la cavité utérine, et ensuite de servir de gangue, de stroma au gâteau placentaire, dont la position droite ou gauche et dont la hauteur d'insertion dépend beaucoup et peut-être uniquement, d'une part, de l'ovaire qui a fourni l'ovule, et, d'autre part, du moment de l'ovulation auquel a eu lieu la fécondation; d'où, comme je l'ai dit ailleurs, la possibilité de déterminer par l'auscultation, dans un bon nombre de cas, la position réelle du placenta, et, par suite (la date des dernières règles étant connue), l'époque approximative et peut-être même exacte de la fécondation.

Une considération qui tout d'abord paraît spéculative et sans valeur clinique, j'en conviens, mais qui cependant en a une réelle, me porte à croire que si, dans l'immense majorité des cas, le placenta est inséré sur un des points du fond de l'utérus, cela tient à ce que l'œuf, en arrivant dans cet organe, y rencontre immédiatement des zoospermes arrivés avant lui, est fécondé, et se fixe là où le surprend la fécondation. Si les animalcules spermatiques ne pénètrent dans l'utérus que lorsque l'ovule y est descendu depuis quelques jours, c'est à dire alors que celui-ci est déjà en rapport avec le segment inférieur de l'organe, le placenta sera inséré sur un des points de la moitié inférieure de l'utérus. Enfin, de ce que le placenta sera inséré sur le col, on pourra et l'on devra peut-être en conclure que la fécondation a été tardive, c'est à dire n'a eu lieu qu'au moment où la caduque allait être expulsée, soit au douzième ou treizième jour après le début de la menstruation.

Cette étude clinique, faite au huitième et même pendant le neuvième mois de la gestation, permettra de déterminer avec une certitude presque mathématique (le début des dernières règles étant connu, je le répète) le moment de la fécondation, partant l'âge du fœtus, fait d'une haute importance dans le cas d'hémorrhagie par implantation sur le col, disposition qui souvent demande et plus souvent encore détermine un accouchement prématuré, et compromet quelquefois gravement la vie de la femme.

La détermination de l'insertion placentaire par l'auscultation, qui est ordinairement très facile, constitue donc un excellent moyen clinique d'arriver à connaître très approximativement, et même, dans certains cas, très exactement, quel a été le jour de la fécondation.

Je crois devoir, en terminant le chapitre de la fécondation régulière ou intra-utérine, dire quelques mots de la grossesse extra-utérine, et de quelle manière je comprends son mécanisme.

Je pars de cette proposition, qui me paraît complètement démontrée : *la fécondation a lieu dans l'utérus*. Les trompes, très analogues et peut-être même identiques aux autres canaux excréteurs, sont destinées à porter la sécrétion ovarienne, l'ovule, à l'utérus, comme le canal déférent la sécrétion testiculaire, le sperme, aux vésicules séminales. Leurs contractions s'opèrent normalement de l'intérieur vers l'extérieur, c'est à dire de l'organe sécréteur vers son réservoir. Il est bien démontré aujourd'hui qu'elles n'ont pas et ne peuvent pas avoir pour mission, dans l'état normal, de porter à l'ovaire le liquide fécondant.

Il me semble que l'on peut expliquer d'une manière très satisfaisante presque toutes et peut-être même toutes les grossesses extra-utérines par cette hypothèse : la femme étant frappée d'une très vive frayeur (c'est la cause indiquée par presque tous les auteurs) au moment où le coït vient de se compléter, il y a résolution générale et collapsus tel des organes génitaux en particulier, que le pavillon de la trompe abandonne l'ovaire, d'où grossesse dite ovarique, et mieux périovarique ; car, comme dit le professeur Velpeau, *la raison ordonne de ne pas admettre la grossesse ovarique*, — ou chute de l'ovule dans le péritoine et grossesse abdominale, — ou l'ovulation étant, au moment du collapsus, arrivée à cette période de son développement, pendant laquelle l'ovule traverse le canal tubaire, il y aura grossesse tubaire, interstitielle ou utérotubaire, selon l'endroit où sera en ce moment l'œuf migrateur non fécondé. Le collapsus sexuel pouvant durer plusieurs heures, il ne répugne pas du tout d'admettre que les spermatozoaires, arrivés dans l'utérus, obéissant à l'instinct sexuel, s'engagent dans l'orifice tubaire, qui, capillaire pour nous, constitue pour eux une ouverture relativement large, dépourvue de valvules, et qu'ils peuvent ainsi pénétrer jusqu'à l'ovule, en quelque point que celui-ci soit situé, et lui apporter la fécondation. Cette opinion, émise par Astruc et adoptée par le professeur Velpeau, me paraît devoir l'être par tous les physiologistes.

Le mécanisme de la pénétration des zoospermes pourrait aussi s'expliquer par aspiration pendant le collapsus du conduit de Fallope ; mais je ne crois pas à cette aspiration par la cavité péritonéale, les franges du pavillon et la trompe tout entière étant alors d'une flaccidité complète.

Quelques physiologistes ont pensé que les grossesses extra-utérines pouvaient s'expliquer par un mouvement antipéristaltique du conduit utéro-ovarique, phénomène analogue à celui par lequel le duodenum se débarrasse, aux dépends de l'estomac, de la bile que lui apporte le conduit cholédoque. C'est là, je crois, un argument plus spécieux que réel, en opposition avec les lois physiques et physiologiques, et qui ne me paraît pas supporter l'examen. Et pour ne citer qu'un seul motif de ce rejet, je dirai que la contraction de la trompe, son mouvement antipéristaltique ne peut pas avoir lieu pendant le collapsus, cause déterminante de la grossesse extra-utérine, toute contraction cessant pendant le collapsus.

On s'étonne tout d'abord, en réfléchissant à cette question, que les grossesses extra-utérines ne soient pas plus fréquentes ; mais l'étonnement cesse quand on examine combien il est difficile que soient réunies les conditions multiples dont la réunion est indispensable pour la production de ce fait extra-physiologique.

La période génésique finit toujours le quatorzième jour après le début des règles.

Période hypnotique. — Je ne crois pouvoir mieux commencer le chapitre consacré à cette période que par la citation suivante, empruntée à l'*Ovulation spontanée* (p. 275) : « Tout rapprochement sexuel opéré après la chute simultanée de la decidua et de l'œuf, et durant tout le temps qui sépare cette chute de l'invasion de la période menstruelle, est absolument infécond. » La seconde partie de cette phrase semblerait impliquer l'idée que la fécondation peut se produire pendant la période menstruelle. Le professeur Pouchet aurait dû dire : durant tout le temps qui sépare cette chute de *la fin,* et non pas de l'invasion de la période menstruelle. Quoi qu'il en soit, ceux qui connaissent les travaux de l'éminent physiologiste, savent que, pour lui, « c'est toujours durant les huit ou dix premiers jours qui suivent les règles que se produit la fécondation, et bien rarement peut-être du dixième au douzième jour. » Si je rapproche de cette phrase celle-ci : « La menstruation dure généralement cinq jours, » j'arrive à un total de quinze ou dix-sept jours, en comptant depuis l'invasion des règles, ce qui laisserait pour la période hypnotique treize et même seulement onze jours. Eh bien ! je ne crains pas d'avancer qu'il y a là une erreur de temps : quand les femmes sont réglées par vingt-huit jours, la période hypnoptique est de quatorze jours.

Pendant tout ce temps, l'utérus est-il inerte et soumis aux seules lois de la vie végétative? Non. Le repos sexuel, tout d'abord complet et absolu, fait bientôt place, mais lentement et successivement, à un travail prémonitoire de l'ovulation, et c'est bien ici le cas d'appliquer cette belle pensée de Leibnitz : *Natura non agit saltatim;* pensée éminemment philosophique, dont le médecin, et plus encore le naturaliste, peuvent à tout instant constater la profondeur, car on en trouve l'application partout et à chaque pas dans l'étude des trois règnes de la nature, et surtout, pour ne pas sortir de mon sujet, dans la manière si admirablement variée dont s'opère la fécondation dans les innombrables espèces du règne animal, depuis l'infusoire jusqu'à l'homme.

L'ovulation, le plus grand acte physiologique de la nature, puisqu'il a pour but la conservation de l'espèce, commence peut-être aussitôt après la fin de la période génésique. Cependant, avec quelque soin que j'aie recherché un travail ovarique chez un grand nombre de femmes de tout âge, de tout tempérament et de constitutions variées, je n'ai jamais rien pu constater dans l'appareil sexuel interne, chez les femmes bien portantes et réglées normalement, avant le vingtième jour, à compter du début de la période ménorrhagique précédente, et encore ce fait est-il exceptionnel. Le plus souvent, le travail générateur de l'ovaire commence de trois à cinq jours avant la menstruation. — Telle est pour moi la règle chez la femme réglée normalement.

Sous l'influence de la congestion et de l'hypérémie de l'appareil générateur, déterminées par la métrite chronique, maladie si commune, l'ovulation spontanée commence plus tôt et parcourt plus rapidement ses périodes, de telle sorte que la ponte a lieu bien souvent avant la fin des règles, d'où la stérilité. Cette opinion est la résultante de nombreuses observations, le produit d'une longue expérience, et son exactitude est démontrée par ce fait, constaté un très grand nombre de fois, que chez des femmes n'ayant aucune cause appréciable de stérilité, y compris le catarrhe utérin et toutes les variétés de déplacements dont je me suis tant occupé (*Gaz. méd.*, 1854), il m'a suffi de guérir la métrite ou la métro-ovarite chronique pour que la grossesse devînt possible : *sublatâ causâ, tollitur effectus.*

J'ajouterai, sans crainte aucune d'être contredit par ceux qui se sont beaucoup occupés d'hystéropathie, que la plupart des femmes qui sont réglées plus souvent que tous les vingt-huit jours, ne le sont que par suite d'une métrite chronique, ou tout au moins d'une hypérémie utéro-ovarique, qui n'est déjà plus l'état normal. Et c'est probablement ce mouvement organique, ce *molimen genitale*, qui en a imposé à quelques physiologistes, au professeur Rokitanski entre autres, et leur a fait croire que la fécondation était possible avant comme après les règles. Quelques accoucheurs même pensent que la fécondation peut être opérée pendant la période ménorrhagique (¹). J'ai dit pré-

____

(¹) M. Depaul professe cette opinion.

cédemment pourquoi une telle opinion ne peut être admise.

De ce que l'ovulation commence avant la menstruation chez toutes les femmes, il en résulte nécessairement que celles dont l'appareil sexuel interne est hypérémié, dont les différentes parties de cet appareil sont plus ou moins gênées dans leurs mouvements propres par des adhérences entre eux ou avec les organes voisins, ne pouvant pas accomplir normalement les fonctions qui leur sont départies, réagissent contre l'accomplissement de ces fonctions, d'où une gêne et un embarras quelquefois très fatigant pour les femmes. Si à l'hypérémie ovarique, cause puissante d'hystérie, s'ajoute une congestion utérine préparatoire de la menstruation; s'il se produit cet état de turgescence si bien décrit par Mauriceau il y a deux siècles, le médecin consulté sera peut-être disposé à croire à une de ces pelvi-péritonites dont on a beaucoup trop parlé, à une ovarite ou à une métrite pour laquelle on appliquera des sangsues, des ventouses, des vésicatoires, et pour laquelle enfin on fera une médication dont le moindre inconvénient sera d'empêcher la fonction menstruelle de parcourir ses périodes. Pendant ce trouble fonctionnel thérapeutique, que deviendra l'ovule qui doit être bientôt expulsé? Restera-t-il adhérent à la vésicule? La trompe le portera-t-elle jusqu'à l'utérus, ou le laissera-t-elle tomber dans le péritoine? Qui nous assure que ce petit sac ne sera pas le point de départ, le stroma de l'un de ces vastes kystes de l'ovaire que l'on attaque si hardiment de nos jours? Ce serait bien ici le lieu de rechercher pourquoi les kystes de l'ovaire sont plus frequents chez les nullipares, peut-être même chez les vierges, c'est à dire chez les femmes complètement privées de rapports sexuels, que chez les autres femmes; mais la question est trop importante pour être traitée d'une manière incidente.

De ces considérations, il résulte que si ce que j'appelle la période hypnotique de l'appareil sexuel féminin, est bien en réalité un temps de repos fonctionnel au point de vue de la génération, les derniers jours de l'intermenstruation sont consacrés cependant à la préparation d'un nouvel acte générateur, phénomène physiologique qu'il est de la plus haute importance de ne pas confondre avec des accidents pathologiques, et auquel succède sans secousse, — *natura non facit*

saltum, — chez la femme bien portante, la période ménorrhagique. Ainsi s'accomplit en vingt-huit jours la série des périodes
fonctionnelles de l'utérus.

*La fécondation est impossible depuis le quatorzième jour à partir
de l'apparition des règles jusqu'à* LA FIN *de l'époque suivante.*

CONCLUSIONS.

1º Le cycle des fonctions génésiques est de vingt-huit jours;
il se divise en trois périodes d'inégale durée, que j'appelle *ménorrhagique, génésique, hypnotique.*

2º La menstruation reparaît normalement tous les vingt-huit
jours. Sa durée reste indéterminée.

3º Il s'écoule un certain temps, le plus souvent et peut-être
toujours, entre la fin des règles et le début de la période génésique; je l'appelle *phase interpériodique.*

4º La période génésique finit toujours le quatorzième jour
après le début des règles.

5º La fécondation est impossible depuis le quatorzième jour
à partir de l'apparition des règles, jusqu'à la fin de l'époque suivante.

DEUXIÈME PARTIE.

Après avoir exposé les rapports qui existent entre l'ovulation
et la menstruation, établi des divisions physiologiques dans
l'accomplissement des fonctions utérines, et montré de quelle
immense importance au point de vue social, religieux, médical
et médico-légal est cette étude, je vais m'occuper de la grossesse,
et rechercher s'il est possible de connaître son début, de déterminer sa durée, et d'assigner à sa terminaison une époque physiologique,

Du début de la grossesse. — Le début de la gestation est le plus
souvent ignoré, à moins que la femme n'ait eu qu'un seul rapprochement sexuel complet pendant toute la période génésique.
On a beaucoup écrit dans tous les temps sur ce sujet, et l'on a
attaché une grande importance à certains signes, à certaines
sensations éprouvées par la femme pendant ou immédiatement
après le coït; mais ces phénomènes soi-disant révélateurs du

moment de la conception, sont tout à fait insignifiants et même trompeurs, excepté seulement dans les cas excessivement rares de fécondation instantanée.

Ce que l'on a pris bien souvent pour des phénomènes de fécondation, n'était que le résultat de l'hystérie ou de l'orgasme vénérien. Ainsi : la rétention du sperme dans le vagin, dont l'ouverture vulvaire contractée spasmodiquement ne laissait pas tout d'abord écouler la liqueur séminale; les douleurs utérines et hypogastriques, résultat d'un coït trop brusque, ou opéré dans une position peu convenable; l'exaltation des systèmes nerveux ganglionaire et cérébro-spinal rendue appréciable par les évacuations involontaires, les frissons dans le dos, la céphalalgie et la tendance au sommeil après l'acte vénérien, etc.

Le début de la grossesse est possible depuis l'accomplissement de l'ovulation, c'est à dire depuis le moment où un ovule est arrivé dans l'utérus, jusques un peu avant l'expulsion de la caduque et par cela même de l'œuf auquel cette membrane sert de *nidamentum*. J'ai déjà dit que la fécondation était possible pendant tout le laps de temps que j'appelle période génésique; période dont la durée varie non seulement chez les différentes femmes, mais aussi chez une même femme examinée à des époques différentes. Tous les physiologistes sont parfaitement d'accord sur ce point, qu'il est impossible de déterminer le moment où la fécondation se sera produite chez une femme ayant eu plusieurs rapprochements sexuels dans une même période génésique.

« Nous n'avons pas réellement de signes qui puissent faire connaître avec certitude que la conception a eu lieu; dans un grand nombre de cas, nous n'avons pas même de quoi baser un soupçon, et dans quelques-uns seulement nous pouvons acquérir des présomptions plus ou moins fortes. » (P. Dubois, Dict. en 30 vol., t. XIV., p. 345.)

Durée de la grossesse. — De ce que le moment de la fécondation ne peut pas être connu souvent avec certitude, s'ensuit-il que la durée de la gestation ne peut être rigoureusement déterminée?

On croit généralement que la grossesse dure neuf mois, soit deux cent soixante-dix jours. Ce chiffre exprime-t-il une loi biologique, une règle absolue, ou une moyenne de temps? Le nombre 270 indiqué par l'immense majorité des auteurs comme moyenne du nombre des jours de la grossesse n'est-il qu'un nombre approximatif?

Hippocrate, avec son incomparable talent d'observation, avait remarqué que les femmes non réglées étaient infécondes, et que chez celles qui accouchaient, neuf époques cataméniales avaient fait défaut ; d'où il avait tiré la conclusion, très logique en apparence, mais cependant inexacte, que les femmes deviennent enceintes au moment de leurs règles, et que la grossesse dure dix mois lunaires ou deux cent quatre-vingts jours.

Les livres hippocratiques ne disent pas que la *durée normale* de la grossesse est de neuf mois ou dix mois ; non, ils assignent à la gestation une durée de deux cent quatre-vingts jours, ou quarante septenaires.

Il est facile, je crois, de trouver une explication simple et satisfaisante de l'opinion d'Hippocrate ; le chiffre 280 est évidemment pour lui un chiffre extrême. Si la période ménorrhagique dure cinq jours et que la fécondation n'ait lieu que cinq jours après la fin des règles, la première des dix séries de vingt-huit jours que doit durer la grossesse sera réduite de dix jours, et l'on aura alors 280 jours. — 10 j. = 270, chiffre qui peut et doit être considéré comme exprimant la durée moyenne de la grossesse, mais non sa durée possible et absolue.

Le nombre hippocratique 280 n'exprime pas, comme on le croit généralement, des mois lunaires, mais bien des périodes menstruelles, ce qui prouve, soit dit en passant, que les observateurs de cette époque, véritables fondateurs de la science, avaient remarqué et constaté que les femmes étaient réglées par périodes de quatre septenaires.

Les médecins anciens n'ayant aucune théorie sérieuse sur la fécondation, et bien moins encore sur l'ovulation, n'avaient pu résoudre un problème aussi difficile que celui dont je m'occupe en ce moment, et dont la solution exacte n'est pas encore admise par tout le monde ; ce qu'il est facile de comprendre quand on considère que le moment de l'accouchement est soumis à une foule d'influences qui peuvent le hâter sans qu'il soit possible, par l'examen le plus attentif de la femme et même plus tard de l'enfant, de déterminer avec précision quel a été le nombre des jours de la gestation.

D'après ce qu'écrivait un siècle après Hippocrate le plus grand naturaliste des temps anciens, Aristote, il est évident qu'il s'est beaucoup occupé de la menstruation, et il avait peut-être entrevu ce fait que la femme ne peut devenir enceinte que pendant une partie de la période intermenstruelle. La question, restée indécise depuis lors, a enfin été décidée; les physiologistes de nos jours ont résolu le problème, et l'on peut dire, je crois, que c'est à l'école française que revient surtout l'honneur d'avoir constaté que la femme ne peut être fécondée que pendant une partie de la période intermenstruelle. Il restait à fixer les limites de la période génésique, et c'est ce que j'ai fait.

Beaucoup de physiologistes ont pensé que la grossesse durait neuf mois solaires, ou deux cent soixante-dix jours, et qu'elle prenait fin « à la neuvième époque cataméniale après la fécondation. » Mais quel est le moment de celle-ci, et à quelle époque a lieu la conception? Tel est le problème à résoudre, problème d'une immense importance dans certains cas où la vie de la femme et celle de l'enfant dépendent de l'époque de la grossesse à laquelle sera fait l'accouchement. Avec la théorie actuelle, il est non seulement impossible de connaître le moment précis de la fécondation, mais encore son époque approximative; et comme dans cette théorie on admet que la grossesse peut se produire presque jusqu'au moment de l'éruption menstruelle, il peut très bien se faire que l'on se trompe de vingt-cinq jours sur l'âge réel du fœtus, erreur des plus graves dans le cas de malformation du bassin ne permettant pas l'accouchement spontané à terme, erreur d'autant plus fâcheuse que c'est précisément pendant les dernières semaines que le fœtus acquiert le développement relativement le plus rapide.

Avec ma théorie, tout s'explique de la manière la plus simple, la plus évidente, la plus physiologique et de soi-même, sans aucune interprétation de temps et de phénomènes fonctionnels. Avec cette théorie des périodes utérines que j'entrevoyais il y a quatorze ans, et dont la réalité m'a été depuis lors prouvée par des faits très nombreux, je peux dire sans exagération par des milliers de faits, toutes mes clientes ou à peu près renouvelant chaque mois, depuis cette époque, l'expérience de l'infécondité temporaire, après avoir fait ou faisant pendant le même mois la contre-épreuve, c'est à dire devenant enceintes pour avoir eu un rapprochement complet pendant la période génésique, alors que d'autres rapprochements également complets avaient été souvent renouvelés sans effet pendant les périodes hypnotiques des mois précédents; avec cette théorie, dis-je, la genèse se comprend facilement.

Le 25 mai dernier (1865), j'accouchais d'un troisième enfant une jeune femme qui depuis quatre ans mettait en pratique la théorie des périodes génésiques, et qui est devenue enceinte un certain jour, et même à une heure parfaitement appréciable pour elle, parce qu'il avait plu à son mari d'avoir un rapprochement complet le treizième jour au soir.

Ceux qui ne se sont jamais occupés de ces questions, s'étonneront qu'elles ne soient pas encore décidées et sans conteste depuis plusieurs siècles; d'autres, les considérant comme des questions purement spéculatives, ne s'y arrêteront pas; elles méritent cependant bien de fixer l'attention des hommes sérieux.

Un accoucheur qui affiche un peu je crois la prétention de réformer l'obstétrique, a publié un ouvrage intitulé : *Clinique obstétricale* (1863), dont il m'est impossible d'accepter toutes les idées, celles surtout relatives à la durée normale de la grossesse.

Si j'avais à faire la critique de la *statistique raisonnée* des 200 Observations qui font la base de cet ouvrage, statistique publiée dans la *Gazette des Hôpitaux* de 1863, il me serait facile de démontrer que des 38 faits classés dans les *accouchements retardés,* 19, « arrivés à la demi-époque entre le neuvième et le dixième mois, » se sont terminés du deux cent soixantième au deux cent soixante-cinquième jour; ils avaient donc duré moins de neuf mois. De quelque manière que l'on compte, ils étaient donc *hâtifs* et *non retardés;* « 11 sont arrivés à la dixième époque cataméniale, » ce qui veut dire que la durée de la gestation avait été de dix périodes de vingt-huit jours, ou deux cent quatre-vingts jours, ce qui n'est pas probable pour les 11 femmes, parce que très probablement quelques-unes d'entre elles étaient réglées plus souvent que tous les vingt-huit jours (première cause d'erreur); et puis il faut retrancher du chiffre 280 le nombre de jours représentant la durée habituelle des règles, — *cinq jours,* — puis le laps de temps écoulé entre la menstruation et la fécondation, — de 0 à 10, *moyenne 5,* — soit en tout dix jours, ce qui ramène à 270 la durée de la gestation. Ces 11 accouchements étaient donc normaux et non pas tardifs. Dans tous les cas, et de quelque manière que l'on compte, il est impossible d'admettre qu'ils aient été retardés, puisque la grossesse n'a duré que deux cent soixante-dix jours.

« L'accouchement ayant le plus souvent lieu à la neuvième époque cataméniale après la fécondation, la moyenne de la grossesse généralement admise (270-280) est trop élevée. Les époques cataméniales sont comptées comme si les règles venaient tous les trente jours. Peu importe si la menstruation, *par exception,* ne suit pas cette période sur le sujet qu'on examine. La moyenne de la grossesse est environ de deux cent soixante-cinq jours. »

Voilà deux phrases qui devraient attirer une bien sévère critique à un homme qui, se posant en réformateur, croit encore que les règles viennent tous les trente jours. Le Dr Mattéï a dû cependant beaucoup s'occuper d'obstétrique; car, à l'article *Diagnostic* (*Gaz. des Hôp.*, 1863, p. 367, 1re col.), il dit : « Par le palper abdominal, combiné avec le toucher à travers le vagin, j'ai pu reconnaître la grossesse vingt-cinq jours après la fécondation. » *(Sic.)* Voilà certainement un diagnostic dont on peut dire, sans déprécier aucun accoucheur, *nec pluribus impar;* car reconnaître la grossesse *vingt-cinq jours après la fécondation,* c'est assurément le *nec plus ultrà* de la puissance diagnostique, à moins que l'on en vienne à constater l'imprégnation pendant l'ovulation même : *que sabe!*

Il est à regretter que M. le docteur Mattéï, avec une telle délicatesse de sens, ne se soit pas un peu plus occupé d'auscultation obstétricale. Il dit (art. *Diagnostic*) : « Par l'auscultation, j'ai pu la reconnaître (la grossesse) à quatre mois ». Or, tous les accoucheurs savent qu'il est souvent possible de constater le double battement fœtal à cent quinze et même à cent dix jours. J'ai pu une fois le reconnaître à cent deux jours (juin 1847) sur une femme du service de M. Briquet, qui, n'ayant eu qu'un seul rapport sexuel depuis son entrée à la Charité, savait par cela même exactement le jour et l'heure de la fécondation, à laquelle, du reste, elle ne voulait pas croire.

Les fonctions physiologiques de la femme, instituées d'une

manière immuable par le Créateur, ne pouvaient pas se plier aux divisions si souvent modifiées du Calendrier, et l'on devra s'habituer à cette pensée, que la durée de la gestation ne doit se mesurer ni par mois lunaires, ni par mois solaires (le temps de l'astrologie est passé). La grossesse est une fonction qui, comme tous les phénomènes organiques, présente une instabilité que l'on ne peut pas soumettre à des calculs fixes, ainsi que cela est possible pour les faits cosmiques. Cependant, l'observation permet de lui assigner une durée normale de deux cent soixante-dix jours, nombre dans lequel on a voulu trouver neuf mois solaires, ce qui est parfaitement inexact, attendu que jamais, et dans aucun Calendrier, deux cent soixante-dix jours n'ont représenté neuf mois solaires. Avec cette théorie, les accoucheurs sont obligés d'admettre des jours et heures supplémentaires, comme les astronomes pour les années bisextiles [1].

Chez la femme, comme chez toutes les femelles des différentes classes du règne animal, la gestation doit avoir, pour être normale, une durée déterminée. LA PARTURITION NORMALE A TOUJOURS LIEU DEUX CENT SOIXANTE-DIX JOURS APRÈS L'IMPRÉGNATION, *quel que soit le moment de la période génésique où la femme a été fécondée.* Telle est la loi qui régit la gestation dans l'espèce humaine. Cette limite normale peut être dépassée, ce qui est rare, quoi que l'on en dise, ou n'être pas atteinte, ce qui est bien plus fréquent.

Accouchement hâtif. — Chez quelques femmes, l'écoulement sanguin, signe extérieur de l'ovulation, ne dure que quelques heures, d'où il suit que la période ménorrhagique doit être à

---

[1] Que l'on compte d'après l'ancien Calendrier des Grecs, celui dont se servait Hippocrate, qui divisait l'année en douze mois lunaires, dont six de 30 jours et six de 29 jours = 354 jours; — que l'on compte d'après le Calendrier des Égyptiens, ou celui de Romulus, ou celui de Numa; — que l'on prenne pour base chronométrique le Calendrier du célèbre astronome Sosigènes, qui régla l'année sur le cours du soleil et l'établit telle que nous l'avons aujourd'hui avec ses 365 jours et 6 heures, ce qui fait que l'année de Rome 707 (avant J.-C. 45), année de la correction du Calendrier faite par Jules César, fut de quinze mois, d'où elle fut appelée *année de confusion;* — que l'on suive les errements du Calendrier grégorien ou perpétuel, imposé en 1681 par bulle de Grégoire XIII, et d'après lequel furent retranchés douze jours, du 4 au 15 octobre, d'où la différence qui existe encore dans les dates entre le Calendrier grégorien ou catholique et le Calendrier russe dit de la religion grecque; quelle que soit la mesure du temps que l'on adopte, se peut-il, je le demande, que la gestation, cette fonction si importante de la reproduction de l'espèce, soit soumise à de telles vicissitudes?

peine comptée comme temps. Dans ce cas, la parturition coïncide, à deux jours près, avec la neuvième époque cataméniale ; aussi considère-t-on l'accouchement comme hâtif, mais à tort, car la grossesse a bien réellement duré deux cent soixante-dix jours.

Accouchement retardé. — Il arrive quelquefois, chez les femmes jeunes et ardentes, que la période ménorrhagique, compliquée de métrorrhagie, se prolonge pendant huit, dix et même douze jours ; la période génésique se trouve diminuée d'autant : c'est là un fait d'observation très fréquente. Dans ce cas, la gestation sera encore de deux cent soixante-dix jours, mais l'accouchement paraîtra retardé par ceux qui font toujours remonter le début de la grossesse à l'époque de l'ovulation, parce que l'imprégnation n'a pu avoir lieu que vers la fin de la période génésique ; aussi l'accouchement ne s'effectuera-t-il qu'à la demi-époque inter-menstruelle.

Accouchement au terme normal. — La période ménorrhagique étant de trois à cinq jours, pendant lesquels la fécondation est impossible, et l'imprégnation devant se produire surtout pendant les quatre ou cinq premiers jours de la période génésique, il s'ensuit que, règle très générale, l'époque de l'accouchement ne peut coïncider ni avec la neuvième, ni avec la dixième époque cataméniale, mais que la parturition doit s'opérer de huit à dix jours *après la neuvième époque qui aura fait défaut,* ou de huit à dix jours *après la dixième époque,* si l'on compte *à partir de l'ovulation fécondée.*

Les accouchements hâtifs sont très communs, soit sous les influences physiques de primiparité, de maladies et de traumatismes, soit sous l'influence des faits moraux. Il est fréquent de voir survenir la parturition dans les dix derniers jours du neuvième mois, et alors l'accouchement coïncide ou à peu près avec la neuvième époque.

Les accouchements retardés sont excessivement rares pour qui compte bien ; je n'en ai vu que quelques exemples pour moi bien positifs ; je crois que l'on doit admettre comme *limite extrême normale deux cent quatre-vingts jours.* J'excepte les causes de dystocie, qui peuvent quelquefois retarder l'accouchement de plusieurs semaines.

La preuve enfin que la durée normale de la grossesse est de

deux cent soixante-dix jours, et que la parturition ne coïncide *normalement* ni avec la neuvième, ni avec la dixième époque, se tire de ce fait, très souvent constaté, que l'accouchement arrive toujours au dixième mois, date pour date, à vingt-quatre heures près, après le jour où s'était effectuée la fécondation.

CONCLUSIONS.

1º Le début de la grossesse reste inconnu le plus souvent.

2º La durée normale de la grossesse est de deux cent soixante-dix jours; son maximum est de deux cent quatre-vingts. — Il est impossible d'assigner des limites à son maximum pathologique. — On ne peut déterminer la durée *minima* de cette fonction, si tant est qu'elle en ait une.

3º Les accouchements hâtifs sont fréquents.

4º Les accouchements retardés sont très rares.

5º L'accouchement au terme normal ne coïncide ni avec la neuvième, ni avec la dixième époque cataméniale.

6º Enfin, l'accouchement se termine le dixième mois, à la date correspondant à celle de la conception.

PROCÈS-VERBAL

de la séance du soir du 7 octobre.

M. Soulé lit un Mémoire intitulé : *Des Voyages en chemin de fer envisagés au point de vue de leur action sur l'organisme et sur certaines productions morbides.*

M. Bouteiller ne partage pas l'optimisme de M. Soulé relativement à l'innocuité des voyages en chemin de fer. Pour ce qui concerne en particulier les inconvénients de la trépidation, c'est chez les personnes qui la ressentent debout qu'il faut l'observer. Or, chez elles, on observe souvent comme conséquence une faiblesse des jambes, une demi-paralysie; cela s'observe également chez les conducteurs d'omnibus; aussi leur impose-t-on deux jours de repos par semaine. Un autre inconvénient grave des chemins de fer est d'empêcher l'accomplissement de certaines fonctions, par suite du faible temps d'arrêt dans les gares; il en résulte des inconvénients plus ou moins graves ; un médecin de Rouen a vu même une syncope causée par l'impossibilité d'avoir le temps d'uriner, se terminer par la mort. Le conseil d'hygiène s'est ému de plusieurs faits semblables, et l'on espère que bientôt dans chaque train du chemin de fer de l'Est, il y aura un wagon avec water-closet.

M. Linas, tout en acceptant comme vrais les avantages définitifs créés par les chemins de fer, fait ressortir les inconvénients et les dangers qui en résultent pendant les travaux d'installation. Il vient compléter ce que M. Bouteiller a dit des maladies des chauffeurs et mécaniciens, en signalant les ophthalmies auxquelles ils sont sujets. M. Linas signale ensuite les inconvénients qui résultent du peu de temps que l'on accorde pour les repas aux buffets ; il termine enfin en disant quelques mots sur la mauvaise installation des voitures de seconde et de troisième classe.

M. Lacaussade demande à M. Soulé quelle est l'influence des voyages en chemin de fer sur les femmes enceintes.

M. Buisson prend la parole, non pour attaquer le Mémoire de M. Soulé, mais pour faire voir qu'il contient des erreurs indépendantes de la volonté de l'auteur, et que même il ne pouvait éviter. M. Buisson cherche à établir d'abord que les ouvriers n'aiment pas, en général, à réclamer les soins des médecins de la Compagnie ; ensuite, si M. Soulé ne voit pas beaucoup d'individus malades par le fait de leurs fonctions, cela tient à plusieurs causes : la première, c'est que les employés sont choisis parmi les plus capables de résister à la fatigue ; la seconde, c'est que ceux dont la santé devient chancelante par le fait de leurs fonctions, sont obligés de les abandonner, et échappent ainsi au contrôle du médecin de la Compagnie.

M. Chabrely a été pendant six ans médecin à la Compagnie d'Orléans ; il doit dire qu'il a vu proportionnellement moins de malades parmi les employés de la Compagnie que parmi les autres classes d'ouvriers ; cela tient à ce qu'on les soigne mieux quand ils sont malades, et qu'on leur fait prendre en temps d'épidémie des précautions qu'ils ne prendraient pas d'eux-mêmes.

M. Soulé répond que les objections qui lui ont été faites ont été examinées, soit dans le Mémoire dont il n'a pu lire qu'une partie, soit dans un Mémoire antérieur. Pour ce qui concerne l'influence des chemins de fer sur la grossesse, il dit que depuis l'établissement de la ligne du Midi, on n'a observé que 7 accouchements ou avortements pendant les voyages.

M. Willemain (de Strasbourg), médecin-inspecteur adjoint de Vichy, demande qu'avant de se séparer le Congrès fixe pour l'année prochaine le lieu de réunion d'une nouvelle Assemblée médicale, et au nom de la Société de Médecine de Strasbourg, dont il est président, il demande que cette ville soit choisie. Cette proposition est adoptée par acclamation.

Immédiatement après la communication de M. Willemain, M. Henri Gintrac fait la proposition suivante :

« Notre honorable confrère, M. Willemain, vient de nous proposer de choisir Strasbourg pour siége du Congrès médical de 1866, et nous acceptons avec empressement la gracieuse hospitalité qui nous est offerte. Permettez-moi de porter mes regards plus loin.

» Le succès des assises médicales, inauguré en 1863 par la ville de Rouen, confirmé à Lyon l'an dernier, n'est peut-être pas moins éclatant à Bordeaux.

» Des questions importantes ont été l'objet d'études approfondies; un grand nombre de travaux en dehors du programme ont été présentés par les hommes les plus compétents; les discussions qui ont suivi les lectures ont jeté de vives lumières sur des sujets d'un haut intérêt.

» Eh bien! Messieurs, cette somme considérable d'utilité scientifique et d'avantages sérieux qu'a pu produire le Congrès médical de Bordeaux, je viens vous proposer de la centupler en demandant pour l'année 1867 la réunion à Paris d'un Congrès médical plus que français, d'un Congrès international des médecins de tous les pays.

» En 1867, vous le savez, une Exposition universelle doit faire converger, à Paris, les intelligences de tous les pays civilisés. N'est-ce pas une admirable occasion d'interroger les représentants de la science médicale de toutes les contrées, de former comme un faisceau des connaissances acquises en lieux si divers, de s'assimiler les découvertes et les progrès obtenus ailleurs, de préparer la solution des plus hautes questions d'hygiène publique et humanitaire?

» C'est de Bordeaux qu'est partie l'initiative de la grande Association confraternelle des médecins de France ; j'ai à cœur que notre ville ait encore l'honneur de faire entendre au nom de la science un appel aux médecins de tous les pays.

» Je propose donc que le Congrès de Bordeaux émette le vœu qu'un Congrès international de médecins soit tenu à Paris en 1867. »

M. Linas prend la parole pour appuyer la proposition de M. Henri Gintrac ; il fait ressortir les avantages qui naîtront de la réunion du Congrès international, et félicite Bordeaux d'en avoir eu l'initiative.

La proposition de M. Henri Gintrac est accueillie par l'unanimité du Congrès.

M. Paul Dupuy lit un Mémoire intitulé : *De la contraction musculaire dans ses rapports avec la chaleur animale.*

M. Baudrimont présente quelques observations sur la transformation du mouvement en chaleur.

M. Bouillaud clôt le Congrès par le discours suivant :

« Messieurs et bien chers Confrères, les séances du Congrès médical de Bordeaux sont terminées. Néanmoins, si tout est dit, tout n'est pas fini. C'est demain seulement qu'aura lieu la consommation de ce grand œuvre, et, si j'osais le dire, le couronnement de notre édifice. Assistez tous, comme un seul homme, à cette fête splendide qui vous est si généreusement, si gracieusement offerte par la grande Compagnie des chemins de fer du Midi sur la belle plage d'Arcachon ; Arcachon, hier une solitude, aujourd'hui un bourg, mais à dater de demain une cité ; Arcachon, qui par je ne sais quel coup d'une baguette vraiment magique, est né du sein des flots, de son superbe bassin et de l'immense forêt de pins qui le couronne de toutes parts, comme Vénus naquit jadis de l'écume des mers.

» Vous avez fait de sérieux sacrifices de toute espèce, messieurs et chers Confrères, pour accourir de toutes les contrées de notre belle France (si belle dans cet heureux département en particulier), pour accourir à ce troisième concile de notre Église médicale. Dans l'organisation de ce Congrès, le corps médical de cette magnifique cité, de cette reine, de cette *Athènes*, de ce Paris de notre France sud-ouest, semble avoir été inspiré par le génie même de la médecine. Tous ceux qui ont été témoins de l'imposant spectacle dont cette auguste enceinte, depuis une semaine tout entière, est la noble scène, ne me démentiront pas quand je proclame du haut de ce fauteuil, que ce beau programme a été, sous tous les rapports, traité d'une manière digne de lui. Je viens de décerner le nom d'*auguste* à ce temple de la Justice, devenu, pendant cette grande semaine, le temple de la Vérité, de la Vérité, sœur immortelle de la Justice.

» Toutes les graves questions médicales et chirurgicales si lumineusement posées par la Commission d'organisation du Congrès, ont été l'objet de discussions fécondes, dans lesquelles nous avons vu se déployer, sous leurs formes les plus variées, une éloquence et une dialectique dont on trouverait assez difficilement un pareil exemple dans les fastes de nos assemblées médicales, sans en excepter les plus élevées.

» Dans ce brillant et mémorable tournoi, nos confrères de Bordeaux se sont signalés entre tous les autres, et ce n'est pas là un honneur vulgaire, quand on réfléchit qu'ils comptaient au milieu d'eux tant de médecins et de chirurgiens célèbres venus de nos grandes cités, de celles de Paris et de Lyon en particulier, que vous avez couverts de vos applaudissements mérités. On ne devait pas moins attendre de cette ville si féconde en hommes illustres dans tous les genres; de cette ville, fière d'avoir donné naissance à l'immortel auteur qui, d'une main, écrivait le livre *De la grandeur et de la décadence des Romains,* le livre de l'*Esprit des Lois,* dans lequel il retrouvait au genre humain les droits qu'il avait perdus, et, de l'autre main, les *Lettres persanes,* l'un des plus inimitables chefs-d'œuvre de notre littérature, l'une des plus belles, des plus exquises productions du génie littéraire; à Montesquieu, que la France entière envie à Bordeaux, et que l'Europe entière envie à la France. Qui de nous, Messieurs, n'a salué avec orgueil la statue de ce grand homme, qui décore et glorifie pour ainsi dire cette immense et majestueuse place des Quinconces? Qui de nous, Messieurs, n'a également salué cette autre statue qui s'élève, sur la même place, en l'honneur d'un autre grand homme, l'auteur des *Essais,* œuvre immortelle aussi; en l'honneur de Michel Montaigne, Périgourdin, il est vrai, et non Bordelais comme

Montesquieu, mais qui fut le premier magistrat, le maire de Bordeaux à une époque assez orageuse ?

» Eh bien ! Messieurs, un rapprochement que j'hésite, je l'avoue, à vous exposer, s'est présenté à mon esprit. Vous le savez, à la célèbre bataille des Pyramides, pour enflammer d'un beau zèle l'armée qu'il commandait, le grand général s'écria : « Soldats, songez que, du haut de ces Pyramides, quarante siècles vous contemplent ! » Or, il m'a semblé que, pour combattre aussi glorieusement qu'ils l'ont fait, nos confrères de Bordeaux, eux aussi, soldats à leur manière, avaient en quelque sorte entendu une voix mystérieuse leur criant : Songez que du haut du piédestal élevé à leurs statues, Montaigne et Montesquieu vous contemplent !

» Quoi qu'il en soit, Messieurs et chers Confrères, grâce à ce mémorable Congrès de Bordeaux, la cause de cette grande institution a remporté une victoire décisive. Honneur à notre ville de Rouen, cette glorieuse patrie du glorieux Corneille, car c'est elle qui la première a conçu l'idée des Congrès médicaux siégeant tour à tour dans l'une des principales villes de France, et c'est elle qui, en 1863, a inauguré chez elle l'ère de cette nouvelle institution ! Honneur à Lyon, cette seconde ville de France, qui, l'année dernière, suivant l'exemple de la capitale de la France normande, a été le siége d'un Congrès qui a laissé dans les fastes de la médecine un impérissable souvenir ! Salut à MM. Bouteiller et Desgranges, tous les deux assis, par la grâce de vos suffrages, sur les fauteuils de la vice-présidence, et qui, l'un et l'autre, ont joué un rôle si important dans les deux Congrès qui ont précédé celui de Bordeaux. Enfin, trois fois honneur à cette dernière ville, pour avoir fait triompher sans retour une institution à laquelle, si je ne me trompe, sont réservées les plus hautes destinées, celle entre autres de devenir l'un des plus puissants instruments du progrès ; du progrès, qui est au monde intellectuel ce que la gravitation est au monde physique ; du progrès, qui est lui-même une véritable gravitation de l'esprit humain !

» J'en aurais fini, Messieurs, si je ne devais ajouter que le titre dont je m'enorgueillirai le plus jusqu'au dernier jour de ma vie, ce sera d'avoir été, de par vos suffrages, le président d'honneur de ce magnifique Congrès. Je n'oublierai jamais que je dois à mes chers et honorés Confrères de Bordeaux le titre de membre adhérent, sans lequel cet autre titre dont je suis si fier n'aurait pu m'être conféré. Aussi, Messieurs, vous ne serez point surpris que je ne trouve pas d'expression assez forte pour leur témoigner ma reconnaissance, une affection, un dévouement auxquels ma mort seule pourra mettre un terme. Ce qui est bien certain, c'est que le jour, hélas! bien prochain, où je serai forcé de les quitter, il y aura parmi eux un Bordelais de moins.

» Mon dernier mot à vous tous, chers Confrères, dont un si bon nombre daigne m'honorer du nom si flatteur de Maître, si flatteur, en effet, quand il est donné par de tels disciples; mon dernier mot, c'est qu'il m'est bien doux de vous avoir rencontrés ici, en rangs pressés, pour vous *consacrer,* si j'ose me servir du langage de l'immortel évêque de Maux, *les restes d'une voix qui tombe et d'une ardeur qui s'éteint.* »

Ce discours, écouté avec une religieuse attention, est accueilli par les applaudissements sympathiques de tous les membres du Congrès et des nombreux auditeurs qui assistaient à cette dernière séance.

TABLE DES MATIÈRES

CONTENUES DANS CE VOLUME.

PREMIÈRE JOURNÉE.

Séance du jour.

Du Rhumatisme (question du programme).

Séance du soir.

DEUXIÈME JOURNÉE.

Séance du jour.

De l'expectation dans les maladies aiguës (question du programme).

Séance du soir.

TROISIÈME JOURNÉE.

Séance du jour.

Des formes malignes du furoncle et de l'anthrax (question du programme).

Séance du soir.

QUATRIÈME JOURNÉE.

Séance du jour.

De la mort subite à la suite des traumatismes et de l'état puerpéral
(question du programme).

CINQUIÈME JOURNÉE.

Séance du jour.

De la suppression des tours au double point de vue de la morale et de la société (question du programme).

SIXIÈME JOURNÉE.

Séance du jour.

Des parasites de l'homme, tant internes qu'externes, et des moyens qu'il convient d'employer pour les détruire (question du programme).

Séance du soir.

* 9 7 8 2 0 1 4 4 4 1 0 9 3 *